杭州全书

杭州文献集成

第45册 杭州医药文献集成·本草（上）

王国平 总主编

白亚辉 主编

杭州国际城市学研究中心浙江省城市治理研究中心出版项目

浙江古籍出版社

杭州全书编纂指导委员会

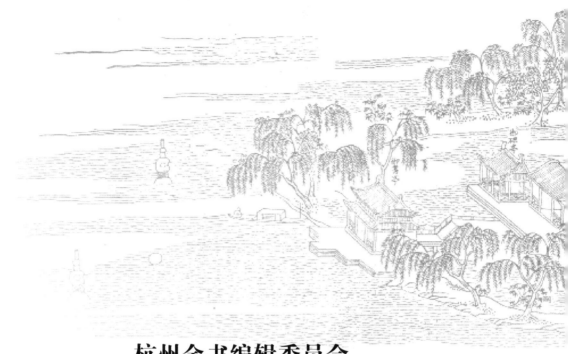

杭州全书编辑委员会

杭州全书总序

　　城市是有生命的。每座城市，都有自己的成长史，有自己的个性和记忆。人类历史上，出现过不计其数的城市，大大小小，各具姿态。其中许多名城极一时之辉煌，但随着世易时移，渐入衰微，不复当年雄姿；有的甚至早已结束生命，只留下一片废墟供人凭吊。但有些名城，长盛不衰，有如千年古树，在古老的根系与树干上，生长的是一轮又一轮茂盛的枝叶和花果，绽放着恒久的美丽。杭州，无疑就是这样一座保持着恒久美丽的文化名城。

　　这是一座古老而常新的城市。杭州有8000年文化史、5000年文明史。在几千年历史长河中，杭州文化始终延绵不绝，光芒四射。8000年前，跨湖桥人凭着一叶小木舟、一双勤劳手，创造了辉煌的"跨湖桥文化"，浙江文明史因此上推了1000年；5000年前，良渚人在"美丽洲"繁衍生息，耕耘治玉，修建了"中华第一城"，创造了灿烂的"良渚文化"，被誉为"东方文明的曙光"。而隋开皇年间置杭州、依凤凰山建造州城，为杭州的繁荣奠定了基础。此后，从唐代"灯火家家市，笙歌处处楼"的东南名郡，吴越国时期"富庶盛于东南"的国都，北宋时即被誉为"上有天堂，下有苏杭"的"东南第一州"，南宋时全国的政治、经济、科教、文化中心，元代马可·波罗眼中的"世界上最美丽华贵之天城"，明代产品"备极精工"的全国纺织业中心，清代接待康熙、乾隆几度"南巡"的旅游胜地、人文渊薮，民国时期文化名人的集中诞生地，直到新中国成立后的湖山新貌，尤其是近年来为世人称羡不已的"最具幸福感城市"——杭州，不管在哪个历史阶段，都让世人感受到她的分量和魅力。

这是一座勾留人心的风景之城。"淡妆浓抹总相宜"的"西湖天下景"，"壮观天下无"的钱江潮，"至今千里赖通波"的京杭大运河（杭州段），蕴含着"梵、隐、俗、闲、野"的西溪烟水，三秋桂子，十里荷花，杭州的一山一水、一草一木，都美不胜收，令人惊艳。今天的杭州，西湖成功申遗，中国最佳旅游城市、东方休闲之都、国际花园城市等一顶顶"桂冠"相继获得，杭州正成为世人向往之"人间天堂""品质之城"。

这是一座积淀深厚的人文之城。8000年来，杭州"代有才人出"，文化名人灿若繁星，让每一段杭州历史都不缺少光华，而且辉映了整个华夏文明的星空；星罗棋布的文物古迹，为杭州文化添彩，也为中华文明增重。今天的杭州，文化春风扑面而来，经济"硬实力"与文化"软实力"相得益彰，文化事业与文化产业齐头并进，传统文化与现代文明完美融合，杭州不仅是"投资者的天堂"，更是"文化人的天堂"。

杭州，有太多的故事值得叙说，有太多的人物值得追忆，有太多的思考需要沉淀，有太多的梦想需要延续。面对这样一座历久弥新的城市，我们有传承文化基因、保护文化遗产、弘扬人文精神、探索发展路径的责任。今天，我们组织开展杭州学研究，其目的和意义也在于此。

杭州学是研究、发掘、整理和保护杭州传统文化和本土特色文化的综合性学科，包括西湖学、西溪学、运河（河道）学、钱塘江学、良渚学、湘湖（白马湖）学等重点分支学科。开展杭州学研究必须坚持"八个结合"：一是坚持规划、建设、管理、经营、研究相结合，研究先行；二是坚持理事会、研究院、研究会、博物馆、出版社、全书、专业相结合，形成"1+6"的研究框架；三是坚持城市学、杭州学、西湖学、西溪学、运河（河

道）学、钱塘江学、良渚学、湘湖（白马湖）学相结合，形成
"1+1+6"的研究格局；四是坚持全书、丛书、文献集成、研究
报告、通史、辞典相结合，形成"1+5"的研究体系；五是坚持
党政、企业、专家、媒体、市民相结合，形成"五位一体"的研
究主体；六是坚持打好杭州牌、浙江牌、中华牌、国际牌相结
合，形成"四牌共打"的运作方式；七是坚持权威性、学术性、
普及性相结合，形成"专家叫好、百姓叫座"的研究效果；八是
坚持有章办事、有人办事、有钱办事、有房办事相结合，形成良
好的研究保障体系。

　　《杭州全书》是杭州学研究成果的载体，包括丛书、文献集
成、研究报告、通史、辞典五大组成部分，定位各有侧重：丛书
定位为通俗读物，突出"俗"字，做到有特色、有卖点、有市
场；文献集成定位为史料集，突出"全"字，做到应收尽收；研
究报告定位为论文集，突出"专"字，围绕重大工程实施、通史
编纂、世界遗产申报等收集相关论文；通史定位为史书，突出
"信"字，体现系统性、学术性、规律性、权威性；辞典定位为
工具书，突出"简"字，做到简明扼要、准确权威、便于查询。
我们希望通过编纂出版《杭州全书》，全方位、多角度地展示杭
州的前世今生，发挥其"存史、释义、资政、育人"作用；希望
人们能从《杭州全书》中各取所需，追寻、印证、借鉴、取资，
让杭州不仅拥有辉煌的过去、璀璨的今天，还将拥有更加美好的
明天！

　　是为序。

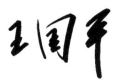

2012年10月

《杭州医药文献集成》收书说明

　　杭州医药文献资源丰富,但大部分名作都已经出版过,有的甚至还出版过不止一次。此次整理杭州医药文献,根据情况,将拟收著作分为医方、本草、疾病三个类型,共计 5 册。收录标准主要从两个角度考虑:一是著作本身的重要性,二是此前虽有整理但还有进一步提升空间的著作。以下分别说明。

　　1.《太平惠民和剂局方》

　　《太平惠民和剂局方》简称《局方》,是我国历史上第一部由政府编制的成药药典,由宋代官办药局收集名医秘方编成。《局方》收录中成药处方 788 首,其中许多成药至今仍在广泛使用。此书流传较广,影响较大,是宋代以来的著名方书。全书共 10 卷,附指南总论 3 卷。分伤风、伤寒、一切气、痰饮、诸虚等 14 门,载方 788 首。所收方剂均是汉族民间常用的有效中药方剂,记述了其主治、配伍及具体修制法,是一部流传较广、影响较大的临床方书。

　　本书的整理本较多,影响最大的是人民卫生出版社 1985 年 10 月的刘景源点校本;此后有中国中医药出版社 1996 年 10 月校注本,中国中医药出版社 2020 年"中医必读经典读本丛书"本。本次整理,以元版宗文书堂郑天泽刊本为底本。

　　2.《续名医类案》

　　本书是清代名医魏之琇继明江瓘《名医类案》之后的一部中医医案巨著。魏之琇,杭州人。本书成书于 1770 年。魏氏在《名医类案》的基础上补辑清初以前历代名医治案,其中包括大量的当代各家医案。全书分类清楚、选案广泛,尤以急性传染病治案为多,体现了人们对传染病的认识也逐渐加深。现存清刻本多种。1957年人民卫生出版社出排印本,但质量不高,印制不精,主要流传的还是人民卫生出版社影印的信述堂重刊本(1885)。本书有重新整理的必要。

　　3.《本草汇言》

　　倪朱谟,明末时期医药学家。杭州人。通医学,毕生搜集历代本草书籍,详加辨误及考订,天启四年(1624)撰成《本草汇言》。全书 20 卷。前 19 卷载药 608 味

（不计附品），分列于草、木、服器、金石、石、土、谷、果、菜、虫、禽、兽、鳞、介、人 15 部之下；第 20 卷为药学理论。《本草汇言》最大的价值是记载了明代后期浙江一带上百名医药家的药物论说，同时还摘录了大量的明代医方资料。这些都是不见于其他本草书的新资料。书中采访所得的诸家药论和用药经验，大大地丰富了中医临床用药和药性理论的内容。本书与李时珍的《本草纲目》、陈月朋的《本草蒙筌》、仲淳的《本草经疏》，并称四大本草名著。

　　本书的整理本，有中医古籍出版社 2005 年出版的"明代本草名著校注丛书"、上海科学技术出版社 2005 年出版的"中医古籍孤本精选"、2014 年湖南科技出版社出版的"中医古籍珍本集成"。此次整理以清康熙初期《本草汇言》增补本为底本。

　　4.《本草纲目拾遗》

　　本书为清代医学家赵学敏编著的中医药学著作，成书于乾隆三十年（1765），时距《本草纲目》刊行已近两百年。其书以拾《本草纲目》之遗为目的，共十卷。载药 911 种，其中《本草纲目》未收载的有 716 种。本书对研究《本草纲目》及明代以来药物学的发展，起到了重要的参考作用。作为清代最重要的本草著作，受到海内外学者的重视。本书现存版本包括：清同治三年甲子（1864）刻本、清同治十年辛未（1871）钱塘张氏吉心堂刊本、光绪十一年乙酉（1885）合肥张氏味古斋重校刊本，以及民国间上海锦章书局石印本。新中国成立后，本书亦多次刊行，包括 1955 年商务印书馆据清光绪张氏刻本所排铅印本、1955 年国光书局铅印本、1957 年人民卫生出版社据合肥张氏本影印和 1984 年人民卫生出版社简体字排印本、1998 年闫冰校注"明清中医临证小丛书"本、2017 年中医古籍出版社"100 种珍本古医籍校注集成本"等。此次整理，是以中国中医研究院图书馆藏清同治十年（1871）张氏吉心堂刊本为底本，撰写者与刊刻者均为杭州人，充分体现了杭州医药文化的博大。

　　5.《本草乘雅半偈》

　　明卢之颐撰。卢之颐，钱塘人。其书初名《乘雅》，撰成于顺治四年（1647）。四数为"乘"，因各药分核、参、衍、断 4 项解说，故名"乘雅"。书成逢明末兵乱而散失，作者追忆旧作，仅将核、参两项补其残缺，衍、断则难以复原，只得原书之半，乃名"半偈"。本书共载药 365 种。书中亦常夹引作者之父卢复及明代缪仲淳、王绍隆、李时珍诸家药论。作者常以儒理、佛理推演药理，每从药名、法象、生态等入手阐释药物性能，对后世有较大影响。

　　本书有清顺治四年（1647）月枢阁初印本和顺治十五年（1658）月枢阁增补本，及《四库全书》抄本、曹炳章抄本，1986 年 8 月人民卫生出版社冷方南、王齐南校点本,2016年中国中医药出版社刘更生校注本。本次整理以清代初年月枢阁刻本为底本。

6.《简明医彀》

本书为明代的一本综合性医书。著者孙志宏,明代医家。字克容,别号台石。全书8卷,卷1为《要言一十六则》,重点论述养生、察病、辨证、制方法则、药物炮制等,为全书之总括。卷2—3论及六淫及七情九气致病和病证。卷4—8则分述虚损、诸痛等内科杂病及五官、儿科、妇科、外科诸病证。每种病证首述《内经》要旨,次论先贤格言,又次为病源、证候、治法及脉理;临床方治部分,分列主方、成方或简效方。

本书现存崇祯三年(1630)刻本。1984年,人民卫生出版社出版余瀛鳌点校本。此为本书目前唯一可靠的整理本。但原书为繁体竖排,普通读者不易读,且出版时日甚久,今已经难以觅得。现以崇祯刻本重新整理。

7.《温热经纬》

《温热经纬》,五卷。清代著名温病学家王士雄撰,成书于清咸丰二年(1852)。王士雄(1808—1868),字孟英,浙江海宁盐官镇人。生于杭州,迁金华,晚年避居嘉兴濮院镇。本书是王士雄的代表作。全书共5卷,以轩岐、仲景之文为经,叶、薛诸家之辨为纬,最末精选温病验方113首。该书反映了王氏在温病论治方面的精深造诣和独特见解。

本书的刻本达30多种,新中国成立后的点校本也有数种,其中重要的有1996年中国中医药出版社达美君校注本、1997年辽宁科学技术出版社图娅点校本、2007年中医古籍出版社中医经典文库本。本次整理,用清咸丰二年(1852)刻本为底本,这是现存时间最早的版本,错误较少。

8.《罗太无先生口授三法》

《罗太无先生口授三法》共一卷,约成书于元泰定四年(1327),为元代医家罗知悌口授、其弟子朱震亨(号丹溪)述录而成。罗太无(1238—1327),宋末元初医家,名知悌,字子敬(一说字敬夫),号太无,钱塘(今浙江杭州)人。罗知悌为朱丹溪授业恩师,其上承刘完素、张从正、李杲三家之学,下开丹溪学派之先河,在医学传承上起到了重要的作用。罗氏存世医著较少,目前仅知有本书。《罗太无先生口授三法》一书未曾刊刻,以抄本传于世。整理本仅有2015年中国中医药出版社出版的"中国古医籍整理丛书"本。本书流传不广,且字数不多,有重加整理的必要。

本册目录

本草汇言 …………………………………………………………………………（1）

本草汇言

目　录

序 ·· （7）

姓　氏 ·· （9）

　　师资姓氏 ··· （9）

　　同社姓氏 ··· （9）

凡例八则 ·· （11）

本草汇言卷一 ·· （13）

　　草　部_{山草类} ··· （19）

本草汇言卷二 ·· （67）

　　草　部 ··· （71）

本草汇言卷三 ··· （109）

　　草　部_{隰草类上} ·· （113）

本草汇言卷四 ··· （141）

　　草　部_{隰草类下} ·· （145）

本草汇言卷五 ··· （173）

　　草　部_{毒草类} ·· （177）

本草汇言卷六 ··· （213）

　　草　部_{蔓草类} ·· （218）

本草汇言卷七 ··· （257）

　　草　部_{水草类} ·· （265）

　　草　部_{藤草类} ·· （272）

　　草　部_{石草类} ·· （277）

　　草　部苔草类 ………………………………………………（283）

本草汇言卷八 ………………………………………………（289）
　　木　部香木类 ………………………………………………（293）

本草汇言卷九 ………………………………………………（319）
　　木　部乔木类 ………………………………………………（324）

本草汇言卷十 ………………………………………………（351）
　　木　部灌木类 ………………………………………………（355）

本草汇言卷十一 ……………………………………………（381）
　　木　部寓木类 ………………………………………………（383）
　　木　部苞木类 ………………………………………………（391）
　　木　部杂木部 ………………………………………………（394）
　　服器部服帛类 ………………………………………………（395）

本草汇言卷十二 ……………………………………………（397）
　　金石部金类 …………………………………………………（403）
　　玉石类 ………………………………………………………（421）
　　金石类 ………………………………………………………（425）
　　土石类 ………………………………………………………（435）
　　水石类 ………………………………………………………（442）
　　火石类 ………………………………………………………（447）
　　毒石类 ………………………………………………………（451）

本草汇言卷十三 ……………………………………………（453）
　　石　部卤石类 ………………………………………………（456）
　　土　部火土类 ………………………………………………（470）
　　土　部水土类 ………………………………………………（472）

本草汇言卷十四 ……………………………………………（473）
　　谷　部麻麦稷粟类 …………………………………………（477）
　　谷　部菽豆类 ………………………………………………（483）
　　谷　部造酿类 ………………………………………………（488）

本草汇言卷十五·······························（497）

　　果　部果类 ·······························（504）

　　果　部夷果类 ·······························（522）

　　果　部味果类 ·······························（525）

　　果　部瓜果类 ·······························（530）

　　果　部水果类 ·······························（533）

本草汇言卷十六·······························（537）

　　菜　部荤菜类 ·······························（540）

　　菜　部柔滑类 ·······························（550）

　　菜　部瓜菜类 ·······························（554）

本草汇言卷十七·······························（557）

　　虫　部卵生类 ·······························（560）

　　虫　部化生类 ·······························（570）

　　虫　部湿生类 ·······························（575）

本草汇言卷十八·······························（579）

　　禽　部水禽类 ·······························（587）

　　禽　部原禽类 ·······························（587）

　　兽　部畜类 ·······························（592）

　　兽　部野兽类 ·······························（599）

　　鳞　部龙类 ·······························（607）

本草汇言卷十九·······························（615）

　　鳞　部鱼类 ·······························（619）

　　介　部甲虫类 ·······························（623）

　　人　部 ·······························（633）

本草汇言卷二十·······························（645）

　　摘《灵》《素》两经要句以为用药纲领气味阴阳 ·······························（645）

　　五运六淫用药主治 ·······························（649）

序

医虽方术,其原实与六经相表里。六经始羲,《易》次二典,而农、黄《本经》《灵》《素》,介在《书》《易》之间。毉固圣人所始谋也。《易》类万物之情,《诗》多识鸟兽草木,在六经已寓有本草,儒者乌可不深求其义乎?本草数十家,类皆名儒绩学之所为。自陶隐居着《别录》,唐高宗因之命李英公、苏长史、长孙太尉等,几经区订,世号《唐本草》。宋复因之,而为卢学士之《开宝》,掌秘阁之《嘉祐》,苏博士之《图经》。咨诹辩论,日以明备。其时纂辑者,非元老勋硕,则馆阁英贤,诚重之也。然以诏命崇巍,轺轩通辙,搜采考撰,较易为功。若夫身伏衡茅,业专帖括,以膏火之余功,探苍黄之纷赜,自非超识研几,未可以语此也。侄孙纯寓,缝掖英年,埋头场屋,独能兼通物性,索揽轩岐,参综条燮,不漏不紊,而且繁者芟之,阙者补之,纰者正之,微者阐之,编成,命之曰《汇言》。欲欲乎与李濒湖之《纲目》,陈月朋之《蒙筌》,缪仲淳之《经疏》,角立并峙,于以羽翼前人,启迪来者,厥功懋焉,故乐而为之序。

时天启甲子阳月赐进士第经筵展书纂修记注翰林院编修叔祖元璐撰并书。

元璐之印　鸿宝

大清顺治乙酉冬仲重摹

姓　氏

师资姓氏

马瑞云更生。仁和。　王绍隆继鼎。徽州。　缪仲淳希雍。东吴。　卢不远复。钱塘。方龙潭谷。徽州。　叶振华春明。金华。　张卿子遂辰。余姚。　卢子由之颐。钱塘。　潘硕甫汝楫。仁和。　邵绳山毓璧。绍兴。　陈芝先石芹。杭州。　黑天霞见龙。蓟州。

同社姓氏

林山公调元。松江。　陈象先嘉相。杭州。　马继高登风。绍兴。　鲁当垣国正。宁波。高元鼎一夔。丹徒。　许长如恒。仁和。　瞿秉元文成。仁和。　郑子来元复。仁和。　魏景山国士。绍兴。　梁心如璐。湖州。　茹日江拱宸。绍兴。　顾汝琳国宝。无锡。　金灵昭兆麟。钱塘。　程君安方册。徽州。　释临水道济。扬州。　方益明有恒。徽州。　耿长生光宸。北直。　朱东生寅。仁和。　马少川千里。于潜。　李秋江应玉。金华。　杨太和长春。杭州。苏水门起蛟。晋江。　陆杏园先春。钱塘。　白尚之联捷。杭州。　张仰垣斐。钱塘。　缪仲平麓。南直。　沈瑞子桢。钱塘。　宋正泉起鳞。严州。　王绍泉显祖。天台。　张少怀志仁。富阳。　莫士行之鼎。嘉兴。　夏碧潭澄。分水。　计日闻大成。泰顺。　沈起愚良知。钱塘。姚斐成雯。嘉兴。　沈拜可咸长。钱塘。　保心宇延龄。钱塘。　陆平林瑚琏。杭州。　杨思山慎可。海宁。　吴养元之相。仁和。　江春野如锦。徽州。　葛小溪去藤。奉化。　黄正旸旭。会稽。　周士和世翰。叙州。　蔡心吾国杰。仁和。　李仁甫恒学。仁和。　汤济安治平。仁和。　陈五占奇。赣州。　杨小江先春。宁波。　金自恒与时。孝丰。　门吉士洞启。顺天。须四可明德。杭州。　王景云天锦。仁和。　韦心庵三成。扬州。　赵天民治。钱塘。　江鲁陶元机。仁和。　祝多士文斯。仁和。　王大生永年。苏州。　金山台国鼎。天津。　邵行甫必。钱塘。　王嘉生元金。成都。　周志含文绪。杭州。　陈一斋齐。永嘉。　詹沛寰文生。钱塘。　刘默斋应干。杭州。　梅高士一林。德兴。　释冷庵朽心。钱塘。　费五星之达。昆山。何其玉可则。仁和。　沈孔庭效贤。仁和。　苗天秀立德。陕西。　倪九旸志和。钱塘。　菇贞仲之宪。绍兴。　方吉人天士。徽州。　米振斯恒文。顺天。　桂谷溪如金。杭州。　姚斐士云章。徽州。　陈月坡瑶国。仁和。　童玉峰天成。河南。　王少宇国华。仁和。　沈则施公岐。钱塘。　楼渠泉大浍。金华。　陈泗水大鼎。钱塘。　杨启平永安。凤翔。　姜月峰汝桂。钱塘。　龚乔云之鼎。上海。　葛风寰霖。富阳。　姚日章之斐。徽州。　闵效轩玉辂。绍兴。门吉生有道。顺天。　伍少山福。陕西。　王嘉士志学。钱塘。　王明源道子。处州。　桂谷山如玉。杭州。　詹润寰沛生。开封。　杨月江灯。丽水。　门国士一忠。顺天。　皮正东启寅。顺天。　梅青子隐。乐清。　赵天生德裕。杭州。　桂汝薪连城。杭州。　王宁宇国桢。杭州。　王景明昭世。杭州。　汤济时奏平。杭州。　杨小江大生。丽水。　林完仲如杏。杭州。苟济川完教。陕西。　沈志所斐。杭州。　东朴子开峰。丹阳。　成治安三策。杭州。　薛宜生大观。杭州。　陶起凡万化。绍兴。　闻人氏道臣。钱塘。　薛肤泉巨源。新城。　李伯仁恒一。杭州。　薛仁宇存仁。杭州。　祝登山观涛。仁和。　郦鹿江恒世。绍兴。　张侍峰联登。杭州。　吴涵宇徽州。沛生。　林介伯普成。杭州。　邵起寰一明。仁和。　陈羽陵宗文。钱塘。皇甫心如臣。杭州。　张龙泉济成。杭州。　朱寰宇之仁。杭州。　范玉成涵一。宁波。　周完初维新。钱塘。　张盛吾必显。桐乡。　邢元璧五瑞。钱塘。　顾朽匏尚。杭州。　陈赤葵丹。钱塘。　赵弘达伯升。仁和。　车体和志远。仁和。　沈定白公叶。钱塘。　张相如世臣。钱塘。

　　诸贤产自南北，皆万历时人，一时名俊耆儒，深明于医者。朱遍游遐方，登堂请教，蒙赐精义，汇集成书，名曰《本草汇言》。台号台讳，逐条填注。今总录于首章，以志源流，知所自来者。

凡例八则

一、是书先尊《神农本经》，次录陶弘景《别录》，次《唐本草》，唐新定本草，次甄权《药性本草》，次孙思邈《千金食治》，次陈藏器《本草拾遗》，次蜀昶《本草》，次宋《开宝本草》，次宋《嘉祐本草》，次《日华本草》，次东垣《用药法象》，次丹溪《衍义补遗》，以至《会编》《蒙筌》，并元明旧本不下四十余种。最后李氏濒湖《本草纲目》，该博倍于前人，第书中兼收并列，已尽辨别之功。后贤证验确论，每多重载。谟更加甄罗补订，删繁去冗，僭曰《汇言》，志核也，志纯也。

一、本草诸书，可云渊广。然历考之，主其说而古今人有不然者。是知用药之神妙，非可执一，不容颟顸弗辩也。谟搜辑往代名言，庶无渗漏，复自周游省直，于都邑市廛，幽岩隐谷之间，遍访耆宿，登堂请益，采其昔所未详，今所屡验者，一一核载。校李氏原本，稍有减增。用供国手之取裁，殊有大裨云。

一、论药集方，必见诸古本有据、时贤有验者，方敢信从。每论每方，必注姓氏出处，公诸天下。犹恐字有讹脱，贻误于人，复再三考订而存之。谛观旁注，略见苦心。至于芟繁汰复，尤不待言。

一、药品既详辨其味、其气、其性之有毒无毒，力之升降浮沉，入某经，列于首条。次载生成出处，何时发生，何时收聚，形与何药相似，搜订前言，真确有据。仍列前人姓氏，广《纲目》之未备者殊多。

一、本草诸书，先叙气味、阴阳、升降，莫不亟言主治。但云主治者，必出于独断、独用乃可。是书备引古今名家，未拘一说，故不得直标主治二字。观其主论、处方，即可以意消息之。庶一药不执于一说，不滞于一用而化裁出焉。识者鉴之。

一、凡药治病，有所宜者，必有所忌者。取所宜而不知所忌，以致愈而复发，发而转剧，或别变他证者，往往有焉。兹列其宜，必详陈其忌，可为取舍之准。

一、神农尝百草而定药，故其书曰本草，意必先以草为正，嗣后果、木、金、石、禽、鱼等类继之。故集中先列草部。然取药求其切于治病耳。方士家谓可以供炉鼎服食，如先贤韩、柳，历陈服钟乳、金丹之误，不止一人。下及砒石可化热痰，生漆

11

可补脑髓,一切荒诞之谈,误听之而横夭者多矣!概屏不录,所以正道术、辟邪说也。

　　一、集古今原本,无取卮词失实。然《纲目》胪列繁碎,难于记诵,集中俱融贯为章句,可读可记,不至顾此失彼。神而明之,于是乎在。

本草汇言卷一

钱塘　倪朱谟纯宇甫选集　男倪洙龙冲之氏藏稿
沈珆西玙甫校正

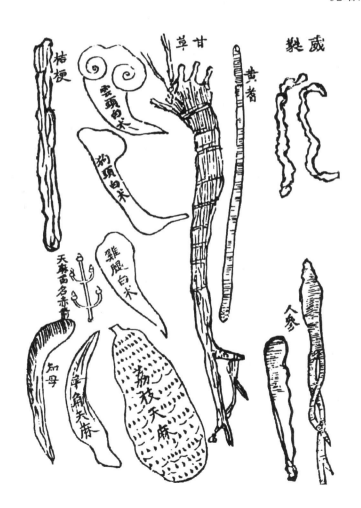

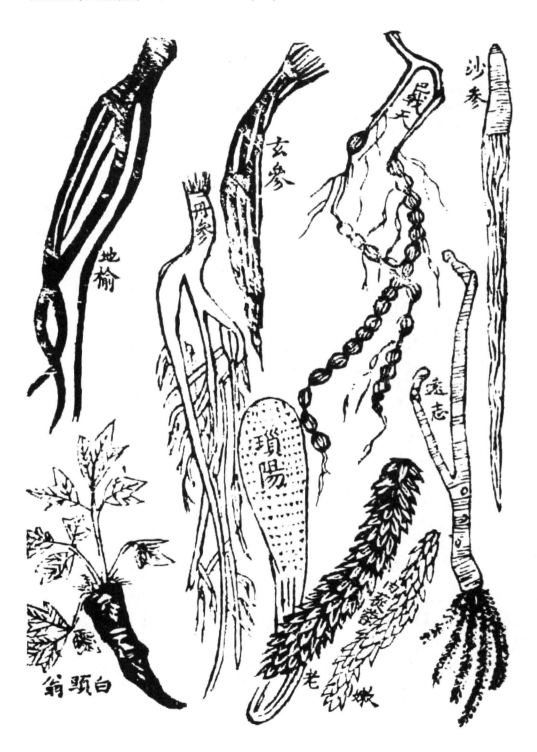

地榆

玄参

丹参

沙参

巩天

琐阳

远志

白翁颈

老嫩

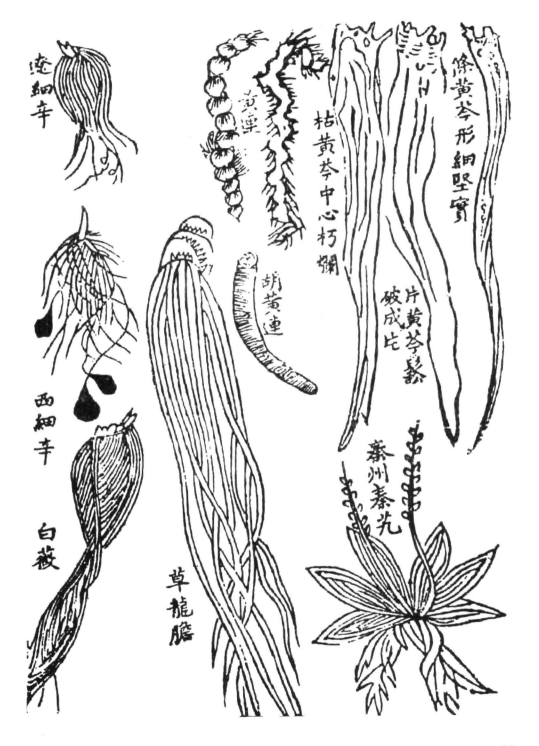

辽细辛

黄连

枯黄芩中心朽烂

条黄芩形细坚实

胡黄连

片黄芩髭破成毕

西细辛

白薇

草龙胆

秦州秦艽

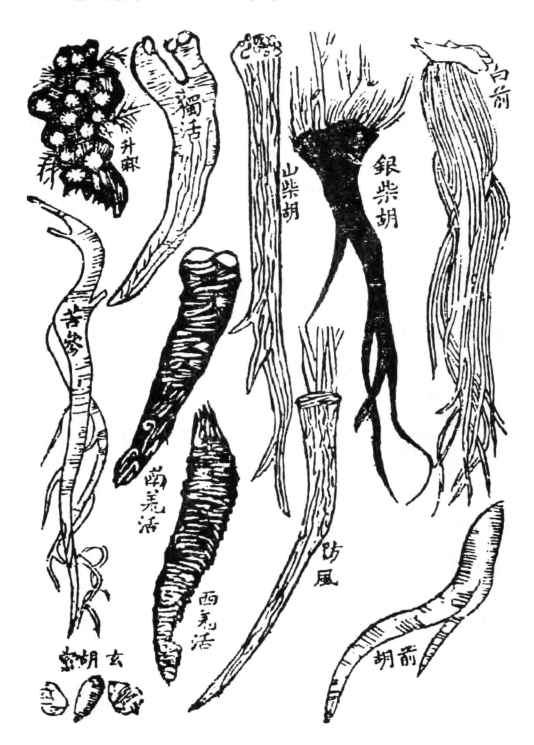

升麻

獨活

山柴胡

銀柴胡

白前

苦參

南羌活

西羌活

防風

玄胡索

胡前

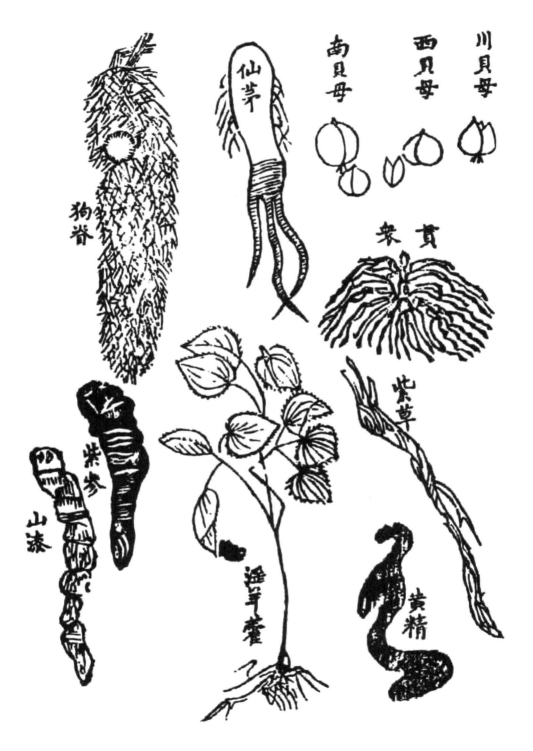

川贝母

西贝母

南贝母

仙茅

狗脊

众贯

紫草

紫参

山漆

淫羊藿

黄精

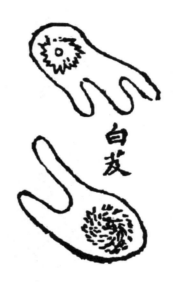

白芨

草 部 山草类

葳 蕤

气味甘平,无毒。可升可降,阳中阴也。

《别录》曰:生太山山谷,及滁州、舒州、汉中、均州,江浙随处山中多有。春生苗,茎强直似竹有节,故名玉竹。叶亦如竹,两两相值,叶端有黄色斑点。三月开青花,结实如珠。根大如指,长尺许,横行如荻根及菖蒲,节平直。多脂润,虽燥亦柔。须节繁密,宛如冠缨下垂之缕,而有威仪之象。凡羽盖旌旗之缨绶,皆象葳蕤是矣。又《瑞应图》云:王者礼备,则葳蕤生于殿前。威仪之义,于此可见。修治:洗净曝干用。○又按《本经》有女萎,无葳蕤,《别录》有葳蕤,无女萎。然女萎系蔓草,另是一物也。二物形相似,但葳蕤节有毛,茎斑,叶尖处有小黄点为异。性亦相似,而稍自别者,治泄泻洞下,霍乱肠鸣,游气上下,女萎之功,特干葳蕤尔。

葳蕤:《别录》祛风湿,《本经》益筋脉,日华子补虚羸之药也。林山公稿主中风暴热,四肢拘挛,或头风淫目,泪流眦烂;或伤寒风温,自汗身重,语言难出;或寒热痁疟,形神劳损。凡一切元虚不足之人,方龙潭兼挟外邪风湿迷留之证,用代参、耆,不寒不燥,大有殊功,不止于去风湿、益筋脉而已也。

王绍隆先生曰:葳蕤性本醇良,气味平缓,禀天地清和之气,而得稼穑之甘者也。故《农皇经》所主中风暴热,不能动摇,跌筋结肉,诸不足证。此养营益精,润泽血气之验也。外而目痛眦烂,泪出面黚诸疾,咸得奏功。驻颜轻身,不老而仙,良有以也。

缪仲淳先生曰:性禀醇和,如盛德君子,无往不利。故可资其利用而不穷。正如斯药之能补益藏府,滋养血气,根本既治,余疾自除矣。纯而不驳,和而不偏,有益无损之药也。

集方:姜士晨《本经录》治中风暴热,四肢拘挛,不能转动。用葳蕤一两,黄耆、当归各五钱,胆星、天麻各三钱,水煎服。○《别录》方治头风淫目,泪流眦烂,或赤眼涩痛。用葳蕤三钱,白芍药、防风、天麻各二钱,羌活、当归、川芎、甘菊花各一钱,水煎服,并熏洗。○《仲景方逸》治伤寒风温,自汗身重,语言难出,或多汗亡阳,手足搐搦,筋惕肉瞤等证,用葳蕤一两,黄耆、人参、白术各五钱,防风、半夏各二钱,水煎服。如多汗亡阳,加干姜、附子各三钱。热不退,加柴胡一钱五分。○吴侍医手集治久疟元气虚损,愈发愈剧。用葳蕤一两,人参、白术各五钱,附子、怀熟地各三钱,半夏、牛膝、鳖甲、何首乌各二钱,水煎服。○《圣惠方》小便卒然成淋,涩胀不通。用葳蕤一两,芭蕉根二两,水五大碗,煎半服。○《圣济总录》治小儿痫病后身面虚肿。用葳蕤、茯苓各三钱,龙胆草一钱,水煎服。○龚小山方治热痹,四肢风软无力。用葳蕤、防风、黄耆、枸杞子各四两,真羌活一两,俱炒热,浸酒饮。如不饮酒者,分作十帖,水煎服。

人 参

味甘、微苦,气温,无毒。入肺脾二经。

李时珍曰:人参年深者,根如人形,故谓之人葠。因字繁,故以参字代之。其在五参,色黄属土,而补脾胃、生阴血,故有黄参、血参之名。《春秋运斗枢》云:摇光散而为人参。人君发山渎之利,则摇光不明,人参不生。○《别录》曰:人参生上党山谷及辽东。或生邯郸、百济、潞州、太行、紫团山,今沁州、辽州、泽州、箕州、平州、易州、檀州、幽州、妫州、并州,并出人参。盖此山皆与太行连接故也。**苏氏**曰:人参生于深山,背阳向阴,近椴、漆树下湿润处。下有人参,则上有紫气。春生苗,四五相对,一茎直上,一桠五叶。四五年后生两桠,至十年后生三桠。年深者生四桠,各五叶。中心生一茎,俗名百尺杵。三四月作蕊如丝,开花紫白色,细小如粟。秋后结子,或七八枚,如大豆,生青熟红,自落。秋冬采根,坚宝堪用。泰山出者,叶干青,根白殊别。○江淮间出一种土人参。苗长一二尺,叶如匙而小,与桔梗相似,叶对生,生五七节。根亦如桔梗而柔,味极甘美。秋生紫花,又带青色。初冬采根,土人或用之。**陈氏**曰:紫团参,色紫,形稍扁。百济参,坚白且圆,俗名白条参,又名羊角参。辽东参,黄润纤长,有须,俗名黄参。高丽参,微紫体虚。新罗参,色黄味薄。○上党,今潞州也,民以人参为地方害,不复采取。今所用者,皆是辽参。其高丽、百济、新罗三国,今皆属于朝鲜矣。其参犹来中国互市。亦可用收子,于十月下种,如种菜法。秋冬采者坚实,春夏采者虚软,非地有虚实也。辽参,连皮者黄润,色如防风;去皮者坚白如粉。伪者尝以沙参、荠苨、桔梗,采根造作乱之。但沙参体虚无心而味淡,荠苨体虚无心而味甘,桔梗体坚有心而味苦,人参体实有心而味甘、微苦,自有余味。○宋·苏颂《图经本草》所云潞州者,三桠五叶。其滁州者,乃沙参之苗叶。沁州、兖州者,皆荠苨之苗叶。所云江淮土人参者,亦荠苨也。○人参生时,背阳向阴,故不喜见风日。见风日则易蛀。惟纳新瓦器中密封,可经年不损。或用华阴细辛与参相间收之,不蛀不坏。凡使以铜刀切片用。

人参:补气生血,张元素助津养神之药也。陈象先稿故真气衰弱,短促虚喘,以此补之。如荣卫空虚,用之可治也。精神散乱,魂魄飞扬,以此敛之。如阳亡阴脱,用之可回也。惊悸怔忡,健忘恍惚,以此宁之。如心志懒怯,用之可壮也;元神不足,虚羸乏力,以此培之;如中气衰陷,用之可升也。又苦汗下过多,津液失守,用之可以生津而止渴。脾胃衰薄,饮食减常,或吐或呕,用之可以和中而健脾。小儿痘疮灰白倒陷,用之可以起痘而行浆。妇人产理失顺,用力过度,用之可以益气而达产。若久病元虚,六脉空大者;吐血过多,面色痿白者;疟痢日久,精神委顿者;中热伤暑,汗竭神疲者;血崩溃乱,身寒脉微者;内伤伤寒,邪实正虚者;风虚眼黑,旋晕卒倒者,皆可用也。如《本草》所云补益之外,缪仲淳又能除邪气,破坚积者,何耶?观邪气之所以留而不去者,无他,由真气虚则不能敌,故留连而不解也。兹得补而真元充实,则邪自不容。譬如君子当阳,则小人自退矣。破坚积者,亦由真气不足,则不能健行而磨物。日积月累,遂成坚积。譬夫磨孔纳物,无力则不转,不转则物停积矣。脾主运化，真阳之气回，脾强而能消，又何坚积之不磨哉！

李时珍按**仲景**云：病人亡血亡汗，身热脉沉迟者，倍加人参。古人以血脱者宜益气，盖血不自生，须得生阳气之药乃生。《素问》言：无阳则阴无以生，无阴则阳无以化。人参能补气，故血虚者宜用之也。又东垣以相火乘脾，身热而烦，气高而喘，头痛而渴，脉洪而大者，用人参佐黄芪。又孙真人治夏月热伤元气，汗大泄，欲成痿厥者，用人参、麦冬、五味，以泻热火而救金水。此皆补天元之真气，非补热火也。又曰：飞霞以人参炼膏服，回元气于无何有之乡。若气虚有火者，合天门冬膏时服之。又王安道谓人参、黄芪、甘草，乃甘温除大热，泻阴火，补元气，亦为疮毒脓溃圣药，此皆神而明之，配合得宜者也。凡人面白、面黄、面青黧悴者，皆脾肺肾气不足，可用也。面赤、面黑、气壮神强者，不可用也。脉之浮而芤、虚、涩、大、迟、缓、无力，沉而迟、涩、细、弱、结、代无力者，皆虚而不足，可用也。若弦、长、紧、实、滑、数有力者，皆火郁内实，不可用也。洁古谓喘嗽勿用者，痰实气壅之喘也。若肾虚气短喘促者，必用也。仲景谓肺寒而咳勿用者，寒裹热邪，痰壅在肺之咳也。若自汗恶寒而咳者，必用也。东垣谓久病郁热在肺勿用者，乃火郁于内，宜发不宜补也。若肺虚火旺，气短自汗者，必用也。丹溪言诸痛不可骤用者，乃邪气方锐，宜散不宜补也。若里虚吐利，及久病胃弱，虚痛喜按者，必用也。如此推详，则人参之可用、不可用，思过半矣！

缪仲淳先生云：论人参功能之广，不可尽述。第其性亦有所不宜用者。世之录其长者，或遗其短；摘其瑕者，并弃其瑜。是以或当用而后时，或非宜而妄投。不蒙其利，徒见其害。二者之误，其失则一。遂使良药不见信于世，粗工互腾其口说，惜哉！岂知人参本补五藏真阳之气者也，若夫虚羸尫怯，劳役饥饱所伤，努力失血，以致阳气短乏，陷入阴分，发热倦怠，四肢无力，或中热伤暑，暑伤气，无气以动，或呕吐泄泻，胃弱不能食，脾虚不磨食，或真阳衰少，肾气乏绝，阳道不举，完谷不化，下利清水，中风失音，产后血崩，小儿慢惊，吐泻不止，痘后气虚、溃疡长肉等证，投之靡不立效。惟不利于肺家有热咳嗽，吐痰吐血，衄血齿衄，内热骨蒸，劳瘵阴虚火动之候。盖肺者，华盖之藏也。位乎上，象天属伞，喜清肃而恶烦热。真气无亏，则宁谧清净，以受生气之熏蒸，而朝百脉。苟纵恣情欲，亏损真阴，火空则发，热起于下，炎烁乎上，则肺先受之。火乃肺之贼邪，邪气胜则实，实则肺热郁结为痰，喉痒而发嗽。血热妄行，溢出上窍。王好古所谓"肺热还伤肺"是已。又有痧疹初发，身虽热而斑点未形，伤寒始作，形证未定，而邪热方炽，若误投之，鲜克免者，可不戒哉，可不慎哉。

卢不远先生曰：人参功力，安定精神、魂魄、意志于仓忙纷乱之际，转危为安，定亡为存。《经》云：人身卫气，日行阳道则寤，夜入五藏则寐。则凡病剧张皇、不能假寐者，人参入口，便得安寝。此即入藏养阴、安精神、定魂魄之外征矣。

金灵昭先生云：以言乎天，则得生生升发之气；以言乎地，则得清阳至和之质；以言乎人，故能回元气于垂绝，却虚邪于俄项，养人身藏府、气血、肉液之精。参两间而合人叁之，故曰人参。

集方：已下一十四方俱出方龙潭方抄治真气衰弱，虚喘短促，并营卫空虚。用人参、麦门冬各五钱，北五味子五分，黄耆三钱，广皮一钱，水煎服。○治精神散乱，魂魄飞扬，并阳亡阴脱。用人参、麦门冬各三钱，北五味子五分，酸枣仁炒五钱，茯苓二钱，龙眼肉十枚，水煎服。○治惊悸怔忡，健忘恍惚，并心志懒怯。用人参、麦门冬各三钱，北五味子五分，当归身、益智仁二钱，白术、半夏、茯苓、胆星各二钱，水煎服。临服时，调朱砂末五分。○治元神不足，虚羸乏力，并中气衰陷，饮食厌常。用人参、麦门冬各三钱，北五味子五分，当归身、白术、茯苓、木瓜、半夏各一钱五分，陈皮、苍术、升麻、甘草、木香各七分，水煎服。○治诸病汗下过多，津液失守，口干烦渴，饮食减少，或吐或呕。用人参、麦门冬各二钱，北五味子五分，当归、白芍药、怀熟地各三钱，水煎服。○治诸病脾胃衰薄，饮食减常。用人参三钱，麦门冬二钱，北五味子、甘草各五分，白术、半夏、白豆仁各一钱八分，木香一钱，水煎服。○治小儿痘疮灰白、倒陷不起，浆汁干枯。用人参、麦门冬各一钱，黄耆二钱，白芍药八分，甘草五分，皂角刺、桂枝三分，穿山甲火烧研末一钱五分，水煎服。○治临产，分娩艰难，用力过度，胞胎愈涩，愈难分娩，母子危急。用人参数钱，当归五钱，川芎一钱五分，益母草二钱，水煎服即产。○治久病元虚，面色痿白，言语轻微，饮食不入，六脉空大，或虚微无力。用人参五钱，白术、茯苓、黄耆各三钱，甘草八分，生姜二片，黑枣三枚，水煎服。○治吐血过多，面色痿白，脉微神怯者。用人参、麦门冬各三钱，真阿胶一钱、炮姜灰、炙甘草各七分，水煎服。○治中热伤暑，汗竭神疲，精神将脱者。用人参、麦门冬、黄耆各三钱，知母二钱，甘草、石膏各一钱，加姜、枣水煎服。○治血崩神脱，精神溃乱，四肢将厥者。用人参一两，当归五钱，炮姜灰三钱，童便制附子二钱，炙甘草八分，水煎温和，徐徐服。○治内伤伤寒，邪实正虚，热烦躁渴，脉数神疲，恹恹欲尽者。用人参五钱，黄耆一两，北五味、甘草各七分。热甚加柴胡、干葛，内热加知母、黄连，有痰加半夏、贝母，有宿食加枳实、瓜蒌仁，增损以意消息用之。○治痰厥风虚，眼黑旋晕，卒然倒仆者。用人参八钱，白术、天麻各五钱，半夏、胆星各三钱，干姜、陈皮各二钱，加姜、枣水煎服。

续补集方：吴绶《伤寒蕴要》治夹阴伤寒，阳衰阴盛，六脉沉伏，小腹绞痛，四肢逆冷，呕吐清涎。不假人参，无以保元；不用附子，无以回阳；不加干姜，无以通营卫，达腠理,出入阴阳也。用人参一两,童便制附子、干姜各五钱,水四大碗,煎一碗,顿服。脉起、身温即愈。○《三因方》治伤寒厥逆,身有微热,人情烦躁,六脉沉细微弱,此阴极发躁也。用人参五钱、水二碗,煎七分,调胆星末二钱,热服立苏。○《方脉准绳》治劳伤力役过度发热。人参五钱,黑枣五个,生姜五片,水煎服。○楚永菴方治房后困倦。用人参七钱,陈皮一钱,水二碗,煎七分,温服。日再。此千金不传。○《圣济总录》治胃寒气虚作满,不能传化,心易饥而口不能食。用人参三钱,便制附子二钱,生姜一钱五分,水煎服。○李《兵部手集》治反胃呕吐,饮食入口即出,脉弱无力垂死者。用人参二两,水二大碗,煎取五分,徐徐服。○《圣济总录》治霍乱吐泻,烦躁不止。用人参、陈皮、生姜各五钱,水一升,煎三合,徐徐服。○治妊娠呕吐饮食或水涎不止,形神痿顿者。用人参、炮姜各五钱,当归、白术、川芎各三钱,俱炒燥为末,水发为丸梧子大。每服一百丸,米汤下。○《千金方》治阳虚气喘欲绝,自汗、气短、头晕。用人参五钱,便制附子一两,生姜十片,水二大碗,煎七分。待冷徐徐服。○杨起《简便方》治老人小子闻雷即晕,此气怯也。或久病神虚,闻喧哗纷乱,烦扰即晕。用人参五钱,麦门冬一两,北五味一钱,黄耆、白术各三钱,生姜五片,黑枣五枚,水三碗,煎一碗,徐徐服。○《圣惠方》治心下常觉膨满而硬,按之则无,多食即吐,气引前后,噫呃不除,由思虑过多,气不以时而行,则壅滞而满,谓之结气病。用人参一两,陈皮二两去白,共为末,水发为丸如绿豆大,每服一钱,米汤下。○华佗《中藏经》治吐血兼大便下血,此因七情所感,酒色内伤,以致气血妄行,口鼻俱出,心肺脉络破,血如涌泉,须臾不救。用人参、侧柏叶炒黄、荆芥穗炒黑各五钱,共为末,用二钱,入飞罗面二钱,以新汲水调如稀糊,一服立止。○葛可久方治衄血屡出不止。用人参、莲子心各一钱五分,水煎服,立止。○谈埜翁方治齿缝出血。用人参、茯苓、麦门冬各二钱,水煎服,立止。○郑比野家传治阴虚人口渴引饮。用人参、天花粉各等分,每服二钱,白汤调服。○《经验方》治痢疾阳虚气冷,六脉沉细欲脱。用人参、童便制附子各八钱,干姜五钱,丁香一钱,水煎服。○同前治噤口下痢。用人参、莲肉各三钱,姜汁炒川黄连二钱,水煎服。○王氏《百一选方》治伤寒坏证,不问四时瘟疫时气,不问阴阳老幼,妊妇,误服药饵,困重垂死,脉沉伏,不省人事。七日以后,并二七、三七日,皆可服之。用人参五钱,水二钟,煎八分,以井水浸冷服之。少顷鼻梁有汗出,脉复立瘥。○《本草发明》治小儿脾虚慢风、风痫等证,目定神昏,语声不出,手足搐搦。用人参、黄耆各一钱,钩藤、辰砂各一钱二分,水煎,温和,徐徐服。○《直指方》治小儿惊愈后,瞳仁歪斜不正,用人参、真阿胶,糯米拌炒成珠各一钱,甘草五分,水一盏,煎半盏服。○徐仲垣新创治小儿痘疮,干枯灰白,或擦损无皮,九日以后,用人参一两为细末,掺之。○《经验方》治狗咬风伤肿痛。用人参置桑柴火上烧存性,为末,掺之立差。○危氏《得效方》治胁破肠出，急以油抹入，煎人参汤淋洗，内食羊肾粥，十日愈。

一人病气上逆，每饭下辄嗳气数十口，再饭再嗳，食顷三四作。此气不归元，中焦失运也。服快气药愈甚。以人参五钱，砂仁二钱，煎汤服，首剂不动，再服亦不动，服三四剂，上则嗳气，下则小遗无算，即索粥而嗳呕自止。

黄 耆

气味甘温，无毒。气薄味厚，可升可降，阴中阳也。入手足太阴气分。又入手少阳、足少阴并命门。

陶隐居曰：出陇西洮阳，色黄白，甘美。次出黑水宕昌者，色白，肌理粗，亦甘而温补。又有蚕陵白水者，色理胜蜀中。○苏氏曰：今出陕西，宜、宁州郡多有之。收子，仲冬下种，春生苗，独茎，或作丛生。枝干去地尺许，其叶扶疏如羊齿状。七八月开黄紫色花。其实结小尖角荚子，长寸许。八月中采根，长一二尺，折之如绵。然有数种，出陇西白水、赤水二乡，白水耆、赤水耆，功用同而白水者更佳。出山西沁州绵上者益胜。用者以紧实如箭干，皮色黄，折之柔韧如绵，肉理中黄外白，嚼之甘美可口者良。嫩苗亦可茹食。修治：切片，以蜜汤润，微炒黄用。○若坚脆、味苦者，即苜蓿根也。折之亦柔韧如绵，颇能乱真。但黄耆皮黄肉白，中亦深黄，味甘为异耳。○外一种木黄耆者，形类真似，只是生时其茎叶短，根理横，有不同也。误用伐人元气，辨之。○李时珍曰：耆，长也。色黄为补药之长，故名。

黄耆：补肺健脾，方龙潭实卫、敛汗，驱风运毒之药也。马继高稿故阳虚之人，自汗频来，乃表虚而腠理不密也。黄耆可以实卫而敛汗。伤寒之证，行发表而邪汗不出，乃里虚而正气内乏也。黄耆可以济津以助汗。贼风之疴，偏中血脉而手足不随者，黄耆可以荣筋骨。痈疡之证，脓血内溃，阳气虚而不愈者，黄耆可以生肌肉。又阴疮不能起发，阳气虚而不溃者，黄耆可以托脓毒。东垣谓益元气，补三焦之虚损，实腠理，温肉分之虚寒，功在是矣。若夫虚冷沉寒，乃元阳之不足。虽用姜、桂、术、附之属，而无参、耆之药，则不能温经以回阳。阴虚不足，阳邪下陷，于阴经虽用升提透达之类，而无参、耆之剂，则自上而复下也。故补中益气汤用参、耆为君，升、柴为佐。痈疽托里散以黄耆独用，使腠理固密而余毒不能妄攻于内。若痘疮用此以保元，胎前用此以全育，产后用此以辅正，伤寒用此以补中逐邪，久病用此以和营卫、生津液、调血气也。钱氏治小儿脾胃虚寒，腹痛呕吐，泻利青白，宜益黄散，以黄耆倍用。又痘疮毒化浆成，所赖脾气充盛，内固营血，外护卫气，用保元汤，以黄耆为重。而痘有顺逆险三证，惟险乃悔吝之象，吉凶未定，须资药力以治之。险证初出干红少润，将长顶陷不起，既起色惨不明，浆行色灰不荣，浆定光润不消，浆老湿润不收，结痂胃弱内虚，痂落口渴不食，痂后生毒，毒溃敛迟。凡有诸证，并宜此汤。如是推之，则他证治例亦可详矣。

集方：○已下五方出方龙潭《本草切要》治阳虚腠理不密，自汗频来。用黄耆一两，白术五钱,桂枝二钱,白芍药一钱,干姜一钱五分,大枣十枚,水煎服。○治伤寒里虚表实,行发散药,邪汗不出,身热烦躁,六脉空数。用黄耆一两,桂枝三钱,白芍药、人参各二钱,甘草八分,柴胡一钱五分,加生姜三片,黑枣三个,水煎服。○治风邪偏中血脉,手足不随,口眼㖞斜。用黄耆、防风各五钱,人参、白术各三钱,天麻、半夏各二钱,当归、肉桂各一钱五分。水煎服。○治痈疡溃后,不论五善七恶证。用黄耆八两,金银花二两,人参一两,穿山甲火烧五钱,水煎服。○治阴毒不起,内陷不溃,饮食不入。或大肠作泻,阳虚气脱之证。用黄耆二两,人参一两,肉桂、附子童便制各五钱,穿山甲火烧三钱,水煎服。○《全婴心要》治痘疮七八日后,浆汁未充,或干枯不起,或浆汁不浓,种种虚寒证见者。用黄耆五钱,人参一钱或二三钱,桂枝一钱,白芍药酒炒一钱五分,穿山甲火烧二钱,水煎服。泄泻不食,加附子童便制一钱,木香五分,肉桂八分,水煎服。○《经验良方》治男子气虚白浊,女人气虚白带。用黄耆、茯苓各一两,人参、白术各八钱。菟丝子二两,俱炒燥为末,每服二钱,空心白汤调下。○《外科精要》治男妇童幼诸虚不足,面色痿黄,烦悸焦渴,饮食减少;或先渴而后发疮疡,或先痈疽而后燥渴。用嫩生黄耆六钱,炙甘草一钱,水煎服。一日一剂。○《和剂局方》治老人虚秘,大便不通。用嫩白生黄耆一两,陈皮五钱,俱为末。大麻子一合,研烂和匀,每日炼蜜五匙,调药末三钱,常服无秘结之患。○孙用和方治肠风泻血。用嫩白黄耆二两,川黄连五钱,俱微炒,磨为末,红曲研末,打稀糊为丸,如绿豆大。每服百丸,米汤下。○席延赏方治咳嗽脓血咽干,乃虚中有热。用嫩白黄耆四两,甘草八钱,真北沙参二两,共为末,每早碗俱食前服三钱,白汤调下。○治气虚胎动不安,腹痛,下黄水。用嫩白黄耆二两,真川芎五钱,当归身一两,糯米一合,水五碗,煎碗半,徐徐服。○《广笔记》治妇人血崩不止。用黄耆、人参、麦门冬各四钱,北五味子七,分杜仲、熟地黄、山茱萸各三钱,真阿胶二钱,川续断、黑荆芥各一钱,河水煎服即止。

甘　草

味甘,气平,无毒。生用性寒,炙用性温。通入手足十二经。

苏氏曰:生陕西、河东州郡及汶山诸夷处。**李时珍曰**:春生青苗,高二三尺,叶如槐,微尖而糙涩,似有白毛。七月开紫花,结荚,至熟时荚拆,子扁如小毕豆,极坚,齿啮不破。根长三四尺,粗细不定,皮赤色,上有横梁,梁下皆细根也。此物有数种,以坚实断理者为佳。其轻虚纵理及细韧者不堪用。又蜀汉中及汶山诸夷中来者,其皮赤,断理坚实者,是抱罕草,最佳。抱罕乃西羌地名。凡使用者,去头尾及赤皮,炙用。

甘草:和中益气,方龙潭补虚解毒之药也。鲁当垣稿健脾胃,固中气之虚羸;协阴阳,和不调之营卫,故治劳损内伤,脾虚气弱,元阳不足,肺气衰虚。其甘温平补,效与参、耆并也。又如咽喉肿痛,佐枳、桔、鼠粘,可以清肺开咽;痰涎咳嗽,共苏子、二陈,可以消痰顺气;佐黄耆、防风,能运毒走表,为痘疹气血两虚者,首尾必资之剂。得黄芩、白芍药,止下痢腹痛;得金银花、紫花地丁,消一切疔毒;得川黄连,解胎毒于有生之初;得连翘,散悬痈于垂成之际。凡用纯热纯寒之药,必用甘草以缓其势。如附子理中汤用甘草,恐其僭上;调胃承气汤用甘草,恐其速下。此是缓之之法也。寒热相杂之药,必用甘草以和其性。如小柴胡汤有柴胡、黄芩之寒,人参、半夏之温,内用甘草,此是和之之意。又建中汤用甘草,以缓脾急而补中州也。凤髓丹用甘草,以缓肾急而生元气也。协和群品,有元老之功;普治百邪,得王道之化。《经》云"以甘缓之"是也。

陈廷采先生曰:五味之用,苦直行而泻,辛横行而散。甘上行而发,酸束而收敛,咸止而软坚。甘草味之极甘,当云上发可也。《本草》反言下气,何耶? 甘味有升降浮沉,可上可下,可内可外,有和有缓,有补有泻,居中之道具尽故尔。

高元鼎先生曰:实满忌甘草固矣,若中虚五阳不布,以致气逆不下,滞而为满,服甘草七剂即通。

缪仲淳先生曰:《本草》谓甘草为九土之精,安和七十二种石,一千二百种草,又能止渴,通经脉,解百物毒。甘为脾药,甘能入脾生血,故止渴。血虚则经脉不通,能生血则经脉自通矣。其解一切金石草木虫鱼禽兽之毒者,凡毒遇土则化,甘草为九土之精,故能解诸毒也。○甘能缓中,中满者忌之。呕家忌甘,酒家亦忌甘,诸湿肿满及黄疸、臌胀、郁结诸证禁用。

朱东生先生曰:甘草生泻火,炙补中。用梢去尿管涩痛,又利小便。用节消痈疽肿毒,又能护膜生肌。

集方:许长如手集治脾胃不和,一切劳损内伤、诸不足证。用甘草三钱,人参三钱,黄耆、白术各五钱,当归身七钱,生姜五片,黑枣十枚,水煎服。○《伤寒类要》治伤寒心悸、脉结代者。用甘草一两,水煎服。○仲景方治伤寒咽痛、少阴证。用甘草五钱,水煎服。○《圣济录》治赤白下痢。用甘草一钱,川黄连一钱五分,水煎服。○同前治舌肿塞口,不治杀人。用甘草一两,水煎浓汤,乘热漱口,频吐渐消。○《外科精要》治一切痈疽诸发,预先服之,能消肿逐毒。用大甘草五斤,湖水一石,煎至五斗,入磁砂锅内慢火熬成膏,以磁瓶收贮,每服十茶匙,白汤下。凡病丹石烟火药发,亦解之。或微利无妨○《经验方》治诸般痈毒初起。用甘草一两,水煎服。令人以毒处口咂之。○《直指方》治痘疮频渴。用甘草五钱,水煎,频频与之。如内热加黄连、花粉各一钱,内虚加人参、黄耆各一钱。○李迅方治阴下悬痈生于阴囊、谷道前。初发如松子,渐大如莲子,后赤肿如桃李,成脓即破,破后难愈。用大甘草二两炙黄透,再用溪流淡水五碗,煎一碗,食前服。如未溃可消,已溃可敛,半月全愈。○《直指方》治蛊毒药毒。用甘草节数寸,以真麻油浸之,年久愈妙。每用少许,嚼咽,或水煎服亦妙。○《金匮玉函》治小儿中蛊欲死者。用甘草五钱,水煎服,即吐出。

○人参养荣汤治积劳虚损,气血俱亏。用甘草、人参、白术、茯苓、陈皮、黄耆、当归、白芍药、远志肉各一钱,北五味七分,熟地黄三钱,肉桂八分,黑枣二个,生姜二片,水煎服。○四君子汤治中气虚乏,脾元不足,饮食减少,精神疲惫。用甘草炙六分,人参、白术、茯苓各二钱,加黑枣三个,生姜二片,水煎服。○六君子汤治中气虚,脾胃弱,虚痰、虚嗽,气逆不宁。用前方加半夏、陈皮各一钱,加枣、姜,水煎服。

倪朱谟曰:甘草为药中国老,诸方配用极多。今随手聊选数方,不足以尽其用。凡草木金石禽兽虫鱼诸部集方中配用不少,如临证择方自见。

白 术

味苦、甘、辛,气温,无毒。味厚气薄,阳中阴也。可升可降。入手太阳、少阴、足太阴、阳明、少阴、厥阴六经。

陶隐居曰:白术生吴越、舒、宣州郡,高岗上、石齿间。取根栽莳,一年即茂。独浙杭于潜县天目山产者更佳。叶叶相对,叶稍大,方茎有毛。茎端生花,有紫碧红数色。根歧生,紫色块大者为胜。或如指头、如鼓槌,或大如拳,或至数斤者。剖开曝干,如云朵者,谓之片术。又以夏末秋初采者佳。冬春采者虚软易坏。○外有一种赤术,名苍术,苗高二三尺,叶亦抱茎稍间。叶略似棠梨叶,脚下叶各有叉,三五出,边作锯齿及小刺根,如人指,或老姜状。色黑褐而气味辛烈。○陈氏言:白而肥者曰白术,若瘦而黄者曰赤术,是幕阜山所出,其力劣。昔人用术,不分苍白。自宋以来始分。苍术苦辛气烈,白术苦甘气和。种类不同、各自施用。**廷采**曰:浙术俗名云头术,种平壤,颇肥大,由粪力也。歙术俗名狗头术,虽瘦小,亦得土气充也,甚燥白,胜于浙术。宁国、昌化、池州者,并同歙术,境相邻也。如修治切片,以人乳汁润之,制其性也。脾病以陈壁土炒过,窃土气以助脾也。二术俱用杭米糠衣拌炒,则不染湿作霉矣。

白术:乃扶植脾胃,张元素散湿除痹,消食去痞之要药也。许辰如稿脾虚不健,术能补之。胃虚不纳,术能助之。是故劳力内伤,四肢困倦,饮食不纳,此中气不足之证也。痼冷虚寒,泄泻下利,滑脱不禁,此脾阳衰陷之证也,或久疟经年不愈,或久痢累月不除,此胃虚失治,脾虚下脱之证也。或痰涎呕吐,眩晕昏痛;或腹满肢肿,面色痿黄,此胃虚不运,脾虚蕴湿之证也。以上诸疾,用白术总能治之。又如血虚而漏下不止,白术可以统血而收阴;阳虚而汗液不收,白术可以回阳而敛汗。大抵此剂能健脾和胃,运气利血。上而皮毛,中而心胃,下而腰脐。在气主气,在血主血;有汗则止,无汗则发;燥病能润,湿病能燥。除风痹之上药,安脾胃之神品也。又兼参、耆而补肺,兼杞、地而补肾,兼归、芍而补肝,兼龙眼、枣仁而补心,兼芩、连而泻胃火,兼橘、半而醒脾土,兼苍、朴可以燥湿和脾,兼天、麦亦能养肺生金。兼杜仲、木瓜,治老人之脚弱;兼麦芽、枳、朴,治童幼之疳症。黄芩共之,能安胎调气;枳实共之，能消痞除膨。君参、苓、藿、半，定胃寒之虚呕；君归、芎、芍、地，养血弱而调经。温中之剂，无白术愈而复发；溃疡之证，用白术可以托脓。但其性本清和，而质复重浊。凡病肝肾有动气者，燥瘴成黄疸者，阴虚精血少者，咳嗽骨热蒸者，寒疟邪未清者，下痢积毒未尽者，皆禁也。

陈廷采先生曰：白术性燥，仲景又言生津何也？盖脾恶湿，湿胜则元气不得施化，津液何由而生？况膀胱为津液之府，气化而后能出，白术以燥其湿，则气得周流运用，而津液亦随气化而生矣。他如茯苓，系淡渗之药，谓之能生津者，义与此同。

集方：已下一十一方俱出方龙潭《本草切要》治胃虚不纳，脾虚不运，饮食不甘，四体困倦，此中气不足之证，用于白术土拌炒一两，白蒺藜、黄耆、茯苓、广陈皮、白豆仁、砂仁各一两五钱，厚朴二两姜汁炒，人参六钱，共为末，每早晚各食前服三钱，白汤调下。○治虚寒痼冷，泄泻下利，滑脱不禁，饮食不思，腿酸头晕，此脾阳衰陷之证，用于白术土拌炒二两，黄耆、补骨脂各三两，吴茱萸、附子童便制、甘草、木香、人参各五钱，共为末，饧糖为丸如绿豆大，每早晚各食前服三钱，酒下。○治久疟经年不愈，用于白术土拌炒一两，附子童便制一钱，肉桂、牛膝、黄耆、人参各二钱，白薇酒洗一钱五分，水三大碗，煎一碗，食前服，渣再煎，十帖愈。○治久痢屡月不除，用于白术土拌炒六钱，茯苓、甘草、川黄连、白芍药、当归身，俱酒拌炒，白豆仁、砂仁、木香、人参各一钱二分，水三大碗，煎七分，不拘时服。渣再煎，十帖愈。○治痰涎上攻，呕吐眩晕。用于白术土拌炒一两，天麻、半夏、南星，俱姜制，广陈皮、茯苓各三钱，水三大碗，煎一碗，食后服。○治腹满四肢肿，面色痿黄。用于白术、苍术俱土拌炒各一两，猪苓、泽泻、肉桂、茯苓、茵陈、干姜各三钱，葶苈子一两二钱炒，共为极细末，每早午晚各食前服二钱，白汤调下。○治妇人血崩血漏不止。用于白术土拌炒五钱，当归身、牡丹皮、丹参、白芍药，俱酒洗炒，香附、乌药俱醋浸一宿炒、各三钱，五灵脂水飞，去砂石净一两，共为末，每早晚各食前服三钱。白汤调下。○治自汗盗汗不止。用于白术一两，嫩黄耆、白芍药、石斛、酸枣仁炒、人参、沙参各三钱，水煎服。○治中风口噤，四肢痿痹。用于白术一两、黄耆、人参、当归身、枸杞子、天麻、胆星、半夏各三钱，肉桂一钱，水煎服。○治老人脾虚，脚弱无力。用于白术土拌炒一两，杜仲、木瓜各五钱，水煎服。○治妇人胎气不安，腰腹胀重，或寒或热者。用于白术一两，黄芩、当归、川芎各三钱，甘草五分，水煎服。

续补集方：《保命方》治胸腹痞满，饮食不消，勉食作胀。用于白术土拌炒四两，枳实麸拌炒三两，川黄连、干姜各五钱，木香三钱，共为末，水发丸如黍米大，每早午晚各食后服二钱，白汤下。○《和剂局方》治五饮酒癖：一留饮，水停心下；二癖饮，水在两胁；三痰饮，水在胃中；四溢饮，水在五藏；五流饮，水在肠间。五者皆因饮食胃寒,或饮茶酒,或食生冷肥甘过多所致。用于白术、苍术,俱土拌炒各四两,干姜、肉桂微焙、半夏姜制、吴萸、草果俱酒炒各一两,共为末,水发丸如绿豆大,每早午晚各食前服三钱,白汤下。〇孙用和方治产后中寒遍身冷,僵直口噤,不知人事。用于白术土拌炒、干姜各一两,甘草炙三钱,水三碗,煎一碗,徐徐服。〇《三因方》治中湿遍身骨节痛。用于白术土拌炒一两,秦艽五钱,羌活四钱,水煎服。〇《外台秘要》治妇人血虚肌热,饮食不甘。用于白术、白芍药各一两,白茯苓五钱,当归八钱,甘草一钱,水四碗,煎一碗,渣再煎,徐徐服。〇杨齿屏方治小儿肌热、蒸蒸羸瘦,不能饮食。方同上,各药分两减三之二。〇《普济方》治肠风泻血不止,面色痿黄,积年不瘥,并脱肛者。用于白术土拌炒,磨为末一斤,怀熟地八两,酒浸,饭锅上蒸烂,共捣为丸如梧子大。早晚各服四钱,白汤下。〇治面上黚黯如雀卵色。用白术一块,醋浸一日,时晚拭之,极效。〇《鸡峰备急方》治牙齿日长,渐至难食,名髓溢病。用于白术煎汤,漱服。

天　麻

味辛、甘,气温平,无毒。乃厥阴经气分药也。

陶隐居曰:赤箭生陈仓川谷,雍州、太山、少室诸处。今汴京东西、湖南、准南州郡及山东郓、利二州亦有。春生苗,初出如芍药,独抽一茎,挺然直上,高三四尺,茎中空,色正赤,贴茎杪之半,微有尖小红叶。四月梢头成穗,作花灰白色,宛如箭干,且有羽者。有风不动,无风自摇。结实如楝子核,有六棱,中仁如白面。至秋不落,却透空入茎中,还筒而下,潜生土内,根如芋,或如王瓜。去根三五寸,有游子十二枚,环列如卫,皆有细根如白发。虽相须,实不相连,但以气相属耳。大者重八两,或五六两,皮色黄白,肉即天麻也。方家以三四月采苗为赤箭,九月采根为天麻。因功用稍异,后人分为二种。〇修治:初得乘润刮去皮,沸汤略煮过,曝干收之。或润时切片,焙干用亦可。〇李时珍曰:嵩山、衡山,土人或取生者,蜜煎作果食,甚美。〇其根曝干,肉色坚白,如羊角色。明亮者,或沸汤煮过,或蒸过,黄皱如干瓜者,皆可用。一种形尖而空,薄如玄参状者,不堪用。〇世人所用天麻,皆御风草根,非赤箭根也。御风茎叶与赤箭相似,独茎色青,斑叶、背黄白大,兼有青点。随风动摇,子不还筒。治疗稍同。性惟消劣,补益大谬矣。〇沈则施曰:另一种天麻草,生平泽,如益母草之类,似马鞭草节节生花,花中有子如青箱子。子性寒,作饮去热气,茎叶捣傅痈肿,实非赤箭天麻也。

天麻:祛风化痰,仲淳利周身、舒经脉之药也。西医翟秉元稿活腰膝,驱大人湿痹之疴;通经络,《开宝》苏小儿搐搦之证。故主头风头痛,头晕虚旋,癫痫强痉,四肢拘挛,语言不顺,一切中风风痰等证。

沈则施先生曰:天麻乃肝经气分药。《素问》云:诸风掉眩,皆属于肝。故天麻入厥阴之经,治诸风痰之证。

卢不远先生曰:苗名赤箭,挺直不屈,阳刚中正者也。力能独运,不为物移,故有风不动,无风自摇。见刚之体能立,用能行也,故能杀鬼邪,除恶毒。乃若因风动摇之病,如眩晕,如颤振,如惊痫挛癖,尽属阴邪之证,惟阳刚之象能胜之。

陈廷采先生曰：天麻言根，用之有自内达外之理。赤箭言苗，用之有自表入里之功。盖根则抽苗，径直而上，岂非自内达外乎？苗则结子，成熟而落，反从干中而下，入土而生，又非自表入里乎？以此而观，粗可识其内外表里、主治精微之极致也。

集方：《普济方》治风痰风湿，周身不利，经脉不舒，腰膝痿痹，并头风头痛，眩晕虚旋，癫痫劲痉，或语言蹇涩不清，四肢挛拘，瘫痪等证。用天麻八两，牛膝、当归、川芎、枸杞子、半夏、胆星、白术、五加皮、牡丹皮、防风、萆薢、羌活、木瓜、红花、僵蚕各四两，俱酒洗，炒，共为末，怀熟地十两、酒蒸烂，捣膏为丸如梧桐子大。每服百余丸，白汤好酒随下。○《开宝》方治小儿风痰搐搦，不拘急慢惊风、风痫之证。用天麻四两酒洗炒，胆星三两，僵蚕二两，俱炒，天竺黄一两，明雄黄五钱，俱研细，总和匀，半夏面二两为末，打糊丸如弹子大。遇是患者，用薄荷、生姜泡浓汤，调化一丸，或二三丸。○缪氏方治一人卒然眩晕，不能起坐。细论其人，好嗜烧酒，饮食少进。仲淳曰：此中气虚而酒热之气上升也。用天麻三钱，白术二钱，人参一钱，黄连一钱，甘草五分，一剂即定。

桔　梗

味苦、辛，气温，有小毒。味厚气轻，阳中之阴，升也。入手太阴肺经气分。其根结实而梗直，故名。

吴氏曰：桔梗生嵩山山谷及冤句，今在处有之。二三月生苗，苗叶嫩时亦可煮食。茎如笔管，高尺许，紫赤色。叶似杏，及人参、荠苨辈，但杏叶圆，桔梗叶长，人参叶两两相对。桔梗叶三四相对，亦有参差不对者。荠苨叶下光明滑泽无毛，桔梗叶下暗涩有毛为异。夏开小花，紫碧色，颇似牵牛花。秋后结实，根色外白中黄，有心，味苦。若无心、味甜者，荠苨也。又关中一种，茎细色青，叶小似菊叶，根黄似蜀葵根者，亦可入药。○修治：冬月采，去浮皮用。○又一种木桔梗，根形真似，但咬之腥涩，不堪啖，不可入药。

桔梗：主利肺气，通咽膈，宽中理气，许长知开郁行痰之要药也。方龙潭稿凡咳嗽痰喘，非此不除，以其有顺气豁痰之功。头目之病，非此不疗，以其有载药上行之妙。中膈不清，胁肋刺痛；或痰或气之所郁，剂用二陈，佐以枳、桔，治之无有不愈。咽喉口齿胀满肿结，或火或热之所使，剂用荆、翘，佐以甘、桔，治之无有不痊。所以桔配于枳，有宽中下气之效；桔配于草，有缓中上行之功。古方立甘桔汤、枳桔汤，以治咽痛郁结之证，良有义哉！但性本开达，故儿方以此散瘰疬，发痘瘡；大方以此除温疫，解蛊毒。如桔橡之梗，为少阳、少阴枢药也。又按朱肱《活人书》治胸中痞满不痛，用桔梗、枳壳，取其通肺利隔下气也。张仲景治伤寒寒实结胸，用桔梗、贝母、巴豆，取其温中，消谷破积也。又治肺痈唾脓，用桔梗、甘草，取其苦辛清肺，甘温泻火，又能排脓血、补内漏也。其治少阴证二三日咽痛，亦用桔梗、甘草，取其苦辛散寒,甘平除热。合而用之,能调寒热也。干咳嗽乃痰火之邪,郁在肺中,宜桔梗以开之。痢疾腹痛,乃肺金之气郁在大肠,亦宜桔梗散之,后用痢药。此药能开提气血,故气药中宜多用之。

集方《方脉全书抄》治伤寒伤风,咳嗽痰喘,气逆不下,睡卧不宁。用桔梗四钱,甘草五分,前胡、枳壳、苏子、防风、杏仁去皮、陈皮、半夏各一钱,生姜三片,葱头二个,水煎服。协热者,加黄芩、花粉各一钱。○同前治头风头痛,或时眼暴赤,肿痛不宁。用桔梗、白芍各二钱,防风、荆芥、薄荷、羌活、干葛、柴胡、白芷、益母叶、连翘、甘菊花各一钱五分,甘草八分,水煎服。○张文仲方治小儿风热内盛,外复感寒,风热寒三气壅闭,或发寒热咳嗽,或发瘾疹瘄毒,游风等证。用桔梗一钱,荆芥、薄荷、防风、连翘、前胡、干葛、大力子各一钱二分,甘草五分,水煎服。○《丹溪约言》治时行瘟疫、瘟毒,及大头风瘟诸证。用桔梗、防风、羌活各一钱五分,连翘、白芷、玄参、马勃、真青黛各一钱,甘草八分,半夏姜制二钱,生姜二片,绿豆一撮,葱头三个,水煎服。○初虞世《古今录验方》治中蛊下血如鸡肝,昼夜不止,将危者。用桔梗四两,焙燥为极细末,真犀角二两镑,再研为细末,二味和匀,用白汤调数钱,日服三四次渐止。○治妊娠中恶腹痛,冲心欲死。用桔梗一两,姜三片,绿豆一撮,水煎服。○《备急方》治小儿客忤垂死,不能言。用桔梗五钱,水二钟,煎减半。临服研麝香二分和入。○《肘后方》治打扑跌伤,瘀血内结不散,愈后时发动者。用桔梗一两,水煎服。

知　母

味甘、苦、辛,气寒,无毒。气味俱厚,沉而降,阴也。肾经本药,入足阳明、手太阴经气分。

苏颂曰:出濒河怀、卫、彰德及解州、滁州、彭城诸处。一月宿根再发,四月开花,色青如韭。八月结实。根形似菖蒲而柔润,至难死。掘出随生,须枯燥乃止。入药拣肥润里白者,去毛用。

知母:日华子乃滋阴济水之药也。已下选方龙潭养肾水,有滋阴之功;魏景山稿泻肾火,有生津之效。故主阴虚不足,发热自汗,腰酸背折,百节烦疼,津液干少,咳嗽无痰,头眩昏倦,耳闭眼花,小便黄赤,是皆阴虚火动之证,惟此可以治之。又如伤寒邪热有余,烦渴引饮,目赤唇焦,若暑疟热烦闷乱,口燥咽干,是皆内热火盛之证,惟此可以清之。又若阴火攻冲,使咽痒肺嗽,游火遍行,使骨蒸有汗,胃火燔灼;使消渴热中,舍知母其谁治乎?则滋阴降火,泻南补北,是知母之长技也。故仲景用此入白虎汤,治阳明胃热,大汗大渴。君以石膏之辛寒,以清肺之源;佐以知母之苦寒,以清肾之火;缓以甘草、粳米之甘和,使不伤胃也。又凡病小便闭塞而渴者,是热在上焦气分,由肺中伏热不能生水,膀胱绝其化源,法当用麦冬、玄参、薄荷、桑皮,气薄味薄,淡渗之药,以泻肺火,清肺金,滋水之上源,小便自行矣。若小便闭塞而不渴者,是热在下焦血分,乃真水不足,膀胱干涸,无阴则阳无以化,法当用黄檗、知母大苦寒之药,以补肾与膀胱,使阴气行而阳自化,小便自通矣。

周振公曰:《本草》云:肾苦燥,宜食辛以润之;肺苦逆,宜食辛以泻之。知母辛苦而寒,下则润肾燥而滋阴,上则清肺金而泻火,乃气分药也。非若黄檗苦寒走血分也。

集方:方龙潭《本草切要》治阴虚不足,发热自汗,腰酸背折,百节烦疼,咳嗽无痰,津液干少,头眩昏倦,耳闭眼花,小便黄赤等证。用知母四两,地骨皮、沙参、黄耆、牛膝、怀熟地、黄檗、川贝母、百合、麦门冬、菟丝子、山药、山茱萸各二两,人参一两,或为丸,或为膏,每早晚各服三钱,白汤下。○《伤寒蕴要》治伤寒邪热内盛,齿牙干燥,烦渴引饮,目昧唇焦。用知母五钱,石膏三钱,麦门冬二钱,甘草一钱,人参八钱,水煎服。○《方脉正宗》治暑疟热烦闷乱,口燥咽干。用知母、白芍药各五钱,甘草一钱,柴胡、半夏、青皮、川黄连各一钱。人虚加人参、黄耆各一钱五分,水煎服。○邓笔峰方治久近痰嗽气急,胸膈闭塞。用知母、川贝母各一两,为极细末,每服一钱,用生姜一片,蘸药细嚼,咽下便睡。不过三四次愈。○杨氏《产宝》治妊娠胎气不安,烦不得卧,病名子烦。用知母二两炒为末,枣肉丸如弹子大,早晚各服一丸,白汤化下。○治老人气虚不大便。用桔梗一两,怀熟地五钱,紫苑一两二钱,水煎服即通。○治妊娠胎气下陷,腰酸痛,小便频数。用桔梗五钱,当归身三钱,白术二钱,川芎一钱,甘草五分,加黑枣三个,生姜三片,水煎服。

沙 参

味苦、甘,气微寒,无毒。入手太阴肺经,又为肝、脾二经气分药也。

《别录》曰:沙参生河内川谷及冤句、般阳、续山。二月八月采根,立夏后母根枯死。○苏氏曰:今出淄、齐、潞、随、江淮、荆、湖州郡沙碛中。或丛生厓壁间。二月生苗,初生如小葵叶,圆匾不光。八九月抽茎,茎端叶尖长如枸杞,边有细齿。叶间开小花,五出,色紫,长如铃铎,亦有色白者,瓣瓣有白粘胶。结实如冬青,实中有细子。霜后苗枯,生沙土地者,根长尺许。若生黄土地者,根则短小。根茎俱有白汁如乳,故名羊乳。根干时宛似人参,中黄外白,世所用者皆伪,不知为何物也。

沙参:清肺热,疏肝逆,李时珍解脾火之药也。梁心如稿盖禀天地清和之气,味甘苦而寒。王好古谓苦者味之阴也,寒者气之阴也,甘乃土之冲气所化,合斯三者,故补五藏之阴,而治热劳咳嗽,并疗诸因热所生病。设使藏府无实热,而肺虚寒客之作嗽,慎勿服也。

卢不远先生曰:色白而乳,肺金之津液药也。乐生沙碛而气疏,质本秋成而性洁,参容平之金令,转炎歊为清肃者也。故可汰除肺罟。因热伤气分,为胸痹,为寒热，及藏真失行营卫阴阳，致气不晌，血不濡者，功用颇捷。

集方：《卫生易简方》治阴虚火炎，咳嗽无痰，骨蒸劳热，肌皮枯燥，口苦烦渴等证。用真北沙参、麦门冬、知母、川贝母、怀熟地、鳖甲、地骨皮各四两，或作丸，或作膏，每早服三钱，白汤下。○治一切阴虚火炎，似虚似实，逆气不降，清气不升，为烦为渴，为咳为嗽，为胀为满不食。用真北沙参五钱，水煎服。《林仲先医案》。

远　志

味苦、甘、辛，气温，无毒。手足少阴二经药也。

陶隐居曰：出泰山及冤句川谷。冤句属兖州济阴郡，今从彭城北兰陵来。河、陕、洛西州郡亦有之。有大叶小叶二种，俱三月开花，四月采根。大者叶大花红，根亦肥大。小者叶小花白，苗似麻黄而青。叶似大青而小，根形如蒿而黄色。苗即小草也。○苏氏曰：泗州出者，花红、叶俱大；商州出者，根黑色。俗传夷门出者最佳。修治：取远志一斤，止得三四两。此草服之能益智强志，故有远志之称。

远志：李时珍通心气，补肾气之药也。主利九窍，聪耳目而安神明；解郁结，定惊悸而止梦泄。益精补肾，开心灵于未发之天；达卫调营，散疮痍于已顽之疾。气味清芳，无消无滞，不寒不燥，为心肾二经养精养血之妙品也。《经》曰：肾藏精，精合志，肾精不足则志气衰，不能上通于心，故迷惑善忘。远志之功，专于益精强志，故治善忘特效。

缪仲淳先生曰：远志感天之阳气，得地之芳烈而生，阳草也。其菖蒲之流乎？其味苦甘辛而温，为手足少阴二经君药。苦能养血，甘能养精，辛能散郁，故利九窍、通心气，益智慧。心有积想则气郁矣；心有伏痰则惊悸神乱而不宁矣。心气开通，则神志安而惊悸定。又相火自靖，意不妄动，则精不妄摇。阳不举矣！心清则肾水自安，肾安则淫火自熄。疮痍、梦想、动惕之证，何所有焉！

卢子由先生曰：志，意也；心之所之，心之所向也。藏于肾而用于心，故处则为意，出则为志也。意居六根之六，志居五神之五，可谓远也已矣。维尔之远，乃可裨神明之欲动欲流，圆通无碍，令根身聪慧轻安也。如是则何有于器界六淫，潜入根身之中，而为填塞奔逆者哉。

王绍隆先生曰：远志清虚芳烈，阳药也。入手少阴经。盖心为君主之官，神明出焉。天君既定，五官自明，百体从令矣。

沈则施先生曰：远志同人参、茯苓、白术能补心，同黄耆、甘草、白术能补脾，同地黄、枸杞、山药能补肾，同白芍、当归、川芎能补肝，同人参、麦冬、沙参能补肺，同辰砂、金箔、琥珀、犀角能镇惊，同半夏、胆星、贝母、白芥子能消惊痰，同牙皂、钩藤、天竺黄能治急惊，同当归六黄汤能止阴虚盗汗，同黄耆四君子汤能止阳虚自汗。○独一味煎膏，能治心下膈气，心气不舒。独一味酿酒，能治痈疽肿毒，年久疮痍从七情郁怒而得者，服之渐愈。

陈氏《三因方》：用远志酒治一切痈疽发背恶候，有死血阴毒在中，则不痛，傅之即痛；有忧怒等气内攻则痛不可忍，傅之即不痛。或蕴热在内，热逼人手、不可近，傅之即清凉；或气虚冷溃不敛，傅之即敛；若七情内郁，不问虚实寒热，治之皆愈。用远志不拘多少，米泔浸洗，槌去心为末，每服三钱，温酒调澄少顷，饮其清酒，以滓敷患处。

集方：方龙潭《本草切要》治耳目昏重，精神恍惚。用远志三两，枣仁二两，当归一两，苍耳仁五钱，枸杞子、甘菊花各四两，为丸，每早晚各服三钱，白汤下。○同前治情郁神虚，怔忡惊悸，梦遗失精，及妇人梦与鬼交等证。用远志三两，枣仁二两，黑山栀仁一两，茯苓八钱，当归、川芎各五钱，为丸，每早晚各服三钱，白汤下。○同前治怔忡健忘，惊悸恍惚。用远志、枣仁、当归身、白茯苓各二两，为丸，每早晚各服三钱，白汤下。○《肘后方》治心孔昏塞，多忘善误。丁酉日取远志肉二两，炒为末，每晚临睡时服一钱，白汤下。○《直指方》治喉痹作痛。用远志炒为末吹之，涎出为度。○《三因方》治一切痈疽发背，恶毒。用远志肉不拘多少，炒为末，用好酒一盏，调末三钱，澄清，将酒饮之。其滓末敷患上，其毒痛者敷之即止，不痛者敷之即痛。热者敷之清凉，冷者敷之温暖。焮肿者敷之消减，平陷者敷之起发。未溃者敷之即溃，溃久不敛者敷之即敛。○《普济方》治小便赤白浊。用远志肉二两，甘草一两，茯苓五钱，益智仁三钱，共为末，酒糊丸梧子大，每空心白汤下二钱。

续补集方：陈肖庵自制方○治气郁成臌胀，诸药不效者。用远志肉四两，麸拌炒，每日取五钱，加生姜三片，煎服。○治妇人无病而不生育者。用远志一两，和当归身一两炒燥，和匀，每用药一两，浸酒二壶，每日随量蚤晚饮之，三月即受孕。○《方脉正宗》治小儿胎惊。用远志肉三钱，天麻一钱，半夏五分，生姜二片，煎汁半盏，调天竺黄、朱砂末各二分与服。

巴戟天

味辛、甘，气微温，无毒。补肝肾二经血分药也。

苏氏曰：出巴郡及下邳山谷。今江淮、河东州郡亦有，不若蜀中者佳。多生山林内，叶似茗，经冬不枯。又似麦门冬叶而厚大。秋深结实。根如连珠，宿根青色，嫩根紫白。以连珠多肉者为胜。土人采根，同黑豆煮紫，殊失气味。一种山萆根，极相似，但色白。土人以醋煮，伪充巴戟，莫能辨。但击破，紫而青白如糁粉色，其理小暗者真也。紫而鲜洁者伪也。又一说：巴戟天形如念珠，本有心，干缩时偶自落，或抽去心，中有小孔子，坚硬难捣。

巴戟天：《药性论》强阳益精之药也。生血脉，去大风疮癞之虞。坚骨髓，起腰膝阳衰之证。病人肝肾虚者，舍此不治。有益寿延年之妙用也。观夫草枝木叶，至冬莫不随天地肃杀之气而零落,独此凌寒不凋,与天相戟,专得阳刚之气最厚也。日华子谓扶男子阳绝不兴而子嗣难成。启女人阴器不举而胎孕少育。或肝失用而血海早枯,或形失主而手足痿痹。种种形神两疲之疾,用此靡不奏功。他如补中益智、健膝壮筋,又不待言矣。

金灵昭先生曰:巴戟天禀土德真阳之精,经冬不枯,草本而得松柏之干,是当木之体而兼金之用也。故其味辛而甘,性能补助元阳而兼散邪,况真元得补,邪安所留?此所以愈大风疮癞也。主阳衰阴痿不起,强筋骨,补血海者,是肝肾二经得所养,而诸虚自愈矣。况筋骨血脉之病,肾为之主。肾家之真阳强则邪火降,邪火降则真水升。阴阳互宅,精神内守,故肾气滋长,元阳益盛,诸邪为病者,不求其退而自退矣。○此药性温属阳,凡病相火炽盛,思欲不得,便赤口苦,目痛目肿,烦热口渴,大便燥闭诸证,咸宜忌之。

集方:苏林仲《拾遗方》治阳衰气弱,精髓空虚,形神憔悴,腰膝痿痹;或女人血海干虚,经脉断续,子嗣难成。用巴戟天八两,当归、枸杞子各四两,广陈皮、川黄檗各一两,俱用酒拌炒,共为末,炼蜜丸梧桐子大。每早晚各服三钱,白汤下。男妇皆可用。○治一切阳虚气陷,似虚似实,逆气不降,清气不升。为眩晕,为倦怠,为痛为麻,为泄利,大便不实,小便短涩,或气短声微,或腰脊痿弱,或因久劳形役,筋力衰疲者,用巴戟天酒炒过,每日用五钱,水煎空心服。《林仲先医案》。

肉苁蓉

味甘、酸、咸,气微温,无毒。

陶弘景曰:出西河山谷及代郡雁门,或并州,或陕西州郡多有之。丛生教落树下并土堑上。春时抽苗似肉色而红,有鳞甲。第一出陇西者,形扁,红黄柔润,多花,味甘且肥也。西人多用作食,洗净,亦可生噉。或以羊肉和煮,补虚乏极美。次出北国者,形短花少。巴东、建平间亦有而不佳。有言马精落地所生。观教落树下并土堑上,此非马交之处,或误说耳。今人以金莲花根盐润充之,又以嫩松梢盐拌伪之,用者宜辨。修治:以米泔水浸,以棕刷刷去沙土,浮甲并黑汁,劈破中心,去白膜一重,如竹丝草样者。有此能隔人心气,致令气上也。○**韩保升**曰:有出肃州福禄县沙中,三四月掘根,长尺余,切取中央者三四寸,绳穿阴干。皮有松子鳞甲。又草苁蓉四月中旬采,长五六寸,或一尺。茎圆,紫色,以代肉苁蓉,切力稍劣,用者宜审。

肉苁蓉:养命门,日华滋肾气,补精血之药也。程君安稿主男妇五劳七伤,阴虚不足,情欲斲丧,以致羸弱,或精髓空虚,腰膝无力,或茎中痛涩,寒热交作;或崩带淋漓,血气虚冷,或癥瘕内疝,攻痛不时。是皆肾气不足、命门虚竭之证。又男子丹元虚冷,而阳道久沉,妇人冲任失调而阴气不治,此乃平补之剂,温而不热,补而不峻,暖而不燥,滑而不泄,故有从容之名。

沈则施先生曰:肉苁蓉味甘、酸、咸,温平无毒。补肾命之要药。甘能入脾以除热，酸能入肝以化症，咸能入肾以治劳。肝肾为阴，阴气滋长，则五劳之热自退，阴绝可举，故能子。又妇人癥瘕内疝，血分有留积也。精血得补则络脉通行，络脉通行则癥瘕内疝自除矣。〇若肾命有郁火，膀胱有湿热，与强阳易兴，精不固者禁用。

琐　阳

味甘，气温，无毒.

李濒湖曰：出肃州或陕西，及西夷鞑靼地面。其形如笋，上丰下俭，鳞甲栉比，筋脉联络，绝类男阳，即肉从蓉之类。土人掘取洗净，去皮，薄切晒干，功力十倍于苁蓉。

琐阳：兴阳固精，强阴益髓，朱震亨润大肠燥结之药也。释医临水稿但味甘可啖，煮粥益佳。入药尤效。虚人血枯，大便燥结者宜之。脾虚有湿痰溏泄者勿用。

集方：《药性论》治男妇阴阳衰陷，痿弱不振，腰膝无力，头眩足重，精髓空虚，血脉绝少，妇人崩带淋沥，或癥瘕内疝，男子遗精失溺，或茎中涩痛等证。用肉苁蓉八两，依前法修制，捣烂成膏，配入鹿角胶、龟甲胶、鳖甲胶、当归、白术、山药、杜仲、牡丹皮、山茱萸、茯苓、芡实各三两，萆薢四两，牛膝五两，俱炒过，共为末，炼蜜丸梧桐子大。每早晚各服三钱，白汤下。〇《卫生宝鉴》治破伤风，口噤身强。用肉苁蓉切片晒干，烧烟于疮口熏之，累效。

集方：方龙潭《本草切要》治男妇阳弱精虚，阴衰血竭，大肠燥涸，便秘不运诸证。用琐阳三斤，清水五斗，煎浓汁二次，总和，以砂锅内熬膏，炼蜜八两，收成，入磁瓶内收贮。每早午晚各食前服十余茶匙，热酒化服。

玄　参

味苦，气寒，无毒。足少阴肾经药也。

陶隐居曰：生河间川谷及冤句。今仁和笕桥山阳近道亦有。一月生苗，高四五尺。其叶有毛，茎方而细，色青紫，叶似芝麻对生，如槐柳尖长，边有锯齿。七月开花青碧，八月结子褐色。又有白花者。茎方而大，有节若竹，色紫赤，叶似乌药。七月开花白色，或茄花色，形似大蓟，花端丛刺，刺端有钩，最坚且利，八月结子，黑色。其根一株五七枚，有腥气。七、八月采傍根，曝干，老根不用。在地者中空，或云地蚕食之故也。〇此药忌犯铜铁器。

玄参：济水滋阴，时珍散风解热之药也。方益明稿散火郁，解阳明胃热之疹瘖，益阴精，治虚劳寒热之骨蒸。此乃枢机之剂，管领诸气，上下肃清而不浊，故上焦之火发于咽喉腮颊唇齿之间，焮赤肿胀，及皮肤瘢疹不消，痘瘖火郁不透；下焦之火，小便赤浊，癃闭淋沥，小腹急疾，及肾水受伤，孤阳浮越，发为火病。当壮水主以制阳光，惟玄参与生地为最也。又阴虚火盛，咳嗽无痰，肾销骨蒸，劳热潮热；又伤寒汗下后，热毒不散，心下懊侬不得眠，心神颠倒欲绝者，以上诸证，俱用玄参，其功可知矣。其味苦,其气寒,具备少阴之体用者也。

金灵昭先生曰:玄参乃枢机之剂,配荆、防而治火于上,配知、柏而治火于下。配胆星、半夏,祛一切暴发风痰;配知母、麦冬,疗一切虚火痰嗽。配升麻、鼠粘,起痘瘄于将萌之初;配麦冬、竹叶,解伤寒阳毒于汗下之后。此药性寒而润,如胃寒停饮,腹胀寒热,脾虚泄泻,并不宜服。

卢子由先生云:玄参味苦气寒,《本草》言补肾气者,补肾气方萌之机兆,非补肾藏欲藏之形质。

集方:《三因方》治阳明胃热,咽肿齿疼,并头面眼耳一切火病,及时行热毒,疹瘄瘰疬诸证。用玄参、大力子各五钱,前胡、荆芥、桔梗、薄荷各二钱,羌活、防风、连翘、白芷各一钱,水煎服。○《方脉正宗》治阴虚火炎,日晡寒热,骨蒸夜热,咳嗽无痰,大便结燥,小水短赤,或癃闭不通,淋沥白浊等证。用玄参四两,沙参、白芍药、怀生地、银柴胡、地骨皮各三两,黄檗、知母各二两,甘草一两,分撮作二十剂,水煎服。或总和一处,煎汁熬膏,炼蜜收,每早晚白汤调服,十茶匙亦可。○仲景方治伤寒汗下后,热毒不散,心下懊憹不得眠,心神颠倒。用玄参、知母各一钱五分,甘草五分,茯苓一钱,加生姜三片,黑枣三个,水煎服。○《南阳活人书》治阳毒发斑,咽痛烦渴者。用玄参、升麻、甘草各五钱,水煎服。○《圣惠方》治急喉痹风,不拘大人小儿。用玄参、鼠粘子各一两,水煎服,立瘥。○雪潭《自得录》治奔走劳悴,或言语烦杂,或谋虑过多,心火妄动,一时眼目昏花,心神振摇,头眩欲倒。用玄参四钱,麦门冬三钱,茯苓二钱,人参一钱,生姜三片,大枣三个,水煎服。○治时行暑热,日下奔走,头眩烦闷,精神疲倦,口燥焦渴。用玄参五钱,麦门冬、白术、知母各三钱,水煎服。

丹 参

味苦,气微寒,无毒。色赤,气平而降。入手少阴、厥阴经,心与包络血分药也。

李时珍曰:五参合五色,以配五藏。故人参曰黄参,入脾;沙参曰白参,入肺;紫参曰青参,入肝;丹参曰赤参,入心;玄参曰黑参,入肾。其苦参,则命门之药也。○生陕西、河东州郡,及随州皆有之。二月生苗,高尺许,茎方有棱,一枝五叶,叶对生。叶如野苏而尖皱,青色有毛。三月至八月盛开小紫花,成穗如蛾形。又似紫苏花,中有细子。一苗数根,大如指,长尺许。皮丹肉紫。

丹参:善治血分,去滞生新,日华子调经顺脉之药也。御医耿长生稿主男妇吐衄,淋溺崩血之证。或冲任不和而胎动欠安,或产后失调而血室乖戾,或瘀血壅滞而百节攻疼,或经闭不通而小腹作痛,或肝脾郁结而寒热无时,或癥瘕积聚而胀闷痞塞,或疝气攻冲而止作无常,或脚膝痹痿而痛重难履,或心腹留气而肠鸣幽幽,或血脉外障而两目痛赤。故《明理论》以丹参一物而有四物之功。补血生血,功过归、地。调血敛血,力堪芍药。逐瘀生新,性倍芎䓖。妇人诸病,不论胎前产后,皆可常用,而时医每用每效,此良方也。

朱东生先生曰：丹参入天王补心丹则养心，同四物汤则补血调血，治胎前一切病。同鳖甲、玄胡、牛膝、干漆、赤蓼子、牡丹皮，除癥瘕积聚寒热。同小柴胡合四物汤，加牡丹皮、香附、玄胡，治郁结寒热。同三棱、莪术、牛膝、细辛、桃仁则破血，同当归、川芎、枸杞、阿胶、地黄则补血。同麦门冬、沙参、北五味、知母，治肺虚劳；同人参、麦门冬、酸枣仁、地黄，则益气养血。同牛膝、萆薢、木瓜、杜仲、续断，治腰脊脚膝痿痹。同玄胡、小茴香、橘核，治男子冲疝。

马瑞峰先生曰：丹参能破宿血，补心血，安生胎，落死胎，止崩中带下，调经脉，治腰脊百节酸痛。凡软脚弱等病，以酒炒末服。药平而效验殊异。

集方：《妇人明理论》治男妇吐衄，淋溺崩血之证。用丹参一两，当归身三钱，怀熟地五钱，白芍药二钱，黄芩、知母、茯苓、牡丹皮各一钱五分，甘草七分，水煎服。○治产后虚喘。予妇产后五日，食冷物，怒伤肝，又作泄，又作嗽，又三日泄不止，手足冷，卒然发喘，觉神气飞荡不守。一医以丹参二钱、人参三钱、附子二钱，煎服如故。又加参、附，又不效。仲淳竟用人参三两、附子五钱，童便制丹参五钱，盐水炒，水五碗，煎二碗，徐徐进之。半日许，喘即霍然而定。杨石林方治妇人卒然风狂，妄言妄动，不避亲疏，不畏羞耻。用丹参八两、醋拌炒，研极细末，每早晚各服三钱，淡盐汤调灌，三日即愈。

地　榆

味苦、微酸，气寒，无毒。沉而降，阴也。入足阴、厥阴，手足阳明经。

陶隐居曰：生桐柏及冤句山谷，今处处平原川泽亦有。三月宿根布地作苗，独茎直上，高三四尺，对分出叶，青色，似榆叶，稍狭细而长，边有锯齿。七月开花如椹。九月采根。根似柳，外黑内红。根可酿酒。山人乏茗，摘叶亦可作饮。或作蔬用。

地榆：《别录》苦寒，凉血止血之药也。回回医马少川稿达下焦，止肠风下血、痔痢之红，消热肿，治诸瘘恶疮、乳痈之疾。其性苦寒酸收，疗一切热散气流而动血者，故他书有吐衄溺血，月经妄行，或中酒热及小儿疳热积痢，兼可收治。总因血热为眚也。若脾胃虚寒泄泻，痈疮久病无火，并阳衰血证，并禁用之。

集方：《活法机要》治肠风下血，谷道痛痒不止。用地榆一两，苍术五钱，米泔浸一宿，水二碗，煎八分。食前服。○《宣明方》治结阴下血，腹痛不已。用地榆四两炒，甘草炒、砂仁炒、炮姜灰各一两，共为末，每服五钱。白汤调服。○姚氏手集治乳痈诸瘘，用地榆三两，蒲公英二两，俱酒洗炒，乳香、没药各一两，瓦上焙出汗，共为细末。每服三钱，食后白酒调下。○江鲁陶方治吐血衄血，或溺中带血，或粪前后见血。用地榆五钱,怀熟地三钱,当归、白芍药各二钱。如吐血,本方加牡丹皮、茜草各二钱;衄血加川黄连、炮姜末各一钱;溺血加玄参、车前子各二钱;便血加苍术、炮姜灰各三钱,俱用水二大碗,煎服。○《肘后方》治小儿疳热积痢。用地榆八两,煮汁二次,砂锅内熬如饴糖,不时与服,十茶匙,白汤调下。

白头翁

味苦,气微寒,无毒。可升可降,阴中阳也。

李时珍曰:生山谷田野,在处有之。春生苗作丛,状似白薇而柔细稍长,叶生茎头,如杏叶,上有细白茸毛而不滑泽。近根有白茸,根似蔓菁,色深紫。其苗有风不动,无风自摇,与赤箭、独活、鬼臼同也。一月作蕊,色黄,开花色紫,似木槿花。修治:二月采花,四月采实,八月采根,皆日干用。花、子、茎、叶、根,功无差等。河南洛阳、新安山中多服此,云令人寿考。

白头翁:《平本草》凉血消瘀,解湿毒之药也。淮医李秋江稿解伤寒,治热利之下重;祛湿疟,定狂惕之如迷。又治癥瘕积聚,瘰疬寒热,男子阴疝偏坠,小儿头秃腥疮,热毒下痢、鲜血紫血者,咸宜服之。因其味苦性寒,苦能下泄,寒能除热,具诸功能,故悉主之。殆散热凉血行瘀之要药欤!

杨太和先生曰:张仲景治热痢下重,用白头翁汤主之,盖取其肾欲坚、急食苦以坚之之意。痢则下焦虚,故以纯苦之剂坚之。

缪仲淳先生曰:白头翁苦寒滞下,胃虚不思食,及下利完谷不化,诸病由于虚寒寒湿,而不由于湿毒者忌之。

集方:治热痢下重。用白头翁一两,川黄连、黄檗各五钱,水一升,煎三合服。如妇人产后痢疾虚极者,本方加真阿胶一两,甘草三钱。○治温疟发作,昏迷如死。用白头翁一两,柴胡、半夏、黄芩、槟榔各二钱,甘草七分,水煎服。○治妇人癥瘕积聚。用白头翁不拘多少,酒炒为末,每服三钱,白汤调服。○治瘰疬延生,身发寒热。用白头翁二两,当归尾、牡丹皮、半夏各一两,炒为末,每服三钱,白汤调下。○治男子疝气,或偏坠。用白头翁、荔枝核各二两,俱酒浸,炒为末,每早服三钱,白汤调下。○治小儿白秃头疮。用白头翁根捣烂,敷一宿,作湿疮,半月后愈。

黄 芩

味苦,气寒,无毒。味薄气厚,可升可降,阴中阳也。入手太阴、少阴、太阴、阳明,及足少阳经。

陶隐居曰:黄芩生平郡及冤句山谷,彭城、郁州及宜州、鄜州、泾州,今川蜀、河东、陕西诸郡亦有。俱二月生苗,长尺余,干粗如箸,中空外方,叶色黄赤,从地四面丛生。五月开花,花色紫,实色黑,根色黄。根圆者名子芩,曰条芩,即小根之内实者。根破者名宿芩,即大根之内虚者。其心黑烂,故有腐肠、妒妇诸名。又一种独茎者,其叶细长而青,根如知母,粗细长四五寸。八月采根曝干。又云:西芩多中空而色黯,北芩多内实而深黄。兖州一种大而实者,名独尾芩,亦妙。

黄芩:东垣清理三焦,消痰降火之药也。苏水门稿凡病痰火咳嗽,喘急气盛,或黄疸湿热,骨节烦疼,或小便赤浊,小腹急疾,或热毒骨蒸,寒热虚劳;或痢疾赤白,大便后重;或天行疾热,目痛肿赤,六者非黄芩不能治。又曰:清肌退热,柴胡最佳,然无黄芩不能凉肌达表。上焦之火,山栀可降,然舍黄芩不能上清头目。《本草》云:气清而亲上,味重而降下。此剂味虽苦寒,而有泄下之理;体质枯飘,而有升上之情。故善能治三焦之火者也。所以方脉科以之清肌退热,疮疡科以之解毒生肌,光明科以之散热明目,妇女科以之安胎理经。此盖诸科半表半里之首剂也。

王少宇先生曰:按黄芩其性清肃,可以除邪;其味苦,可以燥湿;其气寒,可以胜热。故能泻心火、泄痞热,则邪火不流入肺,而金不受刑,即所以救肺也。伤寒少阳证,寒热胸胁痞满,心烦呕,或渴,或小便不利,虽曰病在半表半里,而系心肺上焦之邪,又兼脾胃中焦之证,故用黄芩,亦少阳本经药也。前人云:柴胡退热不及黄芩,不知柴胡之退热,乃苦以发之,散火之标也;黄芩之退热,乃寒以胜热,折火之本也。《别录》谓黄芩治小腹绞痛而利小肠,然仲景又云:腹中痛者,去黄芩、加芍药;心下悸、小便不利者,去黄芩、加茯苓。似乎相反,盖亦有说也。若因饮食受寒,腹中痛,及饮水多,心下悸,小便不利者,是里无热证,黄芩不可用也。若热厥腹痛,肺热而小便不利者,黄芩可不用乎?

高元鼎先生曰:黄芩苦能燥湿,苦能泄热,苦能下气。如中枯而轻飘者,主上行,清肺部而止嗽化痰,并理目赤、疸痛。细实而坚者下降,清大肠而除湿治痢,兼可安胎利浊。二用少有别也。

李时珍先生曰:黄芩入小柴胡汤,治伤寒寒热,邪在少阳。亦治少阳疟,往来寒热。伤寒心下诸痞满证,用诸泻心汤。伤寒心下满而鞭痛者,为结胸,宜陷胸汤;心下满而不鞭痛者,为痞,用半夏泻心汤;伤寒心下痞而复恶寒汗出者,用附子泻心汤;伤寒汗出解之后,心下痞鞭,干噫食臭,胁下有水气,腹中雷鸣,下利者,用生姜泻心汤;伤寒中风,医反下之,下利日数十行,腹中雷鸣,心下痞鞭而满,干呕心烦,用甘草泻心汤。皆用黄芩以主诸热、利小肠故也。又太阳病,下之利不止,喘而汗出者,有葛根黄芩黄连汤。又太阳少阳合病,下利,黄芩汤;若呕者,黄芩加半夏生姜汤。成氏言:黄芩苦而入心,泄痞热清心火,去脾湿也。诸方故多用之。同白芍药、黄连、炙甘草、滑石、升麻,治痢疾腹痛;同白芷、天麻,治风热有痰,眉眶作痛;同白芍药、麦门冬、白术,能安胎清热。治大人小儿火丹,为末,用鸡子清调敷。又治驴马负重伤破,洗净敷之,立生肌肉。

缪仲淳先生曰:黄芩为苦寒清肃之药,功在除热邪、利痰气。然苦寒能损胃气而伤脾阴,脾肺虚热者忌之。故凡中寒作泄,中寒腹痛,肝肾虚而少腹痛,血虚腹痛,脾虚泄泻,肾虚溏泻,脾虚水肿,血枯经闭,气虚小水不利,肺寒喘咳,及血虚胎不安,阴虚淋露等证,法并禁用。

集方《方氏本草》治痰火咳嗽,气盛喘急。用黄芩三钱,黑山栀、苏子各一钱五分,茯苓、杏仁各一钱,水煎服。○同前治黄疸面目身黄,骨节烦疼,因湿热者。用黄芩、秦艽、黑山栀、薄荷各二钱,茵陈三钱,水煎服。○同前治小便赤涩,或白浊淋闭不通。用黄芩、木通各三钱,茯苓一钱五分,甘草一钱,水煎服。○同前治骨蒸内热,或虚劳寒热。用黄芩三钱,知母、花粉、沙参、麦门冬、怀生地、地骨皮、黄檗各二钱,白芍药、当归各一钱五分,水煎服。○同前治赤白痢疾,大便后重,不通顺者。用黄芩、山查各三钱,枳壳、厚朴、白芍药各二钱,川黄连一钱,甘草五分,水煎服。如腹痛闭滞不通者,本方加大黄一钱三分。○仲景方治伤寒三阳协热利,口渴,下清水,日数行。用黄芩、柴胡、花粉、甘草各一钱,水煎服。○《眼科精义》治时行暴发赤眼,肿痛难忍者。用黄芩二钱,连翘、柴胡、龙胆草、防风各一钱五分,水煎服。○《圣惠方》治吐血衄血,或发或止。用黄芩一两为末,每服三钱,白汤调下。○《千金方》治血淋热痛。用黄芩一两,水煎热服。○《瑞竹堂方》治妇人五十后,经水当断不断,每月经来反过多不止。用黄芩四两,香附二两,怀生地六两,俱切片,俱用醋浸三日,晒干炒,为末,醋糊为丸梧桐子大。每早晚各服三钱,白汤下。○《丹溪纂要》治胎热不安。用黄芩、白术各等分,俱微炒为末,炼蜜丸梧桐子大。每早服三钱,白汤下。○《普济方》治小儿惊啼。用黄芩、人参各等分,为细末,每服三五分,白汤调下。○杨氏《产宝》治产后发渴。用黄芩、麦门冬各五钱,水煎服。

续补方《方脉正宗》治男妇相火时发不能忍。用黄芩一两,怀生地五钱,甘草三钱,水煎服。○治老幼男妇无故夜热盗汗,又能饮食,起居平常无他疾者。用黄芩一两,麦门冬五钱,黑枣十个,水三碗,煎一碗服。○方伯诸安所手录治痢疾后重不通,淋漓不断。用黄芩一两,白芍药三钱,大黄二钱,甘草一钱,水四碗,煎一碗,食前服。○治春夏秋感冒,非时暴寒,亦有头疼、恶寒发热、脉浮缓、自汗,用黄芩、黄耆、羌活、桂枝、川芎、白芷、防风、甘草、生地黄各一钱五分,细辛五分,生姜三片。○治吞酸吐酸,酸水刺心不安者。用黄芩一两,吴茱萸五钱,甘草四钱,茯苓三钱,陈皮二钱,芒硝一钱五分,其为末,水发为丸绿豆大,每食后服二钱,白汤下。

秦 艽

味苦、辛,气温,无毒。阴中微阳,可升可降。入手足阳明经。

李时珍曰:出飞鸟山谷及甘松龙洞、泾州、鄜州、岐州诸处。枝干高五六寸,叶婆娑如莴苣叶,茎梗俱青,六月开花紫色,似葛花,当月结子。根黄白色,长尺许,作罗纹交纠。其文左列者佳,右列者次之。每于春秋二季采根，曝干，拭去黄白毛用。纹中多土，宜洗去。

秦艽：清热去湿，祛风利水，张元素养血荣筋之药也。陆杏圃稿散风寒湿邪，疗五疸蒸热而发黄；通筋骨络脉，去痿痹挛急之疼痛。又止肠风藏毒、痔血白带、寒热骨蒸等证。统属阳明一经之病也。盖阳明有湿，则身体烦疼；阳明有热，则日晡潮热、骨蒸；阳明有风，则肠澼痔血，寒热淋带。秦艽专入阳明，故尽能去之

卢不远先生曰：人身直者为经，横者为络，络之下注者为孙。肌腠之邪，多从孙入，次薄于络，复溜于经，渐传府藏。秦艽罗纹交纠，错综如织，象形从治法也。

沈则施先生曰：秦艽味苦辛温，感秋金之气，故入手足阳明经。苦能泄，辛能散，温能通，故主寒热邪气，湿热黄疸，肠红痔带，或机关不利，为痿、为躄、为纵、为挛、为麻、为痛，而诸因湿、因热、因风者，一并除之。凡病阴虚血燥，精竭髓衰之证，非配大滋养药不可

集方：王氏方共四首治风寒湿热，郁蒸成黄疸。用秦艽、茵陈各五钱，水煎服。○治风寒湿热，壅闭经络，成痿痹瘫痪诸证。用秦艽、苍术，米泔浸，晒干，各四两，草薢、黄檗、羌活、当归、红花各二两，分作十剂，水煎服。○治肠风便血，或白带白浊不止。用秦艽八两，黄连、炮姜各一两，共为末，每早服三钱，白汤下。○治骨蒸夜热。用秦艽、地骨皮各三钱，水煎服。

黄　连

味苦，气寒，无毒。气味俱厚，可升可降，阴中阳也。入手少阴，手、足阳明经。

李时珍曰：黄连，汉取蜀郡，唐取澧州，皆以黄肥而坚者为胜。今以雅州、宣州者亦良。苗似茶，丛生。一茎三叶，高尺许。四月开花，黄色。凌冬不凋。六月结实，似芹子，色亦黄。今江、湖、荆、襄郡亦有，而以宣城九节、坚重相击有声者为胜。滇、黔者次之。东阳、处州、歙州者又次之。江左者根黄连殊，其叶如小雉尾草，二月开花，作细穗，淡黄色。六、七月根紧始堪采。诸处皆不如蜀道者，粗大，味极浓苦，疗暑为最。江东者节如连珠，治痢大善。有二种，一种根粗无毛，有连珠，形如鹰爪，质坚实，色色深黄；一种无珠、多毛、中虚、色淡黄。各有所宜。修治：去芦及须用。

黄连：沉静而凉，张氏《医说》阴寒清肃之药也。白尚之稿解伤寒疫热，定阳明、少阴赫曦之传邪，退心脾郁热，祛下痢赤白后重之恶疾。又如惊悸怔忡，烦乱恍惚，而神志不宁，痛痒疮疡，瘢毒瘄痘，而邪热有余，黄连为必用也。若目痛赤肿，睛散羞明，乃肝之邪热也；呕逆恶心，吞吐酸苦，乃脾之邪热也；胁痛弦气，心下痞满，乃肝脾之邪热也；舌烂口臭，唇齿燥烈，乃心脾之邪热也。均属火热内甚，阳盛阴衰之证，非此不治。设或七情之火聚而不散，六郁之火结而不舒，用二陈以清之可也。然无黄连之苦寒，则二陈不能独清。吐血衄血，妄奔于上，溲血淋血，妄泄于下，用四生以止之可也。然无黄连之少佐，则四生不能独止。又有肠风下血，用之可以厚肠胃而

止血，小便热闭用之，可以清内热而行便，又能退伏热而消蓄暑。其功专于泻火、清湿热而治痔热。其味在于苦寒，若胃虚不足，苦寒有不可投，姜汁制炒可也。阴分之病，苦寒有不能入，醇酒制炒可也。按法乘机而用，药至病自除矣。但此药禀天地清寒之气以生，群草中肃清之物也。故祛邪散热，荡涤肠胃，肃静神明，是其性之所长。而于初病气实热盛者，服之最良。若久病元虚，发热用之，于补益精血、滋养元气，则其功泊如也。凡病人血少气虚，脾胃薄弱，血不足以致惊悸不眠，而兼烦热躁渴，当用人参、酸枣仁、麦门冬、北五味、远志之类。及产后不眠，当用当归、川芎、茯苓、白芍之类。血虚发热，当用姜炭、熟地、牡丹皮之类。泄泻腹痛，当用于术、肉桂、陈皮之类。小儿痘疮，阳虚作泻，行浆后泄泻，当用参、术、异功散之类。老人脾胃虚寒作泻，阴虚天明溏泻，当用参、耆、吴萸、白术、补骨脂之类。真阴不足，内热烦躁，当用当归、白芍、龟胶、熟地、枸杞、山茱萸之类。诸证咸宜忌之。

沈则施先生曰：黄连同西河柳、蝉蜕、牛蒡子、桔梗，治痧瘄已透，而烦燥不宁。同甘草、升麻、白芍药，治痧瘄已透而泄泻不止。同僵蚕、蝉蜕、升麻、生地，治痘疹火盛热深不起。同木香、槟榔，治赤白痢疾。同人参、莲肉，治老人、虚人、产后人痢疾不止。同干姜末各等分，入冰片少许，共为末，掺痘瘄后余毒，致成牙疳臭烂。同明矾、铜青，入乳少许，泡汤洗暴赤眼。同芦荟、芜夷、白槿花、白芙蓉花各等分，治小儿一切热疳。同枳实、白术，治心下痞满，宿食不化。

金灵昭先生曰：黄连大苦寒之药，用之降火燥湿，中病即止，不可久服。使肃杀之令常行，而伐其生发冲和之气。若久服黄连、苦参，反致热发，从火化也。《经》言五味入胃，酸入肝为温，苦入心为热，辛入肺为清，咸入肾为寒，甘入脾为至阴，而四气兼之。凡诸食味专一，久则偏胜，即有偏绝，故有暴夭之患。况苦味更能损胃乎？修生之士，可不谨哉！又立斋曰：医书有久服黄连、苦参反作热之说。此虽大寒，其味至苦，入胃则先归于心。久服不已，反增心气而动虚火，人不知也。屡见目病经年，屡服黄连，竟至昏障失明者。火病多服黄连，立见阳脱。

胡黄连

味苦，气寒，无毒。入手足太阴、足阳明、足厥阴经。沉也，降也。

苏氏曰：出波斯国及海南陆地，今秦、陇间亦有之。初生苗若夏枯草，又如芦。干则似杨柳枯枝。根头似鸟嘴，折之内黑外黄，似鹤鸽眼，尘出如烟者良。不拘时月收采。

胡黄连：苏颂退肝脾伏热、湿热之药也。张仲垣稿此剂大寒至苦，极清之性，能清热，自肠胃以及于骨，一切湿火邪热，阴分伏热所生诸病，莫不消除。故陈氏方化五痔，截温疟，解热痢，清黄疸，退骨蒸，明目疾，定惊痫寒热，治小儿久痢成疳，皆取苦以泄之，寒以散之之意云。

缪仲淳先生曰：胡黄连气味苦寒之至，设使阴血大虚，真精耗竭，而胃气脾阴俱弱者，虽见如上诸证，亦勿轻投。即欲用之，亦须与健脾养胃等药同用乃可。

沈则施先生曰：胡黄连统治小儿热疳热劳，一切虚羸怪异热病。

集方《活人书》治伤寒传里，里热入深，口燥烦渴，舌生芒刺，谵语狂言，扬手掷足等证。用川黄连三钱，枳实五钱，花粉、柴胡、知母、连翘、瓜蒌仁各四钱，水煎服。如大便结硬，本方加大黄三钱。○钱仲阳方治下痢赤白，后重里急，胀闭不通。用川黄连五钱，木香三钱，白芍药一两，大黄酒煮过四钱，共为末，水发为丸如绿豆大，每服三钱，空心白汤下。○《保命集》治心经伏热，常发惊悸，烦乱恍惚。用川黄连一钱五分，黑山栀、茯苓、犀角屑、丹参各二钱，水煎服。○《方氏本草》方治热血疥癣诸疮。用黄连一钱五分，连翘、生地、玄参、花粉、当归各二钱，甘草五分，水煎服。○《全婴要览》治痘瘄初起，口燥烦渴，根窠不起，烦躁郁乱，舌干索饮，气促不宁。用黄连二钱，玄参、恶实、桔梗、连翘、天花粉、紫草茸各一钱五分，甘草五分，水煎服。○《眼科心镜》治目痛赤肿。用黄连一钱，柴胡、连翘各一钱五分，益母草三钱，水煎服。○《方脉正宗》治杂病呕逆恶心，吞吐酸苦。用黄连、黄芩俱酒炒，干姜各一钱，麦芽、枳实、厚朴、茯苓、砂仁各一钱五分，水煎服。○同前治胁痛弦气，心下痞满。用黄连、吴萸泡汤炒，黄芩各一钱，白术、枳实、厚朴、青皮、茯苓各一钱二分，水煎服。○同前治舌烂口臭，唇齿燥裂。用黄连、吴萸汤泡，黄芩、白芍药各一钱，五倍子一个，打碎，水煎，泪漱服。○《济生方》治肠风下血。用黄连、地榆俱酒洗、炒，苍术、蒲黄各二两，炮姜灰一两，白芍药醋炒三两，柿饼六两，切细，酒煮，烂捣膏为丸梧桐子大。每早服五钱，白汤下。○治小便热闭不通。用黄连、茯苓、车前子、黄檗、木通各一钱，滑石一钱五分，甘草七分，水煎，加白果汁十余茶匙。因血瘀者加韭汁，如数匙亦可。○《方脉正宗》治盛夏酷暑，烦热口渴。加黄连一钱，香薷、厚朴、木瓜、甘草、扁豆各一钱五分，陈皮七分，麦门冬三钱，知母二钱，水煎服。元虚加人参、黄耆各一钱五分。○《保婴拔萃》治小儿内热成疳。用川黄连、胡黄连、于白术、茯苓、枳实各一钱五分，甘草一钱，共为末，饴糖为丸如龙眼核大。每早晚各服一丸，白汤下。○《韩氏医通》治五疳八痢。用黄连一斤，以酒浸炒四两，以生姜自然汁浸炒四两，以吴萸一两、泡汤浸炒四两，以童便浸炒四两。配广木香、益智仁各二两，白芍药、使君子仁俱炒，俱研极细末，饴糖为丸如绿豆大，每服六七十丸，米汤下，日服三次。○治肝虚不足，风热上攻，眼目昏暗，隐涩羞明，及翳障青盲等证。用真雅州黄连一两为末，嫩羊肝五个，煮半熟，去筋膜，擂烂成膏，和丸梧子大。每食后白汤送五十丸，日服二次。○《简便方》治小儿口疳臭烂，及走马急疳。用雅州黄连、芦荟各一钱，真蟾酥五厘,共研极细末,吹少许于患上,立止。

龙胆草

味苦涩,气大寒,无毒。气味俱厚,沉而降,阴也。足厥阴、少阳经气分药也。

《别录》曰:龙胆草,处处有之。叶如龙葵,味如胆苦,故名。以吴兴者为胜。其宿根黄白色,下抽根十余条,类牛膝而短。直上生苗,高尺余。四月生叶,如嫩蒜而细。茎如小竹枝。七月开花,青碧色,如牵牛花,作铃铎状。冬后结子,茎叶即枯。二、八、十一月采根晒干用。一种石龙胆,味亦苦涩,其叶经霜不凋,与此同类而别种也。用治四肢疼痛。

龙胆草:泻肝火,东垣清湿热之药也。缪仲平稿此药禀天地纯阴之气以生,味大苦,性大寒,善攻一切实热火证。故《别录》主散目赤,去瞕膜,退脚气,消黄疸,利小便,化赤浊,疗疳疾,解诸疮,有彻上彻下之妙也。窃思相火寄在肝胆,有泻无补。古方以龙胆益肝胆之气者,正以其能泻肝胆之邪热也。肝胆之邪热退,则他如病热极生风,而为惊搐痫痉、蛊毒虫积、瘟疫热痢诸疾,可一剂而除矣。若老人、虚人、并久病之人,或脾虚胃弱,血少精衰,肝虚肾虚,虚火因而致疾者,不可轻用。

陈廷采先生曰:按龙胆禀天地纯阴之气,大苦大寒,但以荡涤肝胆之热为职。先哲谓苦寒伐标,宜暂不宜久。如圣世不废刑罚,所以佐德意之无穷。苟非气壮实热之证,率尔轻投,其取败也必矣。

沈瑞子曰:按《广济方》,治暴赤时眼,用龙胆草、柴胡、甘菊花、刺蒺藜、连翘。○治脚气。用龙胆草、木瓜、汉防己、威灵仙、厚朴。○治黄疸。用龙胆草、泽泻、茵陈、木通、苦参。○治赤白浊。用龙胆草、滑石、车前、木通、茯苓、猪苓。○治风热急惊发搐,并治痫痉。用龙胆草、钩藤、蝉蜕、天竺黄、白芍药、茯神。○治虫积蛊毒。用龙胆草、升麻、乌梅、花椒。○治温疫热疫。用龙胆草、犀角、川黄连、甘草。

续补集方:治伤寒热极发狂。用龙胆草为极细末,白蜜汤调服二钱。○治蛔虫攻心胃刺痛,吐清水,忌一切食物。用龙胆草一两,水煎服,立止。○治咽喉肿痛。用龙胆草一把,捣汁,泔漱服之。○治卒然尿血,茎中痛。用龙胆草一把,水煎服。○治眼中脓漏。用龙胆草、当归各等分,为末,每服二钱,食后白汤下。○治思欲不遂,败精迷失溺道,小便胀闭不通,或肿胀欲溃者。用龙胆草一两,淡竹叶八钱,生甘草五钱,水五碗,煎二碗,临服加生白果肉三十个,捣汁冲入。○治蟢儿疮,丛聚细水泡疼痛异常,或延缠背腋腰腹之间,又名白蛇痒。用龙胆草捣敷,立时止痛消退。○治阴囊发痒,瘙之湿润不干,渐致囊皮干涩,愈痒愈瘙,渐成风癣。用龙胆草二两,五倍子五钱,刘寄奴一两,用水一瓮,煎将滚,滤出渣,加樟脑末五分。俟汤通手浸洗。《广笔记》

细 辛

味辛,气厚于味,阳也升也。入足厥阴、少阴血分,为手少阴引经之药。

苏氏曰:华州真细辛,根细而味极辛,故名。出华阴、高丽山谷中者为上。今处处虽有,皆不及也。东阳临海者亦可用。春生苗,一根则一叶相连。今多以杜衡为之。**李时珍**先生曰:杜衡乱细辛,自古已然,然又不止杜衡一物也。今以根苗色味细辨之:叶似小葵,茎柔根细,端直且长,色紫,味极辛辣,嚼之习习如椒者,细辛也。○叶似马蹄,茎微粗,根似细辛而稍湾曲,色黄白,味亦辛者,杜衡也。○一茎直上,茎端生叶如缴状,根似细辛而微粗,色黄白,味辛兼苦者,鬼督邮也。○根似鬼督邮而色黑者,及已也。○叶似小桑,根似细辛,而粗长,色深黄,味辛而有臊气者,徐长卿也。○叶似柳叶,根似细辛而粗长,色黄白而味苦者,白薇也。○根似白薇而脆,色白者,白前也。凡使细辛,拣去双叶者,服之害人。再切去头上土了,日干用。○杜衡、鬼督邮、徐长卿、白薇、白前,五种根皆粗肥,反于细辛之细;五种亦多曲,反于细辛之直。

细辛:散风寒,元素开关窍之药也。朱正泉稿故主头风脑痛,目风流泪,湿风痹痛,百节拘挛。又开肺气,通鼻塞,治口臭,疗牙疼,消死肌,破结气,温中气,利九窍,皆升发辛散,开通诸窍,活诸脉络之功也。又佐姜、桂,能驱藏府之寒;佐附子,能散诸疾之冷;佐独活,能除少阴头痛;佐荆、防,能散诸经之风;佐芩、连、菊、薄,又能治风火齿痛而散解诸郁热最验也。但其性升散发燥,故凡病内热,及火升炎上,上盛下虚,气虚有汗,血虚头痛,阴虚咳嗽,法皆禁用。即入风药,亦不可过用壹钱,多则闷塞不通,昏晕如死。以其气味俱厚而性烈故耳。

沈则施先生曰:按细辛辛热纯阳,祛风逐冷,行水通塞,攻齿𧏾,定寒嗽,化痰饮。其用尚于辛香温利之妙。陈莪斋方治妇人产后血闭不行,意在此乎?

王绍隆先生曰:肝木上行,春风上升,反于横遍矣。《经》云:无怒其志,使华英成秀,此春转成夏,升转从出之机乎? 仲景方入小青龙汤,治伤寒表不解,心下有水气,干呕发热而咳。○入麻黄附子细辛汤,治伤寒少阴病,始得之,反发热、脉沉者。○治少阴咽痛,用细辛、甘草。

集方:《广济方》:治阳明火热上攻,以致齿痛。用细辛、石膏。○陈氏《集要》治妇人子宫冷,不受孕。用细辛、当归、白芍药、川芎、藁本、牡丹皮、白薇。○《祐中秘》治风头痛。用细辛、藁本、川芎、白芷、荆芥、防风。○《方脉正宗》治伤风寒鼻塞。用细辛、紫苏、防风、杏仁、桔梗、薄荷、桑白皮。○同前治肝肾虚,目风冷泪。用杞菊地黄丸加细辛。

续补集方:治中风卒倒,不省人事。用细辛为末,吹入鼻中。○治胃虚作呕呃。用细辛二钱,丁香一钱,为末,每服一钱,柿蒂汤下。○治大人小儿口疮。用细辛、黄连各等分,为细末,掺之。○治牙宣齿𧏾。用细辛二钱,水煎汁,乘热泪漱含之,待冷吐去。○治鼻生瘜肉。用细辛为细末,时时吹之。○九味羌活汤加减治伤风久咳,时吐冷涎。用细辛五分,半夏、陈皮、桂枝、防风、苏子、杏仁各一钱,干姜八分,甘草七分,北五味三分,黑枣三个,水煎服。如久嗽将成阴虚劳瘵者,不可服。

白　薇

味苦、咸,气温,无毒。乃阳明经药也。

苏氏曰:白薇出陕西,及舒、徐、润、辽诸州。近以山东沂、濮、莒、莱诸州者称胜。茎叶俱青,颇类柳叶。六、七月开红色花,遂结实。根似牛膝而细,长尺许,色黄微白,芳香袭人者,白薇也。色白薇黄,折之易断者,白前也。

白薇:《别录》调经顺脉之药也。主中风,身热忽忽而不知人。退温疟狂惑,洗洗而寒热交作。又于妇人阳胜阴虚,则营血日损,血淋白带,多不受孕。王绍泉稿此药芳香寒燥,利湿养阴,故风可驱,疟可解,经滞可行,淋带可止,胎孕可育,诸因热淫为眚,此药苦咸气寒,宜其悉主之也。究其益阴除热,功用之全耳,但苦咸大寒之性,病汗多亡阳,或内虚不食,腹中虚冷,泄泻不止,皆不可服。

朱肱《活人书》:治风温发汗后,身犹灼热、自汗,身重多眠,鼻息必鼾,语言难出者,葳蕤汤中亦用之。又《胎产金丹》方中用白薇为君,总疗胎前产后百病。○《普济方》治温疟瘅疟,久而不解者,必属阴虚,除疟邪药中多加白薇则易愈。○又治似中风证,除热去风药中加白薇良。○又天行热病未愈,或愈后阴虚内热,及余热未除者,随证随经,应投药中宜加用之。

续补集方:治妇人平居无疾苦,忽然头眩,目闭口噤,身不动摇,不知人事。或有微知,移时方寝,名曰血厥。用白薇、当归各一两,人参三钱,甘草一钱,水煎服。此病不治,再发必成痫证。○治妇人遗尿,不拘已婚未婚,已产未产。用白薇、白芍各一两,炒为末,每服三钱,白汤调下。

白　前

味甘,气温,无毒。手太阴经药也。

陶氏曰:白前生洲渚沙碛上。苗高尺许,叶似柳,或似芫花,根似白薇,或似细辛。○陈氏曰:似牛膝,粗长坚直,色白微黄,折之易断者,白前也。似牛膝短小,柔软能弯,色黄微白,折之不断者,白薇也。近道亦有,形色颇同。以此别之,不致差误。修治:水浸洗净,去头须,焙干收用。

白前:李东垣泄肺气,定喘嗽之药也。张少怀稿疗喉间喘呼,为治咳之首剂。宽胸膈满闷,为降气之上品。前人又主奔豚及肾气。然则性味功力,三因并施,藏府咸入,腠理皮毛,靡不前至。盖以功用为名也。性惟走散,长于下气,功无补益。凡咳逆上气,咳嗽气逆,由于气虚、气不归源,而不由于寒邪客气壅闭者禁之。《深师方》中所主久咳上气,体肿短气,胀满不卧等证,当是有停饮、水湿、湿痰之故,乃可用之。病不由于此者,不得轻试。

集方:《方脉正宗》治冷哮久年频发者。用白前、川贝母、干姜、甘草各一钱,水煎服。〇同上治奔豚疝积。用白前三钱,吴茱萸二钱,白术一钱,甘草五分,黑枣三个,水煎服。〇同上治五饮痰闭,气逆不下。用白前酒炒,半夏、陈皮、茯苓各一两,甘草五钱,白术二两,俱土拌炒,共为末,竹沥一碗,姜汁半盏,和匀,煎滚,调真神曲为稀糊,作丸如黍米大,每服二钱,白汤下。

前 胡

味苦、微甘,气温,无毒。阳中之阴,降也。乃手足太阴、阳明之药,与柴胡清阳上升、入手足少阳、厥阴者不同也。

苏氏曰:前胡,南北诸道皆有。生下湿地。今出吴兴者功胜。初春生苗,青白色,似斜蒿。初出有白芽,长三四寸,味甚香美。七月开紫白花,与葱花相似。八月结实。根青紫色,干则外黑内黄白。八月采根,曝干。苗生柴胡之前,故名前胡。〇**王氏**曰:前胡南北皆有,其品甚多,良丑不一。又汴京北地者色黄白、枯脆,绝无气味。江东有三四种,一种类当归,皮斑黑,肌黄而脂润,气味浓烈;一种色理黄白,似人参而细短,香味俱微;一种似草乌头,肤赤而坚,有两三歧,食之戟人咽喉。惟以姜汁浸、捣服之,能下膈间痰结。皆非真前胡也。今最上者出吴中及寿春,皆类柴胡,气芳烈,味亦浓苦,疗痰下气,最胜诸道者。〇**李濒湖**曰:前胡有数种,惟以苗高一二尺,色似斜蒿,叶如野菊而细瘦,嫩时可食,秋月开紫白花。又类蛇床子花。其根皮黑肉白,有香气为真。大抵北地者为胜,故方书称"北前胡"云。〇一种野蒿根,类前胡,误用令人反胃不受食。真前胡味苦、微甘,野蒿根味苦微酸,可别也。

前胡:散风寒,净表邪,温肺气,_{李东垣}消痰嗽之药也。_{陈象先稿}如伤风之证,咳嗽痰喘,声重气盛,此邪在肺经也。伤寒之证,头痛、恶寒发热、骨疼,此邪在膀胱经也。胸胁痞满,气结不舒,此邪在中膈之分也。又妊娠发热,饮食不甘;小儿发热,疮疹未形;大人痰热,逆气隔拒。此邪气壅闭在腠理之间也。用前胡俱能治之。但苦辛而温,能散有余之邪热实痰,而不可施诸气虚血少之病。故凡阴虚火炽,煎熬真阴,凝结为痰而发咳嗽者,真气虚而气不归原、以致胸胁逆满者,头痛骨疼、不因于痰而因于阴血虚少者,内热心烦、外现寒热而非外感者,法并禁用。大抵此剂与柴胡不同,柴胡性味寒苦,入少阳、厥阴,治在半表半里,以清往来之热;前胡性味温辛,入太阳太阴,专攻初病之时,以清表间之热。然柴胡之性专于上升,而前胡之功专于下气。故治痰热喘嗽,痞膈逆气,胎胀诸疾,气降则痰降,痰降则火亦降矣。与柴胡治证不同,而所入所主亦有异耳。

金灵昭先生曰:前胡辛温而散,功能下气,治寒热喘嗽,复能升出,又可退疮痍、出痘疹。柴胡苦寒而清,功能上行清阳,升引胃气上达,而复能降入,又可调血和营。出入升降,二药各自有互通之用也。

门人罗一经曰：前胡去寒痰，半夏去湿痰，南星去风痰，枳实去实痰，蒌仁治燥痰，贝母、麦门冬治虚痰，黄连、天花粉治热痰，各有别也。

集方：《广济方》治风热痰壅，喘嗽上气。用前胡同杏仁、桑白皮、甘草、桔梗。〇魏子良方治一切实痰。用礞石礞丸方中，用前胡易黄芩，有殊功。〇《方脉正宗》治时疫寒热。用前胡同羌活、干葛、黄芩、柴胡、天花粉。

柴　胡

味苦，寒，无毒。气味俱轻，阳也升也。入手足少阳、厥阴四经。欲上升则用根，欲下降则用梢。

苏氏曰：柴胡出弘农川谷及冤句。今关陕、江湖近道亦有，以银州者为胜。银州即宁夏卫也。十一月根生白蒻，香美可食。二月苗长，茎青紫，坚硬，微有细线，叶似竹叶而稍紧小。亦有似邪蒿者。亦有似麦门冬叶而稍短者。七月开黄花，根淡赤色，似前胡而强硬如柴，故名柴胡。惟丹州者结青子，与他处不同。其根似芦，头有赤毛如鼠尾，独窠而长者佳。生处香气直上云间，多有白鹤飞翔。人有过其圃者，闻之皆气爽也。**李氏**曰：银州者根长尺余，微白而软，皮皱，肉有黄纹，不易得也。治虚劳骨蒸最妙。北地所产者，如前胡而强，谓之"北柴胡"。治伤寒，解半表半里之邪最效。南土所产者，不似前胡，有似蒿根，强硬不堪用，最下也。〇近时有一种，根似桔梗、沙参，白色而大，市人伪充银柴胡，殊无气味，不可不辨。

柴胡：能条达肝气，王好古升清降浊之药也。朱东生稿解伤寒，清少阳半表半里之邪；调血气，疏肝胆已结未结之疾。其味苦寒，可以清热；其性轻扬，可以散邪。故治少阳伤寒，寒热往来，口苦呕逆，胸胁满闷，头角作痛等证。或温疟瘅疟，邪热不清；或邪陷阴中，日晡发热；又治妇人热入血室，谵语妄见，并经水不调，寒热交作。又治小儿五疳羸热，能食而瘦；痘后余热，两眼赤烂等证，悉用柴胡治之。因其味之苦寒而散，性之轻扬而达，能发越屈曲不正之气也。前人又谓治劳热。若劳热在肝、胆、心，及胞络、三焦、脾胃者，用之有验。若劳热在肺、肾者，用之无益耳。病人元虚而气升者，呕吐及阴虚火炽炎上者，法皆禁忌。

朱东生先生曰：柴胡，少阳、厥阴主药，轻清而升，苦寒而降，散表邪，除头痛，退寒热，止胁痛，和表里，调血室，明目疾，升下陷，降浊阴，性惟疏散。凡病肝郁愤懑不平者，服之最灵。

倪朱谟曰：柴胡有银柴胡、北柴胡、软柴胡三种之分。银柴胡出关西诸路，色白而松，形长似鼠尾；北柴胡出山东诸路，色黑而细密，形短如箒；软柴胡出海阳诸路，色黑而轻软。一名三种也。气味虽皆苦寒，而俱入少阳、厥阴，然又有别也。银柴胡清热，治阴虚内热也；北柴胡清热，治伤寒邪热也；软柴胡清热，治肝热骨蒸也。其出处生成不同，其形色长短黑白不同，其功用内外两伤、主治不同。胡前人混称一物，漫无分理？日华子所谓补五劳七伤，治久热羸瘦；与《经验方》治劳热，青蒿煎丸，少佐柴胡，言银柴胡也。《衍义》云：《本经》并无一字治劳，而治劳方中用之，鲜有不误者，言北柴胡也；然又有真藏虚损，原因肝郁血闭成劳，虚因郁致，热由郁成，软柴胡亦可相机而用。如伤寒方有大、小柴胡汤，仲景氏用北柴胡也。脾虚劳倦，用补中益气汤；妇人肝郁劳弱，用逍遥散、青蒿煎丸、少佐柴胡，俱指软柴胡也。业医者当明辨而分治可也。

沈则施先生曰：仲景治伤寒寒热往来，口苦耳聋，胸胁痛而无汗，设小柴胡汤同参、半、芩、草。○又治少阳经正疟，并似疟非疟，寒热不时等病。○又治伤寒表里俱急，设大柴胡汤，同枳、朴、大黄、黄芩、白芍等，二证皆属少阳甲胆病也。柴胡禀仲春一阳之气以生，苦寒而洁，其气升散，自下而上，以奉春升之发陈，化浊阴而载清阳，故前证之邪在少阳甲胆者，或少阳甲胆之邪转入里者，无不奏效。读《农皇本草》，所谓主心腹肠胃上结气，饮食积聚，寒热风邪，推陈致新，义在是矣。又伤寒百合病，有柴胡百合汤。又东垣治劳伤元气，精神倦怠，有补中益气汤，用参、耆、归、术等，佐以升麻、柴胡，引脾胃之气行阳道。可见柴胡妙用，又不止于散邪退热而已。

《本事方》云：治伤寒后余热未净，体瘦肌热。用小柴胡五钱，甘草一钱，水煎服。○《圣济总录》治小儿十五岁以下，遍身如火，日渐黄瘦，咳嗽烦渴，骨蒸盗汗。用银柴胡为末四两，朱砂为细末二钱，獖猪胆汁拌和，饭上蒸过，晒干为丸如绿豆大。每服五丸，桃仁汤送下。○男妇虚劳发热，或咳或不咳。用银柴胡、沙参各等分，每服二钱。水煎服。

续补集方：孙尚药治湿热黄疸。用柴胡、茵陈各等分，水煎服。○《千金方》治眼目昏暗。用柴胡一钱为末，羊肝煮熟，蘸食。食肝三十个，用柴胡三两，自明。○《圣惠方》治积热下痢不止。用柴胡、黄芩各四钱，水煎服。五剂愈。○治疟疾大热口渴。用柴胡一钱，麦门冬五钱，知母、石膏各三钱，竹叶三十片，粳米一撮，水二碗，煎八分，不拘时服。○治疟疾寒多热少、腹胀者。用柴胡、半夏、厚朴、陈皮各二钱，如前煎服。

防　风

味辛、甘，气温，无毒。气味俱薄，浮而升，阳也。手足太阳二经本药。又行足阳明、太阴二经，为肝经气分药也。

李时珍曰：防者，御也，其功御风最捷，故名。曰芸，曰茴，曰蕳根者，其花如茴香，其气如芸蒿。蕳，兰也。今出彭城兰陵、琅琊、郁川百市者佳。○**苏氏**言：出齐州龙山最善。淄州、兖州、青州者亦佳。二月生芽，红紫色，作茹柔嫩爽口。三月茎叶转青，茎深叶淡，似青蒿而短小。五月开花似蒔萝花，细小而白，攒簇作房，似胡菱子而稍大。九月采根,似葵根而黄色。又江淮间一种石防风,生山石间。二月采嫩苗作茹,辛甘而香,呼为珊瑚菜。长大叶青、花白,其根粗丑,似蒿根。其子亦可种。修治:去叉头、叉尾及枯黑者。叉头食之,令人发狂;又尾令人发痼疾也。○又关中生者,三月六月采之,然轻虚不及齐州者良,以疗头风胀痛如神。

防风:张元素散风寒湿痹之药也。莫士行稿故主诸风周身不遂,骨节酸疼,四肢挛急,痿躄痫疼等证。又伤寒初病太阳经,头痛发热,身疼无汗,或伤风咳嗽,鼻塞咽干;或痘瘄将出,根点未透,用防风辛温轻散,润泽不燥,能发邪从毛窍出。故外科痈疡肿毒,疮痍风癞诸证,亦必需也。为卒伍之职,随引而效。如无引经之药,亦不能独奏其功。故与芎、芷上行,治头目之风;与羌、独下行,治腰膝之风;与当归治血风,与白术治脾风,与苏、麻治寒风,与芩、连治热风,与荆、柏治肠风,与乳、桂治痛风,及大人中风,小儿惊风,防风尽能去之。若入大风、厉风药中,须加杀虫活血药乃可。至如产后血虚发痉,角弓反张,血虚痿躄者,头痛不因于风寒寒湿者,及阴虚盗汗、阳虚自汗者,诸证法宜禁用。

卢不远先生曰:四大中风力最胜,执持世界,罅无不入。设人身腠理疏泄,则生气有所不卫,风斯入焉。又云:身本四大合成,以动摇为风,则凡身中宜动处不动,即是风大不及;宜动处太动,即是风大太过。防风,黄中通理,甘温辛发,濡润和畅,匀而平之,斯无过不及。

治半身不遂。用防风、秦艽、天麻、羌活、白芷、当归、白术。○治五痫痰厥,发则仆地,或作畜声,口唾涎沫。用防风、半夏、胆星、天麻、人参、耆、术。○治太阳伤风寒头痛。用防风、羌活、生姜、紫苏。○治痘疹出而未透。用防风、荆芥、羌活、牛蒡子、桔梗、蝉蜕、甘草。○治痈疽肿毒。用防风同解毒散。○治表虚自汗。用防风、黄耆、白芍药。○解利肺经伤风。用防风、甘草、桔梗、紫苏、桑白皮、杏仁,加薄荷、石膏,兼除风热。

续补集方:《经验方》治妇人血崩。用防风、蒲黄炒,各等分为末,每服三钱。白汤调下,累试有验。○治痘疹不透发。用防风五钱,西河柳一两,水煎代茶饮,痘毒立时发出。○治久病泄泻不止。用防风五钱、酒洗炒,于白术四钱、土拌炒,骨碎三钱、酒洗炒,加黑枣五个,生姜三片,水煎服。○治男人便血久不止。用防风、升麻各二钱,黄耆、白术、熟地各三钱,炮姜四钱,水煎服。

独 活

味苦、甘、辛,气温,无毒。气味俱薄,浮而升,阳也。足少阴行经,气分、血分之药。

寇氏曰:独活是羌活母也。出汉蜀、西羌者良。春生苗,状如青麻,一茎直上,有风不动,无风自摇,故名独摇草。六月开花作丛,或黄或紫。生砂石中者,叶微黄;生肥土中者,叶青翠。有两种:一种形大、有白如鬼眼者,今人呼为独活;一种蚕头鞭节,色黄紫,臭之如蜜蜡香,今人呼为羌活。近以老前胡及土当归,长尺许,白肉黑皮,气亦芬香如白芷,用充独活,不可不辨。○**苏氏**曰:羌活、独活,乃一种二物。正如川芎、抚芎,云术、腿术之义。入用微有不同。后人以为二种者,非矣!今人以紫色节密者为羌活,黄色作块者为独活。今蜀中有大独活,类羌活,微黄而极大。收时寸解之,气味亦芳烈。又有槐叶气者,用之极效验,意此为真者。今市人或择羌活之大者为独活,殊为未当。○李时珍曰:乃一类二种。以中国者为独活,西羌者为羌活。苏氏所说甚明。又按《易简方》云:羌活须用紫色、有蚕头鞭节者。独活是极大羌活,有如鬼眼者。○又按:独活,一名羌活,本非二物。后人见其形色气味不同,故为异论。然物多不齐,物之情也。一种之中,自有不同。有紧实者,有轻虚者。仲景用独活治少阴,必紧实者;东垣用羌活治太阳,必轻虚者。正如黄芩取中枯而飘者,名宿芩,治太阴;圆实而坚者,名子芩,治阳明之义相同也。

独活:善行血分,李东垣祛风行湿散寒之药也。夏碧潭稿凡病风之证,如头项不能屈申,腰膝不能俛仰,或痹痛难行,麻木不用,皆风与寒之所致,暑与湿之所伤也。必用独活之苦辛而温,活动气血,祛散寒邪,故《本草》言能散脚气,日华化奔豚,疗疝痕,元素消痈肿,《本经》治贼风百节攻痛,定少阴寒郁头疼,意在此矣。

羌活:祛风逐湿,东垣升阳发散之药也。夏碧潭如头痛目疼,发热恶寒,腰脊强痛,四肢拘急,乃风寒之证也。或头重目眩,四肢怠惰,腰膝拳挛,难以俯仰,乃风湿之证也。以此苦辛之剂,功能条达肢体,通畅血脉,攻彻邪气,发散风寒风湿。故疡证以之能排脓托毒,发溃生肌;目证以之治羞明隐涩,肿痛难开。风证以之治痿痉癫痫,麻痹厥逆,盖其体轻而不重,气清而不浊,味辛而能散,性行而不止,故上行于头,下行于足,遍达肢体,以清气分之邪之神药也。○又有血虚头痛,及遍身骨痛,因而兼寒热者,此属内虚,当用归、芎、熟地、白术、知母、枸杞、丹皮等类,误用风药,反致增剧。

丹溪先生云:独活、羌活,均能祛风燥湿者也。然而表里、上下、气血之分,各有所长。羌活气雄,入太阳,外行皮表而内达筋骨,气分之药也;独活气细,入少阴,内行经络而下达足膝,血分之药也。所以羌活有风寒发散之功而解太阳,故目证、疡证、风痹等证,为必用也。独活仅可为风湿寒邪之用,而治少阴厥阴,故奔豚疝痕,腰膝脚气等疾,为必用也。二物一种,其主治有不同者如此。

缪仲淳先生曰:羌、独二活,禀天地正阳之气以生,名列君部,非比柔懦之主。大无不通,小无不入,却乱反正之上药也。故能开万窍而出八风之邪;通四大而利关津之键。羌、独本同一种,但分质有老嫩虚实、气有厚薄缓急之殊耳。

卢不远先生曰:动摇万物者,莫疾乎风。故万物莫不因风以为动摇。惟独活不然。有风独立不动,无风独能自摇。在蜀名独活,在羌名羌活,随地以名,亦随地有差等。其从治一切不能独立不动,则为风寒刀刃之所击,因风而痛者,及奔豚痛痉之因风以为动摇者,女子疝痕因风以为竖筑者,惟独活气味温辛而苦,复因风而及乎上下,因风而出入开阖,能启太阳之阖而开,能入厥阴之开而阖。具备风木化气之体用者,故奏功独捷欤!

缪仲淳先生曰:独活、羌活,阳草中之风药也。本为祛风、散寒、除湿之要品。风能胜湿,以其性燥故也。本草诸书并载主中风及诸风。不知真中风,惟西北边塞,高寒之地,风气刚猛,虚人受之,往往卒中。或口眼歪斜,或口噤不语,或手足瘫痪,左右不仁,或刚痉柔痉,角弓反张,此药与诸风药并可用也。若夫江南吴、楚、越、闽、百粤、鬼方、梁州之域,从无刚劲之风,多有湿热之患。质柔气虚,多热多痰。其患中风如前等病,外证虽一一相似,而其中实非。即刘河间所谓将息失宜,水不制火;丹溪所谓中湿、中痰、中气是也。此则病系气血两虚,虚则内热煎熬津液,结而为痰。热则生风,故致卒倒,亦如真中风状。而求其治疗之方,迥若天渊。外邪之气胜则实,实则泻之,祛风是已。如内而真气不足则虚,虚则补之,调气补血,生津清热是已。倘误用风药,反致燥竭其津液,血愈不足而病愈沉困,命曰“虚虚”。攻补既谬,死生遂殊。粗工懵昧,执迷不悟,兹特表而明之。

《广济方》云:治冬月伤寒,太阳经,头痛身疼,发热恶寒无汗者。用羌活、杏仁、甘草。○治太阳阳明头痛,兼遍身骨痛。用羌活入葛根汤。○治四时感冒风寒。用羌活冲和汤。○治下身一切风湿湿热。用羌活、苍、白术、秦艽、生地、苡仁、木瓜、萆薢、黄檗。○治风热上攻,齿牙肿痛。用羌活、赤芍、生地、薄荷、荆芥、蔓荆子、石膏。○六经头风头痛。用羌活、川芎、苍耳、荆芥、黄芩、天麻。

陈延之《小品方》云:治中风不语。用真独活一两炒黄,大豆五合炒黑,以酒乘热投盖之,良久,温服二合,未瘥再服。○治产后中风语涩,四肢拘急。用真川羌活二两为末,每服五钱,水煎服。○《外台秘要》治历节风痛。用真川羌活、松节各等分,酒煮,每早晚各饮一杯。○治风牙肿痛。用真川独活,煮酒,热漱之。

续补集方:治脚气肿胀痛。用真川独活五钱,木瓜、牛膝各一两,共为末,每服三钱。空心白汤调下。○治奔豚气,或瘕疝攻筑疼痛。用真川独活、羌活各一两,吴茱萸三钱,荔枝核、小茴香各五钱,共为末,每服三钱。空心白汤调下。○治下部痈肿。用独活、羌活各二钱,防风、柴胡、桔梗、金银花、连翘、川芎、赤芍药各一钱五分,水煎服。○治贼风百节攻痛。用川独活、羌活、防风、当归各二钱,水煎服。○治少阴寒郁头痛。用川独活五钱,防风二钱,水煎服。

升　麻

味苦、微辛,气寒。气味俱薄,浮而升,阳也。为足阳明、太阴引经之药。

苏氏曰:升麻生蜀、汉、陕西、淮南州郡,以川蜀者为胜。春生苗,高三尺,叶似麻,茎青色。四五月开花似粟穗,白色。六月结实,黑色。根如蒿根,紫黑色,多须。**陶弘景**曰:旧出宁州者殊胜,形细而黑,极坚实。今出益州者细小而坚,削去皮,青绿色,谓之鸡骨升麻,亦佳。北郡建平一种,虚大黄白色,味薄。蒿高一种,纯青色,质亦坚。又一种,外黑里白,质亦紧实,谓之鬼脸升麻,并不堪用,俱不如川蜀青绿色者为最也。又一种落新妇根,其形相似,气与色俱非,力同升麻。用于儿科解毒疮痈方中稍可,余不然也。用者不可不辨。修事去皮,曝干用。

升麻:李东垣散表升阳之剂也。计日闻稿疗伤寒,解阳明在表发热、头额痛、眼眶痛、鼻干不得眠之邪。辟瘟疫,吐蛊毒恶厉之气,发痘瘄于隐密之时,化癍毒于延绵之际。但味苦、寒平,禀天地极清之体,故能效升散之用。所以风寒之邪,发热无汗;风热之邪,头风攻痛,并目疾肿赤,乳哦喉胀,升麻并皆治之。又如内伤元气,脾胃衰败,下陷至阴之分;或醉饱房劳,有损阳气,致陷至阴之中;或久病泻痢,阳气下陷,后重窘迫;或久病崩中,阴络受伤,淋沥不止;或胎妇转胞下坠,小水不通;或男子湿热下注,腰膝沉重;或疮毒内陷,紫黑胀痛;或大肠气虚,肛坠不收,升麻悉能疗之。此升解之药,故风可散,寒可驱,热可清,疮疹可解,下陷可举,内伏可托,诸毒可拔。又诸药不能上升者,惟升麻可以升之。观其与石膏、甘草治齿痛,与人参、黄耆补上焦不足,与桔梗、款冬治肺痈脓血,意可见矣。但属阳性升,凡吐血衄血,咳嗽气急,阴虚火动,及气逆呕吐,怔忡癫狂等证,一切禁用。

沈起愚先生曰:升麻禀天地清阳之气以生,故能升阳气于至阴之下,显明灭暗,致新推陈,升麻两得之矣。

卢子由先生曰:升即四气之先机,时令之首兆也。《经》云"春三月,此谓发陈"者是矣。设无成功之藏之人,亦无将来之生之升矣。所谓柔以时升,积小以高大,实非决骤之比。

《广济方》云:升麻葛根汤,散足阳明之热邪,发手太阴、阳明之癍疹,及天行豌豆疮。○治噤口痢。用升麻醋炒绿色,配莲肉、人参,极验。○治过食冷物,阳气郁遏,四肢发热,腹满口不渴者。入升阳散火汤用之。○治一切风毒热毒,及癍疹麻子等证。用升麻、牛蒡子、荆芥、玄参。○治蛊毒、中恶、恶厉诸证。升麻同郁金磨服。不吐则下。○治小儿尿血。用升麻、生地、麦门冬、牛膝、蒲黄。○治喉痹作痛。用升麻片含咽,或用五钱煎服,取吐。○治肿毒卒起。用升麻一段,磨醋,频频涂之。○治口舌生疮。用升麻一钱,川黄连三分,共为末,不时含咽。○治热痱瘙痒。用升麻煎汤饮,并洗之。○产后恶血不尽,或经月经年。以升麻一两,清酒二升,煮取一升频服。当吐恶物,极良。○解莨菪毒。用升麻煮汁,频服之。○解射工溪毒。用升麻、乌翣煎水服,以滓涂之。

续补集方:以下六方俱见《方氏本草》治泻痢经月,脾胃衰虚,阳气下陷,后重窘迫,与初病积滞后重不同,理宜补而升之。用升麻、白术、干姜、黄耆、人参各一钱五分,甘草、陈皮各八分,加黑枣三枚,水煎服。○治妇人久病崩中,阴络受伤,淋沥不止。用升麻、川芎各一钱,当归身、人参、续断、杜仲、石斛各一钱五分,龟胶、阿胶、炮姜灰、金樱子各二钱,加黑枣三枚,水煎服。○治胎妇转胞下坠,小水不通。用升麻、柴胡各一钱五分,当归、川芎、牡丹皮、茯苓、车前子各一钱,加黑枣三枚,水煎服。○治男子湿热下注,腰膝沉重,不能动履。用升麻二钱,牛膝、木瓜、白术、茯苓、猪苓、肉桂、苍术、黄檗各一钱六分,水煎服。○治痈疽发背,里气空虚,毒气内陷,疮口紫黑胀痛。用升麻一钱五分,人参、黄耆、白术、白芷、穿山甲各三钱,如虚极甚、大便泄者,加干姜、肉桂、附子童便制,各四钱,水煎服。○治里气衰虚,大肠气陷,肛坠不收。用升麻、柴胡各二钱,黄耆、白术、人参、白芍药、北五味子各一钱。内热甚者,加川黄连八分,水煎服。○姚平子方治小便淋浊,涩痛不通。用升麻八钱,甘草五钱,滑石三钱,莲子肉五十粒,水五碗,煎二碗服。○治感冒发热恶寒,头疼身痛,咳嗽喘急,或欲成疹。此药专治风寒及四时不正,瘟疫妄行,并宜服之。用升麻、川芎、麻黄、白芷、紫苏、陈皮、香附、赤芍药、干葛各二钱,甘草五分,生姜三片,水煎服。胸膈膨闷,加厚朴、枳壳;咳嗽喘急,加杏仁、半夏;呕吐,加藿香、半夏;疟,加草果、槟榔;痢,加枳壳、黄连。

苦　参

味苦,气寒,无毒。气沉纯阴。足少阴肾经主药。治本经须用,能逐湿。

李时珍先生曰:苦以味名,参以功名。生汝南山谷及田野,近道处处有之。苗高三四尺,叶极细碎、青色,极似槐叶。春生冬凋。花色黄白,七月结实如莱菔,荚内有子二三粒,如小豆而坚。根三五茎并生,长五七寸,两指许大。色黄褐,味极苦恶。河北生者无花子,苗、茎、根、叶皆相若也。五、六、十月采根,曝干。制法:用浓糯米泔汁浸一宿,其腥秽气并浮在水面,切片晒干用。

苦参:李时珍祛风泻火,燥湿去虫之药也。徽医姚双成稿化癥瘕,散心腹之结气;逐黄疸,治脚气之胫疼。又治厉风癞疾,遍身疙瘩,甚则眉发堕落,并一切风癣风疮,搔痒风屑,及时疮破烂,脓水浸淫;或肠风下血,肠澼痔血诸证,统属湿热血瘀之病也。此剂苦可除热,寒可凉血,燥可胜湿。盖东南之地,皆是湿生热,热生风,风胜则下血,热胜则生疮,惟苦参皆可治也。前人谓苦参补肾补阴,其说甚谬。盖此药味苦气腥,阴燥之物,秽恶难服,惟肾气实而湿火胜者宜之。若火衰精冷,元阳不足,及年高之人,胃虚气弱,非所宜也。况有久服而致腰重者,因其气降而不升,实伤肾之谓也,何有补肾补阴之功乎?书之不足尽信者以此。

沈拜可先生曰:苦参苦寒,燥脾胃之湿热,兼泄气分血分之湿热,故协治癥瘕结气,黄疸便红,脚气痛肿,热毒皮风,烦燥厉毒,疙瘩疮癞等诸疾,由于风雨、饮食、湿热而成者。所以《农皇本草》云有安五藏、平胃气之功焉。

《广济方》云：腊月以米醋渍苦参，入瓶中封固，主一切天行热病，头痛口渴，身热甚，及发狂者。饮杯许，得吐即愈。汗亦如之。○《圣济总[录]》方治大麻风癞。用苦参、胡麻、皂荚刺、当归、川芎、牛膝、漆叶、龙胆草、蕲蛇。○淳于氏方治久失饥之人，骤食多食，胃气湿热熏蒸，成黄为疸证者。用苦参、龙胆草为末，作丸如梧桐子大，每服十余丸。○《外台秘要》治童子胃热羸瘦、疳蛔。用苦参、川黄连、白术。○《千金方》治热病狂邪，不避水火，欲杀人。用苦参末三钱，薄荷汤调服。○《肘后方》治中恶心痛。用苦参三两，水煎服。亦治饮食中毒，及毒鱼猪菜等物。○《本草发明》治妊娠饮食如故，小便难出。用苦参、贝母、当归各二两，为末，每服二钱，白汤送下。○《普济方》治齿缝出血。用苦参一两，枯白矾一钱，共为末，日三揩之，立验。○《御药局方》治肺热，遍身生疮。用苦参末丸粟米大，每服百余丸，白汤下。○寇氏《衍义》治遍身风疹，痹痛不可忍，胸颈脐腹及隐处皆是。多痰涎，夜不得睡。用苦参末一两，先用皂角二两，水一升，揉摸取汁，净器熬成膏，和苦参末丸梧桐子大，每服百丸。食后温汤服。○张文仲方治瘰疬结核。用苦参四两，牛膝汁为丸，绿豆大。每白汤服三钱。

续补集方：《龚氏家抄方》治肠风下血，肠澼痔血诸证。用苦参二两，川黄连一两，俱酒浸一宿，晒干、炒。甘草、木香各五钱，白芍药一两二钱，醋浸炒，共为末，饧糖为丸如梧子大，每早服三钱，白汤下。

玄胡索

味苦、辛，气温，无毒。可升可降，阴中阳也。入手足太阴、厥阴经，行血中气滞，气中血滞之药。

李时珍先生曰：生东北夷方。今二茅山土龙洞及仁和笕桥亦种之。寒露后栽种，立春后生苗，高三四寸，延蔓布地，叶必三之，宛如竹叶，片片成个。细小嫩绿，边色微红，作花黄色，亦有紫色者。根丛生蔓延，结如芋粒，亦如半夏，但色黄耳。立夏后掘取，洗净，酒浸蒸，晒干。得虫蛀末尤良。活血化气第一。

玄胡索：《开宝》通经络，李东垣行血中气滞、气中血滞之药也。保心宇稿凡治男妇长幼，一身上下、诸因气滞血滞为病者，然于妇人为尤宜。故病血气积聚，腹中结块，癥瘕胀满；或崩中淋沥，漏下不止；或恶露攻冲，恶心眩晕，是皆妇人血分之病也。又于男子可治之证，疝核痛，暴腰痛，心胃卒痛，小腹胀痛，是皆厥阴气分之病也。俱以此药治之。凡用之行血，酒制则行；用之止血，醋制则止。用之破血，非生用不可；用之调血，非炒用不神。随病制宜，应用无穷者也。但性味温辛，能走而不能守，故经事先期，与一切血热，或崩中淋露，应用补气血、凉血清热药者。一切辛走之药，法所必禁。

缪仲淳先生曰：玄胡索禀初夏之气，而兼得乎金之辛味，故辛温则能和畅，和畅则气行；辛温则能润而走散，走散则血活。血活气行，故能主破血，及产后诸病因血所为者。妇人月经之所以不调者，无他，皆气血不和，因而凝滞，则不能以时至，而多后期之证也。腹中结块，产后血晕，暴血冲上，因损下血等证，皆须气血和而后愈，故悉主之也。崩中淋露，利守不利走，此则非与补气血药同用，未见其可。

卢不远先生曰：名玄而色黄，酝金气也。气温而味辛，秉金制也。以一春而备四气，叶必三之，具木生数，象形对待，肝血之非其所藏，而玄为破坚之线索无疑矣。以言疾痰之证，因以言主治之功力，判属血中之气药、气中之用药也。盖气主嘘之，血主濡之。气之所不嘘，即血之所不濡矣。如腹中结块，膜络癥瘕之为证，即血留营实之为因。如胠腹气块盘绕之为证，即气滞卫实之为因；如崩中淋露，运衄冲暴之为证，即血菀营泣之为因；如奔豚逆厥，百体疼烦之为证，即气弛卫薄之为因。玄胡立鼓血中之气，震行气中之用，虚则补，实则平，推陈致新之良物也。

茹永之先生曰：幽深邃远曰玄，边甸荒服曰胡。索，取而竭之也。此指玄胡索之功用，行瘀血、活滞血、推死血，凡人身藏府、膜原、溪谷、隧道，偏僻幽隐之处，一切行血药之所不及至者，玄胡索取而竭之，无余留矣。命名者以此也夫？

《广济方》：治产后血晕。用玄胡索、当归、生地、牛膝、川芎、甘草、童便。〇《圣惠方》：治产后诸病，凡产后秽污不尽腹满，及产后血晕，心头鞕闷，或寒热不禁，手足烦热，气力欲绝者。用玄胡索酒炒、研末，酒服二钱。〇《直指方》：治疝气危急。用玄胡索盐水炒，全蝎生用，各等分，研末，空心盐酒下。〇又方：治冷气腰痛。用玄胡索、当归、肉桂各等分，研末，温酒服三四钱，随量频进，以愈为度。〇又方：治热厥心痛，或发或止久不愈，身热足寒者。用玄胡索、金铃子肉，各等分为末，白汤下二钱。〇《济生方》：治妇人腹中刺痛，经候不调。用玄胡索醋炒，当归酒炒各一两，香附醋炒一两五钱，共为末，神曲醋打糊为丸，梧桐子大，每服百丸，空心白汤下。〇《本草发明》治下痢腹痛。用玄胡索醋炒为末，米饮调服三钱。〇《卫生易简方》治小儿盘肠气痛。用玄胡索醋炒、大茴香炒，各等分为末，大人三钱，小儿一钱，白汤调服。〇《圣惠方》治堕落车马，跌蹼筋骨痛不止。用玄胡索为末，生酒调服三钱。

续补集方：《方氏本草》治男妇血气积聚，腹中结块，癥瘕胀满，或崩中淋沥，漏下不止，或秽露攻冲，恶心眩晕。用玄胡索四两醋浸，炒当归身、川芎各一两五钱酒洗，炒香附三两童便浸炒、炮姜灰、牡丹皮焙各二两，共为末，水发为丸梧子大，每早服三钱，白汤下。〇治妇人女子经血不调，为一切腹内胀满、痛滞诸疾。用玄胡索醋炒，益母叶酒炒，香附米童便浸炒，当归、川芎俱酒炒，各二两，共为末，炼蜜丸如梧子大，每早晚各食前服三钱，白汤下。里寒大便不实者，加肉桂、木香、白术各一两。元本虚弱者，加人参、黄耆各一两。

贝　母

味苦、甘，气寒，无毒。入手太阴、少阴经。可升可降，阴也。

李氏曰：贝母生蜀中及晋地。又出润州、荆州、襄州者亦佳。江南诸州及浙江金华、象山亦有，但味苦恶，仅可于破血解毒药中用之。又河中、江陵、郢、寿、隋、郑、蔡、滁州皆有。二月生苗，叶随苗出，如荞麦状，茎细、青色。七月开花碧绿色，形如百合花，斜悬向下，上有红脉，若似人肺。八月采根，根有瓣子，黄白色，如聚贝子。一种叶如栝楼而细小，子在根下，如芋子，正白色，连累相着而可分解。一种叶如韭而花色白，根子亦作两瓣也。《诗》云"言采其虻"即此。其中有独颗不作两瓣者，名丹龙睛。误食能软筋脉，以黄精、小蓝汁服之立解。

贝母：日华子开郁下气化痰之药也。陆平林稿安肺气横逆，止虚劳喘嗽之不宁；退伤寒烦热，定心神火躁之不眠。又散心胸郁结不舒之气，并多愁郁者，殊有神功。乃肺经气分之药也。甄权方：散逆满，开喉痹，消瘰疬，点目瘴，仍取开郁散结气之效也。至于润肺消痰，止嗽定喘，则虚劳火结之证，贝母专司首剂。故配知母，可以清气滋阴；配芩、连，可以清痰降火；配参、耆，可以行补不聚；配归、芍，可以调气和营。又配连翘，可以解郁毒，治项下瘰核；配二陈、代半夏用，可以清肺消痰、和中降火者也。以上修用，必以川者为妙。若解痈毒，破癥结，消实痰，傅恶疮，又以土者为佳。然川者味淡性优，土者味苦性劣，二者宜分别用。

缪仲淳先生云：贝母甘苦而寒，在地则得土金之气，在天则禀清肃之令。色白象金而主肺。肺有热，因而生痰。或为热邪所干，喘嗽烦闷有痰，伤寒烦热有痰，胸中郁结有痰，颈项火疬有痰等证，必此主之。至如寒湿痰、食积痰，或湿痰在胃，恶心欲吐；痰饮作寒热，脾胃湿痰作眩晕，并痰厥头痛，中恶呕吐，胃寒呕吐，法应以辛温燥热之药，如南星、半夏、天麻、苍术、白术、茯苓之类治之，贝母并禁用。

陈廷采先生曰：世俗多以半夏有毒，弃而不用，每取贝母代之。殊不知贝母乃太阴肺经之药，半夏乃太阴脾经、阳明胃经之药，何得而相代耶？且夫咳嗽吐痰，虚劳吐血，咯血，痰带血丝、血屑，咽痛喉闭，肺痈肺痿，妇人乳难痈疽，及诸气郁等证，此皆贝母为专司也，半夏乃为禁用。若涎者，脾之液也。美味膏粱、炙煿火食，皆生脾胃湿热，故涎化稠粘为痰，久则生火。痰火上攻，故令人昏愦不省人事，口噤僵仆，偏废不仁，蹇涩不语，生死旦夕，自非半夏、南星，曷能治之？若以贝母代之，非所宜也。

《广济方》云：治伤寒阳明壮热，喘嗽有痰不得眠。用贝母、前胡、干葛、黄芩、麦冬、玄参。○已下六方见《方氏本草》治肺热痰嗽及胸中烦热。用贝母、知母、天冬、桑白、甘草、桔梗。○治一切热毒。用贝母、紫花地丁、金银花、鼠粘子、甘草、玄参。○治一切虚劳咳嗽，骨蒸夜热。用贝母、天冬、麦冬、怀生地、地骨皮、沙参、茯苓、知母、丹皮。○治肺热吐脓血。用贝母、百部、百合、薏苡、麦冬、苏子、竹沥、童便。○解一切气郁。用贝母、陈皮、苏梗、香附、抚芎、黄芩。○治喉痹肿胀。用贝母、山豆根、桔梗、甘草、荆芥、薄荷。○《全幼心鉴》治小儿百日晬嗽痰壅。用川贝母三钱，甘草、广橘红各一钱，共为末，每服三五分，热蜜汤调服。○治小儿鹅口，满口白烂。用金华贝母，去心为末，白汤调，用白绢蘸药抹之，日三四度。○危氏方治吹奶作痛。用川贝母末，酒调服二钱，仍令人吮之即消。○《直指方》解蜘蛛咬毒。缚定咬处，勿使毒行。川贝母末酒服五钱，良久，毒水自疮口出，水尽仍塞疮口，甚妙。并治蛇蝎咬伤。

续补集方：《方脉正宗》治虚火喘嗽不宁。用川贝母一两、去心，研细末，每服二钱，淡姜汤调下。○同前治伤寒心虚内热有痰，烦躁，心神不宁，不能安睡。用川贝母五钱，研细末，每服二钱，灯心汤调下。○《广笔记》治瘰疬，未破可消。用土贝母、甘草各二两，微炒研末，肥皂二斤、去核，每个内藏班猫四个，用竹篾作架，放肥皂于上，蒸烂，取出班猫、并肥皂皮筋，取净肉，捣烂如泥，加入贝母、甘草末，为丸如梧桐子大。每食后服一钱五分，白滚汤下。倘腹疼勿虑，是此药追毒之故。○同上治颏下生硬块，或似石瘿。用土贝母、何首乌各三两，连翘、鼠粘子、天花粉、苍耳子、青木香、白及各二两，黑枣百个，金银花、紫花地丁、甘草、夏枯草各五两，分作十剂，每剂用河水五碗，煎至二碗，徐徐服。

贯 众

味苦，气微寒，有毒。

《别录》曰：贯众，生玄山山谷及冤句、少室山中。苏氏曰：今陕西、河东州郡及荆、襄间多有之。出阴山近水处。数根丛生，每根必有多茎贯之，故名贯众。茎有三棱，如蕨状，大如箸，有黑汁涎滑。其叶两两对生，如鸡翎及凤尾，又似狗脊叶，而但无锯齿。色青黄，面深背淡。四月开白色花，七月结实黑，相聚联卷而旁生。其根曲而有尖，黑须丛簇，亦似狗脊。根状及及伏鸱，皮黑肉赤，直而多枝，若百枝状。冬夏不死，虽干枯，见水即活。人家置水缸中，可吸水底尘垢，扬之不使浑浊。

贯众：《本经》《别录》杀虫化症之药也。杨思山稿前古主腹中邪热结气，故时人用为杀虫化症，皆属腹中邪热，湿郁结气也。苏氏方又治下血崩淋，衄血不止，亦取气味苦寒，散结热，百茎贯脉络耳。但性气寒燥有毒，如病人营虚血槁，肝肾有火，并阴虚咳嗽人，不可加用。

集方：林氏方治肠风下血，妇人崩淋沥血，久痢日下血水，并积年白带等疾，并宜服之。用贯众五个，酒浸一日，连须并内肉俱切碎，曝干微炒，配黑蒲黄、丹参各减半，俱酒洗炒，共为末，每早晚各食前服三钱，白汤下。○《千金方》治漆疮痛痒湿烂。

用贯众一两为末，掺之即消。○治吐血成斗，命在须臾。用贯仲生捣净末三钱，发灰五钱，侧柏叶捣汁一碗，和童便一盏，和匀，调入贯仲、发灰，顿温徐徐服之，寻止。如不止，用人参一两，煎汤频灌即止。

紫 草

味苦，气寒，无毒。入足少阴、厥阴经。

《别录》曰：紫草生砀山山谷及楚地。**李氏**曰：今出襄阳，多从南阳新野来。二月逐垄下子，苗似兰香，赤茎，青节，紫花，白实。其实秋月乃熟，春社前后采根，头有白毛如茸，以石压扁曝干。收时忌人溺及驴马粪，并烟火气，不尔能令根色黄也。如未开花时采取，根色鲜明；如已开花，根色黯黵染色不堪用也。**雷氏**曰：修治：每斤用蜡二两溶水，拌蒸，待水干，去头并两畔髭，细剉用。

紫草：李时珍凉血，解疹毒之药也。吴养元前古主利九窍，通水道，散五疸，逐心腹邪气，肿胀满痛等疾。凡关湿热血热，气闭火结之证，咸宜用之。后人推广此意，通治斑疹痘毒，欲出未出之际，根晕紫黑，或已出，仍紫黑干枯，口渴便闭、热极者，投之即透发郁毒，色转红润，诚为痘家起死回生之首剂也。如脾元薄弱之子，或痘色红润，或根晕淡红及白陷下塌，与大便通利者，切宜忌之。

徐仰垣先生曰：紫草凉血解毒，古方稀用。今时医治伤寒热极，与痘疹热闭不出，以此发透，独行有效。今人不达此理，一概用之，非矣！如前医曾氏仁斋公有云：脾实协热者可用，脾虚协寒者不可用。慎之！慎之！二句尽之矣。

集方：《直指方》治痘疮深红色，或紫、或黑陷干枯、便闭。用紫草三钱，红花子、笕桥生地、贝母、牡丹皮各一钱，甘草五分，浓煎汁，加生犀角汁十匙至五十匙，量儿大小和之。在二朝及三四五朝，稍有元气，虽危可生，痘疔立解。如痘疮夹斑疹者，本方加石膏、麦门冬、花粉、竹叶。如痘毒，须加黄耆、金银花、鼠粘子、白芷各三钱。○治痈疽便闭。用紫草五钱，瓜蒌实一个打碎，水煎服。○李氏方治赤游丹毒，红晕如云头。用小锋刀或磁碗锋，划去毒血，用紫草五钱，鼠粘子一两，研细，水煎服。○《方氏本草》治五疸热黄。用紫草三钱，茵陈草一两，水煎服。○《千金翼》治小便淋血，小水不通。用紫草、瞿麦、滑石各三钱，甘草一钱，水煎服。○《方脉正宗》治吐血衄血不大凶，亦不尽止，起居如故，饮食如常。一岁之间，或发二三次，或发五六次，久必成劳。用紫草、怀生地各四两，白果肉百个，茯苓、麦门冬各三两，煎膏，炼蜜收，每早晚各服十余茶匙，白汤下。

黄 精

味甘，气平，无毒。

苏氏曰：黄精南北皆有，以嵩山、茅山者更佳。可劈根长二寸，稀种之，一年后即稠密。三月生苗，高一二尺。一根只一茎,茎梗柔脆,本黄末赤。叶如竹,不尖而短,或两叶三叶、四五六叶,俱两两相对。若偏生不对者,偏精也。力少不及。四月开花,青白色,状如小豆花。结子白色如黍粒。根如嫩生姜而黄,亦如鬼臼、黄连辈。一年一节,节大不平。肥地生者,大者如拳;瘠地生者,小者如拇指。二八月采根,以溪水洗净,虽曝燥,亦柔润有脂。甑上蒸熟、黄黑色,曝干作果食,甚甘美。其苗嫩时采为蔬,谓之笔菜。煇熟,淘去微苦味,极鲜美。又一种,苗叶酷类黄精,只是叶头尖长有毛,钩子二个,但茎不紫赤,其茎蔓生,乃钩吻也,误食立死。

黄精:除风湿,补五藏,《别录》益中气之药也。江春野《别录》方称为可代谷,食之不饥,有延年之功。医方虽未尝用,久为仙经所贵。根叶花实皆可饵食,汤酒丸散,随病制宜。其性味甘温而和,独得戊己之淳气,故曰黄精。能补中健力,气血精三者咸益,则水火既济,金木交参,而诸邪自去,百病不生矣。

集方:《圣惠方》治精神不足,肝虚目暗,毛发憔槁,足膝乏力,并大风癞疮,一切顽疾,偏瘫不愈,总能治之。用黄精五十斤,枸杞子、怀熟地、天门冬各十斤,于白术、草薢、何首乌、石斛各八斤,用水二石煮之,自旦至夕,候冷,入布袋榨取汁,渣再用水一石五斗,再如发煮,如法榨取汁,总和一处,文火熬之。其清汁十存其二,如饴糖,以炼蜜十斤收之。每早晚各服十大茶匙,汤酒皆可调下。此药须冬月制方妙。

仙 茅

味苦、辛,气热,有小毒。气味俱厚,可升可降,阴中阳也。入手足厥阴经。

苏氏曰:仙茅生西域及大庾岭,川蜀、江湖、两浙亦有。叶青如茅而软,较茅稍阔,面有纵纹,似初生棕榈状。夏抽茎,劲直,至秋高尺许,冬至尽枯,春初复生也。三、四月开花,深黄色,酷似栀子瓣,不结实。根独枝而直,大如指头,下有短细肉蓤相附。外皮粗褐,内肉黄白。二、八月采根,曝干。独衡山出者,花色翠碧,结黑子。亦有白色花者。修治:以水浸,刮去皮,切作豆大,酒浸一宿。去赤汁,晒干用。

仙茅:助阳气,暖藏府,李时珍壮筋脉、强骨力之药也。葛小溪稿《开宝》方统治一切风气冷痹,腰脊痿软,足膝挛瘫,不能行立;或阳道久虚,子嗣难成;或血室衰寒,胎娠罔育;或肾弱精寒,瞳人昏障;或脾虚气惫,水谷不消。此药培土益阳,凡属阴凝瘤冷之疾,总能治之。然味辛气热,性毒而烈。凡一切阴虚发热,咳嗽吐血、衄血、齿血、溺血、淋血、遗精白浊,梦与鬼交;或虚火上炎,口干咽痛;或水涸血竭,夜热骨蒸;或肾虚有火,脚膝无力;或多欲精耗,不能种子;或血热经枯,不能受孕;或多食辛热炙煿之味,或久服金石丹火之药,以致筋骨偏痹,挛瘫不起;或胃火攻灼,邪热不能消谷;或胃热血耗,嘈杂易于作饥;或三消十膈,五疸八痢;或诸病外寒内热,阳极发厥,火极似水等证,法并禁用。

李士材先生曰:仙茅辛热雄健,助阳道,壮命门火。若心腹、若腰足、若筋骨,阳明、厥阴两藏寒虚,以此润宗筋,束骨而利机关,在所必需者也。倘壮火炽然,少火食气者,误服必有暴绝之祸。慎之慎之!

集方：《方氏本草》治一切风气冷痹，腰脊痿软，足膝瘫痪，不能行立；或精虚血冷，子嗣难成；或瞳人寒障不明；或胃寒水谷不化等证，用仙茅一斤，酒浸五日，晒干、炒，枸杞子、怀生地、覆盆子、人参、白术、当归、黄耆、牛膝、白芍药、小茴香、甘菊花、密蒙花、知母各二两，俱酒拌炒，炼蜜丸，每早服三钱，白汤下。○治跌伤打伤，杖伤夹伤，或木石压伤等证；或筋骨内损，血冷不散。用仙茅一味，伤在上部，作末子、食后服。每用二钱，酒下；伤在下部，作丸子、食前服，每用三钱，酒下；伤在遍身，浸酒蒸熟服，随食前食后，亦随量饮。

淫羊藿

味辛、苦，气温，无毒。入手足厥阴、足少阴经，可升可降，阳也。为命门之要药。

《别录》曰：淫羊藿出上郡阳山山谷，今所在皆有。苏氏曰：今江东、陕西、泰山、汉中、湘湖间亦有。李氏曰：一根数茎，茎细极坚，高二三尺。一茎三桠，一桠三叶，长二三寸，如豆藿叶，如杏叶，面光背淡，边有细齿，薄而有刺。四月开花白色，亦有紫色者，碎小独头。经冬不凋，根似黄连，色紫多须。羊食此草而淫，故曰淫羊。藿，以形似菜也。《蜀本草》言生处不闻水声者更良。修治：以夹刀来去叶四畔花枝，用酒浸，晒干用。

淫羊藿：强阳起气，日华子发郁动情之药也。黄正旸稿前古主阴痿阳绝，盖可知矣。故大氏方治男子阳弱不生，女人阴衰不育，老人昏耄失灵。此药辛温发达，鼓动相火。凡意索情疲，欲子而无其为者，宜加用。如年少之人，血热气强，精盛力充者，服之阴阳频举，意念妄为，交御多而精血走耗，不惟无子，亦且损年。切宜戒之。

集方：《心镜》治男妇精衰血冷，子嗣少成，服此宜节欲，谨养百日，一鼓而弄璋矣。用淫羊藿一斤，酒浸一日，晒干、鹿角胶、龟板胶、鳖甲胶各六两，切碎，好酒溶化，当归、白术、枸杞子、北五味子、黄耆、白芍药、怀生地、牡丹皮、山药、泽泻各三两，俱酒浸炒，川黄檗二两，盐水炒，共为极细末，以三胶酒和为丸，再加炼蜜少许，丸如黍米大。每空心服五钱，好酒下。○《圣惠方》治偏风手足不遂，皮肤麻木。以淫羊藿八两，枸杞子、天麻各四两，人参一两，龙眼肉三两，浸酒，隔汤蒸一日，每日薄饮，不得大醉，极妙。○《奇效方》治牙齿虚痛。以淫羊藿煎汤，泔漱立止。

狗　脊

味苦，气平，无毒。

李氏曰：狗脊出常山山谷，今大行山、淄、温、眉州深山中有之。苗尖茎细，有刺叶。花两两相对，叶似贯众而细，边有锯齿，面背皆光。根黄白色，形如狗脊骨，凹凸龍樅，有黄毛丛密如软刺。二八月采根，火烧去毛，细切，酒浸半日，洒干用。外有一种透山根，形状相似，味极苦，不可饵服。

狗脊：李时珍补肝肾，甄权活筋骨血脉，《本经》利机关经络之药也。周士和稿滑氏方引前古,利机关缓急,周痹寒湿诸证。故时医每治男妇伤中赢瘠,腰痛不能俛仰,痿痹强急,软瘫脚弱,筋骨坚掣,不能动摇诸疾。或瞳子昏蒙,或失溺不节,或淋露奔豚诸疾,凡属肝肾虚疲,有风寒湿气者,咸需用之。又《济生方》治冲任寒冷,妇女白带,此又属机关不利为病,并可治奇经诸脉,阳维阴维,阳蹻阴蹻,以及督与十二经脉,经络之机关失利为病,与诸病沿及机关者,俱可投入。以此推取,真不胜其用矣。如肾虚有蓄热,肝虚有郁火,精亏血热,多欲斲丧之人,以致已上诸疾,或小水不利,或短涩赤黄,口苦舌燥者,皆忌用之。

集方:《普济方》治风寒湿气,伤中赢瘠,腰痛不能俛仰,痿痹强急,软瘫脚弱,筋骨不能动摇者。用金毛狗脊四两,酒浸一日,晒干炒,萆薢、于白术、当归、羌活、枸杞子、牛膝、黄檗各三两,俱酒洗炒,共为末,每早晚各服五钱,白汤调下。〇《集简方》治骨冷瘫痪,四肢不举。用金毛狗脊四两,如法修制,磨为末,大附子一两,童便煮,捣膏为丸如梧子大,每早晚各食前服二钱,白汤下。〇《济生方》治妇人并室女白带。用金毛狗脊四两,如前法修制,白茇、蕲艾叶,俱醋炒,共为末,炼蜜丸,每早服五钱,白汤下。

紫 参

味苦、辛,气寒,无毒。气味俱厚,阴也,沉也。入足厥阴经肝藏血分药也。

《别录》曰:紫参生河西冤句山谷。范氏曰:今河中淮郡、三辅、商山、蜀州亦有之。苏氏曰:茎高一二尺,叶似槐,亦有似羊蹄者。五月开花白色,酷似葱花,亦有红紫而水荭者。结实色黑,大如豆,圆聚而生。其根黄赤有纹,根皮紫黑,肉红白色,肉浅皮深。三月采根,火炙紫色用。李氏曰:炙过色紫,状类小紫草。

紫参:李时珍凉血散血,行血止血之药也。蔡心吾稿前古治心腹积聚,寒热邪气,通九窍,利二便等证,统属血所为患者,用之无疑也。故后世如《金匮》方、《别录》方、甄氏方,与苏、王二氏方,共称紫参治诸血病,如唾血、衄血、便血、溺血、淋血、肠中聚血,痈肿热血,经阻瘀血,金疮留血,下痢蓄血;或伤寒遗热下血、如豚肝;或阳明热胜,血蓄如狂状;或温疟寒热,血结如昏迷;或妇人血闭不通,寒热谵语,如见鬼祟;或男子血蕴腹胀,身面如黄疸诸证,用此苦以燥湿,辛以散结,寒以除热,则诸证自平矣。如脾胃虚乏,与肝肾不足,男子阴虚失血,妇人血枯经闭,俱禁用之。

集方:《圣惠方》治唾血常发。用紫参四两,牡丹皮、川贝母、麦门冬、当归身、玄参、知母、干葛、柿饼各二两,甘草五钱,煎汁熬膏,炼蜜收成。每早午晚各服十茶匙,灯心汤化下。〇同前治衄血,便血,淋血。用紫参五钱,水煎服。〇如衄血,本方加大生地三钱;如便血,本方加地榆、苍术米泔浸,各二钱,赤石脂一钱五分。〇如淋血,本方加丹参、玄胡索、白芍药、怀生地,俱醋炒各二钱。〇如溺血,本方加车

前、茯苓、牡丹皮、麦门冬去心、建莲子去心各三钱。○如肠中聚血、腹胀,本方加丹
参、牡丹皮、玄胡索、桃仁,俱酒炒,各三钱。○如痛疽热血,本方加金银花、赤芍药、
牡丹皮、当归、红花、皂角刺各三钱。○如经阻瘀血腹痛,本方加红花、当归、牡丹
皮、干漆、玄胡索、香附各二钱。○如金疮留血,肿胀硬痛,本方加当归二钱,肉桂、
木香各一钱。○如下痢蓄血,本方加赤芍药、怀生地、牡丹皮、五灵脂各三钱。○如
伤寒移热于大肠,下血如豚肝,本方如柴胡、黄芩、川黄连各一钱,怀生地二钱,真阿
胶三钱。○如伤寒阳明热甚,蓄血如狂,本方加柴胡、牡丹皮、红花、青皮各一钱,桃
仁三钱,大黄一钱五分。○如温疟久发,发必昏迷如死,本方加半夏、柴胡各二钱、
青皮、白薇、桃仁、杏仁、鳖甲各三钱。○如妇人血闭不通,或适来适断,发寒热,谵
语如见鬼祟,病名热入血室,本方加柴胡、牡丹皮、红花、桃仁、玄胡索,俱酒炒,各三
钱。○如男人血蕴腹胀,身面发黄如疸,痢疾积滞未清,早行兜涩;或疟疾邪气未
散,连行止截,累有此证,本方加干漆、牡丹皮、青皮、桃仁、龙胆草、茵陈草各二钱。
已上数方,俱用水煎服。

续补方:《普济方》治面上酒刺。用紫参、苦参、沙参各一两五钱,共为末,胡桃肉
去皮,捣和丸梧子大,每服百丸,苦茶下。

山　漆 俗名三七,又名金不换。

味苦、微甘,性平,无毒。乃阳明、厥阴经药。

李氏:山漆生广西南丹诸州及番峒深山中。其根黄黑色、团结,略似白及,长者如干地黄,有节。味苦、微
甘,颇似人参之味。或云:试法:以末掺猪血中,血化为水乃真。今东南江浙出一种草,春生苗,夏高二三尺,
叶似菊艾而劲厚,有歧尖,茎有赤棱。夏秋开黄色花,蕊如金丝,盘纽可爱,而气不香。花干则如絮。根叶味
甘,治金疮折伤出血,及上下血病甚效。云是三七,而根大如牛蒡根,与南中来者不类,甚是繁衍。

山漆:活血散血,行血止血。治上下诸失血之药也。濒湖方:治刀斧损伤,箭镞
钉刺损伤,跌磕扑打、滚堕损伤,皮肉筋骨,内损外破,血出不止,捣烂涂敷,或为末
掺之,其血即止。又主吐血、衄血、溺血、便血、血痢、血崩、经水不止,或产后恶血不
下,血晕,血胀,血闷,血痛,及热血痈肿,与虎咬、蛇虫咬等疮,并皆治之。凡遇上件
诸证,或捣汁服,或捣渣敷,或为末掺,内服外贴,咸可奏功,真仙宝也。

白　及

味苦,气寒,性涩,无毒。阳中之阴也,收也。

《别录》曰:白及出北山山谷及冤句、越山。**苏氏**曰:今江、淮、河、陕、汉、黔诸州亦有之。生石山上,春生
苗,长尺许,叶如初生棕苗及藜芦,两指许大,色青翠。夏月叶中抽条,开紫色花,酷似草兰,即箬兰也。八月
结实,黄黑色,根色白相连,似木菱,有三角,下有脐,又有螺旋纹。角头生芽,节间有毛,方用甚少,质极粘腻,

可以作糊。

白及：敛气，渗痰，孙思邈止血消痈之药也。李仁甫稿此药质极粘腻，性极收涩，味苦气寒，善入肺经。凡肺叶破损，因热壅血瘀而成疾者，以此研末日服，能坚敛肺藏，封填破损，痈肿可消，溃败可托，死肌可去，脓血可洁，有托旧生新之妙用也。如已上诸证非关肺藏者，用无与焉。如已关肺藏、不系肺叶外络为病者，又无与焉。但此药质腻性涩，苦平敛肺，如热壅血瘀，肺叶溃损，服之可修。如肺气郁逆，有痰有火，有血迷聚于肺窍气管之中，此属统体一身气道之故，理宜清肺之原，降气之逆，痰血清而火自退矣。若徒用此药黏腻封塞，无益也。

刘默斋先生曰：白及苦寒收涩，农皇主痈疽恶疮，取苦寒凉血也。去败疽死肌，取苦涩以去浮垢也。又治痱缓不收，亦取苦寒收涩，敛束筋骨脉络之意云。

集方：《本草发明》治肺热吐血不止。用白及研末，每服二钱，白汤下。○治刀斧伤损肌肉，出血不止。用白及研细末，掺之即止血收口。○赵氏方治汤火伤灼。用白及研细末，麻油调敷。

苍 术

味苦，气温、性燥，无毒。阴中阳也，可升可降。入足太阴、阳明经。

汉人钟离氏曰：苍术，处处山中有之，惟嵩山、茅山者良。苗高二三尺，其叶抱茎而生，梢间叶似棠梨叶，其脚下叶各有叉，三五出，边有锯齿及小刺。花开紫色，根如老姜状，苍黑色。气味辛烈，古人用术，不分赤白。自宋人始分。白者曰白术，赤者曰苍术，但气味有和暴之殊，则施治亦有补利刚柔之别。先以米泔水浸去暴气，再以黄土拌蒸，再以人乳拌蒸，晒干入药用。按：二术白者补中有燥，气平而和；苍者燥中有补，气雄而烈。苍者发汗，与白者止汗特异，用者不可以此代彼。如欲补脾中之虚，必用白术；如用燥脾中之湿，必用苍术。

苍术：健脾燥湿之药也。张相如稿此禀初夏之气以生，其味苦，其气温，缪仲淳其性燥辛烈，纯阳，从火化也。为除湿痹之上品，安脾胃之神方。方龙潭盖脾喜燥而恶湿，喜利而恶滞，喜温而恶寒，《本草》主健脾胃，疗泄泻，消宿食，行滞气，利水湿，辟瘴气，散寒温中，用不可少。若风雨山蒸，瘴雾湿气，或头重目眩，胸腹胀满，或四肢困倦，腰疼重坠，或阴疝虚浮胀痛，或足膝痹肿不仁，是皆湿气之所致，惟苍术可以治之。又如瓜果鱼腥，有伤脾胃；或腹痛泄泻，胀满否塞；或积聚不清，霍乱吐利，是皆积湿停寒之症，惟苍术可以理之。凡病属阴虚血少，津液不足，内热骨蒸，口干唇燥，咳嗽吐痰，吐血衄血，咽燥便塞，下痢、大肠涩闭，欲通不通之证，法咸忌之。

马瑞云先生云：苍术治湿，上中下皆可通用。入平胃散，运脾去湿；入六郁汤，又能总解诸郁。如痰、火、湿、食、气、血六郁者，皆因脾胃传化失常，不得升降，病在中焦，故苍术为燥胃强脾，能发越中焦陈宿水谷之气而疏散之。在里者能利，在表者能散,在上者能降,在下者能升,在中者能化,郁散气平,脾胃通调,能食而运,力不补而自强,气血不培而自健也。汉人有谓燥中有补,信夫! 如阴津内耗,虚火妄动之人,切禁!

集方:治脾虚有寒湿,不能健运,为肿满胀泄不食诸证。或伤食不消,或气滞不行,或水道不利。用苍术八两、切片,米泔浸三日,晒微干,再拌黄土蒸半日,晒干,磨为细末,干姜七两,白术六两,厚朴、砂仁、茯苓各二两,人参、肉桂、木香各一两,后九味剉碎,俱用麸拌炒,和苍术共磨为细末,饧糖为丸梧子大,每早晚各服四钱,米汤下。○治人受风雨山蒸,瘴雾湿气,或头重目眩,胸腹胀满,或四肢困倦,腰疼重坠,或寒疝虚浮胀痛,或足膝痹肿不仁诸证。用苍术六两,切片制法如前,藁本、川芎、厚朴、陈皮、杜仲、胡卢巴、木瓜、防己各二两,后八味剉碎,俱用姜酒拌炒,和苍术共磨为末,红曲糊为丸梧子大,每早晚各食前服三钱,酒下。○治瓜果鱼腥生冷,有伤脾胃,或腹痛泄泻,胀满否塞;或积聚不清,霍乱吐利诸证。用苍术六两切片制法如前,吴茱萸、黄连三钱煎汤泡浸一宿,晒干,木香、厚朴、草果仁、半夏、扁豆各二两,红曲三两,白术四两,茯苓二两,人参一两,后十一味剉碎和匀,用黄土三钱,调醋一碗,俱拌炒,和苍术共磨为末,水发为丸。每早晚各食前服三钱,酒下。

本草汇言卷二

钱塘　倪朱谟纯宇甫选集　男倪洙龙冲之氏藏稿

沈琯西玙甫校正

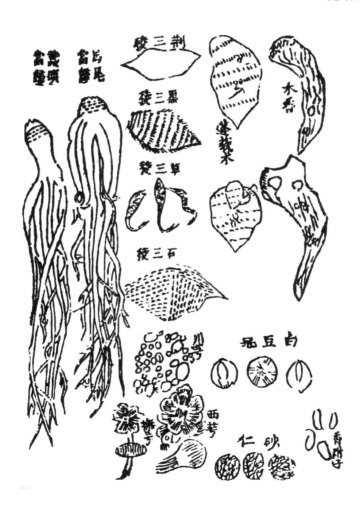

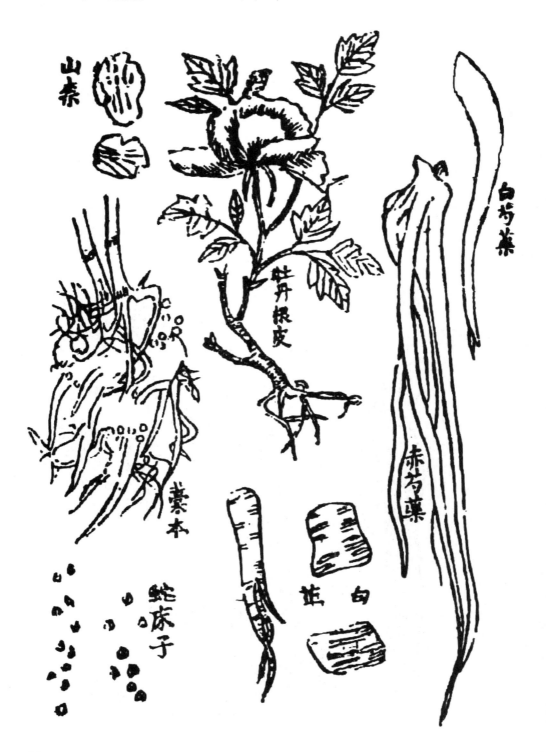

山茱

牡丹根皮

白芍葯

藁本

赤芍葯

蛇床子

莊白

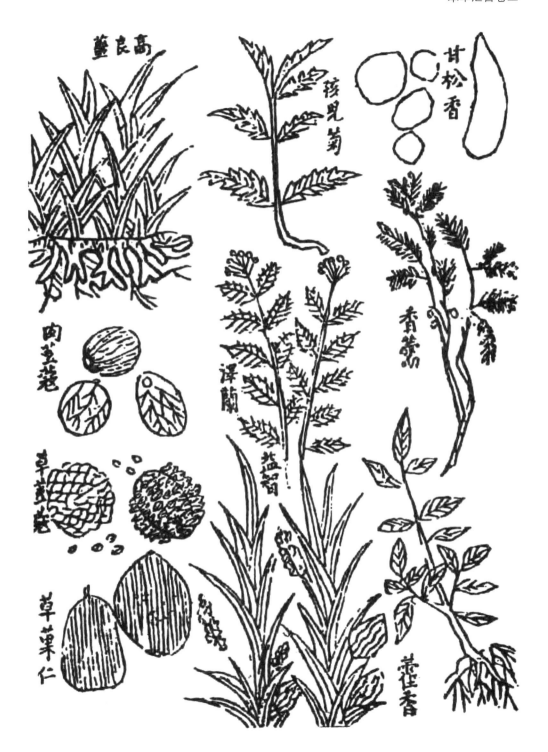

高良薑　孩児菊　甘松香　肉荳蔻　草荳蔻　草菓仁　澤蘭　益智　香薷　藿香

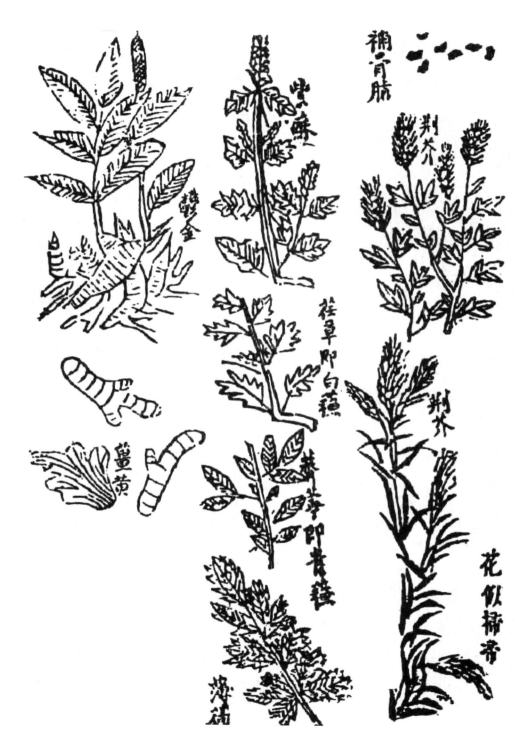

草　部

广木香

味苦、辛，气温燥。气味俱厚，可升可降，阴中阳也。入手太阴、阳明，足太阴、厥阴经，诸经气分药。

李时珍先生曰：木香，草类也。出天竺及昆仑南番诸国。今惟广州舶上来。广州一种，类木类藤，似是而非。滁州、海州一种，是马兜铃根，市肆以此相混，不可不慎也。《三洞珠囊》云：五香者，木香也。一株五根，一茎五枝，一枝五叶，叶间五节，故名五香。烧之上彻九天也。根形如枯骨，而味苦辛，粘牙者为良。凡修事，入理气药，只生用，不可见火。欲实大肠药，面裹煨熟用。○一说云：其香是芦蔓根条，左盘旋。采得一月，方硬如朽骨。其有芦头、丁盖子、色青者，是木香神也。

木香：能升降诸气，时珍乃三焦气分之药也。方龙潭稿盖诸气膹郁属于肺，故上焦气滞用之者，乃金郁则泄之也。中气不运属于脾，故中焦气滞用之者，乃脾胃得芳香则行也。肝气郁则为痛，大肠气郁则为后重，膀胱气郁不化，则为癃淋。故下焦气滞用之者，乃塞者通之也。所以《类证》方治气闭不利而两胁作痛，或寒冷积滞而胃脘作疼，或痢疾腹痛而后重赤白，或阴疝弦气而攻引小腹，是皆太阴、厥阴之证也，用木香治之最效。《本草》言治气之总药，和胃气、通心气、降肺气、疏肝气、快脾气、暖肾气、消积气、温寒气、顺逆气、达表气、通里气，管统一身上下内外诸气，独推其功。然性味香燥而猛，如肺虚有热者，血枯脉燥者，阴虚火上冲者，心胃痛属火者，元气虚脱者，诸病有伏热者，慎勿轻犯。

缪仲淳先生曰：木香禀木火之阳，具土大之精，清明开发、行药之神。

卢子由先生曰：木香，香草也。名木者，当入肝，故色香气味，各具角木用。亦入脾，故根枝节叶，亦各具宫土数。入脾则夺土郁，入肝则达木郁。《经》云：木郁则达之，土郁则夺之。夺土即所以达木，达木即所以夺土。土以木为用，木以土为基也。凡上而雾露清邪，中而水谷寒痰，下而水湿淤留，为痛为胀，为结为滞之证，无不宜通。一涉燥热，务宜斟量。

高元鼎先生曰：按木香《图经》谓生永昌，又云广州舶上来，又云生大秦国，又云产昆仑，则所出地土各异，是名同而实异可知已。《药性论》云：当以昆仑来者为胜，此绝不可得。又云西胡来者劣。今市肆所有，止白木香也。其味辛，其气温，专主诸气不顺。求其能辟疫毒、杀鬼精邪物，恐或未然也。肺虚有热者，慎勿犯之。《伤寒类要》所载治天行热病，若发赤豆斑，用青木香水煮服者，盖指昆仑来者一种，定非坊间所市。广州舶上来，世所常用之白木香也。今之马兜铃之根亦名青木香，非是。

《广济方》：治女人一切血气刺心，痛不可忍。用木香、牵牛、三棱、莪术，一服即定。加雷丸、苦练根，并杀一切虫积。○孙兆子方治赤白疾痢。用木香、川黄连、白芍药。惟身热、唇红、口渴者勿用。○《和剂局方》治一切气脉不通不顺，及冷气攻痛作泄，大怒后气逆胸膈胀满，两胁作痛。用木香、陈皮、砂仁、白豆仁、紫苏叶、防风。○霍道生《家宝方》治中气不省人事，闭目不语、如中风状。用广木香为末，冬瓜子煎汤灌下二钱。有痰盛者，加竹沥、姜汁。○《外台秘要》治耳卒壅闭。用广木香一两，枸杞子三两，共为末，每食后服二钱，白汤调服。○三韩李景纯方治一切下痢，不拘男妇小儿。用木香一两，川黄连一两，二味用水一升，同煎干，去黄连，将木香焙干为末，每用三钱，分作三服。第一服陈皮汤下，二服米汤下，三服甘草汤下。○刘羽石方治肠风下血。用木香、黄连各等分，为细末，入肥猪大肠内，两头扎定，煮极烂，连药共捣为丸。每早服三钱，好酒下。○《袖珍方》治恶蛇虺伤。用广木香二钱煎服，立效。○《外台秘要》治腋下湿臭。用广木香为末，不时搽之自干。○《和剂局方》治思虑伤心脾，精神短乏，面黄肌瘦，饮食不甘等证。用木香、人参、白术、黄耆、当归、茯苓、枣仁、远志、肉龙眼肉各一钱，水煎服，名归脾汤。○《方脉正宗》治妇人血瘀血滞，血胀血痛，或疝瘕，或癥癖，举发不常者。用广木香、小茴香、乳香、肉桂、玄胡索、香附、桃仁、砂仁各一两，牛膝二两，当归三两，川芎一两五钱，白术四两，俱用酒拌炒过，研为末，炼蜜丸梧子大。每服五钱，空心白汤下。

白豆蔻

味辛，气温，无毒。味薄气厚，轻清而升，阳也浮也。入手太阴经。

苏氏曰：白豆蔻出伽古罗国，今广州、宜州亦有之，但不及番舶来者佳。其草本似芭蕉，叶似杜若，长八九尺，光泽而厚，冬夏不凋。开花浅黄色，结子作朵，如葡萄初生微青，熟则变白。其壳白厚，其仁如缩砂蔤也。七八月采之，入药去皮，炒用。

白豆蔻：温中开胃，《开宝》消食下气之药也。_{汤济庵稿}凡冷气哮喘，痰嗽无时；或宿食停中，呕吐腹胀；或瘴疟寒热，久发不休；或中酒中气，眩晕烦闷；或暴发赤眼，翳脉遮睛诸证，皆脾肺二藏之气，寒郁不和之故也。用白豆仁辛温开达，能行能运，_{李时珍}能消能磨，流行三焦，荣卫一转，诸证自平矣。凡喘嗽呕吐，不因于寒而因于火者，疟疾不因于瘴邪而因于阴阳两虚者，目中赤脉白翳，不因于暴病寒风而因于久眼血虚血热者，皆不可犯。又如火升作呕，因热腹痛，法咸忌之。

缪仲淳先生曰：白豆蔻感秋燥之令，而得地火金之气，故其味大辛，性大温，宜其入主手太阴、足阳明也。其治积冷吐逆，因寒反胃，暖能化物，故主消谷，温能通行，故主下气，羲皇言之详矣。东垣用以散肺中逆气，宽膈进食，去白睛翳膜,亦散滞之功也。

卢子由先生曰:脾胃之受盛水谷以成酝酿,若䐈中之糜烂有形也。其所以成酝酿者,藉肾间动气曰先天,又若䐈底之灼然薪炭耳。更藉肺气吸呼曰后天,又若䐈底薪炭,轮机动扇,乃得灼然薪炭耳。白者肺色,洁白以成休德也。豆曰肾谷,受盛膲肉之䐈器也。味大辛,气大热,宁非火然泉达之机乎?

《广济方》:东垣治哮喘痰逆,不拘冷热。用白豆蔻、麻黄、杏仁、桑白皮、甘草。○同前治宿食不消,中满呕逆。用白豆蔻、红曲、砂仁、枳实、白术。○同上治瘴疟寒热,呕吐胃弱,饮食不进。用白豆蔻、人参、白术、陈皮、半夏、厚朴、生姜。○张文中方治中酒呕逆,恶心。用白豆蔻、陈皮、干葛、木瓜、砂仁。○《医通》治中气厥逆,眩晕卒倒。用白豆蔻、人参、黄耆、木香、半夏、乌药。○东垣《药性论》治眼目赤障。用白豆蔻、桑皮、柴胡、生地、连翘、荆芥。○治脾虚白睛生翳障。用白豆蔻、白术、白蒺藜、决明子、甘菊花、密蒙花、木贼草。○《调元宝笈》治胃虚反胃,及因寒呕吐。用白豆蔻、人参、生姜、陈皮、藿香、白术。○妇医郭道子传治妇人一切气逆不和。用豆蔻、藿香、乌药、陈皮、木香。○《肘后方》治人忽恶心。多嚼白豆蔻立止。○危氏《得效方》治小儿胃寒吐乳。用白豆蔻、砂仁各十四颗,炙甘草二钱,共为细末,常掺入儿口中。○《济生方》治脾虚反胃。用白豆蔻、砂仁各二两,丁香一两,陈白米一升,好净黄土拌炒焦,去土细研,姜汁和丸,每二三钱,姜汤下。

香附子

味苦、辛、甘,气温涩,无毒。入足厥阴,亦入手太阴经。能行十二经八脉气分,可升可降,阳中之阴,气厚于味,血中之气药也。

李时珍先生曰:《别录》莎草,不别根苗。后世仅用其根,名香附子,并不知莎草名矣。生田野下湿地,所在都有。唯陇西、涪都、两浙最饶。又广东高州者独胜。苗似草兰而柔,又似细菅而劲。叶心有脊似剑,又似菖蒲、吉祥草辈,光泽亦同。嫩绿萧疏,可以为笠及雨衣,疏而不沾。五、六月中抽一茎,三棱中空。茎端复出数叶。开青色花,成穗似黍,中有细子,似葶苈、车前子状。根多白须,须下另结子一二枚,转相延生。外裹细黑茸毛。大者似羊枣,两头尖。耐水旱,虽分劈亦不死。采时燎去毛,曝干用。凡用法,以童子小便浸炒,或以酒、醋、盐水浸炒。诸法各随证用之。又和稻草煮之,味不苦。

香附:王好古开气郁,调血滞之药也。方龙潭稿善主心腹攻痛,积聚郁结,痞满癥瘕,崩漏淋血。乃血中气药,为妇科之仙珍也。虽应病多方,妙在制法得其所宜。故古方有盐、醋、酒、便四法之制,各因其所用也。如心腹攻痛,积聚痞块,坚实而不消者,宜用盐制。盐之味咸,咸能润下,能软坚也。若胎前产后,崩漏淋带,污浊而不清者,宜用醋制。醋之味酸而辛,酸可以敛新血,辛可以推陈物也。若跌扑损伤,或肿毒未溃,瘀血死血,留滞而不散者,宜用酒制。酒之性温而善行,温能通血脉,行能逐留滞也。至如便制之法,童便阴之质也,阳之用也。味咸而降。若血虚之证,或兼气有所郁,以致血脉衰少,夜热骨蒸者,非便不能养其血,非附不能行其气也。东垣又谓治一切气,肝胀胁气,腹痛肾气,膀胱冷气,阴疝弦气。世医专以治妇人崩漏带下、月经不调者,皆降气调气,散结理滞之所致也。盖血不自行,随气而行。气逆而郁,则血亦凝涩。气顺则血亦从之而和畅,此女人崩漏带下、月事不调之病,所以咸需之耳。然须辅之以益血凉血之药。气虚者兼入补气药,乃可奏功也。若阴虚血燥火盛,真气衰微,干咳咯血,及血热经水先期者,法当用滋阴润养之药。误用香附,病必转甚。然损气是香附之常道也,如木草称为充皮毛、长须眉,久服令人益气。总属行气开导,散郁结有余之气而使之和平,则气自益也。

　　李氏《纲目·发明》曰:古方不言治崩漏,而时方用治崩漏,大有奇功,是行气而又能止血也。能逐瘀血,是又推陈也。古方不言补虚,而时方言益老人者,何也?盖行中有补也。盖天之所以为天者,健运不息,所以生生无穷。香附之气平而不寒,香而能达,利而不损。其味辛能散,苦能降,甘能和,周身经络无所不到。生则上行胸膈,外达皮肤;熟则下走肝肾,外彻腰足。炒黑则止血,酒浸炒则行经络,醋浸炒则疏肝气;姜汁浸炒则化痰饮,童便浸炒则入血分而补虚。盐水浸炒则入血分而润燥。得参、术则补气,得归、地则补血,得木香则疏滞和中,得檀香则理气醒脾,得沉香则升降诸气,得茯苓则交济心肾,得芎藭、苍术则总散诸郁,得栀子、黄连则降火清热,得茴香、骨脂则引气归元,得厚朴、半夏则决壅消胀,得紫苏、葱白则解散表邪。得三棱、莪术则消磨积块,得艾叶则治血气、暖子宫。乃气病之总司,女科之主帅也。诸书皆云益气,而俗有耗气之说,宜女人不宜男子者,谬矣。盖妇人以血用事,气行则无疾;老人精枯血闭,惟气是资;小儿气日充则形乃日固,凡病多属气滞而馁,故香附于气分为君药,臣以参、耆,佐以甘草,治虚怯甚速也。《经验方》有交感丹,凡人中年精耗神衰,盖由心血少,火不下降;肾气惫,水不上升,致心肾隔绝,荣卫不和。上则多惊,中则寒痞,下则虚冷遗精,庸医徒知峻补下田,非惟不能滋阴,反见衰悴。但服此方半年,谢去一切暖药,屏绝嗜欲,其效不可殚述。韩氏方治百病黄鹤丹,治妇人青囊丸,随宜用引辄效。黄鹤丹:用香附一斤,黄连半斤,洗晒为末,水糊丸。如外感葱、姜汤下,内伤米汤下,气病木香汤下,血病当归汤下,痰病白汤下。青囊丸:用香附一斤略炒,乌药五两略炮,为末,水醋煮,面糊丸。如头痛,茶下;痰气,姜汤下,多宜酒下为妙。此皆行气而益气、行血而生血也。又气血闻香即行,闻臭即逆。凡痈疽疮疡,皆因气滞血凝所致,宜服香附,引气通血,进食宽中,大有效也。

　　卢不远先生曰:胸为肺金之部分,气为肺金之所司,皮毛为肺金之所主。香附子功能解表利水。所以泄金之郁,解表而利小便也。用合众香,能发诸香气,是以性专捭阖,开发上焦,宣五谷味,熏肤充身泽毛,若雾露之溉,中焦亦得藉之以宣化,下焦亦得藉之以宣渎,而为诸药之先聘通使。

张卿子先生曰:按韩氏方称香附于气分为君药,统领诸药,随用得宜,为妇人气病要剂。然性燥而苦,独用、多用、久用,反能耗气损血。其所主治,调气和血,皆取其治标,非治本也。如惧燥烈,以童便酒煮可也。

《圣惠方》:《方脉正宗》治心腹攻痛。用香附子一斤,乌药八两,甘草一两,俱酒洗炒,磨为末,每服二钱。○《经验方》治积聚癥癖。用香附子一斤,盐水浸炒,莪术四两,酒浸炒,共为末,每服二钱。○许学士方治血崩淋漏不止。用香附一斤,童便浸透炒,炒时不住手洒童便,火勿猛,炒一昼日为度。以木耳五两,纸包裹,以新瓦两片夹定,绳缚泥固,火煅存性,觉烟起良久,急去火,置冷地上。候冷取出,同香附研极细如面,每用七八分,淡醋汤调,空心服。○《和剂局方》治一切气病,能升降诸气。凡病噎塞、噫气、吞酸、痞胀、喘满痰逆、呕恶烦闷,虚痛走注,常服开胃消痰、散壅思食,早行山行,尤宜服之。去邪辟瘴,用香附子四十两,炒,甘草八两,炙,沉香二两,砂仁五两,共为极细末,每服一钱,白汤调服。○陈自明方治痈疽肿毒初起。用香附子四钱,酒浸炒,乳香、没药各一钱,白芷、赤芍药、当归尾、金银花各三钱,水酒各半煎服。○嵇氏家抄治跌扑损伤,瘀血凝滞肿痛。用香附子酒浸炒三钱,当归尾、桃仁泥各二钱,乳香、没药各一钱,酒水各半煎服。○《济阴方》治妇人夜热骨蒸,阴虚血少者。用香附一斤,童便浸三日,再用童便煮酥,捣成膏;怀熟地四两,酒煮捣膏;沙参、麦冬、地骨皮、黄檗、牡丹皮、丹参各三两,共为末,炼蜜丸,每早服三钱,白汤下。○《永类钤方》治小肠疝气冲发。用香附子、玄胡索、小茴香各二两,共为末,每服二钱,用海藻一钱,煎汤服。○《圣惠方》治肝胁胀痛。用香附子三钱,芦荟一钱,白芥子五钱,牡丹皮二钱,共为末,红曲打糊,丸黍米大。每服二钱,白汤下。○《医学通旨》治心胃痛。用香附、莪术各三钱,木香、槟榔、白牵牛各二钱,共为末,每服二钱,白汤下。○《产宝方》共五首治妇人女子经候不调,一切诸病。用大香附子去毛,水洗净一斤,分作四分,四两醇酒浸,四两醇醋浸,四两盐水浸,四两童便浸。春三、夏一、秋五、冬七日,滤干晒燥,微炒磨为末。气虚加四君子料,血虚加四物料,有痰加贝母、杏仁,有热加知母、黄檗,热燥加天麦冬,夜热加地骨皮、银柴胡、牡丹皮。○治妇人气郁血衰,头眩腹满。用香附子醋浸炒四两,茯苓、当归各二两,陈皮、甘草各一两,共为末,每服二钱,白汤下。○治妇人五色漏带或血崩。用香附子四两,醋浸炒焦为末,每服三钱,白汤调服。○治妇人胎气不安,恶阻不食,气不升降,呕吐酸水,起坐不安。用香附子四两、醋浸炒;藿香叶二两,甘草八钱,共为末,每服二钱,白汤下。○治妇人一切头痛。用香附子，醋、童便浸炒为末，每服二钱，日二。除杨梅风毒头痛不用。○《简易方》治男妇大小，目睛作痛，冷泪羞明。用香附子五两、童便浸三日，水洗净，晒干炒，夏枯草三两，微炒，俱研为末，每早晚各食后服二钱，茶调下。○《经验方》治聤耳出水。用香附子炒黄，为极细末，以绵子作捻蘸入。○铁瓮先生传治牙疼、牙宣，兼乌须。用香附子三两，盐水浸半日，炒青盐，生姜各五钱，为末，日擦牙。○《袖珍方》治蜈蚣咬伤。嚼香附涂之，立效。○《妇人良方》治妇人脾胃虚冷，子宫寒闭，气盛痰多，不能生育。用香附子一斤，童便浸三日，滤干，加蕲艾四两，用醇酒同煮干，晒燥，俱炒焦黑，研为末，枣肉丸梧子大。每早服三钱，白汤下。

家宝丹：专治产难，胎衣不下，或胎死腹中，或血晕、血胀、血烦、血闷，及产后小腹痛、如刀刺，兼治产后一切杂病，或中风中气，乳肿血淋，平时赤白带下，呕吐恶心，心气抑郁，经脉不调或不通，番胃膈食，饮食无味，手足顽麻，一切风痰俱效。香附子、童便浸二日，晒干；川乌、草乌，用酒煮一日，晒干；苍术、米泔浸一日，晒干，各四两；当归、酒洗，白附子各二两，麻黄滚汤泡去沫，桔梗、甘草、防风、白芷、川芎、人参、大茴香、黑荆芥、白术各三两，木香、血竭、细辛各一两，共十九味，总在锅内微炒燥，磨为极细末，炼蜜丸弹子大，每丸重二钱，酒化开，和童便化下，男妇年久腹痛，服两三丸即愈。室女经脉不通者，用桃仁、红花煎汤下。劳热肺有火者不宜用。

缩砂仁

味辛、甘、涩，气温，无毒。阳也浮也。入手足太阴、阳明、太阳、少阴八经。

苏氏曰：生西海西戎波斯诸国，今从东安道来。岭南山泽亦有。苗茎并似高良姜，高三四尺，叶长八九寸，阔半尺许。三、四月花开在根下，五月成实，五七十枚作一穗，似益智而圆，皮紧厚而皱，有粟纹，外刺黄赤，一团八隔，可四五十粒，形似黍稷，表黑里白，辛香似白豆蔻仁。八月采取，气味完固也。修事：去壳，焙燥，研细用。辛香，亦可充调食味。

砂仁：杨士瀛温中和气之药也。陈五占稿治脾胃虚寒，腹痛吐泻，或脾胃郁滞，水谷不行，或伤酒停饮，呕吐恶心；或寒暑不调，霍乱吐利；或肺中受寒，上气咳嗽；或肾气泛溢，奔豚走疰。又若上焦之气梗逆而不下，下焦之气抑遏而不上，中焦之气凝聚而不舒，用砂仁治之，奏效最捷。然古方多用以安胎，何也？盖气结则痛，气逆则胎不安。此药辛香而窜，温而不烈，利而不削，和而不争，通畅三焦，温行六府，暖肺醒脾，养胃益肾，舒达肝胆不顺不平之气，所以善安胎也。又有不宜用者，凡腹痛由于内热，泄泻由于火邪，胎痛由于血热，肿满由于湿热，上气咳嗽由于火动迫肺者，咸宜禁之。

韩氏《医通》曰：缩砂香而能运，属土与火，主启脾调胃，引诸药归宿丹田，调和五藏冲和之气，故入补肾药用。同地黄蒸和，取其达上下、济水火也。

沈则施先生曰：砂仁温辛香散，止呕通膈，达上气也；安胎、消胀，达中气也；止泻痢，定奔豚，达下气也。与木香同用，治气病尤速。

缪仲淳先生曰：缩砂蔤气味辛温而芬芳，香能入脾，辛能润肾，故为开脾胃之要药，和中气之正品。若兼肾虚，气不归元，非此为向导不济，殆胜桂、附热毒之害多矣！王氏谓得人参、山药、益智，则入脾；得黄蘗、茯苓则入肾；得酸枣仁、龙眼肉，则入心；得赤白石脂则入大小肠也。

卢子由先生曰：其花实在根，若芙蕖之本，敛缩退藏之谓蔤矣。犹夫其息以踵，孕毓元阳，保任冲举者也。是故升出降入，靡不合宜，宁独对待阴凝，开发上焦，宣五谷味，苏胃醒脾而已。即虚可补，胎可安，滑可涩，脱可收，渗可弥，奔豚可下。乃若解毒散滞、伸筋舒郁，化痞却痛，彻饮调中，开噎膈，摄吐逆，此正开发上焦，宣五谷味，苏胃醒脾之功力也。

集方：《方脉举要》治泄泻兼呕吐，及不思食。用缩砂仁、人参、橘皮、藿香、白茯苓、白芍药、炙甘草。○《方脉撮要》治干霍乱累效。用缩砂仁两许，炒为末，入食盐三钱，滚汤一碗泡浸，冷服。○《直指方》治遍身肿满，阴亦肿者。用缩砂仁、土狗一个，等分研和，白汤服之。○陶隐居方治子痫昏冒。用砂仁和皮炒黑，热酒调下二钱。不饮者米汤下。此方安胎止痛，其效不可尽述。○孙尚士方治妊娠胎动，偶因所触，或跌堕伤损，致胎不安，痛不可忍者。用砂仁炒热捣碎，每服二钱，热酒调下，须臾觉腹中胎动极热，即胎已安矣。○《方脉撮要》治伤饮食油腻，瓜果、酒面、乳茶等物，用砂仁、苍术、草果、干葛、陈皮、茯苓、生姜。○《医方心镜》治奔豚气。用砂仁、茴香、吴茱萸、川黄连。

倪氏家传介繁安胎方：初受孕时服。过五个月则不用。砂仁、藿香、陈皮、桔梗、益智仁、苍术、黄芩各二钱，甘草、苏叶、厚朴各一钱，枳壳三钱，小茴香炒一钱五分，分作三服，每服水钟半，煎七分，空心温服。

《广笔记》治男妇翻胃呕吐，饮食不通。此是寒痰，在胃脘结阻，诸药不效，此方极验。用砂仁、沉香、木香各二钱，血竭、乳香、玄胡索各一钱五分，没药、麝香各八分，共研极细末。烂米糊为丸，如弹子大。用辰砂末一钱五分，为衣。见是患者，用烧酒磨服。男妇腹痛，诸气作痛，产后诸气攻心作痛。用陈酒磨服。小儿天吊作痛，啼叫不已，用葱汤磨服。○治男子妇人一切七情之气不和，多因忧愁思虑，忿怒伤神；或临食忧戚，或事不遂意，使抑郁之气，留滞不散，停于胸膈之间，不能流畅，致心胸痞闷，胁肋虚胀，噎塞不通，吞酸噫气，呕哕恶心，头目昏眩，四肢困倦，面色痿黄，口苦舌干，饮食减少，日渐羸瘦；或大胀虚闭，或因病之后，胸中虚痞，不思饮食，并皆治之。用砂仁、茯苓、半夏、白术、桑皮、大腹皮、青皮、紫苏叶、肉桂、乌药、木香、赤芍药各二钱，甘草五分，生姜三片，黑枣三个，水煎服。如面目浮肿，加猪苓、泽泻、车前、葶苈各一钱。气块耕痛，加三棱、莪术各一钱五分。

蓬莪术

味苦辛，气温，无毒。阳中之阴，降也。入足厥阴肝经气分药也。

苏氏曰：蓬莪术，生西戎及广南诸郡州，今浙江抑或有之。三月生苗，在田野中。其茎如钱大，高二三尺，叶色青白，长一二尺，大五六寸，颇类襄荷，五月黄花作穗，花头微紫，根如生姜，而术在根下，状如鸡鸭卵，大小不常。九月采削，去粗皮，蒸熟晒干用。此物极坚硬难捣，用湿纸包裹，于灰火中煨令透，乘热捣之，即碎如粉。今人多以醋炒、酒炒，亦良。好恶并生，恶者有毒，能杀人。好者无毒，能攻疾。土人取之，先放羊食，不食弃之。○陈氏藏器云：一名蓬莪，黑色；二名蒁，黄色。三名波杀，味甘，有大毒也。

蓬莪术：行气破血，日华为血中气药也。杨小江稿特破血中之气，入气药，发诸香，主诸气诸血积聚，为最要之品。若心腹攻痛，痞积气块而每发无时；若胃脘作疼，牵引背胁而痛难展侧；若吞酸吐酸，刺心如醋而胸膈不清；若停食停饮，霍乱吐泻而蓦然暴作；若奔豚、疝瘕，攻疰小腹而挺痛勿安；若盘肠内钓，肚腹绞痛而面色青黑。凡病食、饮、气、血、痰、火停结而不运，或邪客中下二焦，藏府壅滞，阴阳乖隔，不得升降；或郁久不通而致损脾元者，虽为泄剂，用此顷能拨邪反正，诸疾自平，通胃行食，故本草称为益气健脾，良有以也。又孙氏方治气短不能接续，以集香丸及诸汤散中多用之，使结通滞行，阴阳和平，则短抑而不接续之气自顺矣。但行气破血，散结消滞，是其功能之所长。若妇人小儿，气血两虚，脾胃素弱，而无积滞者，不可妄投。即有血气凝结，饮食积滞，亦当与健脾养胃、补益元气药同用，方无虚虚之失。

集方：《卫生方》治胃脘及心腹攻痛，连及背胁，痛不可忍。用蓬莪术二两、醋煮，木香一两，牵牛初次末五钱，蒌仁霜五钱，共和匀，每服三钱，白汤调服。时发者可绝根。○马氏《小品》治霍乱吐利欲死。用蓬莪术、藿香、滑石、槟榔、厚朴、葱头，水煎冷服。○《丹溪心法》治吞酸吐酸。用蓬莪术一两，川黄连五钱，吴茱萸五钱，同煮，去吴茱萸，水煎服。○郎一安方治奔豚疝瘕。用蓬莪术、肉桂、小茴香各等分，为末服。○《备急方》治盘肠内钓，面目仰视。用蓬莪术、硼砂、钩藤、胆星、石菖蒲各等分，水煎服。○《济阴良方》治妇女血瘕，痞块攻作。用蓬莪术一两，干漆五钱，共为末，红曲打稀糊，丸绿豆大，每早服五分。○《保幼全书》治一切饮食停滞积聚及小儿癥癖。用蓬莪术、陈皮、人参、砂仁、京三棱、肉豆蔻、青皮、麦芽、谷芽、木香。○《保幼全书》治小儿盘肠内钓痛。以蓬莪术五钱，阿魏一钱，化水浸蓬莪术周时，焙干研末，每用二分，紫苏汤下。○《万病回春》治痢疾初起，里急后重腹痛，脓血窘迫。壮盛人一剂寻愈。用莪术煨一钱五分，生地、赤芍药、归尾、槟榔、枳壳、牵牛微炒捣碎，黄连、大黄各二钱，水煎，空心温服，以利为度。如见上证，虚弱人不便骤行者，以化积药清之。

用莪术煨一钱，白芍药、黄芩、黄连各一钱五分，升麻八分，槟榔、木香、当归、枳壳各一钱二分。○《方脉正宗》治下痢稍久，宜调和也。用莪术煨五分，当归、白芍药、桃仁、川芎、黄连、黄芩各一钱二分，升麻六分，水煎服。人虚者，加人参、黄耆各二钱，白茯苓一钱。小便不通，加泽泻、车前子各一钱。

荆三棱

味苦、辛，性平，无毒。入足厥阴、足太阴经。

苏氏曰：荆三棱生荆、襄、江淮、河陕皆有之，多在浅水旁，或荒废陂池湿地间。春时丛生，夏秋抽茎，茎端复出数叶。开花六七枝，色黄紫，作穗细碎。结子如粟。茎叶花实俱有三棱，与莎草一样，但极长大。其本光滑，中有白穰，剖之织物，柔韧如藤。本下有魁，初生成块如附子，亦有匾形者。从旁横贯一根，复连数魁，或作苗叶。其形长匾，须皮黄褐，削去须皮，宛如鲫状。体重者，京三棱也。圆小如梅，轻松而黑者，黑三棱也。其根不生苗，根上又生细根，钩曲如爪者，鸡爪三棱也。大小不常，其色俱黑，去皮即白。三者本是一种，因状赋名，各适其用，非二种也。又河中府有石三棱，根黄白色，形如钗股，叶绿如蒲，苗高及尺。四月开花，色如蓼花。五六月采根，根色黄白，坚重如石，亦能消积。○**江氏**云：今所用三棱，皆淮南之红蒲根也。秦州尤多。其体圆坚重，亦有匾者，不复有三棱。不知何缘命名为三棱。虽御院医，亦不辨识。流习既久，舛讹极矣。细辨之，其根形匾长，多黄黑须，削去须皮，乃如鲫状而有棱者是也。

荆三棱：破血通经，李时珍为气中血药也。金自恒稿盖血随气行，气聚而血不流，则生瘀滞之患。若老癖癥瘕，积聚结块，产后恶血血结，或食积蛊疾，膜胀痞坚，肠痈肚疽。凡病胸腹肠胃之间，急疾不通，非此不治。此药苦能泄，辛能散，入血则破血，入气则破气。故陈氏方谓能逐产后败恶宿血，在所必需。血属阴而有形，此所以治一切凝结停滞有形之坚积也。洁古氏用以治心膈痛，饮食不消。海藏氏用以行肝经积血，皆与《本经》之意合耳。但攻辟而至烈，摧拉而不辞。有斩关夺将之功者也。能伐人真气，元虚者忌之。

缪仲淳先生曰：荆三棱、蓬莪术二药，俱能泻真气。真气虚者勿用。此见谛之言也。故凡用以攻导，必资人参、耆、术、归、芍之力，而后可以无弊。东垣氏五积方，皆有人参，意可知已。何者？盖积聚癥癖，必由元气不足，不能运化流行致之。欲其消也，必藉脾胃气旺，能渐渐消磨解化，以收平复之功。如只一味专用克削，则脾胃之气愈弱，后天之气益亏，将见故疾不去，新病复至矣。可不慎哉！

集方：《圣济总录》治一切坚症、老癖、积聚。用京三棱、蓬莪术、香附、玄胡索、肉桂、牡蛎、人参。○《千金翼方》治膨胀。用荆三棱、白术、砂仁，少加川黄连。○《千金翼方》治蛊疾腹胀如鼓，内有虫者。用荆三棱、乌梅肉、川椒各五钱，共为细末，巴豆肉、去油六分，和匀梧子大。每早空心服一钱，白汤下。○窦氏方治肚内痈疽脓已成、难出者。用荆三棱、穿山甲、红蜀葵根各等分为末，每早服二钱，生酒下。○《妇人良方》

治产后一切恶血停滞，及月水不通、少腹作痛。用荆三棱、红花、当归尾、川芎、赤芍药、肉桂、牛膝、玄胡索、五灵脂。○《脾胃论》方治一切食积，并气壅塞不利。用荆三棱、陈皮、青皮、砂仁、红曲、麦芽、肉豆蔻、山查、川黄连。○《外台秘要》治乳汁不下。用荆三棱三个、切片，水二碗，煎汁一碗。洗奶，取汗出为度，极效。○《圣济总录》治反胃恶心，药食不下。荆三棱炮一两，母丁香三分，共为末，每服一钱，白汤调下。

芎䓖

味辛、苦，性温、平，无毒。少阳引经药，入手足厥阴气分。

李时珍先生曰：芎䓖，蘼芜根也。此药上行，专治头脑诸疾，故名芎䓖。出川中者为胜，出胡戎者曰北芎，关中者为西芎，蜀中者为川芎，天台者为台芎，江右者为抚芎。皆因地而名也。○苏氏曰：蜀地少寒，人多栽莳，秋深茎叶亦不萎也。清明后，宿根生苗，即分其枝，横埋土中，则节节作根生苗也。四月生叶，似水芹，微窄，有叉。又似白芷而细，亦似胡荽而壮。又一种叶细似蛇床者，茎叶俱香，茎细节大，纤柔丛翠。五月采叶作饮，极香美。六七月开碎白花，如蛇床子花。八月后根下结芎䓖。园圃种莳者，根形块大，实而多脂；山生者，细瘦辛苦。十月采根，非时则虚恶不堪用。关中出者，形块重实，形如雀脑。蜀中出者，块大色白不油，嚼之味辛而香也。楚人谓萧人曰：有麦曲乎？有鞠䓖乎？河鱼腹疾奈何？二物皆能治水湿，故以喻之。丹溪治六郁越鞠丸中，用此为首品。

芎䓖：上行头目，下调经水，薛潭中开郁结，时珍血中气药也。御医门吉士稿尝为当归所使，非第治血有功，而治气亦神验也。凡散寒湿，去风气，明目疾，解头风，除胁痛，养胎前，益产后，又癥瘕结聚，血闭不行，痛痒疮疡，痈疽寒热，脚弱痿痹，肿痛却步，并能治之。味辛性阳，气善走窜，而无阴凝黏滞之态。虽入血分，又能去一切风，调一切气。凡郁病在中焦者，须用川芎开提其气以升之。气升则郁自降也。凡血痢已通而痛不止者，乃血虚气滞，须加川芎，则使气行血调，其痛立止也。故同苏叶，可以散风寒干表分；同蓍、术，可以温中气而通行肝脾；同归、芍，可以生血脉而贯通营隐。若产科、眼科、疮肿科，此为要药。凡病人上盛下虚，虚火炎上，咳嗽痰喘，自汗盗汗，咽干口燥，发热作渴，内热生烦，阴极发躁，中气短怯，并禁用之。

陈廷采先生曰：按川芎，《本草》言不宜单服久服，单服久服则走散真气，令人暴亡。无乃因其气味辛温发散之故欤？前古医工，每于四物汤中用川芎，十仅存一，亦鉴此戒，奈何乡落愚民，罔明药性，时采土芎烹茶，自谓香美可口。气体稍实，侥幸无虞；倘涉虚羸，鲜不蒙其祸者，戒之慎之！司业者无忽也。

卢子由先生曰：川芎古名穹穷。穹，高也；䓖，究竟也。言主治作用也。故主风中头脑，或脑痛，或头脑俱痛，此风气通于肝，亦即春气者，病在头也。力能直达肝用，从踵彻巅，一鼓而邪自退矣。

集方：《御药院方》妇人气厥头痛，及产后头痛。用川芎、乌药各等分为末，每服二钱,茶调下。○《简便方》风热头痛。用川芎、黄芩各等分为末,每服二钱,白汤下。○《灵苑方》经水三月不行,验胎法:用川芎、当归、蕲艾各二钱,水煎服,微动者是胎,不动者非也。○《圣济总录》治酒癖胁胀,不时呕吐,腹有水声。用川芎、三棱,俱酒炒,各一两为末,每服二钱,白汤调下。○《全幼心鉴》小儿脑热,好闭目;或太阳痛,或目赤肿。用川芎、薄荷叶、玄明粉各二钱,以少许吹入鼻内。○《广济方》齿败口臭。川芎煎浓汁含之。○《本事方》牙齿肿痛。用大川芎一个,陈糟内藏一月,取焙,入细辛同研为末,擦痛处。○《普济》诸疮肿痛。用川芎五钱为末,入轻粉五分,麻油调搽。○《章氏医铠》治血瘕疼痛。用川芎、当归、干漆、玄胡索、五灵脂、白芍药、三棱、牡蛎粉各等分,为丸,每服三钱。○方君实传治血虚头痛。用川芎、甘菊花、当归、白芍药、熟地黄各二钱,水煎服。火盛者加童便。○《产宝方》治子死腹中。用川芎、当归尾、肉桂、牛膝各三钱,为末服。○《妇人良方》血崩久不止。用川芎、续断、怀熟地、鹿角胶、杜仲、山茱萸、五味子、人参、黄耆、酸枣仁,各等分为丸,每服三钱。

蘼芜

味辛,气香,性温,无毒。入手少阴、足少阳、厥阴经。

陈氏曰:此芎藭苗也。其茎叶蘼弱繁芜,故名。生雍州川泽及冤句,今出历阳,处处多种。四五月苗叶曝干,盖嫩苗未结根时,则为蘼芜,既结根后,乃为芎藭。大叶似芹者,为江篱。细叶似蛇床者,为蘼芜。乱人者,若芎藭之与藁本,蛇床之与蘼芜,亦指细叶者相类而言也。又言蘼芜香草,可藏衣中。

蘼芜:《别录》主头风风眩之药也。林德耀此药气味芳香清洁,故去风散湿。本草所称,主咳逆,定惊气,除蛊毒,消鬼疰。作饮止泄泻,皆辛香发越郁遏不正之气欤!

卢不远先生曰:蘼芜辛温虚达,得青阳之气,通甲胆之精,辅神明之用者也。

当 归

味苦、辛、甘,性温,无毒。入手少阴、足太阴、厥阴经,血分之药也。

《别录》曰:当归生陇西、川蜀山谷,人多栽莳为货。及江宁、滁州亦有之,以蜀中者为胜。春生苗,叶有三瓣。七、八月开花,似莳萝花,浅紫色。根黑黄色。以肉厚而不枯者为胜。二八月采根。○李氏曰:出当州、宕州、翼州、松州、秦州、汶州。以宕州者最胜。有二种,一种似大叶芎藭者,名马尾归,今人多用;一种似细叶芎藭者,名蚕头归,乃溧阳出者,不堪用。按本草诸书,以秦归头圆尾多、色紫气香、肥润者名马尾归,最胜他处者。头大尾粗、色白坚枯者,为镵头归,止宜入发散药。韩氏言"川产者力刚而善攻,秦产者力柔而善补"是矣。又江浙出一种土当归,气芳香,头大尾少而短,性坚硬,肉色白,即镵头归之类。○又头尾功效各异。凡物之根,身半已上,气脉上行,法乎天;身半以下,气脉下行,法乎地。人身法象天地,则治上当用头,治中当用身,治下当用尾,通治则全用,乃一定之理也。

当归:生血养血,时珍止血活血之药也。须四可稿若吐血、衄血、淋血、便血,或经漏失血,或产崩损血,皆血走也。必用归头以止之。如阴虚不足,精神困倦;或惊悸怔忡,健忘恍惚,皆血少也,必用归身以补之。如疮疡目痛,痈疽肿毒;或跌扑损伤,或经闭淋沥,皆血聚也,必用归梢以破之。如筋骨牵强,遍身疼痛,皆血滞也,必用归头、身、梢,全用以活之。盖心主血,脾统血,肝藏血,归为血药,故专入足三阴血藏,能引诸血,各归其所当归之处,故名当归。如产后气血昏乱,仓卒之际,服之即定,能使气血归还也。又脉者,血之府也。诸血皆属心,凡通脉者,必先补心。补心必先益血。故仲景治手足厥寒,脉细欲绝,虽用参、附、姜、桂,必用当归领之,即通脉归旋之意也。又诸病夜甚者,血病也,宜用之。诸病虚冷者,阳无所附也,宜用之。又按《本经》主咳逆上气,温疟寒热,洗洗在皮肤中。议者以当归血药,如何治咳逆上气、与温疟寒热也?殊不知当归非独主血,按其味甘苦兼辛,辛中常有发散之意,乃血中气药也。况咳逆上气,非止一端,亦有阴虚阳无所附,以致然者。用血药补阴,则血和而气降矣,何咳逆之不可已乎?温疟寒热,不在皮肤外、肌肉内,而洗洗在皮肤中。观夫皮肤之中,营气之所会也。温疟延久,营气中虚,寒热交争,汗出洗洗。用血药养营,则营和而与卫调矣。营卫调和,何温疟之不可止乎?然性味温辛,虽能补血养营,终是润滑之体。大凡脾胃不实,泄泻溏薄,与夫风寒未清,恶寒发热,表证外见者,并禁用之。即在胎前产后,亦不得概投。

沈则施先生曰:归、芍同用,可以养血而敛血;归、芎同用,可以养血而补血;归、术同用,可以养血而生血。或者用之凉血,非配生地、芩、连不能凉;用之止血,非配地榆、乌梅、姜炭不能止。用之破血,非配棱、术、桃、桂不能破;用之清血,非配蒲黄、山栀不能清。

集方:太医朱法存方治妇人血分百病,用当归、川芎、白芍、地黄,名四物汤。治妇人产后百病,本汤加炮姜、炮黑豆、泽兰、牛膝、益母叶、蒲黄、玄胡索、香附。○张一泉方治疟在阴分,发久不止。四物汤加牛膝、鳖甲、陈皮、生姜、白术、常山。○东垣《调元集》治心血虚不得眠。四物汤加酸枣仁、远志肉、人参、茯苓。○同上治阴虚盗汗。四物汤加知母、黄蓍。○《妇人良方》治产难及横生。四物汤加人参、益母叶,立安。○郭林甫《产宝方》治产后血上薄心。四物汤加益母叶、红花、蒲黄、牛膝、玄胡索、炮姜。○《滑氏要言》治妇人血闭无子。四物汤加鹿角胶、川续断、杜仲、白芷、细辛。○同上妇人脐下气胀,月经不利,血气上攻,呕不得睡。四物汤加干漆各等分,为丸,每早服二十丸,温酒下。○同上室女经闭。四物汤加真没药各一钱五分,为丸,温酒下。○《圣济总录》堕胎下血不止。用当归一两,葱头二个,酒煎服。○张氏《备急方》妇人胎动不安,或子死腹中,口噤欲死。用当归二两,川芎一两,炒焦黑豆一两,童便酒煎。○《妇人良方》产后血胀,腹痛引胁。用当归、炮姜各等分,为末,每服三钱,白汤调服。○《妇人良方》产后腹痛如绞。当归末五钱,白蜜一合,水煎服。○《圣惠方》产后中风,不省人事,口吐涎沫,手足瘫痪。制附子、当归、荆芥各五钱,煎服即苏。〇东医魏雅宜方头痛如裂。用当归二两,水煎服。〇《医方直指》血虚发热,烦渴引饮,目赤面红,其脉洪大而虚,重按无力,此血虚故也。得于饥困劳役,证象白虎,但脉洪大、不长实为异。误服白虎必死。用当归身一两,黄耆二两,水煎频频服。〇《圣惠方》凡伤胎去血,产后去血,崩中去血,金疮去血,拔牙去血,一切去血过多,心烦眩晕,闷绝不省人事。用当归二两,川芎一两,水煎服。〇周简斋《自得集》内虚人目暗不明。用当归六两,制附子一两,炼蜜为丸梧桐子大,每服三十丸,温酒下。〇《圣济总录》手臂疼痛。用姜黄二两酒炒,当归三两,浸酒服。〇《古今医鉴》治一切痈疽疔肿,不问阴阳虚实善恶,肿溃,太痛或不痛,然当服于未溃之先,与初溃之时。如毒已大溃,不宜服。初用此剂,大势已退,然后随证调理,其功甚捷。用当归、乳香、没药、土贝母、甘草节、白芷、花粉、赤芍药各一钱,防风、陈皮、皂角刺各一钱五分,金银花三钱,穿山甲三大片,切碎炒黄色,用好酒、清水各一碗,煎至一碗,随疮上下以分饥饱服。能饮酒者,服药后再饮三五杯,侧卧片时,觉痛定回生。〇治气血两虚,形神劳损,恶寒发热,倦怠嗜卧,或烦热作渴,饮食少思,面色痿黄;或下午潮热,两颧作赤。用当归、川芎、白芍药、怀熟地、人参、白术、茯苓各二钱,甘草五分,加生姜一片,黑枣二枚,水煎服。

茅　香

味苦,性温,无毒。入足阳明、太阴经。

李时珍先生曰:茅香生剑南、福州道诸处。今陕西、河东、汴东州郡亦有。辽、泽州充贡。三月生苗,似大麦。其茎叶绿色。五月开花色白,亦有黄花者。有结实者,有无实者,并正月、二月采根,五月采花,八月采苗,日干。其茎叶黑褐色,气甚芬香,花叶用治同。一说茅香凡有二,此是种香茅也,非若南番一种香草,名白茅香,与此各类。

茅香:李东垣温胃祛寒之药。王景云稿止呕吐,疗心腹之冷痛,《开宝》而奔豚寒疝可医。却疮痍,李珣去皮肤之风,而煮汤作浴必用。乃辟邪去秽之良草也。今时方汤液中,鲜有用者。入香料每必需之。但气香性热,凡阴虚血热咳嗽,与胃热作呕之证,不可用此。

白芍药

味酸,性寒,无毒。可升可降。入手足太阴、厥阴经。乃肝脾血分药也。

李时珍先生曰:芍药,犹婥约也。婥约,美好貌。此草花容婥约,故名。《郑风》诗云:伊其相谑,赠之以芍药。出中岳川谷丘陵,处处有之。出白山、蒋山、茅山者最好。今绍兴、金华亦有。昔称洛阳牡丹、广陵芍药,甲于天下。今药中惟取广陵者为胜。十月生芽,至春乃长茎,至二三尺许,三枝五叶。花叶子实,酷似牡丹。

名有三十余件，第发芽在牡丹之前，作花在牡丹之后。夏初开花，有红白紫数种。又有单瓣、千瓣、楼子之别。白者名金芍药，赤者为木芍药。入药只取白花单瓣之根，气味全厚。然根之赤白，亦随花之赤白也。修用：先别赤白，白根固白，赤根亦白。每根切取一片，各以法记。烧酒润之，覆盖过宿。白根固白，赤根转赤矣。各以竹刀刮去皮用。今市肆一种赤芍药，不知何物草根，疡科多用消肿毒，人多不察。其为害也殊甚。又白芍药老根年久色赤，市人伪充赤芍药，亦非。○倪朱谟曰：《本经》言赤白芍药生山谷丘陵，后世多用人家种植者。乃欲其花叶肥大，必加粪壤。每岁八九月，取根分种。今淮南真阳尤多。根虽肥大而香味不佳，入药少效。

白芍药：扶阳收阴，方龙潭益气敛血之药也。蔡心吾稿酸能入肝，而苦寒亦能养木。酸能敛血，而气寒尤能生血。然安血室，止崩漏，和营卫，敛虚汗，发痘疹，解毒痢，治胎产，止腹痛，其效甚捷。故同甘草止气虚腹痛，同芎、归止血虚腹痛，同查、朴止积滞腹痛，同砂仁止胎孕腹痛，同芩、连止热痢腹痛，同姜、附、肉桂，止阴寒腹痛，同防风发痘疹于已出末出之际，同姜、枣散风寒于表热里虚之时。又同白术补脾，同川芎补肝，同参、耆补气，同归、地补血，同木香行中有止，同麻黄藏中有发。或问今人以酸涩为收，何以白芍药能发邪气？此药春苗直上，挺透不屈。气虽酸涩，用于发散药中，又能助汗泄邪，取其敛而复伸，蓄而复通之意。据《本经》主邪气腹痛，除血痹，破坚积，寒热疝瘕等疾可知已。世称气味酸敛，唯堪降入，此不识臭味，不顾名义者矣。故仲景治伤寒，多用白芍药，以其退寒热、利小便也。有谓产后不可用者，以酸寒伐生发之气，无温散之功。此说实齐东野人语也！况产后寒药不避大黄，热药不避桂、附，补滞药不避归、地，流通药不避乌药、木香，何畏白芍药之酸收耶？况能安血室，和营卫，岂产后有不可用之理乎？知几之士，当自得之，毋为耳食也。

缪仲淳先生曰：白芍药养阴。凡中寒腹痛，中寒作泄，腹中冷痛，肠胃中觉冷诸证，忌之。赤芍药破血，凡一切血虚病及泄泻、产后恶露已行，少腹痛已止，痈疽已溃诸证，忌之。

沈则施先生曰：赤、白二芍药，主治略同，而白补赤泻、白收赤散。白芍药益脾，能于土中泻木；赤芍药散邪，能行血中之滞。二者稍有不同耳。

沈起愚先生曰：白芍药敛虚汗，发邪汗，与黄耆、白术同性，会心者得之。

集方：冷秋畇医稿治血室不调，转生百病。用白芍药、归身、地黄、川芎四物汤。○同前治血崩漏下。用白芍药、川黄檗、人参、姜灰。○同上治虚汗频出不止。用白芍药、北五味、黄耆、人参、白术。○《保婴秘要》治痘脚不起发。用白芍药、防风、牛蒡子、荆芥。○同前治痘疮血虚发痒。用白芍药、白芷、甘草。○同前治痘疮热甚作泻。用白芍药、川黄连、甘草。○同前治痘疮虚寒作泻。用白芍药酒炒，甘草、白术土炒，肉桂、附子童便制，肉豆蔻。○沃子民《保命集》治下痢，不拘赤白，初起用白芍药、川黄连、枳壳、甘草、青皮、木香、大黄、当归。○同前治久痢。用白芍药酒炒、于白术土炒、木香、川黄连、升麻、人参、扁豆。○同前治肠风下血。用白芍药、防风、荆芥、生地、黄耆、苍术。○妇医郭怀山方治产后血虚发热。用白芍药、熟地、牛膝、姜灰、麦门冬、川续断、北五味。○同前治产后恶露不下。用白芍药、牛膝、归尾、玄胡索、泽兰、红花、五灵脂。○《万病回春》治时行赤白痢疾，肠胃中有风热邪毒，发热不退，及时行瘟疫，沿门阖境，皆下痢禁口者，服之神效。用白芍药、羌活、柴胡、川芎、枳壳、桔梗、茯苓、薄荷、人参各一钱二分，甘草六分，黄连一钱五分，陈仓米三百粒，水煎服。○治童男室女，身发潮热，咳嗽吐痰，夜出盗汗，饮食少进，四肢无力，渐至消瘦。用乌鸡丸：用白芍药、茯苓、生地黄、当归、黄耆、人参、白术、黄檗、知母、川贝母、地骨皮、秦艽、沙参、银柴胡、黄芩各二两，俱用酒拌炒，天门冬、麦门冬俱去心，各四两，酒煮捣膏，前十四味，俱研为细末，配入二冬膏，炼蜜和为丸，梧桐子大，每早晚各食前服三四钱，白汤送下。

赤芍药

味酸、苦，性寒，无毒。阴也，降也。为手足太阴行经药。入肝脾血分。

王少宇先生曰：其生成出产未详。客云：真赤芍药出直隶，形色未详。

赤芍药：泻肝火，消积血，姜氏本草散疮疡之药也。韦心庵凡目痛赤肿，血脉缠睛，痈疡肿溃，疮疹痛痒；或妇人癥瘕腹痛，月经阻滞；或痢疾瘀积，红紫不清，均可用之。或云能行血中之滞，止痛不减当归。原其气性酸寒，疏肝通滞，解毒气，散郁火于血分也。

○《外科全书》治一切痈疽肿毒。用赤芍药、乳香、没药、贝母、甘草、白芷、花粉、当归尾、防风、紫花地丁、金银花、皂角刺、穿山甲火煅各二钱，共为末，酒调服。○岑石峰方赤眼肿痛。用赤芍药、柴胡、龙胆草、连翘、防风、荆芥、甘草。○薛国球《开元记事》治妇人癥瘕块痛。用赤芍药、玄胡索、木香、干漆、莪术、五灵脂、肉桂。○同前治经阻腹痛，并恶露不行。用赤芍药、当归尾、玄胡索、青皮、五灵脂、肉桂、红花。○徐阿妈方治赤血毒痢，疼痛不通。用赤芍药、当归尾、木香、大黄酒炒、枳壳。○《圣惠方》治脚气肿痛。用赤芍药、木瓜、苍术。○《千金方》治小便五淋。用赤芍药、川牛膝。○《圣济总录》治木舌肿满塞口，杀人。用赤芍药、甘草、蒲黄各等分，煎水热漱。

牡丹皮

味辛香，性温平，无毒。入手足厥阴、手足少阳、手足少阴经。

按《本草别录》诸书，牡丹出巴郡及汉中剑南，今丹、延、青、越、滁、和、宣七州。其茎梗枯燥、黄白色，长五七寸,大如笔管。二月生苗,叶似芍药。三月开花,有红、黄、紫、白数色。色状善变,花瓣止五六页。五月结子,黑色,如鸡豆大。此山牡丹也。大都丹、延以西,及褒斜道中尤多。与荆棘无异。土人皆取以为薪。若剑南及合、和、宣州诸处,其花千页起楼,肉白皮丹。其茎梗柔润,秋实绿,冬实赤,土人谓之百两金,长安谓之吴牡丹也。今俗用者异于此,别有膜气也。宗氏曰:牡丹虽有红黄白紫数种,入药惟取山中单瓣花红者,取根皮用。若人家种植,色艳,虽供目好,不堪入药。盖专精于花色者,则力不足于根皮矣。今市人或以枝梗皮充之,大谬! 闽中生一种牡丹花,夜开昼敛,其根长尺许,皮软嫩,色紫白,入药亦可用。○凡栽牡丹花,根下着白蔹末,可辟虫。穴中着硫黄末,可杀蠹。以乌贼鱼骨针之,其叶必枯。此物性人不可不知也。○**沈起愚先生**曰:此花虽结子,而苗仍附根而生,故曰牡;其花色赤,故曰丹。

牡丹皮:清心、养肾、和肝,利包络,时珍并治四经血分伏火,血中气药也。赵天民稿善治女人经脉不通,及产后恶血不止。又治衄血吐血,崩漏淋血,跌蹼瘀血。凡一切血气为病,统能治之。盖其气香,香可以调气而行血;其味苦,苦可以下气而止血;其性凉,凉可以和血而生血。其味又辛,辛可以推陈血而致新血也。故甄权方治女人血因热而将枯,腰脊疼痛,夜热烦渴,用四物、重加牡丹皮最验。又古方用此以治相火攻冲,阴虚发热。且地骨皮治有汗骨蒸,为肾与三焦用也;牡丹皮治无汗骨蒸,为肾与心包络用也。故肾气丸用之称善。此为血中气药,调血则气自和,调气则血自安者矣。又按《本经》主寒热,中风,瘕疭,惊痫邪气诸疾,总属血分为眚。然寒热中风,此指伤寒热入血室之中风,非指老人气虚痰厥之中风也。其文先之以寒热二字,继之以瘕疭、惊痫,可知已。况瘕疭惊痫,正血得热而变现寒热,又属少阳所主者也。○牡丹皮本入血分,凉血热之要药。然能行血,是其专职。虽有和血生血调血之功,必兼大滋养药乃可。凡妇人血崩及经行过期不净,并忌与行血药同用。

张洁古先生曰:叶为阳,发生也;花为阴,成实也。丹者赤色、属火也。故能泻阴胞之火。四物汤加之,治妇人骨蒸,然须与青蒿子、天麦门冬、沙参、地黄、牛膝、龟胶、枸杞、知母之属,始得其力。

缪仲淳先生曰:神不足者,手少阴也;志不足者,足少阴也。故肾气丸用之,治神志之不足。究竟牡丹皮为心经正药。心主血,凉血则心不热而阴气得宁。用之肾经药中者,阴阳之精,互藏其宅。神志水火,藏于心肾,即身中坎离也。交则阴阳和而百病不生,不交则阴阳否而精神离矣。欲求弗夭,其可得乎?

沈拜可先生曰:按《深师方》用牡丹皮同当归、熟地则补血,同莪术、桃仁则破血。同生地、芩、连则凉血,同肉桂、炮姜则暖血,同川芎、白芍药则调血,同牛膝、红花则活血,同枸杞、阿胶则生血,同香附、牛膝、归、芎,又能调气而和血。若夫阴中之火,非配知母、白芍药不能去;产后诸疾,非配归、芎、益母不能行。又欲顺气疏肝,和以青皮、柴胡;达痰开郁,和以贝母、半夏。若用于疡科,排脓托毒凉血之际,必协乳香、没药、白芷、羌活、连翘、金银花辈，乃有济也。善治者，引用在乎临证通变而已。

集方：治便毒生于两腿合缝之间。用牡丹皮、归尾、金银花、天花粉、白芷、赤芍药各一钱，僵蚕、芒硝各二钱，穿山甲三大片、火烧，大黄三钱，木鳖子五个，右剉一剂，好酒二碗煎滚，空心服。渣再煎，随服，厚被盖出汗，利一二次即消。○治悬痈生于谷道之前、小便之后。初发甚痒，状如松子。一月赤肿如桃，迟治则破，而大小便皆从此出，不可治矣。先服国老汤；不消，再服将军散。用牡丹皮、大黄、贝母、白芷、甘草、当归各五钱，其为细末，酒调服二钱，空心吃。

白　芷

味辛、苦，气温，无毒。气味俱轻，阳也。为手阳明引经药。

《别录》曰：生河东川谷，今仁和笕桥亦种莳矣。春生苗叶，叶对生，花白微黄，人伏后结子。叶干辛芳，可合香料。立秋后苗枯，根长尺余，粗细不等，黄泽者为佳。四条并生者，名丧公藤，勿用。八月采，曝干，去皮用。近时用石灰拌蒸，暴晒收藏不蛀，并欲色白，不特失其本性，而燥烈之毒最深。痘家、疡家用之无忽也。

白芷：江鲁陶稿上行头目，下抵肠胃，中达肢体，遍通肌肤，以至毛窍而利泄邪气。如头风头痛，目眩目昏；如四肢麻痛，脚弱痿痹；如疮溃糜烂，排脓长肉；如两目作胀，痛痒赤涩；如女人血闭，阴肿漏带；如小儿痘疮，行浆作痒，白芷皆能治之。但色白味辛，其气芳香，能通九窍，入手足阳明、手大阴三经，专发阳明表邪为汗，不可缺此。其所主之病皆三经之证也。如头目昏眩之证，三经之风寒也；眉面口齿之证，三经之风热也；漏带疮疡之证，三经之风湿也。白芷具春升发陈之令，洁齐生物，风可以散，寒可以祛，湿可以燥，热可以清，备治四邪、标本兼宜者也。○第性味辛散，如头痛麻痹，眼目，漏带痈疡诸证，不因于风湿寒邪而因于阳虚气弱者，阴虚火炽者，俱禁用之。

方龙潭先生曰：白芷辛温发散，得紫苏、干葛，可以解表间寒邪；得防风、荆芥，可以祛皮肤风疾；得藁本、川芎，可以上行头目；得天麻、僵蚕，可以追逐面风；得山栀、黄芩，可以清风热于肌表；得独活、苍术，可以疗风湿于四肢；得黄芩、黄连，可以清湿于肠胃；得白薇、白术，可以除白带于经年。至若阳明引经，无升麻、干葛不能行；肠风泄泻，无防风、白术不能止。

集方：《庞氏医林》治头风头痛，侵目泪出。用白芷、甘菊、细辛、荆芥、辛荑。○同前治老人血虚痰眩，头风泪出。用白芷、天麻、胆星、半夏、当归、熟地、枸杞子。○《圣惠方》治四肢痿痹，麻木不仁。用白芷、姜黄、白术、羌活、牛膝。○《古今医话》治痈疽未溃，排脓止痛。用白芷、连翘、乳香、没药、归尾、甘草、贝母、赤芍药、穿山甲、皂角刺、金银花。○立斋《发挥》治痈疽已溃，脓水清稀，胃弱不食。用白芷、人参、黄耆、肉桂、白术、木香、砂仁。○越医施溥生方治乳痈结核。用白芷、乳香、没药、瓜蒌、蒲公英、归尾。○女医韦氏方治暴赤时眼，肿胀痛痒。用白芷、干菊、防风、荆芥、赤芍、柴胡、龙胆草、连翘、草决明。○《女科济阴录》治女人血闭阴肿，寒热带下。用白芷、黄耆、当归、生地、续断、香附、牛膝、丹皮。○沈启先方治痘疹作痛作痒。用白芷、白芍、防风、甘草，随证加入。○缪氏方治十八种风邪。用白芷、羌活、防风、菊花、胡麻仁、何首乌、蕲蛇。○《医林集要》治牙痛。用白芷、吴茱萸二味，浸汤漱涎。○《唐瑶方》治妇人难产。用白芷五钱，水煎服，立产。○《外科零笈》蚀脓方：用白芷一两，单叶红蜀葵根二两，枯白矾五钱，俱为细末，黄蜡熔化，入麻油少许，和药为丸梧桐子大，空心服十五丸，俟脓尽，再以他药随证补之。○《夷坚志》治毒蛇恶蝮伤人，即昏死，伤处肿大如股，少顷遍身皮胀、黄黑色。用白芷八两，新水调灌。觉脐中榾榾然，口出黄水，腥秽逆人。良久消缩，仍以末搽患处。一人蛇咬，腿足腐败见白筋，水洗净，揩干，以白芷四两，胆矾末一钱，麝香少许，研匀掺之，恶水涌出，一月平复。

山 奈

味辛、甘，性温，无毒。入足阳明、太阴、厥阴经。

李时珍先生曰：山奈出广中，人家亦多种莳。根叶如姜、竹、樟木气。土人食其根，如食姜云。切断曝干，皮赤肉白，古之所谓廉姜，恐其类也。《酉阳杂俎》云：奈只出佛林国，长三四尺，根大如鸭卵，叶长似蒜薤。中心抽茎甚长。茎端开花六出，色红白，心赤黄，不结子。其草冬生夏死。取花压油涂身，去风气。按此说，颇似山奈，故附之。

山奈：李时珍暖中气，辟寒瘴之药也。辛温而香，去寒暖胃。凡入山行，宜常佩之。除瘴疠恶气。治心腹冷病，寒湿霍乱，停食不化，一切寒中诸证，用此宣散中黄之生气，祛除瘴疠之死气耳。

集方：杨氏《集简方》治心腹冷痛。用山奈、丁香、当归、甘草，等分为末，醋糊丸梧子大。每服五十丸，酒下。○《普济方》治一切牙痛。用山奈一钱，面包煨熟，入麝香一字，共为末，随左右喑少许入鼻内，口含温滚水，漱去，立效。○同前治面上雀斑。用山奈、密陀僧、鹰粪、蓖麻子肉，等分研匀，以乳汁调之，夜涂旦洗去。○《水云录》醒头去垢。用山奈、甘松、零陵香各一钱，樟脑五分，滑石五钱，共为末，夜擦头，旦篦去，立净。

藁 本

味辛、苦，气温，无毒。气厚味薄，升也阳也。足太阳本经药。

《别录》曰：藁本生崇山、西川，及河东、兖州、杭州、江南山谷中。苗叶酷似白芷，又似芎䓖而稍细。五月开白花,七八月结子。根色紫,苗下根上似禾藁,故名藁本。春月采根晒干用。今香料中多用此。近来市中以芎䓖根须,充其形状,气味相似也。细究其茎叶,但芎䓖似水芹叶而大,藁本似而芎䓖而叶少细尔。出宕州者佳。

藁本:升阳而发散风湿。上通巅顶,张元素下达肠胃之药也。祝多士稿其气辛香雄烈,能清上焦之邪,《别录》辟雾露之气。故治风头痛,元素寒气犯脑,以连齿痛;又能利下焦之湿,消阴障之气,《本经》故兼治妇人阴中作痛,腹中急疾,疝瘕淋带,及老人风客于胃,濒湖久利不止。大抵辛温升散,祛风寒湿气于巨阳之经为尚功,若利下焦寒湿之证,必兼下行之药为善。凡阳病头痛发热口渴者,产后头痛、血虚火炎者,伤寒湿邪发于春夏者,皆不宜服。

李濒湖先生曰:藁本乃太阳经风药。一人病泄,医以虚治不效。一医云:风客于胃也,饮以藁本汤而止。盖藁本能去风湿故耳。

沈则施先生曰:按《广济方》治寒邪郁于足太阳经,头痛及颠顶痛,用藁本、川芎、细辛、葱头。

○仲景方治雾露清邪中于上焦。用藁本、木香。○《保幼大全》治小儿疥癣不愈。用藁本煎汤浴之,并以浣衣。○《便民小集》治大人小儿干白头屑。用藁本、白芷,等分为末,夜擦旦梳,垢自去也。○治乳痈。用白芷、雄鼠粪各二钱,共微炒为末,用好酒调服。取一醉,立消。

蛇床子

味苦,性热,无毒。乃右肾与命门、手少阳、足厥阴四经气分药也。补足少阴之虚,去足少阴之湿,疏足厥阴之滞扶命门之衰。

《别录》曰:生临淄川谷及田野墟落间。三月生苗,高二三尺,叶似蘼芜,枝上有花头百余,同结一窠。四月开花、白色。结子攒簇,两片合成,极轻虚,似蒔萝子。亦有细棱。凡花实似蛇床者,当归、芎䓖、水芹、藁本、胡萝卜之类也。

蛇床子:壮阳助阴,甄权养肾命之药也。王大生稿暖子藏,起阴器于融和;厚丹田,壮阳元而久健。其气味香温而燥,逐冷痹,利关节,止腰痛,健四肢顽软酸痛,除妇人冷带黄白,及阴痿湿痒,阴中肿痛等疾。凡经久一切虚寒湿闭,气滞阴霾之病,厥阴隐僻之疴,此药鼓舞生阳,倡导塞道,不独补助男子,且能有益妇人。世人舍此而觅补药于他品,岂非弃和璞而砥砆是求乎?然肾家有火,下部有热者,勿用也。

集方王自明手集治男子阳道不起。用蛇床子、五味子、菟丝子、枸杞子、冬青子,各等分和匀,用黑豆煮浓汁,拌五子,日晒干,再拌再晒,以五次为度。微炒燥,磨为末,炼蜜丸梧桐子大。每早服三钱,酒送下。○治妇人子宫寒冷。用蛇床子为末,水和为丸如枣核大,绵裹纳阴户中,自然温也。并服前五子丸,尤善。○《千金方》治产后阴脱。用蛇床子蒸热，盛以绢袋，乘热熨之。又以蛇床子五两，用乌梅十四个，煎汤日洗五六次。洗方并治妇人阴痛。○《普济方》治小儿痹疮，头面耳边连引，流水，痒极久不愈者。用蛇床子一两，轻粉三钱，共为细末，油调搽之。○《全幼心鉴》治耳内湿疮。用蛇床子二钱，川黄连一钱，轻粉五分，为末吹之。○《圣惠方》治冬月喉痹肿痛，不可下药者。用蛇床子烧烟于瓶中，口含瓶嘴吸烟，其痰自出。○《方脉正宗》治白带因寒湿者。用蛇床子八两，山茱萸肉六两，南五味子四两，车前子三两，香附二两，俱用醋拌炒，枯白矾五钱，血鹿胶、火炙醋淬五钱，共为细末，山药打糊为丸梧子大，每早空心服五钱，白汤送下。○治白带因热者。蛇床子八两，山茱萸肉六两，南五味子四两，车前子二两，川黄檗二两，生地黄二两，天花粉二两，白芍药二两，俱用醋拌炒，共为细末，炼蜜丸梧子大。每早空心服二钱，白汤下。

甘松香

味甘，性温，无毒。入足太阴、阳明经。

李时珍先生曰：产于川西松州。其味甘香，故名。《广志》云：出姑臧、凉州诸山，今黔、蜀州郡及辽州亦有。叶细如茅，引蔓丛生，根极繁密。八月采根，作汤沐浴，令人体香。用合诸香，可以裹衣。

甘松：李时珍醒脾畅胃之药也。伍少山稿《开宝》方主心腹卒痛，散满下气，皆取温香行散之意。其气芳香，入脾胃药中，大有扶脾顺气，开胃消食之功。入八珍散、三合粉中，治老人脾虚不食、久泻虚脱。温而不热，香而不燥，甘而不滞，至和至美，脾之阳分用药也。与山柰合用更善。

香 薷

味辛、甘，性温，无毒。可升可降，阳也。入足阳明、太阴，手少阴经。

寇氏曰：香薷生山野间，荆、湖南北二州皆有之。中州人作圃，三月种之，暑月可作蔬食。四月生苗，叶似茵陈，穗似荆芥，花似水苏。其茎方，其叶尖，有缺，似黄荆叶而小。九月开花，色紫作穗，凡四五十房为一穗。香气清烈可爱。丹溪氏惟取大叶者。又有细子细叶者，仅高数寸，叶如落帚，延生，临水附崖，芬芳更甚，即石香薷也。九月开花着穗时采之更佳。凡修治，去根留叶，曝干，勿令犯火气。

香薷：李时珍和脾治水之圣药也。金山台稿主山岚瘴疠，寒热蛊毒，脚气疝气，水肿湿热等证。又伤暑用之，即消蓄水。霍乱用之，即定烦躁。水肿用之，即行小便。其辛温利水，有彻上彻下之效；甘温和脾，有拨浊回清之功。所以肺得之，则清气化行而蕴热自下；脾得之，则浊气不干而水道流行也。世医治暑病，以香薷饮为首药。凡暑月乘凉饮冷，致阳气为阴邪所遏，遂病头疼，发热恶寒，烦躁口渴；或吐或泻，或霍乱者，宜用此药，以发越阳气，散寒和脾可也。若饮食失节，饥饿伤脾之人；或大暑行途，赤日负重之人；或劳伤气力，房帏斲丧之人，如伤暑邪，大热大渴，汗泄如雨,烦躁喘促,或吐或泻者,乃内伤劳倦受热之证,必用清暑益气汤,人参白虎汤、桂苓甘露饮之类,以清火益元可也。然中热不吐泻者,宜人参白虎汤;吐泻者,亦宜桂苓甘露饮。若用香薷之药,是重虚其表而又济之以热,大谬矣!盖香薷乃夏月解表之药,表无所感而中热为病,何假于此哉?误用则损伐表气,戒之!今人但知暑月宜用香薷饮,不问有病无病,在表在里,或虚或实,或阴或阳,概用此饮,谓能辟暑,互相传服。强壮无病者幸免,而气虚有他病者,蒙害多有不觉。且其性温善涌,热饮反至吐逆。苟明此理,则香薷可用不可用无误也。

邵行甫先生曰:暑与热同义而异名,中暑即中热也,何分之有?历代医家乃有中暑、中热之分,吾不知其所谓!假如道中行人,酷日趱程;野中农夫,暄天劳力,津竭汗尽,咽喉如烧,饥未得食,渴未得饮,劳未得息,卒然昏冒,不省人事,身体发热,名为中热。虽谓之中暑亦可也。至于素享富贵之人,其性不耐寒暄。每至暑月,即池亭水阁,以安其身;浮瓜沉李,以供其口;环冰挥扇,以祛其热;藤簟竹床,以取其凉。炎蒸不来,清风满座。内有伏阴,外受凉气,汗不流而肌理密,阴愈侵而阳不发。卒然昏眩,寒热交作,呕吐腹痛,乃为夏月感寒,非中暑也。法当温以理其中,辛以散其表,不可执中暑之说,而用治暑之剂也。宜以生姜、葱白、木香、陈皮、羌活、紫苏之类。

集方:南僧海玉传治岚蒸瘴气寒热,或蛊毒胀满,用香薷四两,厚朴姜水炒,大腹皮酒洗,各一两,俱炒燥为末,每服三钱,白汤煎服,得吐即解。○同前治暑热受寒湿,因食水果油腻等物,随病脚气或疝气。用香薷一两,橘核、厚朴、槟榔、木瓜、小茴香、苍术各八钱,共为末,每服三钱,白汤送下。脚气疝气兼治。○马瑞云方治阴霍乱,吐泻不止,恶寒不渴,手足厥逆。用香薷一两,木香、肉桂、人参各三钱,共为末,每服三钱,生姜汤下。○同前治热霍乱,大热大渴,烦渴引饮。用香薷一两,川连、滑石各三钱,共为末,每服二钱,白汤下。○《外台秘要》已下共三方治水病浮肿。用香薷八两,车前二两,茯苓三两,共为末,白汤调,冷服三钱。○治暴水、风水、气水,通身浮肿。用香薷一斤、熬烂去渣,再熬成膏,加白术末八两,和丸梧子大,每服一钱,白汤下。服至小便通利为效。○治水肿。以香薷为君,当同人参、苓、术、木瓜、陈皮、白芍药、车前子,良。○《和剂局方》治一切伤暑,或暑月卧湿当风,或生冷不节,真邪相干,便至吐利;或发热头痛体痛,或心腹痛,或转筋,或干呕,或四肢逆冷,或烦闷欲死。用香薷二两,厚朴、姜制,扁豆微炒,各一两,川黄连五钱、炒,水五大碗,煎二碗,顿冷服,立效。○香薷饮有十味者,有六味者,有加黄连者。虽同为祛暑之药,然脾、胃、肾俱虚之人,当以十味者为准。除有肺热咳嗽病者,去人参、白术、黄耆。○《肘后方》治心烦胁痛连胸欲死者。用香薷捣汁二升,服。○《圣济录》治鼻衄不止。

香薷研末，水调服一二钱。○《千金方》治口臭。以香薷一把，煎汁含之。○《衍义》云：治霍乱，香薷不可缺，用之无不效。

藿　香

味辛，性温，无毒。气厚味薄，可升可降，阳也。入手足太阴经。

刘禹锡先生曰：藿香生海边国，及交阯、九真、武平、兴古诸国，今岭南亦有之。二月宿根再发，亦可子种。苗似都梁，方茎、丛生，中虚外节，叶似荏苏，边有锯齿。七月作穗，开花似蓼。房似假苏，子似茺蔚。五六月未作穗时，采茎曝干，甚芳香。古人用藿叶，为能敷布宣发，后世因藿叶多伪，并枝茎用之。今枝茎尤多伪耳。市家多揽棉花叶、茄叶伪充，不可不择。

藿香：王好古温中快气，张元素开胃健脾之药也。王嘉生稿然性味辛温，禀清和芬烈之气，故主脾胃，进饮食，辟秽气为专用。凡呕逆恶心而泄泻不食，或寒暑不调而霍乱吐利，或风水毒肿而四末虚浮；或山岚蛊瘴而似疟非疟；或湿热不清而吞酸吐酸，或心脾郁结而积聚疼痛，是皆脾肺虚寒之证，非此莫能治也。故海藏氏治寒痹于三焦，温肺理脾，和肝益肾，意在斯欤！但气味辛热，虽能止呕、治吐逆，若病因阴虚火升作呕者，或胃热作呕者，或少阳温病热病作呕者，或阳明胃家邪实作呕，并作胀作泻诸证，并禁用之。

叶振华先生曰：芬芳藿烈，定寒暑二气，交发为祟；并中恶客忤，变乱于俄顷，致反正气者，乃可立定。命名曰藿者，以此入乌药顺气散则理肺，入黄芪四君子汤则理脾。入正气散，治伤寒在表之邪；入桂苓甘露饮，治中暑、安吐泻也。

集方：《经效济世》治气逆不和，升降诸气。用藿香叶一两，香附子四两，俱炒燥为末，每取一钱，白汤调服。○《方脉大全》治阴寒吐泻，并伤生冷者。用藿香叶一两，广陈皮五钱，丁香三钱，俱研细末，白汤调下。○《经验方》治暑月吐泻。用藿香叶五钱，滑石三钱，俱研细末，白汤调，冷服。○《圣惠方》治胎气不安，气不升降，呕吐酸水。用藿香叶、香附、甘草各二钱，广陈皮一钱，共为末，每服二钱，白汤下。○《摘玄方》治口臭。用藿香叶煎汤，时时噙漱。

续补集方：治久疟、久痢不止。用藿香、甘草、人参、茯苓、半夏、陈皮、厚朴、当归、草果仁、白术、川芎各一钱，乌梅二个，白芍药一钱五分，水煎服。○疟疾热多，加柴胡、黄芩各一钱；寒多，加官桂七分、干姜一钱；汗多，加白术、黄耆、知母各一钱；口渴，加麦门冬、天花粉各一钱五分；胸中胀闷，加青皮、砂仁各八分。○痢疾腹痛，加枳壳一钱，木香五分；痛甚，加川黄连一钱；不食，加麦芽、神曲各二钱。其加减大略，疟、痢两可互用。此方系龚云林先生常用便手得效者，故借而录之。

兰 草

味苦、辛，性平，无毒。入手足太阴经。又名孩儿菊。

藏器陈氏曰：兰草、泽兰，一类二种也。俱生水泽旁下湿地。南北江浙皆有。二月宿根生苗成丛，绿而微紫，茎微方，节短而叶有毛者为泽兰，非兰草也。若茎微圆，节长、叶对节生，面光而边有歧者，是兰草，非泽兰也。兰草高三四尺，八九月后渐老，枝头成穗，作花红白色，如鸡苏花。久之花瓣转白绒，裂如球，球中有子一粒，绒着子上，色黑，味苦，臭香气烈。《礼记》"佩帨兰茝"，《楚辞》"纫秋兰以为佩"，《西京杂记》藏衣书中辟蠹，皆此二兰也。**李时珍**曰：《离骚》言其绿叶、紫茎、素枝，可纫、可佩、可藉、可膏、可浴。《郑诗》言秉兰，《风俗通》言尚书奏事，怀香握兰；《礼记》言诸侯赞熏，大夫赞兰；《汉书》言兰以香自烧也，非若江浙之幽兰，叶如麦冬而春花；福闽之蕙兰，叶如菅茅而秋花者也。如幽兰、蕙兰，有叶无枝，可玩而不可纫佩。如若秉、握、藉、浴、膏、焚，何所得耶？古之兰草，必花叶俱香而燥湿不变，故可刈佩。今之幽兰、蕙兰，但花香而叶乃无气，质弱易萎，不可刈佩，必非古人所用者明矣。古之兰，系兰草、泽兰。今之兰，是幽兰、蕙兰，而似麦冬、似菅茅者，明矣！**熊太古**言：世俗之兰，生于深山穷谷，决非古时水泽之兰也。

兰草：芳香馥郁，开郁行气，缪仲淳利水道之药也。周志含稿《本草》谓杀蛊气，辟不祥，除胸中痰癖等证，实取其苦辛以散结滞，芳香以除秽恶，行气通窍，清肺消痰者也。又东垣氏谓能生津液，止消渴，润肌肉，养营气，皆取辟邪气以全真气故也。又按《素问》云：五味入口，藏于脾胃，以行其清气。津液在脾，令人口甘，此肥美所发也。设其气不能上溢，转为消渴，治之以兰，除陈气也。陈气既除，新液自生，何消渴、痰癖、蛊气之病有焉？今人不恒用之，实缺典也。

集方：张三丰方，已下共五首治蛊气。用孩儿菊茎叶，捣汁一钟，生白酒，清辰送。○治天时瘟疫疠气。用孩儿菊，取叶塞鼻，秽气不染。○治胸中痰癖成积。用孩儿菊，取叶日干，每早煮汤代茶饮。○治胃气不开。用孩儿菊叶日干，藿香、枇杷叶、石斛、竹茹、橘红，各等分，水煮服。○治噎膈将成，能下气开郁。用孩儿菊叶、白豆蔻、真郁金、真苏子、芦根，共煮汁，磨沉香数分，每日饮之愈。○《圣惠方》治消渴不止。用孩儿菊、天花粉、川黄连、麦门冬、竹叶，煮汤，和芦根汁服。○《唐瑶方》治食牛马肉毒，能杀人。速用孩儿菊，连茎叶根，水净，煮汤服即解。○十仙灵应散：治男子阴湿阳痿，每逢不举。用孩儿菊一两，黑附子、蛇床子、紫稍花、水菖蒲、白芷、海螵蛸、木鳖子、丁香各二钱，樟脑一钱五分，共为末，每用五钱，水五碗，煎三碗，温洗阴囊并湿处。日洗二次，留水温洗，多洗更好。○治鼻不闻香臭。用孩儿菊晒干，羌活、独活、升麻、白芷、防风各一钱，黄耆、川芎、白术、人参、当归各二钱，甘草、川椒各六分，加黑枣三个，水煎服。○鼻渊者，胆移热于脑。本方加辛夷、薄荷、连翘，去人参。

泽 兰

味苦、甘，性温，无毒。阴中之阳。入足厥阴、太阴经。又名都梁香。

《别录》曰：泽兰，生汝南诸大泽旁，故名。出土便分枝梗。荆南、岭南、徐、随、寿、蜀、梧州、河中、江浙等处皆有。二月生苗，高二三尺。茎方，节青紫色，作四棱，叶生相对，如菊叶而尖长，微有香。枝叶间微有白毛。七月作蕊，色纯紫，作花色紫白。根色青紫，与兰草同类异种，故兰草为大泽兰，泽兰名小泽兰也。但兰草生水旁，叶光润，根小紫，五六月盛；而泽兰生水泽中，及下湿地，叶尖微有毛，不光润，方茎，紫节，此为异耳。陶氏曰：多生湿地，叶微香，可煎油，润发及作浴汤。今山中有一种，甚相似，叶但不甚香。既云泽兰，则山中出者为非。市家多采出售，不可不辨。又寿州出者，微香而无花。

泽兰：活血气，通关节，日华消水肿之药也。陈一斋稿治产后宿血积血而癥瘕积聚，或产后血阻而内衄上攻，或大腹水气而面目虚肿，或水留骨节而痿痹不通，或肝郁成劳而羸瘦虚怯，或脾滞面黄而举动艰难。凡血气留滞等证，用泽兰推陈致新，不伤元气，为妇人方中要药。李氏云：其气香而温，其味辛而散。脾喜芳香，肝喜辛散。脾气舒则三焦通利而正气和；肝郁散，则营卫流行而病邪解矣。总其泄热和血，行而兼补之功也。○兰草走气道，故能利水道，除痰癖，杀蛊辟恶，而为消渴良药；泽兰走血分，故能消瘀血，去癥瘕，治水肿，而为妇人珍方。一类二种，功用少殊。

缪仲淳先生曰：苦能泄热，甘能和血。专入血分，攻击稽留。其主水肿者，乃血病化为水之水，非脾虚停湿之水也。若脾虚土败成水肿者，宁敢轻投？○根色紫黑，名为地笋，与粟根相同。通血脉，利九窍，止产后腹痛。产妇可作蔬菜食之。妇科方中有泽兰汤丸，用之甚多。除妇人产后，他用甚少。

沈则施先生曰：按古书云：二兰须要辨识明白：大泽兰即兰草，名孩儿菊也。茎叶皆圆，根色青黄，能生血调气，养营气；小泽兰即泽兰，名都梁香也。茎方、叶斑、根尖，能破血通积。但二兰形色有殊，用治迥别。

集方：张文仲《备急方》治产后水肿。用泽兰叶、汉防己，等分为末，每服二钱。醋汤下。○《产宝方》治产后恶露不尽，少腹作痛，俗名儿枕。用泽兰叶、炒黑豆、炒干姜、当归、川芎、熟地、牛膝、益母叶、五灵脂、蒲黄、香附等。冬寒加肉桂。如内热虚劳人，去肉桂、五灵脂，加鳖甲胶、麦门冬、沙参；虚极，加人参、耆、术。○《子母秘录》治小儿蓐疮。用泽兰捣烂敷之。○《集简方》治产后阴肿翻。用泽兰叶四两，煎汤熏洗，二三次即安。○治心胃作痛，呕吐发热，胃脘有寒，痰食气也。用泽兰二钱，干姜、良姜、官桂各一钱，苍术、木香、茴香、枳壳、砂仁、香附、玄胡各二钱，俱醋炒，加葱头五个，水煎服。痛甚加乳香、没药；四肢厥逆，脉沉伏，加制附子。○如心胃痛日久不止，胃中有郁热也。本方去干姜、良姜、木香，加黑山栀、川黄连、黄芩、甘草。

〇如痛久连胸膈背胁,或有死血积滞,或吐血强止,内有蓄积,心胃作痛者,前方加当归、桃仁数钱,韭菜汁一钟和服。〇如有虫积,前方加乌梅五个,花椒三钱。〇如痛久不愈,服辛热药过多,太阳结燥,宿垢不行者,前方去干姜、良姜,加酒制大黄二钱。〇一人久患心胃痛,经年不愈。吴医沈心田,用泽兰、人参、制附子各一钱五分,黄连五分,乌梅二个,一服即止。

益智子

味辛,性热,无毒。可升可降,阳也。入手足少阴、手足太阴四经。

陈氏曰:益智子出昆仑国及交阯,今岭南州郡往往有之。顾微《广州记》云:叶似蘘荷,长丈余。根上有小枝,高七八寸。无花萼,另作叶如竹箭。子从心出,一枝有十子,丛生,形如小枣。核黑皮白。核小者佳,含之能摄涎秽。或四破去核,取外皮蜜煮为粽,味极芳美。晋人称益智粽,即此是矣。〇《草木状》云:益智子,三月连花着实,五六月方熟。子如笔头,两头尖,长七八分。杂五味中,饮酒芬芳。亦可盐曝,及作粽食。顾微言无花者误矣!今之益智子,形如枣核,皮及仁皆如草豆蔻云。〇李时珍先生曰:脾主智,此物能益脾胃,故名。与龙眼名益智义同。一说海南产益智子,花实皆长穗而分为三节。观其上中下节以候岁早中晚,禾之丰凶。大丰则皆实,小丰则半实,大凶皆不实。然罕有三节并熟者。

益智子:东垣养胃扶脾,王好古温中暖肾之药也。詹中寰稿盖脾土之为性,得芳香高畅则行,遇郁闭卑寒则塞。又脾为仓廪之司,胃为水谷之海。胃主受纳,脾主消导。一纳一消,运行不息,则心、脾、肺、肾,递相滋生,皆藉脾土之气以荣养也。不善调理者,饮食失节,寒热不调,则脾胃受病矣。益智辛香温达,使郁结宣通,阴退阳行。古方进食开胃药中,必用益智,为其于土中能益火故耳。观《开宝》方能安神益气,乃养心肺之阳也。通利三焦,乃调诸气之滞也。若遗精,若虚漏,若小便余沥诸病,用此辛香温清之性,乃固之、涩之、止之之意也。然施于老人阳虚,命门火衰,脾肾虚冷者合宜,若少壮火盛阴虚,龙火方炽,而为遗精、为虚漏、为小便余沥者,禁之。

王绍隆先生曰:《经》言:心藏神,肝藏魂,肺藏魄,肾藏志。然四藏各守神则一,而独脾舍神有两,曰意与智也。然意者,脾土之体;智者,脾土之用。能益脾土之体用,故名益智云。日华子谓客寒犯胃,呕吐自利,胃衰脾冷,食饮不入,肠府气陷,大便久滑,肾气衰虚,遗精虚漏,小便余沥,盖脾肾以阴为体,以阳为用也。此药味辛气温,功齐火热,故能养胃扶脾,温中暖肾者以此。若与参、耆、苓、术并用,培补土元,与鹿茸、枸杞、肉桂同用,添续阳髓,有何精遗沥漏之不止乎?

刘默斋先生曰:益智辛温,阳药也。主君相二火之正气,入脾肺肾三经。在四君子汤则入脾,在集香丸则入肺,在凤髓丹则入肾。三经而互有子母相关之义。

集方:《医林鸿宝》治脾肾虚弱,胃败不能饮食。用益智子、人参、黄耆、白术、砂仁、广陈皮、谷芽。○同前治心虚神怯，睡中多魇梦。用益智子、人参、川黄连、姜半夏、酸枣仁、石菖蒲、白茯苓、柏子仁、白术、当归身、朱砂、羚羊角各等，共为末，每睡时服二钱，灯心汤下。○同前治老人肾阳不固，无故遗精，或滑泄，或小便后时时滴沥，或白浊。用益智子、人参、鹿茸、枸杞子、肉桂、附子、怀熟地、麦门冬、赤石脂、龙骨、牡蛎粉，各等，共为末，蜜丸梧桐子大。每早晚各服三钱，白汤下。或少年人，本元虚冷无阳者，亦可用此，不在禁例。○朱氏方治小便频数，脬气不足也。用益智子、盐炒去盐、台乌药炒，各等，共为末，山药粉打糊为丸梧子大。每早服三钱，白汤下。○治客寒犯胃，呕吐自利。用益智子倍用，吴茱萸汤泡二次，肉桂、木香、白术、苍术各等，俱微炒燥为末，每早晚各服三钱，好酒下。○韦氏方治腹胀忽泻，日夜不止，诸药不效，此气脱也。用益智子二两，浓煎饮之，立愈。○陈月坡《杂说》治劳形劳神，脾肾心气久伤；或伤饥失饱，饮食失节，用资生丸；或归脾汤方中倍加益智子，大效。○胡氏济阴方治崩血大冲，或吐血盈盆。用人参一两，益智子五钱，浓煎冷服，立止。○《方脉正宗》治遗尿失禁，不拘长幼男女。用益智仁、茯苓、白术、熟地黄、黄耆、人参、当归各一钱，升麻、甘草各五分，陈皮八分，每服五钱，水煎服。内虚寒者，加肉桂五分；年老者，再加附子；虚热者，加天门冬、麦门冬各五分。

续补集方：《方脉正宗》治痰饮、湿热、火郁，三者滞于胃口，为嘈杂病者，用益智子、半夏、陈皮、茯苓各一钱五分，甘草七分，黑山栀、黄连、黄芩、厚朴、砂仁、香附子、白豆仁各一钱，麦芽三钱，加生姜二片，食盐一分，水煎服。○同上治胃虚有寒痰，成嗳气者。用益智子、干姜、肉桂、半夏、陈皮、人参、白术各二钱，甘草七分，俱用酒拌炒。水二碗，煎一碗，温和服。有挟火郁者，即本方加姜汁炒黄连一钱。○《万病回春》治妇人嗳气胸紧，连十余声不尽，嗳出气，心头略宽，不嗳即紧，是火挟气郁也。用益智子、莪术、槟榔、青皮、瓜蒌仁、苏子各一两，黄连、姜汁炒二两，枳实麸炒、黑山栀、香附醋拌炒，各四两，共为细末，水发为丸，梧子大。每早晚各食后服三钱，白汤送下。

高良姜

味辛，性大热，无毒。纯阳，浮也。入足太阴、阳明经。

陶氏云：此姜始出高良郡，故名。今岭南诸州、浙闽诸处，及黔、蜀皆有之。春末始发叶，丛生。叶瘦如碧芦，未开花先抽一干，有大箨包之。箨拆花见，一穗数十蕊，淡红，鲜妍如桃杏花蕊。重则下垂，如葡萄。又如火齐璎珞及剪彩鸾枝之状。有花无实，不与草豆蔻同种。每蕊有两瓣相并，如比目连理也。○苏氏曰：出岭南者，形大虚软；出江左者，细紧，亦不甚辛。其实一也。二三月采根，形气与杜若相似。春生茎叶，如山姜。茎高一二尺，花红紫色，如山姜花，结子名红豆蔻。

高良姜：李东垣祛寒湿，温脾胃之药也。梅高士稿《别录》方：主冬月卒中寒冷，阴寒霍乱，腹痛泻利，及胃寒呕吐，山岚瘴疟，逆冷诸证。若老人脾肾虚寒，泄泻自利，妇人心胃暴痛，因气怒、因寒痰者，此药辛热纯阳，除一切沉寒痼冷，功与桂附同等。苟非客寒犯胃，胃冷呕逆，及伤生冷饮食，致成霍乱吐泻者，不可轻用。如胃热作呕，伤暑霍乱，火热注泻，心虚作痛，法咸忌之。

叶振华先生曰：古方治心脾疼，多用良姜。寒者与木香、肉桂、砂仁，同用至三钱；热者与黑山栀、川黄连、白芍药，同用五六分。于清火药中，取其辛温下气止痛有神耳。若治脾胃虚寒之证，须与参、耆、半、术同行，尤善。单用多用，辛热走散，必耗冲和之气也。

集方：《外台秘要》治冬月中寒，霍乱吐利，逆冷不温。用高良姜一两，酒半升，煮滚五六沸，频频服。○《圣惠方》治胃寒呕吐，并治泄泻，逆冷不温。用高良姜、白豆蔻、白术各五钱，黑大枣五枚，煨，水二大碗，煎七分服。○丹溪方治山岚瘴疟，兼吐泻逆冷者。用高良姜、草果仁炒、制姜半夏、厚朴、苍术炒，各三钱，乌梅三枚，煎服。○《脾胃论》治老人虚寒多泻。用高良姜、补骨脂、干姜、于白术各三钱，炙甘草五分，人参二钱，水煎服。○李氏《集验方》治脾虚寒疟，寒多热少，饮食不思。用高良姜切片，麻油拌炒炮姜各一两，共为末，每服五钱。用猪胆汁调成膏，临发时热酒冲服，立验。○王璆《百一选方》治风牙肿痛。用高良姜三钱，全蝎一个，焙，共为末搽之，吐涎，以盐汤漱口立效。○《方脉正宗》治一切滞气，心腹胀闷，疼痛，胁肋胀满，呕吐酸水痰涎，头目眩晕，并食积、酒积及米谷不化，或下利脓血，大小便结滞不快；或风壅积热，口苦咽干，涕唾稠粘，此药最能推陈致新，散郁破结，活血通经，治气分之圣药也。用高良姜、槟榔、黄连、木香、枳壳、青皮、莪术各一两，黄檗二两，香附、大黄各三两，俱用酒拌炒，磨为细末，加黑牵牛头末四两，水发丸如梧桐子大，每服一钱五分。临卧时淡姜汤送下，以利为度。○治小儿上吐下泻。用高良姜、人参、白术、茯苓、藿香、木香、甘草、肉豆蔻各七分，水煎服。

肉豆蔻

味辛，性温，无毒。入足太阴、手阳明、足阳明经。

陈氏曰：肉豆蔻即肉果，生昆仑及大秦国，中国无之。今岭南人得种莳矣。春生苗，夏抽茎。开花结实，酷似草豆蔻，皮肉之颗则不同。其颗外有皱纹，内有斑缬纹。宛似槟榔，紫白相间。以油色肥实者佳。枯白瘦虚者劣。修制：用麦面热汤和搜，团裹其实，糠火中煨熟，去面用。

肉豆蔻：《开宝》暖胃消食，李珣止泄泻之药也。释子冷庵稿凡病寒中积冷，阴寒霍乱，呕吐涎沫，心腹胀痛，中恶冷气，大肠滑泄，及小儿胃寒，乳食不消；或吐乳，或下泻诸证，此药其气芳香，其味辛烈，其性温散，故入理脾胃药中，疗寒滞为要剂，为和平中正之品，运宿食而不伤。非若枳实、莱菔子之有损真气也。下滞气而不峻，非若香附、大腹皮之有泄真气也。止泄泻而不涩，非若诃子、罂粟壳之有兜塞掩伏而内闭邪气也。日华子称为寒可散，邪可逐，滞可行，泄可止，实可宽，虚可补，斯言厥有义哉。○如大肠素有火者，中暑热气火之邪，热泄暴注者，湿热积滞方盛，痢疾初起者，皆不宜用。

沈则施先生曰：肉果温中补脾，而兼运化，治伤食泻利大有殊效。

集方：学生所陈氏方治肾泄及冷泄。用肉果，面裹煨熟，砂仁、人参、补骨脂、吴茱萸、北五味子。○甄氏方治胃气不和，宿食不消，新食不进，大便久泻。用肉果、砂仁、厚朴、人参、白术、红曲、麦芽、谷芽、藿香、广陈皮。○《百一选方》治冷痢久不止，腹痛不能食。用肉果一两，去皮，米醋和面裹煨，捣细，粗纸内去油为末，每用一钱，米汤下。○李氏方治阴寒霍乱吐利。用肉豆蔻、面裹煨，研去油，为末，冷姜汤调服一钱。○公子登席散：用肉豆蔻去油为末，枣肉为丸，服一二钱，砂仁汤下。其开胃进食、消导之功烈矣。○《百一选方》治久泻不止。用肉豆蔻煨熟去油一两，熟附子五钱，木香二钱，枣肉丸，米汤下二钱。○《全幼心鉴》治小儿泄泻。用肉豆蔻火煨去油六钱，乳香二钱，生姜五片，同炒黑色，去姜，研为膏，丸如绿豆大。每量大小，米饮下。○《广笔记》脾肾双补丸：治天明肾泄。用肉豆蔻、车前子各十两，人参、莲肉、菟丝子、北五味、山茱萸肉、补骨脂、巴戟天、怀山药各一斤，广陈皮、缩砂仁各六两，俱炒燥为末，饴糖为丸，如绿豆大，每服五钱，早晚各食前服。如元虚而有火者，或火盛肺热者，俱去人参、肉豆蔻、巴戟天、补骨脂。无锡秦公安患中气虚不能食，食亦难化，时作泄泻，胸膈不宽。一医误投青皮、枳、朴等破气药，下利完谷不化，面色黯白。仲淳即用脾肾双补丸，一料而愈。○一人患泄泻，凡食一应药粥、蔬菜，入喉觉如针刺，下咽即辣，因而满腹绞辣，随觉腹中有气，先从左升，次从右升，氤氲遍腹，即欲登厕。弹响大泄，粪门恍如火灼。一阵方毕，一阵继之。更番转厕，逾时方得离厕。谛视所泄，俱清水盈器，白脂上浮，药粥及蔬菜俱不化而出。甚至梦中大泄，了不收摄。诸医或云停滞，或云受暑，或云中寒。百药虽投，竟如沃石。月余，大肉尽脱，束手待毙。诊其脉，洪大而数，知其为火热所生，以川黄连三钱，白芍药一钱，甘草八分，水煎一服即止。

草豆蔻

味辛、甘、苦涩，性热，无毒。浮也，阳也。入足太阴、阳明经。

《别录》曰：草果生南海及交阯，今岭南皆有之。苗似芦，叶似山姜、杜若，根似高良姜。气如樟木香。二、三月开花作穗，房生于茎下，嫩叶卷之而生。初如芙蓉花，微红，穗头深色，其叶渐广，花渐出而色渐淡。亦有黄白色者,南人多采花以为果,尤贵。其嫩者并穗入盐淹,叠叠作朵不散。又以木槿花同浸,欲其色红尔。其结实至秋成壳而坚,秋方老,壳方黄,若龙眼而锐,皮壳厚,有棱如栀子棱。无鳞甲,皮中子连缀,如白豆蔻多粒。夏月熟时采之,曝干。入剂剥壳取子用。**李氏**曰:草豆蔻、草果虽是一物,细分辨,微有不同。今建宁所产草豆蔻,大如龙眼而形微长,其皮黄白,薄而有棱峭。其仁大如缩砂仁。其气辛香而和。滇、广所产草果,长大如诃子。其皮黑厚而棱密,其仁粗而味辛,臭如斑蝥之气。广人取生草豆蔻入梅汁、盐渍令红,曝干荐酒。其初结小者名鹦哥舌。元朝饮膳,皆以草豆蔻为上供。南人复用一种山姜实,伪充草豆蔻。其形圆而粗,气味辛猛而不和,不可不辨。凡入药用,须去蒂,带皮连仁者打碎,微炒黄,再杵细之。

草豆蔻:和中暖胃,<small>李东垣</small>消宿滞之药也。何其玉稿专主中膈不和,吞酸吐水,心疼肚痛,泄泻积冷。凡一切阴寒壅滞之病,悉主治也。其功用与白豆蔻相同。白者入脾胃,复入肺经,行气而又有益气之妙。草者仅入脾胃二经,长于利气破滞而已。

集方:《方脉正宗》治伤寒湿暑气,或停积水果、油腻、鱼、面、酒、茶,一切外感内伤,疟痢瘴气,为呕吐,为痞胀,为噫哕诸证。用草豆蔻五钱、苍术、厚朴、陈皮、甘草各三钱,俱炒燥,研细末,每早晚各服三钱,浓煎姜汤调下。

草果仁

味辛、苦涩,性热,无毒。浮也,阳也。入足太阴、阳明经。

<small>陈廷采先生</small>曰:生闽、广。长大如荔枝。其皮黑厚,有直纹。内子大粒成团。凡入剂,取子剉碎用。但其气熏人,最辛烈。夏月造生鱼鲙,每多用此酿之。故食馔大料方中,必仗此为要品也。

草果仁:治脾胃寒湿,<small>方龙潭</small>逐瘴疠之药也。费五星稿盖脾胃喜温而恶寒,喜燥而恶湿,喜利而恶滞,喜香而恶秽。草果气味香辛而热,香能达脾,辛能破滞,热能散寒与湿,故凡湿郁于中,胸满腹胀;湿积于脾,吞酸吐酸;湿聚于胃,呕吐恶心;湿蒸于内,黄疸黄汗,是皆湿邪之为病也。又有避暑受凉,而为脾寒瘴疟;或中寒感寒,而为腹痛吐利;或食瓜桃鱼腥生冷,而为冷积泄泻,是皆寒与湿之为病也。用草果并能治之。又思东南土地卑下,每多山岚雾瘴。又因饮啖鱼腥、水果、酒、茶、粉、面,脾胃常多寒湿郁滞之病,故服食草果,与之相宜。或云:草果治湿之功大,治脾之效速,常与知母同用,治瘴疟寒热有验。盖草果治太阴独胜之寒,知母治阳明独胜之热,正以一阴一阳合用,无偏胜之虞也。但草果性热味辛,本是祛寒散湿、破滞消食、除瘴之药,凡疟疾由于阴阳两虚,不由于瘴气者;心痛胃脘痛,由于火而不由于寒湿饮食瘀滞者;泄泻、暴注、口渴,由于暑热,不由于鱼腥生冷伤者;痢疾赤白、后重里急,小水不利,因作胀满,由于暑气湿热,不由暑气湿寒者,皆不当用,用之增剧。

缪仲淳先生曰:草果仁能消一切宿食,开拓中焦滞气,故人参养胃汤配之。

《**药性论**》云:草果仁单用,能主一切冷气。

李时珍先生曰：草果治病，取其辛热浮散，能入太阴、阳明，除寒燥湿，开郁化食之力而已。

叶振华先生曰：草果辛温，能散滞气，膈上冷痰，若明知身受寒邪，口食冷物，胃脘作疼，方可温散，用之捷如影响。或湿痰郁结者亦效。若热郁者不可用。必用栀子之剂。

集方：《济生方》治气虚痹疟，寒多热少；或单寒不热，或大便泄而小便多，不能食者。用草果仁二钱，熟附子一钱，生姜七片，黑枣三枚，煎服。○唐公略《袖珍方》治脾胃两虚，虚寒泄泻。用草果仁、大茴香、吴茱萸，汤炮三次，补骨脂、胡卢巴、山茱萸肉，各一两，俱炒黄为末，饴糖丸梧子大。每早晚各服二钱，人参汤下。

补骨脂

味辛、气香，性热，无毒。阳中微阴，降多升少。入手厥阴、足太阴及命门诸经。

王景云先生曰：补骨脂即破故子也。生波斯国及岭南诸州。今岭外山阪间多有之。四川合州亦有，皆不及番舶者佳。茎高三四尺，叶尖小，似薄荷，花微紫色，实如麻子，圆扁而黑。九月采，其性燥，须用盐酒浸一宿，微炒用。

补骨脂：补肾命，暖丹田，方龙潭壮精髓之药也。沈孔庭稿夫肾与命门，水火真阳之所司也。何也？第肾有两枚，而命门又居两肾之中，脊骨十四椎之间，与脐相对，人身真阳之精，于此藏焉。火之源也，取象于坎。以一阳居于二阴之间耳。阴阳和平，则水火交济而无患矣。阴阳离决，人变病焉。如阳虚肾冷，精道不固而自流；或脾肾衰败，大便虚泻而久泄；或肝肾流湿，阴囊湿漏而浸淫；或风湿冷痹，腰膝不用而痿躄等证，用补骨脂辛香而热，以盐酒浸炒香熟，使盐入肾经，酒行阳道。香则通气，熟则温补，故四神、补肾诸丸内，加此药以治脾肾虚寒者，用无不验。凡病阴虚火动者，阳事妄举者，梦遗尿血者，小便短赤者，口苦舌干者，大便燥结者，内热作渴者，火升目赤者，心嘈易饥者，温热成痿、以致骨乏无力者，均不宜用。

杨士行先生曰：古书言：今人多以胡桃肉合服，用补骨脂十两，如前法修制，捣筛令细，用胡桃肉二十两，汤炮去皮，细研如泥，以饴糖和丸梧子大，温酒服之，久则益气明目，悦颜色，延寿年，补健筋骨。但禁芸薹菜、羊血，余无所忌。按白飞霞方云：补骨脂属火，收敛神明，能使心胞之火与命门之火相通，使元阳坚固，骨髓充实。涩以治脱也。胡桃属木，益命门，补三焦，油润以利血脉也。佐破故子，有木火相生之妙。孙真人言补肾不若补脾，又云补脾不若补肾。肾气虚弱，则阳气衰少，不能熏蒸脾胃。脾胃气寒，令人胸膈痞塞，饭食难入。虽强进，终迟于运化。或腹胁虚胀，或呕吐痰涎，或肠鸣泄泻，譬之釜中之物，无火力，虽终日不能腐熟。故济生二神丸,治脾胃虚寒泄泻,用补骨脂补肾,肉豆蔻补脾。二药虽皆补二藏之阳,但无斡旋培养之力。加木香以顺其气,使之斡旋运动。或加人参,以充其气,使之培养元基,则仓廪开通,水谷行运,而脾胃自能受物消物矣。

缪仲淳先生曰:胃犹釜器也,肾命犹火薪也。补骨脂禀火土之气而生,专暖水藏,壮火土,能补肾命真阳之气。真阳之气得补而上升于胃,则能腐熟水谷;下应于脾,则能蒸糟粕而运化精微,以荣养五藏之阳。如脾之阴湿而不食,肾之寒冷而精流,心之怯悸而默默,大肠虚陷而溏泄,妇人血冷水带而腹疼,皆无阳也。此药辛香燥烈,能起脾肾命门之阳气,则五藏诸寒之病自除矣。若施于肾虚阴虚、血虚火盛者,反致取咎,岂云五劳七伤,概可用乎?

集方:凌旦峰家珍治阳虚肾冷,精道不固。用补骨脂酒浸一宿,青盐炒各二两,菟丝子酒炒三两,黄耆、白术、肉桂、石斛各一两,草薢四两,共为末,炼蜜丸,每早服三钱。○同前治脾胃两虚,天明溏泄、久泄。用补骨脂、酒制,肉豆蔻去油,白术土拌炒,诃子肉去油,吴茱萸汤炮二次,去苦味,肉桂、炙甘草各一两。○同前治肝肾虚寒,湿气下流,阴囊湿漏多水。用补骨脂酒浸一宿,炒,于白术,土拌炒各四两,苍术、米泔水浸炒一两,小茴香三两。○同前治风湿寒气,袭于足三阴经,腰膝痿躄。用补骨脂酒浸一宿,草薢、防风、牛膝、木瓜、虎骨、当归、川芎、羌活、白术、苍术、姜黄、甘草、海桐皮、桂枝,酒煎温和服。○郭侍郎传治妇人阳气不足,精神疲败,白带白淫。用补骨脂酒浸炒四两,当归、白术、人参各一两,肉桂、藁本、白芍药、枸杞子各二两,龙骨细末八钱。○《本事方》治肾气虚寒,小便无度。用补骨脂酒浸一宿,小茴香盐水炒各一两,共为末,每服三钱,丸散汤三法皆可治。○御制方肾虚牙痛日久。用补骨脂三两,青盐一两,共炒匀为末。每服二钱,丸散汤三法随用。○《传信方》治风虫牙痛,上连头脑。用补骨脂五钱,乳香二钱,炒研擦之。或为丸塞孔内。○《直指方》治打坠腰痛,瘀血凝滞。用补骨脂三两,酒浸半日,晒干炒,大茴香炒三两,肉桂一两、不见火,共为末。每用二钱,热酒同服。○《广笔记》云:肾司二便,久泄不止,下多亡阴,当求责肾。补骨脂、白豆蔻、肉果、大茴香、北五味之属,不可废也。白术、陈皮,虽云健胃除湿,救标则可;若多服反能泻脾,以其燥能损津液故也。

荆 芥

气香,味辛,性温,无毒。升也,阳也。入足厥阴,足少阳、阳明经气分药也。

寇氏曰:荆芥,《本草》呼为假苏,又云姜芥。因其气味辛芳,如苏、如姜、如芥也。今在处有之。多野生,古方稀用。今为俗尚,遂多栽莳。二月布子,生苗。方茎,细叶。叶狭小而色淡黄若绿,似落篱而细,初生炒食,香辛可啖,或作生菜。八月开小花,作穗成房。房内有细子,如葶苈子,色黄赤。连穗收用。又有胡荆芥,生北地。又有石荆芥,生山石间。体性相近,入药亦同。

荆芥:轻扬之剂,甄权散风清血之药也。苗天秀稿主伤风肺气不清,喉风肿胀难开,头风脑痛眩运,血风产后昏迷,痰风卒时仆厥,惊风手足搐搦,目风肿涩流泪,湿风黄疸闷满,热风斑疹痘瘄,疮疥疙瘩,并寒热鼠瘘,龙潭瘰疬生疮之类。凡一切风毒之证,已出未出、欲散不散之际,以荆芥之生用,可以清之。又肠风便血,崩中淋血,暴吐衄血,小肠溺血,凡一切失血之证,已止未止、欲行不行之势,以荆芥之炒黑,可以止之。大抵辛香可以散风,苦温可以清血,为血中风药也。但气味香辛而发,主升主散,不能降下,亦不能收入。凡病表虚有汗者,血虚寒热者,气虚眩晕者,老人肾阳虚而目昏流泪者,少年阴虚火炎,因而面赤头痛者,咸宜禁之。

缪仲淳先生曰:荆芥轻扬,得春气而善走散。春气升,风性亦升,故能上行头目。风木通肝,故能达肝气、行血分而去血分之风。辛以散之,温以行之,若风痰,若血晕,若斑疹,若疸黄,若目障流泪等疾,皆藉此以流通也。

集方:《方脉切要》治伤风寒,肺气不清,咳嗽气促。用荆芥、前胡、干葛、杏仁、紫苏叶、桑白皮、桔梗、生姜、葱白,煎服。如伤风热咳嗽,气促声哑者,用荆芥、薄荷、玄参、干葛、杏仁、黄芩、桑白皮、连翘、鼠粘子、桔梗、甘草。○陈孟明方治喉闭肿胀,水饮不下。用荆芥八两,水五六碗,煎汁二碗,徐徐饮之,立消。○刘桂翁方治头风痛攻脑中。用荆芥、天麻、防风、白芷各一钱,甘草六分,全蝎五个,水煎服。○《经验方》治一切偏风,口眼㖞斜。用生荆芥一斤,生薄荷一斤,同捣汁,于磁器中熬成膏,配入天麻、茯苓末,以膏和丸,如梧桐子大,每服百丸,白汤下。○贾似道方治产后血风眩晕。用荆芥八两,当归、川芎各二两,共为末,每服三钱,白汤调服。○同前又方,用荆芥捣汁,加童便少许,立苏血晕。○同上治中风口噤。用荆芥穗为末,白汤调服三钱,立效。○杨运同方治风痰卒时仆厥,痰涎壅塞。用荆芥、僵蚕、全蝎、胆星、半夏、陈皮各一钱,煎服。○《保婴切要》治小儿卒患惊风,手足搐搦,目睛不正。用荆芥、僵蚕、胆星、胆星、半夏、天竺黄、川黄连、薄荷、钩藤。○于士林《家传方》治肝经风热,眼涩流泪。用荆芥、玉竹、防风、草决明、川芎、白芷、生地、牡丹皮。○周一庵手抄治风湿热蒸,脾郁成疸。用荆芥、秦艽、茵陈、防风、猪苓、茯苓、黑山栀、川黄连。○《儿科心萃》治热风斑毒。用荆芥、玄参、黄芩、防风、羌活、薄荷、桂枝减半。○同前治痘瘄已出未透。用荆芥、蝉蜕、牛蒡子、桔梗、甘草、川芎、山查、防风。痘加红花、僵蚕;瘄加黄连、石膏。○王侍中方治一切疮疥。用荆芥、金银花、土茯苓,等分为末,熟地黄熬膏,为丸梧子大。每早晚各服百丸,茶酒任下。○《方脉正言》治肠风便血,不拘粪前粪后。用荆芥炒黑,槐花略炒,苍术米泔浸,熟地黄酒蒸,北五味炒,各等分,炮姜减半,共为末,炼蜜丸梧桐子大,每早服五钱,白汤下。○《林敦五家学》治女人血崩不止。用黑荆芥、牡丹皮、玄胡索醋炒、人参、当归、川芎、白芍药、甘草、熟地黄各等分,水煎服,或作丸亦可。○同前治男妇血淋尿血。用荆芥、牡丹皮、茜草、川黄连、薄荷、生地黄、甘草等分,煎服,或作丸亦可。○《圣惠方》治吐血衄血,暴出不止。用荆芥四两、生地黄三两,白芍药一两,水十碗,煎三碗,徐徐服。○《妇科良方》治产后衄血。用荆芥水煎,童便和服。○《陈良斋医案》治妇人产后中风口噤,手足瘈疭如角弓;或产后血晕,不省人事,四肢强直;或心眼倒筑,风缩欲死;或兼吐泻。用荆芥穗微焙为末,每取三钱,童便调服。口噤则挑齿灌之,龈噤则灌入鼻中。其效如神。大抵产后虚甚,则汗出而腠理疏,易于中风也。○戴元礼《要诀》治产后迷闷,因怒发热而得者。用荆芥穗半炒半生为末,童便调服二钱。若角弓反张,用豆淋酒下,或童便煎服极妙。盖荆芥乃产后要药,而角弓反张乃妇人急候,得此证者,十存一二而已。○《万病回春》方倒换散:治癃闭不通,小便急痛,无问久新。用荆芥、大黄为末,等分。小便不通,大黄一钱,荆芥二钱;大便不通,荆芥一钱,大黄二钱,白汤调服。○《活法机要》治瘰疬溃烂,牵至胸前两腋,块如茄子大;或牵至肩上,四五年不能疗者。其项不能回顾,用此数日减可。如疮烂破者,用荆芥根下一段,剪碎煎沸,待温洗,良久,看破烂处紫黑,以针一刺去血,再洗三四次愈。用樟脑、雄黄,等分为末,麻油调,鹅羽扫上,出水,次日再洗、再扫,以愈为度。○《普济方》治小儿病风寒,烦热有痰,不省人事。用荆芥穗五钱,焙为末,加片脑五厘,每用姜汤调服五分。○治肠风便血,不问新久,及粪前粪后,皆可服。用荆芥四两炒黑,槐角三两,苍术米泔水浸炒,黄檗、防风、当归、川芎、怀熟地、山茱萸肉、白芍药各二两,升麻、细辛各八钱,分作十剂。每剂加莲子十枚,水二碗,煎八分,食前服。○治妇人肠风便血。用荆芥四两炒黑,当归、川芎、白芷、牡丹皮、川续断、白术、黄耆、香附童便浸,晒干,白薇、杜仲各二两,共为末,炼蜜丸,每服三钱,食前白汤送下。○治脱肛翻出不收,有寒有热。凡泻痢内热气虚,或老人气血虚惫;或产妇用力过度,或小儿藏气不足,气陷不举,俱有脱肛证也。以参耆汤加减,用荆芥、人参、黄耆、当归、生地黄、白术、白芍药、茯苓、升麻、桔梗、陈皮各一钱,甘草五分,黑枣头十个,水煎服。内热加黄芩、黄连各一钱;内寒加干姜、肉桂一钱二分,小儿减半。

紫　苏

味辛、甘,性温,无毒。升也,阳也。入手少阴、太阴,足阳明经。

李时珍先生曰:紫苏处处有之,喜生水旁。春二月,以子种,或子着地间,次年自发。茎方叶圆,叶端有尖,边作锯齿。肥地者,其叶面背色俱紫;瘠地者,仅背紫而面青。七、八月开花红紫色,成穗作房,结实如芥子,臭香色褐,捣之绞液作油,甚甘美。燃灯极明亮也。若叶面背俱色白者,即荏草,名白苏也。子不甚香而叶颇辛。若叶面青背白者，即荏苎也。叶上有毛而气臭。又有鱼苏，即荏草同类，状似茵陈，叶大而香。吴人用煮鱼食。又有鸡苏，名回回苏，茎叶俱紫，叶边锯齿极细密，叶面纵纽如剪绒状，宛如鸡冠，因名鸡苏，即紫苏之同种而异形者。治疗诸疾亦相同也。凡用苏，五月采叶，七月采茎，九月采实。各取得气之全。今市中茎叶多霜后采取，此已藥之本，气味俱失，效不及也。〇夏月取紫苏嫩叶日干，和盐、糖、梅卤作菹食，甚香美，可充茶馔。

紫苏：《别录》散寒气，清肺气，宽中气，《产宝》安胎气，下结气，方龙潭化痰气，乃治气之神药也。倪九旸稿盖苏者疏也，舒畅松苏之谓也。一物有三用焉：如伤风伤寒，头疼骨痛，恶寒发热，肢节不利，或脚气疝气，邪郁在表者，苏叶可以散邪而解表；气郁结而中满痞塞、胸膈不利，或胎气上逼，腹胁胀痛者，苏梗可以顺气而宽中；设或上气喘逆，苏子可以定喘而下气；痰火奔迫，苏子可以降火而清痰。三者所用不同，法当详之。

茹贞仲先生曰：紫苏叶味辛入气分，色紫入血分，气香入脾胃，性温去寒瘴，体轻则行阳道，用散则发郁滞。故同橘皮、砂仁，则行气温中；同当归、川芎，则和血散瘀；同苍术、白术，则健脾散湿；同防风、前胡，则发汗解肌；同荆芥、薄荷、升麻，则升达巅顶之阳；同连翘、木香、黑山栀，则启拔沉滞之郁，乃宣通四旁之药也。但其气味芳辛而温，具阳和之性，善发散，解肌出汗为专功。若属阴虚，因发寒热，或恶寒及头痛者，慎勿投之。以病宜敛宜补故也。火升作呕作喘者，亦不宜用，惟可用子。如肠滑气虚者，子亦勿用。

集方：茹氏家抄治伤风伤寒，头疼骨痛，恶寒发热，或脚气疝气类伤寒者。用紫苏叶、羌活、前胡、防风、厚朴、干葛。脚气加木瓜、山查、玄胡索；疝气加青皮、木香、小茴香。〇《肘后方》治霍乱胀满，未得吐下。用生紫苏捣汁饮之。或干苏叶煮汁，冷饮亦可。〇陶仲林《枢要》治中气不运，胸膈不利，或腹胁胀痛，或胎气不安。用苏梗、乌药、柴胡、白术、茯苓、陈皮、黄芩、砂仁。〇同前治上气喘急，痰咳不利。用苏子、白芥子、杏仁、橘红、半夏曲、川贝母、白前、茯苓、黄芩、天花粉。元气虚者，加人参、白术、麦门冬。〇同前治气虚发喘。用苏子合四君子汤。〇同前治阴虚发喘。用苏子配六味地黄汤，加麦冬、知母。〇《简便方》治上气咳逆。用紫苏子入水研，滤汁，同白米煮粥食。〇《药性论》治风湿脚气，并一切冷气。用紫苏子、良姜、陈皮，等分蜜丸梧子大，每服五十丸，空心酒下。〇《济生方》治大肠风闭，不大便。用紫苏子、麻子仁各一升，微炒，杵，以生绢袋盛，以白汤绞汁，陆续饮之。

荏 草 即白苏。

味辛、苦，性温，无毒。入手足太阴经。

即苏之色白者。《别录》主咳逆下气，温中去臭气。今市家以伪充紫苏，入发散药。大误！不可不辨。

荠苧

味辛、苦，性温，无毒。入手足阳明经。

即苏之色青者。陈藏器主冷气泄痢，除胸中酸水。

卢不远先生曰：三苏同一种类，但有家荠、野生及色香气味之殊，故主治功力似异而同也。皆宜于水，质都柔润，虽色香气味，稍分厚薄，而辛温芳烈则一。当以《本经》紫苏为正。顾苏之有苣、有荠，若术之有苍、有白也。

薄荷

味辛、甘、苦，气香、凉，性温燥，无毒。气味俱薄，浮而升，阳也。入手太阴、少阴经气分药也。

李时珍先生曰：薄荷多栽莳，亦有野生者。茎叶气味皆相似也。经冬根再发，二月抽苗，清明分株排种。方茎赤节，两叶对生。初则圆长，久则叶端渐锐，似苣、苏、荠苎辈。夏秋采取，日晒干用。先期以粪水浇灌，俟雨后刈收，辛香殊绝。不尔气味不辛凉也。○**苏氏曰**：薄荷处处有之，惟苏州产者，茎小叶细，香胜诸方，宛如龙脑，即称龙脑薄荷。江右者茎肥，蜀汉者更肥。入药总不及苏产者良。吴越川湖，以之代茗。一种叶圆小如钱，称金钱薄荷，儿科多用之。一种叶微小、耐霜雪，至冬茎叶纯紫，生江南山石间。一种胡薄荷，形状无异，但味小甜。多生江浙。新薄荷同蘸作齑，清爽可口。瘦弱人久食动消渴病。新病瘥人勿食，令虚汗不止。猫食之醉。古称薄荷为猫酒也。

薄荷：辛凉发散，李时珍清上焦风热之药也。方吉人稿主伤风咳嗽，热拥痰盛，目风珠赤，隐涩肿痛，贼风关节不利，头风头皮作疼，惊风壮热搐搦，喉风咽痛肿闭等病。盖辛能发散，凉能清利，专于消风散热，故入头面眼耳、咽喉、口齿诸经，及小儿惊热风痰为要药。《唐本草》主贼风伤寒，发汗恶风，心腹胀满，霍乱，宿食不消等疾，亦取辛凉香散之意云尔。如病人汗多表虚者，咳嗽因肺气虚寒而无热者，阴虚发热盗汗，并气虚、血虚头痛者，皆不宜用。

缪仲淳先生曰：薄荷，《食疗》方谓能去心家热，故为小儿惊风风热家为要药。辛香走散，又主伤风、头脑风，通关节，故逐贼风。发汗者，风从汗解也。

卢不远先生曰：气温性凉，具转夏成秋，为高爽清明之象，则气有余，自与薄弱虚寒、阴营不足者不相类也。第气象燥金，傺阳明之上为病，并在所忌。

沈则施先生曰：轻清凉薄，虚扬上达，故能去高巅及皮肤风热，又能引诸药入营卫，故能发散风寒，行关节而祛贼风。

集方：《简便方》治咽膈不利，风热痰结。用薄荷为末，炼蜜丸芡子大，每噙化一丸。○《圣惠方》治肺伤风热，咳嗽痰盛。用薄荷五钱，杏仁、苏子、前胡、桑皮、桔梗、荆芥、黄芩各一钱，水煎服。〇《姚氏家珍》治风热侵肝，眼赤弦烂。用薄荷、荆芥、防风、甘草、柴胡、生地黄煎服，外用薄荷叶，以生姜汁浸一宿，晒干为末，每用一钱，沸汤泡洗。〇同前治风入筋骨，关节疼痛，或成瘘痹。用薄荷叶四两，萆薢、威灵仙、金银花、虎骨、当归、羌活、独活、桑寄生、二蚕沙、白术、姜黄各二两，草乌八钱炒黄，浸酒服。〇万氏单方治头风头痛。用薄荷叶、天麻、真川芎、当归、黑山栀、胆星、防风各等分，水煎服。〇《保赤全书》治小儿惊风，壮热搐搦。用薄荷叶、荆芥、僵蚕、胆星、半夏、天竺黄、川黄连、钩藤、前胡。〇莫天卿方治咽喉急风，肿闭不通。先以米醋泔漱，吐去涎痰，随用薄荷、荆芥、桔梗、甘草、射干各等分，水煎服。〇《外科发挥》治大麻风及紫云风。用薄荷、漆叶、苦参、胡麻仁、荆芥穗、生地黄、皂角刺、刺蒺藜。〇《医学集方》治中风失音，舌强痰壅。用薄荷捣自然汁灌之，立苏。〇《济生方》治瘰疬结核，未破或破。用薄荷二斤取汁，皂荚二挺，水浸捣取汁，同熬膏。用青皮、黑牵牛半生半炒、皂荚仁各一两，连翘五钱，共为末，和入薄荷、皂荚汁膏内，每早晚各服十茶匙，白汤化服。〇又方，用薄荷、川贝母、荆芥穗、肥皂肉各一两，斑猫去头翅八钱，每服六分，治瘰疬神效。〇《普济方》治血痢不止。用薄荷煎汤，频饮之。

　　〇治一切面上诸病。用薄荷、防风、连翘、白附子、白芷、川芎、甘草、升麻各一钱，细辛五分。面上生疮者，上焦火也，加黑山栀、黄芩；面紫黑者，阳明风痰也，加葛根、半夏；面生粉刺者，肺经郁火也，加贝母、桔梗、桑皮、荆芥、苦参；面热者，阳明经风热也，加葛根、荆芥、黄连、黄芩、白芍药、犀角屑。〇治面上酒齄红紫，肿而有刺者，阳明经风热有虫也。用薄荷末三钱，半夏、硫黄、枯矾、雄黄、铅粉各一钱，小麦面二匙，水调敷患处。〇治面上并鼻准有赤疱者，三阳风毒内炽也。用薄荷末、密陀僧六钱，为细末，临卧以人乳调敷面上，次日洗去，三五次即愈。〇治面上生癣，或黑紫瘢点。用薄荷、白附子、密陀僧、白芷、官粉各八钱，共为细末，以白萝卜煎汁洗面，后用羊乳调成膏，敷患处，早晨洗去。〇治口疮疼痛，或口舌肿大，或破裂，俱属三焦火盛。用薄荷、连翘、山栀、黄芩、生地黄、当归、白芍药各一钱，黄连、甘草各八分，灯心三十根，食盐二分，水煎服。〇治口舌生疮糜烂，痛不可忍。用薄荷三钱，黄连、黄檗、细辛、炮姜各一钱，共为细末。先用苦茶泔口，后搽药于患处，或吐或咽不拘。

郁　金

　　味苦、辛，性温，无毒。气味俱薄，阴也降也。入酒亦能升。入手少阴、足厥阴、足阳明经。

　　李时珍先生曰：郁金出大秦国及西戎。今蜀地、广南、江西州郡亦有，不及蜀中者佳。四月生苗，茎叶颇似姜黄，秋末复从茎心抽茎。黄花红质，亦有白花红质者。不结实。根如指头，长寸许。体圆无枝，两头尖长，宛如橄榄核也。剖之外黄内赤，芳香可爱。修治：取根下四畔子根，去浮皮用。○朱氏曰：郁金无香而性轻扬，能致达逆气于高远。古人用治郁遏不能升者，恐命名因此也。浸水染衣甚鲜丽。微有香气，经久不变其色。或云：形如枣核，两头尖圆，有横纹如蝉肚者，是姜黄、非郁金也。

郁金：清气化痰，《唐本草》散瘀血之药也。御医米振斯稿其性轻扬，能散郁滞，顺逆气，上达高巅，善行下焦，为心肺肝胃、气血火痰、郁遏不行者，最验。故治胸胃膈痛，两胁胀满，肚腹攻疼，饮食不思等证。又治经脉逆行，吐血、衄血、唾血血腥。此药能降气，气降则火降，而痰与血亦各循其所安之处而归原矣。前人未达此理，乃谓止血生肌，错谬甚矣！凡病属真阴虚极，火亢吐血，溢出上窍，而非气分拂逆、肝气不平者，不宜用也。如胀满、如膈逆、如疼痛，关乎胃虚血虚者，亦不宜用也。即用之亦不效。

集方：王太和家珍治心胃作痛因寒者。用郁金、木香、莪术各等分，白汤磨服。○《女科方要》治妇人胁肋胀满、因气逆者。用郁金、木香、莪术、牡丹皮，白汤磨服。○《方脉粹言》治肚腹攻疼因血滞者。用郁金、木香、莪术、玄胡索，白汤磨服。○同前治胃气不和，停痰停火，饮食不思。用郁金、川黄连、木香、白芥子、红曲、麦芽、茯苓、甘草、白术。○同前治经脉不和，逆行于上，或吐血衄血。用郁金、木香、乌药、牡丹皮、玄胡索，白汤磨服。○《本草发明》治男妇失心癫狂。用郁金二枚，明矾泡汤磨服。此因惊忧痰血，络聚心窍所致。郁金入心去恶血，明矾化顽痰故也。○同前治蛊毒中人，岭南之处有之。于饮食行魇法也。初觉腹中微痛，次日刺人，十日则猪鱼蛇虫之蛊，生在腹中也。凡觉胸膈胀痛，即用升麻煎汁，或胆矾泡汤吐之。若膈下痛急，以米汤调郁金末二钱，服即泻出恶物。或合升麻，胆矾同服，吐泻并作。昔李巽岩为雷州推官，鞠狱得此方，活人甚多也。○黎居士方治怒伤肝，吐血衄血。用郁金、当归、牡丹皮、生地黄、韭菜煎汁，调降香末服。○《痘科琐言》治痘疹始有血泡，忽搐入腹，渐作紫黑色，无脓，日夜叫喊。用郁金二枚，甘草一钱，水一碗，煮干。去甘草、切片，微火烘燥为末，入真冰片二分，每用一钱，以生猪尾血五七滴，和新汲水七八匙调下。不过二服。甚者毒气从手足心出，如痛状，乃瘥。此乃九死一生之候也。

姜　黄

味苦、辛，性燥而温，无毒。阴中阳也，降也。入足太阴、厥阴经。

陈氏曰：姜黄出西番及海南，今江、广、川蜀亦有。根茎都类郁金。其花春生，色红白，与苗并出，即缀根际。入夏即烂，亦不生子。叶如红蕉，色青绿，长一二尺，阔三四寸，上有斜文。枝茎坚硬，根盘圆圙而屈，似姜而小，色黄有节。味苦臭重，为别异也。辨之郁金，根形惟圆、无旁枝，形状如榧子肉，两头颇尖，隐隐有直棱，黄赤转深，浸水并堪染色。若莪术，色白微青，亦无气臭。苏氏言与同种者，谬矣！○倪朱谟曰：姜黄色比郁金甚黄，形较郁金稍大。郁金味苦寒，色赤，形如橄榄而圆尖；姜黄味辛温，色黄似姜爪而圆大。郁金最少，姜黄常多。今市家惟收多者欺人，谓原本一物，指大者为姜黄，小者为郁金，谬诞极矣！近时有匾如干姜形者，为片子姜黄。功用同等，治臂痛更有效。

姜黄：破血气，《唐本草》利筋脉之药也。桂谷溪稿其味苦辛，其性燥利。辛能散，苦能泄，燥利能行。故日华子治癥瘕血块，腹中停瘀，善通月经及跌扑瘀血。苏氏治气胀及产后败血攻心。入气分走气，入血分行血。古方同肉桂、枳壳，治两胁痛、两臂痛有效，何莫非下气破血、辛走苦泄之功欤？察其气味治疗，乃介乎郁金、京三棱之中也。但其性燥烈消耗，有泄无补，凡病血虚臂痛，血虚腹痛，而非瘀血凝滞，气逆壅胀者，切勿乱投。误投则愈伤血分，令病转剧，慎之！慎之！

叶振华先生曰：其形似姜，其色纯黄，故名。虽为破血通瘀，专夺土郁者也，然功力固烈于郁金。但郁金泄金郁，姜黄夺土郁为别异耳。

集方：雷氏方治一切积血在腹中作痛。用姜黄、归尾、牡丹皮、牛膝、生地黄、玄胡索、肉桂、香附子。○同前治跌扑瘀血，或痛或肿，疼痛不已。用姜黄、苏木、归尾、红花、大黄、乳香、没药。○《茺斋方要》治产后败血攻心，胸胁胀满，烦闷呕恶。用姜黄、玄胡索、没药、硫黄、火硝二味，醋煮干，各等分，共为末。每服二钱，白汤化下。○《经验方》治中寒心痛难忍。用姜黄一两，肉桂二两，共为末，醋汤调服一钱。○殷氏《产方》治产后血痛有块。用姜黄、肉桂、五灵脂各等分，为末，酒调方寸匕，血下尽即愈。○钱君旸家藏治两胁痛，有血瘀气滞者。用姜黄、柴胡、红花、芦荟、白芥子，各等分。○同前治臂痛有血瘀气滞者。用姜黄、柴胡、桂枝、白术、威灵仙、白芷、甘草各等分。○《广笔记》治耳边发肿，连太阳、腮齿俱痛、不可忍。用姜黄、青木香、槟榔各三钱，大黄一两，共为细末。米醋和蜂蜜调匀，敷患处，中留一孔出气。

本草汇言卷三

钱塘　倪朱谟纯宇甫选集　男倪洙龙冲之氏藏稿

沈琯西玙甫校正

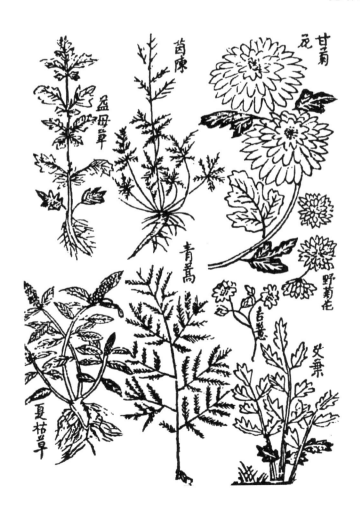

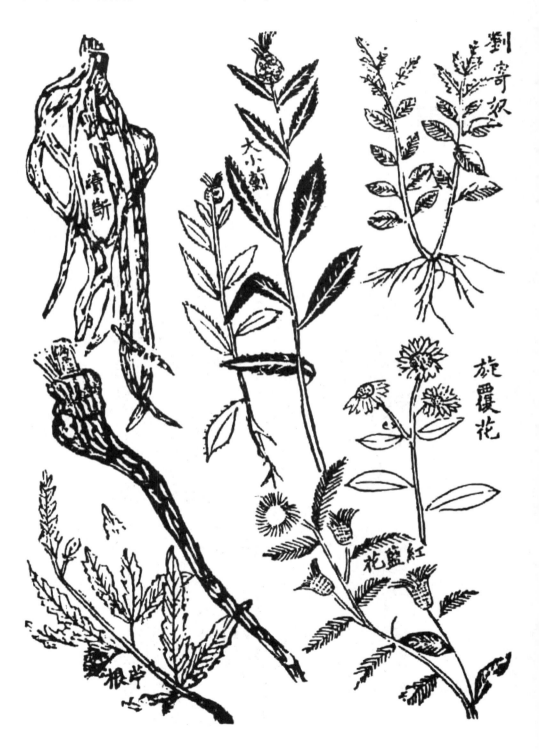

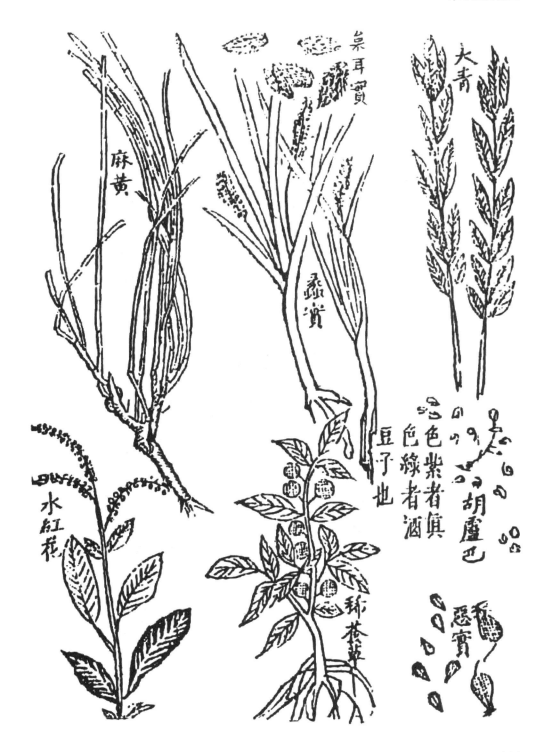

麻黄

枲耳實

大青

桑實

水缸花

豨薟草

色紫者真
色綠者酒
豆了也

胡蘆巴

惡實

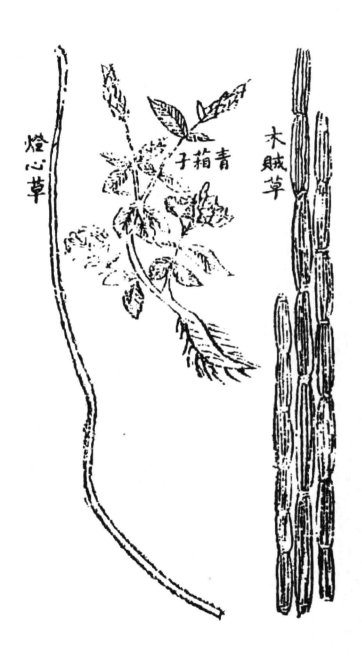

草 部隰草类上

菊 花

味苦、甘、辛,气温,微寒。可升可降,阴中微阳。入手足太阳、阳明、少阳、太阴、少阴、厥阴一十二经。

陆氏《埤雅》云:菊本蘜,蘜,穷也。《月令·九月》菊有黄华,华事至此而穷尽,故谓之菊。苏氏曰:生南阳山谷及田野间。宿根再发,初春发苗。清明前三日分种。喜向阳。叶、茎、花、根,种种不同。即《菊谱》所载,凡百余种,亦不能尽收也。其茎有株、蔓、紫、赤、青、绿之殊,叶有大、小、厚、薄、尖、圆之流,花有大朵、小朵、千瓣、单瓣、有心、无心之异,色有黄、白、红、紫、正间、深浅之别,味有甘、苦、辛、酸、蒿腥之辨,又有夏、秋、冬菊三时之分。取用其色不拘黄白,惟以单瓣味甘者入药,即《菊谱》所载邓州黄、邓州白者是矣。始生山野,今则人家栽植之。其花细小单瓣,品不甚高,蕊如蜂窠。又一种开小花,瓣下如小珠子,入药亦佳。正月采根,三月采叶,五月采茎,九月采花。修治:惟阴干用。○菊类繁多,惟紫茎气香,叶厚至柔,嫩时可食,花微大,味甚甘者为真,随可入药。一种茎青肥大,叶似蒿艾,花小,味极苦涩,名为苦薏。误服泄人元气,与甘菊花大不同也。

甘菊花:甄权祛风清热,日华子养肝明目之药也。叶振华稿此得天地清阴之气,独禀金精,专制风木,故为去风要药。观夫风邪为病,先入乎肝。肝开窍于目。又风为阳邪,势先走上。又热甚则生风,风火相抟,为头风头痛,眩晕悬旋,为目睛涩障,畏风羞明;或肿痛难开,或珠胀欲脱,或胞沿浮痒,或泪流不止。菊能清风清热,养血养肝,故头目诸疾,所用必需者也。《本草》又谓解疔肿,去湿痹,散游风丹毒。盖疔肿丹毒,风火之毒也。游风湿痹,湿热之证也。菊花清阴纯洁,得木体之柔,顺受金制,木平风息,疔丹瘅风之疾,自涣然消释矣。若气虚胃寒,食少泄泻之病,宜少用之。与温补之类同用,无伤也。

李时珍先生曰:菊花发生于春,长养于夏,秀英于秋,含章于冬,备受四气,饱经露霜,叶枯不落,花槁不零。味甘兼苦,性禀平和。昔人谓其能除风热,益肝补阴,盖不知其得金水之精英尤多,能益金水二藏也。补水即所以制火,益金即所以平木。木平则风息,火降则热除。用治诸风头目,其旨深微。黄者入金水阴分,白者入金水阳分,红者行妇人血分,皆可入药。神而明之,存乎其人。其苗可蔬,叶可啜,花可饵,根实可药,囊之可枕,酿之可饮,自本至末,罔不有功。宜乎前贤比之君子,神农列之上品也。

金灵昭先生曰:头风者,本于风寒,入于脑髓也。盖头为诸阳之会,其人素有痰火,风寒客之,则热郁而闷痛。虽有偏正之殊,不外痰火之证。菊花性禀秋清,火痰风郁，匕剂自通。间有气虚血虚者，耆、术、归、芎，一任加入。

　　集方：《方脉正宗》治风热头痛。用甘菊、川芎、荆芥、黄芩、薄荷、连翘、玄参、生地黄、柴胡、羌活、甘草各三钱为末，每服一钱，茶调下。再饮童便一锺更妙。○谈氏方治血虚风热，头风头痛、眩晕。用甘菊花三钱，当归、天麦门冬、生熟地黄、川芎、防风、荆芥、天麻、藁本、白芍药、白芷各减半。如有痰结而作者，本方加姜水浸半夏、胆星、白芥子各二钱。○《眼科约言》共方四首治目睛涩障羞明。用甘菊花、防风、木贼草、白芷、柴胡、草决明、谷精草。○治目睛肿痛难开、暴发者。用甘菊花、玉竹、防风、白芷、荆芥、薄荷、草决明、龙胆草、赤芍药。○治目病珠胀欲脱。用甘菊花、玉竹、防风、荆芥、蝉蜕、白芷。○治泪流不止，胞沿作痒。用甘菊花、密蒙花、白芷、防风、荆芥、羌活。○王仁宇方治老人虚人，气血两虚，目睛昏暗不明。用甘菊花、牛膝、枸杞子、怀熟地、川椒、山茱萸、牡丹皮、泽泻。○自明老人方治肝肾俱虚目痛。用甘菊花三钱，熟地黄、黄檗、枸杞子、白蒺藜、北五味子、山茱萸肉、当归、白芍药、羚羊角屑各二钱。如有翳障，本方加草决明、木贼草、谷精草、柴胡各一钱五分，水煎服，十剂效。或用十剂料作丸，每食后服三钱。白汤送亦可。○同前治风热目痛。用甘菊花二钱，川黄连、玄参、甘草、生地黄、荆芥穗、草决明、连翘、柴胡、川芎、桔梗、苍耳子、羌活各一钱，水煎服，冲童便半盏更妙。○《外科直指》治无名疔肿。用甘菊花一握，紫花蒂丁、半枝连、益母草、金银花、夏枯草各二两，捣汁，再以贝母、连翘、天花粉，共为细末，用诸汁调服。如无生叶捣汁，随用干者，共九味煎服亦可。○娄可初方治四肢湿痹，痛难动履。用甘菊花、萆薢、枸杞、杜仲、白术、姜黄、半枝连、独活、当归、秦艽、稀莶草各二两，草乌八钱，酒炒。○《外科直指》治赤游风丹毒。用甘菊花、防风、白芷、赤芍药、绿豆、金银花、半枝连各等分，水煎取。须用磁锋砭去恶血为妙。○治终身无目疾，兼不中风，及生疔疽。用甘菊花、枸杞子，相对蜜丸。每早服五钱，白汤过，久久有效。

野菊花

　　名苦薏。叶茎花根，味苦、辛，气凉，有小毒。薏乃莲子之心，此药味苦似之，故名。

　　藏器陈氏曰：苦薏生泽畔，处处原野山隰极多。茎如马兰，花如菊，但叶薄而多尖，花小而蕊多，如细蜂窠状。味极苦辛，气甚惨恶。

　　野菊花：破血疏肝，解疔散毒之药也。主妇人腹内宿血，解天行火毒丹疔。捣汁和生酒服之，或取滓敷罯亦效。煮汤洗疮疥，又能去风杀虫。但性寒味劣，无故而饮，有损胃气。非若甘菊花有益血脉、和肠胃之妙也。

　　○治肠风下血。用野菊花二钱，黄耆、白芍药、麦门冬、当归、地榆各四钱，甘草、人参、白芷、北五味、黑荆芥各一钱，河水二大碗，煎七分，食前服。服六七剂，全愈。○又方，治肠风。用野菊花六两，晒干炒成炭，怀熟地八两，酒煮捣膏，炮姜四两，苍术三两，地榆二两，北五味一两，炼蜜为丸梧桐子大，每服五钱。食前白汤送下。

艾 叶

味苦，气温，无毒。可升可降，阴中之阳。入足太阴、少阴、厥阴经。

李时珍先生曰：艾可乂疾，久而弥善，故字从乂。削冰令圆，举而向日，以艾承其影，则得火，凡医家用此草灸百病。所在处处皆有，或生山原，或生田野。二月宿根生苗，其茎直上，高四五尺。其叶四布，状如蒿，分为五尖。桠上复有小尖，面青背白，有茸而柔。七八月叶间出穗，如车前穗。细花结实，累累盈枝。中有细子，霜后始枯。采时以汤阴复道及宁波者佳。自明成化以来，则以蕲州者为胜。又以陈久者更良。五月五日，连茎刈取，曝干，拣摘净叶，扬去尘屑，入石臼内，木杵捣熟，罗去渣滓，再捣如绵，则灸火得力。如入丸散，将茯苓作片同碾，实时可作细末，亦一异也。

艾叶：暖血温经，李行气开郁之药也。集主妇人血气久冷，肚腹作痛，或子宫虚寒，胎孕不育；或寒气内袭，胎动不安；或湿热内留，白带淋沥，腰脊酸疼；或男子风郁大肠，下痢脓血，及肠风便血诸证。又烧则热气内行，通筋入骨，走脉流经，故灸百病，开关窍，醒一切沉痼、伏匿内闭诸疾。若气血痰饮，积聚为病，哮喘逆气，骨蒸痞结、瘫痪痛疽，瘰疬结核等疾，灸之立起沉疴。若入服食丸散汤饮中，温中除湿，调经脉，壮子宫，故妇人方中多加用之。揉碎入四物汤，安胎漏腹痛。捣汁和四生饮，止呕血吐血衄血也。日华子又谓能利阴气，保胎娠，须以之导引。凉血补血药为宜。然性气虽芳香，烈而燥热，凡妇人胎动不安，由于热而不由于寒者；淋带由于气虚内热，而不由于湿热者；肚腹疼痛由于烟火石药，炙煿酒醪，积热伤肠胃，而不由于寒冷者；呕吐衄血，由于心肺暴热妄行，不由于阳郁阴采而致者；年久不孕，由于精虚血燥血热血少，不由于风寒入子宫者，咸戒用之。

缪仲淳先生曰：艾叶生凉熟热，其气芳烈，性能开达窍户，辟除阴厉鬼邪，纯阳之草也。可以取太阳真火，可以回垂绝元阳。服之则走三阴而逐一切寒湿冷气，转闭藏肃杀之气为融和。灸之则透诸经而治百种病邪，起沉伏之疾，其功大矣。老人丹田气弱，脐腹畏冷者，入布囊，裹其脐腹，及寒湿脚气，亦须夹入袜内用之。夫用药以治病，中病即止。于妇人内寒血冷，及病腹中疼痛，带漏诸疾，以艾附丸或归艾、耆艾、术艾诸方，夫何不宜？若服久不辍，辛热过偏，致使燥热之毒，攻发为病，速以绿豆粥食之即解。

集方：《简便方》治妇人血气寒冷，四肢少热，胎孕不育。用蕲艾一斤，杵如绵，扬去尘末并梗，酒煮一周时。川芎、白术、当归身、香附醋煮，各四两，共为末，炼蜜丸。

每早服三钱。〇陈氏方治藏气虚冷，胎动不安。用艾叶<small>制法如前</small>、砂仁壳、当归、白术、川芎、阿胶各一两，甘草五钱，分作十剂服。〇同前治妇人白带淋沥。用艾叶六两<small>制法如前</small>、白术、苍术各三两，俱米泔浸，晒干炒，当归身酒炒二两，砂仁一两，共为末，每早服三钱，白汤调下。〇《方脉正宗》治男子肠风脏毒，大便下血。用艾叶八两<small>制法如前</small>、苍术四两，米泔浸炒，怀熟地六两，酒蒸捣膏，南五味子二两炒，共为丸，每早服三钱，白汤下。〇《金匮要略》治妊娠下血。仲景曰：妇人有漏下者，有半产后下血不绝者，有妊娠下血者，并宜胶艾汤主之。艾叶<small>制法如前</small>、阿胶、熟地、当归各三两，川芎、甘草各一两，白芍药四两，分作十剂，每剂加阿胶，俟药熟投入，烊化服。〇《肘后方》治妊娠胎动不安，或腰痛下坠，或胎上抢心，或下血不止，或横生倒产，或子死腹中，用艾叶一两<small>制法如前</small>，当归、川芎、益母叶各五钱，水煎。少加清酒半盏服。〇《千金方》治产后泻血不止。用干艾叶一两<small>制法如前</small>、炮姜炭一两，水煎，一服立止。〇《杨诚方》治产后腹痛欲死。用陈艾叶一两<small>制法如前</small>，水煎服。再用一斤，热酒拌湿，铺脐上，以布裹住，用熨斗火熨之。待口中艾气出，痛自止矣。并治中风卒病。〇《兵部手集》治背发诸毒，并各处生毒，或一切无头热肿。用艾叶<small>制法如前</small>作炷，于肿痛处灸。轻者，七炷九炷，重者百十炷。不痛者灸之痛，痛者，灸之不痛，其毒即消。不消亦免内攻。此神方也。〇《医方大成》治咽喉肿痛。以嫩艾捣汁，细咽之，或再以渣和米醋，敷喉上。冬月以干艾叶煎汁饮亦可。〇《简便方》治小儿脐风撮口。以艾叶一两，烧灰填脐中，以帛缚定，效。〇《青囊杂集》治头风久痛。以陈艾揉为丸，时时嗅之。以黄水出为度。〇《肘后方》中恶鬼击，卒然着人，胸胁腹内，切痛如刀刺，不可按。或吐血，或下血，或鼻中出血。以陈艾三两，水洗净，甘草五钱，水五升，煎二升，徐徐服。〇《肘后方》治蛔虫攻心作痛，口吐清水；或脾胃受冷作痛。用陈艾烧存性为末，白汤调服数分。〇《斗门方》治火眼肿痛。以陈艾一两，烧烟起，以碗覆之。候烟尽，取碗上煤，白汤调散，洗眼即瘥。〇陆氏方治鹅掌风癣。用陈艾四两，水四碗，煮十余滚，连艾并汤入瓶内，用麻布二层缚瓶口，将手心放瓶口上熏之。如汤冷再热，如神。〇《谈氏方》治妇人面疮，名粉花疮。以定粉五钱，菜子油调，涂碗内，用艾一二团，烧烟熏之。候烟尽，覆地上一夜，取出调搽，永无瘢痕，亦易生肉。〇《外台秘要方》治面上奸黯，用艾灰、桑灰各半升，以水五碗淋汁，再淋至三遍，煎令稠糊。每以簪脚点少许傅之。自烂脱落甚妙。〇《直指方》治痈疽年久，疮口冷滞不合。用陈艾煎汤频洗，自敛。〇《集简方》治诸蛇虫咬伤。用艾灸数壮自解。〇《普济方》治风虫牙痛。用黄蜡少许摊纸上，铺艾以箸卷成筒，烧烟，随左右熏鼻，令烟满口，呵气，即疼止肿消。〇治遍身风麻。风麻是气虚，宜灸，用蕲艾、黄耆、白术、陈皮、半夏、天麻、人参各二两，茯苓、熟地黄、当归各四两，枸杞子六两，俱炒燥，浸酒饮。〇治遍身风木。

风木是湿痰死血,宜针。用蕲艾、白术、当归、川芎、半夏、天麻、红花、桃仁、苏木、苍术各二两,白芥子、僵蚕、牡丹皮各一两,俱炒燥,草乌三钱,炒焦黄,浸酒饮。〇治遍身麻痹,不能屈伸,谓之不仁。是气血两虚,受风湿也。用蕲艾、人参、黄耆、白术、防风、苍术、当归、熟地黄、枸杞子、川芎、秦艽各二两,俱炒燥,土鳖虫二十个,浸酒饮。

茵陈蒿

味苦、辛,气寒,无毒。阴中微阳。入足太阳、阳明、太阴经。

陶隐居曰:茵陈生太山及丘陵坡岸上。今在处皆有,不及太山者佳。冬初茎枯,至初春又生,故名茵陈。苗高七八寸,似蓬蒿而叶紧细。九月作花结实,与菴䕡花实相似。亦有无花无实者。修治:以五七月,叶有八角者,采茎阴干,去根用。〇又江宁府一种茵陈,叶大根粗,至夏作花,色黄白,结实如艾子。又和州及南山峻岭石中出一种石茵陈。今江南山石中亦有。疗伤寒脑痛绝胜。今诸医议论,谓家茵陈亦能解肌下隔,去胸中热烦。再详本草正论,但以功较之,则亦称江南者为胜。疗黄疸、利小便更最也。李时珍先生曰:茵陈,昔人多莳为蔬,故入药用,家茵陈所以别山茵陈也。今淮扬亦有野茵陈,其茎如艾,其叶如青蒿,淡色而背白。叶歧紧细而匾。九月开细花,色黄,结实亦如艾子。

茵陈:《本经》清黄疸,《别录》利小便,为黄家君主之药也。姚斐土治风湿寒热邪气,热结黄疸,小便不利,关节不通。藏器又伤寒热甚发黄者,每多用之。他如伏瘕水胀,及太阴里邪,瘴疟寒热等疾,统属湿热者,无不相宜。但苦寒沉降,能清热利湿,湿热去则诸证自退矣。中病即已,若过用,不免有伐脾损气之弊。

邵绳山先生曰:按黄疸之病,多起于饮食劳倦,致伤脾土。脾土不能运化,湿热内郁,无由发泄,流于皮肉,遍于四肢,黄色如染。淡黄易愈,深黄难愈,焦黄者死。凡抑郁不得志之人,多生此病。虽云湿热,不可纯用寒凉,必佐之以辛甘、温散,君之以渗泄,则湿易除,热易解,其病自愈。若纯用凉药,重伤脾土,湿热反甚,变为水肿腹胀者,多有之矣。

沈则施先生曰:茵陈芬芳疏利,味苦善行。邪在内者出,结者散,故去湿热、退黄疸也。然疸证虽有五种之分,同为湿热所成。仲景方有茵陈栀子大黄汤,治湿热也;茵陈栀子柏皮汤,治燥热也。如苗涝则湿黄,苗旱则燥黄。湿则泻之,燥则润之之意也。又有阴寒发黄,用茵陈附子汤;蓄血发黄,用茵陈桃仁汤。随证和入可也。

集方:同防风、羌活,治疸黄;兼风,同苍术、厚朴、泽泻;治疸黄兼湿,同生姜、白豆仁;治疸黄兼寒,同川黄连、龙胆草、滑石;治疸黄兼热,又同陈皮、菊花、干姜;治伤酒发黄,同槟榔、枳实、山查、麦芽。治小儿食积发黄,随证加用可也。〇《千金方》治遍身风痒疮疥。用茵陈煮汤洗之。〇《斗门方》治遍身黄疸。用茵陈一把,生姜五钱,捣烂,水煎服。以渣于胸背四肢日日擦之。〇同前治壮人酒疸。用茵陈四两,山栀子七个，大田螺一个，连壳俱捣烂取汁，以百沸白酒一大盏，冲汁饮之。〇《直指方》治眼热赤肿。用茵陈草、车前子各等分，水煎，内服外洗。〇同前治谷疸。用茵陈、苍术、白术、泽泻、车前、神曲、红曲、麦门冬各等分，水煎服。〇同前治酒色过度，成女劳疸者。用茵陈、石斛、木瓜、牛膝、黄檗、熟地黄。〇王氏《正言》又五苓散加茵陈、车前，总治诸疸。〇治湿热发黄。用茵陈、栀子、赤茯苓、苍术、黄连、厚朴各一钱，滑石二钱，干姜五分，灯心三十根，水煎服。身发热，加柴胡一钱二分；有宿食，加枳实、萝卜子各一钱，大便闭结，加大黄一钱。

青　蒿

味苦，气寒，无毒。乃少阳、厥阴血分药也。

李时珍先生曰：青蒿生华阴川泽，所在有之。得春最早，望春便发。茎如指肥，叶极纤细，色并青翠，似茵陈蒿而背不白。至夏渐高，五六尺许。秋深开细淡黄花，花下结子如粟米。茎柔韧，根白硬。苗、叶、花、实，并芬芳，功力亦相若也。嫩时醋淹为菹，香凉可口。沈氏《笔谭》云：青蒿一类，自有二种。一黄色、一青色。青者入药，即《农经》所指青蒿，亦有别识。陕西银、绥间，见青蒿丛中，时有一两窠迥然特青，如松桧，翠碧可观。至秋诸蒿转黄，此独翠碧更倍。古人取深青者为胜，此独得蒿力之专精者也。不然诸蒿何尝不青？但青而色淡耳。雷公云：凡使惟中为妙。到膝即仰，到腰即俛。使子勿使叶，使根勿使茎。四件若同使，翻然成瘤疾。修事：其叶或茎实，七岁儿七个溺，浸七昼夜，取出晒干用。

青蒿：日华子清热凉血，《本经》退骨蒸劳热之药也。陈月坡此药得初春少阳之气以生，去肝胆肾经伏热，故明目消疗，退骨节间内蒸留热。热去则血分和平，阴气日长，故劳热骨蒸专主之也。大抵诸苦寒药多与胃气不宜，惟青蒿芬芳清洁，气先袭脾，故独宜于血虚有热之人，以其不损胃气故尔。是以蓐劳虚热，非此不除。又陈氏方治传尸鬼疰，疟痢寒热，齿痛，皆本少阳木郁火郁之病，以此芳洁苦寒之药，用相宜耳。若专于真阴内损，营气衰竭成劳者，当与大滋养药同剂方善。倘劳热之人，有胃虚不食泄泻者，产后气虚内寒作泻者，咸宜戒之。

陈廷采先生曰：谚云：三月茵陈四月蒿。人每诵之，疑是两药一种，因分老嫩而异名也。殊不知叶虽近似，种却不同。青蒿叶背、面俱青，且结花实；茵陈叶面青背白，花实全无。况遇寒冬，尤大差异。茵陈茎干不凋，至春旧干上复发叶，因干陈老，故名茵陈。青蒿茎干俱凋，至春再从根下发苗，如草重出。发旧干者，三月可采；产新苗者，四月才成。是指采从先后为云，非以苗分老嫩为说也。《纲目》"发明"云：青蒿得春木少阳之气最早，故所主之证，皆少阳、厥阴血分之病也。故治骨蒸热劳为最。古方每单用之。

集方《方脉正宗》治一切虚劳寒热，阴虚五心烦热，肾水真阴不足，以致骨蒸劳热者。并除产后一切虚热寒热，淹延不解。用青蒿叶、鳖甲、生熟地黄、牛膝、枸杞、麦门冬、北五味子各等分,水煎服。○《斗门方》治时眼赤肿。用青蒿叶、防风、连翘、甘草、荆芥各等分,水煎服。○《外科良方》治疮疥瘙痒,皮肤一切风疹。用青蒿为末,每服三钱,白汤调服。再取叶煮汤频洗。○治男妇劳热肌瘦。用青蒿叶细切一斤,水三十碗,童便五十碗,同煎。取十碗去渣,入砂锅内煎成膏,每早服五茶匙,白汤调送。○《灵苑方》治虚劳寒热,肢体倦怠烦疼,不拘男妇。用青蒿成实时采之,取叶,以童便浸三日,曝干为末,每服三钱。乌梅一个煎汤服。○陈氏方治虚劳盗汗,烦热口干。用青蒿二斤取汁,入沙参、麦门冬各四两同煎,将稠,滤去沙参、麦门冬,将汁熬稠糊,收贮磁器内。每早晚各服数茶匙,白汤调下。○《仁存方》治温疟痰盛,但热不寒。用青蒿四两,童便浸,焙为末,每取三钱,白汤调下。○《圣济录》治暑毒热痢。用青蒿叶一两,甘草一钱,水煎服。○《救急方》治齿牙肿痛。用青蒿叶煎汤泪漱。○《卫生易简方》治鼻衄。用青蒿捣汁饮之,将渣塞鼻中极验。○《永类方》治酒痔便血。用青蒿叶为末,每服三钱。粪前血,白汤调;粪后血,白酒调服。俱食前。○《肘后方》治毒蜂螫人。嚼青蒿叶敷上即瘥。○同前治金疮扑损出血。用青蒿捣敷之。一方用青蒿叶、陈石灰,共捣千下,晒干为末,临扑损出血者,敷之即止。○《圣济方》治鼻中息肉。用青蒿灰、石灰各等分,淋汁熬膏,点之即落。

○青蒿子:味甘,气寒,无毒。阴干,研成细末,空心每服二钱,白汤调服。治积热眼涩。久服明目,可夜看书,并治虚劳瘦弱。

○黄花蒿:俗名臭蒿。与青蒿相似。色绿带淡黄,气腥臭,不可食。人家采以罨酱黄、酒曲者是也。味辛、苦,气寒,无毒。煮汁治小儿风寒惊热有验。其子味性与黄蒿同,但下气消痰胀,更殊捷尔。

○白蒿:味辛,气平,无毒。生中山川泽。先诸草发生,叶似细艾,粗于青蒿。上有白毛错涩。从初生到秋,白于众蒿。主风寒湿气成痹、成胀、成疸、成痢、成膈噎、成癫疮诸疾,并解河豚鱼毒。神农列白蒿于上品,有功无损,而古今医家不知用,惜哉!

周氏曰:白蒿香美可食。今人以白蒿误指为茵陈,但苗叶相似,实非也。○李氏言白蒿有水陆二种,《本草》所用,盖取水生者,故曰"生中山川泽",不曰山谷平地也。二种形状相似,但陆生辛薰,不及水生者香美尔。《诗》云:"呦呦鹿鸣,食野之苹,食野之蒿"。苹即蒿之初生水中,青色白茎鲜嫩时也。蒿即苹之长大,至秋老成衰萎时也。鹿食九种解毒草之草,白蒿其一也。《诗》云:于以采蘩,于沼于沚。《左传》云:苹蘩蕰藻之菜,可以荐于鬼神,羞于王公。并指水生白蒿而言。则《尔雅》之蟠蒿为白蒿无疑矣。

刘氏禹锡曰:白蒿即蓬蒿,可以为蔬。生挼醋淹为菹,食之益人。曝干酿酒,治瘈痹脚气及恶疮癞疾、遍体头面俱生者，为末，白汤调服一二钱。治湿热胀满，捣汁可退黄疸，并热厥心痛，赤白痢疾。熬膏炼蜜收，可治膈噎。

蒿类繁多，难以尽收。除青蒿、黄蒿、白蒿外，又有角蒿、廪蒿、马矢蒿、牡蒿、邪蒿诸种类。本书所选，只取青、黄、白三蒿，其余无所要用，姑删去之。

续补集方：治中暑。用青蒿嫩叶捣烂，手捻成丸、黄豆大，新汲水吞下数丸立愈。

益　母 古名茺蔚。

味苦、甘、微辛，气温，无毒。阴中之阳，手足厥阴经药也。为妇人产后血分之要剂，当以童便酒煎。

李时珍先生曰：古方用实，今方用叶。盖茺蔚专精在实，取充盛密蔚之义，其功宜于妇人、胎产眼目，故有益母之称。生江海湖滨地泽，及园圃田野，近水湿处甚繁。春初生苗如嫩蒿，入夏渐长至三四尺。茎方有四棱，如黄麻茎。叶有尖歧如艾叶。茎有节、寸许。节节生穗，丛簇抱茎。四、五月间穗内开小花，红紫色。亦有白色者。每萼内有细子四粒，似蒿子，黑褐色，有三棱。药肆往往作巨胜子货之。其草生时有臭气，夏至后茎叶皆枯，其根白色。虽有白花、红紫花二种，茎叶子穗皆同。但白者入气分，紫红者入血分，别而用之可也。入药取叶以酒拌蒸，晒干用。取子微炒黄，舂簸去壳、取仁用。

益母草：行血养血。行血而不伤新血，养血而不滞瘀血，李时珍诚为血家之圣药也。方吉人稿妇人临产之时，气有不顺，而迫血妄行；或逆于上，或崩于下，或横生不顺，或子死腹中，或胞衣不落，或恶露攻心，血胀血晕；或沥浆难生，蹇涩不下；或呕逆恶心，烦乱眩晕，是皆临产危急之证。惟益母草统能治之。又疮肿科以之消诸毒，解疔肿痈疽，以功能行血而解毒也。眼目科以之治血贯瞳人，及头风眼痛，以功能行血而去风也。习俗以益母草有益于妇人，专一血分，故屡用之。然性善行走，能行血通经，消瘀逐滞甚捷。观其治疗肿痈疽，眼病血障，则行血活血可知矣。产后诸疾因血滞、气脉不和者，用之相宜。若执益母之名，施于胎前之证，血虚形怯、营阴不足者；肝虚血少，瞳人散大者；血脱血崩，阳竭阴走者，概而与之，未尝不取咎也。

陈廷采先生曰：益母草活血行气，有补阴之功。凡胎前产后，有所恃者血气也。胎前无滞，产后无虚，用此以其行中有补、补中有行，故有益母之称。子名茺蔚，益肝胆，有明目之功；润肾髓，有益精之力。利水实脾，调经顺脉，功兼该矣。

红媳妇《家宝方》云：益母草苗、叶、茎、根、花、子，取全体总用。酒浸蒸晒干，捣极烂，再碾为末，炼蜜丸如弹子大。治胎前，安生胎、去死胎；治产后，行瘀血、生新血。又明目精，散水蓄，消丹疹，拔乳痈，止尿血，利小便，功全备矣。

缪仲淳先生曰：茺蔚草味阴而气阳，轻洁之品。补而能行，辛散而兼润者也。

于妇人气分血分诸病颇宜。

　　集方：济阴返魂丹：治妇人胎前产后危急诸证。用益母草红紫花者，端午小暑，或六月六日，或七月七日，连根收采，阴干，以石器内碾为细末，炼蜜丸如弹子大，随证嚼服。用白汤送。其根烧存性，为末酒服，功与黑神散等。其药不限丸数，以病愈为度。或丸如梧桐子大，每服百余丸。又可捣汁滤净，熬膏服之。○治胎前脐腹痛，或作声者。米饮下。○治胎前产后，脐腹刺痛，胎动不安，下血不止。当归汤下。○治产后，以童子小便化下一丸，能安魂定魄，血气自然调顺，诸病不生。又能破血痛，养脉息，调经络，并温酒下。○治死胎不下，及横生不顺，胞衣不出，或经闭胀满，心闷心痛，并用炒盐汤下。○治产后血晕眼黑，血热口渴烦闷，如见鬼神，狂言不省人事。以童子小便和酒化下。○治产后结成血块，脐腹奔痛，时发寒热，有冷汗，或面垢颜赤，五心烦热，并用童便酒下。○治产后恶露不尽，结滞刺痛，上冲心胸满闷。童便酒下。○治产后泻血水。以枣汤下。○治产后痢疾。米汤下。○治产后血崩漏下。糯米汤下。○治产后赤白带下。阿胶艾汤下。○治月水不调。温酒下。○治产后中风，牙关紧急，半身不遂，失音不语。生姜汤下。○治产后气喘咳嗽，胸膈不利，恶心吐酸水，面目浮肿，两胁疼痛，举动失力。温酒下。○治产后月内咳嗽、自汗、发热，久则变为骨蒸。童便下。○治产后鼻衄，舌黑口干。童便下。○治产后两太阳穴痛，呵欠，心松气短，羸瘦不思饮食，血风身热，手足顽麻，骨节疼痛。并米饮下。○治产后大小便不通，烦躁口苦者。薄荷汤下。○治妇人久无子息。温酒下。

　　○治产妇一切诸病，及折伤内损有瘀血，每天阴则痛，神方也。三月采益母草，连根、叶、茎、花，水洗令净，于箔上摊暴水干，以竹刀切、长五寸，勿用铁刀。置于大锅中，以水浸过二三寸。煎煮，候草烂水减三之二，漉去草、取汗，约五六斗。入盆中澄半日，以绵滤去浊渣，以清汁入釜中，慢火煎取一斗，如稀饧状。瓷瓶封收。每取数大匙，暖酒和服，日再服。或和羹粥亦可。服至七日，则疼渐平复也。产妇恶露不尽及血晕，一二服便瘥。其药无忌，又能治风、益心力。

　　陈近泉《家宝方》治血热经行先期，及胎漏下血。用益母草、生地黄、白芍药、麦门冬、枇杷叶、青蒿子、五味子、阿胶。○治胎不安腹痛。用益母草、杜仲、阿胶、川续断、当归身、川芎、熟地、白芍药各等分，为丸服。○治临产血崩不止。用益母草、当归身、怀熟地各五钱，炮姜炭、人参各一两。○治妇人经前经后感冒，头痛发热，谵语妄见，烦躁，类伤寒。此热入血室证。用益母草、柴胡、半夏、当归、丹皮、黄芩。○治胎死腹中，或胞衣不下。用益母草捣熟，以熟水少许，和绞取汁，顿服之。○治产后血闭血晕，心气欲绝。用益母草捣汁，和熟水少许，灌服立苏。○治产后血晕，瘀血薄心，恶露不行，腹痛，少腹儿枕痛，兼催生及胞衣不下，并气闭经阻，经行作痛。用人参、琥珀、乳香、没药、血竭、沉香、丹砂、五灵脂，各等分为末。用益母草取汁拌，晒干，三拌三晒为度。加炼蜜捣成丸，如弹子大，用白汤化服。○《心镜》治一切痈疽，并妇人乳痈，急慢疔疮，及小儿头疮，浸淫黄烂，及阴疽阴蚀。以益母草煎汁，患处淋洗，再以新鲜者绞汁，频频饮之，解毒消散。○《医学大成》又方，治疔疮。用益母草，四月连花采之，烧存性。先以小尖刀，十字划开疔根，令血出。次绕根开破，捻出血，拭干，以稻草心蘸药，捻入疮口，令到底。良久，当有紫血出。捻令血净，再捻药入，见红血乃止。一日夜捻药三五度。重者二日根烂出，轻者一日出。有疮根胀起，即是根出，以针桃之。出后再敷生肌散，易愈。忌风寒、房室、酒肉、一切毒物。○同前治一切疔肿发背，及无名肿毒。益母草、苍耳草、夏枯草、金银花、紫花地丁各一握，鼠粘子、白芷、僵蚕、白及、白敛、甘草、连翘、生地各五钱，水十碗，煎去十分之七，取汁饮之。○《圣惠方》治勒乳成痈。用益母草为末，水调涂乳上。一宿自瘥。捣汁饮亦得。○《碧潭集》治血风眼障，血污瞳人。用益母草、木贼草、苍耳子、草决明、当归尾、荆芥穗，水煎服。○徐孺人家抄治血风攻头，头痛、头风，并眼痛。用益母草、防风、羌活、天麻、苍耳子、薄荷、连翘各等分，水煎服。○《广利方》治小儿疳痢垂死者。用益母草嫩叶，同白米煮粥，食之甚佳，绞汁亦可。

夏枯草

味苦、辛，气寒，无毒。阴中之阳，可升可降。乃足厥阴、少阳经血分药。

《别录》曰：夏枯草生蜀郡川谷，今所在皆有，原野平泽间甚多。冬至后生苗，渐高至一二尺许，茎微方，叶对节生，似旋覆叶而长大。边有细齿而背白。三四月茎端作穗，长一二寸。穗中开淡紫碎花，似丹参花。结子亦作穗，一穗四子。五月便枯。宜四月收采用。丹溪翁言无子，亦欠察矣。其嫩苗渝过，浸去苦味，油盐拌之可食。○寇氏曰：茺蔚有臭味，自秋便生，经冬不悴。春开白花，夏结子。夏枯草无臭味，春末开淡紫花，夏结子。两物俱生于春，俱枯于夏。但夏枯草更早枯一月矣。

夏枯草：凉血清肝，朱丹溪舒郁散结之药也。张少怀稿此药得金水之体，少阳之气，善治肝郁血燥为病。故前人主寒热瘰疬，鼠瘘瘿核，目疼疮疹诸疾，及脚肿湿痹等证。但性味寒而苦辛，寒能除热，苦能下泄，辛能散滞。专入肝胆二经，攻热逐湿，则前证自除矣。除肝胆血郁气滞之病，成瘰疬湿痹等证之外，并无别用。久服亦损胃家，谓苦寒降散多也。

沈则施先生曰：夏枯草大治瘰疬，散结气，有调养厥阴血脉之功。及观其退寒热，虚者以滋补药和之，实者以行散之药佐之，外以艾灸，亦渐取效。此平易简要之言也。○一男子病目羞明，至夜目珠大痛，连眉棱骨及头半边痛且肿，灸厥阴、少阳二穴，痛随止，半日痛又作。以夏枯草四两，香附一两，甘草五钱，共为末。每用二钱,茶清调服,下咽则痛减半,至四五服全愈也。

缪仲淳先生曰:瘰疬鼠瘘,由肝郁筋结之所生,寒热毒气之所成,留于脉中,着于肌肉。其本在藏,其末出于颈腋之间,久则内溃脓血,多成劳瘵。面黄少食,肌消骨立,不可为矣。诸方用夏枯草配四物汤,宜早服、多服,屡获效。

集方:《方脉正宗》治肝火血郁成劳。用夏枯草,入逍遥散良。○《薛氏方》治瘰疬马刀,不论已溃未溃,或日久成漏。用夏枯草六两切细,酒浸蒸晒五次,为末,配十全大补汤料,再加香附、贝母、远志尤善。○《自明集》治肝虚目睛痛,或冷泪不止,或血脉缠睛,或羞明怕日。用夏枯草十两,切细,酒浸蒸晒三次,配甘菊花、草决明各二两,密蒙花三两,枸杞子五两,共为末,炼蜜丸,早晚各食前服三钱。○《窦氏全书》治脚气频发,肿痛难履。以夏枯草酒浸一宿,晒干炒,木瓜、醋拌炒,各等分为末,每早食前服三钱,白汤引。○同前乳痈初起。用夏枯草、蒲公英各等分,酒煎服。或作丸用亦可。○同上治一切痈疽肿毒。用夏枯草一斤,甘菊花、紫花地丁、忍冬藤、连翘、白及、甘草、生地、白芷各二两,半枝连六两,水大锅,煎汁二次,总和熬膏。每服大匙五匙,白汤引,止痛消毒如神。

刘寄奴

味苦,气温,无毒。

蔡氏曰:刘寄奴草,出河中孟州、汉中、滁州、江南越州,山侧高崖道傍,所在皆有。春暖即生苗,高二三尺。一茎直上,叶似苍术叶,尖长糙涩,面青背白。九月茎端歧分数枝,每枝攒簇小花十数朵,蕊黄瓣白,宛如秋菊。经数日,花心拆裂,白絮如苦买花之絮,随结子细长,亦如苦买之子。修冶:拣去茎叶,只用子,粗布拭去薄壳,酒拌蒸用。李氏曰:茎、叶、花、子,性类相同,皆可用。又按《南史》云:宋高祖刘氏,小字寄奴,在军中疗金疮最验,军人遂以此呼之,故名。

刘寄奴:消血胀,止血痛,日华子活血破血之药也。沈稿其性温散善走,流行血脉,故《别录》主扑损折伤,血凝胀痛,金疮血出不止,妇人血症血结,及产后血证余疾,用此可下血止痛,正以其行血迅速故也。但行散之性,专入血分。如病人气血两虚,与脾胃薄弱易作泄者勿用。

沈则施先生曰:此药古方罕用,元本草始附隰草部。其叶揉之有香气,乃破血之仙药。为末酒和服数钱,治跌扑打伤极效。不可过多,令人吐利。

集方:《千金方》治血气胀满,或杖打,或蹼磕,或从高下堕,血污心胸,遍身上下内外作痛者。用刘寄奴为末,每服三钱,酒调服。○同前治金疮出血不止。用刘寄奴为末,内服、外敷效。○同上治折伤瘀血在腹内者。用刘寄奴、骨碎补、延胡索各一两,水二升,煎七合,和好酒及童便各一合,温服。○杨氏《产宝》治妇人血症血结。用刘寄奴为末,每食前一钱,酒调服,渐渐化解。并治产后一切腐败留血为病。○《本

_{事方}》治汤火灼伤。先用食盐末掺之，护肉不坏，后以刘寄奴为末，鸡子清调涂。不痛不烂，亦无痕，大效。○《_{集简方}》治大小便血。用刘寄奴为末，茶调，空心服二钱即止。○《_{圣惠方}》治风入疮口肿痛。用刘寄奴为末，掺之即止。

○治筋骨疼痛，甚如夹板状，痛不可忽。用刘寄奴草五钱煎汤，将骡子修下蹄爪，烧灰存性，研末。刘寄奴汤调服三钱，服后饮热酒半锺，不过三五服愈。

○神仙化痞膏：专贴一切积聚痞块如神。用刘寄奴草四两，晒干，当归、川芎、白芷、黄檗、建黄连、苏木、川乌各二两，肉桂、丁香、巴豆肉、草乌各一两，大黄、蜈蚣、穿山甲各三两，白花蛇一条，桃枝、柳枝各三十寸，右剉细，以香油二斤，浸五七日，桑柴慢火熬黑色，去渣放冷，滤净澄清，取一斤半，再入锅内，桑柴火熬至油滚，陆续下飞过黄丹炒燥三两，密陀僧研细末一两，仍慢火熬至沸止，再下黄蜡八两，熬至滴水成珠，方离火。待微冷，下后细药：乳香、没药各一两，硇砂一钱五分，麝香、轻粉各二钱，血竭五钱，阿魏五钱，右七味，共为末，陆续入膏内，不住手搅匀，以冷为度。用桑皮油纸摊膏，贴患上，时时以炭火烤热手磨熨之。

旋覆花

味苦，微咸，气温，无毒。一云有小毒。可升可降。乃手太阴肺、手阳明大肠药。

_{方氏曰：旋覆花圆而覆下，故名。生平泽川谷及近道湿地，所在皆有。二月生苗，长一二尺。茎柔细，似红兰而无刺。叶如大菊及小苏、蒿艾之类。六月开深黄色花，亦如菊，香亦如菊，故别名夏菊。根细而白，极易繁衍。生水泽边者，花小瓣单。人家栽植者，花大蕊簇。盖土地肥瘠使然。修治：去蕊蒂及皮壳用。}

旋覆花：消痰逐水，_{寇氏}利气下行之药也。_{白尚之稿}主心肺结气，胁下虚满，胸中结痰，痞坚噫气，或心脾伏饮、膀胱留饮、宿水等证。大抵此剂味咸以软坚散痞硬，性利以下气行痰水，实消伐之药也。《本草》有定惊悸、补中之说。窃思痰闭心胞脾络之间，往往令人病惊。旋覆破痰逐饮，痰饮去则胞络清净而无碍，五志自宁，惊悸安矣。又饮消则脾健，脾健则能运行饮食，中气自受其益而补养矣。然行痰水，下结气，是其专功。病人涉虚者，不宜多服。冷利大肠，虚寒人禁用。

女医童玉峰先生曰：若热痰，则多烦热；湿痰，则多倦怠软弱；风痰，则多瘫痪奇证；惊痰，则多心痛癫疾；冷痰，则多骨痹痿疾；饮痰，则多胁痛、臂痛；食积痰，则多癖块痞满。其为病状，种种变见。用旋覆花，虚实寒热，随证加入，无不应手获效。

李时珍先生曰：仲景治伤寒汗下后，心下痞坚，噫气不降，用旋覆代赭汤。胡洽居士治痰饮，两胁胀满，用旋覆花丸，皆破坚也。

集方：《方脉正宗》共四首治诸湿肿，痰胀水胀。以五苓散加旋覆花最妙。气实者加葶苈子一二钱。○治风湿痰饮上攻,头目眩胀眵矇。用旋覆花、天麻、甘菊花各等分为末,每晚服二钱,白汤下。○治中风后,痰涎壅滞,结如胶漆。用旋覆花洗净焙研为末,炼蜜丸梧子大,每卧时以茶汤下三十丸。○治小便不行,因痰饮留闭者。用旋覆花一握,捣汁,和生白酒服下立通。

红蓝花

味辛、苦、甘,气寒平,无毒。阴中之阳。为手少阴、足厥阴经血分药也。

苏氏曰:红花色红,叶似蓝,故有红蓝花之名。李时珍曰:生西域及梁汉间。人家场圃所种。二月、八月、十二月皆可下种,雨后布子于熟地。春生苗,脆嫩可食。二月作叶,形如小蓟。五月开花、色深红,如大蓟花。花下作球,汇生多刺,花出球上。圃人乘露采之。采已复出,至尽而罢。球中结实,白颗如小豆。捣煎其汁,入醋拌蔬,极鲜美。蒸熟捣油,亦可为烛。其花曝干捣熟,以水淘,布袋绞去黄汁,又捣又绞,去黄汁尽,可染绯红,上供御服。入药用花,未经捣绞取汁者,揉碎用。

红花:破血行血,陈蓂斋和血调血之药也。周士和稿主胎产百病,因血为患,或血烦血晕,神昏不语,或恶露抢心,脐腹绞痛;或沥浆难生,蹖趶不下,或胞衣不落,子死腹中。是皆临产诸证,非红花不能治。若产后血晕,口噤指搦,或邪入血室,谵语发狂,或血闷内胀,僵仆如死,是皆产后诸证,非红花不能定。又如经闭不通而寒热交作,或过期腹痛而紫黑淋漓,或跌扑损伤而气血瘀积,或疮疡痛痒而肿溃不安,是皆气血不和之证,非红花不能调。盖血之为物,生化于脾,总统于心,藏纳于肝,宣布于肺,施泄于肾,分属任冲,灌溉一身。红花汁与之同类,故能活男子血脉,行女人经水。又少用则养血,多用必行血也。但性本行血,如血晕已定,留滞既行,即止后服。过用能使血行不止,毋忽也。

刘默斋先生云:新昌一妇,病产晕已死,但胸膈微热。有医陆氏曰:此血闷也。速购红花数十斤乃可活。以大锅煮汤,盛三桶于窗格之下。舁妇其上熏之,汤冷再加。有顷指动,半日乃苏。按此方亦得唐许胤宗以黄耆汤熏柳太后风病之法也。

潘邓林先生曰:红花行血活血,入产科,人所共知之也。而伤寒家有发热表汗不出者,营虚血燥不能行汗也。用红花一二钱入解表药中,行血助汗最妙,人所未知。

集方:《女科萃言》方共九首治血烦血晕,神昏不语。用红花一两,当归五钱,川芎三钱,水五碗,煎二碗,徐徐服。○治产后恶露抢心,脐腹绞痛,或经阻不行,少腹作痛,并成结块亦良。用红花、玄胡索、当归、牛膝、川芎、益母叶、五灵脂、木香,或丸或煎皆可。○治临产沥浆难生,或胞衣不落,或子死腹中。用红花二两,当归、川芎各三钱,水煎服。如行死胎,本方加芒硝五钱即下。○治热病胎死腹中。用红花三两煎汁,和童便乘热饮之,立效。或胞衣不下,产后血晕,并用此法极验。○治产后血晕,口噤指搦如风状。用红花二两,黑荆芥一两,当归身八钱,川芎三钱,水煎服,和童便亦妙。○治伤寒初起,经水适来或适断,因而病寒热谵语,如见鬼状,名曰热入血室。用红花、牡丹皮,加入四物汤中饮之,效。○治血闷闭内胀,僵仆如死。用红花二两,草乌五钱,酒炒黄,当归、川芎、五灵脂各一两,水煎温和,徐徐灌之。○治经水闭结不行,寒热晡热。用红花一两,柴胡、黄芩、丹皮、香附、生地、当归各三钱,川芎一钱。如咳嗽,加麦门冬、天花粉、知母各一钱五分,水煎服。○治经水过期方来,腹中痛,血色紫黑,淋漓不断。用红花、牡丹皮、玄胡索、五灵脂、生地、白芍、当归、川芎、香附。内热加黄连、知母。○《图经本草》治六十二种风证。用红花一味、三钱,水煎,日服一盏,一月见效。

红花子:治天行痘疮,血热不能起发。用数十粒研烂,和生犀角、真紫草、生地黄,同煎服。

大　蓟

味甘、微苦,气寒,无毒。

陈氏曰:蓟门犹多,以蓟得名,当以北方蓟州者为胜。大蓟生山谷,即虎蓟也。二月生苗,高二三尺,叶皱多软刺,中心出花,其花如髻,色赤微青,若红蓝花。

大蓟:朱丹溪凉血止血之药也。瞿秉元稿《本草》主吐血衄血。凡血热妄行,溢出上窍,用此立止。因其性凉故也。但凉而利,止血而又能行瘀,故外科方以此消痈肿可知矣。前人谓为安胎、《别录》令人肥健,盖不知何所取义云。

集方:方氏方治吐血衄血,崩中下血。用大蓟一握,捣绞取汁,服半升,立止。○《外科方》治肠痈、肚腹痛,内疽诸证。用大蓟根叶、地榆、牛膝、金银花,俱生捣绞汁,和热酒服良。如无生鲜者,以干叶煎饮亦可。○《千金方》治崩中下血。用大蓟根叶捣汁半升,和炒蒲黄、棕皮灰各五钱,调汁服。○孟氏《本草》治跌扑损伤,瘀血作痛。用大蓟汁和热酒饮。

小　蓟

味甘、微苦,气寒,无毒。

苏氏曰:小蓟生平泽,处处有之。即猫刺也。又名青刺蓟。二月生苗,仅一二寸,并根作蔬食甚美。四月即高尺余而多刺。中心出花如髻,亦如红蓝花,色青紫。与大蓟根苗相似,但不若大蓟之肥大耳。**寇氏曰**:大小蓟形状相似,但大蓟高三四尺,叶皱;小蓟仅高一尺,叶不皱,以此为异。作菜虽有微芒,不害人咽喉。二蓟取用,三月采苗,九月采根,俱晒干用。

小蓟:凉血止血,丹溪保新血,去陈血之药也。瞿秉元故陈氏方主暴下血,呕血、衄血、崩血、金疮出血不止等证。又治胸膈烦闷,虚损内热,及胃闭不食等疾,诸因血热为眚者,绞汁温服立瘥。按大小二蓟,性寒下行,以其能下气,故主崩衄热血多效。惟不利于气虚、血虚,及脾胃虚泄泻、饮食不思之证。

沈则施先生曰:按二蓟治血、止血之外,无他长,不能益人。如前人云"养精保血,补虚开胃"之说,不可依从。

集方:《圣惠方》治心热吐血,口干。用小蓟叶并根捣汁,每温服二小盏。○《梅师方》治卒泻鲜血不止。用小蓟根叶捣汁,以酒半和温服。如无鲜者,以干叶为末,人参汤调服二三钱。○《圣惠方》治小便热淋下血。用小蓟根叶捣汁,和生白酒服一二盏。○缪氏方治乳石发毒壅热,心闷吐血。以生小蓟根叶捣汁,每服三合,入炼蜜三五匙,搅匀服之。○《简要济众》治九窍出血。以小蓟根叶捣绞汁一二盏,以酒半和温服。如无鲜汁,捣干者为末,白汤调服三钱。○孟氏《本草》治金疮出血不止。取小蓟苗、叶、根捣烂,敷上即止。

续补方:治下疳。用新鲜小蓟、新鲜地骨皮各五两,煎浓汁浸之。不三四日即愈。○治气实火盛之人,吐血、衄血、咳血、咯血、唾血,并皆治之。用大蓟或小蓟,并取苗叶一把,生地黄一两,黄芩三钱,甘草、牡丹皮、犀角屑各一钱,灯心一团,水二碗,煎一碗服。

续　断

味苦、甘、辛,微温,无毒。可升可降。入足厥阴、少阴经,理腰肾之要药。

苏氏曰:续断生陕西、河中、舒、越、晋、绛诸州,江南诸郡皆有之。三月生苗,干有四棱,叶似苎麻,两叶对生。四月开花,红白色,似益母花。根如大蓟,赤黄色。出川中者,味兼甘,更佳。色赤而瘦,折之有烟尘起者无者为南续断,非川产也。功少不及。《药录》云:喜延蔓,叶细,茎如荏,根黄白有汁。今用茎叶,节节断,皮黄皱,如鸡脚者。八月采根,横切剉之。去向里硬筋,酒洗,晒干用。又一种草茅根,真似续断,误服令人筋软,须辨之。

续断:《人物考》补续血脉之药也。陆平林稿总疗妇人胎前产后一切诸病,故《本草》主内伤、补不足,续筋骨,调血脉,活关节,止腰痛,治金疮,益子宫,安胎孕。又治崩中淋血,肠风下血,痔瘘留血,折伤瘀血诸疾。大抵所断之血脉,非此不续;所伤之筋骨,非此不养;所滞之关节,非此不利;所损之胎孕,非此不安。久服常服,能益气力,有补伤、生血之效。补而不滞,行而不泄,故女科、外科取用恒多也。

卢子由先生曰:断者续之,因名续断。故枝茎根叶,宛如经脉骨节者也。是主续筋骨,连肉理,贯经脉,利乳难,散乳痈,续之功用大矣哉!

李时珍先生曰:一人病血痢,一医用平胃散一两,入川续断末三钱,每服二钱,水煎服。壬子会稽时行痢疾,疏方示人,往往有验。婴儿病痢,服之更效。

集方:《子母秘录》治胎产一切诸病。用四物汤加续断。○如欲止血、补不足,疗崩中,当以白胶、阿胶、麦门冬、杜仲、五味子、山茱萸、人参、枸杞子、黄耆同用。
○欲行血理伤,则与牛膝、肉桂、玄胡索、红花同用。○欲安胎,则与白术、杜仲、黄
芩、生地、砂仁壳、广陈皮同用。○治跌扑折伤,用川续断、当归各一两,自然铜五
钱,火煅酒淬,土鳖虫三十个,火烘为末,俱研细,红曲打糊丸,如黍米大。每早午晚
各服五分,温酒送下。○治乳痈初起可消,久患可愈。用川续断八两,酒浸炒,蒲公
英四两,日干炒,俱为末,每早晚各服三钱,白汤调下。○治乳汁不行。用川续断五
钱、当归、川芎各一钱五分,麻黄、穿山甲火煅各二钱,天花粉三钱,水二大碗,煎八
分,食后服。○治妊娠胎动欲堕。用川续断四两、川杜仲二两,俱酒浸炒,共为末,
枣肉丸梧子大。每早晚各服三钱,当归一钱,煎汤下。

漏　卢

味苦、咸,气寒,无毒。入足太阳、阳明、少阳,手太阴、阳明经。

苏氏曰：漏卢出汴东州郡及秦海州皆有之。旧说茎叶似白蒿,花色黄有荚,茎若箸大,结子作房。类油麻
而小。根生如蔓菁而细。山西单州出者为胜。八月采茎阴干,黑于众草。南方常用茎苗,北方常用根。沈存
中云：今方家所用漏卢,乃飞廉也。苗似苦芺,根如牛蒡,绵头者是也。采时用根。今闽中所谓漏卢,茎如油
麻,高四五尺。秋深枯黑如漆。采时用苗,乃真漏卢也。又按诸郡所云,惟单州者差相类。沂州者花叶颇似
牡丹,秦州者花似单叶菊,花紫色,五七枝同一干。海州者花紫碧色,如单叶莲花。花萼下及根旁有白茸裹
之。根如蔓菁而细,又类葱,黑色。三州所生,花虽别而叶颇相类。但秦海州又叶作锯齿状。一物而殊类如
此。又本草飞廉,一名漏卢,与苦芺相类。其根生则皮黑肉白,干即黑如玄参。六、七月采花阴干用。所说与
秦州、海州所图漏卢,花叶及根颇相近。然彼人但名漏卢,不曰飞廉也。

漏卢：去风热,《别录》解疮痍,《衍义》寒而通利之药也。魏景山稿苦咸属阴,性惟凉
散。故《本草》主皮肤瘙痒,隐疹风毒,恶疮,及乳痈发背,痔毒肠风诸证。能理血排
脓,引经脉,利筋骨,行藏府。而古方以漏卢汤为痈疡科初起泄毒之首剂也。又宋
人治痈疽,并预解时行热毒痘疹。今但知其寒能解热之义,盖不知其能入阳明之故
也。设患人胃寒不食并泄泻者,疮疡阴证、平塌不起发者,有妊娠者,俱禁用之。

集方：《外科准绳》治皮肤瘙痒,隐疹风毒,疮疥。用漏卢、荆芥、白癣皮、浮萍、牛
膝、当归、蕲蛇、枸杞子各一两,甘草六钱,苦参二两,浸酒蒸饮。○《集验方》已下共七方
治痈疽发背,一切肿毒初起,及时行热毒,赤肿丹疹。用漏卢、连翘、白敛、枳壳、升
麻、甘草、麻黄、朴硝各一两,大黄八钱,共为末,每服三钱,白汤调服,取利为度。发
背初起二三日,但有里实热证,便宜服此。退毒下脓,乃是宣热拔毒之剂,热减即住
服。○同前治痈疽排脓,长肉生肌。用漏卢、人参各五钱,黄耆二两。○治时行痘
疹,预防染患。用漏卢五钱,绿豆、白芍药各二钱,甘草三钱,俱微炒黄,研末。每服
一二钱,白汤调服。○治乳汁不下。用漏卢一两,同猪蹄、狗蹄煮汁饮,立通。○治

乳痈红肿,初起立消。用漏卢一两,甘草五钱,水煎服。○治肥实妇人乳汁不下,乃气脉壅塞也。或经络凝滞,乳内胀痛,邪蓄成痈,服之自然内消。用漏卢五钱,蛇蜕一条,炙焦,共为末,瓜蒌一个,和皮捣极烂,总和一处。先取一半,热酒调服,以利为度。○治瘰疬,排脓、止痛、生肌。用漏卢、连翘、紫花地丁、贝母、金银花、甘草、夏枯草各等分,水煎服。○《圣济录》治历节风痛,筋脉拘挛,痛如虎咬,身难展动。用漏卢五钱,地龙二条、去土炒,共为末,生姜五钱取汁,生蜜三钱,水二碗,共煎滚。取漏卢、地龙末各一钱,调服。○《圣惠方》治小儿无辜疳病,肚胀,或时泄利,冷热不调。以漏卢一两炒为末,每用一钱,以猪肝一两,入盐少许同煮熟,空心顿食之。

苎　根

味甘,气寒,无毒。

苏氏曰:苎麻生闽、广、江浙间。宿根不死,至春再发。一科数十茎,亦可分苆。高七八尺,叶如楮无叉,面青背白,有短茸毛。夏秋间着细穗青花。其根黄白而轻虚。八九月采剥其皮,可以绩布。诸处岁再刈,惟荆、杨间岁可三刈。取皮以竹刮其表,则厚处自脱。○李氏曰:苎麻,家苎也。又有山苎,野苎也。又有紫苎,叶面紫。白苎,叶面青,其背皆白。刮洗煮食,可收荒。味甘美,其子茶褐色。九月收之。二月可种。宿根亦自生。

苎根:《药性论》凉血解毒之药也。计日闻稿《别录》专主小儿赤游丹毒,大人痈疽背发,及一切无名毒肿,捣敷即解。又天行热病,大渴发狂;或妇人胎藏蕴热,漏胎下血;或气、血、砂、膏、劳五种淋证;或服金石热药,性发烦闷等患。用此煎尝,诸病立效。皆以其性寒凉血,解热化毒故也。如病人胃弱泄泻者勿服。诸病不由血热者,亦不宜用。其叶与皮筋主治略同。

朱彦修先生曰:苎根大能养阴而活瘀血。方药或恶其贱,似未曾用也。古方以苎麻产妇枕之,立定血晕;安腹上,立止腹痛,况服食乎?

卢不远先生曰:苎,质直而缕,如经如络,故易长则气胜,理顺则血流。治胎捷于益母,世人未之识也。

李时珍先生曰:苎麻叶极散血。五月五日收取,和石灰捣作团,晒干收贮。遇有金疮跌伤扑伤,研末敷之,实时血止,且易痂也。又方,凡诸损伤,肉破血瘀不散者,五六月收野苎麻叶、真紫苏叶,二味捣烂,敷上伤处。如有瘀血在腹内不散者,以二叶捣汁,和酒服即通,血皆化水也。

集方:治五色丹毒。苎根煮汁,日浴三次。或浓煎汁少许,饮之亦良。○《图经本草》治痈疽肿毒,初起未成者。用苎根熟捣敷上,日夜数换。○《大氏方》治天行热病,大渴狂妄。用苎根浓煎饮之。○《梅师方》治妊娠胎动不安,或漏血不止,或下黄水如胶，或如小豆汁、腹中痛者。用苎根去黑皮、切碎十两，水煎稠，徐徐饮。○《斗门方》治五种淋证，茎中涩痛，或白淫白浊。用苎根捣烂，煎水饮立效。○《圣惠方》共三首治小便不通。用苎根捣烂，摊布上，贴少腹连阴际，须臾即通。○同前治小便淋血。用苎根煎汤频服，大妙。并治诸淋。○治肛脱不收。用苎根捣烂，煎汤熏洗。○林氏祖方治跌扑打伤，或从高失脚下堕，内伤瘀血者。用苎根或苎麻烧灰五钱，或一两，热汤或热酒调服，瘀血立散。○杨子建方治夏月骤然水泻，日夜不止，欲死。不拘男妇，用五月五日采苎麻叶，阴干为末，每服二钱。冷水调下。勿吃热物，令人闷倒。小儿用五分。○治痢白冻，方同上。○《摘玄方》治蛇虺咬伤。用苎麻嫩头捣汁二三盏，和酒下一半服。以渣敷咬处。毒从窍中出。看伤处有窍是雄蛇，无窍是雌蛇。以针桃破伤窍处，再敷紫金锭末。○治临杖，预服药。用苎麻皮烧灰存性，乳香、没药各五钱，胎发圆一枚，微炒焦，黑犬对前脚上边顶骨一副，火炙酒淬酥，五味俱研细末，炼蜜丸如弹子大。每丸重四钱，酒化下。杖后煎剂用苎麻皮二两，大黄、桃仁、延胡索、肉桂、牡丹皮、红花、红曲各二钱，牛膝五钱，降香末二钱，甘草一钱，水酒各一大碗，煎八分服。

大　青

味苦，气大寒，无毒。

陶隐居曰：出东境边道，及江东州郡。今荆南、眉、蜀、濠州所在亦有之。春生青紫，叶似石竹，高二三尺，对节作叶，长三四寸，面青背淡。七、八月开花如蓼，色红紫，亦如芫花状。结实青碧，大若椒粒，霜降则红。三四月采茎叶，阴干用。

大青：弘景解时行热毒之药也。陈象先稿《别录》主温疫寒热，时行大热，热毒头痛，狂闷烦渴，喉痹口疮，风瘮丹毒，热毒血痢，单热疟疾，热极疸黄诸病。此皆胃家实热之证。此药乃对病之良方也。但其性味苦寒，止用以祛除天行热病，而不可施之于虚寒脾弱之人。善用者毋忽忽也。

苏氏曰：古方治伤寒内热，黄汗黄疸，有大青汤。伤寒头身强，腰脊痛，有葛根汤。亦加大青。大抵时行热疾，尤多用之。

李时珍先生曰：大青气寒味苦，善解心胃热毒，不特治伤寒也。《活人书》治伤寒发赤斑，烦热而痛，有犀角大青汤、大青四物汤。故象先《指掌赋》云：阳毒则狂斑烦乱，以大青、升麻，可回困笃。

集方：姚氏方治温疫寒热。用大青、柴胡、黄芩、生半夏、桔梗各一钱，葱头二个，水煎服。○陶氏方治时行大热，热毒头痛，狂闷烦渴。用大青一两，石膏五钱，知母三钱，甘草一钱，牛蒡子二钱，水煎服。○《卫生易简方》治喉风喉痹。用大青叶捣汁灌之,取效止。○《千金方》治大人小儿口内生疮。用大青一两,黄檗五钱,黄连三钱,水一大升,煎三合服之。○大氏方治风疹丹毒。用大青捣烂,罨之即散。先以磁锋砭去恶血。○《肘后方》治热毒血痢困笃。用大青曝干四两,甘草一两,真赤石脂三两,阿胶二两,水三升,煎一升,徐徐服。○《方脉正宗》治热盛时疟,单热不寒者。用大青嫩叶捣汁,和生白酒冲饮。○同前治热甚疸黄。用大青二两,茵陈、秦艽各一两,天花粉八钱,水煎服。○《南阳活人书》治热盛发斑,赤色,心烦作痛。用大青四物汤,以大青一两,阿胶、甘草各二钱,淡豉二合,分作三服,每用水二盏,煎八分服。又犀角大青汤,用大青七钱,真犀角二钱,山栀子十个,淡豉二撮,分作二服。每用水二盏,煎八分,温和服。

小　青

味苦,气寒,无毒。

苏氏曰:小青生与大青异种。惟产福州,三月开花。

小青:解毒,杀疳。朱丹溪清热之药也。王少宇稿治疳热,退小儿疹后骨蒸,止血痢,疗男子酒积肠红。阴寒清利之品,然过服亦克脾气。

集方:刘公晏方共三首治小儿痘瘄后,羸瘦骨蒸。用小青草、银柴胡各一两,白术、地骨皮、甘草、胡黄连、青蒿各五钱为末,每服一钱。早晚白汤调送。○治酒毒,血痢肠红诸证。用小青草、秦艽各三钱,陈皮、甘草各一钱。水煎服。○治痈疽疮疖。用小青草捣烂,敷上即消。

胡卢巴

味苦,气热,无毒。为足少阴与命门之药也。

刘氏曰:胡卢巴,生海南诸番。今广州、黔州亦有,不及舶上者佳。春生苗,夏结子,秋采英,淘净,晒干用。或云是番中萝卜子,未审的否。

胡卢巴:《嘉祐本草》壮元阳,补肾命之药也。顾汝琳稿能敛互水火两肾之元阳。故主元藏虚冷,命门火衰,不能生土,以致脾胃洞泄不禁,精冷自遗。又治寒疝冲心,及奔豚瘕癖,寒湿脚气,诸阴冷证,无不奏功。因其益命门之力,所谓益火之原,以消阴翳是也。若肾藏有郁火内热者,还宜斟酌。

薛立斋先生曰:一人病目不睹物,一医教服胡卢巴,频频不缺。不十月,而目中微痛,如虫行,出大眦,渐明而愈。又一人病寒疝,阴囊肿痛。服五苓诸药不效,与胡卢巴数服而平。

沈拜可先生曰:今医家治元藏虚冷,冷气潜伏,阳气不能归原者,以胡卢巴为要药，与人参、耆、术、归、地、桂、附、补骨脂、大茴香等辈，大有回天再造之功。老弱虚羸之人，宜日用之。

集方：李氏方共四首治脾胃虚寒，洞泄不止。用胡卢巴四两，补骨脂三两，白术二两，人参一两，俱炒黄为末，饴糖为丸。每服三钱，汤酒任下。○治肾虚精冷自遗。用胡卢巴四两，枸杞子三两，配入六味地黄丸，每早服五钱，淡盐汤下。○治寒疝冲心，及奔豚瘕癖，腹中挺痛。用胡卢巴、吴茱萸、川椒、萆薢、苍术各二两，炒为末。每服三钱。早晨白汤调下。○治偏坠肿痛，或小肠疝气，下元虚冷者。用胡卢巴、小茴香，俱酒浸炒各二两，沉香、木香各五钱，为末，红曲和酒打糊丸，每服二钱，白汤下。○杨氏方治寒湿脚气，腿膝疼痛，行步无力。用胡卢巴酒浸一宿、焙，补骨脂炒香各四两，为末，以木瓜一个，切顶去穰，放药在内令满，用顶盖住签定，蒸烂，捣丸如梧子大。每空心用百丸温酒下。○《直指方》治小肠气痛。用胡卢巴炒研末，每服二钱，茴香汤下。○同前治肾藏虚冷，腹胁胀满。用胡卢巴炒二两，熟附子、硫黄各七钱，为末，酒和红曲为丸，梧桐子大，每早服百丸，白汤下。○《心法附余》治冷气疝瘕。用胡卢巴，酒浸晒干，荞麦炒，各四两，小茴香二两，共研为末，红曲糊为丸，梧桐子大，每早服百余丸，空心盐酒送下。服至两月，大便出白脓则除根。

恶　实即牛蒡子

味辛、苦，气寒，无毒。阳中之阴，可升可降。入手太阴、足阳明经。

李时珍先生曰：恶实，其状恶而多刺钩，故名。其根叶苗汋淘为蔬，或取根煮曝为脯，食之可充饥，且益人。其壳多刺，鼠过之，则缀惹不可脱，故谓之鼠粘子。此草处处有之。三月生苗，高三四尺。叶如芋而长，四月开花作丛，淡紫色，实如枫球而小。蒂上细刺，百十攒簇，其球作子数十粒，色黑褐。秋后采取。好着人衣也。

恶实：甄氏散风解热，李时珍透疹毒之药也。张仲垣稿味苦性润。苦能泄热，润能散结。《别录》方主明目，除风。藏器方：主风毒斑热。元素方：主润肺止咳，散结气，利咽喉，开毛窍，去皮肤风，通行十三经。甄氏方：定烦热，去伤寒郁热不解。钱氏方：治斑疹时毒等证。总是拔引郁毒，凡风火痰气内结，不能透达者，此药宣利发扬，故今人用以发隐疹痘瘩，开咽喉诸疾，尤获奇验。但性冷而滑，用于痘疮家。惟宜血热便闭之证。若气虚色白，大便泻利者，慎勿轻投。又瘄疹不忌泄泻，故始终用之无虞。

卢不远先生曰：此以承制之品，宣助肝木。则凡病从风生，或因风寒薄郁，乃成痤者，取之捷如影响。设形层之外，与上部者，功力尤胜。

集方：《方脉正宗》方共九首治头痛连睛，并目昏涩不明。用牛蒡子、苍耳子、甘菊花各三钱，水煎服。○治风肿斑毒作痒。用牛蒡子、玄参、僵蚕、薄荷各五钱，为末，每服三钱。白汤调服。○治风火内闭，痰郁作嗽。用牛蒡子、桔梗、前胡、薄荷、防风、桑皮、杏仁各二钱，甘草五分，水煎服。○治咽喉肿闭不利。用牛蒡子三钱，桔梗一钱，甘草七分，荆芥五钱，水煎服。○治伤寒邪郁不解，延引多日。用牛蒡子二钱，柴胡、防风、黑栀子、连翘各一钱，葱头二茎，水煎服。○治斑疹时毒及痄腮肿痛。用牛蒡子、柴胡、连翘、川贝母、荆芥各二钱，水煎服。○治痘瘄不起发。用牛蒡子、桔梗、甘草、蝉脱、僵蚕、黄芩、玄参、羌活各等分，水煎服。○单治瘄疹不起透。用牛蒡子研细五钱，柽柳煎汤，调下立透。○治天行痘疮，血热干枯不出者。用牛蒡子三钱，犀角、紫草、生地黄各二钱，水煎服有神。○《本事方》共三首治历节风痛，攻走手足，甚则肩背臂膝，攻凿疼痛。用牛蒡子五两为末，每用三钱，白汤调下。○治暴中风。用牛蒡子根，取时避风，以竹刀刮去土，捣烂绞汁一升，和炼蜜四合，温分二服，得汗出便瘥。○治热毒风气内攻，头面忽肿，或连手足赤肿，触摸即痛者。用牛蒡子根洗净，研烂成膏，绢摊贴肿处，再以白汤调服二三钱，即肿消痛减。

枲耳实 诗人谓之卷耳，《尔雅》谓之苍耳，《广雅》谓之枲耳

味甘、微苦，气温，有小毒。

陶隐居曰：枲耳生安陆川谷及田野间，今所在有之。与麦互相为候。古人谓麦黄种枲，枲黄种麦是也。细茎蔓生，高二三尺，有黑斑点。叶如葵，七、八月开细白花，结实如妇人珥珰。外壳坚韧多刺，中有两仁，宛如人肾。修治：炒黄，去外皮刺，取仁用。其茎叶可煮为茹，滑而无味，盐醋拌食尤佳。又嫩苗水洗净，煠熟食，可救饥。其实炒磨去皮壳，其内仁可作饼食。又可熬油作灯。郭氏云：今一种丛生如盘，高三四尺，不作蔓生。其苗茎花实，与蔓生者亦异。

枲耳实：通巅顶，日华祛风湿之药也。陆杏园稿主风寒、风湿三气为病。或颈项牵挛，四肢拘急，一切关节屈伸不利之证。故前人有久服益气脉、补虚弱之功。上而散头脑诸风，凡风寒头痛，鼻塞脑漏，或血风眩晕，痰火悬旋；或目痛目肿，目障目昏；或耳痒耳疼，耳湿耳聋诸疾。下而利腰膝之湿，凡痿痹不用，麻木不仁，或疥疥，或血痔，或黄水脓湿诸疮，或脚气疝肿诸疾，咸宜用之。但甘能和血，苦能燥湿，温能通畅，故上中下一身风湿众病，不可缺也

集方：《千金方》治疫病不染。五月五日午时，多采苍耳茎、叶、子各等分，阴干，临时冷水调服三钱，或水煎，举家皆服，能辟恶。○《摘玄方》治赤白下痢。用苍耳不拘多少，洗净，用水煮烂，去渣入蜜，用武火熬成膏，每服一二钱，白汤下。○《杨氏方》治诸风眩晕，或头脑攻痛。用苍耳仁三两，天麻、白菊花各三钱。○《方脉正宗》共手十六首治颈项牵痛。用苍耳仁三两，当归净身、白芍药、怀熟地各三钱。○治四肢拘急。用苍耳仁五两，枸杞子，五加皮各五钱。○治鼻塞不利，香臭不闻。用苍耳仁一两，辛夷、石菖蒲各一钱。如患杨梅结毒，不在此例。○治脑漏鼻渊，秽汁下流。用苍耳仁二

两,白术、石首鱼脑骨,滋泥封裹,火煅,各二钱。〇治赤目生疮。用苍耳实二两,乳香五分,每用一钱,烧烟嗌鼻。〇治目病经年,昏障肿痛。用苍耳仁二两,草决明、菟丝子各二钱。〇治耳病痛痒湿烂,或肿或聋。用苍耳仁二两,香白芷二钱。〇治腰膝酸疼,腿足麻痹。用苍耳仁四两,牛膝、虎骨、肉桂、白术、当归、革薢各八钱。〇治疥疹疮痒。用苍耳仁二两,白癣皮、怀生地、防风、枸杞子各五钱。〇治血痔痛胀下坠。用苍耳仁三两,地榆、升麻、牡丹皮、黄檗各一两。〇治脚气肿痛,重坠难履。用苍耳仁二两,木瓜、五加皮、威灵仙、白术、牛膝各四钱。〇治疝气攻痛。止发不常。用苍耳仁二两,胡卢巴、川练子、青皮、橘核、枸杞子各一两。〇治一切疔肿危困者。用苍耳根叶捣,和童便绞汁,冷服一升,拔根甚验。〇治反花恶疮,有肉如饭粒,破之血出。用苍耳叶捣汁,服三合,日二服。并用渣涂之。〇治卒得恶疮。用苍耳仁研末敷之。〇治毒攻手足,肿痛欲断。用苍耳子捣汁渍之,再以渣敷之立效。〇以上诸方,或丸或散,随病酌用。

《本草纲目》方云:治一切痈疽发背,无头恶疮,疔疖肿毒,一切风疮瘭疮,杖疮,牙疼喉痹。五月五日取苍耳根叶数担,洗净晒萎,细剉,以大锅五口,入水煮烂,以筛滤去粗渣,布绢再滤,复入净锅,武火煎滚,文火熬稠,搅成膏。以新罐封贮。每以敷贴即愈。牙疼即敷牙上,喉痹敷舌上,或噙化二三匙,即效。痈疽恶毒,每日取酒服一匙,极效。

蠡　实 即马蔺子

味甘,气寒平,无毒。

《别录》曰:蠡实生河东川谷,今陕西诸郡及鼎、澧州亦有之。苏氏曰:近汴尤多。叶似薤而长厚。三月开紫碧花,五月结实作荚子,如麻大而赤色,有棱,阴干用。根细长,黄色而通。人取以为荐。按《救荒本草》言其嫩苗味苦,煠熟,清水浸去苦味,油酱调和食之,可代蔬。

蠡实:日华活血气,《本经》去风寒湿痹之药也。保心字稿苏氏曰:此药甘寒平润,止吐血鼻衄,血热妄溢。消一切疮疖痈肿。煮汤饮,或炒黄,酒吞一二合,良验。又茎叶捣汁,汩喉,治喉痹肿痛垂死。又治大便不通,及小便砂石淋浊诸证。《外台秘要》往往用之,屡奏奇效。

豨莶草

味苦,气温,有小毒,入手足少阳经。

俞氏曰:《韵书》楚人呼猪豨,呼草之气味辛恶者为莶。此草气臭如猪,而味腥恶如莶,故谓之豨莶。多生沃壤,所在有之。春尽生苗,节叶相对,高三尺许。叶似苍耳而微长,又似地菘而稍薄。金棱银线,素茎紫荄,茎叶皆有细毛。肥壤一株,分枝数十。八、九月开小花,深黄色。结实如蒿子,外萼有细刺,粘人衣。采时以五月五日、六月六日、七月七日、九月九日。刈剪去地三寸，以水洗净泥土，摘叶及枝头，用酒润，以九蒸九曝为良。蒸曝经久，湿润无毒，荄气自泯，香美可食。非若生时腥荄可恶也。

　　豨莶草：时珍祛风湿，活滞血之药也。李秋江稿故祛风药，每推首用。《唐本草》疗中风口眼歪斜，四肢麻木，筋骨拘挛，或湿痹腰脚酸疼，及肠风藏血等证。此乃春升之药，得少阳风木之令。风能胜湿，故上件诸病悉主之也。但性味走泄，疏散独专，补养稍逊。凡患四肢麻痹，骨间疼痛，腰膝无力，由于脾肾两虚，阴血不足，不因风湿而得者，不宜服也。

　　沈则施先生曰：按方书言成讷进豨莶丸方表云：有弟讻，年三十一岁，中风伏枕五年，百医不瘥。有道人钟某者，因睹此患，令服豨莶草一味，取嫩枝叶九十斤，酒浸九日，上甑蒸一次，晒一次，计蒸晒各九次。或晒、或焙干，捣为末，炼蜜丸如梧桐子大，空心用温酒或米汤下百余丸。至四千丸，所患愈加，勿得疑虑，是药攻之故。服至八千丸，必得复旧。服至万丸，当复强壮。依法修制，令讻服之，果如其言。钟某又言：此药与本草所述功效相异，每当服后，须吃饭六七匙压之。又益州张氏豨莶丸方云：吃至百服，眼目清明。积至千服，髭须乌黑，筋力轻健，效验奇异。一人中风坠马，失音不语。与十服，其病立瘥。又一老僧，年七十，忽患偏风，口眼㖞邪，时时吐涎。与十服，亦便得瘥，诚仙方也。

　　集方：《方脉正宗》治中风口眼㖞斜，手足不随，语言蹇涩，口角流涎，筋骨挛强，腰脚无力等证。用豨莶酒浸，蒸晒九次，取三斤，配蕲蛇二条，人参、黄耆、枸杞子、川萆薢、于白术、当归身各八两，苍耳子、川芎、威灵仙、半夏曲各四两。以上诸药，俱用酒拌炒，沉香二两，不见火，共十三味，俱为细末，炼蜜丸如梧桐子大，每早晚各服三钱，白汤送下。○同前肠风下血。用豨莶叶酒蒸，为末，炼蜜丸，每服三钱，白汤下。○《乾坤生意》治发背疔疮，一切痈疽肿毒。用新鲜豨莶叶一二两，小蓟、大蒜各一两。捣烂，入热酒一碗，绞汁服。得汗立解。

　　李士材先生曰：古方云豨莶能宣能补，故风家珍之。本草相传，功用甚奇。然近世服之，经年罕效。意者制法未尽善欤？风气有分别欤？药产非道地欤？亦以见执方者之失也。愚按此药长于理风湿，毕竟是祛邪之品，恃之为补，吾未敢信也。

麻　黄

　　味苦、辛，气温，无毒。气味俱薄，轻清而浮，阳也升也。手太阴之药，入足太阳，兼走手少阴、阳明经。

　　陶隐居曰：麻黄生晋地及河东。今郑州鹿台及关中沙苑河旁沙州最多。其青州、徐州者不佳。蜀中出者亦不堪用。惟彭城、荥阳、中牟者为胜。所在之处，冬不积雪。夏五月，则长及一尺。纤细劲直，外黄内赤，中空作节如竹。四月稍头开黄色花，六月结实如百合瓣而紧小。又似皂荚子而味甜，微有麻气。外皮色红，里仁色黑，根色紫赤，俗说有雌雄二种，雌者开花结子，雄者无花无子。至立秋后收茎阴干。修治：折去节根，水煮十余沸，以竹片掠去上沫用，恐令人烦。节、根又能止汗液也。

麻黄：马瑞云稿主伤寒，有大发散之功。专入太阳之经，散而不止，能大发汗。非若紫苏、前、葛之轻扬，不过能散表而已也。所以东垣云：净肌表，泄卫中之实邪；达玄府，去营中之寒郁。凡六淫有余之邪，客于阳分皮毛之间，腠理闭拒，营卫不通，其病为实。麻黄，其形中空，轻清成象，入足太阳寒水之经，以泄皮毛气分，直彻营分之寒邪，无麻黄寒邪不能尽出也。故《本经》主中风伤寒，头痛温疟，及咳逆上气诸病，悉属太阳卫实之邪，用此药为解表第一。推而广之，若瘄疹之隐见不明，恶疮之内陷不透，哮喘之壅闭不通，产乳之阻滞不行等证，悉用麻黄，累累获效。但此药禀阳刚清烈之气，味大辛，性大热，体轻善散，故专治风寒之邪在表，为入肺之要药，而发表最速也。若发热不因寒邪所郁而标阳自盛之证，或温疟不因寒湿瘴气而风暑虚热之证，或虚人伤风、虚人发喘，阴虚火炎，血虚头痛，以致眩晕，中风瘫痪；或肺虚发热，多痰咳嗽，以致鼻塞疮疱，及平素阳虚腠理不密之人，悉皆禁用。误用则汗多亡阳，损人元气，戒之慎之！

李时珍先生曰：仲景治伤寒无汗用麻黄，有汗用桂枝。王海藏谓麻黄治卫实，桂枝治卫虚。二物虽为太阳经药，其实营卫药也。心主营为血，肺主卫为气。故麻黄为手太阴肺之剂，桂枝为手少阴心之剂。似亦得其概矣，而未豁然。夫津液为汗，汗即血也。在营则为血，在卫则为汗。夫寒伤营，营血内涩，不能外通于卫。卫气闭固，津液不行，故无汗发热而憎寒。夫风伤卫，卫气外泄，不能内护于营。营气虚弱，津液不固，故有汗发热而恶风。然风寒之邪，皆由皮毛而入。皮毛者，肺之合也。肺主卫气，包罗一身。是证虽属乎太阳，而肺实受邪气，其证时兼面赤怫郁，咳嗽有痰，喘而胸满，诸证非肺病乎？盖皮毛外闭，则邪热内攻，而肺气膹郁，故用麻黄、甘草，同桂枝引出营分之邪，达之肌表。佐以杏仁，泄肺而利气。又汗后无大热而喘者，加以石膏。《活人书》夏至后加石膏、知母，皆是泄肺火之药。是则麻黄汤虽太阳发表重剂，又为发散肺经火郁之药也。如腠理不密，则津液外泄，而肺气自虚。虚则补其母，故用桂枝同甘草，外散风邪以救表，内伐肝木以防脾。佐以芍药，疏木而固脾，泄东所以补西也。使以姜、枣，行脾之津液而和营卫也。下后微喘者，加厚朴、杏仁，以利肺气也。汗后脉沉迟者，加人参以益肺气也。朱肱方加黄芩为阳旦汤，以泻肺热也，皆是脾肺之药。是则桂枝虽太阳解肌轻剂，实为理脾救肺之药也。此千古未发之秘旨，愚特表而出之。又少阴病发热脉沉，有麻黄附子细辛汤、麻黄附子甘草汤。然少阴与太阳为表里也,即前人所谓熟附配麻黄,补中有发之意云。又仲景治伤寒六七日,大下后,脉沉迟,手足厥逆,咽喉不利,唾脓血,泄利不止者,用麻黄汤,平其肝肺,兼升发之,即斯理也。神而明之,存乎人矣!

集方:已下十一方出《方脉正宗》仲景治伤寒有麻黄汤,有大小青龙汤。○治少阴病发热脉沉,有麻黄附子细辛汤,及麻黄附子甘草汤。○治肺病上气。有射干麻黄汤,厚朴麻黄汤。○治寒邪郁于肺经,以至喘满咳嗽。用麻黄、石膏、杏仁、桑皮、甘草。○治时行温疟,寒多拘急者。用麻黄、杏仁、桂枝、柴胡、生姜。○治风痹冷痛。用麻黄、桂枝、甘草。○治冬月痘疮为寒风所郁,以致倒靥喘闷。用麻黄、桂枝俱蜜水炒,杏仁、紫苏叶、葱头,一服立解。○治冬夏冷哮痰喘。用麻黄、半夏、苏子、皂角、白芥子,配二陈汤立验。○治痘瘄斑疹不起透。用麻黄、荆芥、牛蒡子、桂枝、前胡、甘草。○治乳汁不行。用麻黄一两,蜜水炒,天花粉、当归身各五钱,水煎服。○治杨梅恶疮,毒气不起,疮脚冷停、不攻发者。用麻黄一两,蝉蜕、僵蚕、肉桂、当归、皂角刺、白芷、红花各五钱,羊肉汤煎服。

麻黄根节:味甘,气平,无毒。

陶隐居曰:止一切虚汗,为末和面粉扑之。

李时珍先生曰:麻黄发汗之气,速不能御,而根节止汗,捷如影响。物理之妙,不可测度如此。凡自汗,有伤风、风湿、风温、气虚、血虚、阳虚、阴虚,并亡阳、中暑、柔痓、胃热、瘀饮诸证,皆可随证加而用之。如当归六黄汤加麻黄根治盗汗,黄耆六一汤加麻黄根治自汗。盖其性能行周身肌表,故能引诸药外至卫分而固腠理也。陶氏但知扑之之法,而不知服饵之功更妙也。

○三物汤治感冒寒冷风邪,鼻塞声重,语音不出,嗽咳多痰,胸满喘急。用麻黄根节、杏仁不去皮尖捣碎、甘草生用,各二钱,右到一剂,生姜三片,葱头二个,水煎服。加荆芥、桔梗各一钱,名五拗汤。

水荭草

味咸,苦寒,无毒。

陶隐居曰:水荭草生下湿地,极似马蓼而甚长大。《诗》称隰有游龙者是也。似蓼而叶大,高丈余。其茎粗如拇指,有毛。其叶有大如商陆叶者。花色浅红,成穗。秋深子成可采。扁如酸枣仁而小,其色赤黑而内白,不甚辛,炊爆可食之。

水荭草子:消血积,日华化癖散痞之药也。其味咸苦而寒,性善消磨,能入血分,逐留滞,去瘀气,清血障,明目疾。如血分中无所留滞,脾虚胃寒者禁用。

集方:已下四方俱见娄汝台《简城集方》治瘰疬。用水荭花子,不拘多少,一半微炒,一半生用，同研末，食后好酒调服二钱，日三服。破者亦治，久则效，效则止。〇治痞癖腹胀及坚硬如杯碗者。用水荭花子一升，另研，独颗蒜十五个去皮，狗脑一个，皮硝四两，石臼捣烂，摊在患上。用油纸盖定，长帛束之。酉时贴，次日辰时取去，未效再贴二三次。倘有余溃，以滑石研细末糁之，自干，痞胀渐消除矣。〇治胃脘血气作痛。以水荭花一大撮，水二钟，煎一钟服。〇治心气诿痛。用水荭花为末，白汤调服二钱。又法，男病用酒、水各半煎服，女用醋、水各半煎服。

木　贼

味甘、苦，气平，无毒。中空而轻，阳中之阴，升也浮也。入手足三阳经。

刘氏禹锡曰：木贼出秦、陇、华、成诸郡。所在近水地亦有之。苗长尺许，丛生直上，一根只一干。无花叶，状似凫茈苗及棕心草，寸节中空。又似麻黄茎而稍粗。经冬不凋。四月采之，茎干糙涩。治木骨器，以此磋擦则光净而滑，犹云木之贼也。

木贼草：治目疾，退翳膜，《嘉祐本草》治腹疾，消积块之药也。梁心如稿目为肝之用也，风热胜则翳膜生，此草性体轻扬，中空直干，故能上达肝窍以祛目疾之风；淫火胜，为翳为障，为努肉，为疳泪诸疾。《嘉祐本草》又谓治隐癖积块，喉痹肠痔，即去翳障努泪之意。又谓去节能解肌发汗，功过麻黄，亦即取其轻空阳象之用，而有升散之力也。然多服损肝，不宜久用。如前古谓益肝胆，止妇人月水不断，崩中赤白，此说似属奇谬，不可信从。

集方：《方脉正宗》治目障昏蒙多泪。用木贼去节一两为末，和羊肝捣为丸，早晚各食后服二钱，白汤下。〇同前治小儿疳积，肚大目盲。用木贼草二两，芜荑一两，共为细末，羊肝捣和，丸弹子大。每早晚各服一丸，白汤化下。〇《圣惠方》治急喉闭塞，用木贼草切碎，用牛粪炒成炭，每用白汤调服一钱，血出即安也。〇同前治一切风寒湿邪，欲发汗者。用木贼草去节一两，生姜、葱白各五钱，水煎饮即汗。〇寇氏方治小肠疝气。用木贼草去节一两，为末，沸汤点服一钱。〇《图经本草》治肠痔下血，多年不止。用木贼草连节、枳壳各二两，炮姜一两，大黄三钱，并于锅内炒黑为末，每食前用米汤下三钱，甚效也。

青　葙

味苦，微寒，无毒。入足厥阴肝经用药。

寇氏曰：青葙出江淮州郡，近道亦有之。生平谷道旁及田野下湿处。其花叶似鸡冠，嫩苗似苋，故谓之鸡冠苋。二月抽青色苗，可食。渐长至三四尺，茎色青红若蒿状。叶阔似柳而软。六、七月生花，上红下白，作实黑而匾，大于苋子而光。根似蒎苕根而白，直下独茎生根。近时指鸡冠花子为青葙子，误矣！**李氏**曰：青箱苗叶花实，与鸡冠花一样无别。但鸡冠花穗，或有大而匾、或团者，此则稍间生，花穗尖长四五寸，状如兔尾。水红色。亦有黄白色者。子在穗中,与鸡冠子及苋子一样难辨。苏氏言其结荚者非。

青葙：李时珍清解风热之药也。林山公稿青,东方木色也；葙,是草似木,其花红白相映,可悦人目也。上古主邪气皮肤中热,以致风瘙身痒生虫。《别录》治恶疮疥痔及下部一切䘌疮,为厥阴风药。其子又治肝藏热邪,眼目赤障,昏盲失明。

李时珍先生曰：青葙子,《经》言治唇口青,不言治目。惟《药性论》有治肝明目之功。今人多用治眼,往往有验。窃意目乃肝之窍,唇口青乃足厥阴之证,推而论之,除热明目,为厥阴药可知矣。

灯心草

味甘,气寒,体轻无毒。入手少阴、太阴,足太阳、厥阴经

寇氏曰：灯心草生江南泽地。他处虽有野生,但不多耳。丛生圆劲,与龙须草同类。龙须草茎小瓤实,灯心草茎肥瓤虚为别也。土人选长大者蒸熟,待冷劈取白瓤为炷。短细者惟堪织席。用皮作䈴,可为雨具。修治入药,取生劈者良。或饮、或膏、或末、或圆,各随方制。若研末用,每用生劈白瓤,以米粉调煮稀薄,浆糊拌润,一时晒燥,碾末,入水澄去浆粉,取浮起者,晒干收用。拌乳香研,易于细而不润,拌冰片藏,分两不耗。

灯心草：通阴窍,张元素利小水之药也。蔡心吾稿故《开宝》单治癃闭五淋诸疾。其味甘,其性寒,其体轻,乃清肃之品。善能通利小肠热气不行,从小便出。然小肠为心之府,故亦能除心经热也。又张氏方谓能消水肿,散喉痹,定惊悸,止小儿夜啼,疗大人痰热,皆取其轻凉清肃之性,以治热郁为诸病,悉主用焉。但性专通利,凡虚脱之病,不宜多用。

卢不远先生曰：外刚内柔,表青里白,具乙木之气,禀燥金之化。体浮用升,故善齐通窍穴,咸遍府藏,奇方之轻剂、通剂也。

皇甫云洲先生曰：按小便之为窍,水液潴于膀胱而泄于小肠。热则不通,冷则不禁,理之常也。亦有虚热而遗沥,气虚而不通者,不可不知。如热而不通,牛膝、车前、瞿麦、灯心草之类治之；冷则不禁,益智子、补骨脂、鹿茸、巴戟之类治之。如虚热遗沥,生地黄、地骨皮、黄耆、麦门冬、黄檗、知母之类治之。如气虚不通,人参、白术、黄耆、甘草、肉桂之类治之。善治者,宜审证按脉而用,又不可沾沾以灯心一物也。

集方：已下五方出《方脉正宗》治小水热闭不通。用灯心草五钱,煎汤,频频饮之。○治五淋癃闭。用灯心草一两,麦门冬、甘草各五钱,浓煎饮。○治水肿。用灯心草四两,水煎服。○治喉痹肿痛。用灯心草烧灰,和冰片一二厘,研细吹入喉内。○治喉风痹塞。用灯心草一握,阴阳瓦烧存性,又加炒盐一匙,每吹一捻,日数次,立愈。○《胜金方》治破伤出血。用灯心草嚼烂敷之,立止。○《集简方》治无故夜不合眼。用灯心草煎汤代茶饮,即得睡。○同前治湿热黄疸。用灯草根四两,酒水各半,

入瓶煮半日，温服。○同前治小儿夜啼惊悸。用灯心草煎汤饮之。

续补方：治下疳蛀梗掺方：用灯心草一两，烧灰，橄榄十五个，连核烧灰，共研匀细末，掺上即收。○治一切口中苦、甘、辣、咸、酸诸味为病。以灯心草一握为君，佐以五经清火药治之。如口苦者心热，加黄连、山栀；口甜者脾热，加黄连、黄芩；口辣者肺热，加桑白皮、地骨皮；口咸者肾热，加黄檗、知母；口酸而苦者肝胆有郁火，加龙胆草、柴胡、青皮。配诸药，俱佐灯心草，见证加煎漱口，徐徐咽下。

本草汇言卷四

钱塘　倪朱谟纯宇甫选集　男倪洙龙冲之氏藏稿

沈琯西玙甫校正

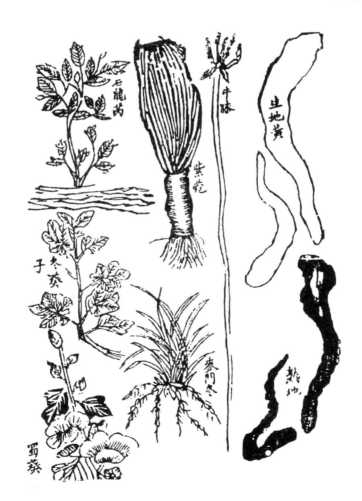

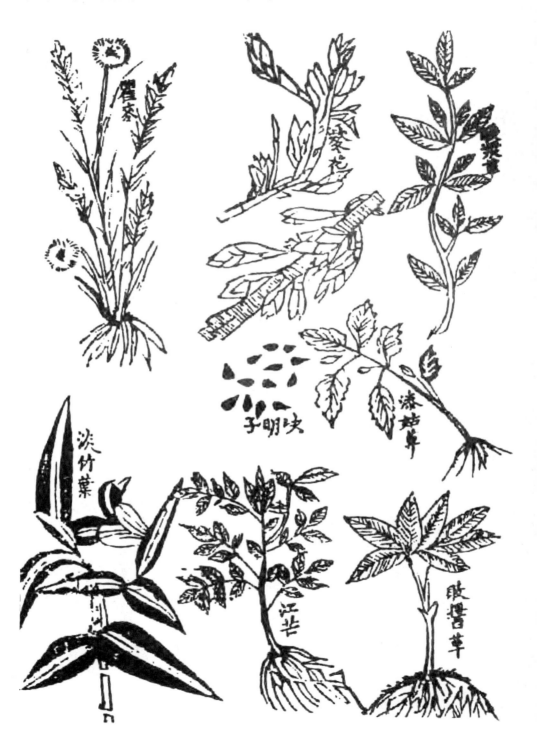

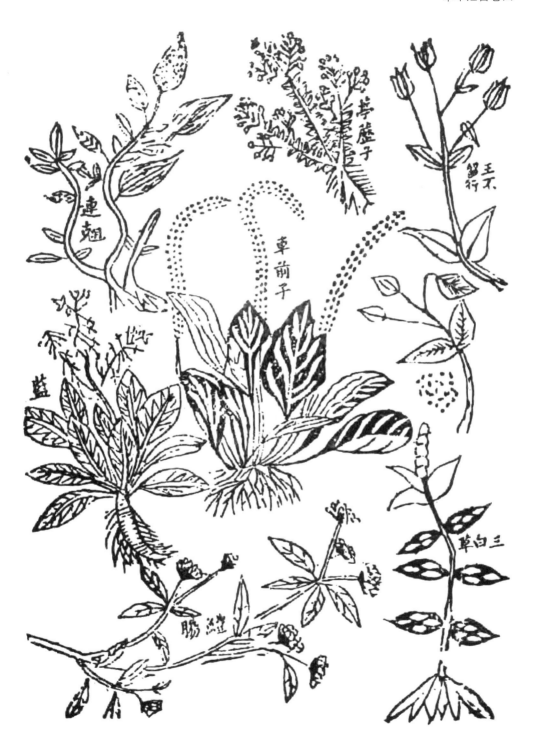

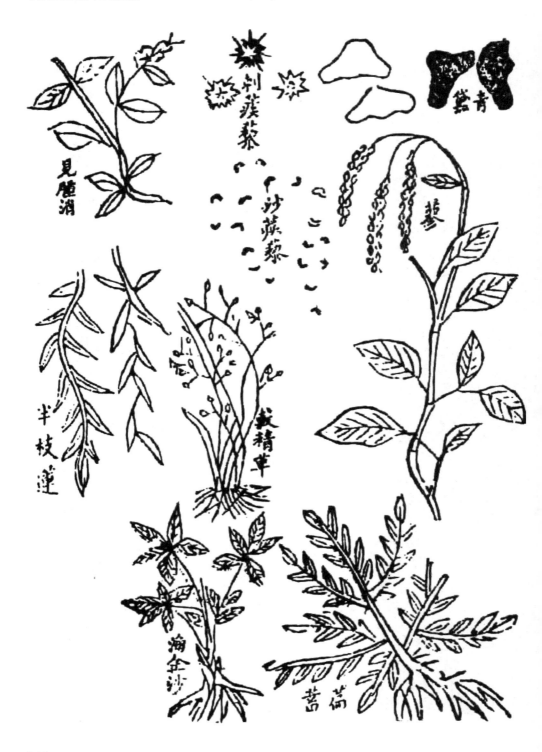

草　部隰草类下

生地黄

味甘,气寒,无毒。气薄味厚,沉而降,阴也。入手足少阴、厥阴,及手太阳经。酒浸上行外行。日干者平,火干者温,功用相同。蒸熟者,温平而补,少滞气、泥膈。惟和砂仁、酒再蒸,乃佳。

陈藏器曰:地黄出江南怀庆,及浙杭。今咸阳、渭城亦有,以江南者为上。二月生苗,高者不及尺余,低者仅四五寸。叶似车前,叶上有皱文而毛涩。又似小芥叶而颇厚,中心皱纹如撮。茎上有细毛,茎稍开小筒子花,红黄色,亦有紫色、白色者。结实如小麦,粒甚细而色沙褐。根长四五寸,如人手指,通黄色,粗细长短不一,间有枝重一两外者,汁液最多,虽暴焙极燥,顷则转润。古人种子,今惟种根,入土即生。种宜肥壤宽地,则根大而多汁液。其法以苇席围编如车轮,径丈余,以土实苇席中为坛,坛上又以苇席实上为一级,比下坛径收一尺。如此数级,乃以地黄根节寸断之,莳坛上,层层令满,逐日水灌,令茂盛,至春秋分时自上层取之,根皆长大而不断折,不被垦伤故也。《本草》以二月八月采根,殊未穷物性。八月残叶犹在,茎中精气,未尽归根;二月新苗已生,根中精气,以上滋于叶,不如正月、九月采者气全也。又曰:江浙种者,受南方阳气,质虽光润而力微。怀庆山崖种者,禀北方纯阴,皮有疙瘩,中有花心而力大也。**李时珍**曰:鲜地黄捣汁,治吐血热疹,及伤寒阳毒热极。其性凉,日曝干者为生地黄,其性平。蒸熟色纯黑,其性温补。蒸熟地法:取地黄百斤,择肥大者六十斤,洗净土气,曝令微皱,以拣下者四十斤,亦洗净,木石臼中,捣烂绞汁,拌前曝干地黄,日中再曝干,甑上蒸半日,即成熟地黄矣。生干地黄与熟地黄,惟取粗大者为佳。如细小者,恐能滑脾胃,惟入疮疡煎药料中,解热凉血,常用之。

地黄:张元素凉血补血之药也。陈赤葵集生则入手少阴,凉血而生血;熟则入足少阴,补血而滋阴。所以呕、吐、咯、衄、唾血之证,非此不除;惊悸怔忡,烦热之证,非此不效。盖心肾之要药也。复入厥阴肝经,生则凉血而明目,熟则补肝而益胆。但入少阴心与太阳小肠经,为阳分之药,宜生而不宜熟。是以崩漏、淋带、吐血、衄血、溺血、便血、疮疥热血,或胎动下血,或小便赤涩,大便闭结诸证,当以凉血解热,降火润燥之剂,生地黄足以治之。入少阴肾经,为阴分之药,宜熟而不宜生。是以阴虚不足,血气有亏,情欲斲丧,精髓耗竭,肾水干涸,或血虚劳热,或产后血分亏损,或大病之后,足膝乏力诸证,当以补血滋阴,益肾填精之剂,熟地黄足以补之。

又按:生地,禀仲冬之气,得土之正色,合地之坚凝,为补肾要药,益阴上品,故凉血补血有功。血得补则筋受荣,肾得之而骨强力壮。又胎产劳伤皆血之愆,血得其养则胎产获安。又肾开窍于二阴而血主濡之,二便所以润也。熟地稍温,其功更溥。六味丸以之为首,天一所生之木也。四物汤以之为君,乙癸同源之义也。久病阴伤,新产血败,在所必需者也。但二地之性凉而泥膈,凡产后恶食作泻,虽见发热恶露作痛,不可用,误用则泄不止。胃气者,后天元气之本也,胃困则饮食不运,精血不生,虚热何由而退?凡见此证,宜多用炮姜、桂心、人参、白术,必自愈也。凡阴虚咳嗽,内热骨蒸或吐血等候,一见脾胃薄弱,大便不实或天明溏泄,产后泄泻，产后不食，久病不食，俱禁用地黄。凡胸膈多痰，气道不利，升降窒塞，药宜通而不宜滞，汤丸中亦禁入地黄。设有气证，当用而不可无者，则以桂心少佐可也。痰证，当用而不可少者，则以姜汁拌炒可也。

卢不远先生曰：地黄，别名地髓。苗不能高，生意在根。味甘色黄，沉重多汁，当入脾，为脾之肾药。熟之则色黑，能入肾填髓，反为肾之脾药。形如血脉，《本经》用主伤中，填骨髓，长肌肉，疗折跌绝伤诸疾。思其命名地髓，质润膏肥可知矣。又谓逐血痹，除寒热积聚者何耶？盖血者，取中焦水谷之液，变化赤色，以行经隧，如水、如汁、如经隧，皆象其形。痹者，闭而不通，随其血之不通而为病。如在目则赤，在齿则痛，在肉理则痛肿，在心则昏烦，在肺则咳血。壅遏而为身热，枯耗而为燥涩痿软，泛滥而为吐衄崩漏。血痹颇广，各以类推。逐者，俾其流通之义也。观其入土易生可知矣。须发为血脉之余，血痹则黄赤易见。可使之黑者，痹去而血华也。性惟润下，功力到时，二便通利，以为外征。如血中有痹，则骨髓不满，肌肉不长，筋脉断绝，均谓伤中。若填满，若生长，若接续，皆克成血液之流通者也。所云寒热积聚，惟从痹字中生，第加一转语耳。因彼不通，所以积聚。若作五积六聚，用地黄以除之，未有不反益其积聚者。如寒中、阳虚胃弱之证，在所必忌。否则腻膈滑肠，中满减食矣。

陈廷采先生曰：按丹溪方云："气病补血，虽不中病，亦无害也。"读之不能无疑焉。夫补血药剂，无逾地黄、当归。若服过多，其性缠滞，每于胃气，亦有亏尔。当见胃虚气弱不能运行，血越上窍者，用此合成四物汤，以为凉血补血之剂。多服调治，反致胸膈痞闷，饮食少进，上吐下泻，气喘呕血，日渐危迫，去死几近。此皆因血药伤其冲和胃气，安得谓无害耶？大抵血虚，固不可专补其气，而气虚亦不可过补其血。所贵认证的真，量剂佐助，庶几不失于偏损也。

集方《方脉正宗》共四方治血崩、血漏、血淋、血带，不拘新久，用地黄三斤，煎浓汁数碗，再加川黄连、真阿胶、丹参、牡丹皮、人参各一两，同汁煎稠，滤去渣，缓火慢煎熬成膏。每早晚各服十余匙，白汤下。如久病虚极，本方再加鹿胶四两，如法服。○治吐血不止。用生地黄捣汁一升二合，入真鹿角胶三两，砂锅内煎，以胶化尽为度。每服一二杯。○治心热吐衄，以脉数能食者。用生地黄汁一升，入酒煮大黄膏一两，同熬将稠，滤去大黄，以生地膏汁频频饮。○治鼻出衄血不止。用生地黄和地龙，共捣成膏，以薄荷汤调服。每次半盏，徐徐饮即止。○《圣惠方》治吐血便血。以生地黄汁一升，铜器煎沸，入牛皮胶一两，待化，再入姜汁半盏，分五服即止。或微转一次，不妨。○《百一选方》治肠风下血。用生地黄酒浸煮，捣膏三两，北五味子、姜炭各一两，苍术二两，共为末，捣和地黄膏为丸。每早晚各服三钱。董延生家抄治小便血。以生地黄三两、建莲肉二两、麦门冬去心一两、水五碗，煎一碗，徐徐服。

○《外科小品》治诸疮热血痛痒,用生地黄、土茯苓各三两,金银花、紫花地丁各一两,枸杞子四两,用水十碗,煎四碗,徐徐饮。○《圣惠方》治胎动下血。用生熟地黄四两、甘草五钱、鸡子清十个,共煎汁,徐徐饮。○马瑞云传治小便赤涩癃闭。用生地黄一两,茯苓、车前子各五钱,灯心百枝,水煎。如热甚,加川黄连一钱。○同前治大肠血热血燥,虚闭不通。以生地黄八两,酒水各四碗,煎汁饮。○以下十方出方龙潭《本草纂要》治阴虚不足,肾水干涸。用熟地黄、山茱萸、枸杞子、白茯苓、麦门冬、鳖甲胶、龟板胶、人参、知母。○治产后血分亏损,精神衰备。用熟地黄、杜仲、当归、白术、白芍、丹参、黄耆、枸杞子、阿胶。○治大病后足膝乏力,精神困倦。用熟地黄、于白术、黄耆、麦门冬、石斛、枸杞子、山药、山茱萸。○治心虚惊悸、怔忡健忘。用熟地黄、人参、远志、麦门冬、酸枣仁、柏子仁、茯神、甘草。○治产后一切血虚发热。用熟地、当归、川芎、蒲黄、炒黑豆、炮姜、泽兰、益母草、牛膝、续断、杜仲、鹿角胶。○治须发黄白不黑。用熟地黄、何首乌、桑葚子、甘菊花、蜀椒。○治小儿齿牙不生。用熟地黄、鹿茸、五味子、人参、人乳、粉白茯苓。○治妇人经事不调。用熟地黄、白芍药、当归身、川芎、阿胶、蕲艾、香附子。○治男妇子嗣虚少。用熟地黄、人参、枸杞、五味子、麦门冬、鹿茸、车前、覆盆子、菟丝子。○治男妇精血不足。用熟地黄、沙苑蒺藜、肉苁蓉、鹿茸、山茱萸、北五味子。○二地入琼玉膏,为阴阳两补之剂。

《广笔记》:治肝肾二经目疾。用怀庆大生地一斤,酒洗净,真甘州枸杞一斤,用淡水砂锅内煎汁,以渣无味为度。去渣,将清汁装入瓶内,重汤煮,以汁十耗其九,入炼蜜六两,收入净磁瓶内,早晚白汤调服十余茶匙。○治多思谋虑,心神不宁,不能眠者。用怀生地、麦门冬,俱酒煮捣膏,枣仁、茯神、丹参、沙参各二两,竹茹、远志、甘草、北五味子各二钱,俱炒过,共为末,和入麦冬、地黄膏内,炼蜜为丸,如弹子大。每早晚各服一丸。此药安养心神,滋阴补肾,有水火既济之妙。

六味丸:治形体虚弱,五藏齐损,肾气久虚,寝汗,发热,无力多困,眩晕眼花,耳聋,咽燥,腰腿痿软等证,及肾虚发熟,自汗盗汗,衄血便血,阴虚津液不降,水泛为痰。血虚发热,或为咳逆。败浊为痿。又治小便不禁,淋沥涩浊,收精气之虚脱,定妄火之攻冲,使机关利而脾土健实。用熟地黄八两,酒煮捣膏,山茱萸肉、山药、白茯苓各四两,牡丹皮、泽泻各一两。俱为细末,和入地黄膏内,炼蜜丸,梧子大。每早服五钱,白汤下。

加肉桂、便制附子各一两,名八味丸。治命门火衰不能生土,以致脾肾虚寒,饮食少思,大便不实或下元冷惫,脐腹疼痛。

加牛膝、车前子,名金匮肾气丸。治脾肾虚,腰重脚肿,肚腹胀满,四肢浮肿,小便不利,或喘急痰壅,已成水肿胀蛊之证。非此药不能救。

牛　膝

味苦微甘,气寒,性滑,无毒。味厚气薄,阴也,降也。入足三阴经,引诸药下行甚捷。

《别录》曰：牛膝，生河内川谷，及临朐、江淮、闽、粤、川、陕等处。蔡州者，最长大柔润，其茎有节，节大者为胜。河北者，色白，然不及怀庆者为妙。家栽莳者为良。冬初收子，至春种之。春生苗，方茎，高二三尺，紫色有节如鹤膝。叶皆对生，颇似苋而长，且尖峭。秋月节上开花成穗，结实如小鼠负虫，有涩毛，贴茎倒生，根柔润而细，一直生下，长者约二三尺。九月采根洗净，日干用。凡使，须去芦头，酒浸入药。又苏州者，色紫，与江浙并称土牛膝。性寒，破血通经，利小便闭浊，淋沥诸证。

牛膝：《别录》健腰膝，壮筋脉，甄权活滞血之药也。陈月坡稿其滋补筋脉之功，如牛之多力也。入厥阴、少阴二经，主风湿寒热之邪，留滞血脉肢节之间，酝酿成热，为病痿痹拘挛，不可屈伸。《本经》腰膝软弱，脚气肿胀，或梦遗精滑，淋浊涩痛；时珍或产后恶血，留滞不行。《别录》或疟疾久发，血气凝涩，时珍是皆足三阴，风湿寒热之邪壅闭成痹之证。惟牛膝可以治之。又逐瘀血，通经脉，日华子落死胎，消痈肿，续折伤，散喉痹，止尿血淋胀，及男妇意念所动，积郁成劳，时珍血败精凝诸病。是皆足三阴气滞血瘀之证，惟牛膝可以行之。大抵牛膝之剂，功在去风活血，故腰膝骨病，与痛风在下者，宜多用之。欲其补肾滋肝，必倍杞、术、归、地、山茱萸、鹿角胶可也。然误用伤血堕胎，经闭未久，疑似有娠者勿用，上焦药勿用，血崩不止者勿用，胃寒脾泄者勿用。

缪仲淳先生曰：牛膝，体燥性润，独理肝肾二经。肝为血海而主筋，血海得润则经脉通而挛急者解矣。又骨者，肾所主也；腰者，肾所府也；精者，肾所藏也；小便者，肾所司也。理肾，则众疾咸安。淋浊涩痛之患除矣。有堕胎者，以其破血下行耳。

集方：以下九方见《方脉正宗》治腰脊软弱疼痛，及一切痿痹，四肢拘挛，筋骨牵强不能屈伸。用牛膝一斤，白术、仙茅、木瓜、石斛、石楠叶、五加皮、萆薢、生地黄、黄耆、白芍药、虎骨、杜仲、续断、黄檗、白鲜皮各四两。酒浸蒸饮，或作小丸。每早服三钱，白汤送亦可。○治一身血脉壅滞，为肿、为胀、为喘痛。用牛膝八两，川贝母、姜制半夏二两，肉桂五钱。共为末。每早晚各服三钱，白汤调送。○治风寒湿热，四气相合为病，脚气肿胀难履。用牛膝十两，萆薢、苍术、石斛、木瓜各三两，龙胆草一两。分撮十剂，水煎，食前服。○治鹤膝风。用牛膝、木瓜、五加皮、骨碎补、金银花、紫花地丁、黄檗、萆薢、甘菊根，水煎服。○治梦遗精滑淋浊，或茎中涩痛。用牛膝二两，远志、莲肉、生地黄、甘草、滑石、牡蛎粉各五钱。共为末。灯心汤调服。○治小便不利，茎中痛欲死，兼治妇人血结腹坚。用鲜牛膝三四两，白酒煎浓服之，立愈。○治产后恶血留滞不行。用牛膝、红花各一两，乳香、没药、当归尾、川芎、玄胡索、五灵脂各三钱,草乌二钱,酒洗,炒,水煎服。○治久疟不愈。用牛膝、白术、鳖甲、当归、半夏各五钱,生姜五片,黑枣五个。水煎服。○治妇女经水不通。用牛膝、当归各四两。为末,炼蜜丸。食前白汤下五钱。○治胎死不下,或胞衣不出。用牛膝八两,冬葵子一合,朴硝五钱,当归尾一两,水六升,煎二升。分三次服。○《薛氏外科》治热毒痈肿,或卒得恶疮、不辨识者。用新鲜土牛膝八两,捣烂取汁,和生白酒饮,以滓敷毒处,可减大势。○《易简方》治跌打闪肭,折伤节骨。用牛膝、当归尾各八两,水煎,频频饮。可止痛消肿,续折。范弘远方治喉痹乳蛾。用鲜牛膝根一握,艾叶七片,捣和人乳汁,灌入鼻内,须臾痰涎从口鼻出,即愈。○《熊氏补遗方》治小便带血。用牛膝四两,生地二两,水煎,频频服,立止。○《千金方》治妇人阴痛。用牛膝五两,酒三升,煎取一升,去渣,温服。○《妇人良方》治生胎欲去。用牛膝一握,捣以无灰酒二碗,煎八分,空心服。仍以独根土牛膝涂麝香,插入牝户中。○《经验方》治消渴不止,下元虚损。以牛膝五两,生地黄五两,水煎徐徐服。久服驻颜色,黑须发,津液自生也。○《梅师方》治金疮作痛。用牛膝,生捣敷,立瘥。

《海上方》:治眼科诸疾。用川牛膝五钱,蝉蜕、甘菊花各三钱,灯心二十根。水煎服。○治暴发赤肿者、暴赤失明者、暴生翳膜者、暴发风泪者、暴发疼痛连及头脑者、发热恶寒呕逆者。俱加荆芥、薄荷、白芷、前胡、羌活、防风、干葛、黄芩、木贼、白蒺藜、葳蕤、甘草。内热甚者,加石膏、黄连。大便秘结者,加酒煮大黄。如久病目昏冷泪,黑花视物,目珠酸痛,或劳伤目力,或色欲伤神,俱加生熟地黄、当归、川芎、枸杞、知母、白术、黄耆、甘草、白芍、葳蕤、麦冬。

紫 菀

味苦,气温,无毒。入手太阴兼入足阳明经。

苏氏曰:紫菀,生汉中房陵山谷及真定、邯郸。今近道亦有。三、四月,布地生苗,其叶二四相连。五、六月,开黄白紫花。本有白毛,结黑子。根极柔润,色紫有节,宛如葼缨之以下垂也。又白色者,名女菀,治疗相同。按:陈自明云:紫菀以牢山所出,根如北细辛者为良。沂、兖以东,亦有之。今人多以车前、旋覆根,以赤土拌染伪充,不可不辨。修治:去须头及土,水洗净,曝干用。

紫菀:顺肺气,散郁结,朱丹溪止劳嗽之药也。苏水门稿其色紫,其性润,其味苦辛。故《本草》主咳逆上气,胸中寒热《本经》结气。咳逆,肺病也。胸中,肺部也。肺中有火,清气为热所结,内郁而为咳喘,痰涎脓血之证,外发而为《本经》痿躄、体软、脊强之证,皆属火伤金郁之病也。如《别录》治小儿惊痫,大人虚损,老人血枯气燥,大便不通,悉能治之。总解金郁之用也。观《斗门方》谓能开喉痹,取恶涎,则行散之功烈矣。而其气温,如肺病咳逆喘嗽,皆阴虚肺热证也,又不宜专用及多用。即用之,亦须与天麦门冬、生熟地黄诸寒润药共剂方善。

李土材先生曰:紫以色名,菀以功名。菀,郁也。解肺金之郁也。又味苦兼辛,苦能下达,辛可清金,故吐血保肺,收为上品。虽入至高,善于下趋,使气化及于州都,小便自利,人所不知。

集方:《易简方》治肺伤风寒,气闭咳嗽。用紫菀、前胡、杏仁各三钱,生姜三片,葱头三个。水煎服。○《医学大全》共四方治阴虚劳嗽。用紫菀、款冬花各一两,川贝母、百部各五钱。共为末,作散。每服三钱。北五味五粒,泡汤送下,或蜜丸嚼化亦可。○治虚劳咳嗽,胸胀气逆,寒热诸证。用紫菀、银柴胡、北沙参各三钱,麦门冬五钱,水煎日服一剂,渐效。○治虚劳肺痈脓血,声音不亮。用紫菀、百合、麦门冬、怀熟地各四两。煎膏服。○治虚劳肺痿,渐至四肢痿躄者。用紫菀八两,百合、麦门冬、怀熟地、葳蕤、于白术各四两,为丸。食前服三钱。渐效。○《全幼心鉴》治小儿咳嗽声不出者。用紫菀、杏仁等分,为末,炼蜜丸,如芡实大。每服一丸。北五味子三粒,泡汤化下。○缪氏方治小儿惊痫。用紫菀煎汤,调抱龙丸,立效。○《圣惠方》治产后下血。用紫菀末,水煎服。○《千金方》治妇人小便卒不得出者。用紫菀为末三钱,白汤调服即通。又小便出血,服五钱,立止。○《斗门方》治缠喉风闭不通,欲死。用紫菀一茎,洗净,纳入喉中,待取恶涎出,立瘥。更以马牙硝五分,用津唾咽下,即除根。

《续补方》:治妇人手足麻痹不仁,是七情六郁滞经络也。用紫菀四钱,紫苏、陈皮、香附、乌药、川芎各一钱,白术、半夏、当归、葳蕤各二钱,桂枝、红花、甘草各七分,黑枣三个,水煎服。○治妇人癫疾,歌唱无时,逾墙走屋,不避亲疏,是七情六郁萦结所致,乃瘀血凝痰,迷于心包络也。用紫菀三钱,柴胡、半夏、胆星、苏木、桃仁各二钱,白芥子、白术、当归、川芎、生地黄、酸枣仁各一钱五分,水煎服。临服时调辰砂末三分。

麦门冬

味甘、微苦,气寒,质滞,无毒。入足阳明,兼手太阴、少阴经,实阳明之正药也。

李时珍先生曰:麦须曰虋,此草根似麦而有须。其叶如韭,凌冬不凋,故谓之麦虋冬。从门,便于字也。可以服食救饥,故又有禹余粮之称。又按《别录》:叶如韭,冬夏长生,生函谷川谷及堤阪肥土石间者,多野生。出江宁、新安及仁和笕桥者,多种莳。七、九、十一月上粪,及耘灌,次年夏至前收采。前人尝用野生者,细皱香美,宛如麦粒,功力更胜也。四季不枯,秋冬根叶转茂,丛生如韭,青似莎草,长尺余,多纵理。四月开花如蓼,结实翠绿如珠,根须丛冗如猬,贯须连结,俨若琅玕,色白如凝玉,中心坚劲,最多脂液也。修治:以热汤润软,抽去中用。如作丸,酒蒸烂,捣膏入药内。

麦门冬:李东垣清心润肺之药也。葛风寰稿主心气不足,惊悸怔忡,健忘恍惚,精神失守,或肺热肺燥,咳声连发,肺痿叶焦,短气虚喘,火伏肺中,咯血咳血。或虚劳客热,津液干少。或脾胃燥涸,虚秘便难。此皆心肺肾脾,元虚火郁之证也。然而味甘气平,能益肺金;味苦性寒,能降心火;体润质补,能养肾髓;专治劳损虚热之功居多。如前古,主心腹结气,伤中伤饱,胃络脉绝,羸瘦短气等疾,则属劳损明矣。故孙真人方治六七月间,暑热方炽,人病汗多气乏,筋驰骨怯,甚则软痿无力,用生脉散,以麦门冬配人参、北五味子,补其天元真气,复脉通心。又与熟地黄、枸杞子、鳖甲、阿胶、黄耆、白术,同为润经益血之剂。但火盛气虚之人,服之相宜。若久病虚寒泄泻,痘疮虚寒泄泻,产后虚寒泄泻,胃滞湿痰泄泻,咸忌之。

王绍隆先生曰:麦门冬,具稼穑甘,禀春和令,当入足阳明,为阳明之体用药。故《本经》所陈诸证,皆属阳明之上为病。若痿躄,又属阳明之下为病。《经》云:阳明为阖,阖折则气无所止息而痿疾起矣。是以治痿独取诸阳明,阳明为五藏六府之本,五藏六府皆受气于阳明故尔。

卢子由先生曰:保心之神,定肺之气,安肝之魂,补肾之精。因脾转属者无所不宜。若肺伤则咳,经络断绝,致血液妄行,经水枯竭,变生烦热焦渴者,必须润经益血之品,其惟麦门冬乎!

集方:以下四方出《方脉正宗》治心气不足,惊悸怔忡,健忘恍惚,精神失守。用麦门冬、人参、茯苓、远志、枣仁、白术、当归、甘草、半夏。○治肺燥作咳。用麦门冬、知母、川贝母、桔梗、怀生地、百合、款冬花、桑白皮、百部。○治肺痿叶焦,短气虚喘。用麦门冬、百合、米仁、款冬花、天门冬、紫菀、怀熟地、桔梗、沙参。○治火伏肺中,咯血咳血,并吐血衄血。用麦门冬、知母、生地黄各十两,煎膏,不时徐徐用白汤调服。不可蜜收。○《本草衍义》治虚劳客热。用麦门冬一斤,熬浓汁,时时饮。○千汝霖家抄治心肺虚热,虚劳客热。用麦门冬五两,北五味、北沙参、知母、川贝母各二两。○治脾胃虚燥便难。用麦门冬、当归身、怀熟地各四两,麻仁、桃仁、杏仁、蒌仁各去外皮,各一两,捣如泥,共为丸。每食前服五钱。○崔元亮方治消渴饮水不止。用新鲜麦门冬八两,去心,捣膏,宣州黄连二两,为细末,和入麦门冬膏内,众手和丸,如梧子大。每食后米汤下三百丸。○治阳明热疟,大渴引饮。用麦门冬三两,知母二两,石膏一两,竹叶五钱,熬汁饮之。如人虚,加人参五钱。痰多,加川贝母、橘红各五钱。○江子和方治下痢口渴引饮无度。用麦门冬去心五两,乌梅肉二十个,以水二升,煎浓汁,徐徐呷之。《本草图经》治金石药发。用麦门冬四两,甘草一两,绿豆三合,三味共为丸,蜜和。每服三钱,灯心汤下。○鲁仲言方治骨蒸劳热。用麦门冬四两,青蒿、鳖甲、牛膝、熟地、白芍药、枸杞子、北五味子、胡黄连、山药、茯苓、山茱萸各二两,蜜丸梧子大。每服三钱。

补中益气汤加麦门冬方:治中气不足,或误服克伐,四肢倦怠,口干发热,饮食无味,或饮食失节,劳倦身热,脉洪大无力;或头疼恶寒,自汗;或气高而喘,身热而烦,脉微细软弱,自汗体倦,少食;或中气虚弱而不能摄血;或饮食不调而患疟痢等证,因脾胃久虚而不能愈者;或元气虚弱,感冒风寒,不胜发表,用此代之;或入房而后劳役感冒,或劳役感冒而后入房者,急加附子。愚谓人之一身,以脾胃为主,脾胃气实,则肺得其所养,肺气既盛,水自生焉,水升则火降,水火既济而合天地交泰之会矣。脾胃既虚,四藏既无生气,故东垣先生着《脾胃》《内外伤》等论,谆谆以固脾胃为本,所制补中益气汤,又冠诸方之首。观其立方本旨可知矣。故曰:补肾不若补脾,正此谓也。人参、黄耆、白术各一钱五分,当归一钱,甘草八分,柴胡七分,陈皮六分,升麻五分,生姜三片,黑枣三个,水煎服。魏正庵加麦门冬二钱,更妙。予故录而附之。

石龙芮

　　味苦,气平,无毒。子、根皮同。

《别录》曰:石龙芮生太山川泽石边。苏氏曰:出四川益州,叶芮短小,有缺。子缀缀色黄,味辛。李氏曰:石龙芮有两种,水中生者,叶光而圆。陆地生者,叶毛而锐。入药用水生者为佳。陆生者有毒,不可食。似水堇,名胡椒菜者真也。处处有之。多生近水下湿地,高尺许,其根如荠,二月生苗,丛生,茎圆分枝,一枝三叶,叶青而光滑,有三尖,多细缺。四五月开细黄花,结实如大豆状,又如初生桑葚,青绿色,搓散则子甚细,如葶苈子,即石龙芮也。宜半老时采。江淮人三四月采苗,名水堇。瀹过晒干,蒸黑色,为蔬甚美。收采以三月采苗,六月采子,八月采皮用。

　　石龙芮:补阴精,李时珍祛风燥之药也。吴养元稿原生水旁,性寒而润。凡相火炽盛,阴躁精虚者,以此充入诸滋补药,服食甚良。故《本草》主风寒湿热成痹。有润养筋脉之功。主补肾益精,明目,有育嗣延龄之妙。古方多用之。其功与枸杞、覆盆子相等,而世人绝不知用,惜哉!

　　沈则施先生曰:石龙芮,古方称为补剂,而人不知用者,何也?此物原有两种,水中生者,取用补剂甚佳。而陆生者,形状与水生者无异,而叶稍有细毛为别,另名天灸,有大毒,误食害人。取少叶揉烂系臂上,一宵,即起大泡,状如火疗,焮赤。一物两种,善恶悬隔如此,因其形状相肖难辨,今人疑畏,故多不用也。

冬葵子

　　味甘,气寒,无毒。气味俱薄,淡滑为阳。其苗、叶、根功用与子相同。

《别录》曰:葵生少室山中。今郊野园圃,不拘肥瘠地都有。四时可以子种,宿根亦再发。秋深布子,覆养经冬者曰冬葵,入药最良。苗叶作菜茹,甚甘美。《内经》云:脾之菜也。又云:葵为百菜主。味尤甘滑,故为马践。其子虽经年不泡,微炒令爆炸,散着湿地遍踏之,朝种暮生,远不过宿。实如指顶,皮薄而扁,实内子轻虚如榆荚仁。摘必待露解，收必待霜降，晚则黄烂，早则黑涩。其茎挺生，茎疏叶密，倾向太阳而不照其根。其萼翠，其花艳，花具五色、间色、单瓣、千瓣。王祯《农书》云：本丰耐旱，可防荒俭。以作菹腊，枯柄可以傍族根。子又能疗疾，咸无遗弃。诚蔬茹之要品，民生之资益也。种类亦多，有露葵、兔葵、黄葵、锦葵、蜀葵，皆有功用。入药者只宜蜀葵。今市肆一种，充冬葵子者，气味浊恶，色深褐，质沉重，形如橘核，服之令人肠滑，且损脾伤胃也。

冬葵子：孙真人滑肠利窍之药也。白尚之稿故古人主五癃，利小便。而《别录》又通乳闭，出疽头，消水气，滑胎催生。此乃流气脉，通营卫，行津液，为先锋也。又按《妇科良方》云：治乳妇气脉壅塞，乳汁不行，乳房胀痛，留蓄作痈者，用此药炒香为末，热酒调服三钱，立时消。则其性之滑利，善行经络可知矣。其苗叶作菜食，甘美可口，能去肠胃积热。若毒痢，若癥疹，若瘀胀，若黄疸，若肠痈脓血留难，若服饵丹石热药，并宜食之。但性寒善利，如里虚胃寒人，并风疾宿疾，天行病后，曾被犬伤者，咸忌之。世人但知能发宿疾，不知不许人，有久藏患害，为他日卒中之虞耳。

集方：《圣惠方》治大小便不通，欲死者。用冬葵子一升，水二升，煮取半升，纳鸡子清二个，顿服。渣再煮，效即止。○《殷氏产宝》治乳汁不通。用冬葵子二两炒香，配砂仁各等分，为末。热酒调服三钱。○孟选方治痈疽无头。用冬葵子二百粒，白汤吞之，当日即开也。○已下六方见《龙潭本草》治水肿身重，小便不利，洒淅恶寒，起即头眩。用冬葵子、茯苓各三两，为末。每服二钱，白汤调下，日三服。小便利则愈。○妊娠足月不产，或临产崎岖难下。用冬葵子一合，捣末，水一升，煮汁半升。顿服，即产。○治血毒痢。用冬葵子炒黄，为末。每服二钱，白汤调服。○治癥疹瘀胀。用冬葵子二合，煮汁温服。○治黄疸心胸胀满。用冬葵子，炒黄为末。每白汤调服二钱。○治肠痈内疽，脓血胀闷不行。用冬葵子二合，为末。白汤调服。○《食疗本草》治服食丹石毒热等药。用冬葵子、绿豆各一合，为末，温汤调服。○莫去琅家抄治胎死腹中。用冬葵子一合，热酒调服。若口噤不开者，灌之立苏。○同前治胞衣不下。用冬葵子一合，牛膝一两，水二升，煎一升服。

蜀　葵

味甘，气寒而滑，无毒。阴中阳也。

苏氏曰：蜀葵，生江南、湖北园圃中，惟蜀产者更胜。叶似葵菜，又似丝瓜叶，有歧叉。过小满歧长，茎高五六尺。花似木槿而大，有深红、浅红、紫、黑、白蜜合等色。又有单瓣、千瓣之异。昔人谓其疏茎密叶，翠萼艳花，金粉檀心者，颇善状之。惟红、白二色入药。其实似荸荠而匾，内仁如马兜铃，轻虚易种。其皮可缉布作绳。又一种，其花大如五铢钱，粉红色，有紫缕文，名曰锦葵，入药功用，与蜀葵更胜。五月人家供于庭前，俗云辟祟。

蜀葵、锦葵：苗叶子功用与冬葵同等，兹不复赘。惟采根用，恒仙子手集方治肠胃生痛极验。古方治内痛,脐腹冷痛,败血腥秽不行者,用单瓣蜀葵根、白芷各一两,枯矾五钱,共为末。黄蜡溶化为丸,梧子大。每空心米汤下二钱。待脓尽,再服调补药。

酸浆草

苗、叶、茎:味苦,气寒,无毒。

《别录》曰:酸浆,生荆、楚川泽及人家田园中,或故墟垣堑间。高二三尺,苗如天茄子。三月开小白花,旋结青壳,熟则深红,壳中子大如樱桃核,熟时亦变深红。核中复有细子如茄子,食之有青草气也。四月采茎叶,五六月采子,可啖食。

酸浆草、苗、叶:治热毒,解烦渴,《本经》利水道之药也。释医临水稿捣汁服,散黄疸。陶弘景清湿热。其子研烂,白汤调服,《嘉祐本草》催生立时分娩。小儿食之,能除热疳骨蒸。

漆姑草

味甘、辛,气寒,无毒。

《别录》曰:漆姑草,生蜀郡山谷。方不入用,人无识者。所在平泽有之。生阴湿地,亦生石缝间。叶似菊花,子类枸杞子,根如远志,无心有糁。三四月采苗叶,阴干用。

漆姑草:治热血疥癣,缪仲淳风毒疮疹之药也。楼渠泉稿观其苦辛寒烈,苦能泄,辛能散,前人治一切热毒恶疮,秃疮虫疹,及大人小儿丹毒龋齿,并诸虫,毒水成疮,漆毒,溪毒等疮,咸宜疗之。捣汁和酒服,即见效也。

败酱草

味苦,气寒,无毒。乃手足阳明、厥阴四经药也。

陶隐居曰:败酱,一名苦菜,又名苦藏。诸家本草混入酸浆、苦荬、龙葵同条,种类则迥别矣。生江夏川谷,所在溪涧近水处,或高岗土陵亦有。江东人采作菜,漂去苦味,有陈酱气,故名。李时珍曰:春初嫩苗塌地,似萩菜叶而狭长,有锯齿,绿色,面深背浅。入夏茎高一二尺,数寸一节,节间生叶,各起小枝,四散如缴。五月白花成簇,如芹花、蛇床子花状。结小实成簇。其根白紫色,形似柴胡。八月采取;曝干用。

败酱:解郁热,时珍破宿血之药也。白尚之稿《甄氏方》治痈肿结热,毒风痹痹,破多年宿血,能化脓为水,善催生,落胞衣。或产后血凝腹痛,及赤热障眼,努肉凝结,并暴热吐血失血,丹毒热毒等疾。但苦寒之物,如久病胃虚脾弱,泄泻不食之证,一切虚寒下脱之疾,咸忌之。

缪仲淳先生曰:仲景公治肠痈为病,其身甲错,腹皮急,按之濡,如肿状,腹无积聚,身无大热,此为腹内有痈脓,不独焦烁肺金之形藏,并毁败府合之大肠矣。败酱独当其锋,可一鼓而愈也。

李时珍先生曰:败酱,善排脓破血,故仲景治肠痈及妇人科血疾。古方皆用之,极验。乃易得之物,而后人不知用,惜哉!

集方:《方脉正宗》解三焦郁热。用败酱一把,配黄芩、甘草各三钱,灯心百根,煎服。○《郭氏产宝》治产后宿血内病。用败酱二两,没药、乳香各三钱,当归、川芎各一钱,香附、续断俱酒洗,各五钱,共为末。每早服二钱,白汤调服。○周向中《古方抄要》治腹痛有脓。用败酱二钱,薏苡仁五钱,附子八分,水三升,煎一升,顿服。大小便一行,即愈。○已下五方《硕虎斋省医语》治产后血气流入腰腿,小腹痛,不可转侧者。用败酱三钱,当归二钱,川芎、白芍、肉桂各一钱,水三升,煎一升。徐徐服。○治产后腹痛如锥刺不可忍者。用败酱八两,水五升,煮取升半。每服二合,日三服。○治临产催生。用败酱二两,酒水共三碗,煎一碗服。○治赤眼障痛并努肉攀睛。用败酱一握,荆芥、草决明、木贼草各二钱,白蒺藜一钱五分,水煎。○治吐血衄血,血因积热妄行者。用败酱二两,黑山栀三钱,怀熟地五钱,灯心草一钱,水煎,徐徐服。

款冬花

味甘、辛,气温,无毒。阴中有阳,降也,入手太阴经。

苏氏曰:款冬花,出关中及雍州、南奚水、华州山谷水涧间。多丛生,叶似葵叶而大,又如荷叶而斗直,大可容升,小可容数合。冬月积雪中,开花红色。一种去土一二寸,出蕾如菊,色青紫,通直而肥,开黄色花,花在茎下也。**雷氏**曰:十一月采花阴干,须取微见花者。如已开泛,则无气力。拣去向里裹花蕊壳,并向里实如粟零壳及枝叶。傅咸云。予于仲冬之月登北山,冰凌盈谷,积雪深厓,见款冬炜然华艳,寒秀可目,是也。

款冬花:温肺润肺,清肺敛肺,李东垣调肺补肺之药也。茹曰江稿故《本草》主咳逆上气,喘嗽喉痹,寒热邪气诸证。以其辛温而润,散而能降,补而能收,为治嗽要药。于肺无忤,无分寒热虚实,皆可施用。又得生姜、前胡、白豆仁,可温肺寒。○得天麦门冬、知母、玄参,可润肺燥。得黄芩、桑白皮、薄荷叶,可清肺热。得人参、麦门冬、北五味子,可敛肺脱。得苏叶、桔梗、陈皮、杏仁,可调肺逆。得黄耆、人参、甘草,可补肺虚。得葶苈、麻黄、桑白皮,可泄肺实。得百合、茯苓、甘草、枇杷叶,可保肺急。得前胡、防风、杏仁、葱白,可退肺中寒热邪气。得生熟地黄、天麦门冬、知母、贝母,可疗肺中痰血咳嗽。为调肺之总司,治嗽之良剂也。

缪仲淳先生曰:款冬花,其味辛甘,温而无毒。阴中含阳,散也,降也。辛能散而能润,甘能缓而能和,温则通行不滞,善能降下,咳逆上气,喘嗽喉痹,寒热邪气,消渴喘息,呼吸诸病,一皆气升火炎之势也。气降则火自降,气降则阳交于阴,水火既济,既济则火不上炎,气不逆升,肺不受邪,得清肃之常道,而诸证自退矣。

李士材先生曰：雪积冰坚，款花偏艳，想见其纯阳之禀，故其主用，皆辛温开豁也。却不助火，可以嗽方久任。

集方：《养生方》治痰嗽带血。用款冬花、百合各等分，焙燥，为极细末。炼蜜丸如龙眼大。每卧时嚼一丸，薄荷汤下。

久嗽嚼化丸：用款冬花蕊、甘草、百部、川贝母、桑白皮、天花粉、玄参、紫菀各二两，俱用蜜水拌炒，北五味、陈皮、桔梗各一两，龙胆、薄荷叶三两，俱微炒，共为细末，真柿霜四两，另研，麦门冬、天门冬，俱去心各三两，酒煮捣膏，和入前末子内，再加炼蜜丸，如弹子大。每日不拘早晚，不时嚼化，随津液咽下，临卧更佳。

《海上方》治咽喉诸证，肿痛生疮者，闭塞者，红肿结核胀痛者，闭塞不能言语者，结蛾水浆难食者，俱是风热痰气为患。只用疑冬花五钱，土牛膝三钱，射干二钱，水煎服。先用米醋嚼口中泪漱，咯拔涎痰，后服此药即消。

决明子

味咸、苦，气平，无毒。足厥阴肝经正药也。又入胆肾二经。

李氏曰：决明子，能明目，故名。生龙门川泽，今处处有之，为园圃所莳。夏初生苗，高三四尺，本小末大，根微紫色。叶似苜蓿，昼开夜合，两两相贴。七月开花，淡黄五出。结荚如初生细豇豆，长二三寸，荚内结子，其色青碧，味苦韧，十数粒参差相连，状如马蹄，下大上锐。十月收采。一种茎叶根形酷似，但本小末尖，叶不夜合者，名为茳芒。《救荒本草》所谓山扁豆是也。花亦黄色，五出。结荚如小指，长一二寸，荚中子如黄葵子而扁，其色褐，味甘滑。二种苗、叶、荚皆可瀹茹及点茶食。如入药用，惟用马蹄决明子为佳。外又有一种草决明，叶黄锐，赤华，结实如山茱萸，关中谓之䔧苜。与此一种，实不类。

决明子：祛风散热，甄权清肝明目之药也。韦吉生稿肝开窍于目，因而清肝。故《本草》单主目疾，去赤障白膜，泪出青盲，捣烂水调，熠太阳穴，治头风头痛。又贴心胸，止吐血衄血。作枕，统治头脑耳目，一切风热诸病。又敷蛇咬，解蟒毒。其叶汤瀹作蔬食，利五藏，解一切蕴热甚良。但味咸走血，气寒而散，治目疾因热伤血分，致血液凝滞者，罔不相宜。倘属气分及风冷致目中诸证者，非所宜也。

王绍隆先生曰：决明子，禀阴精之体，具青阳之用，宜入肝肾。肝开窍于目，瞳子精，肾所司也。

集方：外台秘方治肝虚目昏。用决明子、沙蒺藜、甘菊花，俱酒拌炒，槐实、谷精草、女贞实童便拌炒，各二两，枸杞子盐水洗炒，生地黄切片，姜水洗炒各六两，共为末。炼蜜丸梧子大。每早服三钱。〇同前治暴赤风眼泪痛。用决明子、蔓荆子、甘菊、生地黄各二钱，荆芥、甘草、玄参、连翘、木通各一钱，水煎，食后服。〇同前治积年失明。用决明子三升，磨为末。每食后粥汤调三钱服。久有效。〇《奇效良方》治癣疮延蔓。用决明子一两，为末，入水银二钱，研不见星，擦破上药，立瘥。〇《本事方》治发背诸痈毒初起。用决明子，生用一升，捣烂，生甘草一两，水三升，煎一升，分二服。

茳芒，生道旁，叶如决明而小，性平，无毒，火炙作饮极香。能除痰止渴。

治一切头风、头痛。用决明子、蔓荆子、柴胡、防风、天麻、黄芩、当归、川芎各一钱五分。肥人头痛是湿痰，加半夏、白术、茯苓、陈皮。瘦人头痛是血虚痰火，加生熟地黄、白芍、葳蕤。恶心呕吐，头痛，是头中风寒，加羌活、藁本、白芷。头痛偏左者，属风与血虚，倍防风、当归，加生熟地黄。头痛偏右者，属痰与气虚，倍天麻、决明子，加白术、黄耆。头旋眼黑恶心，兀兀欲吐，头痛者，是痰厥头痛，倍天麻、蔓荆子，加半夏、胆星、甘菊花、白附子。偏正头痛者，是风邪上攻，倍防风、蔓荆子，加薄荷、荆芥、白芷、羌活。日重夜轻，见寒凉头痛稍止者，是热厥头痛，倍柴胡、黄芩，加黄连、石膏、大黄、黑山栀。颈项强急者，是风痉头痛，加桂枝、白芷。头痛多起核块者，是雷头风痛，连目珠痛，发热恶寒，状如伤寒，加升麻、薄荷、羌活、细辛。○治耳鸣鼻塞，头风头痛，并齿痛、目中出泪，用决明子、乳香、没药、川芎、雄黄、白芷、玄明粉各二钱，共为细末。吹鼻孔中即止。

瞿　麦

味苦、辛，气寒，无毒。沉而下降之药。入手少阴、太阳经。

李氏曰：瞿麦，即洛阳花蕚。所在有之。茎细有节，高一二尺，叶似石竹，又似地肤。梢巅开花。田野生者，花大如钱，红紫色。人家栽者，花稍小而妖媚，有红、紫、粉、蓝，斑烂数色。结实如燕麦，内子紫黑而扁，根紫黑色，结实与麦同形，故名。秋后收采，阴干用。雷氏曰：只用蕚壳，不用茎叶。若一时同使，令人气噎，及小便不禁也。

瞿麦：破血下气，日华子通利下窍而行小便之药也。方益明稿寒能散热，苦能利便，辛能破血，故《本草》主关格诸癃结，小便不通，决痈肿，破胎娠，本经下闭血，乃急方通剂也。但性味苦辛而寒，气猛利，善下逐，凡肾气虚而小肠无大热者，忌之。胎前产后一切虚人，患小便不利者，法并禁用。如水肿膨胀，脾虚胃弱者，亦不得轻施。

李东垣先生曰：瞿麦，利小便，为君主之用，故八正散专之。若心经有热，而小肠气虚，忌服。恐心热未除，而小肠作病矣。

李时珍先生曰：古方治产难，有石竹花汤，取其破血利窍也。

集方：仲景《金匮方》治小便不利有水气者。用瞿麦一两，天花粉二两，鸡子二个，茯苓、山茱萸各三两，共为末。炼蜜丸梧子大。每服百余丸，日三服。○大氏方治痈肿疔疮。瞿麦烧灰，菜油调敷。○《千金方》治子死腹中，或产经数日不下。以瞿麦煎汁饮之，立下。○同前治下焦结热，小便淋闭，或有血出，或并大便出血。用瞿麦穗一两,炙甘草七钱,黑山栀五钱,共为末。每服四钱,白汤调服。〇《圣惠方》治目赤肿痛,浸淫成疮。用瞿麦捣汁,点大眦内。

淡竹叶

味甘,气寒,无毒。入手太阳经。根名碎骨子。

李氏曰:淡竹叶,所在田野俱有。春生苗,高数寸,茎小。叶绿如竹,宛如竹米落地所生,但柔嫩为异耳。八、九月作穗,细长,一窠数十须,须上结子如麦门冬根,而但坚硬,土人采其根苗,捣汁,造曲酿酒,甚芳冽也。名竹叶,象形。碎骨,言其下胎也。

淡竹叶:清心火,利小便,李时珍通淋闭之药也。陈赤葵稿淡味,五藏无归。但入太阳,利小便为专用。有走无守。证因气壮火郁,小水不利,用无不宜。如阴虚清气不化者,又不可用。根性极冷,善能堕胎催生,妊妇勿轻试也。

集方:李时珍方治小便不利,淋闭不通,因气壮火胜者。用淡竹叶一两,甘草一钱,木通、滑石各二钱,水煎服。〇治小儿胎热,母孕时多食炙煿之物,生下面赤眼闭,口中气热,焦啼燥热。用淡竹叶、甘草、黑豆各三钱,灯心廿根,水一碗,浓煎三四分,频频少进。令乳母亦服。〇治小儿胎寒,母孕时受寒,儿生下面色青白,四肢厥冷,大便青黑,口冷腹痛,身起寒栗。淡竹叶五分,烧灰,白术、桂心、细辛、黄耆、甘草各一钱,俱研细末。每服一分,以乳汁调下。

王不留行

味苦,气平,无毒。阳中阴也,入足厥阴又阳明冲任之药也。

苏氏曰:王不留行,生江浙河东诸处。苗茎俱青,高五六尺,叶随茎生,似菘蓝叶,四月开花,黄紫色或红白色,如铃铎状。实壳若酸浆子,壳有五稜,壳内包一实,大如豆,内细子,大如黍粟,形圆色黑,根黄如荠。三月收苗,五月摘子。根苗花子通用。

王不留行:甄权行血止血之药也。朱正泉稿古方治金疮出血不止,解心热鼻衄横流。又通乳汁,散乳痈,催生达产。行留血,住淋血,两有奇验。或人言性走而不守,虽有王命,不能留其行也。古云:穿山甲、王不留,妇人服此乳常流。乃行血之力耳。如失血病,崩漏病及孕妇,并须忌之。

卢不远先生曰:命名之义亦奇,吾身有王,所以主吾身之气血,及主气血之流行者。气血之留,王不留,则留者行矣。气血之行,王不行,则行者留矣。顾血出不止,与难产无乳者,两可用。此其义自见。

集方:《东轩产科》治血闭不行,经脉淋涩,不行不止。用王不留行一两,当归稍、红花、玄胡索、牡丹皮、生地黄、川芎、乌药各三钱,共为末。每早服三钱。〇同前治血淋不止,卧久,诸药不效。用王不留行一两,当归身、川续断、白芍药、丹参各二钱，分作二剂，水煎服。○《范氏外科》治金疮出血不止，或被刀斧伤损伤，亡血。用王不留行一两，川椒三钱，甘草、炮姜、白芍药各三钱，俱炒黄为末。每服三钱，白汤调下。○《指南方》治鼻衄不止。用王不留行五钱，浓煎服，立效。○《卫生宝鉴》治妇人乳少，因气郁者。用王不留行五钱，穿山甲、瞿麦穗、麦门冬各三钱，浓煎汁，徐徐饮。再食猪蹄羹。又以木梳梳乳，一日三次。○《别录方》治乳痈初起。用王不留行一两，蒲公英、瓜蒌仁各五钱，当归稍三钱，酒煎服。○《成氏产科》治难产。用王不留行五钱，当归、川芎、生地黄、白芍药各三钱。立产。○周道安方治疔肿初起。用王不留行子、蟾酥各等分，共为末。丸黍米大。每服三丸，酒下。汗出即愈。

三白草

味甘、辛，气寒，有小毒。

苏氏曰：三白草，出荆襄南北，吴越间。今所在亦有。凡田泽池畔间尤多。三月生苗，高数尺，叶如薯叶，对生。小暑后茎端发叶，纯白如粉。五月叶旁遂开花成穗，如蓼花状，色白微香，结子细小。叶根先青，延至叶尖则尽青矣。根长而白，虚软有节，根间白须，宛如菖蒲根。根汁搜麦面，造曲酿酒，色、气、味甘香殊胜也。

三白草：《唐本》利水除湿，藏器化痰逐疟之药也。李仁甫稿此药性味苦寒善降，故《唐本草》称治水肿脚气可知矣。《陈氏方》又言：捣汁服，可吐痰疟，散胸中热涩。则辛寒又善涌也。总疗湿热痰三证。在下者，降而抑之，故水肿脚气除；在上者，涌而散之，故痰疟胸涩退。此乃流利消荡之剂，寒而有毒，如脾虚久病，胃寒少食者，宜审用之。

集方：《唐本草方》治湿热侵四肢，水肿。用三白草，连根茎叶一把，大腹皮一两，生姜皮五钱，白茯苓二两，水煎服。○陈氏方治痰疟久不愈。用三白草，连叶茎根，一总捣烂绞汁，热汤顿温饮一二碗。胸中痰涩尽出也。

葶苈子

味苦、辛，气寒，有毒。气味俱厚，沉也。阳中阴也。为手太阴经正药，亦入手阳明、足太阳经。

《别录》曰：葶苈子，出藁城平泽田野间，汴京、陕西、河北州郡亦有之。近以彭城、曹州者为胜，他处者，不堪用也。春生苗叶，高六七寸，似荠根而色白，枝茎俱青。三月开花，微黄色。结角列子，色深黄，类紫，细小如黍粒，味苦入顶。微带甘者，名狗荠，即甜葶苈也。《月令·孟夏》靡草死。靡草即葶苈、狗荠之属也。一种单茎向上，叶端出角，其实肥大而短。一种叶近根下，作奇坐，如芥叶，其角细长。此皆异种，不可不辨。

葶苈子：泄壅气，下结痰，日华子消肿胀之药也。张少怀稿盖肺主皮毛，膀胱主出纳津液，肺气壅闭，则津液不行，膀胱病焉。譬之上窍闭，则下窍不通。下窍不通，则水气泛溢，为喘满，为肿胀，为痰饮、积聚，种种之病生矣。按"十剂"云：泄可去闭,葶苈、大黄之属。此二味皆大苦寒而利,一泄气闭,一泄血闭。若葶苈之苦寒,气味俱厚,不减大黄,又性烈于诸药,以泄阳分肺中之闭,亦能泄大便。但其性急迅善逐,以行痰决水为用,走而不守,诚急方之泄剂也。凡脾胃虚弱及真阴不足之人,不可混用。如肿满,由于脾虚不能制水,水气泛溢者;如小便不通,由于膀胱虚,无气以化者;如痰嗽,由于中气虚,生阳不布,而或成喘胀者,法皆忌用。误用,则轻病转重,重病必危矣。慎之!慎之!

钱仲阳先生曰:近时瘄疹流行,闭闷不发,发热喘促,势甚危迫。用苦葶苈二钱,配麻黄、延荽、荆芥、薄荷、甘草、桔梗。热甚加石膏、黄连各一钱,一剂。瘄疹即发,喘嗽旋止。此神方也。

沈则施先生曰:方书言诸气膹胀满急者,非此不除。宜审,要在能食而六脉不强急,和平而尚有神者投之。如阴竭阳败,气结不能自主者,去生不远矣,何用医为?故淮平子云:大戟行水,葶苈泄胀,用之失时,为害莫量。斯言可玩。

集方:《外台秘要》治阳水暴肿,面赤烦渴,喘急,小便短涩。用甜葶苈一两,炒研,真汉防己二两,共为极细末,以绿头鸭血并脑,合和捣万杵,丸黍米大。甚者,空腹白汤下九十丸;轻者,五六十丸。日三夜一,五日止。其效如神。○《箧中方》治痰饮咳嗽。用葶苈子一两,川贝母一两,姜制半夏一两,甘草五钱,牙皂二钱,共为末。炼蜜和为丸弹子大。早晚夜各以一丸含之,徐徐咽下。甚者不过五丸。○《崔氏方》治咳嗽上气不得卧,或遍体气肿,或单面肿,肢足肿,并主之。以葶苈一升,微火炒,研细,以绢袋盛,浸清酒三升,冬七夏三日。徐徐饮,日三次,夜一次。量其气力,取微利为度。如患急者,不待日满,即可绞服。如不便用酒,水煎服亦可。○仲景《金匮方》治肺壅喘急不得卧。用葶苈五钱,炒黄为末,每用大枣二十枚,水三大碗,煎取一碗,调入葶苈末,再煎取一碗。徐徐服。亦主支饮不得息。○《肘后方》治头风头疼。用葶苈子一两,煎汤沐头。三四度即愈。

车前子

味苦、微甘,气寒,无毒。为肝、肾、膀胱三经之要药也。

《别录》曰:车前,出真定平泽、丘陵、陂道中。今江湖淮甸,近汴北地,处处有之。好生道旁及牛马足迹中。春初生苗,绿叶布地如匙面。累年者,长尺许,中抽数茎,作穗如鼠尾。花极细密,色青微赤。实如葶苈,色正黑。五、六月采苗,七、八月采实。圃人或种之,蜀中尤尚。土人取根日干,作紫菀,市人不可不辨。剪苗可作茹,大润肠结。

车前子:《本经》利水道,《日华子》彻溲便,《别录》通精气之药也。周士和稿主小便淋沥,癃闭不通,赤白带浊,或阴茎肿胀涩痛,精道热结不通。去秽浊而澄源,利小便而不泄精气,与茯苓同功者也。又明目疾,疗痹痛,行肝疏肾,畅郁和阴。同补肾药用,令强阴有子。同和肝药用,治目赤目昏。同清热药用,止痢疾火郁。同舒筋药用,能利湿行气,健运足膝。有速应之神验也。但性寒善走下窍,若内伤劳倦,阳气下陷之病,皆不当用。肾气虚寒者,尤宜忌之。

缪仲淳先生曰:前阴属肝木,疏泄之窍也。气化则溺自出,情动则精乃行。气闭火郁,溺自停矣。茉苡之子,寒降下行,若车行而前,孰不开让?何溺之不自出乎?疏泄之义明矣。设情动过节,膀胱虚气,艰于化而津不行,溺不出者,单用车前疏泄,闭愈甚矣。必加参、苓、甘、麦,养气节欲,则津自行,溺乃出也。

集方:《普济方》治小便血淋作痛。用车前子,晒干,甘草减半,共为末。每服二钱,车前叶煎汤下。〇同前治小便热秘不通。用车前子一两,川黄檗五钱,白芍药二钱,甘草一钱,水煎徐徐服。〇《肘后方》治石淋作痛。用车前子一升,水五碗,煎汤二碗,用白果三十个,去壳衣净,捣汁和入。徐徐饮。〇《寿亲养老书》治老人淋涩不通,身发热。用车前子一两,川牛膝八钱,生甘草三钱,水五碗,煎二碗。徐徐饮。〇《梅师方》治孕妇热淋。用车前子五合,黄芩八钱,水煎。徐徐饮。〇《方脉正宗》男妇久不生育。用车前子、当归各二两,川芎一两,鹿胶、龟胶各二两,作丸。侵晨各服二钱,白汤下。〇已下六方出拓元甫《医辨》治暴赤时眼。用车前子一两,柴胡、防风、龙胆、决明子、蔓荆子、荆芥、羌活各二钱,水煎。食后服。〇治劳欲过度,肝肾空虚,眼目昏蒙。用车前子一两,甘菊花、熟地黄、枸杞子、密蒙花、淮山药、决明子、羊肝,为丸。每早晚各服三钱,白汤下。〇治久患内障。用车前子、熟地黄、麦门冬等分,为丸。每早晚各服三钱。〇治风热目暗涩痛。用车前子一两,川黄连五钱,共为末。每食后服一钱,日二服。〇治热痢涩痛,小水不通。用车前子、白芍药各一两,川黄连五钱,黄芩、黑山栀、泽泻、滑石各八钱,分作二帖,水煎,食前服。〇治四肢痿痹作痛,筋脉不舒。用车前子二两,木瓜、川牛膝、虎骨、萆薢、威灵仙、红花各一两,浸酒饮。〇《子母秘录》治产难,并横逆不出。用车前子、川牛膝各二两,当归、川芎各五钱,俱酒炒为末。每服三钱,酒调下。如不饮酒,白汤调下。〇倪圣修家抄治瘄疹内闭,入腹身肿舌强。用车前子,为末,白汤调服一钱。日三次。

车前叶:味甘,气寒,无毒。

凡使须一窠九叶者良。亦可作蔬食。

楼渠泉集主金疮出血不止,小便不通,尿血血淋,热痢脓血,乳蛾喉闭等证。甘寒,能散能利能清之药也。

集方:《千金方》治金疮出血不止。用车前叶,捣烂敷之。〇《百一方》治小水不通。用车前叶一斤,水三升,煎取一升服。〇《杨魁山家抄》治小便尿血,血淋。用车前叶,捣汁五合,空心服。〇《圣惠方》治热毒脓血痢疾。用车前叶,捣汁五合,入蜜一合,温服。○《赵通政夺痈笔》治乳哦喉痹。用车前叶、凤尾草各等分,捣烂,入霜梅肉五个,生酒各少许,再捣绞汁,以鹅羽刷患处。随手吐痰,即消。○《圣济录》治目赤作痛。用车前叶自然汁,调朴硝末,卧时涂眼胞上。次早洗去。○治心经蕴热,藏府闭结,小便赤涩,癃闭不通,及热淋血淋诸证,因本气壮实有火滞者,宜服此。如酒后恣欲而得者,则小便将出而痛,既出而痒,亦以此药主之。用车前子、瞿麦、萹蓄、木通、滑石、生栀子、大黄各一钱五分,生甘草二钱,川牛膝三钱,加灯心三十根,水煎。食前服。○一方治诸淋,不分寒热虚实。以车前子四两,川牛膝三两,怀熟地、山茱萸、山药、茯苓各二两五钱,牡丹皮二两,泽泻二两,俱用盐水拌炒,磨为末。炼蜜丸梧子大。每早服五钱,灯心汤送下。

鳢　肠

味甘、酸,气平,无毒。纯阴之草也。入肾肝胃大小肠五经。

李时珍曰:鳢,乌鱼也。其肠黑,此草柔茎,断之有墨汁出,故名。生江南下湿地,所在坑渠间多有。苗似旋覆。此有二种,一种叶似柳而光泽,茎似马齿苋,高一二尺,开花细白,其实若小莲房。一种苗梗枯瘦,颇似莲花而黄色,实亦作房而圆,南人谓连翘。二种折其苗,皆有墨汁出,须臾而黑,俗谓之旱莲草。八月采,阴干用。

旱莲草:《唐本草》凉血解毒,时珍固齿乌须发之药也。程君安稿盖须发易白者,血虚有热也。齿牙不固者,肾虚有热也。此药纯阴凉血,则须发变白为黑,而齿亦因之而固矣。故古今黑汁之草,当以此为胜。若前人之治血痢,止针灸疮中发洪血,解一切疮疹痛痒,除头风头痛,去目疾翳障,治肠风下血,定风热牙疼之数者,何非凉血止血之功也。但阴寒之性,沉降之质,虽善凉血,不益脾胃。一见脾胃虚弱,饮食少进,及肠胃溏薄不实者,虽共温辛补养药,亦勿轻与服。

集方:《摄生方》治须发早白。七月中,取旱莲草连根一斤,酒洗净,青盐四两,淹三日,同汁入锅中,炒焦如炭,存性,研末。日用擦牙,连津咽之。○《方脉正宗》治饮食甘肥炙煿过度,成血痢病。用旱莲草一握,切碎,川黄连二钱,白芍药五钱,水煎服。○郭子千方治针灸疮中出血不止。用旱莲草,捣烂敷之,立止。○《圣济录》治一切疔肿痈疽恶疮。用旱莲草一斤,连根洗净,捣烂取汁,以热酒一碗,和饮。渣敷患处,不过三服乃安。○同前治头风头痛不拘偏正。用旱莲草,捣汁滴鼻中,或饮汁亦可。○同前治一切眼疾,翳膜遮障,并头风头痛。用鲜旱莲草一把,泽兰叶一把,水洗净,略干,俱捣汁。入净磁瓶内密封,埋土中一尺,计五十日取出。每卧时,以骨簪桃少许,点两眦,摩顶上四十九遍。久久自效。○嘉氏抄方治肠风藏毒下血。用旱莲草,水洗净,用姜汁、酒浸一宿,晒干为末。每早服二钱,米汤下。○《医学正传》治小便下血。用旱莲草、车前草各等分,捣汁,空心服三盏。自愈。○《集玄方》治风热牙疼。用旱莲草数茎，入盐一匙，于掌心揉擦即止。或云煎汤嗽口亦可。

治乌须神方：取鳢肠草，采鲜者五十斤，捣汁，浸真女贞实、马料黑豆各一斗，浸七日，滤出晒一日，再浸再晒，以鳢肠草汁尽，上甑蒸一日，再晒干，少洒陈酒微湿，再蒸再晒，计九次，微炒燥，磨为末，拌生姜自然汁八两，好川椒，去闭口及蒂者为末，五两，和匀。炼蜜丸梧桐子大。每早晚用五钱，食后酒送下。

治一切齿病。用鳢肠草，炒焦黑成炭，研末，见证配后药擦之：如齿痛牵引头脑，配石膏、细辛、芽茶末。如齿痛怕风，配干姜、藁本末。如齿痛有虫，配干姜、细辛、花椒末。如齿痛兼牙龈出血条者，配人参末，或千年古石灰末。配人参可咽，配石灰末擦齿，不可咽，用白汤汩漱吐之。如齿痛成牙疳，配硼砂、黄连、枯矾末。如齿痛动摇不坚，无力嚼食物者，配补骨脂、没石子、青盐末，已上所配诸药，俱为细末，和鳢肠草末擦之。

连　翘

味苦，气平，无毒。气味俱薄，轻清而浮，升也，阳也。入手足少阳、手足阳明、手少阴经。

《别录》曰：连翘，出太山山谷。今汴京及河中、江宁、润、淄、泽、兖、鼎、岳、利诸州，皆有之。独蜀中者为胜。苏氏曰：有大翘、小翘两种。大翘生下湿地，或山冈上。叶青翠，如榆叶、水苏辈，茎高三四尺，而色稍赤，独茎梢开花，黄色可爱。三秋着子，似莲实之房，亦若楝实之未开者。翘出众草，壳小坚，外完无附萼，剖之中解，气甚芳香。实才干，振之即落，若不着茎。根如青蒿之白硬也。小翘，生冈原之，茎叶花实，皆似大翘，但细小耳。古人茎叶花实并用，今惟用实，未见用茎叶也。今南方一种，茎短叶小，实惟黄黑，子如粟粒，乃旱莲也。又一种，如菡萏，壳柔软，外有附萼抱之，且无解脉，亦不芳香，干之不落，久着茎上。功用殊别也。

连翘：散风清热，日华子解疮毒之药也。沈孔庭集主瘰疬结核，诸疮痈肿，热毒炽盛。未溃可散，已溃解毒。眼证，肿赤涩痛。耳证，昏塞暴聋。头证，头风眩痛。喉证，胀闭不通。或腮肿齿痛，或舌破生疮，或痘瘄瘑疹，隐现出没。以上诸证，皆心肝胆肾四经之病。此药清标芳馥，善解风火痰气郁结所因。其轻扬之性，上行最专，苦寒之气，下行更力。所以耳目口鼻，咽喉齿舌之间，颈腋背脊，胸腹肢胁足膝之处，靡不奏功。但凉散之性，清而无补，如痈疽已溃者，火热风痰由于虚者，脾胃薄弱易于作泻者，俱不可投。

李东垣先生曰：连翘，于十二经疮药中，不可无此。谓表里上下气血之分，咸需之耳。

卢不远先生曰：连翘，治鼠瘘痈肿疮核，皆从结气所生。取其象形，易落而能自散也。

沈则施先生曰：连翘从荆芥而治风热。从芩、连而治火热。从大黄而治燥热。

从苍、柏而治湿热。从归、地而治血热。从贝、半而治痰热。从山栀而治郁热。从甘、麦而治烦热。从金银花、紫花地丁而治疔肿疮毒之热。

集方：《陆氏简便方》治瘰疬结核及马刀诸疮。用连翘、半夏、川贝母、金银花、玄参、甘草、薄荷、夏枯草、白及、白芷，各等分，为末。食后白汤调服二钱。○已下十一方出柯王樵《医会》治乳痈乳核。用连翘、雄鼠粪、蒲公英、川贝母，各二钱，水煎服。○治热毒初起。用连翘、甘草，各一两，酒水各半，煎服可散。○治目病肿赤涩痛。用连翘、柴胡、荆芥、白芷、羌活、防风、草决明、蝉蜕，各一钱，甘草六分，水煎服。○治耳病忽然昏闭不闻。用连翘一两，苍耳子二两，水煎浓汁。徐徐服。○治头风眩痛。用连翘、天麻、防风、橘红、半夏各三钱，白术一钱，水煎服。○治咽喉闭胀不通。用连翘、胆星、姜制半夏、陈皮、桔梗各三钱，荆芥三两，水煎数碗。徐徐服。○治牙腮肿胀作痛。用连翘、白芍药、半夏各二钱，桔梗、甘草各五分，水煎服。○治一切风火寒虫，四种牙痛。用连翘五钱，黄连一钱，防风、荆芥、白芷、蔓荆子各二钱，吴茱萸、川椒、细辛各五分，水煎服。○治舌破生疮。用连翘五钱，黄檗三钱，甘草二钱，水煎含嗽即愈。○治痘瘰欲起未起。用连翘、桔梗、甘草各一钱，防风、荆芥、蝉蜕、羌活、薄荷各二钱，水煎服。○治赤游瘢毒。用连翘一味，煎汤饮之。

连翘根：味甘、微苦，气寒，有小毒。治伤寒瘀热在里，欲发黄者。有麻黄连翘根赤小豆汤。此张仲景方也。

蓝 淀

味苦、辛，气寒，无毒。其淬澄殿在下，故名。或作淀，俗称靛。

李氏曰：南人以地窖中贮水一石，以蓝叶数十斤浸一宿，入石灰若干，搅之千转，澄去水，则青黑色，亦可干收，用染青碧。其搅浮沫，掠出阴干，谓之淀花，即土青黛也。

蓝淀：解热毒，散肿结，藏器杀虫积之药也。瞿秉元稿乃蓝与石灰作成。其气味与蓝稍有不同，而拔毒散肿杀虫之力似胜于蓝也。古方有谓能止血者，乃金疮跌扑，伤损皮肉出血也，一敷即止。时人误认止血，投入吐衄血证，服食药中，内有石灰，虽凉而燥，何堪入口？误食反致燥毒，入咽转加骚动血藏，蒙害者多。审之！慎之！

陈廷采先生曰：按：靛花治小儿疳蚀消瘦发热，屡有奇功。歌曰：小儿杂病变成疳，不问强羸女与男。腹内时时如下痢，青黄赤白五般干。眼涩面黄鼻孔赤，谷道开张不忍看。烦热毛焦时口渴，皮肤枯槁四肢瘫。唇焦呕逆不乳哺，壮热憎寒卧不安。此方只是青黛散，取效独如服圣丹。

集方：邓子雨家抄治时行天泡疮。用靛青和甘草末，猪胆汁调敷。○同前治小儿腹内疳虫癖积。用靛青一两，配入白牵牛子末三钱，和入靛青内。丸粟米大，每服五分,白汤下。○同前治口鼻急疳。用蓝靛敷之,令遍。日十次,夜四次。○《普济方》治误吞水蛭并一切毒虫。用靛青调水饮,即泻出。

蓝

味苦,微甘,气寒,无毒。至阴之药,入心肝肺脾四经。

《别录》曰:蓝,生河内平泽。其茎叶可以染青,以尖叶者为胜。今处处有之。人家园圃作畦种莳,至春末生苗,高二三尺,叶似水蓼,花红白色,实亦若蓼子而黑色。五、六月采实。但可染碧,不堪作淀,此名蓼蓝,即医方所用者也。李氏《纲目》曰:蓝凡五种,各有主治,惟蓝实专取蓼蓝者。蓼蓝,叶如蓼,五、六月开花成穗,其形细小,其色浅红,其子亦如蓼,岁可三刈,故先王禁之。菘蓝,叶如白菘。马蓝,叶如苦荬,即郭氏所谓大叶冬蓝,俗所谓板蓝者。二蓝花子,并如蓼蓝。吴蓝,长茎花白。木蓝,长茎如决明,高者三四尺,分枝布叶,叶如槐,七月开花,淡红色,结角长寸许,累累如小豆,其子亦如马蹄决明子而微小,迥与诸蓝不同,而作淀则一也。别有甘蓝可食,见本条下。

蓝:通治解热毒,化虫癖,日华子苏败血之药也。虽有五种之别,而味性不远,总能解毒除热。若蓝实者,解诸毒,杀蛊蚑,通关节,消毒肿,治经络中结气。若蓼蓝叶汁者,杀百药毒,如狼毒、射罔、蜂螫、斑蝥、芫菁、樗鸡、蠼螋、蜈蚣、蜘蛛、朱砂、砒石,诸般毒物,饮之立解。若马蓝者,苏颂治妇人败血留连,不能分归经络,仅此一端之效。日华子若吴蓝者,主治甚广,如时行瘟疫,头痛寒热。时行赤眼,肿痛畏明。时行丹毒,游走皮肤。时行瘄疹,紫赤闷胀。时行暴热,吐血鼻洪。时行灾疠,小儿壮热惊痰等疾。如中药箭毒,中金石毒,中百草毒,中狼毒毒,中射罔毒,中蛇螫诸毒,煎汁即饮,立效。若甘蓝者,藏器甘滑可食,利五藏,调六府,通闭结,明耳目,可作蔬食。诸蓝性冷,虚寒人及久泄者勿用。诸蓝功效,方书久未分列,朱按蜀刻旧本,特表而出之,以俟后之君子,再加详正可也。

集方:《肘后方》治毒箭伤人。用蓝实,或蓝叶,捣汁饮之,渣敷患上。○《圣惠方》治大人小儿中蛊毒,忽下血欲死,捣蓼蓝汁,饮之。○《圣济录》治飞丝赤目热痛。用吴蓝叶八两,车前叶二两,淡竹叶一两,水煎服。○《集简方》治天泡热疮。用吴蓝叶,捣敷之。○李时珍方解一切诸药毒,并毒禽兽,毒虫螫诸毒。俱用蓼蓝叶汁,饮之。○钱氏小儿方治瘄疹不出快。用吴蓝根一两,甘草一钱,为末。每服五分,或一钱,取雄鸡冠血二三滴,同温酒调下。○《圣惠方》治齿䘌肿痛。用吴蓝烧灰敷之。日五度。○《千金方》治唇口生疮,积年不瘥。以蓼蓝叶一斤,捣汁洗之,三度瘥。○《蜀本草》治一切毒蛇毒虫所伤,并一切毒药毒食。俱用蓼蓝叶,捣汁饮之。冬月用汤顿服。○治小儿乳食不节,过饱伤脾,面黄腹大,小便浑浊如米泔,大便黄泄酸臭,皮毛枯索,甚而双目羞明生翳,形骸骨立,夜热昼凉等证。用蓼蓝实二钱,紫厚朴、芜荑各一两,广陈皮、甘草各八钱,百草霜,取诸家者三钱,旋覆花五钱,真芦荟、明如漆苦如胆者八钱，俱微炒，共为细末。小儿一岁，用药一分，白汤数匙调服。病愈后服肥儿丸。用蓼蓝实、人参、黄连各三钱，使君子肉、芜荑、红曲、麦芽、白术、白茯苓、山查肉、扁豆、白芍药、甘草各一两，砂仁五钱，俱用酒拌炒，共为末。饴糖为丸如弹子大。每早晚各食前服一丸，白汤化下。

青　黛

味咸，气寒，无毒。

李氏曰：黛，眉色。古人妇女眉灭，以此描之，故谓之黛。此物从波斯国来，色紫碧，体轻浮者佳。今以太原并庐陵、南康等处。蓝靛花浮沫，用之与青黛同功。然究其波斯国青黛，亦是蓝靛花，既不可得，则中国靛花亦可用。货者常以干靛花充之。然有石灰，入服食药中，须以水飞净灰脚，晒干用。○世人以其色青，为入肝清解之药，谬甚矣！真青黛出波斯国，既不可得，不如用蓝实或蓝叶，捣自然汁，无间杂者良。

青黛：清藏府郁火，朱丹溪化膈间热痰，为大人之圣剂。定惊痫，杀虫气，《开宝》消癖积，乃童稚之灵丹。陆平林稿其味咸寒，禀水土之气以成，主一切热毒疮肿，并蛇虺虫螫毒物，及鼠犬所伤。敷贴立奏效也。既禀水土阴寒之气以成，解毒除热，固其所长，古方多有用之。如阴虚内热，火气因空上炎，发为热病，或为吐衄咯唾血证，用之非宜。司医者当详审之。

集方：朱氏治五藏郁火，外寒内热，口渴便闭。用青黛、黑山栀、炙甘草、白芍药、川黄连、防风各等分，水煎服。○赵敬孚家抄治胸膈有顽痰郁热。用青黛、贝母、天花粉、甘草各等分，水煎服。○《生生编》治小儿惊痫。用青黛三五分，量大小，白汤调服。○《古今录验》治诸毒虫。用青黛一两，雄黄、芜荑各五钱，为极细末，蜜水调服。○寇氏方治小儿癖积，肚大青筋。用青黛一两，研极细，以鸡肝为丸。每早晚各服一丸，白汤化下。○《谈埜翁方》治小儿耳疳出水。用青黛、黄檗各等分，共为末。干糁。○同前治风弦烂眼。用青黛、黄连泡汤，日洗。○《摘玄方》治产后发狂。用青黛三钱，为末，煎四物汤调灌。○《简便方》治瘰疬未破。用靛花，共马齿苋捣烂，日涂敷，取效。

蓼

味辛，气寒，无毒。阴中微阳。

韩氏曰：蓼，生雷泽、川泽。虽生各处，多在水旁。苗茎高尺余，叶大色淡绿，茎节间如鸡腿，有红色。蓼类甚多，有青、香、水、马、紫、赤、木蓼七种。紫、赤二蓼，叶小狭而厚。青、香二蓼，叶亦相似而俱薄。马、水二蓼，叶俱阔大，上有黑点。木蓼，又名天蓼，蔓生，叶似柏叶。六蓼花皆红白，子皆大如胡麻，赤黑而尖扁，惟木蓼花黄白，子皮青滑。诸蓼皆冬死，惟香蓼宿根重生，其苗可为生菜。李氏曰：古人种蓼为蔬，收子入药，故《礼记》烹鸡豚鱼鳖，皆实蓼子腹中，而和羹脍，亦须加蓼也。后世饮食不用，人亦不复栽莳，惟造酒曲者，用其汁耳。今但以平泽所生,香蓼、青蓼、紫蓼为良。

蓼:苗叶生用,捣汁和酒饮,能入腰脚。_{朱丹溪}治热壅气滞诸疾。日干酿酒,能行周身,主风热风冷,_{李东垣}头风目障诸疾。但性冷善攻善行,不可多食,恐伤胃气。病寒热少气,损髓之证,忌之。

蓼实:散郁火,除目障,下水气,_{李时珍}消痃癖之药也。_{李秋江稿}凡湿热痰疾,有干血分者,服之尤良。但性寒伐胃,中病即止,不可多食。

集方:《图经本草》治胃脘冷,不能饮食,耳目不聪明,四肢有浮气,冬卧足冷。八月取蓼苗叶,日干,计五十斤,水六石,煮取一石,去滓,拌糯饭。如造酒法,待熟,日饮之,半月后目明气壮也。○《斗门方》治血气攻心,痛不可忍。用蓼根,洗剉,浸酒饮。○治恶犬咬伤。用蓼叶,捣烂敷之。○《药性论》治霍乱转筋,因暑热湿热者。用蓼叶一斤,水三升,煮取一升,入香豉一合,更煮半升,分三服。○《眼科必选》治目障不明。以蓼子炒黄,食后服三钱,白汤过。○治水气浮肿。用蓼子,生擂汁,和白汤饮。○治瘰疬。用蓼子,炒黄。每食后吞二钱,酒过。

外有马蓼、水蓼二种。马蓼,又名大蓼,生下湿地,高四五尺,茎斑叶大,中有黑迹,如墨点记。其最大者名水荭草也。水蓼,生浅水泽旁,叶长五六寸,比水荭叶稍狭,比家蓼叶稍大,茎赤色。今造酒家以水浸叶取汁,和面作曲,亦取其辛香耳。诸蓼苗叶子,其功仿佛,亦可通用。《别录》

水 英

_{苏氏}曰:唐《天宝方》言:此草生永阳池泽,及江湖河海边。土人呼为牛荭草。河北、河内呼为水节,又为水棘。剑南、遂宁等郡呼为龙移草。淮南诸郡名海苌。岭南名海精,又名鱼津草,云茎叶肥大。

按:_{杨思山稿}苏氏言蜀人采其花,合面药。凡丈夫妇人,无故两脚肿满,连膝胫中痛,屈伸急强者,名骨风。其疾不针灸及服药,每日取此草五斤,以水一石,煮至三斗,入缸内热通和,将两脚浸并淋膝上,日夜三四度,不经五日,即瘥,屡用神验。其药春取苗,夏取叶及花,秋冬用根。肿甚者加生椒目二升,淋洗毕,即避风,并忌鸡、鹅、猪、鱼、羊肉、鸭蛋、生菜等物。○**李氏**曰:此草不着形状气味,无以考证。芹菜亦名水英,不知是否,以俟查正可也。

萹 蓄

味苦兼涩,微甘,气平,无毒。降也。入足太阳膀胱经。

《别录》曰:萹蓄,生东莱山谷,处处有之。春时蔓延布地,好生道旁。苗似瞿麦,弱茎促节,节紫赤,似钗股。叶细绿,似篁竹。三月花开节间,甚细微,色青黄或淡红,似蓼蓝花状。结细子,根似蒿,《尔雅》云,王刍即此也。

萹蓄：利湿热，李时珍通小便之药也。李秋江稿其性直遂下行，故《本草》治五淋癃闭，黄疸疮疥，小儿疳蛔，女人阴蚀诸疾。凡属热湿壅闭为患，如物扁而易藏，蓄而不出者，此药推而下流，使淋者止，闭者通，疸黄者散，疮疥者净，而疳蛔阴蚀，必自已矣。但味性苦涩而消耗，如胃弱脾虚而作黄疸，阴虚而至淋闭者，宜详用之。

集方：《生生编》治热淋涩痛。用萹蓄煎汤频饮。○《药性论》治热湿黄疸。用萹蓄，捣汁一二碗，食前后皆可饮。○时珍方治遍身热血疥疮。用萹蓄二两，归尾一两，水煎频饮。○《药性论》治痔发肿痛。用萹蓄汁，服一二碗于食前。○《外科小品》治恶疮痂痒或作痛。用萹蓄捣烂，封痂上，即止。○《食疗本草》治蛔咬心痛，面青，口出白沫垂死。取萹蓄十斤，剉碎，水一石，煎至一斗，去滓，入砂锅内，缓火熬如饧。隔宿勿食，空心服一碗，虫即下也。歌云：心头急痛不能当，我有仙人《海上方》。萹蓄醋煎通口咽，管教即刻便安康。○《别录》方治妇女阴蚀。用萹蓄煎汤，乘热通手频洗。

刺蒺藜

味甘，微苦，气温，无毒。

李氏曰：蒺，疾也。藜，利也。其刺伤人，甚疾而利也。此药产于山东诸路及秦州，多生道旁。春时布地，蔓生细叶，入夏作碎小黄花，秋深结实，三角四刺，实有仁也。人行多着木屐。《易》云：据于蒺藜，言其凶伤。《诗》云：墙有茨，不可扫也。又有一种细蒺藜，生同州沙苑，牧马草地上，亦作蔓生，茎间密布细刺，叶如初生皂荚叶，整齐可观。七月开黄紫花，如豌豆花而小。九月结实作荚子，长寸许，内子如麻，碧绿色，状如羊肾，嚼之若新茶香，顷则转作豆腥气。隔纸微炒，色香胜茗。微火煎煮，津液不竭者，乃真也。沈则施曰：刺蒺藜与沙苑细蒺藜，名虽同而实二种，功用气性亦异也。刺者，有棱刺，以蒺藜称固宜。不知沙苑出而细者，形如羊肾，大如黍粒，无棱刺，以蒺藜称，何所取义而云然。予附录刺蒺藜下，以便分辨尔。

刺蒺藜：《别录》去风下气，吴普行水化症之药也。魏景山稿其性宣通快便，能运能消，行肝脾滞气，多服久服有去滞之功。《别录》主身体风痒，燥涩顽痹，一切眼目翳障等疾。甄氏方主筋结病疡，肺痈肺痿，咳逆脓血等疾。苏氏方主水结浮肿，气臌喘满，疸黄脚气等疾。李氏方主血结成症，奔豚瘕疝，喉痹胸痹，乳难乳岩等疾。总而论之，《别录》所主者风，甄氏所主者气，苏氏所主者水，而李氏所主者，即取其化症之意也。然四家之说，虽有不同，究其三角四棱，善于磨运，去滞生新，是其专成，故妇科方中，以此催生堕胎，良有以焉。但其性温多燥，如阴虚不足，精、髓、血、津枯燥致疾者，俱禁用之。

集方：已下十二方俱出《龙潭家秘》治身体风痒，燥涩顽痹。用刺蒺藜四两，带刺炒，磨为末，胡麻仁二两，汤泡去衣，捣如泥，葳蕤三两，金银花一两，炒，磨为末。四味炼蜜丸。早晚各服三钱，白汤下。○治眼疾翳障不明。用刺蒺藜四两带刺炒，葳蕤三两炒，共为散。每早服，食后三钱，白汤调服。○治瘰疬脓溃不干。用刺蒺藜八两，带刺炒,牡丹皮三两,炒,当归身四两,炒,共为末。蜜丸,早晚用。○治肺痈肺痿,咳唾脓血腥秽。用刺蒺藜五两,带刺炒,百合、川贝母各一两、炒。每早晚各服三钱,白汤调送。○治水结四体虚浮,或膨胀喘急。用刺蒺藜一斤,带刺炒,葶苈子三两,炒,白茯苓四两,炒。共为末,作散。每早午晚,一日三次,每次白汤调服三钱。○治黄疸。用刺蒺藜五两,带刺炒,茵陈草四两,炒,俱为末。每早晚各取五钱,水二碗,煎汤饮。○治一切脚气,不问虚实寒热。用刺蒺藜八两,带刺炒,木瓜五两,炒。共为末。每早服五钱,白汤调服。○治恶血积聚,或成癥瘕。用刺蒺藜一斤,带刺炒,干漆二两,炒。俱为末。水发为丸,如绿豆大。每晚饭后临睡服二钱,酒下。○治奔豚瘕疝。用刺蒺藜十两,带刺炒,小茴三两,炒,乳香、没药各五钱,瓦上焙出汗。俱为末。每服三钱,白汤调服。○治喉痹不通。用刺蒺藜四两,带刺磨为粗末。煎汤徐徐饮之。○治胸痹,膈中胀闷不通,或作痛。用刺蒺藜一斤,带刺炒,磨为细末。每早午晚各服四钱,白汤调服。○治乳胀不行,或乳岩流疬,作块肿痛。用刺蒺藜二三斤,带刺炒为末。每早午晚不拘时,白汤作糊调服。○《梅师方》治难产或胞衣不下,或胎死在腹中。用刺蒺藜四两,带刺炒,五灵脂,水淘净砂土二两,川贝母二两,共为末。白汤调服三钱,未下再服。○姚平川方选治百病积聚。用刺蒺藜带刺炒一斤,为末,水发丸。早晚食前后服三钱。○《圣惠方》治鼻塞出水,或多年不闻香臭。取刺蒺藜二两,研极细,水二大碗,煎取半碗。仰卧,先含饭满口,以蒺藜汤一合,灌入鼻中,不通再灌,令嚏出息肉似赤蛹虫状,即愈。○《御药院方》治齿牙动摇,或打磕棚伤者。用刺蒺藜,带刺生研五钱,以盐汤稀调,漱口甚效。或以根烧灰揩牙,即牢固也。○《外台秘要》治一切疔毒肿痛。用刺蒺藜,带刺研末熬膏,以醋和调,封头上,拔根减毒。

沙苑蒺藜

味甘兼苦,色黑绿,形如羊肾,细如蚕子,与藻子酷相类。但马藻子形非羊肾,稍粗大耳。须细辨之。

沙苑蒺藜:李时珍补肾涩精之药也。陆平林集其气清香,能养肝明目,润泽瞳人。色黑象肾,能补肾固精,强阳有子。不烈不燥,兼止小便遗沥,乃和平柔润之剂也。

集方:梁石斋《课儿医语》沙苑蒺藜,同莲须、山茱萸、五味子、覆盆子、鹿角胶、龟胶、鱼胶、枸杞子、熟地黄、决明子、白茯苓等辈,作膏丸服之,驻颜色,益气力,明目疾,延年种子。○治脾胃虚,饮食不消,湿热成臌胀者。用沙蒺藜二两,酒拌炒,真茅山苍术八两,米泔水浸一日,晒干炒,共研为末。每服三钱,米汤调服。

谷精草

味苦、微辛,气寒,无毒。入足厥阴、阳明经。

李氏曰:谷精草,江湖南北俱有。春时丛生荒谷田中,茎叶酷似谷嫩秧,高五七寸,八九月茎端开花白色,点点如乱星。喂马令肥,又主虫颡毛焦之疾。一种茎长有节,根微赤者,出秦陇间,亦可入药。

谷精草:李时珍祛风清火之药也。计日闻稿《开宝》方主喉痹目障,齿痛,头风,疮疥诸疾。五证皆君相二火,上壅攻作,热则生风,风火相扇,故为是病。此药轻浮洁白,秋成得辛,清肃之品也。喉齿头目疮疥之疾,本乎风火为患,故悉主之。其喂马,主虫颡毛焦等病者,以马性多热,又为风热所伤,故为是病,宜其用之。原其入肝,清调肝气,又为眼科散目翳之要药,而儿科诸疳雀目之证,亦必需之。除喉齿头目疾之外,余无他用。

缪仲淳先生曰:此药于田中收谷后多有之。田低而谷为水腐,得谷之余气而生,故曰谷精。其亦得天地之和气者欤!兔喜食此草,故兔粪为目疾家收用。如此草未出时,兔粪又不可用也。

集方:《开宝》方治喉痹急胀。用谷精草,洗净捣汁,和米醋,漱泔喉间,一二次随消。○时珍方治目生翳障,隐涩泪出。用谷精草为末,以羊肝煮熟,竹刀切片蘸食。此方治痘后翳障更宜。○《卫生家宝方》治小儿雀目至晚不能视物。用羯羊肝一具,竹刀剖开,入谷精草一把,瓦罐煮熟,日食之极效。如不肯食,捣烂作丸,绿豆大。每服三十丸,茶下。○《圣惠方》治风热齿痛。以谷精草捣烂,加食盐少许,揩痛处,半日效。○鲁若水治疮疥痒痛异常。用谷精草捣烂,擦之旋消。或日干,同金银花各半,煎汤饮。○《圣济方》治偏正头风痛。用谷精草一两,为末,以面糊调摊纸上,贴痛处,干换。或用谷精草末、铜绿各一钱,火硝三分,共研极细,随左右嗜鼻。○同前治头脑痛并眉骨痛。用谷精草二钱,地龙三钱,乳香一钱,共为末。每用五分,以纸裹筒烧烟,随左右熏鼻。

海金沙

味甘淡,微苦,气寒,无毒。沉也,降也。入足少阴、手足太阳经。血分药也。

李氏曰:海金沙,出黔中、江浙、湖湘、川陕皆有。生山林下,茎细如线,引竹而上,高尺许,叶如园荽,细而且薄,面背淡青,皱纹中有沙,状似蒲黄,不作花实。根细坚强,沙及茎叶皆可入药。七月采其全科,日中曝之。少干,用纸承衬,以杖击之,有沙落纸上,且曝且击,以沙尽为度。

海金沙:《嘉祐》淡寒利窍之药也。顾汝琳稿专通利小便,主热、血、膏淋,茎中涩痛等病。又主阳明气热,伤寒热狂之疾。此釜底抽薪之义也。但其性淡渗而无补益,小便不利,及诸淋病,由于肾水真阴不足者,勿用。

卢不远先生曰：似金而体轻，似沙而质滑。草气之生沙，犹水体之成冰。合入足少阴肾，足太阳膀胱，主溺沙石者，恰当。

集方：《图经本草》治小便不通，脐下满闷。用海金沙一两，腊茶五钱，共为末。每服三钱，甘草汤调下。○《普济方》治血淋涩痛，但利水道则清浊自分。用海金沙末，蜜汤调服一钱。○仁存老人方治膏淋如油。用海金沙、滑石各一两，甘草梢三钱，共为末。每服二钱，麦门冬煎汤调下。早晚各一次。○《夷坚志》治热淋急痛。用海金沙一两，滑石三钱，车前子五钱，三味共研极细。每服三钱，白汤调。再加生白果汁五六匙，早晚各一次。○《嘉祐本草》方治伤寒阳明实热。用海金沙五钱，配山栀子、牙硝、硼砂各三钱，共研细。每服三钱，早午晚各一次，白汤调下。○《杂证类方》治湿热肿满，腹胀如鼓，喘不得卧。用海金沙五钱，白茯苓二两，甘草二钱，黑丑头末一两，共为末。每服一钱，白汤调下，早晚各一次。

见肿消

味酸、苦涩，有微毒。

苏氏曰：见肿消，古生筠州，今南北地俱有。春生苗叶，茎紫色，高一二尺，叶似桑而光，面青紫赤色。采不拘时。

见肿消：消痈疽肿毒及犬咬伤损，捣叶贴上即消。苏颂

集方：《伤寒蕴要》治一切肿毒及伤寒遗毒，发于耳之前后，及项下肿硬。用见肿消，配白及、白敛、大黄、大蓟根、山慈姑、苎麻根各等分，生捣成饼，入芒硝一钱，和贴患上，留头，干即易之。

紫花地丁

味苦、辛，气寒，无毒。

李氏曰：紫花地丁，处处有之。其叶似柳而微细，夏开紫花，结角。平地生者起茎，沟渠边生者起蔓。又乡村蓠落边生一种，夏秋开小白花，如铃儿倒垂，叶比紫花者稍短，恐与紫花者相庚，宜辨明用。

紫花地丁：李时珍解一切恶疮疔毒之药也。江春野稿故《纲目》方治痈疽诸发疔肿，一切无名恶毒，捣汁和生酒服。将滓敷罨患上，立时消解。此仙方也。

集方：《杨氏经验方》治痈疽恶疮。用紫花地丁草连根，同苍耳叶各等分，捣烂，和生酒一钟，绞汁服。○《孙天仁方》治痈疽发背，及无名诸肿。用紫花地丁，三伏时收，捣烂，以白面和成饼，用盐醋浸一夜，贴之。○《千金方》治疔疮恶毒。用紫花地丁，捣汁服。虽极者亦效。○《普济方》治喉痹肿痛。用紫花地丁叶，入酱少许研膏，点入喉间，取吐。○《乾坤秘韫》治黄疸内热。用紫花地丁为末，白汤调服三钱。○治痘发毒盛作喘。取白花地丁捣汁，隔汤温服半盏，立时解毒定喘。

半边莲

　　味辛、苦,气平,无毒。

　　李氏曰:半边莲,生阴湿塍堘边。就地细梗细叶,引蔓节节而生。秋开小花,淡红色,如莲花状,只有半边,故名。

　　半边莲:治蝤蝮及诸虫所伤,绞汁饮,以滓围涂患上,立效。李时珍方

本草汇言卷五

钱塘　倪朱谟纯宇甫选集　男倪洙龙冲之氏藏稿

沈琯西玙甫校正

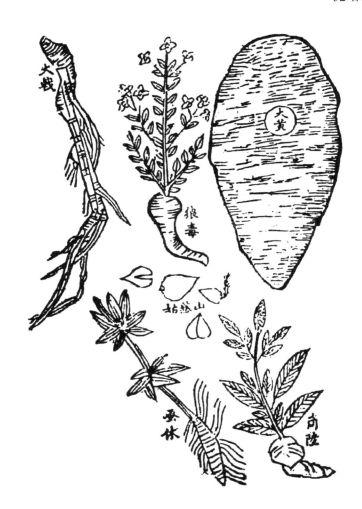

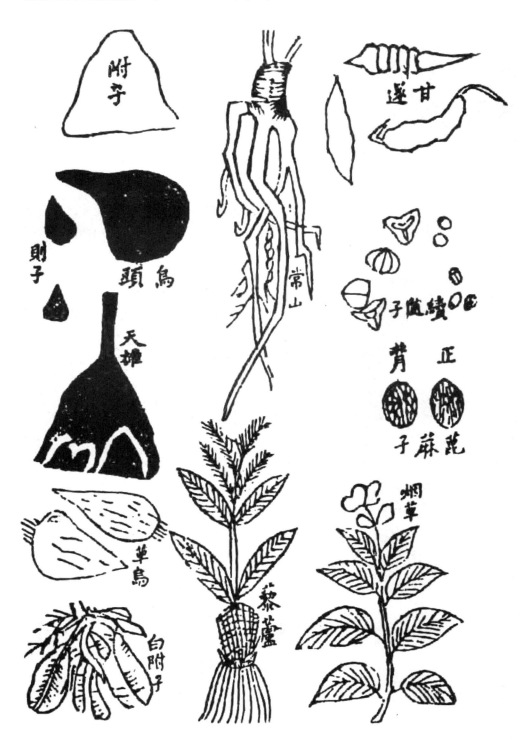

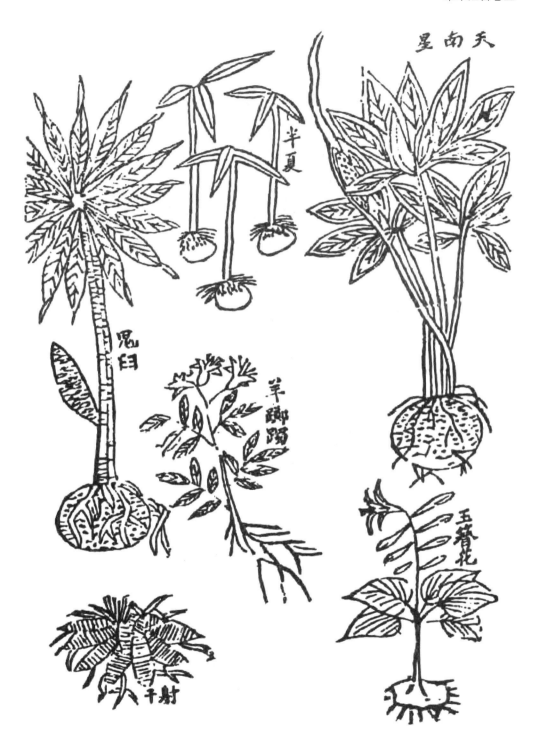

天南星

半夏

鬼臼

羊蹄躅

玉簪花

千尉

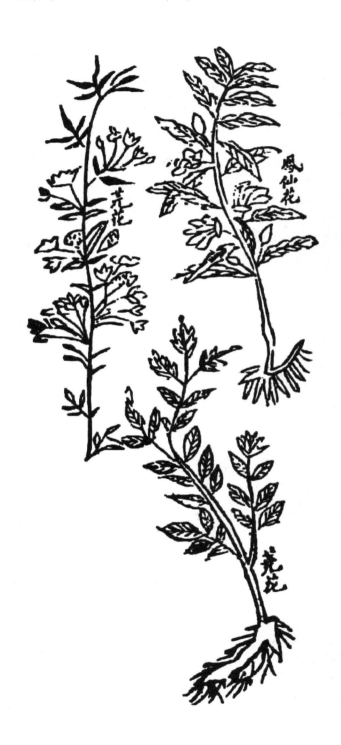

草 部 毒草类

大 黄

味苦,气大寒,性微毒,气味俱厚。沉而降,阴也。入手足阳明、太阴、厥阴六经血分之药。生用性烈,酒醋姜汁制,其性稍缓,各因其用也。

陶隐居曰:出河西山谷及陇西者为胜,益州北部、汶山西山者次之。二月卷生黄赤,放叶时四四相当,酷似羊蹄叶,粗长而厚。茎高三尺许,味酸而脆。三月花黄,五月实黑,八月采根,大者如碗,小者如拳,长二尺许。切片阴干,文理如锦,质色深紫。修治:切作薄片,以文如縠纹紧厚者佳。剉细,又以水润透,蒸之,晒干,再润,再蒸,再晒,凡七遍,色如乌膏者为度。

大黄:荡涤肠胃,通利闭结,《别录》攻凿积聚,《本经》破散瘀血,日华子催逐留饮,张元素并宿痰宿食之药也。夏碧潭稿味大苦,气大寒,其性沉而不浮,走而不守,凡病在五藏肠胃之间,痰血食饮,有形之物及天行君火之邪,销铄津液,壅闭藏府,或伤寒温病热病,实热里热,热结中下二焦,二便不通诸证,咸宜用之。按:《经》曰:"实则泻之"。大黄,气味大苦大寒,性禀直遂,长于下通,峻利猛烈,横驱直捣,一往不返,特有将军之号。故凡肠胃积聚,由于脾虚中气不运,而不由于食饮停滞者;闭结由于血少肠燥,而不由于热结不通者;瘀血由于胃虚脾弱,而不由于蓄滞停留者;留饮由于胃阳真气不充而生,而不由于阴寒水湿成者;宿食由于脾弱不磨,而不由于邪热内结者;女人腹痛由于厥阴血虚,而不由于经阻不行者;痢疾由于风客胃肠尚有表证未清,而不由于里实有积滞者;吐衄失血由于阴虚,火起于下,炎铄乎上,热血妄行,溢出上窍,而不由于血分实热者;腰痛脚气,由于下元先虚,湿热下流,而不由于风湿外侵,瘀血内闭者;痈疽肿毒,由于心气不舒,肝气郁逆,以致营气不从,逆于肉里,乃生痈肿,而不由于膏粱厚味,醇酒炙煿,血分积热成者,咸宜忌之。以其损伤胃气故也。故伤寒方调胃承气汤中,用甘草以和之,正谓是也。轻发误投,多致危殆,戒之!慎之!

方龙潭先生曰:凡蕴热之证,藏府坚涩,直肠火燥而大便结;痈肿初发,毒热炽盛而大便结;肥甘过度,胃火盛而大便结;纵饮太甚,脾火盛而大便结,必用苦寒,以大黄可也。至若跌扑损伤血有所瘀,闭而不行,用桃仁、红花之剂,必加酒炒大黄。又有阳明胃火,痰涎壅盛,喉闭乳蛾,腮颊肿痛,及连口齿,用清痰降火之剂,必加姜制大黄。若光明科以之治目,在时眼初发时,以之泻火可也。疮肿科以之散热拔毒,在红肿时解毒可也。如产后去血过多,血虚闭而便不行,当用养血润肠之剂,必禁大黄为要。又若老人气虚血闭,当用麻仁丸。肥人痰闭,当用半硫丸,大黄亦所必戒。治者不可畏而不用，亦不可忽而轻用。若元虚不足者，不可用，恐正气耗而亡阳也。风寒表证未解，不可用，恐里气一虚，表邪内陷也。里证当下，脉势无力不可用，恐热邪去而正气脱也。故阳证当下，误下早而表邪内陷，成结胸。里证当下，误下早而余邪留结成痞气，是用大黄之误也。要诀曰：气血者，有形无形之分也。如热在气分，无形之邪也；热在血分，有形之邪也。有形之邪，当用大黄荡涤之。若无形之邪而用大黄，是谓诛伐无过，误之甚矣。然张仲景立大陷胸汤丸，皆用大黄，实泻胸胃血分之邪。若结胸在气分，则用小陷胸汤；痞满在气分，则用半夏泻心汤。如是则气分、血分之别，若冰炭之不同矣，可忽乎哉？又按：仲景治心气不足，吐血衄血，用泻心汤，以大黄、黄连、黄芩。或曰：心气既不足而不补心，更泻心，何也？曰：若心气独不足，则不当吐衄血矣，惟有邪热客之，因而不足，故令吐衄血也。今者以苦泄其热，以苦清其心，盖一举而两得之也。**朱丹溪**又云：泻心汤者，因本经之阳火亢甚，以致阴血妄行飞越，故用大黄，泻去亢甚之火，使之和平。且心之阴不足，则肺与肝各受火邪而病作，故用黄芩救肺，黄连救肝。又肺者，阴之主；肝者，火之母。肝肺之火既退，则阴血归其原矣，何吐血衄血之有耶？

　　沈则施先生曰：凡病在气分及胃寒血虚，并妊娠产后及久病年高之人，并勿轻用大黄。其性气苦寒，能伤元气，耗阴血也。

　　集方：《方脉正宗》治肠胃中一切壅滞，或瘀血隐癖内伏之疾。用大黄四两，黑牵牛末二两，用酒共煮一日，以酒干频添之。捣膏为丸，如梧桐子大。每早服三十丸，白汤下。○《千金方》治久患积聚。用大黄二两，酒煮一日，晒干为末，和白芍药末二两。炼蜜丸绿豆大。每早晚各服百丸，白汤下。○《韦氏手集》治跌扑伤损瘀血，或从高坠下，或木石压伤，及一切伤损瘀血凝滞，痛不可忍。用大黄酒蒸一两，杏仁去皮三七粒，二味俱研细，酒一大碗，煎六分，五更时服。至晓，取下瘀血即愈。○濒湖方治杖打肿痛，或作潮热者。用大黄末，姜汁调敷，一夜黑者紫，二夜紫者白也。○《王隐君养生方》治实热湿痰留饮为病，以锦纹大黄酒蒸八两，入前胡八两，橘红四两，外另以青礞石二两，同焰硝二两，入砂罐固济，煅红，研末二两。右各取末，以水发为丸，梧子大。每常服一二十丸，小病五六十丸，缓病七八十丸，急病一百二十丸，温水吞下。即卧勿动，候药逐上焦痰滞，次日先下糟粕，次下痰涎。未下再服。惟妊娠水泄忌之。○任隐君手集治宿食停滞，腹中胀满。用大黄八两酒浸九日，蒸一次，晒一次，计蒸晒共九次，如干燥添酒，蒸晒九次毕为末，红曲打糊，丸如绿豆大。每服一钱，空心白汤送下。○仲景方治伤寒热病，邪结中焦。用大黄、枳实、厚朴为小承气汤。○同前治伤寒病发于阴而反下之，心下满而不痛，按之濡，此为痞也。以大黄黄连泻心汤主之。用大黄二两，黄连一两，水二升，煎半升服。○《方脉正宗》治肠胃实热，闭结不通。用大黄八两，酒煮三时，晒干为末，配杏仁霜、蒌仁霜各一两。红曲打糊，丸如黍米大。每早服六分，白汤下。○《戴氏产宝》治妇人经脉阻滞不通，腹中常痛。用大黄四两，酒煮三时，晒干为末，配玄胡索、桃仁、三棱、蓬莪术，俱酒炒，各五钱为末，共为丸。每早服一钱，酒下。○《方脉正宗》治痢下赤白，腹中胀满，闭涩不通快。用大黄二两，酒煮，配枳壳、槟榔、当归、甘草、滑石、白芍药各五钱。分作四剂，水三大碗，煎七分，空心徐徐服。或作丸，每早服三钱，是迎夺之法也。然不可过剂，过剂恐伤胃气。○《金匮方》治吐血衄血，由于胃实火升者。用大黄、黄芩、黄连各一两，水五升，煎一升。热服，取微利为度。○《方脉正宗》治腰痛而重，坐卧痛愈甚，行则痛止，此内有瘀血也。用大黄一两酒煮，桃仁二两去皮，红花五钱，分作五剂。每剂用水二碗，煎半碗，食前服。○治脚气红肿，痛重难履，方同腰痛。○姜日生《明世录》治膏粱厚味，酒食熁炙，积热日深，发为痈肿。用生大黄研末，醋调涂之。燥即易，不过数易即退。○《外科方》治跌扑损伤，瘀血内闭。用大黄、桃仁、红花各五钱，酒水各半，煎服。○《方脉正宗》治阳明胃火，痰涎壅盛，及喉闭乳蛾，或腮颊肿痛，或齿牙攻痛。用大黄三钱姜水制，硼砂二钱，山豆根、川贝母各五钱。或煎汤服，或作散服。○《眼科集要》治暴赤时眼肿痛，大便闭结者。用大黄三钱酒制，防风、柴胡、干葛、甘菊花各一钱，蔓荆子、荆芥各二钱。水煎服。○《崔氏方》治小儿无辜疳癖，面干黄，毛发耸，或瘰疬，或乍痢乍止。用大黄四两，捣为细末，以米醋一升，和置瓦碗中，隔汤蒸一昼夜，加广木香末一两，辗成丸，如梧子大。三岁儿一服十丸，日再服，以下青白脓为度。如不下，或下少，稍稍加丸。若下多，又须减之。病重者，十余服除根。大人亦可服。此药惟下宿脓，不令儿利也。○《简便方》治赤白浊淋，痛涩不通。用大黄为末，每用六分，用鸡子一个，破顶入药，搅匀蒸熟，空心食之。不过三服愈。○《千金方》治妇人阴户肿痛。用大黄五钱，酒煮干，加水二碗，煎半碗服。○《千金方》治风热牙痛，或有虫，或龈根出血，或渐至崩落，或口中作臭。用大黄酒浸，晒干，炒极焦黑，为细末，每早晚擦牙，以热汤泪漱，大有奇效。○《夷坚志》治汤火伤灼。用大黄为末，蜜调涂之。不惟止痛，又且免溃。○治大风癞疮。用大黄炒一两，皂角刺焙二两，共为细末。每服三钱，空心白汤下。取出恶毒物如鱼脑状，或如乱发之虫。未下再服，服后，再服雄黄乌蛇散，除根也。取大乌梢蛇一条，去皮肠，露天砂锅内水煮熟，去骨净，捣如泥，和入飞细雄黄末三两，为丸梧桐子大。每早午晚各食前服一钱五分，人参汤下。○治跌扑打伤。用生大黄三钱，乳香、没药、枳壳、陈皮、甘草、当归、红花、桃仁、木通、韭菜子、生蒲黄各二钱，老酒、清水各二碗，煎一碗。食前服。

商　陆

味辛苦，气寒，性平，有毒。沉也，降也，阴也。

《别录》曰：商陆，生咸阳山谷，今四方皆有。根如人形者有神。春生苗，高三四尺，茎青微赤，极柔脆，枝枝相值，叶叶相当。叶如牛舌而长，夏秋白花作朵，亦有赤花者。赤花，根赤；白花，根白。白者入药，根如莱菔，有似人形者有灵，可以见鬼神。《尔雅》谓之蓬荡。《周易》谓之苋陆。修制：取白花之根，铜刀刮去皮，切薄片，和黑豆水浸一昼夜，曝干取用。

商陆：疏利藏府，《别录》行决水气之药也。释医冷庵稿故前人主治水肿水疝十种水病，喉闭不通，小便胀急。赤者，敷痈疽疔毒，拔根出头。此药寒而沉降，疏泄峻利，急如奔裂，与大戟、甘遂，盖异种同功。如胃虚阳弱人，服之立弊。非气结水壅，急胀不通者，不可轻用。

陈廷采先生曰：《商陆赞》云：其味酸辛，其形类人。行水消毒，其效如神。斯言尽之矣。

李士材先生曰：商陆行水，有排山倒海之势。胃弱者痛禁。赤者捣烂，敷毒拔疔。入麝香少许贴脐，亦能利便消肿。肿证因脾虚者多，若误服食，一时虽效，未几再作，决不可救。慎之！慎之！

集方：《外台秘要》治水气肿满，喘不能卧。用商陆白根去皮，切如豆大二两，和白米二两，水二升，煮一升，成粥。取汤，每日空腹服之。取微利数次，半日后方可吃薄粥。忌盐味、甜味百日。一方治水胀，用白商陆根一斤，羊肉八两，水一斗，煮取三升，去滓饮之。○沈存中稿治腹满胀急不得卧，喘息，上攻心胸两旁，胁肋胀痛，或累块涌起。用商陆根，捣烂炒热，以囊盛，更互熨之，立效。○《图经本草》治喉卒攻痛。用商陆根捣烂炒热，布裹熨之，冷即易，立愈。○《摘玄方》治小儿将痘，欲出不得出，发热腹胀痛，努气不安。用商陆根一两，和葱白五茎，捣敷脐上，即斑止痘出，可免无虞。

苏氏曰：治人心昏塞，多忘多卧。取商陆花阴干百日，捣末，每日暮白汤服一钱乃卧。每思念所欲事，即于卧中醒悟也。

狼　毒

味辛，气平，有毒。

李氏曰：观其名，知其毒矣。《别录》曰：狼毒，出秦晋州郡山谷中，及辽、石州亦有之。茎叶酷似商陆，及大黄茎叶之上有白毛。根皮色黄，肉色白，形似防葵。置水中沉重者为贵，浮虚者劣也。今人多以草蔺茹伪充，不可辨。俗用亦稀，为疗腹内要药耳。

狼毒：性酷有毒，破积聚，消水谷，《本经》杀虫气，日华净疥癣之药也。故前人主杀飞鸟走兽，并逐水谷积聚，及癥瘕寒热蛊毒，与水谷之气无以转输皮毛，致生恶疮鼠瘘疥癞者，狼毒逐而灭之，无余留矣。虽非良药，善治酷疾。如脾元不足，真气日乏者，不可妄施。

集方《肘后方》治腹中冷痛，水谷阴结，心下停痰，两胁痞满，按之鸣转，逆害饮食。用狼毒、旋覆花各一两，附子五钱，切片，俱用童便浸三日，焙干为极细末，蜜丸梧子大。每服五丸，食前后白汤送下。○《和剂局方》治九种心疼及久年积冷，流注心胸，并落马堕车，瘀血中恶等证。用狼毒、附子，俱童便浸一宿，晒干，吴茱萸汤泡，干姜、人参各一两，巴豆五钱去油。共为末，红曲打糊为丸，梧桐子大。每遇此患用三丸，白汤吞下。○《肘后方》治阴疝，丸缩入腹，急痛欲死。用狼毒、附子各五钱，俱童便浸炒，研烂成丸，如梧子大。每服十丸，早晚白汤下。○《集效方》治腹中一切虫病。用狼毒微炒研末，空心服一钱，砂糖汤下，半日即下虫也。○《经验方》治干湿虫疥。用狼毒一两，微炒，研细末，猪油调，周身擦之，卧时勿以被蒙头，恐药气伤目也。○《永类方》治久年干疥、干癣及一切癫疮。用狼毒微炒，研细末，轻粉减半，和匀。干疥癣癫疮，搔破搽之；湿者，干糁数次效。○张三丰传治疠风癫疮。用狼毒，童便浸炒，研末。每早晚各服五分，温酒下。

狼　牙

味苦、辛，气寒，有毒。

《别录》曰：狼牙，生淮南山谷及宛句。今江东、汴东州郡皆有。苗若蛇莓而厚，深绿色，根黑若狼兽之牙。又范子云：出建康及三辅，色白者善。叶青、根黄赤。六七月作花，八月结实，黑色。十一月采根，日干，如中湿腐烂生衣者，能杀人。

狼牙　杀虫去痔，吴普消一切疥癣之药也。婺医楼渠泉稿此药窜烈有毒，凡病湿热生虫，如疥癣，如血痔，如小儿头疮，妇人阴蚀、阴痒诸疾，煎汤淋洗，立时见效。凡服食汤散中，不多用也。

集方《外台》治寸白诸虫。用狼牙一两，微炒，捣末，水发为丸，如绿豆大，隔宿不食，次早以白汤下五钱。虫下即瘥。○同前治痔疮痛痒，湿烂不收。用狼牙一两，煎汤洗。○杨炎南方治虫疥搔痒。用狼牙，根叶俱可，捣烂，炒热擦之。○《外台秘要》治女人阴痒。用狼牙煎汤，乘热洗。○仲景《金匮方》治妇人阴蚀疮烂。用狼牙煎汤，箸头缠绵子，搅洗阴中，即愈。○《千金方》治小儿阴囊湿破成疮，或茎头疳烂。用狼牙煎汤洗。○瞿氏方治毒蛇螫伤。用狼牙根叶俱可，捣烂敷上立瘥。○《千金方》治射工中人有疮。用狼牙，冬取根，夏取叶，捣汁四五合，饮之。

狼毒、狼牙二物，原非一种，偶录及适并及之。

山慈姑

味辛，气寒，有小毒。

藏器陈氏曰：山慈姑，生山中湿地，惟处州、遂昌县所产者良。冬月生苗，如秋叶而稍小。二月中抽一茎，高尺许，茎端作花，有白黄红色三种，瓣上俱有黑点间杂，众花攒簇成朵，如丝线纽结，状其可爱也。三月结实，子有三棱，四月中苗枯，即掘取其根，形似水慈姑而小，又似大蒜而有毛，迟则苗腐难觅矣。○一种叶如车前草，茎干花实则一也。《酉阳杂俎》云：花与叶不相见。又谓之无义草。今人多以金灯花、老鸦蒜根伪充之。但山慈姑有茸毛固壳，老鸦蒜根无毛而光为异也。修治：采时晒干去毛壳用。

山慈姑：消痈肿，日华解诸毒之药也。陈五占稿化蛊毒、解虫伤，疗犬咬，拔蛇毒，散痈疽、无名疔肿，出隐疹，有毒恶疮。又醋磨敷面，善剥面皮，除奸黯，化疣赘。但其味辛气寒，专散热消结，快利而无钝滞者也。除此数证之外，并无别用，不可轻施。

卢子由先生曰：山慈姑之性，严厉威劣，而命名慈姑者何？然狂犬蛇蛊，恶毒疔肿，生死旦夕，此以猛毒蒗莽之物，乃复化毒排凶，造人命于危急之顷，若黯黯疣赘，面目可憎，厥形亦无生情矣。剥之灭之，全面目，终身之大功。盖两端非慈悯姑恤，曷能如是乎！其命名者以此。

集方：陈氏藏器方治粉滓面黯。用山慈姑根研烂，夜涂旦洗，数次即净。○同前治痈疽疔肿，一切恶疮及黄疸疾。山慈姑、苍耳草等分，捣烂，和好酒一钟，滤汁温服。或干用为末，每酒调服三钱。○《奇效良方》治风疾痫疾。用山慈姑二个，研如泥，以茶调下。即卧良久，得吐出鸡子大痰一块，永不发。如不吐，以热茶饮之，即吐痰块也。○入紫金锭磨敷并服，有神效。

凡一切饮食、药毒、蛊毒、瘴气、河豚、土菌、自死牛马等毒，并用凉水磨服一锭，或吐或利，即愈；痈疽发背疔肿，一切恶疮风疹，赤游痔疮，并用凉水磨涂，日数次，立消；阴阳二毒，伤寒狂乱，瘟疫，喉痹，喉风，并用冷水，入薄荷汁数匙，化下；心气痛并诸气，用生姜汤化下；泄泻痢下，干霍乱，绞肠痧，用薄荷汤，冷化下；中风中气，口噤眼歪，五癫五痫，鬼邪鬼胎，筋挛骨痛，并温酒化下；自缢溺水，魇迷死，心头温者，姜汤磨灌下；传尸痨瘵，凉水化下，取下恶物蛊积为妙；久近疟疾将发时，桃枝汤化下；女人经闭，红花酒化下；小儿惊风，五疳五痢，薄荷汤化下；头风头痛，酒浸研烂，贴两太阳上；诸腹臌胀，麦芽汤化下；风虫牙痛，酒磨涂之；毒蛇恶犬，一切虫伤，并用凉水磨涂，仍服之。以上主治诸证，此指紫金锭而言，非为山慈姑言也。

蚤　休

味苦，气寒，无毒。入足厥阴肝经。一名螫休，一名重台，一名金线重楼，一名草河车。

《别录》曰：蚤休，生山阳川谷及冤句。今河中、河阳、华、凤、文州及江淮间亦有之，生深山阴湿地。**李氏**曰：虫蛇之毒，得此治之即止，故名。又名重台，因其状也。名金线重楼，因其花状也。名草河车，因其功用也。生无旁枝，一茎挺生独上，茎当叶心，似王孙、鬼臼、芍药、蓖麻辈。叶凡一茎三层，独王屋山产者至五七层。每层七叶，叶色碧绿，夏月茎头作花，一花七瓣，上有金丝下垂，蕊长三四寸，秋结红子，根如鬼臼及紫参、苍术、菖蒲等状，外紫中白，理细质脆，有秔、糯二种。修治：洗净切焙。用谚云：七叶一枝花，深山是我家。痈疽如遇此，一似手拈拿。

蚤休：凉血去风，唐本草解痈毒之药也。陆平林稿前古主小儿热气在腹，发为惊痫，《本经》摇头弄舌等证。本肝经药，凉而沉静，故疗热极动风之疾，以醋摩敷痈肿，诸蛇毒虫伤，良验。但气味苦寒，虽云凉血，不过为痈疽疮疹，血热致疾者宜用。中病即止，又不可多服久服。如热伤营阴，吐衄血证，忌用之。

集方：《卫生易简方》治小儿胎风，手足搐搦。用蚤休微炒为末，每服半钱，薄荷汤下。○钱乙氏治惊风发搐。用蚤休一钱，天花粉二钱，俱炒黄，研匀。每服三分，薄荷汤下。因热极生风，宜用此方。如因吐者、泻者、发热久病者，元气虚耗发惊搐，不宜用。○《集简方》治中鼠莽毒。用蚤休，磨水服，即愈。

大　戟

味苦、辛，气寒，有毒。阴中微阳之药也。

李濒湖先生曰：大戟出常山，今近道亦有，多生平泽。二、三月发芽红色，渐长丛高，茎直中空，折之有白浆。叶狭长似柳，梢头叶攒密而上。三、四月开黄紫色花，如杏及芜荑。根如苦参而细。出淮甸者，苗似百合而叶黄；江南者，叶似芍药而苗短；出杭州者，色紫而柔，为上品。江南又一种土大戟，次之。北方一种绵大戟，皮韧如绵而色白，气味酸利，能伤人，俱为下品。弱人服之，吐血损真。凡使勿用附生者，误服令人气泄不禁，即用荠苧汤解之。修治：以米泔水煮去骨，晒干用。

大戟：除蛊毒，《本经》行水胀之药也。宋正泉稿苦能直泄，辛能横散，故逐诸有余之水湿、湿热及留饮、伏饮在中下二焦，为蛊毒，为胀满，为大小便不通，用之立时奏效。观大氏方兼主天行黄病，温疟寒热，颈腋痈肿，无非湿热伏饮为患，咸宜服之。但气味苦，阴而寒，性善下泄，未免有损真气。如患水肿诸证，不由于受湿停水，而由于脾虚者，若不补脾而复用疏泄追逐之药，是重虚其虚也，宁无夭枉之咎？果元气壮实之人，留饮伏饮，停滞中焦，乃可一暂施耳。

李濒湖先生曰：痰涎之为物，随气升降，气逆痰滞，则为病矣。滞于心则迷乱而成癫痫，或妄言妄见；滞于肺则喘逆而成咳唾稠粘，胸胀背冷；滞于肝则留伏蓄聚，而成胁痛干呕，寒热往来；滞于脾则肿满胀急，食饮不入；滞于肾则腰腹重滞，二便不通；入于经络则麻痹酸痛；入于筋骨则颈项胸背，腰胁手足、胯髀等处，牵引隐痛而不知所在，似乎瘫痪，不可误作风气，风毒，及疮疽施治。故陈氏《三因方》，并以控涎丹主之，殊有奇功。此治痰之本。痰之本，水也、湿也，得火与气，逆则凝滞而为痰、为饮、为涩、为涕、为癖、为积，故用大戟，能泄藏府之水湿；甘遂，能行经隧之水湿；白芥子，能散皮里膜外之痰涎饮积，俱微炒，各一两，为末。姜汁水发为丸，如绿豆大。每服十五丸至三十丸，以津唾咽下。若取利，服二百丸，白汤下。惟善用者，能收奇功也。

集方：《简便方》治水气肿胀如鼓，或遍身浮肿。用红枣五升，入锅内，以水浸过，用大戟八两，盖之，瓦盆合定，煮熟，去大戟取枣。无时食之，以十日内，枣尽决愈。〇又方，以大戟二两，广木香一两，为末，五更时白汤调服二钱，取下碧水数次，半日后，渐以淡薄粥食之。忌一切盐味。〇又方，用大戟、白牵牛各等分，为末。每服二钱，以猪腰子一对，批开，糁药末在内，湿纸煨熟食之。〇大氏方治黄疸，小水不通。用大戟一两，茵陈二两，水浸空心服。〇《方脉正宗》治瘟疟寒热腹胀。用大戟五钱，柴胡、姜制半夏三钱，广皮一钱，生姜三片，水二大碗，煎七分服。〇同前治颈项腋间痈疽。用大戟三两酒浸炒，晒干，当归、于白术各二两，共为末，生半夏、姜水炒，为末，打糊丸如梧子大，每服二钱。食后白汤下。

泽　漆

味苦、辛，气微寒，有小毒。

李氏曰：泽漆，是猫儿眼睛草。生江湖原泽，平陆多有之。春生苗，一科分枝成丛。茎柔如马齿苋，叶如苜蓿叶，圆而绿色，颇似猫眼睛。茎头凡五叶中分，中抽小茎五枝，每枝开细花绿色，复有小叶承之，齐整如一。掐茎有白汁粘手。其根白色，有硬骨，或以此为大戟苗者，误也。又曰：泽漆利水，功类大戟。人见其茎有白汁，遂误以为大戟苗。然大戟苗有毒而泄人，泽漆苗无毒而不伤人，可作菜食。大戟根有骨，去骨而软；泽漆根有骨，去骨仍硬，不可用。二者甚不相侔也。

泽漆：苏恭散蛊毒，日华行痰积，《本经》利水肿之药也。主治功力与大戟同。较之大戟，泽漆稍和缓而不甚伤元气也。然性亦喜走泄，如胃虚人亦宜少用。

甘　遂

味苦、微甘，气寒，有毒。泻脾肾二藏。

《别录》曰：甘遂，生中山山谷。中山在代郡，惟太山、江东者良。一说比用来京口者更胜。江东者次之。苏氏曰：苗似泽漆，茎短小而叶有汁，根皮色赤，肉色白，作连珠状，大如指头，重实者，方堪入药。一种白皮者，名草甘遂，乃是蚤休，苗亦不同，疗体全别。修治：采取，用甘草水浸三日，晒干，再以面裹煨熟用。

甘遂：行水气，逐留饮，日华散大腹蛊毒之药也。江春野稿前人主大腹肿胀，面目虚浮，痞热疝瘕，宿痰留饮诸疾，皆从水湿所生。水去则湿除饮消，是拔其本也。洁古谓味苦气寒，苦能泄，寒胜热，此药直达水气所结之处，乃泄水之圣药。然水结胸，非此不除，故仲景方大陷胸汤用之。盖去水极神，损真极速，有毒，不可轻用。

其性之恶,可概见已。味大苦而反名甘遂者,如左氏所谓:请受而甘心降志焉,以甘于遂其力用也。但性有阴毒,虽善下水除湿,实能耗损真气,亏竭津液。元气虚人,除伤寒水结胸,不得不用外,其余水肿膨胀,类多脾阴不足,土虚不能制水,以致水气泛滥,法应补脾实土,兼利小便。不此之图而反用甘遂下之,是重虚其虚也。水既暂去,复肿必死矣。必察病属湿热,有饮有水而元气尚壮之人,乃可一暂用耳。不然,祸必旋踵矣,戒之!慎之!

集方:《普济方》治水肿腹胀。用甘遂炒三钱,黑牵牛头末三钱,分作五服,空心白汤调下。○《圣济总录》治膜外水气作胀。用甘遂炒三钱,大麦面炒五钱,水和作饼,炙熟食之,取利。○《肘后方》治身面红肿。用甘遂二钱,生研为末,以獖猪肾一枚,切为七脔,入末拌匀,湿纸包,灰火内煨令熟,食之。日一服至三四服,当觉腹鸣小便利,是其效也。○《圣济总录》治水蛊喘胀,大小便不通。用甘遂、大戟、芫花各一两,微火炒黄,为末。每服五分,白汤半盏,空心调服,不过十服愈。○《小品方》治妊娠肿满气急,小腹胀,大小便不利。用甘遂二两,炒为细末,炼蜜和丸,梧子大。每服五六十丸,白汤下,得微利为度。以上五方俱忌食盐百日。○《方脉正宗》治心下留饮,胸满而呕冷酸水者。用甘遂三钱,生半夏一两,俱姜水浸一日,砂仁五钱,俱炒黄为末。每服一钱五分,白汤调下。○《儒门事亲》治水疝肿痛。用甘遂一两炒,茴香二两炒,共为末。空心酒服一钱。○《普济方》治痞块肿满兼胸背疼痛,发热盗汗。用甘遂,炒黄为末。大人服三钱,小儿服一钱,俱用冷蜜汤调服。忌油腻盐味。○《登春集》治脚气肿痛难伸,下部疮痒,乃肾藏风气攻注者。用甘遂五钱炒,木鳖子仁五个,共为末,猪腰一个,去皮膜,切片用,没药三钱,掺在内,湿纸包煨熟,空心食之,米饮下。服二次,大便微行,两足便伸,立效。○《怪病奇方》治膈气哽噎。用甘遂面裹煨五钱,南木香一钱,共为末。壮者服一钱,弱者服五分,白汤调服。○陈氏方治体气。用甘遂末二钱,同猪肉煮食,于野地中掘一坑,令患人至彼处,向上风站立,以甘草末,唾调入脐内,须臾腹中作响,取利黑水,亟从上风奔回,可绝。不绝再作一服,仍前用之。○《全幼心鉴》治小儿风热喘促,闷乱不安,名为马脾风。用甘遂二钱,面包火煨,辰砂一钱,轻粉五分,共为末。每服三分,白汤少许,滴菜油一小点,抄药在上,调匀灌之。

李时珍先生曰:肾主五液,化为五湿,凝则为痰饮,溢则为肿胀。半夏、南星能泄痰之标,不泄痰之本。大戟、芫花、甘遂,能泄肾经五湿之气,治痰之本者也。但中病即止,不可过服。甘遂反甘草,仲景治心下留饮与甘草同用,取其相反而立功也。又刘河间谓水肿服药未全消者,以甘遂末涂腹,绕脐令满,内服甘草汤,其肿便愈。又王璆谓脚气上攻,结成肿核,用甘遂末,水调涂肿处,煎甘草汁服,其肿即散。

二物相反而感应若此。

蒟蒻

味辛、甘，气寒，有毒。

李氏曰：蒟蒻，出蜀中，今施州亦有。江南闽中亦植，呼为鬼头。直树阴下，掘坑积粪种之。春时生苗，至五月移之，长一二尺，与南星苗相似，但多斑点。宿根亦自生苗，经二年者，根大如碗及芋魁。其外理白，味亦麻舌。秋后采根，须净擦洗去涎，或片段，以酽灰汁，煮十余沸，以水淘洗，换水五六遍，煮化即成冻膏，切片，以米醋油酱拌食。如《农书》言：救荒之策，有粉葛、蒟蒻、橡、栗之属。则此物亦有益于民者也。又捣烂敷痈肿风毒有效。古方治瘰疬，以此物切碎，洗去涎水，灰汁煮过，再换水洗净，清水熬化成膏，日食，则瘰病自愈。

续随子

味辛，气温，有毒。又名千金子。

黄氏曰：续随子，多生蜀郡，今处处有之，江南尤多。入药以南产者为胜，人家园圃种此可观。但秋种冬生，春秀夏实，故又名拒冬子也。苗如大戟，初生一茎，叶在茎端，叶复生茎，茎复生叶，转展叠加，宛如十字。作花亦类大戟，但从叶中抽干以结实耳。修治：取子铺竹圃内，用薄砧块如手掌大，轻轻擂之，则壳自散。播去浮壳，取白仁绵纸包裹，压去油用。

续随子： 通月闭，化癥瘕，《开宝》消蛊胀之药也。方益明稿味辛烈而性有毒，实攻击猛挚之品。长于攻利腹内一切恶滞毒物，故宿血能通，顽痰能下，蛊毒能消，癥瘕能化，追利二便，消释蛇咬，盖此药能以毒攻毒也。虽然此药长于搏击，攻利腹内一切恶滞毒物，如果病至膏肓，实不得已也。或者诸病，则各有成病之由，当求其本而治，不致妄用可也。若脾虚便滑之人，误服必殆。

李濒湖先生曰： 续随，与大戟、泽漆、甘遂茎叶相似，主疗亦不相远。其功皆长于利水消胀，惟在用之得法，应病合宜可耳。亦皆要药也。

集方： 《开宝本草》治月闭不通，瘀血血结。用续随子十粒，去壳去油，空心酒调服。当下恶物。○《圣济录》治癥瘕疝癖涎积。用续随子三十粒，去壳，去油净，腻粉二钱，共研匀。粳米饭丸，如芡实大。每服一丸，打破，以大枣一枚烧熟，去皮核，空心同嚼，冷茶送下，半日后取下积聚恶物为效。○《摘玄方》治阳水肿胀。用续随子二两，炒去壳，研去油，大黄一两，酒煮，晒干，共为末。水发丸，如绿豆大。每白汤下五十丸。去陈莝。○崔元亮言治蛇咬肿闷欲死。用续随子二十一粒，草甘遂二钱，研细末。每服一钱二分，酒调服。再用少许，以津唾和涂咬处，立效。○大氏方治疥癞癣疮。以续随子，研细，和黄丹数分，搽患上。○《圣济录》治小便不通，脐腹胀痛不可忍，诸药不效者。用续随子去壳一两，黄丹五钱，同炼蜜少许捣作团，用瓶盛，埋阴处，腊月至春末取出。研成丸，如梧子大。每服二三十丸，木通汤吞下，或化开服。

病急者亦可随合。○《普济方》治黑子疣赘。用续随子,去壳研烂,少许涂之,自落。

蓖麻子

味辛甘,气温,有毒。

李濒湖先生曰:蓖,亦作蝱。蝱,牛虻也。其子有麻点,故名蓖麻。今在处有之,北地尤多。夏月生苗,一茎直上,有赤有白,高丈余,茎节如甘蔗,中空如赤箭,叶似葎草及瓠叶辈,肥厚而大,一叶五尖。夏秋之间,桠中抽穗,开细黄花累累,每穗结子数十颗,枯时劈开,状类巴豆,又类牛蝱,青黄斑褐,间杂可观。壳中有仁,娇白如续随子。仁中之油可调印色。修治:以盐汤煮半日,去壳,取中仁,研细去油用。雷氏曰:凡使,勿用黑天赤利子,颗外皮无刺,两头尖,子无斑点,误服有大毒。○取蓖麻油法:每用蓖麻去壳,净仁五升,捣极细,以水一斗煮之,有浮沫撇起,沫尽乃止。遂用文火煮熬其沫,水去澄清,上无气升,油即成矣。倾入磁器中,冷定,则凝结如脂,经久不变。韩氏曰:凡服蓖麻者,一生不可食炒豆,犯之必胀死也。

蓖麻子,逐顽痰,《唐本草》利水胀之药也。李仁甫稿其性善于收吸,能开通关窍,活利经络,拔病气出外,故逐痰利水,并追脓取毒,通鼻塞,解喉痹,下胞衣,出肉刺,行小便,能出诸有形之滞物。又收子肠挺出,正口眼㖞斜,定偏风头痛,开痰闭失音口噤等疾。盖从外治得功者居多,内服仅一二证而已也。但体质多油,而又有毒,如脾胃薄弱,大肠不固之人,慎勿轻用。

王绍隆先生曰:蓖麻,力长收吸,入者能出,出者能入,如出肉刺,下胞衣,收子肠,提脱肛,拔病气,夺有形质之滞物,多从外治,迅速敏捷,如桴应鼓。

集方:李氏方治顽痰齁喘咳嗽。用蓖麻子去壳,炒熟食,日食十颗。须多服见效。○《外台秘要》治水气胀满。用蓖麻子仁十颗研烂,白汤调服。日中当下青黄水也。○《肘后方》治一切肿毒,痛不可忍。用蓖麻子仁研烂,敷上即止。如有脓,即出也。○《圣济总录》治鼻塞不通。用蓖麻子仁二三粒,大枣一枚,去皮核,捣匀,绵裹塞之,一日一易,一月即闻香臭也。○《海上方》治喉痹急塞,紧胀不通。用蓖麻子仁研油,染纸作筒,烧烟熏吸即通。○崔元亮方治胞衣不下。用蓖麻子仁七粒研膏,涂脚心。若儿胎及胞衣下,即速洗去,不尔,则子肠出,即以此膏涂顶则肠自入也。○又催生下胎,不拘生胎死胎。用蓖麻二个,巴豆一颗,俱去壳,麝香一分,研贴脐中,并足心。○《卫生方》治针刺入肉。用蓖麻子仁去壳一两,先以帛衬伤处敷之,频看,若见刺出即拔去,恐药紧努出好肉。或加白梅同研,尤妙。○《小品方》治食中误触竹木骨鲠。用蓖麻子仁一两,凝水石二两,研匀,每以一捻置舌根噙咽,自然安。○《救生方》治盘肠生产,子肠不收。用蓖麻子仁十粒,研烂,涂顶即收。○《摘玄方》治小便不通。用蓖麻子仁三粒,研细,入纸捻内,插入茎内即通。或取仁五粒研烂,白汤调服亦可。○《王氏指南方》治口眼㖞斜。用蓖麻子仁三十粒捣膏,斜左贴右,斜右贴左即正。有一方,用仁七七粒,研作膏,左㖞安在右手心,右㖞安在左手心,再以铜碗或薄磁碗盛热汤,坐蓖麻膏上,冷即换汤,五六次即正也。○同前治头风偏痛不可忍。用蓖麻子仁、乳香各等分,捣膏,随痛左右患上,贴太阳穴,解发出气,极效。又方,用蓖麻子五钱,枣肉十五枚,捣涂纸上,卷筒插入鼻中,下清涕即止。○《袖珍方》治八种头风。用蓖麻子、巴豆各四十九粒去壳,先用雀脑川芎一大块,捣成极细末,糊丸弹子大,风干。遇是病先将川芎丸,苦茶调成膏子,涂磁盏内,后将炭炎烧蓖麻、巴豆肉,烟起,随用药盏盖之,待烟尽,以白汤入盏内和调川芎药服之,再以棉被裹头卧,汗出避风。○《方脉正宗》治中风痰闭,失音。用蓖麻子仁一两去油,胆星一两,为末,姜汁拌牙皂末三钱,共捣入蓖麻子内。或作丸,或作散,临是病,白汤调服二钱。○《外台秘要》治脚气作痛。用蓖麻子十七粒,去壳研烂,同苏合丸贴足心,痛即止。○杜壬方治疠风鼻塌,手指挛曲,骨节间痛不可忍,渐断落。用蓖麻子仁一两,川黄连八钱,剉碎,以小瓶子入水一升同浸,春夏二日,秋冬五日后,取蓖麻子一枚,劈破,仍以药水吞之,渐加至四五枚,微利不妨,瓶中水尽更添,两月后,吃大蒜猪肉试之,如不发,是其效也。若发动,再服,直候不发乃止。○《儒门事亲》治瘰疬恶疮及软疖。用白胶香一两,瓦器内溶化去滓,以蓖麻仁六十个,研膏,溶胶投之,搅匀入油半匙,点水中试软硬,添减胶油得所,以绯帛量疮摊贴。一膏可治四五疮也。○吴旻方治肺风面疮,起白屑,或微有赤疮。用蓖麻子仁五十粒,白果、胶枣各十粒,瓦松五钱,肥皂一个,捣为丸,洗面,用之良。○《袖珍方》治恶犬咬。用蓖麻子仁五十粒,研膏,先以盐水洗咬痛处,乃贴此膏。

蓖麻叶:气味有毒。治风肿脚气,不能动履。捣蒸热裹之,日二三易即消。

有一种名博落回,生江南山谷,茎叶竟似蓖麻,茎中空,吹之有声,折之有黄汁,误入口立死,不可不知。

烟　草

味苦、辛,气热,有毒。通行手足阴阳一十二经。

沈氏曰:烟草,生江南浙闽诸处,今西北亦种植矣。初春下子,种莳喜肥粪,其叶深青,大如手掌。夏初作花,形如簪头,四瓣合抱,微有辛烈气,藕合色,姿甚娇嫩可爱。其本茎长五六尺,秋中采收,晒干,切细,如丝缕成穗,装入筒口,火然吸之,烟气入口鼻,通达百骸万窍。闽中石马镇产者最佳。

烟草:通利九窍之药也。**门吉士曰**:此药气甚辛烈,得火然,取烟气吸入喉中,大能御霜露风雨之寒,辟山蛊鬼邪之气。小儿食此,能杀疳积;妇人食此,能消癥痞。北人日用为常,客至即然烟奉之,以申其敬。如气滞、食滞、痰滞、饮滞,一切寒凝不通之病,吸此即通。如阴虚吐血,肺燥劳瘵之人,勿胡用也。偶有食之,其气闭闷昏愦如死,则非善物可知矣,所以阴虚不足之人不宜也。

常　山

味苦、辛，气寒，有毒。

《别录》曰：常山，出益州川谷及汉中。今宜都、建平、海州、汴西、湖南、淮浙并有之。苏氏曰：生山谷间，茎圆有节，高三四尺，叶似茗，两两相对。二月开白花，青萼，五月结实青圆，三子为房。根似荆根，色黄而皱。苗如蜀漆也。采时须连根苗收用，气力始全。性恶湿，采即曝燥，色青白堪用，否则黑烂郁坏矣。宜都、建平者，根形细实，宛如鸡骨，取用胜他地也。海州者，叶似楸叶，八月开花，色红白，子碧色，似山楝子而小。又天台土常山，苗叶并甘而凉，人用为饮，非此常山类也。修治：如用蜀漆，临时去根，水洗净滤干，再用甘草水拌蒸，晒干取用。如用常山，临时去苗，水洗净，细剉，酒浸一宿，炒黄用。不尔使人吐也。

常山：逐痰涎，《本经》散温疟之药也。张少怀稿盖寒热温疟，必有黄涎聚于胸中，为寒、为热、为胀、为呕，古人谓无痰不成疟也。古方书又谓治伤寒寒热，痰饮寒热，蛊毒瘴气寒热，伤暑，食鱼面瓜果积滞寒热，常山力能驱之。但此药虽能驱瘴疠，逐积饮，其性暴悍，终损胃气，故疟疾非由于瘴气及老痰积饮所致者，勿用。如风寒暑湿之邪，饮食之积，乘虚客于五藏六府，十二经，疟亦因之而发，务宜疏散四气，次以养胃健脾消痰，乃治疟之正法。稍久，则当分气血，施补助，无不愈，又安所事常山者耶。

方龙潭先生曰：常山、蜀漆有祛痰截疟之功，须在表邪发散之后，或疟发七次之后，用之无害。若用之早，必致闭邪成膨胀者恒有之。

集方：《方脉正宗》治胸中痰饮。用常山酒浸炒，甘草炙各五钱，水二升，煮取半升，去滓，入蜜十茶匙，温服取吐，不吐更服。○同前截疟神方：用常山酒煮晒干，草果研各二钱，知母、贝母各一钱五分，水二碗，煎半碗，五更未发前热服。○《和剂局方》治寒多热少，久疟不止。用常山酒煮二钱，槟榔一钱五分，丁香五分，乌梅一个，酒一碗，浸一宿。五更饮之，一服即止，永不再发。○《千金方》治数年不瘥久疟。用常山酒煮一两，晒干为末，神曲打糊，丸梧桐子大。每服五十丸，五更一服，天明一服，发前一服，俱姜汤下。或吐，或不吐，即止。

小胃丹：治一切痰饮，最能化痰、化痞、化积，并治中风喉痹，极有神效。用常山五钱煨，大戟水煮半日，晒干炒，芫花醋拌湿，炒，白芥子炒，大黄酒煮，炒，白术、半夏、枳实、南星、苍术、桃仁去皮、杏仁去皮，七味俱用牙皂、白矾水泡过，晒干炒，各二两，陈皮炒二两，共为末，姜汁和竹沥打蒸饼，作糊为丸，如绿豆大。每服四五十丸，虚减半，白汤下。

续补集方：《方脉正宗》治一人饮食起居，向无疾病，安逸自如恬澹，亦无妄作内损诸事。因子贵，日事奉养肥甘旨酒之药。忽一日醉后卧醒，目中见物一若两，或为三四，如桌椅物件平正者，视之反歪斜，歪斜者视之反平正。或补药、泻药、寒药、热药,诸投不效。一人教服滚痰丸,初次服一二剂,觉泻数行,稍可,服至四五剂后,行多次,觉体惫难支,目光愈恍,视物即山头树水,皆林林移动。一西医李光先曰:此胸胃有伏痰也。用常山五钱,人参芦三钱,甘草一钱,生姜五片,水二碗,煎八分,食后顿饮,少顷吐痰数碗,目光安定,视物无前状矣。

藜　芦

味苦、辛,气寒,有毒。

李氏曰:黑色曰藜,其芦有黑皮裹之,故名。《**别录**》曰:出太山山谷,高山者乃佳。**苏氏**曰:今陕西、辽州、均州、解州亦有之。四月生苗,高五六寸,茎似葱白,色青紫,多毛,外有黑皮裹茎,宛如棕榈,故初生之叶,亦若棕心,经久渐放。与郁金、秦艽、蘘荷叶相等也。六七月开花,肉红色,立冬即凋。根似龙胆及马肠根,长四五寸,一本二三十科。若百余科者,乃水藜芦也。水藜芦生近水溪涧石旁,茎叶都相同,独不入药用。修治:去头,用米泔水煮一滚,晒干候用。

藜芦:寇宗奭吐风痰,《本经》出蛊毒之药也。周士和稿味苦善涌,能使邪气痰积,凡胸膈部分之病,悉皆吐出,有宣壅导滞之功。故古人治痰涎蛊毒,及暗风五痫之证,一吐即平。《日华子》云:此药但苦劣有毒,凡胸中有痰饮,或中蛊毒恶气者,止可借其上涌宣吐之力,获效一时,设病非关是证,切勿沾唇。徒令人闷乱,吐逆不止,亏损津液,耗灭元气也。慎之!慎之!如外用敷搽,又能疗白秃头疮,及一切瘙疥顽癣,杀虫去䘌,世所常需。

沈蓝田先生曰:古方去痰积,每用吐药。然吐药不一,如常山吐疟痰,瓜蒂吐热痰,乌附尖吐湿痰,莱菔子吐气痰,若藜芦则吐风痰者也。又按:张氏方云:一妇病风痫,每年一作,五七年后,岁三四作,至四十岁,一月三四作,渐至二三日一作,甚至一日二三作,作则昏痴,迷忘人事。一医教取藜芦一大握,洗净蒸熟饱食,至五更,忽觉心中不安,吐涎如胶,连日不止,约一斗余,汗出如洗,甚昏困,三日后渐轻安,食亦加餐,病去竟无恙。朝内和王妃刘氏,年七十,病中风,不省人事,牙关紧闭,诸医束手,一医见药不能入,自午至子不苏,浓煎藜芦汤,抉齿灌之,少顷噫气一声,遂吐涎痰而苏。渐调理,六君子加当归、玉竹而安。

集方:《经验方》治诸风痰饮。用藜芦一钱,郁金一分,共为末。每用三分,白汤一盏,和服探吐。○同前治中风不语,牙关紧急,喉中如曳锯,口中涎沫。取藜芦二分,天南星一个,去皮,于脐上剜一窝,纳入醋浸橡斗子肉二个,四面火逼黄色,研为末,面糊丸梧子大。每服五丸,温汤化下。○《万氏家集》治蛊毒胀闷喘急。用藜芦末三分,黑豆炒为末七分,白汤调服取吐。○苏氏方治心痫暗风及五种痫疾。用藜芦微炒为末。每用二分,生明矾末五厘,白汤调灌,立苏。服二三次,渐不发,如元气虚乏者,直频服人参汤调理。○《圣惠方》治诸风头痛。用藜芦三分,研末,入麝香三厘吹鼻。又方，用藜芦三钱，川黄连三分，麝香三厘，共研细末，绵裹塞鼻中亦好。○《保命集》治瘴疟不食，欲吐不吐。用藜芦末五分，白汤调服探吐。○裘心济手集治黄疸肿疾。用藜芦为末四分，白汤调服，取吐。○治白秃头疮。用藜芦末，猪脂调搽。○陶隐居方治疥癣虫疮。用藜芦末，香油调搽。○治鼻生瘜肉。用藜芦三分，雄黄二分，共为末，蜜和点之。每日三上，勿点两畔。○《直指方》治头生虮虱。用藜芦末掺之。○王德生方治误吞水蛭及诸虫物。用藜芦炒为末，白汤调服一钱，必吐出。

附 子

味辛、咸，气热，有大毒。味薄气厚，阳中之阳，升少降多，浮中沉，无所不至。入手厥阴心胞、少阳三焦，兼入足少阴肾、太阴脾经。其性走而不守。

《别录》曰：附子，生犍为山谷及少室。近以蜀道绵州、龙州者良。他处虽有，力薄不堪用也。李氏曰：初种为乌头，象乌之头也。附乌头而生者为附子，如子附母也。乌头如芋魁，附子如芋子，盖一物也。然乌头有两种，出彰明者即附子之母也，今人谓之川乌头是也。乌头春末生子，故春末采之。附子冬末生子已成，故冬末采之。其天雄、乌喙、侧子，皆是生子多者，因象命名。若生子少及独头者，即无此数物也。宋人杨天惠着《附子记》甚悉。其说云：绵州，乃故广汉地，领县八，惟彰明出附子。彰明领乡凡二十，惟赤水、廉水、昌明、会昌出附子，而赤水为多。每岁以上田熟耕，和以猪粪作垄，取种于龙安、龙州、齐归、木门、青堆、小坪诸处，十一月播种，春月生苗，高二三尺，茎类野艾而泽，叶类地麻而厚，花则瓣紫蕤黄，苞长而圆。实类桑葚子，细而且黑。七月采根，谓之早水，拳缩而小，盖未长成耳。九月采者佳，其品凡七，本同而末异也。初种之化者为乌头，少有旁尖，身长而黑。附乌头而旁生，虽相须，实不相连者曰附子。左右附而偶生者曰鬲子。独生无附，长三四寸者曰天雄。附而尖者，曰天锥。附而上出者，曰侧子。附而散生者，曰漏蓝子。皆脉络连贯，如子附母，而附子以贵，故专附名也。凡种一而子六七以上则皆小，种一而子二三则稍大，种一而子特生则特大。而附子之形，以蹲坐正节，角少者为上。有节多鼠乳者次之。形不正而伤缺风皱者为下矣。又附子之色，花白者为上，铁色者次之，青绿者为下。天雄、乌头、天锥皆以丰实盈握者为胜。漏蓝、侧子，如园人乞役，卑卑不足数也。漏蓝，即雷氏所谓木鳖子，大氏所谓虎掌。鬲子即乌喙，天锥即天雄类，方书并无此名，功用当相同耳。然而易植难成，功疏质变。或种美而苗不茂，或苗秀而根不充，或已酿而腐，或已曝而挛，原属气化而生，又复化气而消，若有神物阴为之者。故园人植此，尝祷于神，目为药妖者以此。○徐氏曰：凡制乌头、附子、天雄、侧子、乌喙等法，先于六月内造大小面曲，未采前半月，用大麦煮成粥，拌曲造醋，候熟去其糟，醋不必太酸，酸则以水解之。将乌头、附子等去根须，于瓮内淹七日，日搅一遍，捞出，以疏筛摊之，令生白衣，再向慢风日中晒之三月，以透干为度。若猛日，则皮皱而不附肉矣。如此收藏，方不坏烂。临病应用，切作薄片，用童便和黑豆浸三日，去宿童便并豆，换新童便，入净砂锅内煮，以童便干为度，日中晒燥，或烘燥用。○外有两种，一种草乌头，一种白附子，不与此类同种，别一物也。故俗呼附子为黑附子，乌头为川乌头以别之。

附子：回阳气，散阴寒，逐冷痰，李东垣通关节之猛药也。程君安、方龙潭两先生合稿此药禀地中火土热烈之气，其性走而不守，于上中下部，气血表里无所不到，为诸经引用之药。故前人主风寒湿三气，凝固不行，为踒躄拘挛，为膝痛脚疼，为手臂冷麻诸证。因此药气暴力峻，禀雄壮之质，擅能冲开道路，流行血气，则前证自除矣。又伤寒直中三阴寒证，呕吐冷涎，汤药不受，厥冷腹痛，自利不渴属太阴，烦躁不寐，厥逆踡卧，自汗心惊，脐腹痛而颤栗，面赤舌青属少阴，环口尘黑，唇青囊缩，四肢厥冷，呕吐涎沫，哕出蛔虫属厥阴，六脉沉细欲脱，四肢厥逆不温，或作呃声，言语无伦等证，总属三阴之证，或霍乱吐泻，厥逆脉脱，或中风中气，痰涎壅闭，或胃虚久病，呕哕翻逆，或水肿膨胀，喘息不卧，或痰厥头痛，痰塞胸膈，或三阴痎疟，久发不休，或坚癥积聚，血脉冷凝，或金疮受寒，血冷瘀滞，或脾泄久病，藏气虚冷，或久痢赤白，休息延绵，或脚气肿满，胃败不食，或厥阴寒疝，攻痛欲死，或呕血血崩，虚脱如注，或老人阳弱，目睛昏蒙，或冷败溃疡，脓血大泄，或久暴泄泻，四肢厥冷，人事昏迷，或痘疮灰塌，寒颤，自利不食，或诸病真阳不足，虚火上升，咽喉不利，饮食不入，服寒药愈甚者，附子乃命门主药，能入其窟穴而招之，引火归原，则浮游之火自熄矣。凡属阳虚阴极之候，肺肾无热证者，服之有起死之殊功。若病阴虚内热，或阳极似阴之证，误用之，祸不旋踵。

缪仲淳先生曰：附子既禀地二之火气以生，无非火热为性，气味皆然，毒可知已。论其性质之所能，乃是退阴寒，益阳火，除冷湿之要药，引补气血药入命门，壮元阳之上剂。若非阴寒寒湿，阳虚气弱之病，而误用于阴虚内热，血液衰少，伤寒、温病、热病、阳厥等证，靡不立弊。谨列其害如左，医师司命，宜详玩而深鉴之，亦生人之大幸也。凡治伤寒，先辨阴阳二证。阴厥内外皆阴，若恶寒，若无热，若吐涎，若不渴，若自汗，若厥冷，若舌胎白滑或黑润，其属阴寒确矣，必用附子无疑。阳厥外寒内热，或系伤寒瘟疫，其先必发热头疼，其后表热已除，虽不发热，不头疼，然必胸满腹痛，大便不行，小水必赤，心烦口渴，此当清解之，或下之之病也。至于呕吐，有口渴思冷水者，此胃热呕吐，宜黄连竹茹汤。至于自利日十数行，口干舌燥而渴甚者，宜芩连四逆散。至于自汗濈濈不止，口燥烦渴不寐而属阳明内热者，宜参连白虎汤。至于吐蛔作呃，有三阳热邪犯胃，热极吐蛔，热甚作呃而烦渴者，宜黄连乌梅汤、黄连柿蒂汤。至于中热中暑，霍乱吐泻，上吐饮食，涎水若涌，下泻热粪，黄水如注，或热汗横流，腹痛欲死，而口燥作渴者，宜藿香正气散加滑石、芩、连。至于中风中气，卒然僵仆不语，痰多神昏，宜大剂参、芪、木香、姜、桂。俟元气虚脱者续，郁逆者通，再量加附子，消息行之，不可骤用。又如肿满膨胀，因湿热者；坚癥痞积，因内热者；金疮暴伤，血流不止者；痢疾虽久，瘀积未清，大便涩闭者；肝热木实，脚气肿疼者；血热妄行，吐血上涌，阴虚内热，崩血血淋者；时眼暴发，热胜生风者；痈疽毒盛，肿赤未溃者。又若痘疮干焦黑陷，痘疮火闭不出，痘疮皮薄嫩红，痘疮因热咬牙，痘疮挟热下利，痘疮余毒生痈诸证，咸忌热烈之药，附子大非宜用。外又有鼻衄齿衄，尿血便血，舌上出血，耳鸣耳聋，骨蒸盗汗，失血发痓，血虚头痛，偏头风痛，怔忡惊悸,恶热喜冷,好食水果,畏火日光,畏听人声,畏闻水声,火炎欲呕,证类反胃,虚阳易兴,精滑梦遗,赤白淋浊,小便余沥;或老人精绝阳痿,少年纵欲伤精,妇人血枯无子,血枯经闭,湿热黄疸,湿热脚气,湿热泄泻,血虚便结,血虚腹痛,心脾郁热,口苦舌干,夜梦纷纭,小儿急惊,热疳枯瘦,伤食作泻,凡内外男妇小儿,前后共七十余证,均属阴虚及诸火热,无关阳弱,亦非阴寒,法所均忌。临证施治,宜谨审之。

花溪老人虞氏曰:附子禀雄健之质,有斩关之能。引补气药人参、黄耆、白术行十二经以追复散失之元阳;引补血药当归、熟地、枸杞、龟胶入营分,以培养不足之真阴;引发散药防风、桂枝、麻黄、羌活开腠理,以驱逐在表之风寒;引温暖药苍术、白术、肉桂、细辛、鹿茸、独活达下焦,以攻除在里之冷湿。

陈廷采先生曰:乌头、附子、乌喙、天雄、侧子、射罔、木鳖子七名,实出一种,但治各有不同。今尊《会编》,附其总论:天雄长而尖者,其气亲上,故曰非天雄不能补上焦阳虚;附子圆而矮者,其气亲下,故曰非附子不能补下焦阳虚;乌头原生苗脑,形如乌鸟之头,得母之气,守而不移,居乎中者也;侧子散生旁侧,体无定在,其气散扬,宜其发四肢,充皮毛,为治风痹之妙用也;乌喙两岐相合,形如鸟嘴,其气锋锐,宜其通经络,利关节,寻蹊达径,而直抵病所也。煎为射罔,禽兽中之即死,非气之锋锐捷利者,能如是乎?又有所谓木鳖子者,其形摧残,其气消索,譬如疲癃残疾之人,百无一能,徒为世累,且又令人丧目,宜其不入药用也。

李时珍先生曰:乌、附毒药,病非虚寒危殆不用。而补药中少加引导,其功甚捷。有病人才服钱匕,即发燥不堪受,而昔人补剂用为常药,岂古今运气有不同耶?按荆府都昌王体瘦多冷,无他病,日以附子煎汤,兼嚼硫黄,如此数岁不撤。又蕲州卫张百户,平生服鹿茸、附子药,至八十余,康健倍常。宋张杲《医说》载赵知府,耽酒色,每日煎干姜熟附汤,吞硫黄金液丹百粒,乃能健啖,否则倦弱不支,寿至九十。他人服一粒即为害。若此数人,皆其藏府禀赋之偏,服之有益无害,不可以常理概论也。又《琐碎录》言:滑台风土极寒,民啖附子如啖芋栗。此则地气使然尔。

集方:陶氏述仲景方共五首治阴毒伤寒面青,四肢厥逆,腹痛身冷,及一切冷气。用大附子一枚切片,姜汁和酒煮,以干为度,每用三钱,人参二钱,水二大钟,煎一钟,和姜汁半盏,温和服。○治少阴伤寒,初得二三日,脉微细,但欲寐,小便清白者。用附子一枚,切姜酒煮干,麻黄去节、甘草炙各一两,先用水五升,将麻黄煮去沫,后纳二味,煮取二升,分作三服,取微汗。○治少阴伤寒,脉沉细,反发热,头不痛。用附子一枚切片,姜酒煮干,麻黄去节一两,北细辛一两,先用水五升,将麻黄煮一滚,后纳二味,煮取二升,温和服。○治少阴伤寒,下利清谷,里寒外热,手足厥逆,脉微欲绝,身反不恶寒,其人面赤色,或腹痛,或干呕,或咽痛,或利止脉不出者。用大附子一枚,制法同前,甘草炙一两,干姜三两,水五升,煮取二服,温和服,其脉即出者愈。如面赤,本方加葱白九茎;腹痛,加炒白芍药;呕,加生姜一两;咽痛,加桔梗五钱;利止脉不出,加人参二两。○治阴毒伤寒,少腹疼痛,腰痛,手足厥冷,或作呃逆,六脉沉细。用附子一枚,制法如前,干姜一两,水三升,煎一升,加食盐三分,候冷服。○《方脉正宗》共九首治痰厥气闭,昏不知人,或口眼㖞斜等证。用川附子、广木香、川乌头各五钱,天南星、干姜各一两,水一大升,煎三合,温和服。○治胃冷有痰呕吐。用川附子一枚,半夏二两,俱切片,俱姜酒煮干,每日用附子一钱,半夏二钱,水二大钟,煎七分服。○治手足麻痹,或瘫痪疼痛,腰膝痿痹,或打扑伤损,闪肭痛不可忍。用生川乌、五灵脂各四两,威灵仙五两,俱酒浸洗,烘干为末,酒糊丸,梧子大。每服十五丸,淡盐汤下。此药常服,其效如神。○治腰脚冷痹疼痛,兼有风者。用川乌头三个,去皮脐研为末,米醋调涂帛上,贴患处,其痛立止。○治脚气肿疼,久不瘥者。用生附子一个,去皮脐,研为末,生姜汁调如膏,涂之。药干再涂,肿消为度。○治十指疼痛,或麻木不仁。用大附子,切片,童便和酒煮干。每用一钱,配当归一钱五分,木香五分,桂枝七分,水二碗,煎服。○治手臂冷麻或疼痛。用附子切片,童便酒煮一两,于白术、山药、茯苓各二两,山茱萸肉三两,泽泻、肉桂、牡丹皮各一两五钱,怀熟地四两,酒煮,捣膏为丸,梧子大,每早晚各服三钱,白汤下。○治风寒湿痹,麻木不仁,或手足不遂。用川乌头为末,每以薏米煮粥一碗,入乌头末四钱慢熬,稀稠得所,下姜汁二匙,蜜三大匙,空腹啜之。《左传》云:“风淫末疾”,“末疾”谓四肢也。脾主四肢,风淫客肝则侵脾而四肢病也。此粥极验。○治霍乱阴寒,吐泻厥逆,脉将脱者。用附子、人参各五钱,白术一两,甘草二钱,水煮冷服。○《证治准绳》治中风中气,汗出、鼻鼾、遗尿、眼合,痰声如拽锯,此五绝证。用大剂附子、人参各一两,甘草五钱,于白术八钱,用水八碗,煎三碗,温和徐徐服。屡有得生者。○方龙潭共五首治中风偏废。用大附子一个,切片,姜酒煮,羌活、乌药各一两,当归身二两,酒炒,共为末。每服四钱,姜汤调服。○治半身不遂。用附子一两切片,姜酒煮干,当归二两炒,以无灰酒二壶,浸七日,隔日饮一合。○治风病瘫缓,手足軃曳,口眼㖞斜,语言蹇涩,步履不正。用川乌头、五灵脂各二两,人参五钱,当归一两,共为末,白汤为丸,如弹子大,每服一丸,生姜汤化服,服后饮酒一二杯,一日二服。服十日,便觉手活动也。○治口眼㖞斜。用生川乌头、青矾各等分,为末。每用一字,嗜入鼻内,取涕吐涎,立效。○治卒忤停尸口噤。用附子末二分,吹入喉中,立瘥。○杨氏《小品》治产后中风,身如角弓反张,口噤不语。用川乌头一两切片,黑豆半升,乌鸡粪一合,三味同炒焦黑,投入好酒三升,搅百余转,以绢滤取,酒微温,服一小盏取汗。若口不开,抉齿灌之,以瘥为度。○《梅师方》治诸风纵缓,言语蹇涩,遍身麻痛,皮肤瘙痒,及妇人血风,头痛目眩,肠风藏毒,下血不止者,或痛风挛搐,顾颔不收者,服六七次即瘥。用川乌头一两,去皮脐,姜酒童便制,生荆芥穗二两,共为末。醋面糊为丸,梧子大,温酒或白汤,每服二十丸。○《方脉正宗》治久病呕哕反胃,虚而无热者。用制附子、人参、陈皮各二钱,水煎服。○朱氏《集验方》治水肿喘满,不拘大小男女,由中下二焦,气不升降,为寒痰痞膈,故水凝不行,发为肿喘,医者各束手,服此药,则小便自通,喘满自愈。用附子一个,去皮脐,切片,姜酒童便浸煮。每服用三钱,水二碗,煎八分,随将此药汁磨沉香一钱,和入冷饮。用附子虽十余枚亦无害,以瘥为度。小儿减半,宜忌油腻、酒、面、盐味,百日。○夏吏部方治痰厥头痛如破,厥气上冲,痰闭胸膈。用制附子、制半夏各二钱,甘草一钱,水煎服。○《方脉正宗》治三阴久疟不愈。用大附子,制法如前,用三钱,于白术、当归身、半夏姜制、川牛膝、柴胡、牡丹皮各一钱五分,水二大碗,煎八分,温和服,十剂愈。或加人参一钱亦可。腹胀者,加厚朴一钱五分。○《永类方》治久年坚癥积聚。用附子制法如前三钱,于白术二钱,川黄连一钱,枳实一钱五分,水煎服,或作丸,食前服三钱亦可。○稽春山方治金疮受风,血冷胀痛。用制附子、当归各二钱,红花、桂枝各一钱,水煎服。○《方脉正宗》治脾虚久泄,或老人虚人中气不足,藏寒洞泄。用制附子五钱,于白术炒、肉豆蔻面裹煨熟、补骨脂酒炒各三钱,甘草、木香各八分,水煎服,或作丸服亦可。久痢赤白,休息不止,此方亦治。○《丹台集》治脚气肿木,因脾虚胃弱者。用制附子、白术、肉桂各三钱,木瓜五钱,木香一钱,水煎服。○《金匮》方加味治寒疝腹痛绕脐,手足厥,自汗出,脉弦紧。用制附子五钱,小茴香、肉桂三钱,木香一钱,干姜二钱,甘草五分,水煎服。○《崔氏方》治寒疝引胁肋心腹皆痛。用川乌头二两,切片,以白蜜四两,和水二碗,煮令透,捣烂为丸,梧子大。每早晚各食前服三十丸,永除。○《济生方》加味治寒疝滑泄,腹痛肠鸣。用制附子三钱,补骨脂炒五钱,木香一钱,苍术、白术各二钱,水煎服。○丹溪方治寒厥诸疝,腹痛恶寒。小肠气,膀胱气,一切寒疝诸痛,挛急难忍,汗出厥逆。用大附子一个,制山栀一两炒黑焦,每各服三钱。○陈月坡方治呕血吐血,或血崩脱血,盈盆盈桶,面色青惨,六脉欲脱,四肢厥冷,或自汗出,危极者。用制附子五钱,人参一两,姜炭八钱,水二大碗,煎八分,温和服。○同前治阳虚吐血。用生地黄一斤,捣汁入酒少许,以制附子一两入汁内,砂锅内煮成膏,取附片烘干,入淮山药二两,研末,以膏和捣丸梧子大,每空心米饮下三四十丸。一妇人患此,屡发屡止,得此全愈。○王侍中方治中年之人,阳气衰微,睛光昏暗,视物不明。用大附子一个,切片,童便姜酒煮透,大怀熟地五两,枸杞子四两,山茱萸肉、淮山药、茯苓各三两,牡丹皮、泽泻各一两五钱,肉桂二两,共为末,炼蜜丸梧子大,每早晚各食后服三钱,白汤下。○姚声远《外科正言》治痈疽发背,脓血大泄，元气大虚，渐至阳微恶寒，呕逆不食。用制附子、黄耆、白术、人参各五钱，肉桂、砂仁各三钱，甘草一钱，水煎服。○薛氏方治泄泻不拘久暴，频泄过多，阳气旋脱，四肢厥冷，人事昏迷者。用制附子八钱，人参一两，苍术、白术炒、肉桂、木香、肉豆蔻面裹煨各二钱，甘草炙一钱，水煎服。○《全幼真诠》治痘疮冷陷灰塌，寒战咬牙，泄泻不食。用制附子三钱，人参、白术、黄耆、肉桂各二钱，木香、白芍药酒炒各一钱，水煎，加桑虫一条，挤出肉汁，和服。○治一切诸病，服寒药过多，渐至真阳不足，虚火上升，咽喉不利，饮食不入，或再服寒药愈甚者。用制附子一两，怀熟地四两，山茱萸、茯苓、山药各三两，牡丹皮、泽泻各一两，肉桂二两，炼蜜丸。每早晚各服三钱，盐汤下，或将丸料分作十剂，水煎服亦可。

续集杂方：《经验方》治年久头痛。用川乌头、天南星等分，共为末，葱汁调，涂太阳穴。○《集简方》治头风斧劈难忍。用川乌头末，烧烟熏碗，温茶泡服之。○《圣惠方》治一切头痛。用大附子一枚，剜一孔，入全蝎五枚在内，以孔内余附末，用钟乳石三钱，火煅为末，加白面少许，和附末乳粉，水调作糊，包附煨熟，共研末，取葱涎和丸梧子大。每用花椒二十粒，食盐三分，泡汤吞药五十丸。○《普济方》治鼻渊脑泄。用生附子末，葱涎和如糊，盦涌泉穴。○治无故耳鸣，昼夜不止。用川乌头末，石菖蒲末各等分，绵裹塞之，一日一换。○《本草拾遗》治耳卒聋闭。用附子醋浸，削尖插之，或更于附子上，灸二七壮。○《肘后方》治耳聤脓血不干。用生附子为末，掺入耳中。○治喉痹肿塞。用大附子切片，姜汁童便煮，晒干，以蜜涂上，炙之令干，病人口内含之。已成者即脓，未成者即消。○《经验方》治久患口疮。用生附子为末，醋面调贴足心，男左女右，日再换之。○《宣明方》治寒厥心胃疼，及小肠膀胱疝气痛不止者。用制附子五钱，郁金、玄胡索醋炒、广木香、小茴香、黑牵牛头末各四钱，共为末。每用一钱，醋汤调服。○《千金翼方》治疔疮肿痛。用附子，为末，醋和涂之，干再换。○治痈疽肿毒初起。用生附子末一两，水三碗，慢火熬稠，涂上留顶，立消。○《外科枢要》治痈疽努肉突出，疮口不敛。用生附子，为末，水调敷上，外以艾火灸数壮，令热气通内，即消。○谈氏方治手足冻裂。用附子为末，白汤和面少许，涂之。

乌头、附子、天雄尖：李氏曰：方书用此吐风痰，止癫痫，取其辛烈雄壮之力，直达病所，无他义也。

集方：《和剂局方》治风厥癫痫，或大人中风，痰厥昏迷，或小儿惊风，痰涎上壅，牙关紧急，上视搐搦，并宜用乌头尖、蝎梢各七个，铜绿三钱，俱研极细，和匀，姜汁面湖丸，如黄米大。大人服二十丸，小儿服七丸，或五丸，三丸，量儿大小加减，俱薄荷汤下。○《永类方》治小儿脐风撮口。用生川乌尖三个，全足蜈蚣半条，俱酒浸烘干，麝香五厘，俱研末，以少许吹鼻，得嚏，再以薄荷汤灌下三分。

天雄：味辛，气热，有毒。乃种附子而生，变出其形。不生附、侧，经年独长而大者，故曰天雄。其长而尖者，谓之天锥，象形也。其主治与附子同。惟治风寒湿痹，较之附子更烈耳。

卢不远先生曰：合名与形，当属阳中之阳，只能助长，不能化育，命门之用药也。

侧子：味辛，气热，有毒。**李氏**曰：侧子生于附之侧，故名。侧子、附子，皆是乌头下旁出者，以小者为侧子，大者为附子。**陶氏**言：附子边角，削取为侧子，甚谬。此物散生附子旁侧，体无定在，其气热劣而轻扬，专于发散四肢，充达皮毛，为治风之药。多入瘫痪药中，古方多不用。迩来医家疗脚气有验，故录之。

集方：甄氏方治脚气久不消。用侧子一两切片，童便浸五日，去宿便，再换新便，和黑豆一合同煮，俟豆熟，取侧子片晒干。每剂用侧子一钱，木瓜五钱，当归、川芎各一钱五分，水煎服。

漏蓝子：味辛，气热，有毒。**李氏**曰：此又侧子之琐细未成者。古方不入汤、丸、散、服食药中，仅宜敷贴外科消毒药内。误服令人丧目。按《大明会典》载四川成都府，岁贡天雄二十对，附子、乌头各五十对，漏蓝子二十斤，不知作何用也。

集方：按《类方》云：一人两足生疮，臭溃难近。用漏蓝子一枚，生研为末，入腻粉少许，井水和津唾调之，敷上渐消。

草乌头

味辛，气热，有大毒。

吴氏曰：形如乌之头，有两歧相合，如乌之嘴，故又名乌喙。又有三歧者，古书名两头尖。《菊谱》云：鸳鸯菊即其苗也。然附子、天雄有偶生两歧者，亦谓之乌头，非此乌头也。此系南北各路野生，故名草乌头云。本草误入川乌头条中，大谬。按《后魏书》言：辽东塞外，秋收草乌头为毒药，射禽兽。又《续汉五行志》言：西国生独白草，煎汁，猎人取此敷箭，射禽兽十步即倒，中人亦死，故又有射罔之名。**李时珍**曰：草乌头，南北东西，山陵平泽，处处有之。根苗花叶与川乌头大同小异。但此系野生，并无酿造灌养之法，其根外黑内白，皱而枯燥，形如芋艿，大者长寸，小者豆粒，底圆顶尖，然毒则甚于川乌头，置燥地反湿，置湿地反燥，飞鸟触其毒则堕，走兽遇其毒则僵，此猛烈有毒，无妄之药也。修治：切作薄片，童便和醋煮百滚，入锅内，炒爆黄，方可入药用。入风痹药中，大料不过二三钱，小料不过数分，倘不修制误用，令人心膈闷乱，言语不出，如病怪状，谨之。设有中此毒者，以甘草、蓝汁、浮萍、荠苨、冷水，皆可一味解之。

草乌头：《本经》去风寒湿气，《别录》逐痰攻毒之药也。瞿秉元稿其性猛劣有毒，其气锋锐且急，能通经络，利关节，寻蹊达径，而直抵病所，宜其入风寒湿痹之证，或骨内冷痛及积邪入骨，年久痛发，并一切阴疽毒疡诸疾。遇冷毒即消，热毒即溃，自非顽风急疾，不可轻投入也。观其煎汁敷箭镞，能杀禽兽，闻气即堕仆，非性之锋锐捷利，酷劣有毒，能如是乎？即有风湿痹疾，痈疡急证之人，平素禀赋衰薄，或向有阴虚内热吐血之疾，并老人、虚人、新产人，切宜禁用。

　　集方：《方脉正宗》治中风瘫痪，手足颤掉，言语謇涩，身体麻木，痿痹不仁，或腰脚冷痛，或膝眼酸痛并湿滞脚气，足肿难行。用草乌头三两炮，川乌头二两炮，乳香、没药各一两，共为末，用黑豆一升，以斑蝥二十一个，去头翅，同煮，豆熟，去蝥取豆，焙干为末，配草、川乌头、乳、没四味，共和匀，以醋打面糊丸梧子大。每服三十丸，温酒下。○《活人心统》治年久麻痹不仁，或历节风痛，不拘男妇，皆可用。用草乌头八两，去皮切片，以酒浸一夜，晒干，炒黄色，磨极细末，布袋一个，盛嫩豆腐脑，约豆料一升，入乌末在内，和匀压干，再入甑上蒸半日，取出捣成膏，晒干为末。每服八分，葱酒送下。○《杨仁斋选方》治一切风证，不拘头风、痛风、风痹、挛掣疼痛。用草乌头八两，川乌头二两，俱去皮，酒浸一宿，隔汤蒸半日，捣为末，用生葱、生姜各四两，俱捣如泥，拌草川乌末在内，和作饼子，以楮叶铺盘内，安饼于楮叶上，又以楮叶盖之，再盖布帛等物，七日，待出汗蒸黄，乃晒干，舂为末，又以生姜汁打面糊为丸，梧子大，每服三十丸，白汤下，日二服。服后汗出，宜避风，寻愈。○《寿域方》治破伤风。用草乌头切片酒拌，炒黄为末，每以一二分，温酒调服出汗。○戴古渝方治偏正头风。用草乌头、真川芎、苍术各四两，俱切片，生姜、生葱各五两，捣成膏，拌草乌、川芎、术片，入瓷瓶内封固，埋土中，春五、夏三、秋七、冬十日，取出晒干，拣去葱姜渣，将草乌、川芎、苍术，晒干为末，醋打面糊为丸，梧子大。每服二十丸，临睡时温酒下，立效。○《济生方》治妇人血风头痛。用草乌、栀子各等分，为末，用葱头自然汁调涂，随左右痛处。药汁勿流入眼，宜避风。○《圣济总录》治脑泄臭秽。用草乌去皮醋拌炒五钱，苍术炒、川芎炒各一两，为末，面糊丸梧子大。每服十丸，茶下。○《千金方》治耳痒如流水，或耳鸣如风雨声，不治成聋。用生草乌，削如枣核大塞之，日易二次，不三日愈。○江比行手集治喉痹口噤不开欲死者。用草乌、皂荚各等分，为极细末，入麝香少许，擦牙，并嗜鼻内，喉自开也。又方，用草乌尖、石胆矾各等分，为末。每用一钱，醋煮皂荚汁调稀，扫入喉间肿处，流涎数次，其毒即破也。○金唯川手集治牙疳臭烂，穿透口鼻。用生草乌烧灰，入麝香少许，为极细末糁之。○《肘后方》治腹中癥癖坚结，妨害饮食，形容羸瘦。用草乌二两切片，醋拌炒，真川椒三百粒，共为末，大麦面打稀糊为丸，如梧子大。每服五丸，白汤下。○韦氏方治心胃攻痛，㽲心寒疝，常发不愈者。用草乌，切片，醋炒，吴茱萸炒各等分，红曲打稀糊为丸，麻子大。每服十丸，日二。○《外科集验方》治内痔不出。用生草乌为极细末，津唾调点肛门内，痔即反出，再用枯痔药点之即落。○王士明家传治疔疮恶毒初起。用草乌、川乌头、杏仁各七个，共为末，飞白面一两，井华水调搽，留头，以纸盖之，干则以苦茶润之。○《普济方》治疔毒恶肿。用草乌切片一两，醋半壶，熬成膏，摊贴，次日根出。

〇《梅师方》治蛇蝎螫人。用草乌头为末,敷之,血出愈。〇《千金方》治中沙虱毒。用生草乌末敷之。

白附子

味辛、甘,气热,有毒,纯阳之药。专引药势上行。

苏氏曰:白附子,本出高丽及东海新罗国,今凉州及辽东亦有。生砂碛下湿地,独茎似鼠尾草,细叶周匝,生于穗间,形似天雄,根似草乌头。小者长寸许,干者皱文有节,因与附子相似,故得此名,实非附子类也。修治:须切片,以黄豆汁拌炒,入药用。

白附子:祛风痰,朱丹溪解风毒,《别录》善散面上风行百病之药也。医魏景山稿故《日华子》治一切冷热风气,面鼾瘢疵,及疥癣风痒等疾。古方入面脂面粉中,并去风热血瘤痛痒,水湿疮疾。因其辛烈而散,上升之力,故能主面上百病,而行药势也。《别录》又主中风口眼㖞斜,小儿惊风搐搦,及妇人血痹心痛者,总缘此药辛热风升,故并及之。但气热性燥有毒,如血虚生风,内热生惊,似风似惊之证,须禁用之。

集方:《卫生方》治面上鼾黵。用白附子为末,卧时以汤洗面,用白蜜和涂,纸上贴之,久久自落。〇《简便方》治赤白汗斑。用白附子、硫黄、密陀僧各等分,共为末,姜汁调稀,茄蒂蘸擦,日三次。〇《杨氏方》治中风口眼㖞斜,或半身不遂。用白附子、白僵蚕、全蝎各四钱,枸杞四两,共为末,每服二钱,热酒调,食后服。〇《全幼心鉴》治小儿急慢惊风。用白附子、甘草、胆星、全蝎、白僵蚕、钩藤各一钱,天竺黄、白檀香各二钱,牛黄五分,共为末,每用一钱,薄荷汤调服。〇同前治小儿暑风暑毒入心,痰塞心孔,昏迷搐搦,此乃危急之证。用白附子、天南星、半夏,各等分,俱生研为末,猪胆汁和姜汁为丸黍米大。一岁一丸,以薄荷汤化下,令儿侧卧,呕出痰水即苏。〇《济生东方》治妇人血痹心胃疼。用白附子,切片,姜汁浸一日,晒干,为末。每服二钱,花椒生姜汤调下。〇《太医院禁方》治风痰眩晕头痛,体气壮实者。用白附子酒浸炒,石膏火煅红,各四两,朱砂三钱,甘草五钱,共为末,用姜汁打米糊为丸,如梧子大。每服五十丸,食后苦茶送下。

追风祛痰丸:治诸风痫癫风。世之患此病者甚多,用此得效者甚广。用白附子面裹煨,防风、天麻、僵蚕、牙皂俱炒燥,各一两,全蝎、木香各五钱,枯白矾、川黄连各三钱,南星三两,白矾、牙皂各五钱,煎汤浸一宿,半夏六两,用牙皂、生姜各二两,共捣烂泡汤浸三日,滤起晒干,人参、白术各一两,共研为末,姜汁半盏和饴糖为丸,如梧桐子大。每服七八十丸,淡姜汤送下。〇治劳役辛苦人病痫。用白附子一两,天南星二两,牙皂一两,生姜汁一碗同煮透,人参、黄耆、茯苓、甘草、白术、当归、川芎、白芍药、肉桂、木香，各一两，俱用酒拌炒，怀熟地四两，姜汁一碗，酒一碗，同煮干，饭锅上蒸五次，捣膏；紫河车一具，不拘头生次生，男胎女胎，只要无病妇人者佳，酒煮烂捣膏，和入前药内，再捣匀，丸梧桐子大。每早晚各服五钱，白汤下。

天南星

味苦、辛，气温，有毒。阴中之阳，可升可降，乃肺经本药。欲其下行，以黄檗引之，得防风则不麻，得牛膝则不燥，得火炮则不毒，得牛胆汁拌制则凉润而活利痰结，得生姜汁拌制则温散而通行毛窍，乃急方之燥剂也。

李氏曰：天南星，又名虎掌。因叶形五出为爪，故名。其根圆白，形如老人星状，故又名天南星。**藏器陈氏**曰：出汉中山谷及冤句、安东、河北州郡，今近道亦有之。四月生苗，高尺余，独茎，上有叶如鼠尾，中生一叶如匙，裹茎作房，旁开一口，上下尖，中有花，青褐色，结实如麻子，熟即白色，自落布地。一子只一窠，九月叶零取根，但初孕之根，仅如豆大，渐长者似半夏而扁，年久者始圆及寸，大如鸡卵。周匝生芽三四枝，或五六枝，圆如指顶，宛若虎掌。又冀州一种，二月生苗，高一二尺，茎似荷梗，叶似蒟蒻，两枝相抱，五月开花，黄色，似蛇头。七月结实，作穗如石榴子，二八月采根，似芋而扁，与蒟蒻相类，人多误采，混不可辨。但蒟蒻茎斑花紫，根大肌粗；南星根小，花黄肌腻，炮之易裂为别。然南星即虎掌，同类而异种。其根大者，周匝亦有圆芽，但不若虎掌，茎叶似爪，五出分列也。又江州一种草南星，叶大如掌，面青背紫，三四叶为一本，经冬不凋，不结花实，根之四畔，亦有圆芽。名象虽同，性气迥别，不可不辨。修治：南星取重一两者，气深力倍，用治风痰，须用温汤，洗净去涎，再以白矾、皂角煎汤，浸三四日，每日一换，浸足曝干用。设有急用，用湿纸包裹，埋糠灰火中周匝，绽裂便可用矣。又一法：以酒浸一宿，用桑柴火蒸之，常令洒酒入甑内，令气猛，一时取出剖开，味不麻舌为度。又一法：以生姜杵碎，拌南星，和黄泥封包，煨熟，去泥用。若造曲，用生姜汁及矾汤，和南星末作小饼子，安篮内，用稻草包盖，俟上有黄衣生，取出晒干收之。又造胆星法：将南星研细末，腊月取黄牯牛胆汁和匀，仍纳胆囊内，悬挂有风处干之，年久愈佳。

天南星：开结闭，苏颂散风痰之药也。白尚之集治中风不语，口眼㖞斜，时珍麻痹不仁，或跌扑损伤，血凝气聚，或打伤头脑，藏器破伤风肿，或痈疽痰核，红肿坚结。此剂味辛而麻，能治风散血。气热而燥，能胜湿逐涎。《开宝》性紧而毒，能攻闭开结。古方又谓能堕胎，因其有散血之力故也。但其性味辛燥而烈，与半夏略同，而毒则过之。半夏之性燥而稍缓，南星之性燥而颇急。半夏之辛劣而能守，南星之辛劣而善行。如阴虚血少，血热血燥之人，不可用也。前人以牛胆制之，名曰胆星。牛胆苦寒而润，有益肝镇惊之功。制星之燥而使不毒，若风痰湿痰，急闭涎痰，非南星不能散。如小儿惊风惊痰，四肢搐搦，大人气虚内热，热郁生痰，非胆星不能疗也。二者施用，随证投之。

集方：《方脉正宗》治中风不语。用天南星为末，以指头蘸少许，揩上下两齿间，再用温姜汤数茶匙，灌下。○《直指方》治风中经脉，口眼㖞斜，四肢麻痹，或半身不遂。用天南星切片，姜矾水煮二两，白术、黄耆、当归、川芎、川萆薢，各二两五钱，作十剂服。或作丸亦可。○李德林《方议》治打扑金刃伤及破伤风,伤湿,其证强直如痫痉状者。用天南星、防风,等分为末,水调敷疮,出水为妙,仍以温酒调服一钱。已死心尚热,用童便调灌二钱。斗殴内伤并坠压者,酒和童便,速灌二三钱,即苏。亦可煎服。○同前治跌扑损伤,血脉凝滞不散,疼痛甚者。用天南星为末,姜汁和酒调涂,如干燥,不时用酒,以鹅羽蘸涂。如跌磕伤肉与骨,血出淋漓,以天南星,为末,干盦伤处,自然生肌收口。○姚氏《日闻录》治湿痰臂痛。用天南星、苍术等分,生姜减半,水煎服。○《外科正宗》治痈疽初起红肿。用天南星捣烂,和米醋调敷,留顶。○严子礼方治痰瘤结核,生皮肌头面,大者如拳,小者如栗,或软或硬,不疼不痒。用天南星为末,米醋调涂。每日频换贴,即消。○《方脉正宗》治大小气闭昏塞,痰涎上壅。用天南星一两切片,姜汁浸,晒干炒,猪牙皂角去挺五钱,广陈皮八钱,共为末。每服二钱,姜汤调下。○钱乙方治小儿急慢惊风,痰迷昏塞,手足搐搦。用胆制南星、天竺黄各一钱,朱砂五分,共为末,姜汤调服,一岁二分。○《全幼心鉴》治小儿痫后喑不能言。用胆南星为末,姜汤调服。○《直指方》治冷风入脑,鼻内结硬,遂流髓涕不止。用大天南星切片,姜汤泡一次,焙干,每用二钱,甘草五分,大枣七个,同煎服。服三四剂,其硬物自出,脑气流通,髓涕自止,再以大蒜和荜拨末作饼,布贴囟间,再隔布以熨斗熨之,或以香附、荜拨末,用少许,频吹鼻中。○《杨氏家藏》治酒积酒毒。用天南星切片,姜汤泡浸一日,焙干为末,红曲打糊为丸,如梧子大。每早晚各百余丸,白汤下。○《普济方》治肠风泻血,诸药不效。用天南星一两,生姜五钱,各切片,和石灰三钱,共炒焦黑色,共为末,酒糊丸梧子大。每早服三十丸,白汤下。○钱乙直方治小儿解颅,囟开不合。用天南星为细末,酒调贴囟门,立效。○《医说》治解颐脱臼,不能收上。用天南星为细末,姜汁调涂两颊,一夜即上。○《经验方》治小儿走马疳蚀,透骨穿腮者。用生南星一个,当心剜空,入雄黄末二钱,面裹烧灰,去面为末,入麝香少许,掺疮上,数日甚效。

玉簪花

味甘、辛,气寒,有毒。

李氏曰:玉簪,处处园圃栽植。一二月生苗成丛,高尺许,柔茎如白菘,其叶大如扇,圆而有尖,叶文如车前叶,青白色。六、七月抽茎,茎上有细叶,中出花十数朵,洁白如玉,长二三寸,本小末大。未开时,酷如玉簪形,故名。又如蘑菇之状,开时微绽四出,中吐黄蕊,颇香。不结子。其根连生,如鬼臼、射干、生姜辈,有须。冬月茎枯则下根结一白,新根生,旧根腐矣。亦有紫花者,叶稍狭耳。皆鬼臼、射干之属也。

玉簪花根:解痈毒,李时珍稿化骨梗之药也。顾汝琳稿其性捷利,推荡甚速,非可常服、屡服之剂。善用者,惟取其随证权用而已。

集方:《海上方》治乳痈初起,用玉簪花根,擂烂,取汁一盏,和热酒服,以渣敷患上。〇《乾坤生意》治误食骨物，哽碍喉下。用玉簪花根捣烂，取自然汁，以竹筒灌入喉中，其骨自下。不可着牙齿。〇余居士方治牙痛欲落不落。用玉簪花根，干者一钱二分，硼砂、威灵仙各五分，草乌头二分，俱为极细末，以少许点痛牙处，即自落也。〇黄马三方治妇人断产。用玉簪花根、白凤仙花子各二钱，紫葳三钱，辰砂一钱五分，俱为极细末，蜜和丸，梧子大。产后一月内以热酒半盏，五更时服之，分作二次服。〇《蜀氏本草》治斑蝥毒。用玉簪花根，捣汁服之，即解。

玉簪花、叶：味气同根。**李氏**曰：治蛇虺螫伤，捣汁和酒服，以渣敷之，中心留孔出毒气。

江鲁陶先生曰：玉簪花根叶，捷利推荡，力能化骨落牙，下胎断产。此猛利之物，除此数事外，不可轻用。

半　夏

味辛、苦，气平，有小毒。气味俱薄，沉而降，阴中阳也。入手阳明、太阴、少阴三经。

苏氏曰：半夏在处有之。今青州、齐州、吴中、浙中亦有，以齐州者为胜。生田野丘泽间。二月生苗，一茎或三四茎，高七八寸，茎端三叶，浅绿色，颇似竹叶。五月生，连缀茎下，形似羊眼，圆而且白，八月采用。又江南一种，叶似芍药，形大径寸，南人特重之。又一种，白傍尢子，绝似半夏，但咬嚼味不甚辛麻，微酸者，伪充半夏，不可入药用，宜辨之。修治：每半夏一斤，用白芥子四两为末，以酽醋先调芥子末，次将半夏投入，浸洗之，以涎尽为度，再以生姜四两，泡汤浸半夏，冬五夏三日，晒干切片用。如法修治，不切片，或研末，用姜汁共酒，和作饼子，布包，待发点出黄白衣，谓之半夏曲。

半夏：日华子散风寒，利痰涎，甄权开结气，朱丹溪燥脾湿，温内寒之药也。释医临水稿此药生当夏半，本脾胃中州之剂，主治阴阳相半之邪，故治伤寒邪在少阳半表半里之间。若寒热往来，若腹胀呕逆，若咳，若悸，若烦，若眩，若胁下痞硬，入柴胡汤，为开枢纽之剂。入杂病方，治心下痞坚、胸胀饮积，或泄泻肿满，肠鸣喘嗽，或霍乱呕吐，疟痢瘴气，是皆脾胃寒湿之证。或中风中气，痰闭昏迷，或痿痓癫痫，惊悸狂越，或心烦闷乱，眩运动摇，或痰厥头痛，时吐冷涎，或痰包心络，终夜不寐，是皆脾胃郁痰之证，半夏并能治之。观其辛温善散，辛能理气开郁，温能攻表和中，所以风寒暑湿四气相搏，郁滞不清，非半夏不能和，七情六郁，九气所为，结塞于中，非半夏不能散。古方立二陈汤，以半夏为君，意在此也。但辛温性燥有毒，虽能祛湿化痰，分水实脾，散寒气，开郁结为专功，所大忌者，惟在阴虚血少，津液不足诸病，故古人立三禁，谓血家、渴家、汗家也。凡一切吐血、衄血、咯血、咳血、溺血、淋血、便血、痔血，及齿衄，舌上出血，金疮，产后失血过多者，肾水真阴不足，内热发渴，中暑发渴者，阳虚自汗，阴虚盗汗者，并心热烦躁诸证，皆所当禁者也。

缪仲淳先生曰：半夏辛温而燥，应忌者尚多。凡少阳之邪，渐入于里，转烦转渴，或见鼻衄者；呕吐由于火冲胃热，而不由于寒湿痰饮者；心下痞坚胀满，由于脾阴不足，中焦营气不能施化，而不由于寒冷饮食停滞者；气喘由于气虚，而不由于风寒所郁者；咳嗽由于阴虚火空，上炎烁肺，喉痒内热，煎熬津液，凝结为痰，而不由于寒湿风冷者；霍乱呕吐，腹痛泄泻，由于暑热伤肺，而不由于寒湿停食者；疟疾，由于阴虚气疲，久发不愈，而不由于风暑寒湿所感者；痢疾，由于热积大肠，脓血闭滞，后重窘迫，暴感时气，而非久痢脾虚湿滞者；中风中气，偏枯拘挛，痰壅失音，由于中气大虚，阴阳两败，而不由于痰厥气闭者；痿躄，由于脾气衰弱，而不由于湿热伤筋脉者；痉病，由于汗多亡阳，失血损阴，热极伤气，而不由于邪结气留而成者；癫痫由于心虚神乱，惊悸由于肝虚胆热，狂越由于阳重热极，三证俱不由于痰迷胞络者；头痛，由于火盛血虚，而不由于痰厥攻脑者；不寐，由于心胃无血，肝胆有热，而不由于痰聚心胞者；小儿吐痰，由于伤热生涎，而不由于脾胃停积者，俱禁用之。其所最易误而难明者，世医类以其能去痰，凡见痰嗽，莫不先投之。殊不知咳嗽吐痰，寒热骨蒸，类皆阴虚肺热津液渐干之候，误服此药，愈损津液，则肺藏愈燥，阴津愈竭，浓痰转多，必致声哑，为病必笃。盖此物，本脾胃药，而非肺肾药也。如寒湿痰饮作嗽，属胃病者固宜，然亦百之一二，其阴虚火炽，煎熬真阴，津液化为结痰，以致声哑发咳者，往往而是。故凡痰中带血，口渴咽干，阴虚咳嗽者，大忌之。司医者，谨诸！戒诸！

汪石山先生曰：脾胃湿热，气蒸为涎，涎化为痰，此非半夏，曷可治乎？俗医以贝母代之，反滋湿滞，是翘首待毙矣。

李时珍先生曰：脾无湿不生痰，故脾为生痰之源，肺为贮痰之器。半夏治痰，为其味辛气温，体滑而性燥也。故行湿而通大便，利窍而泄小便，所谓辛走气，辛化液，辛以润之是已。丹溪翁又谓：半夏辛温，能使大便润而小便长。《局方》半硫丸，治老人虚寒秘，皆取其辛温能散，能行能润也。此说特为寒痰湿痰，壅闭二便而设也。若使血虚火结，二便闭涩不行，妄用温燥之物，宁无悍劣之祸乎？故甄氏方谓非水湿痰癖之邪而用之，是重竭其津液也，岂其所宜？

集方：仲景方治伤寒病在少阳，寒热往来，头角痛，胸胁痛，口苦，或心胸痞满，或烦而呕。用半夏姜制一钱，柴胡、黄芩、人参，各八分，甘草六分，生姜二片，水煎服。○《方脉正宗》共方七首治脾胃虚寒，兼有湿痰，泄泻肿胀者。用姜制半夏、苍术、白术俱炒各三钱，砂仁、木香、人参各一钱，炮姜一钱五分，水煎服。○治肠鸣，由里虚有湿痰者。用姜制半夏、人参、黄芪、茯苓各二钱，广陈皮、木香各八分，加生姜、大枣各一钱，水煎服。○治痰火喘嗽。用姜制半夏、黄芩、花粉、杏仁、白芥子各一钱五分，水煎,加竹沥十余茶匙。○治风寒喘嗽。用姜制半夏一钱五分,桂枝一钱,干姜一钱,甘草五分,陈皮、杏仁各八分,水煎服。○治气滞喘嗽。用姜制半夏、陈皮、枳壳、桑皮、茯苓、桔梗、前胡、苏子、杏仁各一钱,甘草五分,水煎服。○治气虚喘嗽。用姜制半夏、广陈皮,各一钱五分,茯苓、人参、白术各一钱,甘草五分,水煎服。○治肺热喘嗽。用姜制半夏一钱,黄芩、黑山栀、桑皮、薄荷、玄参、知母、蒌仁,各一钱二分,甘草五分,水煎服。○方龙潭《本草》方共五则治阴霍乱吐泻。用姜制半夏、于白术、干姜、附子、人参、肉桂各二钱,陈皮、甘草各八分,水煎冷服。○治伤暑热,霍乱吐泻,口渴喜冷水者。用姜制半夏、厚朴、陈皮各一钱,川黄连、黄芩、滑石、木通各一钱五分,伤食者加枳实二钱,水煎服。○治疟疾瘴气。用姜制半夏、陈皮、厚朴、苍术各一钱,黄芩、柴胡、干葛、知母各一钱五分,加姜、枣煎服。○治久疟气虚。用姜制半夏、陈皮、白术、黄耆各一钱五分,当归、白芍、肉桂、鳖甲、牛膝各二钱,加姜、枣煎服。○治痢方:不用半夏,惟呕吐痰涎,腹胀少食,胃寒口不渴者,少加用之。○以下十二方见《龚竹林家抄》治中风中气,里虚有痰者,宜参、耆、附、桂药中,倍加姜制半夏、胆星。○治风痰食痰,气闭生痰。用姜制半夏三钱,杏仁二钱去皮研,水一大盏,煎八分,临服时加沉香末五分调入,大压痰积,或酒食伤,极验。○治中风痰厥昏迷。用姜制半夏四两,甘草五钱,防风一两,俱炒研为末。每服五钱,姜汤调下。○治留痰成痿,手足无力,时呕痰涎者。用姜制半夏四两,酒炒苍术二两,真草薢、枸杞子各三两,俱炒研为末,作丸,空心服。○治诸病因痰流入筋络成痉者。用姜制半夏、胆星、天麻各等分,炒研为末。每服三钱,当归汤调下。○治癫痫痰结。用姜制半夏四两,天竺黄、胆星、天麻各三两,牙皂五钱,朱砂八钱,俱研极细。每服三钱,灯心汤调下。○治惊悸不宁,闻声即振乱者。用姜制半夏、胆星、天麻、天竺黄、人参、朱砂各等分,为末。每服一钱,灯心汤调下。○治痰聚心络,癫狂跳越者。用姜制半夏、胆星、川黄连各五钱,软石膏一两,火煅,俱为细末。每服三钱,姜汤调下。○治心烦闷乱,若怔忡者,用姜制半夏三两,茯苓、胆星、白术、人参各一两,研末。每早晚各服三钱,龙眼汤调下。○治痰厥眩晕。用姜制半夏三两,姜制南星二两,天麻一两,寒水石、雄黄各八钱,共研细末,神曲打糊,丸如黍米大。每服三钱,姜汤送下。○治痰厥头痛,或眩晕,时吐冷涎者。用姜制半夏、姜制南星、天麻、蒌仁霜各二两,川芎、川黄连各五钱,研细末,水发丸,如绿豆大。每早晚各服三钱,白汤送。○治痰包心络,终年夜不寐者。用姜制半夏、姜制南星、蒌仁霜各二两,川黄连、远志肉、石菖蒲、当归身、茯苓各一两,俱炒研为末,炼蜜丸如弹子大。每早晚各服二丸,灯心汤调下。○《妇人良方》治盘肠生产,产后子肠不收者。以生半夏末噙鼻中,则上也。○《肘后方》治产后晕绝不苏。以生半夏末,冷水和丸如大豆大,纳鼻中,即苏。○《直指方》治小儿惊风。用生半夏末一钱,牙皂末五分,吹少许入鼻中,有嚏即苏苏。○《保赤全书》治小儿重舌木舌,胀大塞口。用生半夏煎醋,含泪之。○娄东臣《救急方》治魇死,溺水死,自缢死,心头有温气者。用生半夏末吹入鼻中,半日即苏。○费善士自验方治打扑瘀痕。用生半夏末,水调涂之,一夜即散也。○钱阁老方治蝎虿螫人。用生半夏末,水调涂之,即止疼。○外科小品治诸瘘五六孔相通。用生半夏末,水调涂孔内,一日二次,渐平。

续集痰证杂方:《活法机要》治风痰喘逆,兀兀欲吐,眩晕欲倒。用姜制半夏二两,雄黄三钱,共为末,姜汁为丸,如梧子大。每服七八十丸,米汤下。○《和剂局方》治风痰喘急。用姜制半夏七个,炙甘草一寸,牙皂一挺,俱微炒,水煎服。○《活法机要》治湿痰咳嗽,面黄身重,嗜卧心惊,食饮不消。用姜制半夏、姜制南星、白术各二两,俱炒研为末,红曲打糊,丸如梧子大。每服百丸,白汤下。○《金匮要略》治痰积支饮,似喘非喘,似呕非呕,似渴非渴,似哕非哕,心下愦愦。用姜制半夏一两,生姜二两,水三升,煮一升服。○《和剂局方》治停痰冷饮,胸膈满闷,气短恶心,饮食不下,或吐痰水。用姜制半夏二两,陈皮一两,茯苓三两,分作五剂,水煎服。○《活法机要》治结痰不出,语音不清。用姜制半夏一两,肉桂二钱,草乌头切片炒,三分,共为末,姜汁打米糊为丸,如芡子大。每卧时服二丸,含咽化下。○《金匮要略》治呕哕眩悸,谷食不得下,因痰者。用姜制半夏一升,生姜八两,茯苓三两,分作五剂,水煎服。○同前治呕吐反胃。用姜制半夏三升,人参二两,水二升,煮取一升,渣用水如法再煮升五合,总和熬成稠膏,加炼白蜜一升,收之。每早午晚各服数茶匙。○《和剂局方》治胃寒哕逆。用姜制半夏一两炒,真藿香叶一两,丁皮五钱,共为末。每服四钱,姜汤调服。○《金匮要略》治妊娠呕吐。用姜制半夏二两,人参、干姜各一两,为末,每服一钱,白汤调下。○仲景方治黄疸喘满,小便自利者。用生半夏半斤,水煮五百沸,去水,加生姜片四两,水七升,煮取一升六合,不住手,徐徐服。有人气闭而死,心下暖,以此半升遂活。○《本事方》治白浊并梦遗。用生半夏二两,浸洗去涎,再煮百沸,切片晒干,猪苓二两同炒黄,去猪苓,入煅过牡蛎、茯苓各一两,以山药糊为丸,梧子大。每服百丸,白汤下。肾气闭而一身精气无所分泄,妄行而遗者,宜用此方。盖半夏有利性,猪苓能导水,使肾气通也。如下元虚怠者,不可用此。○《集简方》治喉痹肿塞。用生半夏,塞鼻内,涎出效。

○《万病回春》共方六首治痰泻久不止,或多或少,或渴或不渴。用半夏、陈皮、茯苓各二钱,甘草七分,苍术、白术、砂仁、厚朴、车前子各三钱,加生姜三片,乌梅二个,水煎服。○治胃寒呃忒不止,名丁香柿蒂汤。用半夏、丁香、柿蒂、良姜、肉桂、陈皮、木香、茴香、藿香、厚朴、砂仁各一钱,甘草五分,加乌梅二个,水煎,临服加沉香磨汁十余茶匙。如寒极手足冷，脉沉细，加童便制附子一钱五分，人参三钱。○治胃热呃逆，发热自汗口渴者，名柴胡柿蒂汤。用半夏、柴胡、黄芩、山栀、黄连、柿蒂、藿香、陈皮、竹茹各一钱，甘草五分，加灯心一团，水二碗，煎八分。临服加沉香磨汁，三四茶匙。○治胃中痰火发呃逆者，名连茹柿蒂汤。用半夏、砂仁、黄连、竹茹、柿蒂、苏子、陈皮、贝母各一钱，甘草五分，加生姜二片，乌梅一个，水煎服。临服时加沉香磨汁三四茶匙。○治水寒生冷停胃，发呃逆者，名藿姜柿蒂汤。用半夏、柿蒂、陈皮、藿香、苍术、白术、干姜、砂仁、木香、厚朴各一钱，甘草五分，加灶心土三钱，花椒二十粒，水煎服。临服加沉香磨汁十茶匙。○治阴虚阴火上升，发呃逆者，呃声从脐下上升也，名滋阴柿蒂汤。用半夏、麦门冬、知母、柿蒂、山茱萸、茯苓、牡丹皮、山药、泽泻各一钱，怀熟地五钱，加生姜二片，黑枣五个，水煎服。临服加沉香磨汁六七茶匙。

羊踯躅

味辛，气温，有大毒。又名闹羊花

苏氏曰：羊踯躅，生向阳山谷，随地皆有。初春即生，起苗一尺余，叶如桃叶。二月终结蕊，三、四月开花，深黄色，似瓜花。羊误食此草，即踯躅而死，故名。开花即采，日干用，不可近眼。

羊踯躅：祛风痛，日华子散顽痹之药也。葛小溪稿其性有毒，善能行散，故古方于风麻痹痛，《本经》贼风恶毒，诸痹之疾，因风寒湿邪为患者，用此立去。然非元气未虚，脾胃尚实之人，不可轻用。即用之，须配大补气血及解毒和胃之药，少用些须可也。

李时珍先生曰：此药有大毒。有人以其根入酒浸饮，遂至于毙。《局方》治中风瘫痪，伏虎丹中亦用之。不多服耳。

集方：《圣惠方》治风湿痹痛，手足身体不遂，肢节疼痛，言语謇涩。用羊踯躅花，酒拌蒸三次，晒干三次，为末，每以牛乳一碗，酒半碗，调服三分。○《续传信方》治风痰走注疼痛。用新鲜羊踯躅花，生天南星，并生时同捣作饼，甑上蒸四五遍，以麻布囊盛之，临时取焙，配枸杞子二倍，共为末，蒸饼，丸梧子大。每服五丸，温酒下。腰脚骨痛，空心服。手臂痛，食后服，大良。○牛省之方治脚气肿痛，或痛风手足骨节痛。用羊踯躅煎汤，不时淋洗，半月痊愈。○《海上方》治风虫牙痛。用羊踯躅一钱，草乌头二钱，俱用酒拌蒸，晒干为末，化黄蜡为丸，如黄豆大，绵包一丸，咬之追涎。

鬼　臼

味辛，气温，有毒。

《别录》曰：鬼臼，生九真山谷及冤句、荆州、峡州、襄州、越州属道等处。近以钱塘、余杭、径山者为上。钱塘者，味辛微甘，上有丛毛，余处味辛稍苦，无丛毛，力劣少异。苏氏曰：并生深山巖石之阴处。二三月挺生一茎，中空直上，茎当心心，叶居茎上，如初生荷叶，边出八角，面青背紫，丛生细毛，揉之气香。旦则东向，暮则西头。花开叶下，红紫色，连缀茎间，未曾见日，故又名羞天花。风来不动，无风自摇。其叶或二三层叠，总一茎，当心直上，或旁生歧出，必另贯心叶，不与本茎相连络也。李氏曰：鬼臼根如天南星相叠之状，故市人谓小者为天南星，大者为鬼臼，殊为谬误。岁生一茎，一茎枯，下生一臼矣。以九年十二年者更良。一说：一年一茎枯，一臼生，而旧臼随腐。盖陈新相易也。

鬼臼：攻湿积，日华子散瘀血之药也。黄正旸稿此药性沉而阴，味辛而烈，能攻散结痰、结气、结血等疾，缪仲淳说故前古主蛊毒鬼疰，精邪怪病，并传尸殚殟，及烦惑失魂，妄见诸物之疾。然此诸病何？莫非阴邪尸鬼之所为。凡物以类相从，故惟阴草乃能治乎阴鬼之贼害也。但味辛性燥，凡病属阳，阳盛热极，有似鬼魅为祟，及狂惑失魂妄见者，不可用。

集方：翁日恒方治气血痰饮，积胀成蛊。用鬼臼一斤切片，生姜二两，白矾五钱，泡汤浸二日，再用酒煮，捣烂成膏，巴豆肉三钱去油，沉香五钱，蟾酥五钱，俱为末，和入为丸，如黍米大。每早晚各服二三十丸，白汤送下。○《别录》方治鬼疰精邪怪病，并传尸殚殟，及烦乱迷惑失魂，妄见诸物之疾，或神鬼依附等证。用鬼臼，取新鲜者三两，捣烂，和米醋少许，贴胸中背心，数日渐退。未全愈，再贴。○《妇人良方》治子死腹中，胞破不生。此方屡效，救人几万数。用鬼臼，不拘多少，黄色，去毛，为细末如粉。每服一钱，无灰酒一碗，同煎八分，通口服，立生如神。○《三十六黄方》治黑黄急病，面黄身黄如土色，不得饮食，脉沉，若青脉入口者死。用鬼臼新鲜者，捣汁小盏，如无鲜者，用干者为末，白汤调服。或用渣捣烂，炒热布包，熨口角耳会、玉泉、章门、心俞等处。○《千金方》治射工中人，使人寒热发疮。用鬼臼叶一把，米醋浸捣，取汁一二碗，徐徐服。

《疡科书》云：瘿气瘤气，乃气血凝滞也。瘿多生于肩项，瘤则随气留结。如年月深远，渐大渐长，坚硬不可移者，名曰石瘿；皮色不变者，名曰肉瘿；筋脉露缠者，名曰筋瘿；赤脉交结者，名曰血瘿；随七情忧思消长者，名曰气瘿。五瘿皆不可决破，破则脓血崩溃，多致夭枉难治。瘤则有六种，骨瘤、脂瘤、肉瘤、脓瘤、血瘤、筋瘤，亦不可决破，破亦难医。惟脂瘤破而去其脂浆则愈。如《海上方》用鬼臼切片，姜汁浸，海藻、昆布、海带，俱用热水洗净，海粉水飞过、海螵蛸各二两，甘草一两，海螺一个，火烧醋炙，如颈下摇者，用长螺；颈不摇者，用圆螺，共为极细末，炼蜜丸，如梧子大。每晚临睡时，口中噙化一丸。

射 干

味苦、辛，气寒，有毒。阳中阴也，入手少阳、少阴、厥阴经。实为肺经，本药多服泻人。

《别录》曰：射干，多生江南闽浙，湖广平陆间。今在处皆有。园圃庭台多种之。冬至后，宿根生芽，至二三月，始抽苗，高二三尺。近根之茎，有节若竹，离根三四寸，绿叶横铺，扁生如侧手掌，宛如翅羽，故有乌翣、凤翼诸名。四、五月叶中抽茎，似萱而强硬。出淡红萼，开红色花，亦有蜜色者。瓣有细文，间黄紫黑蓝斑点，次早互相交纽如结。秋作房，大如拇指，一房四隔，一隔十余子。子大如胡椒，色紫黑，极硬，咬之不破。另有一种，名鸢尾者，叶阔而短，根密而稠。花小者，即蝴蝶草。花大色紫者，即紫罗兰。俱春末作花，与射干迥别也。又一说，射干多生山崖之间，其茎虽细小，亦类木。故荀子云：西方有草，名曰射干。茎长四寸，生于高巅之上，是也。

射干：散结热，下结气，《本经》解喉痹咽痛之药也。马继高稿此药苦能下泄而降，辛能疏散而行。前古主咳逆上气，及喉痹咽痛，《本经》不得消息，并去胸中积热，胃中痈疮，水蛊腹大，风热客于上焦之气分，为瘰疬，为结核，为停痰积血，为痈肿赤疡，用之甚捷。但气味苦寒，泄热散结，消痰去肿，然无益阴之性，凡患肿痹痈结，属阴寒而无实热者，脾胃薄弱，藏寒气血两虚者，禁用之。

集方：前古方治咳上气，喉中作水鸣声。用射干、麻黄各二钱，生姜二片，煎服。○《方脉正宗》治喉痹咽痛，气不升降。用射干新鲜者，擂汁咽之，大肠动即解。或和米醋噙泪，引涎出即消。○朱氏方治瘰疬结核，因热气结聚者。用射干、连翘、夏枯草各等分为丸。每服二钱，食后白汤下。○陶隐居方治胃热停痰，有血积上吐者。用射干、川贝母、怀生地、牡丹皮各等分为末。每服一钱五分，食后白汤调下。○《永类方》治痈肿焮赤。用射干五钱，金银花一两，酒煎服。○同前治乳痈并便毒初起。用射干同萱草根，为末，蜜调敷之，立效。○《肘后方》治水蛊腹大，动摇水声，皮肤黑。用射干捣汁，服一杯，水即下。○《普济方》治二便不通，诸药不效。用射干捣汁一盏，服立通。○姚僧方治中射工毒，发热生疮。用射干、升麻各二两，水三升，煎二升，温服。○治小儿风痰，吐沫气喘，咳嗽，肚腹膨胀，不思饮食。用射干一钱，大黄、槟榔、牵牛子各二钱，麻黄、甘草各八分，俱微炒，研为末，每服五分，蜜汤调服。其证肺胀喘满，胸高气急，两胁摇动，陷下作坑，两鼻窍胀，闷乱嗽渴，声嘎不鸣，痰涎潮塞，俗云马脾风。若不急治，死于旦夕也。

凤仙花

味苦，气寒，有毒。

李氏曰：凤仙花，人家园圃多种之。二月下子，极易生。四月开花结子，五月下地，可再发苗，再开花也。苗高二三尺，茎有红白二色，大如指头，中虚而脆。叶长尖，似桃柳叶而有锯齿，桠间开花，或深浅红，或白或紫，或藕色，或一本四五色，其状头翅尾足具，翘然如凤形，故名。自夏初开花至秋尽，相续结实，累然如连翘形，有毛，生青熟黄，手触之即自裂。皮卷如拳，实中子如萝卜子而小，褐色。凶年人采其茎，沦熟，醋拌，可充莴笋。嫩华酒浸一宿亦可食。但此药不生虫蠹，蜂蝶亦不近，恐不能无毒也。

凤仙花：活血气，利筋脉之药也。_{时珍}李氏方：治腰胁引痛不可忍，因瘀血为患者宜用之。

集方：《兰台集》治跌扑伤损筋骨，并血脉不行。用凤仙花三两，当归尾二两，浸酒饮。

凤仙根：通经活血之药也。_{时珍}李氏方：治杖扑肿痛，血脉瘀凝，此寒滑走散之品，其性快便捷烈，又不宜多服久服，恐损脾胃，泄元气也。又化鸡鱼骨鲠，并误吞铜钱、五金器物。

集方：《方外集》治杖打肿痛。用凤仙花根捣如泥，涂肿破处，干则又上，一夜即散。冬月取干者研末，蜜汤调涂。○《普济方》治咽喉为骨物鲠碍，并误吞铜钱。用凤仙花根捣烂噙咽，骨物自下。鸡骨效尤速。即以温水漱口，吐去，免损齿也。○缪氏《小品》治马患诸病。用凤仙花，连根叶捣汁熬膏。遇马有疾，抹其眼四角上，即汗出愈。

凤仙子：落胞胎，化积块，下骨鲠，通闭窍之药也。其性急速，善能透骨软坚，庖人烹鱼肉不腐，投数粒易软烂，可知其功用矣。缘其化骨，最能损齿，与玉簪根同。凡服者，不可着齿也，多用亦戟人咽。

集方：《集简方》治难产催生。用凤仙子二钱，研末，白汤调服。勿粘牙。○《普济方》治咽中骨鲠欲死者。用凤仙子三钱，研末，白汤调。以竹筒灌入咽中，其骨即软。不可经牙，或为末吹之。

莞　花

味苦，气寒，有毒。

《别录》曰：莞花出咸阳山谷及河南中牟，所在亦有。近以雍州者更佳。苏氏曰：生冈原上，苗似胡荽，高二尺，茎无刺。四月开花，细碎似芫花，开时色黄，干则色白。或言莞花即芫花，大谬。不惟生成形肖不同，气味功能，亦少有分别也。○李氏曰：莞花亦芫花之类，形肖少有不同，气味主治大略相近。

莞花：日华子行水逐留之药也。吴养元稿其性善行水，荡涤肠胃中留痰积饮，癥瘕积聚。又主伤寒温疟邪气，关乎水温留滞，为痰为胀，为寒热邪气者，需此可平。如元气虚乏，正负而邪胜者，禁用之也。

寇氏曰：张仲景先生以莞花治利，如小青龙汤云：若微利去麻黄，加莞花如鸡子大，熬令赤色，取其行水也。水去则利止，其意如此。虽然，亦当斟酌，不可遽使。

芫　花

味苦，气温，有毒。

吴氏曰：芫花，生邯郸及绛州，或淮源山谷，今所在皆有。茎干不全类木，又非草本。草中木也，木中草也。苗高二三尺，正二月，旧枝抽苗作花，有红紫黄白四种，紫赤者多，白色者间有。黄色者，绛州所产也。三月花落尽，叶乃生，叶似白前及柳叶而青，渐厚则转黑色，根似桑，三月采花，五月采叶，八九月采根。尝见小人争斗者，以叶挼擦皮肤，辄作赤肿以诬人。又和盐擦卵，则染若赭色也。修治：以陈年者佳。用米醋煮十数沸，去醋，水浸一宿，晒干用，则毒减矣。不可近眼。

芫花：甄权行水消胀之药也。蔡心吾稿前古治咳逆上气，喘呼肿胀，及邪疟寒热，饮澼胁痛，一惟水湿痰涎为眚者，服之顿解。如仲景治太阳证，表不解，心下有水气，干呕喘咳，或利者，用小青龙汤。表已解，头痛，汗出恶寒，心下有水气，干呕胁痛，或喘咳者，用十枣汤。盖小青龙治未解之表，使水气从毛窍出，开鬼门也。十枣汤，攻未解之里，使水气从二便出，洁净府也。夫饮有五，皆因内啜水浆，外受湿气。流于肺，则为支饮。令人喘咳寒热，背冷吐沫。流于肝，则为悬饮。令人咳唾，痛引缺盆两胁。流于心下，则为伏饮。令人胸满，呕吐，寒热，眩晕。流于肠胃，则为痰饮。令人腹鸣吐水，胸胁支满，或作泄泻。流于经络，则为溢饮。令人沉重注痛，或作胕肿而胀。芫花、大戟、甘遂，能直达水饮窠囊隐僻之处，但性毒至紧，取效极捷。病人稍涉虚者，宜禁用之。

陈廷采先生曰：芫花，泻水利湿为要。夫水者，脾胃肾三经所主，有五藏六府十二经之部分。上而头目，中而四肢，下而腰膝，外而皮毛，中而肌肉，内而筋骨，必审其元气壮实，脾胃不虚者，方可投用。

集方：《方脉正宗》治咳嗽上气胀喘。用芫花半升，大枣十四枚，水二升，煮汁三合，徐徐服。○《普济方》治水蛊胀满。用芫花、枳壳等分，俱以醋煮干，焙研为末，红曲末打糊为丸，梧子大。每服五十丸，白汤下。○《直指方》治久疟不愈，并结癖块，在腹胁坚痛者。用芫花醋煮过炒二两，朱砂三钱，俱为末，炼蜜丸，梧子大。每服三十丸，枣姜汤下。○《方脉正宗》治五种饮证。用芫花醋煮、大戟酒煮、甘遂童便煮，三处煮过，各等分，焙干为末。每服三钱，大枣十枚，煎汤调下。○《圣惠方》治妇人经候不调，鬼胎癥癖。用芫花三两，醋煮晒干，炒黄为末。每服一钱，白汤调服。当利下恶物则止。○《摄生方》治催生落胎。用芫花根为末，加麝香少许，以绵裹纳入阴户中二三寸即下。○《乾坤生意》治心胃痛，有虫。用芫花一两，醋煮晒干，雄黄一钱，共为末。每服五分，醋汤调下。○《经验方》治一切疮核并痔疮。用芫花绞汁，于瓦器内熬膏，将丝线于膏内度过，晒干，系痔，当微痛。候痔干落，以捻蘸膏，纳窍内，去根永除也。○韦氏方治粉瘤枯法：用甘草煎膏，以笔蘸涂瘤四围，一日上三次，乃用芫花、大戟、甘遂各等分为末，醋调涂中心，勿近甘草，次日缩小，再以甘草膏涂外，再以芫花、大戟、甘遂末涂中，其瘤自然焦缩。○《千金方》治肿毒初起。用芫花末，和广胶涂之。○《肘后方》治酒疸发黄，足胫肿。用芫花、椒目各等分，烧末，白汤调服五分，日二服。

海 芋

味辛,有大毒。又名观音莲

李氏曰:海芋,生蜀中,及江广深谷涧边,或植园圃中。今在处亦有。春生苗,高四五尺。其叶如芋叶,极大,可以蔽雨。叶背紫色。夏秋间抽茎,开花碧色,如大莲花。花中有蕊,长作穗,如观音像。其根叶皆有大毒。根似芋魁,大者如升碗,长六七寸。赞云:木干芋叶,拥肿盘戾。《农经》勿载,可以治疬。

透山根附

李氏曰:按《岣嵝神书》云:透山根生蜀中山谷,有大毒,草类蘼芜。昔有人刈草,以刀削之,忽黄软成金。取汁点铁,立成黄金。人误食此草,肌肉藏府,即化为血水。又《庚辛玉册》云:金英草,亦生蜀中,状如马齿苋而色红,摸铁亦可成金,亦有大毒,入口杀人,须臾即化为血水。又一军人,在泽州割马草归营,镰皆成金,以草燃釜,釜亦成金。一人病腹胀,呻吟不安,一医以水煎此草一杯与服,顷之不复闻声,念已安矣。至旦启牖视之,其人血肉,俱化为水,独存骸骨在床。视其煎药之釜,则通体成金矣。观书中所载,即是透山根及金英草之类。如此毒草,不可不知,故备载之耳。

钩 吻

味辛、微甘,气温,性有大毒。

李氏曰:钩吻,即胡蔓草,又名断肠草。入口即钩人喉吻,故名。误食不半日即死。蔓生,叶圆而光,春夏嫩苗毒甚,秋冬枯老稍缓。五六月开花,数十朵作穗。生岭南者,花黄。生滇南者,花红,又呼为火把花。叶似黄精而茎紫,当心抽花黄色,初生酷类黄精,人误采食即死。苏氏曰:钩吻与黄精,酷似难辨。细审钩吻,茎是蔓生,叶有毛钩二个。黄精茎系直生小草,叶似竹叶为别也。又按:葛氏方:据《神农本草》钩吻名野葛,如中此毒,惟饮人屎汁,或取生鹅血,或鸭血灌之,或羊血灌之,或取鸡卵抱未成雏者,研烂和麻油灌之,吐出毒物可生,稍迟即死矣。

朱按:钩吻入口即死,非若他毒药,有可制服,而后又能治疗急疾者。何本草诸书,又列引《神农本经》及《别录》方,称治金疮乳痉,中恶风,咳逆上气,水肿鬼疰,蛊毒癥积,脚膝痹痛等证?莫非不入汤饮丸散服食料中,而为煎膏熬汁,为敷贴淋洗之用耶?因前人混说未明,朱不敢妄为引证。集方阙此,以俟高明鉴定。

本草汇言卷六

钱塘　倪朱谟纯宇甫选集　男倪洙龙冲之氏藏稿

沈琯西玙甫校正

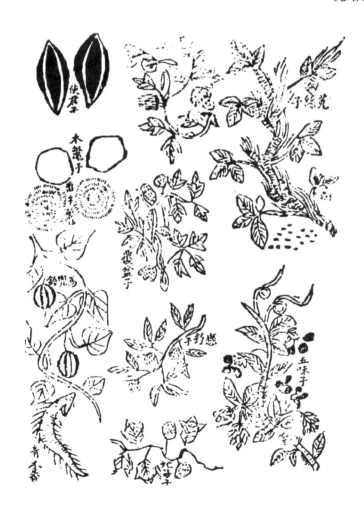

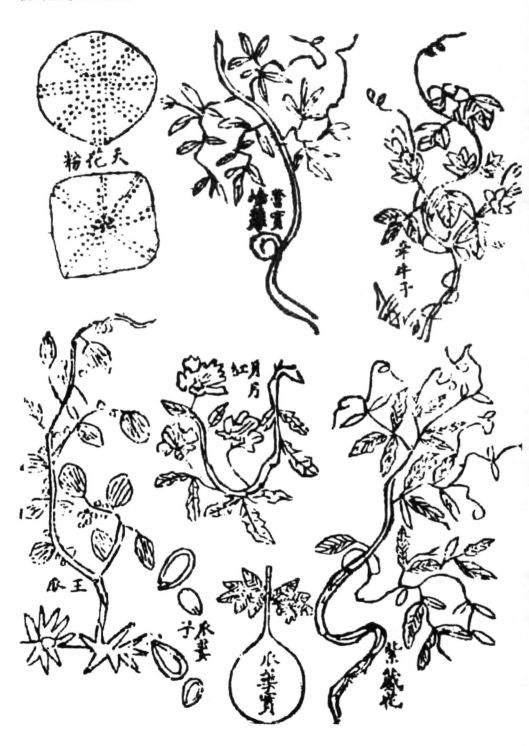

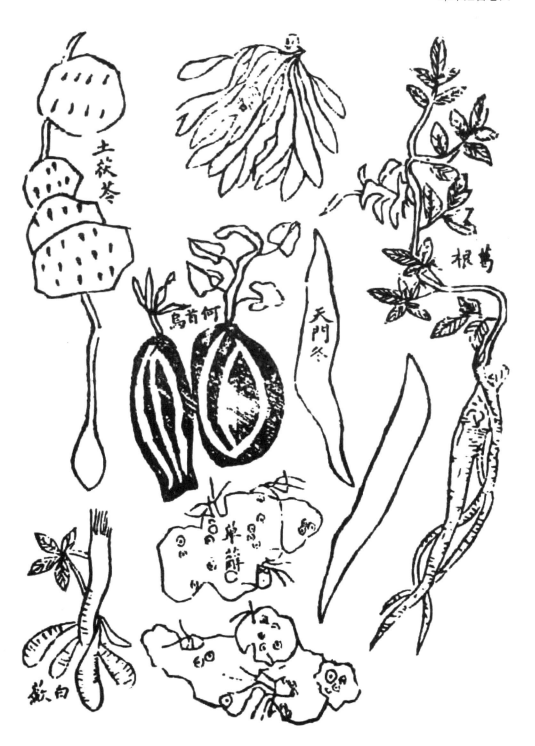

土茯苓

葛根

乌首何

天門冬

草薢

薤白

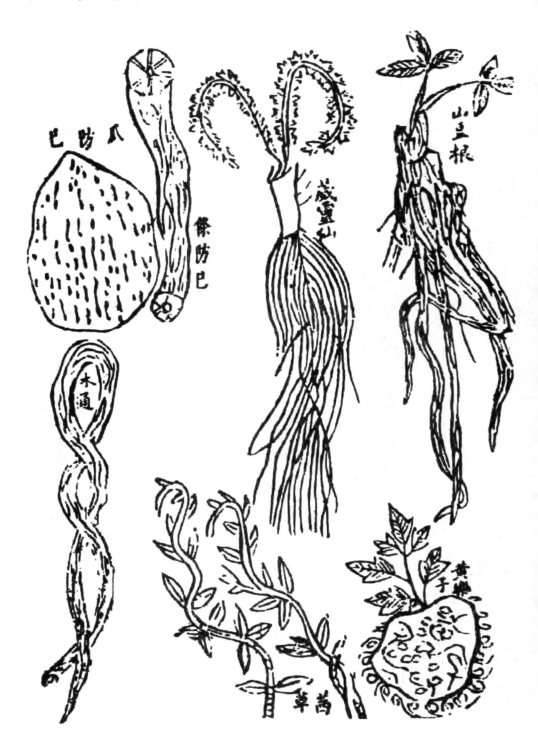

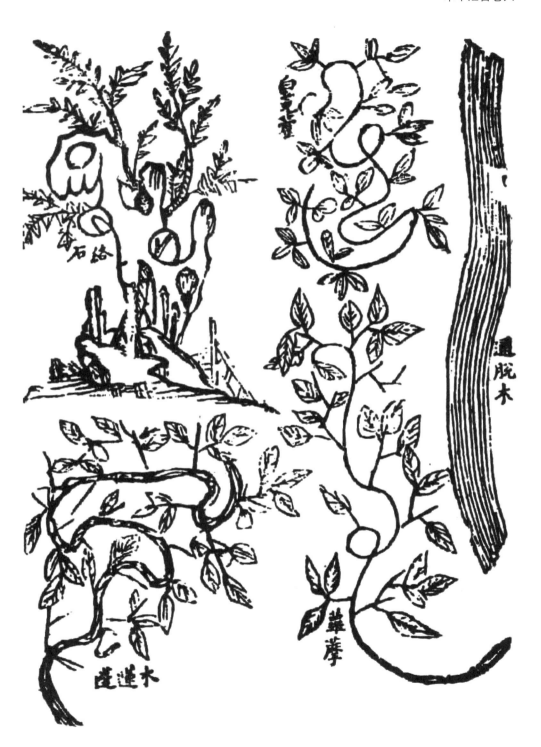

草　部 蔓草类

菟丝子

味辛、甘、苦，气平，无毒。入足少阴肾经。

李氏曰：《毛诗》注：菟丝即女萝。陶氏言：菟丝出朝鲜川泽田野间。今近道亦有，以菟句者为胜。夏生苗，如细丝遍地，不能自起。得他草木则缠绕而上，其根即渐绝于地，寄生空中，无叶有花，色白微红，香亦袭人，结实如粟米粒，色微黄，久则转黑，八九月采之。雷氏曰：一种天碧草之子，形酷似，只是味酸涩，并粘手为别也。修治：去壳用醋浸一日夜，取出，微火焙燥，入石臼中，烧热铁杵，杵成细粉用。

菟丝子： 王好古补肾养肝，日华子温脾助胃之药也。苏水门稿主男子阳道衰微，阴茎痿弱，或遗精梦泄，小便滑滑，不禁涩。涩，不通。治女人腰脊酸疼，小腹常痛，或子宫虚冷，带下淋沥，或饮食减少，大便不实，是皆男妇足三阴不足之证，惟此剂力堪温补，其效如神。但补而不峻，温而不燥，故入肾经。虚可以补，实可以利，寒可以温，热可以凉，湿可以燥，燥可以润，非若黄檗、知母，苦寒而不温，有泻肾经之气；非若肉桂、益智，辛热而不凉，有动肾经之燥；非若苁蓉、琐阳，甘咸而滞气，有生肾经之湿者比也。如汉人集《神农本草》，称为续绝伤，益气力，明目精，皆由补肾养肝，温理脾胃之征验也。

缪仲淳先生曰： 菟丝子，雷氏所谓禀中和，凝正阳之气而结者也，其为无毒明矣。五味之中，惟辛通四气，复兼四味。《经》曰：肾苦燥，急食辛以润之，菟丝之属是也。与他辛香燥热之辛，迥乎不同矣。

卢子由先生曰： 癸亥七月过烟霞岭，望林树间有若赤网笼羃者，有若青丝覆罩者，又有青赤相间者。以询山叟，曰赤网即菟丝，青丝即女萝。因忆《古乐府》所谓"南山羃羃菟丝花，北陵青青女萝树"者是矣。青赤相间者，即萝、菟交互。《唐乐府》所谓"菟丝故无情，随风任颠倒。谁使女萝枝，而来强萦抱"者是矣。但女萝藤类，细长而无杂蔓，菟丝蔓类，初夏吐丝，不能自举，随风倾倒。萦草者，则不经久。若傍松柏及他树，则延蔓四布，宛如经纬。根或绝地，尝寄生空中，质轻扬，不损本树之精英。夏末作花，赤色而无叶，随亦结实，实或着树间，次年随在吐丝，不下引也。雷氏谓：禀中和以凝正阳之气，得其性矣。如《内经》阴阳内外互交之机，惟菟丝有焉。

王靖远先生曰： 菟丝子专补肝藏风虚，活利腰膝间一切顽麻痿痹诸疾。

集方： 葛氏《延生录》治男子阳道衰微，阴茎痿弱。用菟丝子八两，补骨脂一两，鹿茸、人参、于白术、山药、山茱萸肉、枸杞子、牛膝、肉桂、泽泻各一两，黄耆、牡丹皮各二两,为末,炼蜜丸。早服三钱,白汤送。○《方脉正宗》治遗精梦泄,小便不禁,或小便淋涩。用菟丝子四两,莲须、北五味子、车前子、茯苓、远志各二两为末,炼蜜丸。每早晚各服四钱,白汤送。○《妇科良方》治妇人腰脊酸疼,小腹作痛。用菟丝子四两,川续断、当归酒炒、川芎、杜仲、牡丹皮、香附醋炒、白芍药、丹参,各二两。如虚热加知母二两,虚寒加白术二两,肉桂、附子各八钱,童便制;气滞加木香。○同前治妇人子宫虚冷,带下淋沥。用菟丝子、山茱萸肉各四两,枸杞子三两,赤石脂、于白术、白薇各二两,为末,炼蜜丸。每早服三钱,汤酒任下。○《方脉正宗》治男子妇人脾元不足,饮食减少,大便不实。用菟丝子四两,黄耆、于白术土拌炒、人参、木香各一两,补骨脂、小茴香各八钱,饧糖作丸。早晚各服三钱,汤酒任下。○同前治脾肾两虚,精髓不固,子嗣难成。用菟丝子三两,北五味子、沙苑蒺藜、覆盆子、莲须、山茱萸肉、巴戟天、枸杞子各二两,为丸。早晚各服三钱。○《方氏本草》治老人血虚,眼目昏花。用菟丝子三两,甘菊花、密蒙花、沙苑蒺藜、枸杞子、谷精草、怀熟地、当归身,为丸,早服三钱。○同前治男子腰膝冷痛,顽麻无力。用菟丝子四两,牛膝、于白术、枸杞子、肉桂、黄耆各二两,附子童便制七钱,为丸梧子大。每服三钱汤,酒任下。○

菟丝苗:气味同子。生研烂,涂去面斑。煎汤饮小儿,善发痘疹,解肺部热。○治溺有余沥,精不固。用菟丝子、牛膝各八两,枸杞、北五味子各六两,杜仲、车前子、白茯苓各四两,没石子三两,俱用米醋拌炒,血鹿角一斤切碎炒,麦门冬、怀生地各八两,酒煮捣膏,和入末子内,炼蜜丸,每服三钱,早晚。《广笔记》

五味子

味酸,辛甘,苦、咸,气温,无毒。阴中微阳,入足少阴、手太阴经。皮甘肉酸,核辛兼苦咸,五味具备,故名。但酸过于甘,辛过于苦,涩过于咸。

陶隐居曰:五味子,生齐山山谷、青州、益州、陕西、代郡及河东、辽东等州。出高丽者,多肉而酸甜,最胜他处。春时蔓生木上,长六七尺,叶尖圆,似杏。茎赤。三月作花,黄白色,似莲。七月成实,丛生茎端,如豌豆,生青熟紫。八、九月收采,曝干则紫黑。今吴越建南等处亦有,名南五味子。曝干,色仍红,干枯少液,不若辽北、高丽,色黑肥大且滋润也。如入滋补药,必用北产者良。亦可取根种之,当年即旺。若二月种子,次年乃旺,不若根力之即茂也。修治:微炒用。

五味子:李东垣敛气生津之药也。陈泗水稿故《唐本草》主收敛肺虚久嗽耗散之气。凡气虚喘急,咳逆劳损,精神不足,脉势空虚,或劳伤阳气,肢体羸瘦;或虚气上乘,自汗频来;或精元耗竭,阴虚火炎;或亡阴亡阳,神散脉脱,以五味子治之,咸用其酸敛生津,保固元气而无遗泄也。然在上入肺,在下入肾。入肺有生津济源之益,入肾有固精养髓之功,故孙真人用生脉散,以五味配人参、麦门冬,夏月调理元虚不足之人，意亦在其中矣。但酸涩多收，如肺中有火郁者，肝家有动气者，痧疹初发未透出者，湿痰停饮壅滞胸中者，俱禁用之。

先贤成无己曰：肺欲收，急食酸以收之，以酸补之。芍药、五味之酸，以收逆气而安肺。

缪仲淳先生曰：如百骸髓会而为精，五味子力能充之，故羲皇谓：补不足，强阴，益男子精。

卢子由先生曰：《本经》言主咳逆上气者，正肺用不足，不能自上而下，以顺降入之令。劳伤羸瘦者，即《内经》云"烦劳则张，精绝，使人煎厥肉烁也"。此补劳伤致降下之不足，与补中益气之治不能升出者，反能降，便是强阴。阴强便能降入，以此为水藏事，故益男子精。精为水藏物耳。设六淫外来及肺气焦满，饵之，反引邪入藏，永无出期。纵得生全，须仗夏火从中带出，或为斑疹，或作疮疡，得汗乃解。倘未深解病情，愿言珍重。

集方：《卫生家宝》治久咳肺胀。用北五味子二两，罂粟壳五钱，俱微炒为末，炼蜜丸，弹子大。每服一丸，白沸汤化下。○治气虚喘急，脉势空虚，精神不足者。用北五味子八分，人参、白术、茯苓、半夏、陈皮各一钱，甘草五分，水煎服。○治阳虚气上逆乘，自汗频来，四肢厥冷者。用北五味子一钱五分，人参三钱，肉桂、附子童便制、炮姜各一钱二分，甘草六分，水煎服。○《济阴良方》治精元耗竭，阴虚火动，骨蒸烦热，口燥咽干。用北五味子七分，知母、黄檗、沙参、白芍药各一钱，麦门冬、怀熟地、山药、牡丹皮、地骨皮、黄耆各二钱，水煎服。○《方脉正宗》治亡阴亡阳，神散脉绝。用北五味子一钱，龟胶二钱，怀熟地、人参、白术、黄耆、附子童便制、人参各五钱，乌梅三个，水煎服。○《方氏本草》治肾虚遗精白浊，两胁并背脊穿痛。用北五味子一两，炒为末，每早服二钱，醋汤调下。○《杨氏简便方》治五更溏泄，经年不止者。名曰肾泄。用北五味子、吴茱萸、补骨脂酒炒各等分，为末，饧糖丸，梧子大。每早服四钱，酒下。○《谈氏家艺》治烂弦风眼。用北五味子、蔓荆子，煎汤频洗之。○《保幼大全》治赤游风丹，渐渐肿大。用北五味子焙研，热酒调服一钱，自消退，神效。

倪朱谟曰：五味子，酸辛之味，重于甘苦。《本草》虽言补肺补肾，敛气敛津，壬戌仲冬。余因祖茔修葺，奔走山中，忽吐血碗许，血止后即加咳嗽，竟至下午发热，六脉空数，金华叶正华，教服沙参生脉散，人、沙二参，麦门冬已用二钱余，五味子少加七粒，即觉酸蘝戟咽，不惟咳热有加，而血亦复吐。随减去五味子，服之安妥。服一月后，血咳俱止，热亦不发，可见五味子治虚损有咳嗽者，虽无外邪，亦宜少用。酸能引痰，辛能引咳故也。

参术健脾丸：治脐腹冷痛，泄泻年久不止。此药温补脾肾，除寒散湿，补理中宫,益肾水,温下元,进饮食,调中下气,大补诸虚寒证。用北五味子、川椒、小茴香、木香、白术、茯苓、人参、山药各二两,补骨脂、枸杞子、菟丝子、莲子肉、川楝子、川牛膝各四两,俱用酒拌炒,苍术切片,米泔水浸一日,再换食盐二钱,醋、酒、童便各一盏调和,再浸一日,取起晒干。与前药总和,微炒磨为末,饴糖和为丸,梧子大。每早服五钱,晚服三钱,俱食前酒送。

宁心定志汤:治病后虚烦不得卧,或心志虚怯,烦扰不宁,或触事易惊,精神恍惚。用北五味一钱,酸枣仁炒、茯苓、半夏、熟地各二钱,远志、甘草、当归各一钱,竹茹、陈皮各八分,黑枣十个,生姜三片,水煎服,亦可作丸服。

蓬蘽

味甘酸,气温,无毒。

《别录》曰:蓬蘽生荆山、平泽及冤句,今处处有之。**苏氏**曰:秦、吴尤多。**李氏**曰:此药凡五种,予尝亲采,以《尔雅》所列者较之,始得其的。诸家所说,皆未可信。一种藤蔓繁衍,茎有棘刺,逐节生叶,叶大如掌,状类小葵,叶面青,背白厚而有毛。六、七月开白花,就蒂结实三四十粒而成簇,生时青黄,熟则黑黯,微有黑毛,状如桑葚而扁。冬月蔓叶不凋者,俗名割田藨,即《本草》所谓蓬蘽是也。一种蔓小于蓬蘽,亦有钩刺,一枝五叶,叶小,面背皆青,光泽无毛,开白花,五月结实成子,亦小于蓬蘽,不簇生而稀疏。生时青黄,熟则乌赤,冬月苗凋者,俗名插田藨。《本草》所谓覆盆子,《尔雅》所谓"茥、缺盆"者是也,二种俱可入药。一种蔓小于蓬蘽,一枝三叶,面青背淡白,微有毛,三月开小白花,四月实熟,红如樱桃,似覆盆而色大赤,酢甜可食,不入药用,俗名薅田藨,《尔雅》所谓藨者是也。一种树生者,树高四五尺,叶似樱桃叶而狭长,四月开小白花,结实如覆盆子,但色红为异,俗亦名藨,《尔雅》所谓山莓,**陈藏器**所谓钩悬子者是也。一种就地生蔓,长数寸,开黄花,结实如覆盆,色鲜红,不可食者,《本草》所谓蛇莓者是也。若以五类互为辨析,则蓬蘽、覆盆自定矣。诸家立论多端,皆近是而非。更有以蓬蘽为根,覆盆为子;及覆盆为子,蓬蘽为苗;与树生为覆盆,草生为蓬蘽,并以蓬蘽、覆盆为一物者,恐出臆说,难以为据也。**卢氏**曰:顾名思义,蓬蘽族类繁多,因名蓬蘽,宜别子母兄弟以及雌雄,则覆盆亦一支派矣。但禀气有优劣,功用有异同,不可不细为辨析也。否则差之毫厘,失之千里,诸家臆说纷出,独蕲阳立言遵古,特表而出之。**雷氏**曰:凡使用净水淘去黄叶并皮蒂,取子以酒拌蒸一宿,再淘一次,晒干用。

蓬蘽:马志养五藏,益精气之药也。**梁心如**稿《本草》主长阴令坚,强志《本经》倍力,益颜色,**苏恭**长须发。此药易生而多变,全得气化荣华之表。虽养五藏,充足在肝。肝主发生,故主阴器,可长可坚,神志可强,气力可倍,颜色可益,须发可长,为少阳甲木之用药也。但肝主发生,又主疏泄,倘服食过多,性味有偏,发生急而疏泄多,未免有反激之患,而肝木自戕其体矣。慎之! 慎之!

集方:通治五藏阴精衰薄。用蓬蘽四两,酒拌蒸,晒干,配人参、白术、菟丝子、枸杞子、龟鹿胶、怀熟地、山药、山茱萸肉、肉苁蓉、莲须、冬青子酒拌炒,各三两,俱为末,炼蜜丸。每早服四五钱,白汤送,多服自效。如虚寒人,加肉桂一两;虚热,加酒炒黄连五钱。见《普济方》〇以下六方俱出自《方脉正宗》治体肥人头眩者，属气虚有湿痰也。用蓬蘽、天麻、白术、茯苓、黄耆、半夏、当归、胆星各二两，川芎、陈皮、白芷、白芥子各一两，人参、甘草各八钱，俱用酒拌炒，分作十剂，水煎服。〇治体瘦人头眩者，属血虚有火也。用蓬蘽、天麻、白术、茯苓、黄芩、黑山栀、玄参、知母、当归、川芎、怀熟地、枸杞子、荆芥各一两，人参、甘草各八钱，俱用酒拌炒，分作十剂，水煎服。〇治无病人，忽时眩晕卒倒者，是中气虚而风痰风火上冲也。用蓬蘽、人参、黄耆、茯苓、当归、白芍各二钱，川芎、半夏、胆星、杏仁去皮、防风、陈皮、生姜各一钱，甘草六分，水煎，加竹沥半盏，煎服。〇治阴火动，眩晕者，是斲丧之人有之。用蓬蘽、人参、白术、当归、黄耆各二钱，怀熟地二两，水煎，频频服。〇治虚极欲倒，如坐舟车，是真阳不足，上气喘急，气短自汗而眩晕，手足冷，脉必沉细也。用蓬蘽炒、人参、大附子童便制各三钱，肉桂二钱，甘草一钱，煎服。〇治头眩晕，目中溜火，大便闭结，能食而健，是火壅也。用蓬蘽三钱，大黄酒煮三钱，水煎服。

覆盆子

味甘、辛，气微热，无毒。入肝肾二经。

李氏曰：子似覆盆之形，故名。寇氏曰：覆盆子处处有之，秦州、永兴、华州尤多。四、五月红熟，山中人及时采，其味酸甘，外皮如荔枝，大如樱桃，软红可爱，过时则枝生蛆，食之多热。李氏曰：按蓬蘽子，以八、九月熟，故谓之割田蘽。覆盆子以四、五月熟，故谓之插田蘽。正与《别录》五月采相合。二蘽熟时，色皆赤乌，故能补肾。其四五月熟而色红者，乃藕田蘽也，不入药用。陈氏所谓以茅莓当覆盆者，盖指此也。五月采，烈日曝干，不尔易烂。雷氏曰：凡使，用净水淘去黄叶并皮蒂，取子，用好酒拌蒸半日，再用净水淘洗一次，晒干用。

覆盆子：马志暖肾健阳之药也。计日闻稿甄氏方主男子肾精虚竭，阳衰阴痿，服此能令坚长。女人胞寒白带，血冷不调，食之能令有子。陈氏方榨汁涂发，可使黑润。寇氏方煎膏日服，可止小便余沥不禁。若马氏方之疗劳损风虚，补肝明目，与枸杞、桑葚等，皆暖肾健阳之意也。如肾热阴虚，血燥血少之证，戒之。

李濒湖先生曰：覆盆、蓬蘽，功用大抵相近。虽是二物，其实一类而二种也。一早熟，一晚熟，兼用无妨。其补益与枸杞、桑葚同功。若木莓、蛇莓，形类相似，则不可混采者也。

集方：《集简方》治男子肾经虚竭，阳衰阴痿。用覆盆子四两，枸杞子、菟丝子、怀熟地各三两，俱酒浸炒，大附子六钱，童便煮，肉桂一两，甘草九钱，鹿角胶二两酒溶化，为丸弹子大。每早服三钱，干嚼化，白汤送下。〇寇氏《本草》治女人胞寒白带，血冷不受孕。用覆盆子三两，枸杞子、菟丝子、怀熟地各二两，俱酒浸炒，香附子八两醋炒，细辛、木香各八钱，龟胶二两切碎，干面拌炒成珠，白术、白薇、牡丹皮各三两，炼蜜丸梧子大。每早服三钱,白汤下。〇同前治膀胱虚冷,小便频数不禁。用覆盆子四两,酒浸炒,木通一两二钱,甘草五钱,共为末。每早服三钱,白汤调送。〇同前治血虚生风,肝肾俱虚,目昏不明。用覆盆子三两,酒洗炒,桑葚子、枸杞子俱晒干、炒,当归、白芍药、葳蕤、牡丹皮、怀生地、川芎各二两,俱酒洗炒,共为末。每早晚各食后服三钱,白汤调送。〇《夷坚志》治烂弦疳眼,一二十年不愈者。用覆盆叶新鲜者捣汁,用净软旧绢蘸汁涂下弦,实时有虫数十粒,从弦下出,数日干。复如法涂上弦,又得虫数十而愈。后以此法治人,多验。盖治眼妙品也。

延龄固本丹:治五劳七伤,诸虚百损,颜色衰朽,形体羸瘦,中年阳事不举,精神短少,未至五旬,须发先白,并左瘫右痪,步履艰辛,脚膝疼痛,小肠疝气,妇人久无子息,下元虚冷。用覆盆子、车前子、当归、地骨皮,俱用醋炒,各二两,麦门冬酒煮、怀熟地酒煮、山药、牛膝、杜仲、巴戟、山茱萸肉、枸杞子、白茯苓、北五味子、人参,俱用盐水炒;柏子仁研去油,木香焙各二两,川椒、石菖蒲、枣仁、远志,俱用拌炒,各一两五钱;肉苁蓉、菟丝子、赤石脂煅,各三两。先将麦门冬、怀熟地捣膏,和入柏子仁内,余药俱依方制炒,共为末,和入炼蜜为丸,梧桐子大。每早晚各食前服三钱,酒送下。

悬钩子

味酸,气平,无毒。

李氏曰:悬钩子,即木莓也。条茎生,高四五尺,其茎白色,有倒刺,其叶有细齿,正面深青色,无毛,背面淡青色,颇似樱桃叶而狭长,又似地棠花叶,四月开小白花,结实色红,味酸美,人多食之。今人亦通呼为薰子也。孟氏、大氏并以此为覆盆子,误矣。杨士行云:南土覆盆子极多,是藤生,悬钩子是树生。形状虽同而色各异。覆盆色乌赤,悬钩色红赤,功用亦不同,今正之。

悬钩子:捣汁,陈藏器解酒毒,李时珍并去射工沙虱毒。

根皮:味苦,气平,无毒。陈氏曰:煮汁饮破血,逐赤白脓痢,并治子死腹中不下。

蛇莓子

味甘、酸,气大寒,有毒。

陶隐居曰:蛇莓,南北所在皆有,多生野园下湿地。就地引蔓,节节生根,每枝三叶,叶有细齿。四五月开小红花,结实鲜红,状如覆盆,而面与蒂则不同也。其根甚细,取汁,当以茎、根、叶一并用也。

蛇莓子:取汁解天行毒热,陶弘景伤寒大热之药也。杨启平集故《别录》方通妇人血热,闭阻不行,并口内生疮肿痛,取蛇莓自然汁数合,徐徐咽之。

倪朱谟曰:悬钩,蛇莓二种,前人误入覆盆条内,因其形状相似也,故录此二种生成、出处、形状以别之。

使君子

味甘、酸，气寒，无毒。

<small>李氏曰：使君子原出海南、交阯之地，今闽之邵武，蜀之眉州皆有。亦易生之物，生山野及水岸间，延蔓如葛，绕树而上。叶青如五加叶。四五月开花，一簇一二十葩，淡红色，轻盈如海棠。作实长寸，先黄，老则紫黑，酷类栀子。壳有五棱，中仁色状如榧，味如草栗。七月收采，久则油黑，不堪用矣。宋医郭使君始用，故名。</small>

使君子：李时珍疗小儿五疳积聚之药也。张仰垣稿《开宝》方兼主小便白浊，杀虫止痢，无非婴科疳病诸证，专司之也。是不苦不辛，能滋运脾胃，故疳可疗，浊可清，虫可灭，痢可止耳。此所以为儿科上药也。但性寒善消，如脾胃虚寒之子，又不宜多用，多食则发呃，盖可知矣。如大人方药中，世未尝用也。

李士材先生曰：杀虫药皆苦，惟使君子独甘。空腹食数枚，次日虫皆死而出矣。忌饮热茶，犯之即泻。有言其不宜食者，非也。按李氏《纲目》云：夫树有蠹，屋有蚁，国有盗，人身有虫，祸耶？福耶？观养生者，先去三尸虫可知矣。设苟无虫积，服之必致损人。

集方<small>杨起方</small>治小儿痞块腹大，肌瘦面黄，渐成疳疾。用使君子肉三钱，木鳖子仁五钱，共为末。每用一钱，用鸡子一个，破顶入药在内，饭上蒸熟，空心和鸡子食之。○《盖翁幼科方》治一切疳疾。用使君子肉、芦荟、芜荑、麦芽、厚朴、陈皮各等分，每用一钱，白汤调服。○《全幼心鉴》治小儿蛔痛，口流涎沫。用使君子肉为末，米饮调，五更时服一钱。○同前治小儿头面虚肿，阴囊俱浮。用使君子肉一两，蜜三钱，拌炒，研细。每用一钱，食后米汤调服。○《普济方》治头面瘑伤。用使君子肉五枚，香油浸一日，临睡时细嚼。如法服一月，全愈。○《集简方》治虫牙疼痛。用使君子肉煎汤，频漱渐愈。

肥儿丸：治小儿疳积一切病，此药消疳化积，磨癖杀虫，清热补脾，进食养神。用使君子肉去壳，芜荑炒，各五钱，胡黄连、牵牛子头末各三钱，人参、白术、茯苓、甘草、麦芽、红曲、山查肉各四钱，共为末，米糊为丸，如芡实大。每服一丸，米汤化下。或作末药，每晚米汤调服六分。

消疳丸：治小儿五疳，皮黄肌瘦，发竖尿白，肚大青筋，好食泥炭、茶、米之物，或吐或泻，腹内积块，诸虫作痛。用使君子肉、芜荑仁、陈皮、厚朴、枳实、麦芽、苍术、砂仁、三棱、莪术各五钱，胡黄连三钱，共为细末，神曲糊为丸，如弹子大。每服一丸，米汤化下。

钱氏云：小儿疳疾，多由饮食无节，肥甘过度，或因久吐久泻，久痢久疟，久热久汗,久嗽久疮之后,皆能亡失津液而成疳病。治法理脾为主,消积次之。俗云:凡养小儿宜戒禁,酒肉油腻偏生病。生冷硬物凉水浆,不与自无疳癖病。诚哉是言!○又方:治小儿无人顾看,缺乳饥饿伶仃者,不可作疳治。宜大补脾胃,用参苓白术散与服,继以饮食调理。

《万病回春》治黄病,爱吃生米、茶叶、桴炭、泥土、瓦屑之类。用使君子肉二两,切碎微炒,槟榔二两,南星三两,俱用姜汁拌炒,共为末,红曲打糊为丸,如梧桐子大。每服百余丸,乌梅花椒汤送下。

木鳖子

味苦,微甘,有小毒。

马氏曰:木鳖子出朗州及南中。苏氏又言:闽广诸郡及全、岳、杭、越亦有。蔓岁一枯,根则不死,春复旋生。亦可子种。种时须雌雄相配,排理土中,及生,则去其雄,方结有子。作藤布叶,酷似薯蓣,但叶作五桠,色稍嫩绿。四月开黄花,六月结实,似苦瓜、栝楼而极大,生时青碧,熟则红黄。壳有软刺,每一实有子数十枚,长三四分。圆扁礧砢,形状如鳖。如一头尖者,雄种也。八月采取,中仁青绿。修治:去油用。○岭南人取嫩苗叶,盐淹晒干,再蒸熟,可作茹食。

木鳖子:利大肠,李时珍消疳积,日华化肿毒之药也。楼渠泉稿《开宝》方作汤饮,主疗恶疮肿毒,乳痈便痈。又醋调敷粉刺黯贈;水调敷肛门肿痛。作散服,消疳积癖块,乃疏结泄壅之物。如胃虚大肠不实,元真亏损者,不可概投。如入敷贴外科诸疾,又勿论也。

卢子由先生曰:药有雌雄,此指枝干已成,别花实之有无,或形色之相肖,假喻而言也。若何首乌,色分赤白,两藤时相交解,如天上夫妻,目视执手,以为淫事者也。惟顿逊国有木曰互婚,花似牡丹,根干之间,实有其具。昼则分开,夜则联合,如人间夫妻,实有淫业者也。独木鳖子,胚胎未兆,先为匹配而后生,生而后有子,此又雌雄之异类者矣。《传》云:未有学养子而后嫁,此更学养子而后生。

姜月峰先生曰:古方载木鳖子有毒,不可食。昔蓟门有二小儿,恣食成痞,一医教以木鳖子煮猪肉食之,一昼夜二子俱死,方书因着此为戒。又按:李氏云:南人尝取其苗及嫩实,食之无恙,则其毒未应至此,或者与猪肉不相得,或犯他食物而然,又不可尽咎木鳖子也。

集方:白荆山手抄治恶疮肿毒,乳痈便痈。用木鳖子仁三钱,金银花、紫花地丁各四钱,乳香、没药各一钱,水酒各二碗,煎一碗,毒在上,食后服;在下,食前服。乳痈,加瓜蒌实一个,打碎用。便痈鱼口,加大黄、皂角刺、穿山甲,火煅,各三钱。○治小儿疳积癖块方:法见前使君子条内。○蔡和尚传治肛门肿痛并痔痛。用木鳖子仁十个,研细作七丸,每以一丸唾化,搽痔上,其痛立止。一夜一丸,自消也。

○《外科方》治经年瘰疬。用木鳖子仁二个,去油研细,入鸡子内,蒸熟食之。一日一服,半月效。○吴旻山方治水泻不止。用木鳖子仁五个,母丁香三粒,麝香五厘,研末,米汤调,作膏贴脐内,外以膏药护住。○孙天仁方治小儿疳疾。用木鳖子仁去油,使君子仁各等分,捣极细,米糊丸,如芥菜子大。每服三四分,米汤送。○同前治疳病目蒙不见物。用木鳖子仁二钱,胡黄连一钱,研细末,米糊丸,如芥菜子大。每服五分,白汤送下。○刘长春方治酒疸脾黄。用木鳖子仁,磨醋服一二钱,见利效。○《永类方》治脚气肿痛,行履难者。用木鳖子仁,切碎,拌麸炒,去油气为度,厚肉桂减半,共为末。用热酒服二钱,令醉,得微汗愈。

狗皮膏,贴泻痢如神。用木鳖子十个,杏仁五十个,桃枝、柳枝各五十段,乳香、没药各五钱,用香油七两,将木鳖子以下四味入油煎浮,捞起渣,后下好黄丹三两,熬将成膏,用竹箸不住手搅,滴水内成珠,再入乳香、没药,以狗皮摊膏,贴脐上。

番木鳖

味苦,气寒,有毒。

李氏曰:番木鳖,生回回国,今西土、邛州诸处亦有之。蔓生,夏开黄花,七、八月结实如栝楼,生青熟赤;亦如木鳖,其核小于木鳖而色白。彼人言,治一百二十种病,每证名有汤引。或云以豆腐制过用之良。与狗食即死。○卢氏曰:蔓草曰木,以用言也。实核曰鳖,以形举也。

番木鳖:白尚之述李时珍方解咽喉结热,肿痹胀痛,消腹中痞热,症块攻疼,并以此含之咽汁,或磨汤噙咽亦可。此药有寒毒而劣,如元虚气不足之证,禁用。

集方:唐瑶《经验方》治缠喉风肿。用番木鳖一个,以水磨汁,和胆矾末三分,以鸡毛蘸汁扫患处。○《飞鸿集》治癍疮入目。用番木鳖一个研细末,轻粉、银朱各五分,冰片、麝香、枯矾各一分,和木鳖总为末,用少许。左目吹右耳,右目吹左耳,日二次。○《集简方》治有孕不欲留。用番木鳖一个,研细末,用绢包,以绵系纳入阴户内三寸,一日即下。

马兜铃

味苦、辛,气寒,无毒。味薄气厚,阴中微阳,入手太阴经。

苏氏曰:马兜铃,生关中及河东、河北、江淮、夔浙州郡。古堤山崖及城旁与平泽丛林间皆有之。春时蔓生,附木而上,叶似萝摩叶,圆厚而涩。入夏开花,色青白,间有黄紫者。结实似李而长,五瓣,霜降叶脱,垂系如铃,故名。枯则四裂,中仁似榆荚。根色黄赤,似汉防己,稍小而扁,其气如葛根及木香气。修治:采实,去叶蔓,置布囊中,挂屋角畔,风干,去革膜,取净子焙干用。其根即青木香,八月采用。

马兜铃:清肺热,甄权定喘嗽之药也。杨启平稿究其味苦兼辛,气寒性速,而且轻扬。苦善下泄,辛善横散,寒善去热,轻扬而速,颇能开达,故《开宝》方主肺热痰嗽不清，甚致喘胀而气促者，屡获奇功。此药寒平和缓，不滑不燥，不烈不泄。厥状类肺，故能入肺除热。气降热除，痰嗽喘促，自是平矣。又言：能消血痔瘘疮，无非气郁血热所致，况痔病属大肠，大肠与肺通表里，此药能清藏热，则府热亦清矣，故亦主之。如肺虚寒作咳嗽，或寒痰作喘促者，勿服。

李濒湖先生曰：钱氏方补肺阿胶散用之。非补肺也，乃取其清热降气也，邪去则肺安矣。方中所用阿胶、糯米乃补肺之药，正以此二味，调和马兜铃降泄之过。尝观崔氏方用以吐蛊，其不能补肺，又可推矣。

卢子由先生曰：形似马兜之铃，高悬于树而四裂，肺金之象也。气味苦寒，对待肺热叶焦，为咳，为喘，为痰结；或移热于府，为痔，为瘘；或发于广颡，为瘰疬，为喉疮；或失于游溢，为癃，为淋，为水肿；或横乘火位，为哕，为宛，为心胃痛，莫不以热为本，以肺为标，宜虚其实，毋虚其虚。

集方：《简要济众方》治肺气喘急。用马兜铃一两，去壳及膜，甘草五钱，俱微炒，磨为末，每服一钱，白汤调服。○韦妈妈家传治久嗽不愈。用马兜铃五钱，萎仁霜二钱，北五味一钱，俱炒，共为末。每服一钱，早晚食后，白汤调送。○《日华子》方治血痔诸瘘疮。用马兜铃一两，甘草五钱，怀生地、于白术各二两，作五剂，水煎服。○同前治痔瘘肿痛。以马兜铃，烧烟于瓶中，熏病处良。○《简要济众方》治水肿腹大，或喘急者。用马兜铃三钱，煎汤，日服之。○《开宝》方治瘰疬久不消。用马兜铃三钱，当归、生地各二钱，牡丹皮一钱，日饮一齐，渐消。○同前治喉咽生疮，非关绵花毒者。用马兜铃二钱，桔梗、甘草各一钱，水煎服。○《方脉正宗》治肺气热闭，下为癃闭，或为淋涩。用马兜铃二钱，怀生地三钱，生甘草一钱，茯苓、木通、灯心草各一钱五分，水煎服。○《摘玄方》治一切心胃作痛，不拘男女大小。用马兜铃一个，灯上烧存性为末，白汤调服，立效。○崔行功方解蛇蛊毒，饮食中得之，喉中如有物，咽不下，吐不出，心中热闷。用马兜铃一两，煎水服，即吐出。

马兜铃根：名青木香，又名独行根。味苦，气寒，有毒。不可多服，吐利不止。

治鬼疰积聚，诸蛊毒。水煮二两吐之。又捣末，水调敷疔肿及蛇毒，日三四次，立效。

集方：《肘后方》治五种蛊毒，岭南土人多于食中毒人，渐不能食，胸背渐胀，寒热酷似瘴疟。用独行根十两，水一斗，酒二升，煮三升，分三服，毒从小便出。十日戒食一切毒物，不瘥更服。○《圣惠方》治中草蛊毒。此术在西浪之西，及岭南人用此。毒入咽欲死者，用马兜铃苗一两为末，温水调服一钱，蛊即消化，立效。○《袖珍方》治恶蛇所伤。用青木香半两，煎汤饮之。○《普济方》治肠风漏血。用马兜铃藤、谷精草、荆三棱、川乌头炒过，三味各等分，煎水，先熏后洗之。

预知子

味苦,气寒,无毒。

苏氏曰:出淮南,及汉、黔诸州。作蔓生,依大木上。叶绿色,有三角,面深背浅,秋月结实作房,生青熟红,每房有子五七枚,如皂荚子,斑褐色,光润,状如飞蛾。今蜀人极贵之,亦难得。九月采其根,冬月采之,阴干,治蛊,其功胜于子也。山民称为圣无忧。**李氏**曰:诸书相传,取子二枚,缀衣领上,遇有蛊毒,则闻啧啧有声,当预知之,故名。

预知子:杀虫,《开宝》解蛊毒之药也。缪仲淳稿此药感阴清之气以生,味苦气寒,凡蛊毒多辛热虫物所造,故宜阴清苦凉,以泄其热毒。热毒既解,则蛊不灵矣。凡蛊物皆甘温湿热之味所生,得苦寒之味则伏,故杀虫之药,多苦多寒也。此草中之有灵性者,故有预知之名。大氏方治一切风毒,化痃癖,消宿食。又治天行瘟疫,一切热病,每早吞二七粒即瘥。总关积热为祟者,应手奏功。倘属脾虚中气寒冷者,勿用。

集方:《圣惠方》治疬风有虫,眉落声变。用预知子捣膏一两,和雄黄末一两,再捣匀,米糊丸,梧子大。每空心服一钱,温酒下,数服后,有虫随大便而出。

预知子根:味苦,气冷,无毒。捣细末,每用三钱,白汤服,解蛊毒立已。

牵牛子

味苦、甘,微薂麻,气热,有小毒。

李氏曰:牵牛子,处处有之。有黑白二种,俗名黑丑、白丑是也。黑者多野生,白者多种莳。二月生苗,引蔓缠绕树木篱落间,高二三丈。黑者蔓有白毛,断之出白汁,叶有三棱,如枫树叶,花不作瓣,色微红带碧,如旋覆花状。日出则开,日落则阖。实有蒂裹,生青枯白。核与棠棣子核酷肖,但色深黑耳。白者,蔓无毛,有柔刺,微红色,断之出浓汁,叶圆无棱,有斜尖,如薯蓣、何首乌叶。花较黑者稍小,色浅碧带红。日出日落,开阖亦同。实蒂长寸许,生青枯白,核大色白耳。其实嫩时,蜜煎为果,呼为天茄,因其蒂如茄也,多食损人脾,泄人元气也。修治:晒干,淘去枯浮者,再晒干,微火焙燥,舂去皮用。

牵牛子:李时珍逐积追虫,《别录》行水消胀之药也。茹日江稿其味辛薂,久嚼猛烈,性惟行逐。李东垣治水气在肺,喘满肿胀,下焦郁遏,腰背胀重,及大肠风秘气秘,卓有殊功。又《甄氏方》消痃癖,泻蛊毒,破肠痈,下宿脓,并一切气滞痰饮,诸疾下咽即效。若病在血分,及脾胃虚弱而致痞疾者,则不可取快一时,有损元气也。

李东垣先生曰:牵牛非《神农》药也。辛热有毒,性又迅速。其所主治,虽能逐积追虫,行水消胀,若积也,虫也,胀也,皆从水湿所成。夫水者,有形之邪也,如肺受水邪,则清气不得施化,致大小便不通而成胀者,则宜暂用。盖此药感南方热火之化所生,火能平金而泄肺中停水,水去则气得周流,所谓五藏有邪,更相平也。今人不问有水无水，但见伤食损脾，或中虚内热之证，俱用牵牛克伐之药，岂不误哉？况牵牛止能泄气中之湿热，不能除血中之湿热。如湿从下受之，下焦主血，血中之湿，宜温平之药，渐渐除之。反以辛烈猛厉如牵牛者泄之，伤人元气，其危殆必矣。况水湿胀满之证，多由饮食失节，劳役所伤，以致中气不和，脾胃二藏失其纳受运化之令，心火乘之，府藏之气闭塞于内，经络之气壅滞于外，当此之际，药宜温平，不寒不燥，不热不滞，宜资生运脾等药，攻补两备者，日渐服之，屏去咸、甜、油腻、厚味，戒酒绝欲，缓心保摄，静是见功。若急用牵牛大辛热、气味俱阳之药，以泄水、泄元气，利其小便，竭其津液，是谓重虚。轻病转重，重病必危，故张文懿公云：牵牛不可服，脱人元气。见有伤酒食病痞者，多服牵牛丸散，取快一时，药过仍痞，随服随效，效后复痞，以致久服脱绝元气，独不知悔也。昔张仲景治七种湿热，小便不利诸证，无一药用牵牛者。仲景岂不知牵牛能泄水湿、利小便乎？正谓湿病之根在下焦，是血分中气病，不可用辛辣之药，泄上焦太阴之气，是血病泻气，使气血俱损也。《经》云：毋实实，毋虚虚。此之谓也，用者戒之。

缪仲淳先生曰：胀满一证，多是脾胃与肺家湿热之病，理应属虚，何资泻药？况胀满诸证，应用药物，寻检本草，所载良药不乏，何至舍其万全而就不可必、不可保之毒物哉？宜东垣老人，谆复其辞，以戒后人之勿轻用也。兹并附录，以诏后世云。

李濒湖先生曰：牵牛自宋以后，北人常用取快。及刘守真、张子和出，又倡为通用下药。东垣老人目击其非，故着此说，极力辟之，然东汉时，此药未入《本草》，故仲景公不知。假使知之，必有用法，不应捐弃。况仲景未用之药亦多矣。执此而论，盖矫枉过中者也。牵牛治水气在肺，喘满肿胀，下焦郁遏，腰背胀重，及大肠风秘气秘，卓有殊功。但病在血分，及脾胃虚弱而痞满者，则不可取快一时及常服，暗伤元气也。一宗室夫人，年几六十，平生苦肠结病，旬日一行，甚于生产。服养血润肠药则泥膈不快，服硝黄通利药如若罔知，如此二十余年矣。予诊其人，体肥厚，日事膏粱，而多忧郁，日吐酸痰碗许乃宽。又多火病，此乃三焦之气壅滞，有升无降，津液皆化为痰饮，不能下滋肠府，非血燥比也。润剂留滞，硝黄徒入血分，不能通气，俱为痰阻，故无效也。乃用牵牛末、皂荚膏丸与服，即便通利，不觉积年肠结，一服就顺，亦不妨食，且复精爽。盖牵牛能走气分，通三焦，气顺则痰逐饮消，上下通快矣。外甥柳乔，素多酒色，病下极胀痛，二便不通，不能坐卧，立哭呻吟者七昼夜。医用通利药不效，遣人叩予。予思此乃湿热之邪在精道，壅胀隧路，病在二阴之间，故前阻小便，后阻大便，病不在大肠膀胱也。乃用楝实、茴香、穿山甲、韭菜子各一钱，入牵牛加倍，水煎服，一服而减，三服而平。牵牛能达右肾命门，走精隧，人所不知，惟东垣老人知之。故东垣治下焦阳虚。天真丹，用牵牛以盐水炒黑，入佐沉香、杜仲、破故纸、官桂诸药，深得补泻兼施之妙。方见《医学发明》。又东垣治脾湿太过，通身浮肿，喘不得卧，腹如鼓，海金沙散，亦以牵牛为君。则东垣未尝弃牵牛不用，但贵施之得宜耳。

集方：《斗门方》治一切积气，诸般痞聚，或食，或痰，或死血等积。用牵牛子，不拘黑、白，一斤，炒香，研为细末，取六两，配陈皮四两，白豆仁三两，俱炒为末，炼蜜丸梧子大。每服六十丸，白汤下。如未动，再服。当下积聚之物。如寻常行气消胀，每服二十丸，甚妙。○《永类方》治一切虫积。用牵牛子二两，炒研为末，槟榔一两，使君子肉五十个微炒，俱为末。每服二钱，砂糖汤调下。小儿减半。○《儒门事亲》治诸水饮病，面浮气促，咳嗽，小便不利，足重。用牵牛子头末一两，茴香炒研三钱，和匀。每服一钱五分，生姜汤乘热调服。当转下气也，中病即止。○治水气腹胀。用牵牛头末，每空心服一钱，壮实者二钱，白汤乘热调服。○《千金方》治蛊毒胀满。用黑牵牛子末三钱，韭菜子末二钱，白汤乘热调服。即下蛊毒。○寇氏方治大肠风秘、气秘不通，结涩胀满。用牵牛子头末一两，桃仁去皮五钱，研为末，炼蜜丸梧子大。每服百丸，白汤送。○张三丰方治肠痈有脓，胀闭不出。用牵牛子头末三钱，大黄二钱，穿山甲火煅二钱，乳香、没药各一钱，俱为末，每服三钱，白汤调服。○《方脉正宗》治一切痰饮气壅，涕唾痰涎，精神不爽，胸膈迷闷，头目昏眩。用牵牛子头末一两，猪牙皂荚末五钱，和匀。每早晚各食后半时服一钱，白汤乘热调服。○同前治心胃作痛，攻刺不可忍。用牵牛子头末三钱，玄胡索醋炒、广木香焙、槟榔炒各三钱，共为末，和入牵牛末内，和匀。每遇此病，白汤调服二钱，立止。○《普济方》治湿气中满，气急咳嗽，小便不利，足胫微肿。用牵牛子末八钱，厚朴姜汁炒一两，共为丸梧子大。每服二钱，早晚白汤送下。○《肘后方》治风毒脚气肿痛者。用牵牛子为末五钱，每日空心服五分，生姜汤调下。○林氏方治寒结疝气，睾丸作痛。用牵牛子三钱，小茴香百粒，川椒五十粒，俱微炒，共为末，空心酒调服二钱，取出恶物效。○《圣济录》治湿热头痛。用牵牛子七粒，砂仁一粒，俱研细末，用井华水调稀汁，仰灌鼻中，待涎出即愈。○《本事方》治气滞腰痛。用牵牛子一两，以新瓦烧赤，安牵牛子于瓦上，不得拨动，待冷，研为极细末，配硫黄末二钱，同研匀。每日五更取末药二钱，白汤调下即已。如未已，再作，极神验。○《圣济录》治小儿肿满腹胀，大小便不利。用牵牛子研末三钱，每服五分，萝卜汤下，或青皮煎汤下亦可。○《全幼心鉴》治小儿马脾风病，因急惊，肺胀喘满，胸高气急，胁缩鼻张，咳嗽闷乱，烦渴声嘎，或痰声如潮，俗名马脾风。不急治，旦夕即死。用牵牛子炒，半生半熟，大黄、槟榔炒，俱取末，一钱。每用五分，蜜汤调下。如痰盛，加真轻粉三分。○治大人小儿心胃疼痛。用牵牛子炒燥，绿矾炒红，各等分，共研细。大人服一钱，小儿服五分，白汤调服。

紫葳花

味酸，气微寒，无毒。不可近鼻，闻之伤脑气。花上露入人目，令人昏蒙。

苏氏曰：紫葳即凌霄花也。多生山中，今人家园圃亦有之。李氏曰：初作蔓生，依大树上，渐延至巅，高数丈。年久者，藤蔓大如杯。初春发枝，一枝数叶，尖长有齿，自夏至秋，一枝开花十数朵，如牵牛花，有五瓣，赭黄色，有细点，秋深更赤。八月结英，如豆荚，长三寸许。其子轻薄，如榆荚仁或马兜铃仁。其根长。秋后采之，阴干。

紫葳花：《本经》行血闭，日华通血络之药也。程君安集其色赤艳，故曰紫葳。其蔓附木而上，高自变量丈，故曰凌霄。其气味酸寒，能行血凉血。甄氏方治妇人肝热血闭，经水不行，致成寒热赢瘦若劳；又治产后血脉淋沥，崩止不常，及男子血风酒皶，面上风刺诸疾。但其性利而善攻，走而不守，破血行血，是其专职。虚人禁用。

李时珍先生曰：凌霄花及根，甘酸而寒，茎叶纯苦，为厥阴肝经兼入少阳胆经药也。走血分留难诸证，故《本经》主癥瘕寒热，血崩血闭，产乳余病。观其鼻闻伤脑，入目损睛，则非善物可知。

集方：《丹溪纂要》治妇人血崩，由血阻留滞而成者。用凌霄花为末，每酒服二钱。数服后，血少止，随住服，再服四物汤丸调理。○徐氏《胎产方》治血闭不行。用凌霄花，为末。每服二钱，食前酒调送。○《杨氏产宝》治妇人血闭不行，或干血劳，渐赢瘦少食，寒热癥瘕。用凌霄花一两，干漆五钱，俱酒炒，当归身、白术、枸杞子、黄耆、川芎各二两，俱为末，怀熟地四两，酒煮，捣膏为丸梧子大。每早服五钱，酒送下。○《魏氏家藏》治鼻上酒皶及风热粉刺。用凌霄花五钱，硫黄一两，胡桃肉四个，腻粉一钱，研膏，生绢包揩。○《永类方》治男妇大小，通身风痒。用凌霄花，为末，酒服一钱。二三次愈，小儿减半。○杨氏《直指方》治走皮趋疮，满颊满头，浸淫湿烂，延及两耳，痒而出水，发歇不定。用凌霄花并茎叶亦可，煎汤日日洗之。○《普济方》治婴儿百日内，无故口青不食乳。用凌霄花、大蓝叶、芒硝、酒制大黄各等分，为末，以羊骨髓为丸如黍米大，每研一丸，以乳送下，便可吃乳。虚寒者勿服。○《洁古家珍》治大风疠疾。用凌霄花一两，地龙焙、僵蚕炒、全蝎炒，各二十一个，共为末。每服五钱，温酒调下。先以凌霄花煎汤洗过，服此药，出臭汗，数服渐效。○《摘玄方》治妇人阴癣阴疮。用凌霄花为末，用鲤鱼胆调搽。

营实·墙蘼

味酸、涩，气微寒，无毒。入足阳明经。

李氏曰：此草蔓延柔蘼，依墙堵而生，故名墙蘼。其茎多刺，牛喜食之。其子成簇，如营星然，故又名营实。陶隐居曰：野生林堑篱落间，或墙堵上。春抽嫩苗，既长则成丛似蔓。茎硬多刺，小叶尖薄，有细齿。四五月开花四出，黄心，有粉红色、白色二者。结子成簇，生青熟红，有白毫，其核似金樱子核。八月采之。根采无时，以白花者良。茎叶可烹茶，根可造酒，皆香美。园圃栽玩者，茎粗叶大，延长数丈，花亦厚大，有白黄红紫数色，花最大者，名佛见笑；小者名木香，皆香艳可人，不入药用。南番有蔷薇露，云是此花之露水，香馥异常。

营实：凉血解毒，日华利关节之药也。保心字稿《蜀本草》主血热成痈，连生疔肿恶毒，或风热暑湿之气，留滞筋脉，致关节不利，肿痛若痹。酿酒服，立时消解。盖此药华于春而实于夏，得木火之化，其气芬芳，宜其有通畅血脉，发越毒气之用也。其根性味敛涩，《别录》方主久痢赤白，肠风泻血及小便余沥，消渴生津，金疮溃败，生肉复肌，口疮牙疾，破烂脓痓等证。用此无非取敛涩收平之意云。惜乎用之颇稀，为世人鲜知故也。

集方：《千金方》治血热痈肿及热疹暑毒，流连不已。用营实子炒燥，研碎，二两，金银花三两，晒干，浸酒饮，渐愈。〇《邓笔峰方》治关节四肢筋骨挛痛，举动不便，或着风寒暑湿四气成痹，或患杨梅疮毒，误服轻粉，致结毒不散，遍身筋骨疼痛。野墙蘼根皮，酒洗净一两，五加皮、木瓜、当归、土奇良各五钱。每日用水五碗，煎二碗，徐徐服，日用一剂〇方氏方治赤白痢，或肠风泻血。用墙蘼根、皮一两，白芍药酒炒五钱，甘草一钱，水煎服。〇《圣惠方》治小便失禁自遗。用墙蘼根、皮一两，茯苓二钱，北五味一钱，水煎服。〇缪氏方治三消引饮不厌，或小便日多。用墙蘼根、皮二两，甘草三钱，水煎代茶饮。〇治金疮肿痛，或溃烂不收。用墙蘼根、皮二两，水煎服，再取烧灰存性，研细末，掺疮口。〇《圣惠方》治牙疳湿烂，脓水内痓。用墙蘼根烧灰存性，加枯矾少许为末，日日掺之。〇同前治口疮因心胃热者。用墙蘼根烧灰，川黄檗炒，各三钱，甘草一钱，共为末，掺口内。〇《外台方》治箭刺入肉不出。用墙蘼根烧灰掺外，内服鼠粘子，生研五钱，酒调服，即穿皮出也。〇同前治少小睡中遗尿不自觉。用墙蘼根酒煎饮之。

月月红

味甘，气温，无毒。又名月季花

李氏曰：月月红，南方处处人家多栽种之，亦蔷薇类也。青茎，长蔓，硬刺，亦有丛生者。叶小于蔷薇，而花深红色，千叶厚瓣，不结子，逐月开放，故名。今西北地亦有之。

月月红：李时珍活血消毒之药也。林山公抄《谈氏家宝方》治瘰疬未破，用花或枝头五钱，芫花炒三钱，入大鲫鱼腹中封固，用线扎定，酒水各一碗，煮熟去药，食鱼三个即愈。鱼须放粪水内游半日方效。或活或死皆可用。

栝楼实

味甘、微苦，气寒，无毒。气厚味薄，阴也，入手少阴、太阴经。

苏氏曰：栝楼出弘农、陕州山谷者最胜。今江南、江北、闽、浙、河南山野僻地间亦有。三月生苗，引藤蔓，叶如甜瓜叶，窄而有叉，背面俱有白毛。六月开花，似葫芦花而浅黄色。结实在花下，大如拳。生时青白如瓜，九月黄熟如柿。形有正圆者，长锐者，功用并同。内有扁子，如南瓜子。壳色褐，仁色绿，多脂，作青草气。**李氏**曰：根直下生，年久者，长数尺。秋后采者，结实有粉，他时便多筋脉矣。**雷氏**曰：修治：去壳皮革膜及脂。取根用大二三围者，去皮捣烂，以水澄过，洁白如雪，名天花粉。

栝楼仁： 润肺消痰，李时珍清火止渴之药也。陆杏园稿其体油润多脂，专主心肺胸胃一切燥热郁热，逆于气分，食痰积垢，滞于中脘。凡属有形无形，在上者可降，在下者可行。其甘寒而润，寒可以下气降痰，润可以通便利结，故仲景治胸痹痛引心背，或咳唾喘急，及伤寒烦热，结胸满痛，大便不通，皆用此药。取寒润不犯胃气，能降上焦心肺之火，而使结热下行也。但性润寒滑，如脾胃虚冷作泻者，勿服。

朱丹溪老人曰：栝楼实，古方专治胸痹，以其味甘性润，甘能养肺，润能降气。胸中有痰者，乃肺受火逼，失其降下之令。今得甘缓润下之助，则痰自降。宜其前贤为治嗽之要药也。又能洗涤胸膈中垢腻郁热，如汤沃雪也。

卢子由先生曰：形如包括之囊，实列重楼之象，故曰栝楼。气味甘寒，逆治火热；体质濡润，逆治燥涸。或液燥涸，致热结聚；或热结聚，致液燥涸，遂成消渴烦满者，悉宜用之。根、实功力，稍有异同：实主郁遏，不能分解；根主散漫，失于容平。靡不以热为因，以燥为证，顾天花瑞雪之名，则思过半矣。

顾虚斋先生曰：栝楼实，连皮带子，捣细酒煎服，立消痈疽乳毒，谓其寒润能解火郁，空珑能达经络也。

集方：《方脉正宗》治心肺有郁火，或气滞，或食积，或痰结，壅闭中脘，为胀为痛。用栝楼仁去油六钱，川黄连、广陈皮、白豆仁、制半夏各二钱，生姜十片，水煎服。○同前治诸咳嗽不止，不拘寒痰热痰，风痰湿痰，气闭痰，食积痰。用栝楼仁一斤去壳，研细绞去油，净霜三两，配陈胆星、川贝母各一两，和匀，每遇痰证，除虚劳血痰不治外，每用一钱。寒痰，用生姜汤调下；热痰，灯心汤下；风痰，用制熟附子三分，煎汤下；湿痰，白术汤下；气闭痰，牙皂汤下；食积痰，枳实汤下。如气虚不运生痰，浓煎人参汤下。○仲景方治伤寒食热结胸。用栝楼仁五钱，枳实二钱，川黄连一钱，水煎服。○《方脉正宗》治伤寒热盛发黄。用栝楼霜五钱，白汤调服。○《金匮方》治胸中痹痛引背，喘息咳唾，短气，寸脉沉迟，关脉紧数。用大栝楼一个，连皮捣烂，配生姜一两，制半夏一两，水七碗，煎二碗，徐徐服。○《丹溪心法》治妇人夜热痰嗽，月经不调，形瘦者。用栝楼仁研烂、香附童便浸各二钱，甘草五分，每日煎服一剂。○刘河间方治小儿痰喘咳嗽久不瘥，兼膈热者。用栝楼仁去油取霜，每日用五分，配抱龙丸一圆，生姜汤调服。○《丹溪心法》治伤酒成痰，咳嗽，用此救肺。用栝楼仁去油取霜。每早晚各服五分，广陈皮汤调下。○《圣惠方》治痰火头痛。用栝楼仁五钱，川芎七分,甘菊花一钱,水煎服。○《普济方》治黄疸身面睛皆黄者。用栝楼仁三钱,茵陈草五钱,灯心五十枝,水煎服。○《圣惠方》治小便不通,因伤火酒炙煿,并秽垢败精不行,胀闭溺窍者。用栝楼霜五钱,川牛膝一两微炒,共为极细末,和匀。每服三钱,白汤调送。○寇氏《衍义》治燥渴肠秘。冬月取栝楼熟瓤,炒为末,食前沸汤调服二钱。○《圣济录》治吐血不止。用大栝楼一个,盐泥裹固,煅存性,研细,糯米饮调服。日再服。○《普济方》治肠风下血。用栝楼一个,烧灰为末,每空心时酒服一钱。○同前治坚齿乌须方:用大栝楼一个,开顶,入青盐二两,杏仁三七粒,将原顶合好,扎定,以细滋泥和盐卤固济,炭火煅存性,去泥,取栝楼炭研末,每日揩牙三次,不惟齿牙坚固,须亦转黑也。○《圣济录》治面黑令白。用栝楼一个,杏仁一两去皮,猪胰一具,同研如膏,每夜涂之,令面光白,冬月不燥。○《姚氏方》治乳汁不下。用栝楼仁炒研,酒调服二钱,合面卧一夜,乳行。○《子母秘录》治乳痈初起。用熟栝楼一个,连皮带子捣烂,当归尾三钱,酒水各二碗,煎一碗服,渣再煎,即消。○治便毒初起。用栝楼一个捣烂,大黄三钱,水煎,连服效。○当归养血汤:治老人阴血枯槁,痰火气结,升而不降,饮食不下,将成膈噎之证。用瓜蒌子去壳、川贝母、白芍药、麦冬、熟地黄、茯苓、当归、陈皮、香附、抚芎、苏子各一钱五分,黄连酒炒七分,加生姜三片,黑枣三个,水煎服。

天花粉 即栝楼根

味甘,微苦,气寒,无毒。挖深土者,晒干,刮去粗皮净,切片用。

天花粉:降火清痰,日华生津止渴,解疸《别录》消痈之药也。许长如稿此药禀天地清阴之气以生,甘寒和平,退五藏郁热。如心火盛而舌干口燥,肺火盛而咽肿喉痹,脾火盛而口舌齿肿,痰火盛而咳嗽不宁,若肝火之胁胀走注,肾火之骨蒸烦热,或痈疽已溃未溃而热毒不散,或五疸身目俱黄而小水若淋若涩,是皆火热郁结所致,惟此剂能开郁结,降痰火,并能治之。又曰:天花粉,其性甘寒,善能治渴。从补药而治虚渴,从凉药而治火渴,从气药而治郁渴,从血药而治烦渴,乃治渴之神药也。又曰:干葛,其性辛寒,可治表渴;花粉,其性甘寒,可治里渴。若汗下之后,亡液而作渴者,花粉不可妄投,必用人参之甘温以生津治渴可也。阴虚火动,津液不能上乘而作渴者,花粉不可概施,必用知母之甘润,以滋阴治渴可也。又有五味子,酸敛津,其渴自止。麦门冬,润燥生津,其渴不生。茯苓有利水活津之妙,乌梅有济水夺津之功,是皆生津止渴之药也。虽然,花粉乃中和之剂,其证当用人参之甘温,而反用花粉之甘寒,必至损胃而伐阳矣。当用干葛之辛寒,而反用花粉之沉寒,必至引邪以入里矣。二者辨明而用,斯无疑误之弊矣。但性寒而降,如脾胃虚寒作泄者,勿服。

集方：已下五方见《方氏本草》治心经火盛，舌干口燥。用天花粉一两，甘草三钱，水煎服。○治肺经火盛，咽肿喉胀。用天花粉一两，桔梗、荆芥各三钱，甘草一钱，水煎服。○治脾经火盛，口齿牙龈肿痛。用天花粉五钱，白芍药、薄荷各三钱，甘草一钱，水煎服。○治肝经火盛，胁肋胀闷，遍身走注疼痛。用天花粉五钱，牡丹皮、白芍药、白芥子各二钱，水煎服。○治肾经火盛，骨蒸烦热，口燥咽干，小便淋浊。用天花粉五钱，怀生地、菟丝子、山茱萸、牡丹皮、黄檗、知母各二钱，泽泻一钱，水煎服。○《方脉正宗》治内热痰多咳嗽。用天花粉一两，杏仁、桑皮、贝母各三钱，桔梗、甘草各一钱，水煎服。○同前治伤寒热极烦渴。用天花粉五钱，知母、麦门冬各三钱。内有宿食者，加枳实三钱；虚甚者，加人参三钱，甘草一钱，水煎服。○林机先手集方治诸病烦渴。用天花粉一两，淡竹叶、麦门冬、知母各三钱，甘草一钱，生姜三片，水煎服。○《方脉正宗》治男妇大小不拘壮盛老弱，一切疸疾。用天花粉一两，茵陈五钱，水煎代茶饮。○孟氏方治一切痈肿初起。用天花粉一两，连翘、金银花、紫花地丁各五钱，甘草一钱，水煎服。初起可定热痛，脓后加白芷三钱，亦可托里。○《本草蒙筌》治偏疝痛极，服此立止如劫。用绵袋包暖阴囊，取天花粉一两，以醇酒二碗浸之，自卯至午，微煎滚，空中露一夜，次早低凳坐定，两手按膝，饮下即愈。未愈，再一服。○《永类方》治乳痈肿硬疼痛。用天花粉一两，酒水各一碗，煎服，渐消。亦可治乳汁不行。○嵇氏《登坛录》治折伤肿痛。用天花粉生鲜者捣敷，重布裹之，热除痛即止。○崔元亮方治箭镞不出。用天花粉，捣敷之，日三易，自出。○周密斋方治痘后目瘴。用天花粉三钱，蛇蜕二钱，俱炒黄，为极细末，用嫩羊肝一具，切开入末药在内，米泔水煮熟，切肝食。

倪朱谟曰：先君在粤，饮酒多日，忽患泄泻。粤人丘杏山，名医也，屡用健脾燥湿之剂，泄泻愈甚，更用止涩之药，其病照常不减。偶遇友人薛东轩，寓中有天花粉散子。彼因吐血，一医用天花粉一味捣烂，用布袋盛取浆沥干，晒成白粉，用白汤调数钱，和白蜜少许，日服二次。先君过彼，口渴索茶，彼亦调一碗劝服，勉应彼意，即觉腹中爽快，是日晚不泄泻。次早恳彼一包，计十两余，如彼法服之，七日泄泻竟止。余细思此，系酒热伤藏气，故泄泻也。服健脾香燥药，故转剧耳。宜乎甘寒天花粉之与蜂蜜也。

苟氏家传治惊悸不宁，是心虚痰火内闭也，将成怔忡健忘，痫迷风癫之证。用加味温胆汤。用天花粉、黑山栀仁、竹茹、人参、酸枣仁炒、茯苓、当归、生地、川贝母、半夏、陈皮、胆星、麦门冬、黄耆、白芍药各一两五钱，俱酒拌炒，甘草八钱，分作十剂，每剂加生姜三片，黑枣五个，水煎服。○治小儿喘嗽变蒸，气喘吐痰有血。用天花粉、沙参各五钱为末，每服五分，白汤调下。

王 瓜

味苦,气寒,无毒。一云有小毒,能发吐下。其名实是土瓜,王,土字之误也。

苏氏曰:《月令》四月王瓜生,即此也。其根作土腥气,其实似瓜。**李氏**曰:土瓜生平泽田野,及篱堑墙垣,处处俱有。四月生苗延蔓,叶如栝楼叶,但无叉缺,有毛刺。一说叶圆如马蹄而有尖,面青背淡,涩而不光。六、七月开单瓣五出小黄花成簇,结子累累如弹丸,皮粗涩,生青熟黄赤,其壳径一寸,长二寸,上微圆,下尖长,七、八月熟。壳中子色赤,如螳螂头,谓之赤雹子。其根如大指,又生淡黄细根,三五相连。北方出者,其子累累相连,大如枣形状,稍有不同。若疗黄疸,破瘀血,南者大胜也。

土瓜根:疗黄疸,破瘀血,下蛊毒,日华子利大小便之药也。李秋江稿此药禀清肃阴寒之气,苦寒通利,除湿热热毒入血分诸病为多,故大氏方主治内疸热结,瘀血内闭,蛊毒痰疟,二便不通,及天行热疾,酒毒石毒,鼠瘘疔痈等证,并取根及叶捣汁,少少与服,当吐下即愈。如胃虚内寒,泄泻少食之人,戒用。

土瓜子:润肺化痰,清火止血之药也。此药寒润流利,故大氏方称为润心肺,止吐血之暴热;凉肝脾,退黄疸之久延。

集方:皮心垣家抄治心肺伏热,吐血衄血。用土瓜子微炒研细,空心服二钱,白汤送。○同前治黄疸胃热久不退。用土瓜子微炒,煎汤饮。○大氏方治大便下血。用土瓜仁一两,生地黄二两,俱炒黑,黄连五钱焙,共为末,炼蜜丸梧子大。每服百丸,米饮下。○《卫生秘宝》治痰热头风。用土瓜七个,栝楼一个炒,牛蒡子四两焙,共为末。每食后茶调下二钱,忌食动风发气等物。○陈藏器方药治瘀血作痛,不拘遍身腹胁等处,因血瘀者。用土瓜仁,连瓜皮囫囵烧存性,研末,无灰酒空心服二钱。○仲景方家抄治经水不通,小腹满,或经一月再见者。用土瓜根、白芍药、桂枝、桃仁各二两,共为末,酒服方寸匕,日三次。○《外台秘要》治中蛊毒。用土瓜根如指长三寸,切碎,以酒半升,浸二宿,服之即吐下蛊物。

《海上方》:治结核,或生项侧,在颈,在臂,在身肿痛,多在皮里膜外,是痰注不散,火气郁甚,则结坚硬,累累如果中核也。不须溃发,但热散气和,则自消矣。用土瓜子三钱,连翘、木通、黄檗、半夏、白附子、僵蚕、南星、金银花、白芷、天门冬各二钱,苍耳子、瓜蒌仁、当归、生地黄各三钱,甘草一钱,水二大碗,煎半碗服。如延生不绝,加全蝎三个。流至两腋,加牡蛎粉火煅,二钱。流至下部,加牛膝、草薢各二钱。如发溃脓血者,本方去白附子、僵蚕、南星,加黄耆、白术、茯苓各三钱。○治颈项耳后结核,三五成簇,不红不肿不痛,不成脓者。用土瓜子、白蒺藜、怀熟地酒煮、山茱萸肉、山药、茯苓、泽泻、牡丹皮各四两,除地黄酒煮捣膏外,余药俱微炒,磨为细末,炼蜜丸梧子大。每晚各三钱,白汤下。

葛根

味辛、甘,气平,无毒。气味俱薄,轻而上行,浮而微降,阳中阴也,乃阳明经本药。

李氏曰:葛根,出江、浙、闽、广,所在有之。有野生,有家种。鹿食九草,此其一也。春生苗,引藤延蔓,长二三丈,取用可作絺绤。各以土地之宜,以别精粗美恶耳。叶有三尖,如枫叶而长,面青背淡。七月开花成穗,累累相缀,紫粉色,似豌豆花。结实似小黄豆荚,上有毛,其子绿色而扁,似梅核,生嚼有腥气。八、九月采之。《神农经》所谓葛谷是也。根,外紫内白,大如臂,长八九尺,以入土最深者良。五月中,采根曝干用。**陶隐居**曰:出南康、庐陵间最胜,多肉少筋,味甚甘美。捣汁饮,可辟暑,解瘟病大热。

葛根:清风寒,净表邪,《别录》解肌热,止烦渴,《开宝》泻胃火之药也。稽春山稿尝观发表散邪之药,其品亦多,如麻黄拔太阳营分之寒,桂枝解太阳卫分之风,防风、紫苏散太阳在表之风寒,藁本、羌活散太阳在表之寒湿,均称发散药也。而葛根之发散,亦入太阳,亦散风寒,又不同矣。非若麻、桂、苏、防辛香温燥,发散而又有损中气之误也;非若藁本、羌活,发散而又有耗营血之虞也。此药枝茎蔓延,统走太阳一身经络;根长丈余,入土最深,又得土阴之气,沉而且厚。故《神农经》谓起阴气,除消渴。身大热,明属三阳表热无寒之邪,能散之、清之之意也。如伤风伤寒,温病热病,寒邪已去,标阳已炽,邪热伏于肌腠之间,非表非里,又非半表半里,口燥烦渴,仍头痛发热者,必用葛根之甘寒,清肌退热可也。否则舍葛根而用辛温,如麻、桂、苏、防之类,不惟疏表过甚而元气虚,必致多汗亡阳矣。然而葛根之性专在解肌,解肌而热自退,解肌而渴自止,解肌而汗自收。而《本草》诸书,又言能发汗者,非发三阳寒邪在表之汗也;又非发风湿、湿温在经之汗也,实乃发三阳寒郁不解,郁极成热之汗也。又如太阳汗出不彻,阳气怫郁,其人面色缘缘正赤,躁烦不知痛之所在,短气,更发汗则愈,宜葛根汤治之。郁解热除,汗出而邪自退,此所以《本草》诸书言能发汗者,此也。出卢氏《乘雅》但体性阴润,对待热涸,如寒本、湿本主气及寒化标阴专令者,所当避忌。世人不但目为轻浅,且以之从治严寒,未有不致寇至者。

江鲁陶先生曰:按本草《十剂》云:轻可去实,麻黄葛根之属。盖麻黄乃太阳经药,兼入肺经,肺主皮毛;葛根乃阳明经药,兼入脾经,脾主肌肉,二药皆轻扬,发散则一,而所入所主,迥然不同也。

卢不远先生曰:外阳内阴,有三阴渐长,化炎热为清凉之象。

刘默斋先生曰:甘寒清洁,凡暴吐鲜血,因胃热致血者,七剂立平,某试屡验也。

李士材先生曰:皆在阳明一经。仲景治太阳阳明合病,桂枝汤加麻黄葛根,又有葛根芩连解肌汤,用以断太阳入阳明之路,非即太阳药也。头痛乃阳明中风,宜葛根葱白汤。若太阳初病,未入阳明而头痛者,不可便服以发之,是引邪入室也。戒之!

集方：仲景方共六则太阳病项背强几几，无汗恶风者，葛根汤主之。用葛根二两，桂枝、白芍、生姜各一两，甘草五钱，麻黄一两去节，以水一斗，先煮葛根、麻黄，减二升，去白沫，内诸药，煮取三升，去滓，温服一升，覆取微汗。○太阳与阳明合病者，必自下利，葛根汤主之。○太阳与阳明合病，不下利，但呕者，葛根加半夏汤主之。即前方加半夏。○太阳病，桂枝证，医反下之，利遂不止，脉促者，表未解也，喘而汗出者，葛根黄芩黄连汤主之。用葛根四两，甘草一两，黄芩、黄连各一两五钱，以水四升，先煮葛根，减一升，内诸药煮取一升，去滓，分温再服。○治数种伤寒，兼治天行时气，发热头痛，烦渴脉洪者，用葛根二两，江西豆豉三合，生姜十片，水一升，煎半升服。○治阳明胃热，温病邪热头疼，发渴烦闷，鼻干不得眠，如渴甚呕甚，用葛根、黄芩、升麻、知母、石膏、竹叶。○《全幼心鉴》治斑疹初发壮热，点粒未透。用葛根、升麻、桔梗、前胡、防风各一钱，甘草五分，水煎服。○《伤寒类要》治妊娠病时行热疾，发热烦渴。用葛根二两，煮汤饮。○《全婴要览》治小儿热疾烦渴，或泄泻者。用葛根一两，煮汤频频服。○《广利方》治心胃热极，吐血，或衄血不止。用葛根煮汤，频频饮。○《梅师方》治过食热物，因下血者。用葛根二两，甘草五钱，绿豆一两，煮汤饮。○《千金方》治酒醉不醒。用生葛根数两，捣汁二升，饮即愈。○《肘后方》治中诸药毒，发狂烦闷，吐下欲死。用葛根煮汤饮。○《圣惠方》治解中鸩毒，气欲绝者。用葛根研成粉，取半升，白汤调灌，立苏。○《梅师方》治虎伤人疮。用生葛煮汤洗之，仍捣末，白汤调服五钱，日夜四五次，立止痛。

葛谷：味甘，气平，无毒。炒研末，白汤调服二钱，止热毒下痢，极验。

葛花：气味同谷。水煮饮，专解酒毒酒积，并肠风下血。

倪朱谟曰：葛性散而解热郁，能发汗，能止汗。有人病发热头痛，身疼，无汗而渴者，汪石樵用葛根四两，甘草二钱，防风五钱，水煎一大碗服。药毕大汗，诸证解。有人病发热头痛，身疼，有汗而渴者，石樵用葛根四两，甘草三钱，桂枝五钱，黄耆一两，水煎一大碗服，药毕，汗止，身凉头痛身疼亦止。又一人病白虎历节风痛，遍身痛，且无定处，或在肩背，或在腰胁，或在臂腕，或在手指掌前后之间，或在足指胫膝上下，疼痛游走不定，其痛如虎咬，不时昏晕，昼夜大汗，石樵用葛根八两，白术三两，水煎十余碗，频频饮之，三日疾平。此三证余在南赣目睹其病，姑记之，时癸亥季夏月也。

倪朱谟曰：西医苟延生治时疫热病，烦躁不寐，危证毕见。用葛根数两，煎汁频频灌之，渐睡而病转安。又治五色痢疾，噤口不食，身热脉大，势甚危困，亦如法煎饮，积痢日止，胃口可食而安。

《万病回春》治脚汗多出方：用干葛一两，白矾五钱，煎汤逐日洗脚，连洗数日，自然无汗。

天门冬

味苦、甘，性滞，气寒平，无毒。气薄味厚，阳中之阴，沉也，降也。入手太阴、足少阴经，气分之药也。

陶隐居曰：天门冬，生奉高山谷，今处处有之。草之茂为虋，今俗作门。蔓茂而功用同麦门冬，故亦有门冬之称。苏氏曰：喜高洁地上，春生藤蔓，大如钗股，高丈余，叶如丝杉，纤细青劲，涩而无刺。一种叶如茴香，尖细青疏，滑而有刺。夏生细花白色，亦有黄紫二色者。结实在根枝之旁，其色黑褐。入伏后则无花，暗结实矣。根科生如百部，一科一二十枚，大如手指，圆实而长。根白色，亦有黄紫二色者。洛中者，粗干大叶，殊不相类。岭南者，无花有子，余无他异。以根作汤，可瀚衣垢，越人呼为浣草。七、八月采根，日曝干，去心用，入丸散，以酒煮捣烂，配用之。今江浙人以蜜糖蒸浸作果，甚美。

天门冬：润燥滋阴，李时珍降火清肺之药也。杨思山稿此药禀大寒初之气以生，得地之阴精独厚。味苦微甘，沉降之质，统理肺肾火燥为病。如肺热叶焦，发为痿痹，吐血咳嗽烦渴，传为肾消、骨蒸热劳诸证，在所必需者也。如前人有谓杀三虫，去伏尸者，因热极血干而生虫，以成伏尸者也。有谓除偏痹，强骨髓者，因肺热成痿，肾热髓枯，筋槁不荣而成偏痹者也。天门冬阴润寒补，使燥者润，热者清，则三虫可去，伏尸可除，骨髓坚强，偏痹可利矣。然必以元虚热胜者宜之。倘胃寒脾弱不食者，又不宜用也。

缪仲淳先生曰：若阴虚水涸，火起下焦，上炎干肺，发为痰喘咳逆者，天门冬诚为要药。然大寒而苦，不利脾胃阴虚之人，脾土衰弱，又以苦寒阴润之物损其胃气，以致泄泻恶食，则危殆矣。何者？后天元气，生于胃气，五藏之气，皆因之以为盛衰者也。强则喜食而甘味，弱则恶食而不甘味。阴虚精绝之病，正赖脾胃之气强，能纳能消，以滋精气。若脾胃先困，则是后天生气之源绝矣。丸饵虽佳，总统于食；汤液虽妙，终属于饮。若非胃气无损，焉能纳而消之，以各归其根，奏平定之功哉？必不得已，当以薏苡仁、白茯苓、山药、甘草、白芍药同用，或用麦门冬以代之可也，误用之必泄。

卢子由先生曰：门司出入，出即生也。冬司寒令，寒即水也。合天一生水，故名天门冬。天者，清肃为用。水者，澄湛为体。其能瀚垢，亦谓得清肃澄湛之力耳。对待染污不洁之气，使形骸气血，混浊不清，致偏痹不周，遂生三虫伏尸，为咳为血、为痰为喘、为骨蒸、为痨瘵，咸相宜也。设合寒邪，便当束置。盖寒原属水，法当逆治，非反佐顺从之类，柔滞多脂，阴沉濡润之物所宜。

李濒湖先生曰：天门冬，清金降火，益水之上源，故能下通肾气，故滋阴退热有效。同麦门冬，兼行手少阴，清心降火，使肺不犯邪，故止咳消痰殊功。盖肾主津液，燥则凝而为痰，得润剂则化，所谓治痰之本也。

集方：《方脉正宗》治阴虚咳嗽，吐血不止，骨蒸夜热，或成肺痿肺痈，五劳七伤，诸般虚损。用天门冬、麦门冬各一斤，怀熟地、怀生地、鳖甲各八两，茯苓、川贝母、山药、沙参、人参各二两，紫菀、牡丹皮各三两，广橘红一两，用水百念碗，大锅内煎，取汁念碗，渣再煎二次，计共取汁四十碗，入砂锅内，慢火缓缓煎至一十碗，加炼蜜八两，龟胶四两收，入贮净磁瓶内，不拘时，用白汤调数茶匙服。○同前治肺热消渴。用天门冬、麦门冬不去心各八两，北五味子八钱，熬膏，加炼蜜少许收。早晚白汤调服五六匙。○谈贞士《妇科方》治妇人骨蒸。用天门冬、麦门冬各八两，青蒿一斤，鳖甲、北沙参、牛膝、白芍药、地骨皮、生地、牡丹皮各四两，熬膏，炼蜜收。早晚白汤调服五六匙。○《方氏家珍》治老人大肠结燥不通。用天门冬八两，麦门冬、当归、麻子仁、生地黄各四两，熬膏，炼蜜收。每早晚白汤调服十茶匙。○虞氏《医家正传》治诸般痈肿。用新鲜天门冬三四两，洗净捣烂，以好酒滤汁顿服。未效再服，必愈。

化痰顺气，开郁清火定喘方，古名清气化痰丸，今本稍增减一二味。用天门冬，汤泡去心，酒煮捣膏，杏仁汤泡去皮，瓜蒌仁去壳，苏子微炒，三味俱研细，各二两，川贝母、白茯苓、桔梗、橘红、山查肉、连翘、黄连姜汁炒、香附米童便炒、黄芩酒炒、半夏姜制、海石各一两五钱，真青黛五钱，皂角二两去皮弦子，熬汁用，右为细末，用神曲、竹沥打糊，和入皂角汁为丸，梧子大。每服五十丸，食后白汤下。○治一切虚损，内热，形容枯槁，四肢羸弱，饮食不进，肠胃干涩，津液枯竭，久服补气生血，暖胃和脾。用天门冬去心、肉苁蓉各四两，羊肉去筋膜皮净三斤，好酒十壶，三味同煮极烂，捣膏，入人参、白术、当归、黄耆各二两，俱炒研末，和入为丸梧子大。每早晚服五钱，酒下。

百　部

味苦，气寒，无毒。入手太阴经。

苏氏曰：百部生江湖淮陕，齐鲁州郡，及处处山野皆有之。春生苗，作藤蔓，茎青肥，叶大而尖长，颇似竹叶，面青色而光，亦有细叶如茴香叶者。其根色白，长者近尺，新鲜者亦肥实，日干则虚瘦无脂尔。其根多者，丛数十相连属，如部落然，故名。三、八月采用。

百部：清痰利气，李时珍治骨蒸劳嗽之圣药也。姚斐臣稿故《珠囊》云：主肺热上气之咳嗽，治虚劳内灼之骨蒸。但其味苦，气下泄。《药性论》主润益肺金。其性长于杀虫，传尸骨蒸劳热，往往有虫，故亦主之。亦天门冬之类，故皆治肺病。小儿疳热有虫，及蛔虫、寸白虫、蛲虫，皆能去之。味专苦泄，脾虚胃弱人，宜兼养脾补胃药同用，庶不伤胃气。又烧烟熏树木，蛀虫触烟即死，亦杀蝇蠓。《日华子》言之详矣。又浓煎汤，洗牛马猫狗，蝇虱即去。又酒浸空心饮，陈藏器去疥癣皮癞虫疮。

顾虚斋《妇科方》云：百部色白象肺，味苦入心，修长应肝，丛聚类肾，通治四藏蕴热成劳者。一味熬膏，常服屡效。

集方：《千金方》治男妇三十年久嗽。用百部二十斤，捣取汁，煎如饴，加炼蜜一斤，收贮。每早午晚，服方寸匕，白汤过。○钱乙方治小儿咳嗽。用百部炒、麻黄去节炒各一两，杏仁去油净五钱，共为末，炼蜜丸，如龙眼核大。每服二丸，白汤下。○《杨氏经验方》治遍身黄肿。用新鲜百部八两，洗净土，挂干，捣烂，罨脐上。再以糯米半升，酒煮作饭，盖药上，以帛包住，待二日后，口内作酒气，则水从小便中出，肿自消也。○集简方治虱多熏衣方：用百部为末，烧烟炉内，以竹笼罩衣熏之，虱自落。亦煮汤洗衣。

滋阴降火汤：治阴火动，发热咳嗽，吐痰喘急，盗汗口干，此方与六味丸相兼服之，大补虚劳神效。用百部三钱，生地黄、熟地黄、天门冬、麦门冬、知母、川贝母、白术、白芍药、茯苓、黄耆、地骨皮各一钱五分，水煎服。骨蒸夜热，加鳖甲三钱；盗汗不止，加炒酸枣仁二钱，倍黄耆；咳嗽痰多喘急，加沙参、人参各二钱；痰中带血，加真阿胶二钱，倍熟地黄；咽喉痒或作痛，加桔梗、桑白皮、倍贝母；梦泄遗精，加山药、芡实各五钱，牛膝二钱；小便淋浊，加车前子、草薢各二钱；大便不结实，加炒山药、炒扁豆各五钱。○治久嗽不已，咳吐痰涎，重亡津液，渐成肺痿，下午发热，鼻塞项强，胸胁胀满，卧则偏左，其嗽少止，偏右嗽必连发，甚则喘急，病必危殆，速宜百部汤主之。用百部、薏苡仁、百合、麦门冬各三钱，桑白皮、白茯苓、沙参、黄耆、地骨皮各一钱五分，水煎服。

何首乌

味苦涩，气温，有微毒。入通于肝，外合于风，升也，阳也。入足厥阴、足少阴经。

苏氏曰：此药历古本草向未采入，于唐高宗《养生集》中始用。因顺州南河县一何姓者，偶入山，见两藤夜交，便即采食。其人素尝衰弱多病，羸瘦不堪，发黄面槁，食此须发转黑，神采精明，故有何首乌之称。今在处有之，但海内外深山皆有。春生苗，延蔓附墙崖而生。茎紫色，如木藁状。叶似薯蓣叶，有光泽，单生不相对。其藤夜合昼疏，夏秋间开黄白色花，结子有棱，似荞麦，杂小如粟粒。秋冬取根，小者似连珠，色分赤白，古云赤雄白雌也。其草甚多，但取根之大者，又不多得耳。在地五十年者，如拳大，号山奴，服之一年，发髭青黑。百年者，如碗大，号山哥，服之一年，面颜红悦。百五十年者，如盆大，号山伯，服之一年，齿落更生。二百年者，如一斗栲栳大，号山翁，服之一年，面如童子，行及奔马。三百年者，如三斗栲栳大，号山精，或似鸟兽山岳之状，此纯阳之体，服之一年，成地仙也。李氏曰：凡诸名山深谷产者，坚大而佳。采时洗去土净，用竹刀刮去皮，石臼内木杵捣碎，用黑豆减半拌匀，酒润三日，乘日晒干。甑上蒸一次，晒一次，酒润一次，计九次，去其腥气，入药用。倪朱谟曰：已上诸说，具见诸家本草。有人依法修制，信服有年，亦未见其确验，但生子延寿之说,似属荒唐。姑集此,惟听高明用舍何如耳!

何首乌:固精敛气,《开宝》截疟止痢之药也。葛小溪稿此药味极苦涩,生用气寒,性敛有毒;制熟气温,无毒。前人称为补精益血,种嗣延年。又不可尽信其说。但观《开宝》方所云:治瘰疬,消痈肿,减五痔,气、血、毒、虫、湿五痔。去头面热疮,苏腿足软风,其作用非补益可知矣。惟其性善收涩,其精滑者可固,痢泄者可止,久疟虚气散漫者可截,此亦莫非意拟之辞耳。倘属元阳不固而精遗,中气衰陷而泄痢,脾元困疲而疟发不已,此三证自当以甘温培养之剂治之,又不必假此苦涩腥劣,寒毒损胃之物所收效也。

陈月坡先生曰:按何首乌,药中之草类也,野生穷崖幽谷,小者如茄,大者如拳,五十年气足可采。取时洗净土气,或切片,或捣碎,用黑豆和酒,拌蒸九次,取其性气收涩。凡精血漏泄之证,有养肾秘精之功,可保无遗泄之患。虽然,又不藉此一物之力,必配大剂参、耆、归、地,枸杞、山茱萸、山药、金樱子辈,共济成功。若沾沾以一拳如许何首乌之力,而服至一年,乌须黑发,返老还童,不亦过谀乎？再推而进之,百年如碗大,百五十如栲栳大,二百年如斗大之说,服之即成地仙,前人见其五十年,仅大如拳矣。或有大如碗,大如栲栳,大如斗者,即以百年、百五十年,以至二百、三百年计之,不过悬断之辞耳。不知此药得深山灵气而生,所生甚广,求其大如碗,又不易耳。虽然,大如碗者不易,此积百岁方成故也。大如碗者不易,而每见有大如栲栳、大如斗者,又何以得耶？抑又有说也,大如碗者,积百岁而成;大如栲栳、大如斗者,可五年而完也。何也？积百岁者,得山林地气,渐长而成,可服食者也。见五年而即完,如栲栳、如斗大者,得蟒毒蛇毒之气,骤结而成,不可服食者也。又不逾年,必自腐烂,误食之,必致中急疾而死。施药与受药者,当自慎重可也。或又一说,何首乌初十年如弹如栗,五十年如拳,百年如碗,力足矣。百年外,不复发苗,根渐腐坏。如山间偶得如栲栳大、斗大者,苗叶藤茎,酷似何首乌,实非何首乌也。数年渐长大如斗,不及十年,随腐烂不可服食,名为宕芋。何首乌之于宕芋,如黄精之于钩吻,石龙芮之于天灸,青葙子之于鸡冠子等类,良毒异殊,苗叶形实,初难别也。

再按:此药僻植穷谷,日受山林酷厉之气最深,岁愈久,则毒愈剧。前人虽有多服延龄种子之说,实未必然,屡有服此,而后得急疾至死,而人不能识,不能医者,皆服此药之毒而不觉也。观其气之腥恶,味之惨烈,原非甘温和平之品。制非九次,勿寝其毒。非黑豆,勿杀其势。一近铁器,其毒愈酷。凡食物血肉之类,忌铁器者,惟烹蛇则有之。要之前文所云:积受蟒蛇毒厉之气而成者,或非虚语乎？知生之士,毋为方外小人所惑也。

集方:治瘰疬延蔓,寒热羸瘦,乃肝郁火郁,久不治成劳也。用何首乌如拳大者一斤,去皮,如前法制,配夏枯草四两,当归、土贝母、香附各三两,川芎一两,共为末,炼蜜丸。每早晚各服三钱。○已下八方俱见陈上池《经验方》治时行火疖,或痈疽流发,遍身十数者。用何首乌生捣十两,紫花地丁、金银花各三两,甘草一两,陈皮五钱,白芷八钱,分作十剂,水煎服。○治五痔攻痛。用何首乌照前九制过四两,气痔,加人参、白术、乌药;血痔,加当归、生地、黄檗;虫痔,加使君子;湿痔,加苍术、厚朴、龙胆草四种,每味各加三钱。惟毒痔,加土茯苓八两,打碎,炒燥,俱浸酒,每早晚,随量饮。○治头面风热,生疮疹痱,并黯黵诸疾。用何首乌,照前九制过,一味,浸酒饮。○治疟邪在阴分,久不愈。用何首乌一两,鳖甲炙、牛膝、陈皮、青皮各四钱,当归、白术各三钱。虚甚,加人参三钱,水煎服。○治四肢骨软风疾。用何首乌一斤,照前九制过,川乌二两童浸炒,草乌三钱酒洗炒,川草薢、枸杞子各八两,为末,炼蜜作丸,早晚服三钱。或浸酒蒸一日,每日早晚随量饮亦可。○治大风癞疾。用何首乌一斤,照前九制法,用胡麻八两去皮,蕲蛇一条,俱为末。每服五钱,白汤调服。○治疥癣满身。用何首乌一斤,连皮生捣碎,每日用四两,生艾叶一两,共煎汤洗浴,渐退。○治中蛊毒。用生鲜何首乌,连皮捣烂,和白汤一碗绞汁,一气饮,即吐立解。

七宝美髯丹:乌须发,壮筋骨,固精气,续嗣延年。用赤白何首乌,各一斤一个,用黑豆二升淘净,共入米泔水浸一日,将何首乌磁瓦刮去皮,切作薄片,同黑豆拌匀,以砂锅乘汤,木甑铺豆,与何首乌片蒸之。俟豆熟取出,拣去豆,将何首乌晒干,再用黑豆二升淘净,同晒干首乌片同蒸,如此九次,豆拣出,俱不用,将首乌片石臼内捣烂听用。白茯苓二斤,去皮,为末,用人乳五碗,拌匀晒干,牛膝、菟丝子、当归身、枸杞子各八两,俱酒拌炒,补骨脂四两,以黑芝麻拌炒,并忌铁器,俱入石臼内,捣为细末,炼蜜丸,弹子大。每早午晚各食前干嚼化,汤酒任送。

治小儿龟背。用何首乌,生捣为末,用酒调敷背高处,久久自平。

草 薢

味苦,气平,无毒。阳中之阴,降也。入足阳明、少阴、厥阴经。

《别录》曰:草薢生真定山谷,及河峡汴东,荆蜀诸郡皆有之。苏氏曰:作蔓生,苗叶俱青,叶有三叉,似山薯叶,又似绿豆叶,花有红黄白数种,亦有无花结白子者。根色黄白多节,三指许大,大如商陆。茎有刺者根白实,茎无刺者根虚软,软者入药最佳。李氏曰:今成德军所产一种,叶似荞麦,子有三棱,根似山薯而体硬,又与菝葜少异,几收采混真。盖菝葜根作块赤黄,草薢根细长浅白,今市肆尝以土茯苓切片,伪充草薢,又以草薢伪充为狗脊。修治:不拘时月,采根切片,曝干用。

草薢 驱风湿,活血气,朱丹溪苏痹躄之药也。陈月坡稿善治足三阴经风寒湿热之气,以致腰背痛强,四肢痿痹,骨节拘挛,通身五缓五急诸证,及脚气肿痛,重坠难行,或肠风藏毒,血色红黯,或白带白浊,精滑淋漓,或周身恶疮,延蔓不已,凡一切风湿秽毒留滞之疾,此药去浊分清,活利血气,并能治之。顾萆薢之名,宜于身之下部,更宜于痹闭不通之疾也。若下部无湿疾,阴虚火炽,溺有余沥,茎中作痛,并肾虚腰痛,此真阴不足之候也,并不宜服。

王绍隆先生曰:天地解而雷雨作,雷雨作而百果草木皆甲坼,萌蘖自内,解孚从外也。萆薢主经脉劲强于外,指痿痹拘挛之疾。致关机失利于内,指浊带淋漓之疾。分理阳明湿热流入下焦,客于肝肾诸证,力能解而通之。

王自薇先生曰:小便频数,茎中涩痛,其原有二:如房劳过多,精道虚竭而然者,以知柏地黄汤加麦冬、甘草治之。如强忍欲事,情郁不发,败精瘀腐,壅结精道而然者,以萆薢一两,煎饮立安。

集方 方龙潭共三方治风寒湿热之气,病腰背痛强,足膝痹软,或腰背痹软,足膝痛强。用真川萆薢一斤,杜仲、苍术、枸杞子、黄檗各四两,俱酒洗炒,研为末。每旦,白汤调服三钱。○治通身筋脉五缓、缓,弛懈无力,即今之痿疾也。五急,急,拘挛不舒,即今之痹疾也。四肢不能举动。用萆薢一斤,酒洗炒,黄檗盐水炒,白术土拌炒,姜黄童便拌炒,各四两,俱研为末。每旦服四钱,白汤调服。如胃强能食者,加威灵仙酒炒四两,为末和人。○治脚气肿痛不能动履,不论寒热虚实,久病暴发皆可。用萆薢五钱,黄檗、苍术、牛膝、木瓜、猪苓、泽泻、槟榔各二钱,水二大碗,煎一碗,每日食前服一剂。○孙尚方治肠风藏毒,血色或红或黯。用川萆薢、贯仲各一两,柿饼一个,苍术五钱,水煎,食前服。○《方脉正宗》共四方治男子白浊,妇人白带久不愈。用萆薢三钱,金樱子五钱,白术、苍术各二钱,甘草一钱。如白带,本方加当归、川芎各二钱;如白浊,本方加淡竹叶、牛膝各二钱,水煎,食前服。○治遗精梦泄。用萆薢子、金樱子、龙骨煅、牡蛎煅各五钱,共研末,和匀,每早服三钱,白汤送。○治通身恶疮。用萆薢四两,紫花地丁三两,半枝莲、连翘、甘菊花、荆芥、生地黄各二两,蒸酒饮。○治白浊频数,漩出稠浊,澄下如膏,或龟头浸渍湿烂,乃真元不足,下焦虚寒。用萆薢五钱,石菖蒲、益智仁各三钱,乌药一钱,食盐五分,水煎服。

土茯苓

味甘淡,气平,无毒。

李氏曰:土茯苓生楚蜀闽浙山箐及海畔山谷中。蔓生如莼,茎有细点,叶类竹阔大,厚而且滑。又如瑞香花叶而长,有五六寸。其根状如菝葜而圆,小者如鸡鸭子,大者如拳,连缀而生,即零者,远不及尺。皮似茯苓,色有赤白,肉似芋薯,味甘兼涩,亦可生啖。入药以色白者为佳。又按《东山经》云:鼓证山前有奇草焉,名曰荣莫,饥可充谷,其叶如柳如竹,其根如卵如拳,食之已风,术疗筋挛,恶毒内注,用斯乃安。恐即此也。

土茯苓:去风湿,利关节,治拘挛骨痛,李时珍解恶疮结毒之药也。江春野稿陈氏《救荒本草》言:能代谷不饥,健脾胃,壮筋力,止泄泻者,因气味甘平,而无消伐之性也。李氏方又言能蠲结毒,解内注汞粉药气者,因味甘兼淡,淡能利窍,淡能发留结,淡能泄陈垢耳。故恶疮有服水银、轻粉,外虽光洁,内注筋骨,久而破烂复溃,致成废疾,以此熬汁,屡服数月,不惟积毒渐消,且得补益之力。

薛立斋先生曰:杨梅疮,古方不载。正德间,起于岭表,传及四方。盖岭表风土炎热,岚瘴熏蒸,男女淫秽,湿热之邪,积蓄既深,发为毒疮,互相传染,然皆淫邪之人病之。其证多属厥阴、阳明二经,而兼乎他经。邪之所在,则先发出,盖相火属于厥阴,肌肉属于阳明,如兼少阴太阴,则发咽喉;兼太阳少阳,则发头耳也。医用轻粉、银朱劫剂,五七日即愈。盖水银性走而不守,加以盐矾,升为轻粉。银朱,其性燥烈,善逐痰涎,痰涎被劫,随火上升,从喉颊齿缝而出,故疮即干瘥而愈。然毒气窜入经络筋骨之间,莫之能出。涎乃脾之液,痰涎既去,血液衰涸,筋失所养,营卫不从,变为筋骨挛痛,发为痈毒疳漏,久则生虫,为癣为癞,《内经》所谓湿气害人皮肉筋骨者也。土茯苓,甘淡而平,为阳明本药,能健脾胃,去风湿,风湿既去则营卫从而筋脉柔,肌肉实而拘挛痈漏愈矣。初病服之不效者,火盛而湿方郁也。此药长于去湿,不能去热,病久则热衰气耗,而湿郁为多故也。李濒湖《纲目》有搜风解毒汤,治杨梅疮病深者月余,浅者半月即愈。服轻粉药,筋骨挛痛,瘫痪不能动履者,服之亦效。其方用土茯苓一两,薏苡仁、金银花、防风、木瓜、木通、白藓皮各五分,皂荚子四分,气虚加人参七分;血虚加当归七分,水二大碗,煎饮,日三服。惟忌饮茶及牛羊鸡鹅鱼肉、烧酒,面、房劳。盖秘方也。

集方 外科发挥治杨梅疮,因服轻粉致伤内藏气血,筋骨疼痛,久而积烂成痈,筋挛溃漏,连年累月,至于终身成废疾者。用土茯苓二两,有热加川连、连翘、花粉;气虚,加四君子;血虚,加四物汤,水煎代茶,月余即安。〇姜月峰方治瘰疬溃烂。用土茯苓切片,水煎服,或入粥内食之,须久食为妙。〇广笔记治头风神方:用土茯苓一斤,金银花三两,蔓荆子一两二钱,玄参、防风、天麻、辛夷、川芎、芽茶各一两,黑豆三百粒,分作五贴,每用河水二碗,煎八分,食后服。

白 蔹

味苦、甘,气平,微寒,无毒。

寇氏曰:白蔹,服食少用,惟敛疮方作散药敷掺多用之,故名。苏氏曰:生衡山山谷,今江淮及荆、襄、怀、孟、商、齐诸州皆有之。二月生苗,多在林中,作蔓赤节,叶小如桑,五月开花,七月结实,根如鸡鸭卵而稍长,三五同窠,皮黑肉白。八月采根,洗净切片,以竹条穿,日干用。又一种赤蔹,花实功用少别,但内外俱赤也。

白蔹:敛疮口,《蜀本草》拔疔毒之药也。姜月峰稿此药甘苦寒平,故前古主痈肿疽疮,散结止痛,未脓可消,已脓可拔,脓尽可敛。又治女子阴中肿痛,带下赤白,总属营气不和,血分有热者,咸宜用之。敷贴服食,因病制作可也。

集方:陶隐居方治发背痈毒疔疮初起。用白蔹研细末,水调敷上。〇同前治面鼻酒皶。用白蔹、白石脂、杏仁各五钱为末,鸡子清调搽,旦洗去。〇谈氏方治冻耳成疮。用白蔹四分,杏仁霜一分,黄檗末二分,共为末,蜜和敷耳。〇《外台》方治汤火灼烂。用白蔹末敷上即收。〇同前治女子阴中肿痛。用白蔹为细末,敷内外。〇《瑞竹堂方》治诸疮不敛口,以白蔹末敷之即收。

山豆根

味苦,气寒,无毒。

苏氏曰:山豆根,出剑南宜州、果州及广西忠州、万州。茎蔓如大豆,叶青翠,经冬不凋。今广南一种,如小槐,高尺许,石鼠啖其根,捕取者收其肠胃曝干用,以解毒攻热,甚效,不识果然否。

山豆根:通咽喉,苏颂下结热,《开宝》解蛊毒之药也。宋正泉稿此药苦寒清肃,得降下之令,善除肺胃郁热,如咽喉肿痹不通,小儿丹毒热肿,妇人血气腹胀,及痢疾赤白,急黄疸证。又疗热厥心痛,天行热疹,五疳五痔,凡一切暴感热疾,凉而解毒,表里上下,无不宜之。但苦寒多泄,凡脾胃虚冷者,勿服。

集方:杨清叟方治喉风急证,牙关紧闭,水谷不下。用山豆根、白药子各等分,水煎噙之,咽下二三口,即愈。〇《圣惠方》共四首治中蛊毒。用山豆根,和白汤研服少许,未净再服。已禁声音者亦愈。〇治小儿丹毒赤肿。以山豆根水磨,擦患处。〇治女人血气热郁成腹胀者。用山豆根,同木香,白汤磨服。〇治水蛊腹大有声,面皮色黑者。用山豆根,同乌药白汤磨服。〇《备急方》治赤白痢疾。用山豆根五钱,川黄连二钱,共为末,蜜丸梧子大,每服一钱,白汤下。〇《方脉正宗》共四方治五般急黄。用山豆根,为末,白汤调服二钱,兼蛊气者,以酒调下。〇治热厥心痛,以山豆根,白汤磨服少许。〇治小儿五种热疳,以山豆根为末,每服三分,白汤调服。〇治血热痔痛。用山豆根冷水磨服。

黄药子

味极苦,气寒,无毒。禀天地清寒之气而生。

苏氏曰:黄药子,原出岭南,今夔、陕州郡,及明、越、秦、陇山中亦有之,以忠州、万州者,紧重为胜,他处轻虚,不甚佳。茎生高三四尺,柔而有节,似藤非藤。叶大如拳,长二三寸。其根长尺许,大者围二三寸,外褐内黄,亦有黄赤色者。一说,其根湿时色红,曝干色黄。有人捣其根入染蓝缸中,云易变色也。七月开白花。其肉味酸,其核仁即黄药之实。一说,黄药冬枯春生,开碎白花,无实。

黄药子:降火凉血,《唐本草》解毒消瘿之药也。龚裔云稿凡恶毒肿疮,喉痹结热等疾,并恶蛇毒犬咬伤,研末,汤调服之,并涂敷患处,最效。治马病心肺热疾,水煎服,特灵。大方科服食汤液中,今鲜用此。此物苦寒疏散,凡病血热吐衄等证,古人曾有用之。若脾胃素弱,易于作泄者,禁用。

王起凡先生曰:黄药子,解毒凉血最验。古人于外科血证两方尝用,今人不复用者。因久服有脱发之虞,知其为凉血散血明矣,故能疗牛马心肺热疾云。

集方:《斗门方》治人忽生瘿疾一二年者,以万州黄药子八两,须紧重者为上,如轻虚即是他处出者,力慢,用须加倍。取无灰酒一斗,投药入中,封固瓶口,以糠火煨一复时,取起待酒冷,乃开瓶,时时饮一二杯,不令绝酒气,经三五日,把镜照看,觉消小即停饮,不尔令人项细也。其验如神。○《圣惠方》治吐血不止。用黄药子一两,水煎服。○同前治天泡毒疮。用黄药子为末搽之。○同前治蛊毒。捣汁饮即吐出。

白药子

味苦、辛,气寒,无毒。

苏氏曰:白药子出原州。三月生苗,四月抽赤茎,叶似苦苣,蔓似壶芦。六月开白色花,八月结子如瓜蒌,九月叶落,今四川夔、施、合州,江西、岭南亦有。一种叶似乌桕,子如绿豆,至六月变赤色。修治:九月采根,洗净切片,日干。根皮黄色者多。

白药子:凉血散血,解热毒,《开宝》消喉痹之药也。葛风寰集《唐本草》主金疮生肌肉。《药性论》又主喉中热塞,噎痹不通,咽中肿痛。《日华子》又主吐血衄不止。详味诸书所主,皆解热散结之功,则其为清寒之用明矣。如脾虚作泻,胃弱少食者,切忽沾唇。

集方:《圣惠方》治吐血衄血不止。用白药子一两,红枣肉减半,俱火烧存性为末,糯米汤调服二钱。○同前治咽喉肿痛,热塞不通。用白药子一两,朴硝五钱,共为末。每用少许,吹入喉内。○《直指方》治一切痔眼,赤烂生翳。用白药子一两,甘草五钱,共为末,猪肝一具,剖开掺药末五钱,煮熟食之。○《图经本草》治痈肿不散。用生鲜白药根捣贴,干即易之,无生鲜者,研末,水和贴。○《圣济录》治一切天行热病并瘴疟。取白药研如面二钱,用滚汤一碗,空腹调服,便仰卧一食顷,候心头闷乱或恶心,腹内如车鸣刺痛,良久当有吐利数行,勿怪。欲服药时,先煮稀粥待冷,若吐利过度,即吃冷粥一碗止之,不尔即困人。○同前治诸骨哽咽。用白药,煎米醋细咽,在上即吐出,在下即泻出。

威灵仙

味苦、辛、咸,气温,无毒。可升可降,阴中阳也。入太阳经。

马氏曰:威灵仙,出上洛山及华山平泽,今陕西、河东、河北、汴东,江湖州郡皆有。生处不闻水声者良。生先众草,初起作蔓,茎如钗股,有四棱。叶如杨柳,有层叠,每层计有六七叶,环列如车轮。七月开花六出,浅紫色，或碧白色，作穗似兰台子，亦有似菊花头者。实青色，根稠密多须似谷，岁必败朽，次年旁引生苗，年久转茂，一根丛须数百条，长二尺许。九月采根，湿时色黄黑，干时色深黑，俗呼铁脚威灵仙是也。别有一种，根须都酷肖，根色黄或白者，并不堪用。

威灵仙：主风湿痰饮之疾，《开宝》通行十二经之药也。沈孔庭稿治中风不语，手足顽痹，口眼㖞斜，及筋骨痛风，腰膝冷疼，胕腜酸痛，疠风酷毒，皮肤风痒，肾藏风壅，头风眩晕，日华脑漏流涕，伤寒瘴气，憎寒壮热，黄疸黑疸，冷热气胀，胃痛膈气，膀胱宿脓宿垢，恶水气利，《开宝》脚气痔疾，瘰疬疥癣，妇人月闭，气血冲心，产后恶露不行，及大人暗风痫风，癫狂心风，东垣小儿胎风、脐风等证，并皆治之。大抵此剂宣行五藏，通利经络，其性好走，亦可横行直往，追逐风湿邪气，荡除痰涎冷积，神功特奏。若多服疏人真气，凡病血虚生风，或气虚生痰，脾虚不运，气留生湿、生痰、生饮者，咸宜禁之。倘不得已必须用者，倍加参、耆、归、术，庶几乎。

李濒湖先生曰：威，言其性猛也；灵仙，言其功神也。去风逐痰，行气利水，朝用而夕行者也。故主久疲宿冷之痼疾，神壮气强者，藉此便成大丹。倘元神稍顿，作此必有终凶之咎。

集方：苏氏方治中风不语，手足顽痹，口眼㖞斜。用威灵仙酒浸，九浸九蒸九晒八两，于白术、人参、黄耆、枸杞子、天麻、胆星各三两，俱焙燥，研为末，炼蜜丸梧子大。每服五钱，白汤送。○同前治筋骨痛风，或腰冷痛，胕腜酸疼。用威灵仙制法如前五两，枸杞子、牛膝、杜仲、草薢、木瓜、虎骨、当归各四两，姜黄二钱，川附子五钱童便制，羌、独活酒炒一两，共研末，炼蜜丸梧子大。每早服五钱，酒下。○同前治疠风酷毒，皮肤风痒，及肾藏风壅等疾。用威灵八两制法如前，胡麻子、浮萍晒干、皂角刺尖、白蒺藜各六两，乌梢蛇一条，前药俱制炒为末，将蛇去肠肚净，露天煮熟，拌药末为丸如黍粒大。每早服五钱，白汤下。○同前治头风眩晕，并脑漏流涕。用威灵仙四两制法如前，白芷、辛夷各一两，白术、枸杞子、甘菊花各二两，共为末。每早晚各食后服三钱，白汤调下。○林氏方治伤寒瘴气，憎寒壮热。用威灵仙酒炒过、紫苏叶各五钱，葱头五茎，水煎服。○同前治黑疸黄疸，冷热气胀。用威灵仙制法如前为末，水发为丸，如绿豆大。每服二钱，平明白汤送，微利恶物积滞，渐效。○唐氏方治胃痛膈气，有停饮者。用威灵仙制法如前，醋一钟，蜜一钟，水煎七分服之。吐出宿饮痰涎愈。○方龙潭治膀胱有宿脓宿垢，恶水气利。用威灵仙一两制法如前，水煎服。○《千金方》治脚气入腹，胀闷喘急。用威灵仙制法如前为末，每服二钱，酒下，痛减一分，则药亦减一分。○《外科精义》治痔疮肿痛。用威灵仙二两，水七升，煎汤，先熏后洗，冷再温之。○同前治瘰疬结核。用威灵仙四两制法如前，密陀僧一两，火煅过，斑毛三十个，去头翅，共为末，水发为丸，如黍米大。每早晚食后服百丸，白汤下。○《方脉正宗》治男妇大小人,疥癣经年不愈。以威灵仙三两制法如前,白术二两,浸酒一壶,蒸一夜,每日随时随量饮。○同前治妇人经闭不行,并产后恶露停阻。用威灵仙四钱制法如前,官桂、木香、细辛、桃仁去皮、牡丹皮、玄胡索醋炒、五灵脂滤去沙石,各三钱,共为极细末。每服三钱,早晚用砂糖酒调送。○同前治痰迷心络,人事昏塞,语言模糊,视听俱废,饮食不进,大小不知,自遗不觉,病名暗风。用威灵仙五钱,白术三钱,当归、半夏各二钱,猪牙皂角、石菖蒲各一钱,共为末。每服三钱,五更生姜汤调服。如卒时昏倒,口吐涎沫,逾时即苏,病名痫风。如逾垣上屋,骂詈不避亲疏,毁废物件,甚至裸体披发,昼夜狂妄,病名狂风。一并皆治。如小儿胎风脐风,每用二分,或三分,用灯心汤调送。○《外科全书》治患杨梅疮,服轻粉毒药,年久不愈者。用威灵仙三斤制法如前,好酒十壶,封煮三炷香,取起,逐日饮之,以愈为度。○《卫生方》治破伤风。用威灵仙一两为末,独头蒜二个,香油三钱,同捣烂,热酒冲服,汗出即愈。

茜草根

味苦,气寒,无毒。禀土水之气,而兼得天令少阳之气以生者也。

《别录》曰:茜草根,出乔山山谷,即今染绛草也。东地诸处虽有而少,不如西出者多。诗云:茹藘在阪,即此是也。今圃人亦作畦种莳,获利殊厚。季冬生苗,蔓延数丈,方茎中空,外有细刺,数寸作节,每节五叶,似枣叶,头尖下阔。七月开花,结实如小椒,中有细子。以八月采根,铜刀切,日干用,忌铁器。外一种赤柳草根,形状相似,只是味涩为别。误服令人患内癀,速服甘草汤,其毒即解。

茜草根:韩保升散血行瘀,《别录》兼去痹痛之药也。计日闻抄《蜀本草》治吐血衄血,产后血晕,及跌扑瘀血,能散血而行血也。《别录》治瘘躄脚气,及骨节风痛,能疏痹而通经脉也。其色赤,入营分,味苦入心经,气寒能凉血散血,而因血由热结也,故时人称为行血甚捷。前人又言治黄疸。疸者,湿与热搏滞于血分,惟其散血行血,则湿热亦行,而疸病自退矣。李氏又言:治痛风,解疮疖,亦是此意。但其气性寒燥,风湿成痹,得寒燥而开;湿热成疸,得寒燥而散;瘀血吐衄,得寒燥而止,故每用取效。若三证有属精虚血少者,脾虚胃弱者,阴虚火胜者,俱禁用之。

沈则施先生曰:红花、丹参、牡丹皮、赤芍药,皆属血药,咸以色命名也。茜草色赤,甚于四种,不曰赤草、红草,而曰茜草者,正见古人命名,深有取义。所云茜者,从草从西,取西方金气,入通于肺,止吐衄暴血,同于肺病,独擅其能。他如痹疸跌扑诸疾咸治者,实取行散瘀血之功,推广其意云。

集方:周氏方治吐血暴出不止。用茜草根二两,捣末,每早晚各服二钱,水煎服。○《本事方》治衄血暴出不止。用茜草根,生艾叶各一两,为细末,乌梅肉三钱,捣匀,炼蜜丸梧子大。每服三钱,白汤下,水煎服亦可。○唐瑶方治妇人五旬后复行经。

用茜草根、生地黄各一两，侧柏叶、黄芩各五钱，分作五帖，每帖水二碗，煎八分服。○《方脉正宗》共四方治跌扑瘀血。用茜草根一两，红花、桃仁各五钱，分作三剂服。○治脚气并骨节风痛，因血热者。用茜草根一两，木瓜、牛膝、羌活各五钱，水煎服。○治黄疸。用茜草根水煎代茶饮，渐退。○治女子经闭不通。用茜草根一两，酒煎服之，一日即通。○陈延之方治中蛊毒，吐下血如猪肝。用茜草根三两，水二升，煮汁饮，立解。

倪朱谟曰：茜草治血，能行能止，余尝用酒制则行，醋炒则止，活血气，疏经络，治血郁血痹诸证最妙，无损血气也。配归、芍用，大能有益妇人。

防　己

　　味苦、辛，气寒，无毒。阴也，降也，泄也，急方通剂也。

苏氏曰：防己，生黔中宜都建平，以汉中者为胜，故方书多称汉防己也。**李氏**曰：其茎如葛蔓延，其茎梗香而且嫩，苗叶酷类牵牛。折其茎，一头吹之，气从中贯出。其根外白内黄，中心有黄黑纹晕，如车辐解者良。若他处有强不柔，有黑点者不堪用。外有一种，根作腥气而皮皱，上有丁足子者名木防己。性稍峻烈，不任用。而张仲景方治伤寒，有增减木防己汤；孙真人治遗尿、小便涩，亦有三物木防己汤。思此虽不及汉中，然随病制宜，又非可弃也。又**陈氏**曰：汉、木二防己，即是根苗为名。不知是否？

　　防己：张元素祛风利湿，《别录》分决十二经水气之药也。耿长生稿故时方疗水肿，除脚气，推为首剂。如前人之治《本经》温疟寒热，肺闭喘嗽，肢节痛风，甄权膀胱水畜，二便不通，及《别录》痈疥虫癣等疾。凡属风湿水湿，湿热湿痰，为病在下者，靡不奏效。然其性燥而不淳，多降下，善泄善走，长于除湿，治下焦腰下至足之疾，如饮食劳倦，脾胃衰薄，元气谷气已亏，阴虚内热，真元不足，自汗盗汗，口苦舌干，肾虚小水不利，脾虚作肿，肺虚喘嗽，及胎前产后，虽有下焦湿热之证，慎毋轻用。

　　东垣老人曰：按《本草·十剂》云：通可去滞，通草、防己之属。夫防己大苦寒，能泻血中湿热，通其滞塞，亦能行大肠，通小肠，泄阴泻阳之药也。比之于人，则险而健者也。幸灾乐祸，能首为乱阶。然善用之，亦可敌凶突险。此瞑眩之药也。故圣人存而不废。大抵闻其臭则可恶，下咽则令人身心烦乱，饮食减少。至于十二经有湿，壅塞不通，及下注脚气，暨膀胱积热，非此药不可，真行经之仙药，无可代之者。若夫饮食劳倦，阴虚生内热，元气谷食已亏，以防己泄大便，则重亡其血，此不可用，一也。如人大渴引饮，是热在上焦，肺经气分，宜渗泄而清之可已。防己乃下焦血分药，此不可用，二也。外伤风寒，邪传肺经气分，而致小便黄赤，乃至不通，此上焦气病，禁用血药，此不可用，三也。大抵上焦湿热诸证，皆不可用，惟下焦湿热流于十二经，致二阴不通，然后审而用之。

　　缪仲淳先生曰：凡用防己于下部湿热药中，必以二术、茯苓、萆薢、木瓜、石斛、薏苡仁等补益之药为主,而以防己为使,乃无瞑眩之患。陶氏曰:防己是疗风水要药,去下焦湿肿及痛,并泄膀胱水火二邪,必用甘草佐之。

集方:仲景方治皮水胕肿,按之没指,不恶风,水气在皮肤中,四肢聂聂动者。用汉防己、黄耆、桂枝各三两,茯苓六两,甘草一两,分作十剂,水煎服。○方龙潭共八首治脚气肿痛。用汉防己、木瓜、牛膝各三钱,桂枝五分,枳壳一钱,水煎服。○治湿疟寒热,由湿热有伤血分者。用汉防己二钱,苍术、柴胡、半夏、槟榔、厚朴、黄檗、黄芩各一钱,水煎服。○治肺气郁闭,喘嗽逆满者。用汉防己一钱五分,桔梗五分,枳壳、紫苏、杏仁、前胡各一钱,水煎服。○治四肢风痛,挛急不安。用汉防己、姜黄、牛膝、木瓜各二钱,白术、防风、威灵仙酒炒、当归、柴胡各一钱,水煎服。○治膀胱水蓄胀满,几成水肿。用汉防己二钱,车前、韭菜子、泽泻各三钱,水煎服。○治日伤酒食肥甘,湿面厚味,湿热脾伤,以致二便不通。用汉防己、木通、干葛、陈皮、川黄连、泽泻、红曲、枳实各二钱,水煎服。○治遍身虫癣疥疮。用汉防己三两,当归、黄耆各二两,金银花一两,煮酒饮之。○治膈间支饮,其人胸满,心下痞坚,面黧黑,其脉沉紧,得之十数日,医以吐下不愈。用汉防己二两,人参、桂枝各二钱,石膏一两,分作五剂,水煎服。如大便不通,加芒硝二钱。

续补集方:《摘玄方》治头风暴痛。用汉防己三钱酒炒,水煎服。○仲景方治风湿相搏,关节沉痛微肿。用汉防己酒炒五钱,黄耆、白术各六钱,甘草炙八分,生姜五片,大枣五枚,水煎服。○杨氏方治水鼓胀。用汉防己一两,生姜五钱,同炒,随入水煎服,半饥时饮之。

木 通

味苦、辛,气微寒,无毒。味薄,降也,阳中阴也。入手少阴、足太阳经。

苏氏曰:木通,生石城山谷及山阳。今泽、潞、汉中、江淮、湖南州郡皆有之。绕树蔓藤,大者其茎干径三五寸,每节二三枝,枝头五叶。夏末开花,紫色,亦有白色者。结实如小木瓜,长三四寸,瓤白核黑,食之甘美。枝即通草,茎有细孔,两头皆通,取一头吹之,其气直贯。色黄白者良,黑褐色者为雨旸所侵,以致形色腐黑,用之力少不及。**李氏**曰:木通有紫白二色,紫者皮厚,味辛、苦;白者皮薄味淡苦。二者味虽少殊,通窍利气,功力同也。

木通:开心通肾,泄金郁,利气窍,李时珍行小便之药也。莫士行稿《本草》主利九窍,除郁热,导小肠,治淋浊,定惊痫狂越,为心与小肠要剂。所以治惊之剂,多用木通。惊由心气郁故也,心郁既通,则小便自利,而惊痫狂越之病亦安矣。按《十剂》云:通可去滞,木通、防己之属。夫防己大苦寒,能泻血中湿热之滞,而通大便;木通大苦辛,能助西方秋气下降,泻气中湿热之滞,而利小便也。若肺受热邪,津液气化之源绝,则寒水断流,膀胱受热,癃闭约束,其证胸中烦热,口燥咽干,大渴引饮,小便淋沥,或闭塞不通,胫酸脚热,并宜木通主之。又遍身隐热疼痛,拘急足冷,皆是伏热伤血。血属心,宜木通以通心窍,则经络流行矣。故上能通心清肺,利九窍;下能泄湿热,利小便,活通身拘痛。古方导赤散用之,实泻南补北,扶西启东之意。但性燥而利,凡病阳虚气弱,阴虚精血不足之证,内无湿热郁火者,并妊娠腰软无力,俱禁用之。

江鲁陶先生曰:木通空通轻虚,清阳之剂。古人用以通九窍,利水蓄,因形似也。陈氏方治小腹虚满,小便数急而疼,水肿喘急,皮肤疮痍,并妇人血闭,月候不匀,乳结不下,皆通窍之所致也。如茯苓、泽泻、猪苓、灯心、琥珀、瞿麦、车前子之类,皆可以去湿热,泄滞气,利小便,功用相似。析而论之,君火为邪,宜用木通;相火为邪,宜用泽泻。茯苓利水,有活津之能;猪苓利水,有分理阴阳之妙。灯心清火,扬而肃之;瞿麦清火,行而荡之。若琥珀、车前,车前为开水道之前驱,琥珀止涩而又有下注之力也。利水虽同,用各有别。

李士材先生曰:木通功用虽多,不出宣通气血四字。

集方:《方脉正宗》治郁热不清,或发热口干,或遍身走痛,小便淋涩不通等证。用木通、车前、黑山栀各二钱,连翘、防风、黄芩各一钱,甘草五分,滑石、知母各一钱五分,水煎服。○同前治五淋并赤白浊。用木通、生地黄、海金沙各二钱,甘草、茯苓、黄连、黄芩各一钱,竹叶五十片,灯心五十根,水煎服。临服时,加白果汁十茶匙。○钱氏方治心热多惊,并颠狂,逾垣上屋不定。用木通二钱,半夏、胆星、白芥子、川连、广皮、防风、石膏、石菖蒲、茯神各一钱五分,水煎服。○孟氏方治妇人血气阻闭不通。用木通浓煎三五盏,饮之即通。

木通子:味甘,气寒,无毒。孟氏方去三焦客热,胃口热闭,饮食不思,调和肠胃。以蜜水煮食之,治噤口热痢有效。南人多食之,北人不知其功。

通脱木

味甘淡,气寒,无毒。降也,阳中阴也。入手太阴、足阳明经。

陈氏曰:通脱木,生江南山侧。郭璞言:高丈余,蔓生,茎大者围数寸。叶似蓖麻,茎中空有白瓤,轻白可爱。女工取作薄片如纸,染各彩色,作像生花,以为首饰,酷似。或作蜜饯充果,食之甘美。今田园亦种莳矣。

通脱木:利阴窍,治五淋,通癃闭,《日华子》除水肿之药也。耿长生稿此药色白而气寒,味淡而体轻。凡阴窍涩而不利,水肿闭而不行,用此立通。故有葱草之名,与木通、灯心草同功。然淡利而泄,阴阳两虚者禁用。凡用,不入汤丸,惟堪作散子,白汤调服。

白兔藿

味苦,气平,无毒。

苏氏曰:白兔藿,生交州山谷,今荆、襄亦有。蔓生山南,苗似萝藦,叶圆厚,茎有白毛,与众草异。五六月采苗,日干用。此药解毒,莫之与敌,而人不复用,并无闻识者。今交广又有黄藤、白花藤,亦善解毒,但用根,不用苗也。

白兔藿:杨养初稿治蛇虺、蜂虿、狂狗、野菜、鱼肉诸蛊,并诸大毒,不可入口者,皆消除之。如毒入腹,煮汁饮即解。为末,《本经》着伤处立清。真救世之良药也。

萝 藦

味甘,微辛,气温,无毒。叶、子同。

陈氏曰:萝藦,东人呼为白环,又名芄兰,又名线包。蔓生篱垣间,其茎折之有白汁如乳,其形酷似女青,实非女青,二物相似,不能分别。李氏曰:萝藦,三月生苗,蔓延篱垣,易繁衍,其根白软,其叶长而前尖后大。茎与根断之皆有白乳。六七月开小长花,如铃状,色紫白,结实长二三寸,大如马兜铃,头尖,壳青软,中有白绒胎,霜后枯裂。其轻扬能飞,商人取其绒胎作坐褥代绵,甚轻软。诗云"芄兰之支,童子佩觿。芄兰之叶,童子佩韘"者是也。外一种,茎叶及花皆似萝藦,但气臭根紫,结实圆大如豆,生青熟赤为异。此所以女青似萝藦。陈氏所谓二物相似,难以分别者也。

萝藦:《唐本草》补虚劳,益精气之药也。顾汝琳稿此药温平培补,统治一切劳损力役之人。筋骨血脉,久为用力疲痹者,服此立安。陈氏方:疗金疮血出不止,用子捣敷即干。痈毒疔肿,用叶捣敷即退。若蜘蛛咬伤,并一切蛇虫诸毒,取叶与子捣汁饮,并将渣敷伤处,随见和平。然补血生血,功过归、地;壮精培元,力堪枸杞。化毒解疔,与金银花、半枝连、紫花地丁,其效验亦相等也。奈时人不知其用,惜哉。

集方:《方脉正宗》治房劳过度,精血有亏,或奔走远劳,筋骨疲惫。用萝藦子四两,枸杞子并根皮、酸枣仁、黄耆、白术各一两,俱用酒洗炒。北五味子一两炒,麦门冬去心、怀熟地黄各三两,酒浸蒸捣膏,共为丸梧子大。每早晚各服三钱,白汤下。〇《袖珍方》治损伤血出不止,痛不可忍。用萝藦花、叶、子不拘,皆可捣烂,和白汤绞汁饮,渣敷患处,疮口立效。

络 石

味甘、酸,微苦,气温,无毒。入足阳明、手足少阴、足少阳、厥阴五经。

苏氏曰:络石,所在有之。帖石包络而生,故名。生太山川谷,或石山之阴,或高山岩石之间。其茎蔓延,回绕石上。叶似橘叶,细厚圆而木强,面青背淡,涩而有光,冬夏常青。茎节着处,即生根须。浮爇垣壁木石,人家亦种此为饰。五月开白花,实黑而圆。有尖叶、圆叶二种,功用相同,盖一物也。六、七月采茎叶日干,揸去毛用。沈氏云:络石者良,络木者无用。

络石：暖血壮筋，日华子健运腰膝之药也。姚日章稿此药性质耐久，气味和平，前古列为上品。李氏方称为药中之君主，筋骨关节，风热肿强，不能动履。凡筋骨痹痛，不能屈伸；或痈疽肿毒，焮赤疼痛，流结上下身体枢络之间，起居动止，痿废勿用，速宜浸酒蒸饮。又喉痹肿塞，煎汁立通。刀斧伤疮，敷之随效。凡服此，能使血脉流通，经络调达，筋骨强利，奈举世医家莫知用者，岂以因其贱而忽之欤？抑功用未尽善欤？如阴藏畏寒易泄者，勿服。

集方：赵德先家抄治小便白浊，缘心肾不济，或由酒色，遂至已甚，谓之火淫，盖有虚热而肾水不足者。医者往往峻补肝肾，其疾反甚。惟服博金散，则水火既济，源洁而流清矣。用络石、茯苓各二两，人参五钱，龙骨煅一两，共为极细末。每服二钱，食前灯心汤下，日二服，即愈。○同前治筋骨挛拳，遍身疼痛，腰膝无力，行动艰难，不拘风寒湿毒，或精亡斲丧，筋骨衰败者，服此即瘥。用络石八两，日干，再炒燥，枸杞子、当归各四两，浸酒，日逐饮。○《外台秘要》治喉痹肿塞，喘息不通，须臾欲绝。用络石草一两，水一升，煎一大盏，徐徐呷之，少顷即通。○《外科精义》治痈疽肿毒，焮赤疼痛。用络石茎叶一两，水洗晒干，勿见火，皂角刺八钱，新瓦焙，甘草节五钱，大瓜蒌一个，取仁炒，乳香、没药各三钱，分作十剂，每日服一剂，水煎和酒半盏服。

治一身风毒作痛，或诸疮余毒作痛，或湿痰流饮作痛，或湿痰流饮作核作块，时聚时散，胀痛非常，取一二两并宜酒煎饮之。○治妇人频年小产不育。用络石八两，当归身、白术各四两，俱醋拌炒，共为末，炼蜜丸梧子大。每早晚各服三钱，白汤下，可全育。

木莲蓬

味酸，气平，无毒。

陈氏曰：木莲蓬，薜荔也。附木而生，得木气，故名木莲，俗呼鬼馒头。蔓缘树木墙壁，三五十年渐大，枝叶繁茂，叶长二三寸，厚若石韦。生子似莲房，打破有白汁，停久如漆。六、七月实，内空而红，则满腹细子，大如稗子，一子一须，其味微涩。其壳虚轻，一年一熟。子亦入药，但薜荔、络石极相类。茎叶粗大如藤状，木莲更大于络石，四时不凋。

木莲蓬叶：《函谷集》解毒消痈，散热血之药也。李仁甫稿故陈氏方主血风不和，腰脚无力。苏氏方主背痈肿痛，去腐生肌。李氏方又主血淋涩痛，内热心烦。其藤汁又治风癣疥疮，并痈疡恶风血毒等证。其实中子，晒捣绞汁作腐，和糖醋调和。夏月食之，凉滑可口，辟暑解热，此盖禀天地阴寒之气而生，凉之甚也。如胃虚脾弱，并阴藏无阳之人，不宜食之。

集方：陈自明方治一切痈疽初起，不问发于何处。用木莲蓬四十个，揩去毛，捣烂,用生酒和,绞汁服。功与忍冬藤同。○《集简方》治乳汁不通。用木莲蓬七个,猪前蹄一双,同煮食之,并饮汁尽,一日即通。无子妇人,食之亦有乳也。○《方脉正宗》治瘀血内滞,兼有风气,腰膝脚踝无力。用木莲蓬十个,捣烂晒干,川萆薢、枸杞子各四两,浸酒饮。○同前治男妇血淋涩痛。用木莲蓬十二个,车前叶、生地黄各等分,俱捣烂取汁,和生酒少许饮之。○同前治一切风癣疥疮久不愈。用木莲蓬藤捣汁饮,并将渣擦患处。○同前治疬疡恶风血毒。用木莲蓬藤,零采,零捣汁,逐日饮。○《和剂局方》治久年酒痢,肠风下血,或因饮食热物,积毒大肠;或肛出不收,红紫黑血。用木莲蓬取汁,待凝成膏,和米醋食之。

本草汇言卷七

钱塘　倪朱谟纯宇甫选集　男倪洙龙冲之氏藏稿

沈琯西玙甫校正

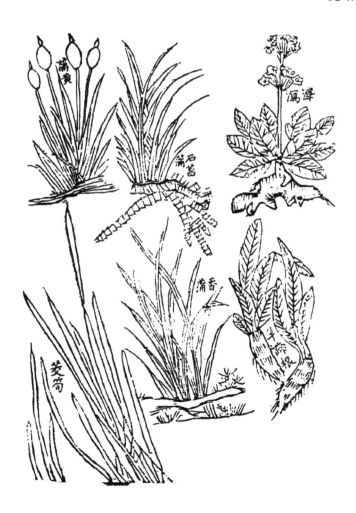

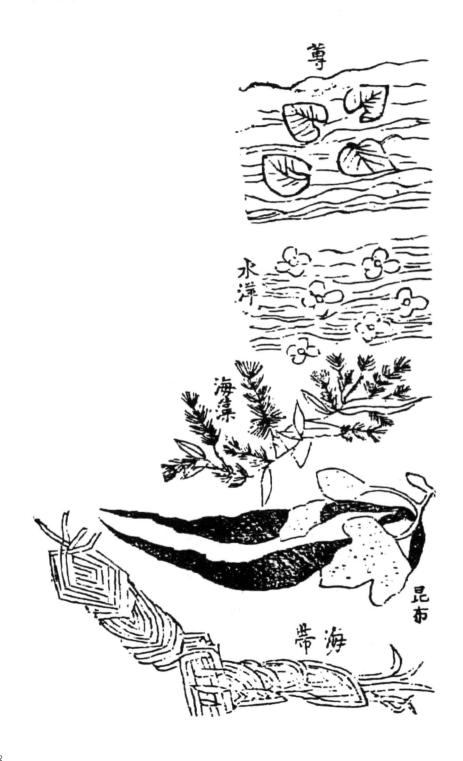

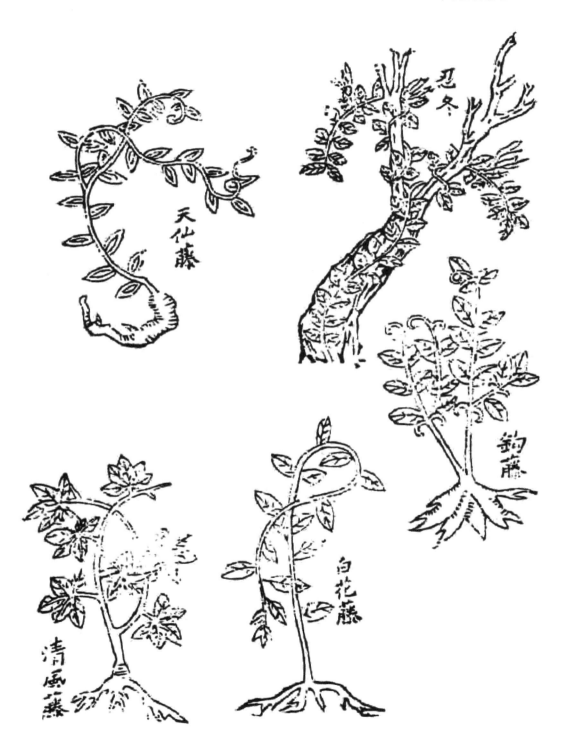

天仙藤

忍冬

钩藤

清风藤

白花藤

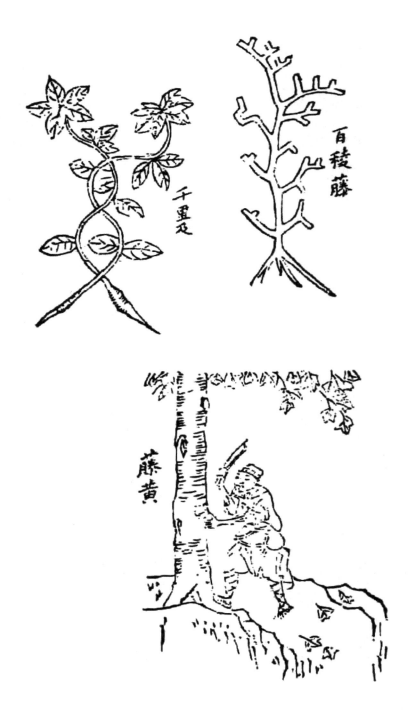

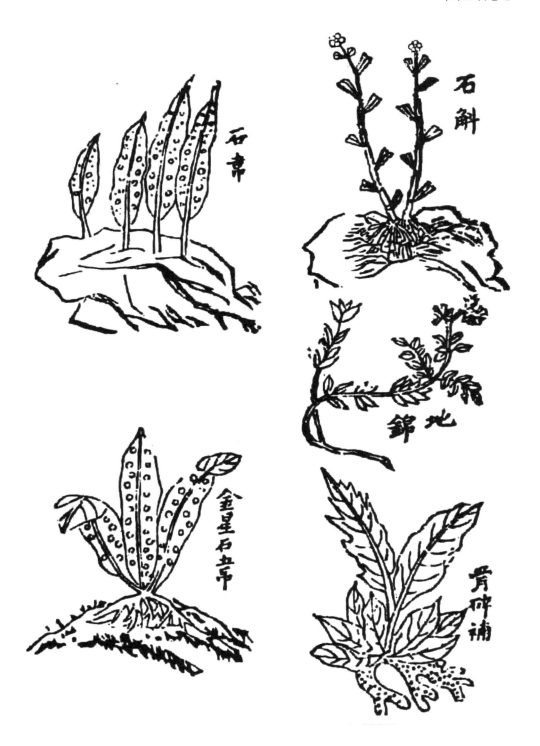

石韦

石斛

锦地

金星石韦

骨碎补

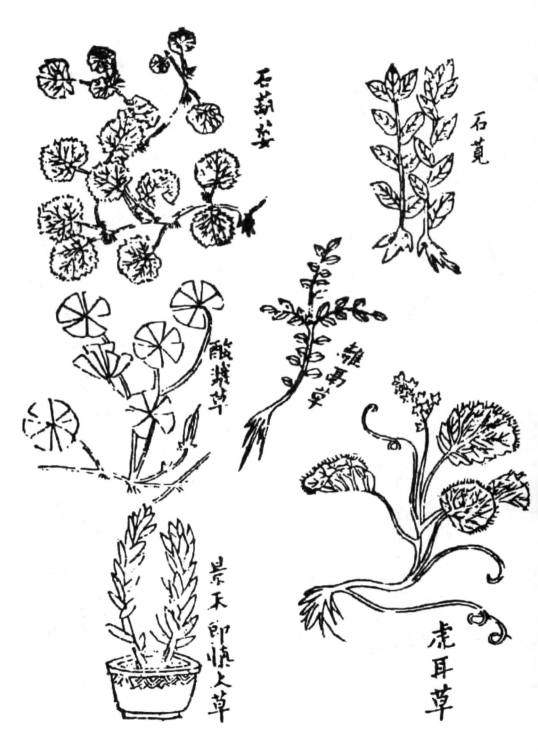

石葫荽

石莧

酸漿草

雞兒草

景天即慎火草

虎耳草

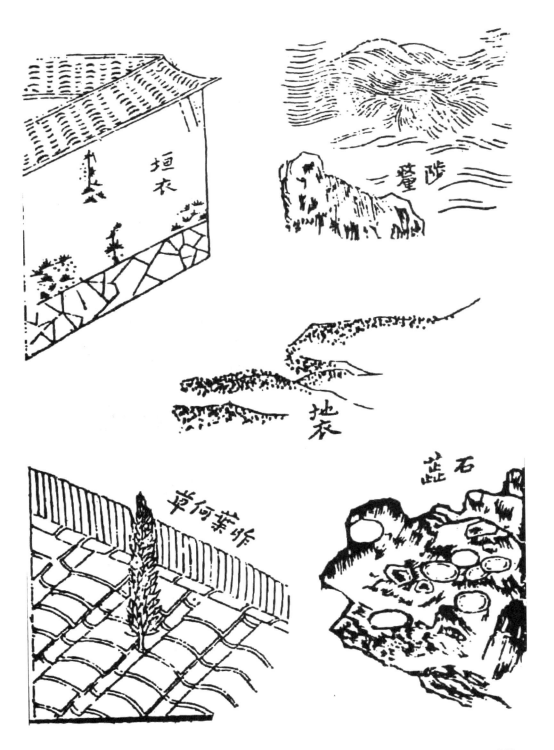

垣衣

𦶜𥔣

地衣

草何萊昨

䃃石

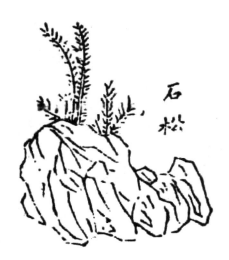

石松

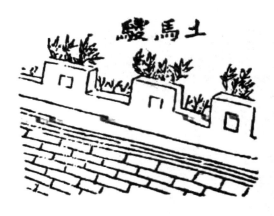

土馬騣

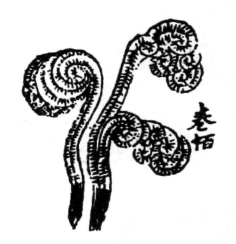

卷栢

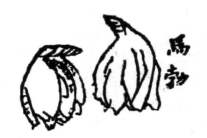

馬勃

草 部水草类

泽 泻

味甘、淡,气寒,无毒。阴中微阳,降也。入足太阳、少阴经。

陶氏曰:泽泻,生汝南池泽。苏氏又言:今汝南不复采,惟以泾州,华州者为善。今山东、河、陕、江、淮、闽、浙亦有之,总不若汉中、南郑、青州、代州者形大而长尾,间必有两歧者为胜。春生苗,丛生浅水中。叶似牛舌。独茎直长。秋开白花,作丛似谷精草。秋末采根,曝干。但易朽蠹,须密藏为佳。

泽泻:甄权宣行水道之药也。许长如稿此药寒淡下行,以疏渗利窍为事,故前古统治一切水病。专通利下焦,去胞中之垢,消蓄积之水。东垣凡湿热黄疸,四肢水肿,时珍寒湿脚气,阴汗湿痒,小便癃闭,淋沥白浊。或心忡悸动,奔豚疝瘕,丹溪如上中下三焦停水之证,并皆治之。如患人无水湿病,而阴虚肾气衰微,阳虚血气不足,以致眩晕目昏,耳鸣耳聋,怔忡惊悸,烦渴肿满诸疾,法咸禁用。

方龙潭先生曰:泽泻,其味甘、淡、微咸。有固肾治水之功。然与猪苓所治则一,而所用又有不同者。盖猪苓利水,能分泄表间之邪;泽泻利水,能宣通内藏之湿。但此剂入肾经,能泻膀胱邪气,故八味丸、肾气丸用此。不惟接引诸药入肾经,亦可运地黄、茯苓、山药之滞。古人用补药必兼泻邪,邪去则补药得力,一阖一开,此乃玄机妙理。此剂性善分泄,长于宣行水道,故张仲景治杂病心下有支饮、苦冒,有泽泻汤。治伤寒,有大小泽泻汤、五苓散辈,皆用泽泻行利停水,为最要药。无水湿疾者,误服病人眼。盖目为水,而司膀胱肾藏者也。过于分利,则膀胱之水涸而火生矣。故曰病眼若肾水不足者,用补益之剂,以此少佐可也。又按《经》云:久服明目。扁鹊又云:多服昏目,何也?若脬中有留垢伏水,湿痰湿气者,服泽泻以净膀胱湿邪,故利小便而明目也。若肾气衰乏,上无留水,下无留湿,误服泽泻以泻肾气,故多服昏目也。又陶氏言:泽泻根,叶及实,强阴气,久服令人有子。日华子言:善催生,通女人血海,令人无子。既云强阴,何以令人无子?既云催生,何以令人有子?盖泽泻同补药,能逐下焦湿热邪气。湿热既去,阴强海净,谓之有子可也。若久服则肾气太泄,血海反寒,谓之无子可也。诸药皆然,学者当类而推之,可矣。

陈和士先生曰:《农皇经》言:泽泻治风寒湿痹,养五藏,益气力,肥健,久服耳目聪明等语,总在风寒湿痹四字直贯。此药行水去湿,痹痛自安,痹痛安则四体和,气力益而身肥健也。身有风寒湿邪,则清阳不升,必有头重目昏,耳鸣耳聋之证见焉。此药水行湿去,则土气得令,清阳上行,天气明爽,耳自聪,目自明矣。若非风寒湿邪，误用为病反甚。

集方：深师方治一切停饮停水。用泽泻五钱，人参、白术、半夏、茯苓、陈皮、紫苏、猪苓各三钱。为治饮无不效。〇缪氏方治水肿昼剧夜平者，阳水也。用泽泻、猪苓、白茯苓、人参、白术、白芍药、赤小豆、桑白皮、陈皮，多服必愈。治水肿夜剧昼平者，阴水也。用泽泻、车前子、赤茯苓、生地黄、白芍药、赤小豆、桑白皮、木瓜、石斛、萆薢、薏苡仁，多服必愈。分两各等，水煎服。〇方龙潭方治阴胞不净，为淋、为浊、为带，诸垢秽宿疾。用泽泻一两，瞿麦、猪苓各五钱，滑石三钱，甘草一钱，灯心五十枚，水煎，和生白果肉汁半盏服。如无白果汁，生白萝卜汁亦可。〇《千金方》治膀胱不清，水蓄不利。用泽泻一两，猪苓五钱，滑石一钱，肉桂、木香各五分，水煎服。〇《千金方》治湿热黄疸，面目身黄。用泽泻、茵陈各一两，滑石三钱，水煎服。〇《枢要》治四肢水肿，方见前阳水、阴水。〇《外科正宗》治寒湿脚气，有寒热者。用泽泻、木瓜、柴胡、苍术、猪苓、木通、萆薢各五钱。水煎服。〇《丹溪心法》治阴汗湿痒，肾囊风疾。用泽泻一两，小茴香、苍术各五钱，水煎服。〇同前治小便癃闭，或淋沥，或白浊。用泽泻、猪苓、车前子、瞿麦、甘草、白茯苓、川黄檗各三钱，水煎。临服时加海金沙一钱调服。〇《斗门方》治水湿凌心，心忡悸动。用泽泻、猪苓各五钱，半夏三钱，白术二钱，水煎服。〇李氏《纲目》治水湿不行，阴道无阳气转运，致成奔豚寒疝。用泽泻五钱，小茴香、橘核、吴茱萸、桂枝各三钱，青皮一钱，水煎冷服。〇《颐生微论》治心下支饮。用泽泻五两，苍、白术俱米泔水浸一日、炒各一两，水二升，煎半升。温服。〇刘默斋家抄治水蓄渴烦，小便不利，或吐或泻。以泽泻一两，猪苓五钱，白术、茯苓各三钱，肉桂一钱五分，水煎服。〇《医贯》治阴虚有湿热者。用泽泻为君，盐水炒，配入六味地黄丸中。

倪朱谟曰：泽泻利水之主药，利水，人皆知之矣。丹溪又谓：能利膀胱包络之火。膀胱包络有火病，癃闭结胀者，火泻则水行，利水则火降矣。水火二义并行不悖。

羊蹄根

味苦，气寒，无毒。

《别录》曰：羊蹄生陈留川泽，所在亦有。今江南、江北近水湿地极多。韩氏曰：春生苗，高三四尺。茎赤紫赤。叶长尺许，状如牛舌及莴苣叶而青碧。入夏起薹，开花青白成穗，结实有三棱。夏致而枯，秋深即生。根长尺许，赤黄色似大黄，及牛蒡、胡萝卜辈。〇《诗·小雅》云：言采其遂。即此也。

羊蹄根：杀虫去癣，朱丹溪凉血解蛊之药也。释医冷庵稿按《本经》主女子阴蚀，除秃疮、顽癣、干疥诸疾，用米醋磨涂即消。又寇氏方捣汁吐蛊毒，并治产后风秘。或熬膏，或作丸服，散热郁吐血，止赤白杂痢，每称为奇方也。但苦寒而腥，如脾胃虚寒泄泻不食者，切勿入口。

集方：马玄辉方治女人阴蚀疼痛。用羊蹄根，煎汤揉洗。○《肘后方》治白秃疮。用羊蹄根捣烂，蘸米醋擦之。○《简要济众方》治经年顽癣久不愈。同。○苏氏方治蛊毒。用羊蹄根捣汁饮，即吐出。○寇氏方治产后风秘不通。用羊蹄根捣汁饮，即通。○江上散人方治热郁吐血。用羊蹄根和麦门冬煎汤饮，或熬膏，炼蜜收，白汤调服数匙。○《永类钤方》治赤白杂色痢疾。用羊蹄根煎汤饮，或作丸服亦可。○陆二宜方治面生紫块如钱，或满面皆有。用羊蹄根、生姜各四两取汁，穿山甲十片烧存性，川椒五钱炒，俱为末，用生绢包擦。如干，入醋少许，润湿擦数次。累效。

石菖蒲

味辛，气温，无毒。

李氏曰：菖蒲乃蒲类之昌盛者，故名。生上洛石涧间。今池州、戎州蛮谷中者更佳。今所在亦有。《**吕氏春秋**》曰：冬至后五旬七日，菖始生，为百草之先生者，于是始耕。喜生逆水，根茎络石，略无沙土，颇能活。四时常青，新旧相代。新者从茎端抽发，旧者从茎末退去。一叶一节，节稀茎长，节密茎短。茎直者，茎端生叶；茎曲者，节旁分枝。茎翠碧，有嫩节。根洁白，多向下生，因茎枝延蔓布石故也。夏作花，黄色，紫色者更佳。以茎瘦节密，拆之中心微赤，嚼之辛香少滓者，入药最良。以砂石栽之，旦暮易水则易茂。春夏愈摘则愈细。叶仅寸许，甚有短一二分者。别有香苗、挺秀、金钱、台蒲诸种，而香苗之最细者曰虎须，尤可娱目。**东坡**云：凡草生石上者，必须微土以附其根。惟石菖蒲濯去泥土，渍以清水，置盆中，可数十年不枯不死。节叶根须，愈转连络。忍冬淡泊，苍然几案，真仙草也。《**修养书**》云：石菖蒲置几案间，夜坐诵读，烟收其上，不致损目。修治入药，以铜刀刮去黄黑皮及硬节，曝干用。勿犯铁器，令人吐逆。如形似竹鞭及色黑、气味腥秽者，勿入药用。又一种生于溪涧砂石之间，叶高尺许，瘦根密节，亦石菖蒲也。亦可入药。又一种生溪涧之旁，湿土之间，叶高二三尺，根如竹鞭者，名土菖蒲。仅堪杀蚤虱，捣汁入酒中，驱蛇虫毒。今以端阳节供食用者，不入药用。○《**蒙筌**》曰：按生石涧而叶细嫩者名菖蒲。根小节密，味甚辛烈，堪收药用，能通窍开心志者也。种池塘而叶粗长者，名菖阳。根大节疏，味兼苦淡，惟取作饯、釀酒、点茶者。故古方中但用此味，特加石字于上，示其所优，使人之不误取也。

石菖蒲：能通心气，开肾气，温肺气，达肝气，快脾气，通透五藏六府，十二经、十五络之药也。故《本草》主《本经》咳逆上气肺，日华人事昏迷心，东垣两腰沉滞肾，时珍恚怒气逆肝，韩保升肚腹饱胀，水土不和脾等证。又治一切风疾，如手足顽痹，别录瘫痪不遂，服之即健；一切时行瘟疫，如瘴疟毒痢，丹溪噤口不食，服之即安。一切气闭，如音声不清，本经耳窍不利，时珍并喉胀乳蛾，服之即通。大抵此剂，辛则上升，而苦则下降；香则通窍，而温则流行。可以散风，可以温寒，可以去湿，可以行水，可以和血也。如农皇言：补五藏、通九窍、延年益智者，单指岩栖修炼之士，辟谷服饵之用，以其助发阳气，辟除阴岚，兼可参合养性诸药，如人参、黄精、玉竹、地黄、天麦二冬之属，资其倡导，臻乎太和，故亦为仙经要药。至于世俗之人，五欲炽然，六淫叠至，讵可穷年卒岁，久服偏燥之物乎？故阴虚火炎，吐血咳嗽之人，切勿与也。

缪仲淳先生曰：阳精芳草，辛温四达，逐百邪，散邪结。壅遏既彻，九窍应之而通，仙家服食，药之上品上生者也。

王绍隆先生曰：菖蒲得道种智，不似人心，随境即变。清心寡欲人饵之，莫不仙去。可比琴瑟，妙音指发。

集方：龚希烈方治咳逆上气，因气道阻塞者。用石菖蒲三钱，木香一钱，共为末，白汤调服。○马瑞云方治中风、中痰、中气、中暑、中食，人事昏迷，语言不出者。用石菖蒲、胆南星各三钱，为末。中风，防风、秦艽汤下；中痰，白芥子、制半夏汤下；中气，白术、木香汤下；中暑，川连、薄荷汤下；中食，枳实、厚朴汤下。○莫士行方治两腰沉滞，重强不能俯仰。用石菖蒲、石斛、萆薢各等分，水煎服。○同前治积怒伤肝，愤恚成疾。用石菖蒲一两，红花五钱，共为末。每服三钱，白汤调下。○于子良方治脾气不和，肚腹饱胀。用石菖蒲一两，白术、厚朴各五钱，甘草四钱，俱炒燥为末，水发丸。每服三钱，灯心汤引。○释医玄生方治手足顽痹，瘫痪不仁。用石菖蒲四两，枸杞子八两，白术五两，共为末，炼蜜丸。每服五钱，白汤送下。○陈氏方治时疫瘴疠传染。用石菖蒲一两，茵陈二两，川连三钱，姜皮五钱，共为末。每服二钱，白汤调下。○夏继玄方治噤口恶痢，粒米不入者。用石菖蒲一两，川黄连、甘草、五谷虫各三钱，为末，蜜汤调送少许。

《续补集方》：夏禹臣方治三十六种风，不治者。用石菖蒲三斤，薄切日干。好酒一斛，以绢袋盛浸酒中，密封百日，视之如菜色，再以熟黍米五升，纳中，封十四日，取出日饮，无不效验。并治癫痫风疾。○《肘后方》治尸厥魇死，但痛啮其踵跟及足拇趾甲际即苏。或再用石菖蒲捣汁灌之。或用干者研末，白汤调灌亦可。○同前治卒中客忤。用石菖蒲，捣汁灌之。○治喉痹肿痛。用石菖蒲，捣汁含之。○《千金方》治胎动不安，或腰痛，胎转抢心，或日月未足而欲产。并以石菖蒲根捣汁，温饮。○《肘后方》治耳卒聋闭。用石菖蒲一寸，蓖麻仁一粒，去壳同捣，作七丸，绵裹一丸，塞耳，日一换。

倪朱谟曰：石菖蒲利气通窍。如因痰火二邪为眚，致气不顺、窍不通者，服之宜然。若中气不充，精神内馁，气窍无阳气为之运动而不通者，屡见用十全大补汤奏功极多，石菖蒲不必问也。

香　蒲

味甘，气平，无毒。

李氏曰：香蒲，生南海池泽，今处处有之。又以秦州者为良。春初丛生水际。嫩叶出水时红白色，茸茸然，似莞而褊，有脊而柔。取其中心白蒻大如匕柄者，生啖之，甘脆美口。又汤瀹作羹食，或煤食、蒸食、醋浸食，或曝干磨粉作饼食皆可。《诗》云：其蔌伊何？惟笋及蒲是矣。又《周礼》谓之菹蒲，今人罕有食之者。至夏抽梗于丛叶中，花抱梗端，如武士捧杵，故俚俗谓之蒲捶，即蒲蕈也。其花中蕊屑，即蒲黄也。四五月欲开时，更取之。

香蒲：润燥凉血，韩保升去脾胃伏火之药也。夏碧潭稿东垣主五藏邪热，故《汪氏方》生啖，止消渴、吐衄鲜血。《宁氏方》捣汁饮，治劳热烦燥。又利小便。今方药中不复用，人无采者。南海人亦不识。因蒲黄出于此中，今借此以广取用云。

熹宗皇帝赐王司马有验，李太医临方治关格上下不通，膈中觉有所碍，欲升不升，欲降不降，升降不行，饮食不下，大便不出。书云：关者，甚热之气。垢物无由而出，热在下焦，填塞不便也；格者，甚寒之气。水谷无由而入，寒在胸中，遏绝不进也。用真香蒲末一两，半夏曲六钱，川贝母五钱，苏子四钱，茯苓三钱，白术二钱，枳实、沉香各一钱，俱为极细末。如关病大便闭塞不便，本方加酒煮，九蒸九晒大黄一两，砂仁五钱，共为末，炼蜜丸，如黍米大。每空心服二钱，豆腐浆送下。如格病饮食不入，本方加肉桂一两，附子童便制五钱，白豆仁四钱，共为末，炼蜜丸，弹子大。噙口内，随津唾徐徐咽下。

蒲　黄

味甘，气平，无毒。

雷氏曰：蒲黄，即香蒲花上黄粉是也。一名蒲灰。开时便取。蜜搜作果食之，甘润而美。其叶七八月摘取，柔滑而温，可以为席、为扇。《书》《礼》二经言：男执蒲璧，即取此像。言有奠安君人之道之意。外有松黄及黄蒿二物，全似蒲黄，只是味粗恶及吐人，务要辨明。取真者，须微炒令黄色用。

蒲黄：李时珍血分行止之药也。主诸家失血。朱东生凡吐血、衄血，溺血，便血，崩漏下血，肠风泻血，总能治之。此药性凉而利，能洁膀胱之原，清小肠之气。故小便不通，前人所必用也。至于治血之方，血之上者可清，血之下者可利，血之滞者可行，血之行者可止。凡生用则性凉，行血而兼消；炒用则味涩，调血而且止也。

集方：《简要济众方》治吐血、衄血，不拘男妇老幼。用蒲黄末微炒，每服三钱，白汤调送。〇甄氏方治小便溺血血淋，大便肠风漏血。用生蒲黄微炒，每空心服三钱，生地黄煎汁调服。〇同前治妇人血崩经漏。用蒲黄炒焦，当归、川芎、熟地、牡丹皮各二钱，煎汤调服。〇同上治小便不通。用生蒲黄、海金砂各等分，白汤调服，早晚各二钱。〇大氏方治心腹痛。用蒲黄、五灵脂各等分，白汤调送二钱。〇《肘后方》治小便转胞。以布包蒲黄，裹两腰间，令头致地，数次即通。〇《肘后方》治痔疮出血不止。用蒲黄末三钱，白汤调，日三服。〇唐慎微方治难产催生。用蒲黄、地龙洗净焙、陈皮各等分，俱炒为末。每服三钱，白汤调下，立产。○《产宝方》治产后下血几死。用蒲黄炒黑二两，水二升，煎八合服。○同前治产后儿枕并血瘕。用蒲黄三钱，米饮调服。○《产宝方》治产后烦闷。用蒲黄三钱，白汤调服，极良。○《千金方》治耳中出血。用蒲黄炒黑，研末掺入。

蒲萼：即蒲黄中筛出赤渣。治泻血血痢，炒黑用，涩肠甚妙。

菇　笋 又名茭白

味甘淡，气冷，性滑，无毒。

韩氏曰：茭白，生湖田陂泽中。二月生白茅，叶如蔗，中抽心，洁白如小儿臂，久则根盘而厚。生熟皆可啖，甘滑而利。岁有二刈，惟秋中结臂，内有黑灰色，人食之，终不如春月白嫩甘美也。

茭笋：润大肠，时珍疏结热之药也。马少川稿甘滑冷利。《孟氏方》主五藏热结，止消渴，除疸黄，解酒毒，藏器化丹石毒发，诚为专剂。如脾胃虚冷作泻之人，勿食。

莼

味甘，气寒，无毒。

李氏曰：莼，叶似凫葵，生南方涧泽中，唯吴越人善食之。叶如荇菜而差圆，形似马蹄。其茎紫色，大如箸，柔滑可羹。夏月开黄色花，结实青紫色，大如棠梨，中有细子。茎之短长，随水浅深。春夏嫩茎未叶者，名稚莼。叶稍长者名丝莼，其茎如丝也。至秋老则名猪莼，仅可饲猪也。

莼菜：凉胃疗疸，日华散热痹，孟诜解丹石药毒之药也。马少川稿此草性冷而滑，和姜醋作羹食，大清胃火，消酒积，止暑热成痢。但不宜多食久食，恐发冷气，困脾胃，亦能损人。

水　萍

味酸、苦，气寒，无毒。

陈氏曰：水萍有三种：大者曰苹，叶圆润，寸许；中者曰荇，叶似圆有缺；小者即沟渠池塘中所生，本草所用，即此也。○**李氏**曰：季春始生一叶，经宿即生数叶，叶下微须，即其根也。面青背紫者，入药最良。面紫背绿者，不堪入药。七月收取，置竹筛内，下以水映之，日晒方干。

水萍：韩保升发汗驱风，下水气，时珍化丹毒之药也。葛小溪稿此专得寒水清阴之气以生，夏天清阳之气以长。体轻性燥，日华善去皮肤湿热风疹。又作汤沐浴，《别录》生长毛发。他如风湿瘫痹，瘫痪不起者，疬风恶毒，思邈筋骨颓败者，用此屡建奇功。又如水肿，藏器因热郁小便闭结为患者，用此亦无不愈也。但性燥气寒，善于发汗，力胜麻黄，下水功同通草。如表气虚而自汗出者勿用。

前贤朱丹溪曰：浮萍发汗，胜于麻黄。俗医用治时行热疾无汗者，大有功效。

其方用四月中初出浮萍、晒干一两,麻黄去根节五钱,甘草二钱,共研细末。每用二钱,葱头汤乘热调服,汗出乃瘥。

李濒湖先生曰:浮萍,其性轻浮,入肺经,达皮肤,所以能发扬邪汗也。世传以紫背浮萍晒干为细末,炼蜜和丸,弹子大,每服一二丸,以豆淋酒化下。治左瘫右痪,三十六种风,及偏正头风,口眼㖞斜,大麻癞风,一切无名风毒及脚气,并水肿、便秘,或打扑伤损,与胎孕有伤诸证,服过百丸,即为全人。

苏氏:治疠风恶疾遍身者。用紫背浮萍浓煎汁,屡浴效。

海　藻

味苦、咸,气寒,有小毒。气味俱厚,纯阴之品,沉也。

《别录》曰:海藻,生东海池泽。苏氏曰:今登、莱诸州及近海诸地皆有之。叶类萍藻,茎如乱发而黑,根着水底石上。有大小两种,大者名大叶藻,生深水中,叶大如水藻。小者名马尾藻,生浅水中,宛如马尾。海人以绳系腰投水取之。五月后不可取,恐有大鱼出水伤人也。修治:以淡水浸去咸味,晒干用。○陈氏曰:海藻生海水中,若藻濯然。其名状有四:一曰藻,海中之水藻也;一曰罗,水草之有文也;一曰纶,生浅水而叶细;一曰组,生深水而叶大。《尔雅》云:纶似纶,组似组,东海有之。正谓此二藻也。

海藻:散瘿气,消痈肿,化癥瘕,《本经》下水肿之药也。鲁当垣稿此药治瘿核、马刀诸疮,坚而不溃,溃而不敛者。咸能软坚,寒能泻热。如营气不调,外为痈肿,随各引经药配之,肿无不消。又《李氏方》兼治水肿脚气,留饮结痰之湿热。使邪气从小便中出,取咸入肾达膀胱,有润下分消之意。如脾虚胃弱,血气两亏者,勿用之。

东垣老人曰:此药反甘草。古方治瘰疬,用海藻、甘草两用之。盖以坚结之病,非平和之药所能取捷,必令反夺以成其功也。

集方:《范汪方》治瘿气。用海藻八两,绢袋盛之,以清酒二升浸之,春二、夏三、秋四、冬五日。每服二合,日三服,酒尽再作。其渣晒干为末,每服二钱,白汤调,日三服,不过两剂愈。○危氏方治瘰疬左右交接者。以海藻菜,用荞麦面拌炒,直白僵蚕炒各等分,为末,米糊为丸,如梧子大。每食后服百丸,白汤下。

昆　布

味咸,气寒,性滑,无毒。

李氏曰:昆布,又名纶布。生东南海中。叶如手大,紫色,柔韧可食。其细叶者即海藻也。又一说,昆布生登、莱者叶细,搓如绳索之状。出闽、浙者,叶大似菜。盖海中诸菜性味相近,主疗一致。海藻、昆布,虽稍有不同,亦无大异也。修治:以水煮半日,待咸味去,可晒,焙用。

昆布:去顽痰,利结气,吴普消瘿疬之药也。黄正旸稿《别录》方又治十三二种水肿,并阴癞疝瘕诸疾,总不过为消痰下气故也。古方噎膈证恒用之,亦取此意。但此性雄于海藻，不可多服，令人瘦削。

东垣老人曰：咸能软坚，故瘿肿坚如石者，非此不除。与海藻同功。二物下气消痰殊捷。久服又能损人，无此疾者，不可服食。

集方：○《广济方》治膀胱结气，胀壅不行，类多疝证。用高丽昆布一斤，以米泔水浸去咸味，再洗净，以水一斛，煮熟再切细，更水煮极烂，乃下酱油、姜、椒、葱白等味，调和过饭食，极能下气。海藻亦可依此法制食之。○《外台秘要》治项下五种瘿气，结核累累肿硬。以昆布、海藻各一两，浸洗去咸味，晒干为末，醋和为丸，弹子大。时时含之咽汁，味尽再易。其患渐消。

海　带

味咸，气寒，无毒。

刘氏曰：海带，生东海水中石上。似海藻而粗，柔韧而长。今登、莱人晒干，以束器用，可代绳索。

海带：去瘿行水，下气化痰，功同海藻、昆布。及妇人方中，用此催生有验，稍有异耳。

草　部_{藤草类}

忍冬藤

味甘，气温，无毒。

李氏曰：忍冬藤生，凌冬不凋，故名。在处有之。藤蔓左缠绕覆草木上，或篱落间。茎色微紫，叶对节生，似薜荔而青，有涩毛。三、四月开花，长寸许，垂须，一蒂二花两瓣，大小不齐，若半朵状。初开蕊瓣俱白，经三日渐变黄色，新旧交参，黄白相映，气甚芬芳，燥湿不变。花名金银花，藤名鸳鸯藤。四月采花，阴干，惟采藤叶不拘时日。

忍冬藤、叶、花、根：功用相同。驱风除湿，散热疗痹，_{李时珍消痈止痢之药也。江春野稿}此药清虚振肃，不寒不燥，补而不滞，利而不滑。凡病风湿火邪，筋脉受患者，服之效验更速。故《史氏方》称治痹痛，并手气脚气甚捷。而后世外科痈疡诸证，未成可散，能施拔毒之功；已成可溃，大有回生之力，始终必用要剂。《肘后方》又治飞尸、遁尸、风尸、沉尸、尸注，及鬼擊客忤诸疾者，取其甘温忍冬，乃得震阳振肃之意，不特解毒祛风，更有奠安神藏者也。

集方：_{程石余方}治风毒、湿毒、热毒，或痒或痛，或肿或木，或坚硬，或破烂，不拘遍身胸腹背臀手足等处。用忍冬藤叶，花，根一斤，土茯苓一斤，俱切碎，煎汤，逐日饮之。其毒渐减。○治痹痛，手足不随。用前方，日服有验。○《外科精要》治痈疽发背，不问发在何处，发眉发颐，或头或项，或背或腰，或胁或乳，或手足上下，两腕之间，皆有奇功。如乡落僻陋之处，或贫乏失业之人，药食难得者，但虔心服之，其效甚妙。用忍冬藤，生取一握，捣烂，用生酒少许，调稀稠得所，涂于毒四围，中留一孔令泄气；再用藤五两捣烂，用大甘草一两，同入砂瓶内，以水二大碗，文武火慢煎至一碗，入无灰酒一碗，再煎十数沸，去渣，分为三服，一日一夜吃尽。病势重者，一日二剂，服至大小便通利，则药力到矣。○《圣惠方》治热毒血痢。用忍冬藤，浓煎饮。○《卫生易简方》治久年脚气作痛，筋骨引疼。用忍冬藤叶，日干为末。每服两钱，热酒下。○《肘后方》治五种尸注：飞尸者，游走皮肤，通连脏腑，每发刺痛，变动不常也；遁尸者，附骨入肉，攻凿血脉，每发不时，见死尸、闻哀哭便作也；风尸者，淫跃四末，不知痛之所在，每发恍惚，得风雨便作也；沉尸者，缠结脏腑，中引心胁，每发绞切，遇寒冷便作也；尸注者，举身沉重，精神错杂，常觉昏废，每节气至便大作也。以上诸证，并是身中尸鬼引接外邪。宜用忍冬茎叶，剉碎，水煎浓汁。每用温酒化下半盏，一日二服。○乾坤秘蕴治诸般肿毒，金刃伤疮，一切恶疮。用金银藤八两，吸铁石三钱，香油一斤，熬枯去渣，入黄丹八两，待熬至滴水成珠，用软油纸摊贴。○选奇方治无名奇怪恶疮久不愈。用金银藤一把捣烂，入雄黄一钱，水二升，瓦罐煎之，以纸封七重，穿一孔，待气出，取药罐，以疮对孔熏之。药汁冷，再熨热，熏半日久，大出黄水，后用生肌末药即效。

《稀痘方》：用忍冬藤晒干为末，每晚服一钱，砂糖汤调服，日日服之，服二年，小儿永无痘疡之夭。

钩　藤

味微甘，气平，无毒。入手足厥阴经药也。

陶氏曰：钩藤，又名吊藤。仅疗小儿，不入余方。寇氏曰：出建平、秦中、湖南、湖北、江南、江西山中，皆有之。李氏曰：状似葡萄藤，长八九尺，或一二丈，大如拇指。其中空，致酒瓮中，以气吸之，涓涓不断。茎间有刺，宛如钩钩，色紫黑。古方多用皮，今方多用钩。取其力锐耳。

钩藤：祛风化痰，别录定惊痫，安客忤，李当之攻痘疹之药也。张仲垣稿此药入手足厥阴二经。手厥阴主火，足厥阴主风。小儿诸病，皆肝风相火为患，故本草独治小儿寒热惊痫，手足瘛疭，口眼牵动。凡胎风客忤，天吊急疾，幼科十二种惊风之证，用此通心胞、肝、胆三经，使风静火息，则诸证自除矣。钱仲阳先生曰：钩藤，温平无毒，婴科珍之。其体锋锐，其性捷利，祛风痰，开气闭，安惊痫于仓忙顷刻之际。同麻、桂发内伏之寒，同芩、连解酷烈之暑，同前、葛祛在表之邪，同查、朴消久滞之食，同鼠粘、桔梗、羌、防、紫草茸，发痘瘄之隐约不现也。祛风邪而不燥，至中至和之品。但久煎便无力,俟他药煎熟十余沸,投入即起,颇得力也。去梗纯用嫩钩,功力十倍。

白花藤

味苦,微甘,气寒,无毒。

苏氏曰:白花藤,生岭南,交州、广州,平泽处。蔓生,苗似野葛,叶似女贞。茎叶俱无毛,开白色花,其根似葛而骨柔,皮厚肉白。一说叶有细毛,根似牡丹。凡使,根、苗皆可用。又一种菜花藤,真相似,但味酸涩可别耳。

白花藤:解诸药、饮食中毒。煮浓汁,立解。《唐本草》

甘藤汁

味甘,气平,无毒。

陈氏曰:甘藤,生江南山谷。其藤大,长丈余。茎三四寸,如木防己,斫断吹之,气出一头。其汁甘美如蜜。

甘藤汁:李东垣解诸热,止烦渴之药也。白尚之稿陈氏方主调中益气、利五脏者,特热胜阴虚、水枯血燥为病相宜也,若胃虚有寒者,不可用。

黄　藤

味甘,微苦,气寒,无毒。

李氏曰:黄藤生岭南。状若防己。土人常服此藤,纵饮食中有毒,饮此汁亦自然暗解。亦利小便不通。

含水藤中水

味甘,气寒,无毒。又名大瓠藤。

李氏曰:含水藤,生岭南及北海边山谷中。又安南、朱厓、儋耳无水处,皆种此藤。藤状大如瓠,叶若葛叶,实似枸杞。断藤取汁饮之,甚清美。其藤去地一丈,断之更生,其水不绝。山行口渴,断取饮之,实天资之药也。

含水藤中水:去烦渴,定心燥,清瘴疠,李珣解丹石火药之药也。外夷方土,往往治天行热疫,狂乱癫痫。并疗暑瘴暑痢,通小便癃闭、便浊诸证。

天仙藤

味苦,气温,无毒。

苏氏曰:天仙藤,生江淮及浙东山中。春生苗蔓作藤。叶似葛叶,圆而小,有白毛,四时不凋。根有须。夏月采取其根苗,南人多用之。

天仙藤:流气活血,李时珍治一切诸痛之药也。葛凤寰稿人身之气,顺则和平,逆则痛闷作矣。如杨氏《直指方》天仙藤，治痰注臂痛，气留疝痛，瘕聚，奔豚腹痛，产后血气腹痛。他如妊娠水肿，面浮气促，男子风劳，久嗽不愈，久嗽数年不愈，起居自如，身无恙者，名曰风劳。出《巢氏方》。悉以此药治之，无不寝安。盖谓其善于流行血气故也。如诸病属虚损者，勿用。

集方：杨仁斋《直指方》治痰注臂痛。用天仙藤、白术、羌活各三钱，姜黄五钱，防风二钱，水煎服。○孙天仁《集效方》治诸般疝气。用天仙藤一两，好酒一碗，水一碗，煮六分。温和服。○王向若方治癥瘕积聚及奔豚疝气诸疾。用天仙藤一两炒，乳香、没药、玄胡索醋炒、吴萸、干姜各二钱，小茴香五钱，共为末。每服三钱，好酒调服。○《经验妇人方》治产后儿枕腹痛。用天仙藤一两炒焦、玄胡索、山查肉，俱醋炒各五钱，共为末。每服四钱，沙糖酒调服。○两淮陈景初方治妊娠水肿始自两足，渐至喘闷，足趾出水，不可作水治。用天仙藤炒、香附、陈皮、乌药各一钱，甘草五分，木瓜、紫苏叶各一钱五分，水煎服。小便利，气脉通，肿渐消。不须多服。○巢氏方治风劳久嗽。用天仙子四两，北细辛三钱，黄耆、防风、桑皮各二钱，分作十剂，水煎服。

清风藤

味气缺。又名青藤。

苏氏曰：清风藤，生台州天台山中。其苗蔓延木上，四时常青。土人采茎用。

清风藤：李时珍散风寒湿痹之药也。姜月峰稿《图经》方治风湿流注，肿毒延生，及历节、鹤膝、痛风挛缩，麻痹、瘫痪诸疾。使酒浸饮，能舒筋活血，正骨利髓。故风病软弱无力，并劲强偏废之证，久服常服，大建奇功。须与当归、枸杞合用方善也。

集方：普济方治风湿痹痛。用清风藤根三两，汉防己一两，切碎，入酒五壶，蒸饮。○释氏方治一切诸风。用清风藤出太平荻港上者，三四月采之，不拘多少，入釜内微火熬七日夜，成膏收入磁器内。用时先备木梳三五把，量人虚实，以酒服三茶匙。将患人身上拍一掌，其后遍身发痒不可当，以梳梳之。要痒止，即饮凉水一口便解。风病皆愈也。须避风数日良。

百稜藤

味气缺。又名百灵藤。

苏氏曰：百稜藤，生台州属县山中。春生苗蔓，延树木上。无花叶，冬采皮用。土人常用之。

百稜藤：李时珍治一切风痹风痛，风癣风癞之药也。煎膏、酿酒、作丸散，均可修用。

集方：已下俱出《圣惠方》治一切风痹头痛，不拘久近。用百稜藤五斤，水四斗，煎一斗，滤汁，再煎至三升，入牛膝、童便制附子、天麻、鹿角胶各二两，俱作末，同煎，再入炼熟白蜜半升，熬如饧状，磁瓶收之。每早晚各食前服三钱，白汤温酒下。忌一切毒物。〇治头风脑痛。用百棱藤十斤，水一石，煎汁三斗，入糯米三斗，作饭，候冷，拌曲末九两同入缸中，如常酿酒法。经三五日，待熟澄清。每温饮一小盏，服后浑身汗出为效。〇治大风癞疮疠疾。用百棱藤一斤。水二斗，煮数百沸，去渣，入粳米三合，煮米熟，取出米粒，密室中乘热浴之。少卧取汗，汗后皮肤起如麸片。其叶渣隔日再作，连作十余次。渐愈。

千里及

味苦，气寒，有小毒。又名千里光。

苏氏曰：千里及，藤生，天台山中及杭越山谷、道旁，附树木篱落间。今宣、湖间亦有之。春生苗叶，细而厚。秋作花，浅黄色。土人采叶，入药用。**苏氏曰**：又筠州千里光，生山谷路旁。叶似菊而长，背有毛，枝干圆而青。春生苗，秋作花，黄色，不结实。采茎叶入药用，名黄花演，盖一物也。

千里及：藏器解疫热，清疸疟之药也。苏水门稿主南北疫气，黄疸瘴疟，赤白痢疾，并解蛊毒。煮汁，取吐下，诸证即平。又捣烂敷百虫及毒蛇恶犬咬伤。此药寒平清利，虽无补益，治一切热毒诸疾，咸需用之。但独行单用，不入众药共剂也。

集方：已下俱见经验良方治天行疫热，瘴疠、黄疸，热疟、热痢时疾。用千里及一握，水煎饮，立效。〇治百虫咬伤，并毒蛇恶犬咬伤。用千里及，新鲜者捣服，其毒即解。〇治烂弦风眼。用新鲜千里及，以笋壳叶包，火煨熟，滴入目中。

藤　黄

味酸涩，有毒。茎名海藤。

郭氏云：藤黄，出岳、鄂等州诸山厓，系海藤花蕊散落山石上，彼人收之，谓之沙黄。就树采者，轻妙，谓之腊黄。**李氏曰**：今画家、漆匠所用藤黄，皆经煎炼成者，舔之麻舌。又按《真腊》云：国有藤黄，万藤之脂。番人以刀砍藤枝，滴下地，数月后收之。似与郭氏说微不同，不知即一物否也。

藤黄：治蚛牙蛀齿，水调点之即落也。李珣

再附录诸藤《拾遗》陈氏方，自《本草纲目》中

地龙藤：味苦，气平，无毒。生天目山。绕树蟠屈如龙，故名。采即晒干用。吴中亦有而小异。主风证，血羸弱，腰膝脚中诸冷，饮食不调，不作肌肤。浸酒蒸服之。已下草藤十种，俱出陈氏藏器《本草》。

龙手藤：味甘，气温，无毒。出安荔蒲石上。向阳者叶如龙手。采无时，晒干用。主偏风口呙，手足瘫痪、风痹诸证。兼能补虚益阳，去冷气。以醇酒浸蒸，空心随量饮。

牛领藤：味甘，气温，无毒。生岭南高山。形扁如牛领。取之晒干用。主腹中诸冷证，腰膝痛软无力，小便稠白如膏淋，男妇阳道衰乏立起。水煮饮，或浸酒蒸服。

牛奶藤：味甘，气温，无毒。生深山大谷中，大如树。牛好食之，故名。其藤有粉，采得研细可救荒，令人止饥。其根食之，令人发落。

鬼腊藤：味苦，气温，无毒。生江南林涧边。叶如梨叶，子如楂子。主去风活血，宜浸酒蒸服。其叶捣烂敷痛肿，尤良。

斑珠藤：味甘，气温，无毒。生深山中。冬月不凋，子如珠而斑。主风血羸瘦，妇人诸疾。

息王藤：味苦，气温，无毒。生岭南山谷。其叶冬月不凋。主产后腹痛，恶露不尽。取尺余，煎汁服。

百丈青：味苦，气平，无毒。生江南林泽间。藤蔓紧硬，叶如薯蓣对生。主天行瘴疫，温热疫毒。并煎汁服，生捣汁亦可。其根性冷，服之令人下利。

温藤：味甘，气温，无毒。生江南山谷，着树不凋。主积风积冷，有伤血分。宜浸酒蒸饮。

蓝藤：味辛，气温，无毒。生新罗国，根如细辛。主冷气咳嗽，浓煎汁饮。

瓜藤：味甘，气寒，无毒。生施州。四时有叶无花。采皮无时，焙干用。主诸热毒恶疮。捣细末，用甘草汤调搽。苏颂

含春藤：味□，气□，无毒。生台州，其苗延木而上，冬夏常青。采叶用。治诸肿风证。极效。苏颂

草　部 石草类

石　斛

味甘淡，微涩，气平，无毒。气薄味厚，阴中之阳，降也。入足太阴、少阴二经。

《别录》曰：石斛，生六安山谷水傍石上。苏氏曰：今荆、襄、汉中，江左庐州、台州、温州诸处亦有。近以温、台者为贵，谓其形似金钗之股，端美可观。然气味腐浊，不若蜀产者气味清疏，形颇精洁更佳也。蜀人呼为金钗花。今充贡者，取川地者进之。又按李氏曰：丛生水旁石上，其根纠结甚繁，干则白软。茎、叶生皆青脆，干则黄韧。五月生苗似竹，节间出碎小叶。七月开淡红色花。初冬结实。节旁自生根须。折之悬挂屋下，时灌以水，经年不死。此即蜀中所产，入药最良。再按苏氏曰：一种麦斛，形似大麦，累累相连，头生一叶，而性多寒；一种雀髀斛，茎大如雀股，叶在茎头；一种草斛，若茅草，长三四寸，柔且韧，折之如肉而实；一种木斛，中虚如木，长尺余，色深黄而光泽，误用损人元气。修治：去根头，酒润蒸之，晒干用。惟入汤膏，不入丸散。以质性绵韧，不能作末故也。○倪朱谟曰：石斛短而中实，木斛长而中虚，甚易分别。

石斛：_{甄权}壮筋骨、健脚膝之药也。_{王绍隆稿}不藉水土，缘石而生。色黄味涩，丛生盘结，亦若筋膜之聚络骨节也。故前古称其功用，能壮筋骨，健脚膝，厚肠胃，主伤中疲弱，五脏虚损，内绝不足，肌肉羸瘦诸证，咸宜用之。皆取此清虚纯洁之质，不与粪土卑污、秽腐滋生之物比也。又马氏方有久服却病延年，定志安神，开胃进食，以其有益脾胃，益心肾之功力也。凡物之受而量满成斛，满而溢，故虚劳可补，羸瘦可充，筋骨脚膝可健。附生于石，故命名以此。

集方　治五痿五痹，足膝软弱，腰脊酸痛；或遗精梦泄，淋涩成浊；或三消五膈，胃败髓枯；或脾元内损，无故羸瘦；或血冷精寒，子嗣勿育；或半产漏下，血气妄行；或脾胃不和，饮食减少；或多食作胀，少食即饥。○已下七方俱见方龙潭家抄治五痿五痹，腰膝酸软。用川石斛、萆薢、枸杞、牛膝、天麻、白术、当归身各五钱，黄檗七钱，作散服。空心服五钱，白汤调送。○治遗精梦泄，涩浊成淋。用石斛、远志、茯苓、车前、木通、滑石、甘草、黄檗、泽泻各二钱，牡蛎煅三钱，海金沙五钱，作散子，空心服三钱，白汤调送。○治三消病，好饮汤水，终日不辍，为上消；好食米面、肥甘、果食等类，愈食愈瘦，为中消；烦渴引饮，索水汤不厌，所下小便混浊如膏，为下消。以川石斛、川黄连、知母各等分，配入六味地黄丸料作丸。早晚食前后皆可服五钱，白汤送。○治五膈五噎证。用川石斛一味，熬膏，加鹿角胶少许，收之，白滚汤化服十余匙。此证多死，间有生者，不过百中一二而已。○治脾元内损，无故羸瘦。用川石斛十两，白术、茯苓、半夏、当归、砂仁、广皮、人参、黄耆各一两，甘草五钱，熬膏，炼蜜四两，和鹿角胶二两，溶化收之。每早午晚各服十余匙，白汤调送。○治男妇血冷精寒，子嗣勿育；或半产漏下，血气妄行。用川石斛、菟丝子各十两，黄耆、白术、川萆薢、枸杞子、当归身、川芎、补骨脂、山药、肉桂、木香、人参各四两，熬膏，以龟板胶、鹿角胶各四两，药汁内溶化，收之，量加炼蜜数两亦可。每早晚白汤调服十余匙。妇人服此加香附四两。○治脾胃不和，饮食减进；或多食作胀，少食即饥。用川石斛四两，人参、黄耆、白术、茯苓、半夏、陈皮各一两，甘草、川黄连姜炒，白蒺藜各五钱、砂仁、麦芽各二两。为末，作散子。每服三钱，白汤下。

地　锦

味辛，气平，无毒。又名血见愁，又名草血竭，又名酱瓣草，又名血风草。

_{李氏}曰：地锦，生近道田野，及荒寺阶砌间皆有之。就地而生，赤茎绿叶。六月开黄花，秋结黑实而细，状如沙蒺藜。断茎有汁。

地锦：凉血散血，_{李时珍}解毒止痢之药也。_{茹日江稿}善通流血脉，专消解毒疮。

《别录》方治妇人血结阴疝及血痢血崩。濒湖方消痈肿恶疮，血痢热疖诸疾。凡血病而因热所使者，用之合宜。设非血热为病而胃气薄弱者，又当斟酌行之。

集方：危氏方治妇人血结腹痛，阴疝热瘕诸疾。用地锦草捣汁一碗，和热酒饮之。○《乾坤生意》治血热成痢腹痛。用地锦草捣汁一碗，和热酒饮之。○《经验方》治藏毒赤白。用地锦草晒干为末，每服二钱，米饮下，立止。○杨士行方治血热崩中。用地锦草捣汁二碗，当归、川芎各五钱，姜炭三钱，将地锦汁二碗，煎减半服。○杨清叟《外科方》治痈肿恶毒及背疡。用地锦草一两，酸浆草五钱，当归三钱，乳香、没药各一钱，酒水各一碗，煎半服。如有生鲜者，捣汁热饮，以渣敷之效。○干五林《像传方》治好酒、食炙煿之人，遍身干疥，搔之血出，燥痒不休。以地锦草一大把，捣汁，和热酒饮之。○危氏方治跌扑损伤，内血瘀留作痛，或金疮血出不止。俱用地锦草捣拦，炒热，敷上，以布缚紧一时许，痛定血止。

骨碎补

味苦，气温，无毒。足少阴经之药也。

陈氏曰：骨碎补，原名猴姜。因其主折伤、补骨碎有效，故命此名。生岭南虔、吉州。苏氏曰：今淮、浙、陕西、夔路州郡皆有。寄生石生，或木上，多在背阴处，引根成条，上有黄白赤毛及短叶附之。又抽大叶成枝，叶长有缺，颇似贯众，面色青绿，有青黄点，背色青白，有紫赤点。每一大叶两旁各有小叶，叉丫两两相对。至春作叶，冬则干黄。无花实，根扁而长，略似姜形。又江右人呼为胡孙姜。日华子呼为石毛姜，皆形相似也。修治：用刀刮去黄赤毛，细切，晒干用。

骨碎补：破血止血，疗折伤，开宝补骨碎之药也。耿长生稿按此药好生阴处，每得阴气为多，宜其入足少阴肾经而主骨间病也。苏氏方治妇人血分阻滞，因虚而不堪行药者，用此行散瘀积，补续折伤，一切筋骨血病。又甄氏方主骨中邪气，风血两痹，以致手足不收，或大病后四肢痿软无力。雷氏方治耳鸣耳聋，虚气攻牙，牙痛动摇诸证，咸需治之。皆入肾入骨之验也。但性燥气温，如血虚风燥，血虚有火，血虚挛痹者，俱禁用之。如必不得已，在所当用者，宜配大滋养同剂方可。

卢不远先生曰：味苦走骨，气温暖肾。有火疾者，恐生懊侬。

集方：稽接骨家传方治折扑伤损，骨节筋脉，或肿或痛，或伤折，或闪肭。用骨碎补三两，当归、川芎、续断、红花，俱酒洗炒，桃仁泥各一两五钱，分作十剂，水煎服。或作丸梧桐子大。每早晚吞服三钱，白汤送亦可。○《产宝方》治妇人血气阻滞，攻痛心腹，或流散四肢，成肿成胀，腹犹疼闷，血不行者。用骨碎补三钱，当归、川芎、木香、玄胡、香附各二钱，俱酒炒，水煎服。○方士谭春台方治骨中邪气，或风或火，或湿或血，或痰饮诸病，留滞作疼作胀，难以言状者。用骨碎补三钱，羌活、防风、黄檗、苍术、当归、川芎、怀生地、半夏、天麻各二钱，俱酒洗，炒燥为末。每用三钱，白汤调服。○戴元礼方治久痢久泻不止，形容憔悴，腿足痿软无力者。用骨碎补二两，川萆薢一两，于白术、茯苓、枸杞子各八钱，俱用酒洗，晒干，炒燥为末，或作散，或作丸，每食前服三钱，白汤送。○圣济总录治肾虚耳鸣耳聋，并齿牙浮动，疼痛难忍。用骨碎补四两，怀熟地、山茱萸、山药、茯苓各二两，牡丹皮一两五钱，俱酒洗炒，泽泻八钱，盐水炒，共为末，炼蜜丸。每服五钱，食前白汤送下。○同上治一切牙痛。用骨碎补四两，炒黑为末，每早擦牙，不惟坚齿，亦且补肾益精。并除一切骨病。如牙动将落者，数擦立住，再不复动，极验。○内府方治病后发落不住。用骨碎补、野蔷薇嫩枝各少许，煎汁刷之。○杨仁斋家抄治肠风失血不止。用骨碎补四两，炒黑如炭为细末。每早服三钱，米汤调服。○缪氏《医谭》昔魏刺史患久泄，诸医不效，竟至危殆。一医用骨碎补为末，入猪肾中，煨熟，食之顿止。盖肾主大小二便，久泄属肾虚，不可专从脾胃也。特附此以广其义云。

石　韦

味苦，气温，无毒。足太阳膀胱经药也。

《别录》曰：石韦，生华阴山谷。苏氏曰：今晋、绛、滁、海、福州，江宁、吴越，凡阴崖险罅，处处有之。丛生石旁，不闻人声处更良。李氏曰：凌冬不凋。叶长近尺，阔寸许，背有黄毛，柔韧，斑点如文。一种叶背有金星者，名金星石韦。叶如杏叶者，名杏叶石韦。同生石上，功用亦相同也。修治：去黄毛极净，否则戟人肺，令咳逆难疗也。外有古瓦屋上生者，名瓦韦，疗病亦效。

石韦：利水道，本经通癃闭之药也。闵孝轩稿日华子主小便癃闭不通，或淋沥遗溺，凡膀胱一切火郁气闭之证，用此立清。故前古又谓清肺气，主劳热，下咳逆，即与治膀胱火郁气闭之证同意。但其气性温平，无毒，不补不泻，为方科要药。倘不善制，去毛未净，增人咳嗽。司业者，当留心毋忽也。

集方：圣惠方治小便淋痛。用石韦去毛净，滑石各等分，为末，每服二三钱，白汤送，最验。○指迷方治小便转胞。用石韦去毛净，车前子各二钱，甘草五分，水煎服。○普济方治男妇血淋。用石韦去毛为末，茄子枝煎汤下二钱。○同上治血崩漏。用石韦去毛为末，每服三钱，温酒服，极效。

金星石韦又名金星草

味苦，气寒，无毒。

刘氏曰：金星石韦，生成出处与石韦同。喜生背阴石上及竹箐中，或大木下及古瓦屋上，少日色背阴处常有之。初出深绿色，叶长尺余，至深冬背生黄星点子，两两相对。无花实，凌冬不凋。其根盘屈如菖蒲根而细，折之有筋。五六月和根采之，风干用。

金星石韦：其主治功用与石韦同。然性至冷，解郁热，背发痈疡，及金石烟火丹药诸毒,发病特异。悉以末,白汤调服,立下。不惟丹石火药之毒悉去,即终身有患诸火病,一并尽除也。如年老人不可辄服。若患人不因金石烟火丹药之毒,而因忧郁,气血凝滞而发毒者,亦非所宜也。○其根捣烂,浸麻油涂头,大生毛发。○本事方治热毒下血。用金星草、陈干姜各三两,俱微炒,共为末。每服一钱,白汤调下。○集简方治脚膝烂疮。用金星草背上星刮下,捣烂敷之即干。

石 苋

味辛、苦,气平,有微毒。

苏氏曰:石苋多生筠州,附河岸沙石上生之。春生苗叶,茎青高一尺,叶如水柳而短。八九月采之。

石苋:宋图经善吐风涎之药也。○吴养元稿苏氏方同甘草等分。煎服,治齁䶎屡效。

虎耳草

味苦辛,气寒,有小毒。

李氏曰:虎耳草,生阴湿处。人亦栽于石缝间。茎高五六寸,有细毛。一茎一叶,如荷盖状,人亦呼为石荷叶。叶大如钱状,又似初生小葵叶,如虎之耳形。夏开小花,淡红色。

虎耳草:解瘟疫,李时珍吐蛊毒之药也。吴养元稿宜生取捣汁,温饮之,能作吐利。如煎汤冷饮之,又能止吐利。故治暑月热沙霍乱者,煎汤冷饮之,立止。又治痔疮肿痛,阴干烧烟,桶中熏之,立收。盖寒凉能散能利之物,有损胃气,除此数证之外,无他用。

景天草

味苦,气平,无毒。

《别录》曰:景天草,又名火丹草,出太山山谷。极易种植,折枝置土中,浇溉旬日便生也。今南北处处皆有,多生石山上。今人家种于中庭,或种盆中,置屋檐上,云可辟火。春生苗,高一二尺,茎黄赤色,质极柔弱,折之有汁出。叶似长匙,淡绿色,光泽柔厚,起层而上。夏开碎花红白色,结实如连翘而小,中有细黑子,如粟粒。秋后茎枯,明春宿根再发。

火丹草:解小儿赤游丹毒,甄权消风疹热疮之药也。闵孝轩稿《别录》方解蛊毒,一切血热诸病。鲍氏方定伤寒热狂,时行赤眼头痛,小儿血热惊风等证。但苦寒纯阴,苟非实热火邪,勿得轻用,以动脾气,惟外涂无碍耳。

集方:《千金方》治热毒丹疮,并烟火丹毒,金粉诸毒,毒从两股、两胁起,赤如火。用火丹草捣汁,和生酒减半饮之。或用渣涂患上。○《别录》方治蛊毒内攻,不能吐出。用火丹草,捣汁饮之。○治伤寒热极狂乱。用火丹草,捣汁饮之。○日华子方治天行时热，眼赤头痛。用火丹草捣汁，日点三五次。○《普济方》治小儿惊风烦热，并遍身风疹，搔痒诸疮，或风疹隐现皮肤不出。用火丹草，煎汤浴之。

石胡荽

味辛，气温，无毒。其性雄烈，升也，阳也。

李氏曰：石胡荽，南北诸处皆生。生石缝间及阴湿地，小草也，高一二寸。冬月生苗，细茎小叶，其状宛如嫩胡荽。其气辛熏，人不堪食，鹅亦不食之。夏开细花黄色，结细子，极易繁衍。僻地生此，当铺满地面也。又一种小草，状类石胡荽，又名天胡荽，生近水渠中湿处，又名鸡肠草，亦即此草也。

石胡荽 萧炳利九窍、通鼻气之药也。闵效轩稿其味辛烈，其气辛熏，其性升散，能通肺经，上达头脑，故《孟氏方》主齁齄痰喘，气闭不通，鼻塞鼻痔，胀闷不利。又去目中翳障，并头中寒邪，头风脑痛诸疾，皆取辛升温散之功也。如开锅盖法，常欲邪毒不闭，令有出路。然气雄而烈，力小而锐，宜嗜气以聚其力，故目病暴赤时眼，翳膜障碍，取此塞鼻，嗜其气即愈，亦仙方也。

集方 《集简方》治寒痰齁喘。用野园石胡荽，研汁，和白酒服，即住。○濒湖方治鼻中生息肉。用石胡荽揉烂，塞鼻中，一日即消。○倪氏《启微》方治目生翳障，目赤肿胀，羞明昏暗，隐涩疼痛，眵泪作痒，鼻塞头痛脑酸，外翳扳睛诸病。用石胡荽草晒干二钱，川芎一钱，为细末。噙水一口，每以如米粒少许，嗜入鼻内，泪出为度。○滑集之方治中寒冷之邪，头风头痛。用石胡荽阴干揉烂，绵裹塞鼻，随左右嗜之，含水一口。此方亦可止牙痛。○张通宇传治一切肿毒。用石胡荽一把，捣烂绞汁半碗，和酒半碗，加穿山甲一钱，烧存性，当归尾三钱炒，俱为末。调入药汁内服之，以渣敷患处。○《简便方》治湿毒臁疮。用石胡荽一把，晒干为末。每以五钱，用真铅粉三钱，桐油调作隔纸膏，量疮大小摊贴。先以温茶洗净疮，缚上膏药，即有黄水出，五六日渐愈。○《集简方》治脾寒疟疾。用石胡荽一把，杵汁半盏，入热酒半盏，和服，甚效。

离鬲草

味辛，气寒，有小毒。

陈氏曰：离鬲草，生人家阶庭湿处。高二三寸，苗叶似幕罍。江东有之，北土无也。

离鬲草 吐痰饮，拾遗方截痃疟之药也。闵效轩稿故陈氏藏器方治小儿无辜寒热，大腹痞满，又散膈上痰饮。生捣汁，饮一合，当吐出宿物，立愈。又捣烂，敷痰疬结核，疰块诸疾。此瞑眩之药。

酸浆草

味酸,气寒,无毒。

苏氏曰:酸浆草,生南中道旁阴湿地,及人家园圃中多有之。北地亦有。苗高一二寸,丛生布地,极易繁衍。叶如浮萍,一枝三叶,一叶两片,至晚自合,帖服如一。四月开小黄花,结小荚,长一二分,内有细子。冬亦不凋。初生嫩苗,小儿喜食。用揩瑜石铜器,白亮如银。

酸浆草:李时珍解毒凉血之药也。闵效轩稿《唐本草》治男妇大小诸热淋证,涩沥不通及大便秘塞,或痔疮胀痛,或肛脱不收,或天行烦热,燥渴诸疾。凡属血热,咸宜用之。但酸寒清利,只宜热闭不通。如属胃虚,自当逊避。

集方:○王氏《百一选方》治小便气、血、砂、膏、劳五种淋证。用酸浆草一把,和四苓散煎服即愈。○沈存中《灵苑方》治诸淋涩痛。用酸浆草洗净,捣自然汁一碗,和生白酒,顿热一碗,空心饮立通。○《摘玄方》治二便不通。用酸浆草、车前草各一大把,和砂糖一钱,调服立通。未通再服。○《外台秘要》治痔疮出血疼痛。用酸浆草一大把,水二升,煎半升服,日三次,立效。○濒湖方治大肠热极,肛脱不收。用酸浆草一大把,甘草五钱,水二升,煎半升,徐徐服。○邵九先方治天行时热,烦燥作渴,真热极者。用酸浆草一大把,水二升,煎减半,饮之。○《永类方》治癣疮作痒。用酸浆草捣揉擦之,数次愈。○节斋医论治牙齿肿痛。用酸浆草一两洗净,川椒五十粒,去目为末,同捣烂,取豆大,着痛处即止。

草　部苔草类

陟　厘

味甘,气寒平,无毒。

苏氏曰:王子年《拾遗记》云:晋武帝赐张华陟厘纸,乃水中粗苔为之。青绿色,名苔纸,青涩也。又水中石上生者,绿色如毛,诗人命名石发是也。《别录》云:陟厘,生江南池泽间,水中石上。一种浮水上,不生石上者,名水苔。性极冷,与陟厘少异。陟厘,今晒干之,治为苔脯,又以糖、盐、醋拌食尤美。水中青苔,洗净曝干,亦可作脯食。二者皆利人。汴京市中甚多。外又有生井中者,名井苔;生老屋上者,名屋游;生古墙侧者,名垣衣;生土墙头者,名土马鬃;生船底者,名船苔;生山石上者,名昔邪;生水中石上者,即陟厘是也。

陟厘:《别录》止渴止痢之药也。生水中石上。闵效轩稿甘寒而洁,善治暑热之邪,伤气血者,为烦渴而燥,为秽痢而涩,并积热犯胃,痢疾胀闷不食者,每需用此,屡奏功效。倘属胃家虚寒,切勿沾口。

集方:治以上诸病,用陟厘取新鲜者捣汁,和白汤饮。如无新鲜,取干者煎汁饮亦可。

海苔菜

味咸，气寒，有小毒。

倪氏曰：海苔菜，生海岸崖畔。长尺余，彼人干之为脯。但味咸，与陟厘、水苔味淡不同也。

海苔菜：陶弘景化瘿瘤结核，消酒积，时珍解丹石药毒之药也。闵效轩稿味咸，得水气而成。凡风火、烟、石、丹药诸毒，用此立解。茶积、酒积，蕴结内脏，以致面黄腹痛，投此即平。但气虽寒平，性稍有毒，缘水气酿结故也。如多食，亦令发疮疥，使人面色痿黄，少血色。又饮病作嗽之人亦忌用。纳树孔中，杀蠹。

集方：治以上诸病，用海苔菜取新鲜者，捣汁和白汤饮。如无新鲜，取干者煎汁亦可。切细和粥食，亦可充蔬。

石　蕊

味甘涩，气寒，无毒。

陈氏曰：石蕊，生太山石上，如花蕊。《别录》方虽载，只言功用，不言形状。此生高山石上。今人谓之蒙顶茶，多生兖州蒙山石上，乃山雾日影，熏蒸日久结成。早春青翠铺开，叶如手掌，盖苔衣类也。春中刮取，曝干馈人，谓之石云茶。其状白色，清薄如花蕊，其气香如荨，其味甘涩如茗。不可煎饮，止宜咀嚼及泡汤啜，清凉有味。

石蕊：解热化痰，李时珍生津润喉之药也。马少川稿此得山雾阴清之气以生，轻浮高洁，能去心热烦闷不安，肝热眼障失明，脾热唇口疮发，肺热咽燥痰结，肾热小便淋闭。凡诸虚火火郁之证，咸宜用之。见《蕴斋本草》。

集方：五方出朱蕴斋医集治心热烦闷。用石蕊花五钱，以莲子十五粒，煎汤泡服。〇治肝热，眼目昏胀。用石蕊花三钱，以木贼、薄荷各二钱。煎汤泡服。〇治脾热口疮。用石蕊花三钱，以川黄连六分。煎汤泡服。〇治肺热，咽燥有痰。用石蕊花三钱，以麦冬去心，黄芩各三钱，煎汤泡服。〇治肾热，小便淋闭，及湿热五疸诸疾。用石蕊花五钱，以车前子、木通各三钱，煎汤泡服。

井中苔及萍蓝

味苦、微甘，气寒，无毒。

陶隐居曰：井中苔及萍蓝，系古废井中苔萍，及井中砖石土缝间多生杂草，俱类此。

井中苔、萍蓝、杂草：别录解漆疮热疹之药也。耿长生稿清阴寒洁，善除一切火病，并解野葛、巴豆诸毒。捣烂，调水饮之。

船底苔

味甘,气冷,无毒。

李氏曰:船底苔,系水之精气,浸渍船板木中,久则变为青涎,渐长苔草。盖因太阳日气,下映水中,阴阳之气,蒸渍木中而成。

船底苔:止鼻衄,通血淋,孟诜化金石药毒之药也。

集方:治以上诸疾,俱取鸡子大一团,水煮饮之。

地衣草

味苦,气寒,微有毒。

大氏曰:地衣草,系阴湿地,日晒即起苔藓如草状者是也。

地衣草:日华解火毒、丹毒之药也。效轩稿主身面丹肿,中恶心痛。以男人身上汗垢为丸,服七粒,白汤送,立解。

垣　衣

味酸,气寒,无毒。

李氏曰:垣衣,乃砖墙城垣上背阴处青苔衣也。生石上者名昔邪。生屋上者名屋游。形状相似,治疗略同。古方不曾用此。

垣衣:李时珍疗黄疸,止衄血之药也。闵效轩集《别录》方主热极疸黄,暴风口噤,衄血吐血。俱宜捣汁,和酒饮之,即愈。

屋　游

味甘,气寒,无毒。

《别录》曰:屋游生古屋上,阴处苔衣也。八、九月剥取用之。其长数寸者非屋游,即为瓦松也。

屋游:凉血止衄,利气,李时珍通小便之药也。白尚之稿《开宝》方主小儿积热成痫,痰闭烦闷,煎汤饮之。李氏方治胃中风火,牙龈宣露,和盐少许,泡汤漱齿。及鼻衄暴出,小水卒秘,俱宜新汲水研服。此寒淡清肃之物,多服亦损胃气,胃寒者少与之。

集方:经验良方治犬咬痛极。取古屋上青苔屑,按之立止。

昨叶何草

味酸,气平,无毒。即古屋上瓦松也。

苏氏曰:昨叶何草,处处有之,生年久阴处瓦屋上。如蓬初生,高尺余,远望如松,故名瓦松。

昨叶何草：李时珍凉血行血之药也。江春野稿《唐本草》治胃热酒积、烟火、金石、丹毒成血痢肠风者，服之即止，此凉血而止血也。又女子内热血干，经络不行，服之即通，此又凉血而行血也。然气寒性利，通行之用居多，如血热气实，酒食味厚之人，间有用之取效。如老弱胃虚乏力之人，不可泛施。

集方：摘玄方治经血不通。用古屋阴处瓦松，活者五两，捣汁，和酒一碗，入当归梢、红花各一两，煎减半，空心饮。○《唐本草》治热毒酒积，肠风血痢。用瓦松八两捣汁，和酒一半，入白芍药五钱，炮姜末五钱，煎减半，空心饮。○经验良方治小便沙涩成淋不通。用瓦松一斤，浓煎汤，乘热熏洗小腹，约两三次即通。

土马鬃

味甘酸，气寒，无毒。

刘氏曰：土马鬃，所在背阴古土墙之上，岁多雨则茂盛。或以为垣衣，非也。垣衣生砖墙之侧，此生土墙之上，比垣衣更长，故名马鬃，亦苔草之类也。采之日干用。

土马鬃：宋《嘉祐》凉血止衄，退热壅骨蒸之药也。

集方：《卫生宝鉴》治暴衄。取土马鬃一二两，生酒煮滚，温和服。○《思安集》治骨蒸夜热。取土马鬃一两，纳嫩鸡中煮食，渐退。

卷　柏

味辛，气温，无毒。

《别录》曰：卷柏，生常山山谷。苏氏曰：今关、陕及沂、兖诸州亦有之。丛生石上，春分宿根再发，高三五寸，细叶似侧柏，遇雨舒开如掌，经晴卷束如拳。根紫赤多须，无花子。六七月采取，洗去沙土，阴干用。

卷柏：甄权行血通经之药也。计日闻稿前古主女人阴中寒热，癥瘕血闭绝子。此属阴不与阳。功能使阴气起呕，阳气前通，瘀滞行而新血生，癥瘕去而寒热解，营卫融和，子可发育矣。然淡利之物，活血通经，卷柏之常性也。苟非血有瘀蓄，或不因瘀蓄而致疾者，不可轻用。

集方：治妇人血闭成瘕，寒热往来，子嗣不育者。用卷柏四两，当归二两，俱酒浸炒，白术、牡丹皮各二两，白芍药一两，川芎五钱，分作十剂，水煎服，或炼蜜为丸。每早服四钱，白汤送。○杨仁斋方治大肠下血，不拘年月远近。用卷柏、侧柏、棕榈各等分，俱火烧存性为末，每早食前服三钱，白汤调下。

外有地柏，即卷柏之生于地上者。生蜀中山谷，根黄茎细，状如丝，上有黄点子，无花叶。三月生，长四五寸许。四月采，曝干用。此药治藏毒下血，与嫩黄耆各等分为末，米饮调，每服二钱。蜀医甚神此方，特附此以广用云。

石松

味苦、辛,气温,无毒。又名玉柏

陈氏曰:石松生天台山石上。似松,高一二尺,山人取根茎用。诸名山皆有之。

石松:陈藏器驱风活血之药也。杨思山稿《拾遗》方主脚膝冷疼,皮肤麻木,一切风痹不仁之证,宜一味浸酒饮之。

桑花

味苦,气温,无毒。

大氏曰:桑花,生桑树上白藓。花样如钱,用刀刮取,炒用。不是桑葚花也。

桑花:涩肠健脾,李时珍止泄止血之药也。释医临水稿日华子治吐血衄血,肠风藏血,及妇人血淋、白带诸疾,为末,服二三钱,良验。

马勃

味辛,气平,无毒。

寇氏曰:马勃,生湿地及腐木上。陶氏曰:俗称马屁勃是也。五六月卒然而发,紫褐虚浮,状如狗肝。大者如斗,小者如拳如杓。以指弹之,即有尘出。韩退之所谓牛溲马勃俱收者是也。修治:密室中置筐帏纸,以生布张开,缓缓摩擦,下以盘承取末用。

马勃:陶弘景敷诸种恶疮之药也。江春野稿《别录》方除浸淫马疥,疗痈疽疮毒,散头面卒肿。卢氏《乘雅》凡阇乱晦蒙之眚,结聚壅闭成病者,假此轻浮、勃然卒长之物,旋放旋卷,即旋开而卒旋阖矣。他如寇氏方治喉痹重舌,久嗽失音,冻疮破烂诸证,亦取此勃然旋放,冥然旋消之意。

李濒湖先生曰:马勃轻虚,上焦肺经药也。故能清肺热咳嗽,喉痹失音,疮疥诸疾。所以东垣公治大头瘟,咽喉不利,有普济消毒饮,亦尝用之。

集方:见《医兽方》中治马疥。用马勃擦粉,菜油调敷。○《外科良方》治痈疽。用马勃擦粉,米醋调敷,即消。并入连翘各少许,煎服亦可。○东垣方治头面卒肿,并大头瘟毒。用马勃五钱剪碎,连翘、荆芥、牛蒡子、薄荷、白芷、玄参、羌活、防风各三钱,杏仁、川芎各一钱,水煎服。○《经验良方》治急喉痹。用马勃擦粉五钱,火硝一钱,共为极细末,每吹一字,吐涎血即愈。○《普济方》治久嗽不止。用马勃擦粉,再研细,炼蜜丸梧子大,每服三十丸,白汤下。○《袖珍方》治积热吐血。用马勃擦粉,蜜汤调服一二钱。○仇远方治臁疮久不敛。用马勃粉敷之,间日用葱汤洗一次。

本草汇言卷八

钱塘　倪朱谟纯宇甫选集　男倪洙龙冲之氏藏稿

沈公岐则施甫校正

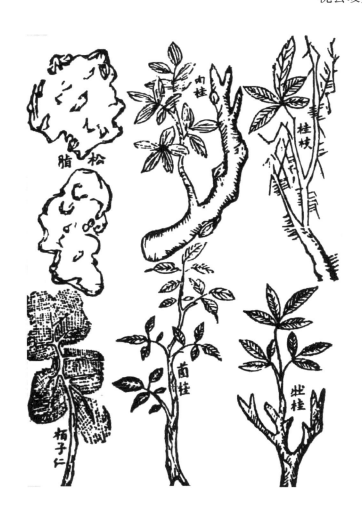

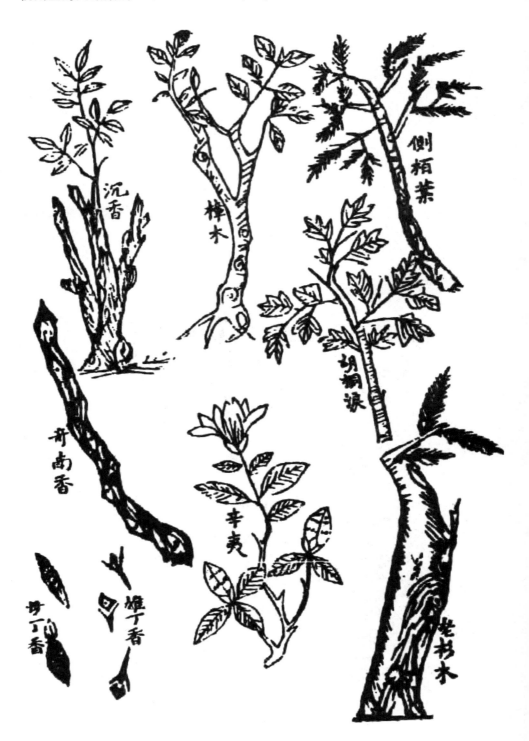

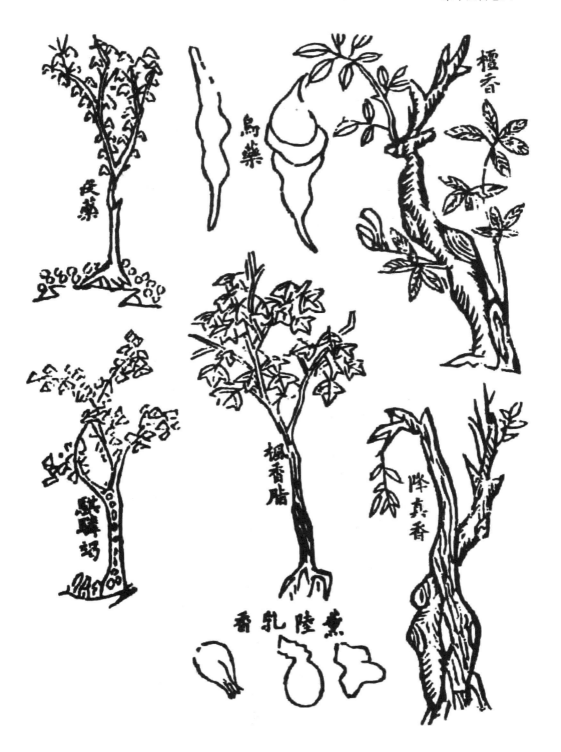

烏藥

檀香

文藥

楓香脂

樟腦

降真香

香乳陸熏

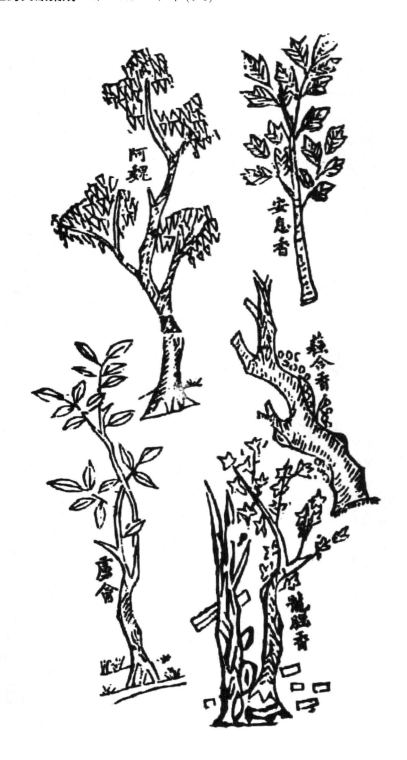

木　部香木类

桂

味甘、辛,气热,臭香,有毒。阳中之阳,浮也。入手太阳、太阴,足太阳、太阴、少阴经。

李濒湖曰:桂有四等,曰牡桂、菌桂、桂心、桂枝之分。同是一种牡桂,出合浦、交趾、广州、象州、渊州、桂岭诸处。生必高山之巅,旁无杂树,自为林类。叶色四时常青,凌冬不凌,如枇杷叶,边有锯齿,中心有纵文两道,宛如圭形。四月放花,无实。木皮紫赤坚厚,臭香,气烈味重者为最。枝皮为桂枝,干皮之薄者为桂皮,厚者为肉桂,为桂心。○又菌桂出交趾、桂林山谷,生必临岩。正圆如竹,小于牡桂,亦自为林,凌冬不凌。叶如柿叶,尖狭光泽,边无锯齿,中心有纵文三道。三月结蕊,黄色,四月放花,五月结子,如闇河之实。木皮青黄,骨软而嫩,易于环卷如筒。亦以皮之厚薄,分桂心、桂枝之差等也。○《桂海志》云:凡诸木类,叶中心皆一道纵理,独桂叶有两道、三道,如圭形,故字从圭。又《埤雅》云:桂,犹圭也。宣道百药,为之先聘通使,如执圭之使也。古名梫,言能侵害他木。故《炮炙论》云:以桂木削钉,钉树根,其树即死是也。○**苏氏**曰:本草载桂,只有牡桂,菌桂两种。今岭表所出,则有筒桂、肉桂、桂心、官桂、板桂之名。而医家用之,罕有分别。筒桂正圆如竹,有二三重者,则今之菌桂是也。官桂皮薄色黄,肉薄脂少,即今之牡桂是也。若平卷多脂,即今之板桂是也。若肉桂、桂心,皆从筒桂中分其肉厚、其臭香、其味辛甘、其色紫者,即肉桂是也。若肉桂又去外层,留其中心一层者,即桂心也。如此分别,则桂之名义,可得而知矣。又丹阳山有一种山桂,叶如麻,四月开细黄花,木色亦紫,气微香,只是味苦辛,与肉桂之香、甘、辛,迥不同也。市中伪充肉桂,不可不辨。

桂枝:散风寒,逐表邪,发邪汗,张元素止咳嗽,朱丹溪去肢节间风痛之药也。御医门吉生稿《字韵》云:枝,指也。从本干而分支,致四末也。气味虽不离乎辛热,但体属枝条,仅可发散皮毛肌腠之间,游行臂膝肢节之处,故能散风寒,逐表邪,自内出外。辛以散之,甘以和之,热以行之。又能入血分,利肝肺气,止烦止咳,兼除风痹,肢节挛痛,专取其气薄轻扬,上浮达表,出汗而通腠理也。仲景书用以治冬月伤风寒,即病邪在表者。寇、成两氏论之详矣。

牡桂:《别录》治痈疽,排溃疡,化脓血,止疼痛,马志利筋骨血脉之药也。赵天民稿《说韵》云:牡,阳象也。有花无子,较枝稍强也。故能行皮腠血肉之内,治痈疽已溃未溃,护心托里,或筋骨酸痛,肌肉顽麻,或恶露不行,上攻心呕,或跌扑损伤,瘀血积滞,藉此辛甘温热之用,善行血脉以通筋骨,去陈以致新也。

肉桂:去阴寒,止腹痛,通经脉,化冷痰,散奔豚,定寒疝,固泄泻,敛虚汗,暖腰膝,萧炳、李时珍合论安蛔逆,治陈寒痼冷之药也。御医米振斯、缪仲淳合稿此独得纯阳精粹之力,以行辛散甘和热火之势,乃大温中之剂。凡元虚不足而亡阳厥逆,或心腹腰痛而吐呕泄泻,或心肾久虚而痼冷怯寒,或奔豚寒疝而攻冲欲死,或胃寒蛔出而心膈满胀，或血气冷凝而经脉阻遏，假此味厚甘辛大热下行走里之物，壮命门之阳，植心肾之气，倡导百药，无所畏避，使阳长则阴自消，而前诸证自退矣。如大氏方又谓：消瘀血、破痃癖者，亦取其辛烈阳健之气，横行直往，瘀血得热则行，而痃癖僻居肠胃膜络之间，自不容于不行矣。

　　缪仲淳先生曰：桂，其味辛甘，其气热烈，其性横行直走，独热偏阳，表里俱达。如和营卫，散表邪出汗，实腠理，则桂枝为长。故仲景专用，以治冬月伤风寒，即病邪在表者矣。更有桂心与肉桂，实一物也，只去皮耳。此则走里行营，除寒、破血、平肝，入右肾命门，补相火不足，其功能也。然大忌于血崩、血淋、尿血，阴虚吐血、咯血、鼻衄、齿衄、汗血。小便因热不利，大便因热燥结，肺热咳嗽；或产后去血过多，及产后血虚发热，小产后血虚内热，阴虚五心烦热，阴虚小腹作疼，血热经行先期，血虚内热经闭，阴虚寒热往来，血虚经行作痛，男妇阴虚，内热外寒，口苦舌燥；或中暑昏晕，中热腹痛，中暑泻利，暴注如汤；或一切滞下纯血，由于内藏伏热，或肠风下血，藏毒便血，酒后失血；或阳厥似阴，梦遗精滑，虚阳数举，脱阴目盲；或一切温病热病，头痛口渴，阳证发狂，阳毒发斑；或小儿痧疹腹疼作泻，痘疮血热，干枯黑陷等三十余证，法并忌之。误投则祸不旋踵。仅察病因，用舍在断，行其所明，无行所疑，其难其慎，勿尝试也。

　　前贤寇氏曰：桂，辛甘大热。《素问》云：辛甘发散为阳。故仲景氏用桂枝汤治伤寒表虚，皆需此药，正合辛甘发散之意。《本草》三种之桂，不用菌桂、牡桂者，此二种性止于温，不可以治风寒之病也。然农皇氏只言桂，仲景氏又分桂枝者，特取枝上皮也。王氏曰：或问《本草》言桂，能止烦出汗，而张仲景治伤寒有当发汗凡数处，皆用桂枝汤。又云：无汗不得用桂枝，汗家不得重发汗。若用桂枝，是重发其汗。汗多者，用桂枝甘草汤，此又用桂枝闭汗也。一药二用，与《本草》之义相通否乎？曰：《本草》言桂，辛甘大热，能倡导百药，通血脉，止烦出汗，是调其血而汗自出也。仲景云：太阳中风，阴弱者，汗自出，卫实营虚，故发热汗出。又云：太阳病，发热汗出者，此为营弱卫强，阴虚阳必凑之。故皆用桂枝发其汗，此乃调其营气，则卫气自和，风邪无所容，遂自汗出而解，非桂枝真能开腠理，发出其汗也。汗多用桂枝者，以之调和营卫，则邪从汗出而汗自止，非桂枝能闭汗孔也。昧者不知出汗、闭汗之意，一遇伤寒无汗者，即用桂枝，误之甚矣。言桂枝发汗，发字当认作出字，风散营卫和，则汗自然出，非若麻黄大开腠理，发泄其汗也。其治虚汗，亦当逆察其意可也。○**成氏**曰：桂枝，本为解肌者。太阳中风，腠理致密，营卫邪实，津液禁固，其脉浮紧，发热汗不出者，不可与此，必也。皮肤疏泄，自汗出，脉浮缓，风邪干于卫气者，乃可投之。发散以辛甘为主，桂枝辛热，故以为君，而以白芍药为臣，甘草为佐者,风淫所胜,平以辛苦,以甘缓之,以酸收之也。以姜、枣为使者,辛甘能发散,而又用其行脾胃之津液,而和营卫,不专于发散也。故麻黄汤,不用姜、枣,专于发汗,不待行其津液而后汗也。

集方:仲景方治伤寒太阳病,头痛发热,汗出恶风者。用桂枝、白芍药、生姜各二两,甘草一两,大枣十二枚。水五升,微火煎至二升。徐徐服。○《方脉正宗》治伤风冷咳嗽。用桂枝五钱,防风、半夏各三钱,干姜一钱,北五味子、北细辛各五分,水煎服。○《外科正宗》治四肢骨节间风痛。用桂枝、当归、白术、防风、羌活各二钱,姜黄、秦艽、红花、川芎、黄檗、甘草各一钱。水煎服。

集方:《外科精义》治痈疽发背,脓水清稀,脓毒不化,疼痛不止。用牡桂五钱,白芷、黄耆、当归、皂角刺、穿山甲、人参各三钱,羌活、乳香、没药、金银花各二钱,水酒各半,煎服。○杨氏《产宝》治产后恶露不行,上攻心呕。用牡桂五钱,玄胡索醋炒、五灵脂、当归、红花、陈皮各二钱,水煎服。○林氏集方治跌扑损伤,瘀血积滞,胀闷疼痛。用牡桂三钱,当归、川芎、红花、苏木、桃仁、乳香、没药、牛膝各二钱,水煎服。

集方:仲景方治三阴直中寒证,头不疼,身不热,口不渴,或有微热,微渴,自汗,腹痛,泄泻,吐冷涎,吐蛔虫,四肢厥冷,躁烦不寐,或语言错杂,时昏时省。用肉桂、附子童便制、人参各三钱,干姜、白术炒、黄耆、吴茱萸各五钱,北细辛一钱五分,水煎服。○《方脉正宗》治三阴寒疝欲死,亦有厥逆自汗者。用肉桂、附子童便制、小茴香、青皮、橘核、厚朴、陈皮、吴茱萸各三钱,水煎服。○同前治奔豚疝瘕冲筑。用肉桂、干姜、小茴香各五钱,牡丹皮、木香、槟榔各二钱,甘草五分,水煎服。○杨氏《产宝》治妇人经脉冷凝,阻遏不通,腹痛胀闷。用肉桂、木香各三钱,陈皮、玄胡索、香附俱醋炒,当归、川芎俱酒炒,牡丹皮、桃仁、乌药各二钱,水煎服。○《直指方》治积年痃癖不消,时发时止。用肉桂、木香、白术各一两五钱,当归梢、川芎、香附、小茴香俱酒炒,佛手柑、茯苓各三两,泽泻、山药各二两,俱炒过,研为末,炼蜜丸梧子大。每早服五钱,白汤下。○何启山方治胎死不下。用肉桂心研细末二钱,芒硝一钱,热酒调服,立下。如难产及横生者,本方去芒硝,加麝香二分,温酒调下。○《葵心集》治大人小儿及老迈人,食水果、干果等物,伤脾腹胀。用肉桂心研末,米糊丸绿豆大,每服五十丸,酒下。○汤磐石方治重舌蛾口。用肉桂末,姜汁调涂患处。

木犀花

味辛、甘、苦,气温,无毒。

寇氏曰:木犀花,生闽、粤、江、浙山谷中。亦是筒桂之类,而性大异。其叶不似柿叶,亦有锯齿,如枇杷叶而粗涩者，有无锯齿如栀子叶而光结者。丛生岩岭间，谓之岩桂，土人又呼为木犀。有三种之分，其花白者名银桂，黄者名金桂，红者名丹桂。有秋花者，有春花者，有四季花者，有逐月花者。其皮薄而不辣，白而不赤，阴淡而不香，不堪入药。惟花香馥馨蕴，可收，晒干作茗，或浸酒，或盐渍，可作香茶、香坠之类。

木犀花：散冷气，消瘀血，李时珍止肠风血痢之药也。释医冷庵稿其味苦，能下气；其气温，能散寒；其臭香，能破结。凡患阴寒冷气，瘕疝奔豚，腹内一切诸冷病。蒸热，布裹熨之，诸疾皆愈。

松 脂

味苦、甘，气温，无毒。

《别录》曰：松脂，生太山山谷。中原虽有，不及边塞与衡山者佳。以通明如熏陆香，成颗粒者为上。《抱朴子》云：凡松脂，以老松皮内自然流出聚凝，及流结根底，不见风日者为第一。入地深久，化为琥珀。凿取者次之。煮成者亦不堪用。宜六月采。雷氏曰：修治，须熔化，滤去松末及沙石，水内冷定，再用麻布袋盛，入沸汤煮一日，取出布袋，浮水面者用，不出袋者不用。○李氏曰：松树磈砢，修耸多节，其皮粗厚有鳞，其叶二三月抽蕤，有二针、三针、五针之别。生花长三四寸，采其花蕊为松黄。结实状如荔枝，累成鳞甲。秋老则子长甲裂，随风飞散，着土便生。惟辽海及云南者，子大如巴豆，可食，谓之海松子。详见果部。

松脂：拔毒消痈，吸脓，朱丹溪去腐肉之药也。苗天秀稿其气温燥，其质粘泥，于外科作散子敷涂，或和油炼成膏子，贴盖一切溃烂，败秽腐肉，能排脓血，为必用之物。故前古主痈疽恶疮，白秃瘑疥，虫牙鼠瘘。不过外应敷贴，功尽之矣。有言炼久色白如玉，服食能润心肺，轻身延年，此荒唐不稽之说，不可信从。如入疡科敷贴料中，可去脓拔毒。腐秽初作，或初溃者可用。如久溃疡，脓血已尽，气虚血寒，肉泛而不敛者，用此不惟不能生新肌，反增溃烂，延流皮肉，损人筋脉，不可胜言。用者当细审之。

集方：《外科全书》治痈疽恶毒及背发，一切肿毒，以成脓溃、未破出头者。用炼过松脂四两，香油一两，熔化，用铜绿五钱研细末，和入，用薄油纸摊贴毒上，脓血尽出，俟脓将净，然后以丹粉膏贴之。○同前治痈疽肿毒溃破，脓水淋漓，脓头不出。用炼过松脂一两，滴明乳香、真没药，俱放瓦上，焙出油各五钱，樟脑一钱，共为细末，掺入毒内，拔脓散毒。○《简便方》治小儿白秃疮。用炼过松脂、黄丹各五钱，轻粉三钱，共为细末，菜油调搽。先用米泔汤洗净，搽药，一日一次。○《鬼遗方》治瘑痒疮疥。用炼过松脂五钱，大黄、莘荑各一两，樟脑、槟榔各五钱，共为极细末，用猪脂油一两，和研为丸，加水银八钱，再研，以水银散，不见点为度。每遇搔痒疥癣，以药丸疮上摩之，一二次愈。○《梅师方》治虫蛀牙痛。用炼过松脂一两，菜油三钱，火上熬化，将冷凝，加入真蟾酥末五分，用箸搅匀，取米粒大，内入牙痛隙处，即止。○《圣惠方》治鼠瘘数眼穿破，内溃不收。用炼过松脂一两，菜油三钱，火熬化，加飞过黄丹五钱,用箸搅匀,取膏子捻成细条子,内入孔中,脓水拔出,渐干收口。用人参、黄耆、白术、当归各三钱,水煎服,日一剂。

续补方:《集简方》治风虫牙痛。用松脂一块,滚汤包化,一漱即止。〇《圣惠方》治一切瘘疮。用松脂为末,填孔令满,日三四度。〇徐姐姐传治小儿头上软疖,频发不愈,俗名软痞头。用炼过松脂八两,铜绿二两,麻油三两,猪胆汁三个,先将松脂火上熔化,乃下油并胆汁熬匀,倾入水内,扯拔百遍,贮磁器内。遇此患,每用细布摊贴,不须再换。〇《摘玄方》治妇人白带久不愈。用炼过松脂五两,酒二升,煮干,入木臼内杵细,为丸梧子大。每服百丸,温酒下。〇《李楼奇方》治一切肿毒。用炼过松香八两,铜青八钱,蓖麻子仁六两,同捣成膏,摊贴,未成即消,已成即溃,甚妙。〇朱氏家传治一切脓烂臁疮。用炼过松香四两,葱头二两,入臼内捣烂,加入生猪脂三两,共捣成膏。用油单纸摊,夹纸贴,每日翻换,以米泔温洗。半月愈。

松　实

味甘,气温,性和,无毒。

方氏曰:松实,出松卵鳞甲中。见前松脂条内。又互见果部中。

松实:李珣补精髓血气之药也。伍少山稿陈氏方主风痹寒气,虚羸少气,诸不足证。《经》云:精不足者,补之以味。甘能益血是已;形不足者,温之以气。温能和气是已。服饵却疾延年,除五劳七伤,惟此足以当之。然亦久服,乃可责其效耳。

集方:东坡居士方治风痹寒气,虚羸少气,及五藏劳伤,咳嗽吐痰,骨蒸盗汗,心神恍惚,饮食不甘,遗精滑泄等证。用松实仁八两,麦门冬不去心一斤,金樱子、枸杞子各八两,熬膏,少加炼蜜收。每早晚白汤调服十余茶匙。

松　节

味苦,气温,无毒。

方氏曰:松节,出大松树中,劈取,以赤黑如蜂者佳。

松节:陶弘景去骨节中风湿之药也。陈一斋稿《别录》方主一切风虚风气,臂膊酸麻,脚膝疼痛,宜酿酒饮之。此系松树之骨也,质坚气劲,久亦不朽,故去筋骨间风湿诸病。但气温性燥,如足膝筋骨,有风有湿,作疼作酸,痿弱无力者,用此立痊。倘情欲斲丧之人,阴虚髓乏,血燥有火者,宜斟酌用之。

集方:《千金方》治脚弱骨节风,以松节酿酒饮。〇《外台秘要》治周身筋骨内痛。用松节打碎如豆大,炒焦,酿酒饮。〇同前治历节风痛,四肢如解脱。以松节十斤,酒三斗,浸二七日,每服一合,日五六服。〇谈氏手集治跌扑损伤,用松节煎酒饮。

松　叶

味苦，气温，无毒。

方氏曰：松叶，又名松毛。丛箅上指，宛如须发，有二茎、三茎、五茎之异。

松毛：去风湿，朱丹溪疗癣癞恶疾之药也。王嘉士稿大氏方云：松毛，性燥，质利，炒黑善去风湿，顽癣湿烂，浸渍不干，并敷冬月冻疮。生取捣烂作丸，能治大风癞疾，或历节风痛，或脚气痿痹，或头风头痛等证。以上数病，凡关风湿致患者相宜，倘因血虚风燥致病者，禁用之。

集方：《外科宗印》治风湿顽癣。用松毛炒黑一两，和轻粉、樟脑各三钱，湿则干掺，燥则用油调搽。如痒极者，以米醋调敷，并治冻疮。如湿烂者，干肿者，作痒者，悉依顽癣同法。○同前治大风癞疮。用松毛，取生新者捣烂，焙燥，每用松毛二两，枸杞子二两，浸酒饮，时时服，不得大醉，久服效。并治历节风痛，脚弱痿痹。○《方脉正宗》治头风头痛。用生鲜松毛四两，捣烂，焙燥，浸酒，时时饮之，其渣取出贴顶门，用布裹头，三日乃愈。

松　花

味甘，气温，无毒。

方氏曰：松花，即松黄。拂取之，似蒲黄。功用胜如脂、仁及叶也。

松花：轻清凉滑，疗久痢，解酒毒，吴瑞《本草》清血热之药也。王明源稿土人及时拂取，和白米、芡实、白糖调匀，即为糕饼。作茶馔食之，大能养胃，清郁热。越东风俗，以此款宾，历、启间所时尚也。

集方：《婴儿医镜》治痘疮痒塌，破损血出，或皮裂浆流。用松花掺之，即干。○《方脉正宗》治久痢不止，延及数月，缠绵不净。用松花，每服三钱，食前米汤调下。○韦谷溪手集治好饮之人，酒毒发作，头痛目眩，或咽喉闭闷，或下利清水，日数十行，形神委顿，庸工误作阴寒自肾，妄用温燥热药者，多有之。用松花一两焙，陈皮五钱，川黄连三钱，甘草二钱，俱微炒，磨为末，与松花和匀。每早晚各服二钱，白汤调服。二日即愈。○治吐血胸中气塞，吐出血紫黑色成块者，是瘀血也。用松花、茜草根、桃仁、大黄、枳壳各一钱。○治吐血遇劳即作者，是劳伤动血也。用松花、人参、白术、白芍药、麦门冬、生地黄各一钱。○治衄血不止，出于肺也。用松花、茜草根、黑山栀、黄芩、桔梗、甘草、玄参、生地黄、桑皮各一钱，藕一两。○治咳血不止，出于肺也。用松花、川贝母、生地黄、桑皮、款冬花、天麦二冬各一钱五分，甘草一钱。○治咯血不止，出于肾也，咯出血屑。用松花、生熟二地、天麦二冬、阿胶各二钱,紫苑、知母、黄檗各一钱。○治唾血不止,出于胃也,鲜血随唾而出者。用松花、茜草根、茯苓、川贝母、天麦二冬、杜仲、生地黄、柿饼各二钱,甘草七分,炮姜灰八分。○治溺血不止,心移热于小肠也。用松花、生地黄、黄芩、黄檗、黑山栀、知母、木通、甘草、天门冬、川黄连、萹蓄、茯苓、灯心各二钱。○治便血不止,大肠出血,藏府蕴积湿热也。用松花、茜草根、侧柏叶炒、槐角、地榆、阿胶、当归、生地各二钱,黄檗、白芍药、苍术、黑山栀、川芎各一钱。此方不问粪前粪后,并肠风下血,并皆治之。

柏子仁

味甘,气平,无毒。入足厥阴、少阴,又入手少阴经。

陶隐居曰:柏,处处有之。当以太山、陕州、宜州、乾陵者为最。四时长青,叶皆侧生,枝皆西向。有四种,一曰丛柏,枝叶丛叠,今人呼为千头柏;一曰浑柏,独叶丛茂,木心紫赤;一曰刺柏,枝皆有刺,抚之戟手。皆不结实,惟堪作香,不入药用。一曰扁柏,木心微白,芳香清烈,作花细小,结实有角。角四裂,出子,霜后采取中仁,黄白色,最多脂液。惟干陵者,木理旋绕,有云气、山水、鸟兽状。修治:蒸熟,去皮壳,捣作饼子,日干收用。

柏子仁:润燥补髓,养心神,李东垣定惊悸之药也。御医米振斯此药气极芬芳,则脾胃所喜。质极润泽,则肝肾所宜。故前古谓安养五脏,主惊悸,定心神,悦颜色,聪耳目,为延年却病之上剂也。但体质多油,肠滑作泻者勿服,膈间多痰者勿服,肠道妄举、肾家有热者勿服。已油者,能令哮肺,勿入药用。

李濒湖先生曰:按《六书精蕴》云:万木皆向阳,而柏独西指,盖阴木而有贞德者。不畏霜雪,得木之正气也。又《埤雅》云:柏之指西,犹针之指南也。

集方西医方执中方治心神虚怯,肾髓衰乏,惊悸怔忡,志意恍惚,或睡卧不宁,或虚烦懊恼等证。用柏子仁二两研,人参、茯苓、当归、川芎、半夏、远志、枣仁、白术俱炒,各一两二钱,川黄连酒炒五钱,共为末,炼蜜丸,梧桐子大。每早晚各服三钱,白汤下。○陈氏方治小儿躽啼惊痫,腹满,大便如青苔色。用柏子仁研末,白汤调服一钱。○《类方》治黄水湿疮。用真柏油二两,熬稠搽之立愈。

侧柏叶

味苦涩,气微寒,无毒。

雷氏曰:柏叶,有花柏叶、丛柏叶,及有子圆叶。其有子圆叶,成片,如大片云母,叶皆侧形,叶上有微赤毛者,宜入药用。如采叶,须随四时建方。春采东,夏采南,秋采西,冬采北,取其得月令之气也。

侧柏叶:李时珍止流血,去风湿之药也。倪九阳稿凡吐血,衄血,崩血,淋血,血热流溢于外络者,捣汁服之,立止。凡历节风痛,周身走注,痛极不能转动者,煮汁饮之即定。惟热伤血分，与风湿伤筋脉者，两病专司其用。但性味苦寒多燥，如血病系热极妄行者可用，如阴虚肺燥，因咳动血者勿用也。如痹病，系风湿闭滞者可用。如肝肾两亏，血枯髓败者勿用也。司业者当熟审之。

卢子由先生曰：扁柏，芳香高洁，文采陆离，即参天直上，谁能禁之？乃俯焉西向，以顺受金制，可谓至德也已。巨擘乔木，作社稷栋梁，宜哉！殷人以柏，其逆知后世之西向乎？

集方：方氏《本草切要》治吐血、衄血血不止，或血崩、血淋诸血热证。用新鲜侧柏叶五钱，白芍药、怀生地、真阿胶各三钱，甘草八分。水煎服。〇同前治历节风痛，痛如虎咬，走注周身，不能转动，动即痛极，昼夜不宁。用侧柏叶五钱，木通、当归、红花、羌活、防风各二钱。水煎服。

续集方：《经验方》治小儿洞痢。用侧柏叶炒黄，煎汤代茶。〇《本草图经》治蛊痢下血，黑色，或茶脚色，或脓血如靛色。用侧柏叶、川黄连俱微炒，各等分，共为末。每服一钱，空心白汤调下。治肠风亦效。〇《普济方》治酒毒下血，或下痢。用嫩侧柏叶九蒸九晒二两，陈槐花炒焦一两，为末，炼蜜丸，梧子大。每空心白汤下百丸。〇缪氏方治中风不省人事，得病之日，便进此药，可使风退气和，不成废人。用侧柏叶一握，去枝，葱白一握，连根研如泥，无灰酒一升，煎一二十沸，服。如不饮酒人，分作四五服，服完方进他药。

胡桐泪

味咸、苦，气大寒，无毒。气味俱厚，阴中之阴也。入足阳明经。

苏氏曰：胡桐泪，出肃州以西平泽，或山谷中。今凉州亦有之。其树高大，皮叶似白杨、桐、桑辈，故名。木堪作器用。其脂液下地，与土石间木相杂，状如黄矾而坚实。得水即消，俨若矾石、消石之类。冬月采之。

胡桐泪：《唐本草》降火热，清痰结之药也。金自恒抄《经》曰：热淫于内，治以咸寒。如急患大热火毒，咽喉口齿，肿胀不通，或心腹烦满而胀者，用此咸能润下，苦能涌上，或下而愈，或吐而痊，取效甚捷。滑氏方又治热极急黄，黑汗、黄汗诸证，皆资其咸苦而寒，能除极热之病耳。然性善涌泄，如胃家虚寒不食者，勿用。

集方：滕都督方治咽喉急胀，肿结不通。用胡桐泪三钱，硼砂二钱，生矾一钱，胆星一钱五分，共为末。用一二茶匙，姜汤调咽，渐消而通。〇《千金方》治人患急黄，或黑汗、黄汗。用胡桐泪三钱，白汤调服。〇《圣惠方》治牛马病急黄，黑汗、黄汗。用胡桐泪一二两，研细末，水调灌之，立愈。

杉　木

味辛苦，气温，无毒。可升，可降，阳也。入足阳明经。

苏氏曰:杉木,生江南深山中。木类松而径直,叶硬扁如刺,附枝生。结实如枫实。江南人以惊蛰前后,分枝插种。出蜀、黔及诸峒所产者更良。其本有赤、白二种,赤杉实而多油,白杉虚而洁燥。有斑纹如雉尾者,作棺尤贵,不生白蚁。**郭氏**云:真杉木可以为船,为棺,及作屋柱,埋入土中,不易朽坏。烧炭拌硝黄作火药甚速。

杉木:去恶气,消胀气,苏恭下脚气之药也。桂谷山稿《别录》方煮汤外洗,治风湿毒疮,肿满脚气。又大氏方煎汁内服,治奔豚上气,心腹冲胀等疾。取辛温直达,开发升窜之性。若毒疮,若脚气,若胀满,若奔豚,四者皆属五气壅逆,不升不降之故。此药气味芬芳,能下逆气,散毒邪,有开达内出之功。大能发扬火郁,疏申肝令,独擅其长者矣。奈世人舍近求远,深可慨也。

前贤柳氏云:某得脚气,夜半痞绝,胁有块,大如石,困不知人,撺搦上视三日。荥阳一医,用杉木节、橘树叶各三两,大腹子七枚,俱切碎,童子小便三大碗,水一碗,共煮至碗半,徐徐灌之。少顷大下三行,即气通块散,人事复苏。

集方:苏氏方治平人无故腹胀,卒然成蛊,此时行恶毒之气也。用真杉木片四两,和真紫苏叶三两,煎汤饮之。○同前治脚气肿满。用真杉木片二两,牛膝、木瓜、槟榔各一两,煮汤淋洗,三四次愈。○大氏本草治遍身风湿毒疮,或痒或痛,或干或湿。用真杉木片八两,煎汤浸洗,自消。○圣惠方治奔豚瘕疝冲筑,胀闷疼痛。用真杉木片二两,吴茱萸、青皮、小茴香、橘核各八钱,干姜五钱,煎汁饮。○方脉正宗治转筋霍乱脚气。用真杉木片二两,香薷、木瓜各一两,煎汤温饮。○治臁疮黑烂。用多年老杉木节,烧灰研末,麻油调,隔油单纸摊贴,扎定,数换即愈。○韦氏方治小儿阴肿赤痛,日夜啼哭。用真杉木烧灰三钱,入铅粉一钱,清油调搽即安。

樟　木

味辛,气温,无毒。

李氏曰:樟木,西南处处山谷有之。其木理细而错纵有纹,故名樟木。高丈余,叶小似楠而尖长,背有黄赤茸毛,四时不凋。夏开细花,结小子。木大者数抱,宜于雕刻器皿。○樟有大小二种,紫淡二色。外有钓樟,即樟之小者。二樟一类二种,生植七年,乃可分别。

樟木:避邪气,解中恶,陈藏器定霍乱之药也。费五星稿此物辛香窜烈,能发胃中停痰宿食,吞吐酸水,伏饮积滞等证。又煎汤浴脚气,洗疥癣,能祛风逐湿,涌而善升,能达木郁之病。如胃中虚、中气弱者,禁用。

集方:陈氏方治霍乱及干霍乱频吐者。以樟木屑三五合,煎浓汁饮之即吐,甚良。又中恶鬼气卒死者,以樟木屑烧烟熏之即苏。○医学正传治手足痛风如虎咬。用樟木屑数升,煎汤,乘热用布蘸汤熨洗,安手足于汤上熏之。或坐汤桶上,以草荐围住蒸之,其效甚速。

　　钓樟：又名乌樟，即樟木之小者。气味功用，与樟木主治同。惟治金疮出血不止，刮末敷之，甚验，又特异于樟木也。

辛　夷

　　味辛，气温，无毒。气味俱薄，浮而散，阳也。入手太阴、足阳明经。

　　《别录》曰：辛夷，生汉中、魏兴、梁州山谷。今江浙处处有之。人家园圃中多种植。树高二三丈，枝条繁茂，极刚又脆。二三月开花，花出枝头，有紫白二色，花落方生叶，叶间随含花苞。经夏秋，历冬，其苞渐大，长半寸而尖锐。苞外有苞重重，有青黄茸毛顺铺。苞形如小毛桃。开花时脱苞。花似莲花，大如茶盏，如兰花香。白者呼为玉兰，紫者呼为紫兰。更有千瓣者。以紫花之尊为贵。年浅者，有花无子。经三十年方结实也。修治：用粗布拭净尊上毛，以净水浸半日，焙干用。

　　辛夷：温肺气，《别录》通鼻窍之药也。詹闿寰稿 故善走三阳，除风寒风湿于头面、耳鼻、齿牙诸分。若头眩昏冒，兀兀如欲呕；若面肿面痒，隐隐如虫行；若耳闭耳鸣，或痒或痛；若鼻渊鼻塞，或胀或疮；若齿痛齿肿，或牙龈浮烂，咸宜用之。此药辛温上达，能解肌散表；芳香清洁，能上窜头目，逐阳分之风邪，疏内窍之寒郁，则诸证自愈矣。前古谓通九窍、利五脏、通关脉、退寒热，意在斯乎！但辛香浮窜，气虚之人，虽偶感风寒，致诸窍不通者，不宜用。头脑痛属血虚火炽者，不宜用。齿牙痛与耳病，属肝火胃火者，不宜用。

　　李士材先生曰：肺开窍于鼻，而胃脉环鼻上行。凡中气不足，清阳不升，则头痛而九窍不利。辛夷禀春阳之气，味薄而散，能助胃中清气，上达高巅，故头面九窍，皆归于治平也，

　　集方：《别录》方治头眩昏冒欲呕，此属寒痰也。用辛夷一两，制半夏、胆星、天麻、干姜、川芎各八钱，为末，水发为丸，每晚服三钱，白汤下。○《古今医准》治头面肿痒如虫行，此属风痰也。用辛夷一两，白附子、半夏、天花粉、白芷、僵蚕、玄参、赤芍各五钱，薄荷八钱，分作十剂服。○《方脉正宗》治耳闭不通，或虚鸣如雨响，或耳内作痒作痛。用辛夷、黄芩、柴胡、川芎、半夏、甘草各五钱，为末，每晚服三钱，白汤调下。如肾虚，亦有耳闭耳鸣，作痒作痛者。用辛夷二两，配入六味地黄丸料中，每服五钱，临睡白汤送下。○李氏方治鼻渊鼻塞，用辛夷、甘草各一两，苍耳子八两，甘菊花二两俱炒，江鱼齿一两五钱，胶泥裹，火内烧红，去泥，俱为细末，每晚服三钱，白汤调下。○缪氏方选治鼻内作胀，或生疮。此系酒毒者多。用辛夷一两，川黄连五钱，连翘二两，俱微炒，研为末，每饭后服三钱，白汤下。○藏田真方治齿牙作痛，或肿，或牙龈浮烂。用辛夷一两，蛇床子二两，青盐五钱，共为末掺之。

沉　香

　　味辛，气温，臭香，无毒。气厚味薄，可升可降，阳也。入足阳明、太阴、少阴，兼

入手少阴、足厥阴经。咀嚼味香甜者性平,辛辣者性热。

苏氏曰:沉香,生天竺诸国及海南、海北、占城、真蜡、黎峒等处。**寇氏**曰:岭南诸处悉有。傍海处尤多。奇干连枝,岗岭相接。木理虚柔,凌冬不凋。小者拱抱,大者数围。体如白杨,叶如橘柚。花如蕤穗,实如小槟。皮膜可作纸。未经斧斤者,虽百岁之木,亦不孕香。若半老之木,其斜枝曲干,斫凿成坎,雨露浸渍,斯膏脉凝聚,渐积成香。**李氏**曰:凡三等,其一,即斫凿之坎,气聚色变,木端棕透,切而取之,入水轻浮者为黄熟。其二,津沫营注,木理坚实,剥而取之,入水或浮,或半浮者,为栈香。栈香,速香也。其三,脂液所钟,蕴结成块。或自脱,或解取。入水沉底者,为沉香。品亦凡四:曰熟结,曰生结,曰脱落,曰虫漏。虫漏者,因蠹隙而结也。脱落者,因水朽而结也。生结者,因斫凿而结也。熟结者,因自腐而结也,故熟结。一名死结,死结则全体膏脉凝聚成香。此等之至上,品之至贵者也。顾四结緫属一木,奇状甚多,凡四十有二。如角沉、革沉、黄沉、乌沉、水碗、承露、青桂、黄蜡、蛮栗、蕈菌、灵芝、金络、叶子、麻叶、竹篦、机梭、附子、马蹄、牛头、燕口、猬刺、龙鳞、乌刺、虎胫、鸡骨、蓬莱、虎斑、弄水、鹧鸪斑、仙人杖,及为杵、为臼、为肘、为拳、为山石、为槎枿、为凤雀、龟蛇、云气、人物,种种肖象。既所禀不侔,亦复优劣有异,各俟其形全气足而后采取,功力始备。今岭南人不耐其成,每多趋利伐贼之害。惟璚管黎人,非时不妄剪凿,故屡获异香。虽纤薄如纸,入水亦沉。万安黎母山东峒者,更冠绝天下,一片尝值万钱。以东峒日钟朝阳之气,其香更幽酝于他产耳。若舶上来者,臭多辛烈,尾烟必焦,交趾、海北者更甚。故南人不甚重之。此皆沉香等品奇状也。**卢氏**曰:又奇南香,原属沉香同类。因树分牝牡,则阴阳、形质、臭味、情性,各各差别。其成沉之本,为牝为阴,故味苦厚,性通利,臭含藏,燃之臭转胜,阴体而阳用,藏精而起亟也。成奇南之本,为牡为阳,故味辛辣,臭显发,性禁止,系之闭二便,阳体而阴用,卫外而为固也。至若等分黄栈,品成四结,状肖四十有二则一矣。第牝多牡少,独奇南世称至贵,即黄栈二等,亦得因之以论高下。沉本黄熟,固坎端棕透,浅而材白,臭亦易散。奇本黄熟,不惟棕透,而黄质邃理,犹如熟色,远胜生香。爇炙经旬,尚袭袭难过也。栈,即奇南液重者,曰金丝。其熟结、生结、虫漏、脱落四品,虽统称奇南结,而四品之中,又各分别油结、糖结、蜜结、绿结、金丝结,为熟、为生、为漏、为落,井然成秩耳。大都沉香所重在质,故通体作香,入水便沉。奇南虽结同四品,不惟味极辛辣,着舌便木。顾四结之中,每必抱木,曰油,曰糖,曰蜜,曰绿,曰金丝,色相生成,亦迥别也。**雷氏**曰:凡使沉香,须要不枯,如觜角硬重,沉没水下者为上。用纸裹怀中,候暖,乳研易于成粉。

沉香:陈承氏降气温中之药也。汤济菴稿此剂得雨露清阳之气最久。其味辛,其气温,其性坚结,木体而金质者也。善治一切冲逆不顺之气。上而至天肺,下而及泉肾。故上气壅者,可降。下气逆者,可和。与诸药为配,最相宜也。滑氏《本草》治上热下寒,上盛下虚,或浊气不降,清气不升,为病逆气喘急,或大肠虚闭,小便不通,或男子精寒,妇人血冷。大能调中,利五脏,壮元阳,补肾命,方书屡用有效。然气味辛温香窜,治诸冷气、逆气、气郁、气结,殊为专功。如中气虚劳,气不归元者;心郁不舒,由于火邪者;命门真火衰,由于精耗血竭者,俱忌用之。前古谓能杀鬼邪,解中恶,清人神,消风水毒肿,并宜酒煮服之。此不过因其辛阳香散,辟此阴凝不正之气故也。如病阴虚气逆上者,切忌。

集方:《方脉正宗》治壅气冲逆,不能下降,为胀满,为喘促,为心胃不通,或痛或痞者。用沉香磨汁数分,以杏仁、大腹皮、茯苓、广陈皮、川贝母各一钱五分,制半夏一钱,甘草五分,水煎,和沉香汁服。内热者,加川黄连、枯黄芩各一钱;寒者,加干姜、木香、砂仁各一钱;中气虚而上逆者,加人参、白术各一钱五分。○方氏《切要》治肺气壅逆不下。用沉香磨汁数分,以杏仁、桔梗、桑白皮、广陈皮、白前、茯苓各一钱,水煎,和沉香汁服。○《颐生微论》治阴虚,肾气不归原。用沉香磨汁数分,以麦门冬、怀熟地各三钱,茯苓、山药、山茱萸肉各二钱,牡丹皮、泽泻、广陈皮各一钱,水煎,和沉香汁服。○《方脉正宗》治上热下寒有二法。一法,用沉香磨汁一钱,以半夏姜制一钱五分,附子童便制三钱,白术炒、肉桂各二钱,水煎,和沉香汁,顿冷服。此引阳下降,则寒自去;一法,用沉香磨汁一钱,以半夏姜制一钱五分,川黄连、枯黄芩、天花粉、连翘、石膏各三钱,水煎,和沉香汁,顿热服。此泻阳下泄,使阴气上升,阴阳和而上不热,下不寒矣。○姜平之手抄治上盛下虚亦有二法。一法,用沉香磨汁一钱,以苏子、杏仁、广陈皮、桑白皮、厚朴、枳壳、车前、木通、茯苓各二钱,水煎,和沉香汁服。降其上盛之气,则下虚自愈。一法,用沉香磨末一两,以人参、鹿茸、补骨脂、怀熟地、枸杞子、山茱萸、虎胫骨、川萆薢、川石斛、牛膝、山药、肉桂、当归、小茴香,俱盐酒洗炒,各二两。研为末,炼蜜丸,梧桐子大。每早服五钱,白汤下。峻补其下,则上盛自平,下虚自愈。○《方脉正宗》治浊气不降,清气不升。用沉香磨汁一钱,木香、茯苓、车前子、厚朴、防风、升麻、真苏子、杏仁、广陈皮、白前、白芥子各一钱五分,水煎,和沉香汁服。○同前治大肠气滞,虚闭不行。用沉香磨汁八分,以当归、枳壳、杏仁泥、肉苁蓉各三钱,紫苑一两,水煎,和沉香汁服。○林太和手集治膀胱气滞虚涩,小水不通。用沉香磨汁一钱,以茯苓、车前子、牛膝、灯心、甘草、瞿麦、麦门冬、地骨皮各二钱,木香八分,水煎,和沉香汁服。○华志庵手集治男子精寒不嗣,并妇人血冷不育。用沉香磨末一两,鹿茸一对,黄耆、白术、枸杞子、怀熟地、山茱萸、覆盆子、补骨脂、北五味子、九制何首乌、当归、川芎,俱酒洗炒,各四两,磨为末,以黑豆浓汁煮紫河车二具,捣烂成膏,为丸如黍米大。每早服五钱,酒下。○王璆《百一选方》治心神不足,火不降,水不升,健忘惊悸。用沉香、人参各五钱,茯神二两,共为末,炼蜜丸,如梧桐子大。每早晚各服百丸,白汤下。○《医垒元戎》治转胞不通,非小肠膀胱厥阴受病,乃强忍房事,或过忍小便所致,当治其气则愈,非利药可通也。用沉香、木香各二钱,为末,空心用白汤调服。○王仲开家抄治肾家虚冷,目暗不明,宜暖水脏。用沉香一两,真川椒去子炒出汗四两,共为末,酒糊丸,梧子大。每服六十丸,空心淡盐汤下。○《活人心统》治胃冷作呃。用沉香、真紫苏叶、白豆蔻仁各一钱,共为末。每服七分,柿蒂汤调服。

奇南香:味辛辣,气温,无毒。其生成出处,主治功用,与沉香同。但性气较沉香稍润缓耳。气惟含摄,能缩二便。今讲官入值经筵,常佩此香,以免泄气。

丁 香

味辛、甘、苦，气热，无毒。纯阳，气厚味薄。入手太阴，足少阴、阳明经。

苏氏曰：按《广志》云：丁香，出东海及昆仑国。今交广南番亦有。其树高丈余，凌冬不凋。木类桂，又似栗，叶似栎，花似梅。花色黄，结实如山茱萸，色紫黑，形两合可分，剖开如鸡舌，故又名鸡舌香。八月采，又云：盛冬生花，至次年方采实。又一说是草类蔓生。今乳香中拣出一种，如枣核，坚硬，嚼之无味，烧亦不香，乃番枣核也。

丁香：《开宝》暖胃温脾，回阳逐冷之药也。王大生稿故方氏方主除呕吐，止泄泻，理腹痛，去呃忒，散奔豚，逐疝气，辟鬼疰，截疟痢，暖腰膝，壮元阳，乃温中建阳之品。凡诸阴寒水冷之邪为患，咸需用之。又按《开宝》方治齿疳虫，口臭、胡气，及痘疮寒陷、灰白不发诸证。亦取此辛温纯阳，健烈之力。而香窜又能走毒窍，除秽浊，发新阳故也。如以上诸证，须真虚寒者，方可投入。如兼内热有火证者，概勿服用。若陈氏方治痘疮湿烂不起发，或腹胀泄泻，四肢冷逆，表里俱虚寒之象。并用木香散、异攻散，倍加丁香、肉桂，亦有愈者。即有此证，然必运气在寒水司天之际，又值严冬极冷之时，用此大辛热之药发之，可也。若不识时辩证，一概用此，不惟不能生全，反遭流谤，慎之！慎之！

集方：已下九方俱出方龙潭《本草切要》治胃寒呕吐。用母丁香三钱，白术、制半夏、广陈皮、白茯苓各二钱，俱炒黄，研末。每服二钱，白汤下。○治脾胃虚寒，作泄泻。用母丁香五钱，广陈皮、白茯苓、藿香梗、紫厚朴、诃子肉各三钱，俱炒过，研为末。每早服二钱，米汤下。○治阴寒腹痛兼四肢厥逆，自汗自利者。用母丁香三钱，人参、黄耆、白术、肉桂、木香各二钱，甘草一钱。俱微炒，研为末，作散服，白汤调下数钱，或水煎服亦可。○治阴寒呃忒。用母丁香二钱，为末，柿蒂十个，煎汤调服。○治奔豚，或疝气疼痛。用母丁香一钱五分，吴萸、干姜、炙甘草各一钱，青皮七分，花椒一钱二分，水煎服。○治鬼疰，身似痛非痛，似痒非痒，似寒非寒，似热非热，似睡非睡，似醒非醒，形神默默，语言懒出，病名鬼疰。此心胃有伏痰所致。用母丁香一钱，胆星、制半夏、白茯苓各二钱，共为末。每早晚各服一钱，灯心汤下。○治虚疟久不止，寒多不渴者。用母丁香一钱，为末，于白术炒、当归身、柴胡、牛膝、干姜各二钱，水煎服。○治久痢胃寒脾冷，虚滑不止。用母丁香、茯苓、于白术、诃子肉、白扁豆，俱炒燥为末。每早服一钱，米汤调下。○治腰膝寒冷，并痿弱无力者。用母丁香五钱，金毛狗脊、于白术、黄耆、当归身、牛膝、枸杞子、川萆薢、木瓜、大茴香，各二两，俱酒洗，炒研为末，怀熟地四两，酒浸蒸，捣膏，共为丸，梧桐子大。每早晚各服三钱，白汤下。

续集方：《十便良方》治胃冷呕逆，气厥不通。用母丁香三枚，陈皮二钱，水煎热服。○《方脉正宗》治齿牙疳臭，或黑蛀。用母丁香煮汁含之。○《卫生易简方》治小儿冷疳，面黄腹大，食即吐者。用母丁香七枚为末，乳汁和，饭锅上蒸三次。每用姜汤调服五分。○《证治要诀》治食蟹伤脾腹痛，或作泻。用母丁香一钱，为末，姜汤调服。○同前治食鱼腥、生冷瓜果致伤。用母丁香三钱，陈皮二钱，共为末。每服八分，姜汤调服。○《本草衍义》治妇人阴冷。用母丁香三颗为末，纱囊盛，纳入阴中即暖。○《圣惠方》治鼻生息肉。用母丁香，绵裹纳之。○《外科方略》治腋下狐臭。用母丁香末，不时擦之，久用渐除。

　　丁香枝皮：味气与香同。攻一切冷气为病，如心腹胀满，恶心呕吐，泄泻虚滑，水谷不消诸证。并宜水煮服之。

　　治疝气一切诸证，多因热郁于中，寒束于外而成。用丁香五分，木香、砂仁、茴香、香附、玄胡索、当归、苍术、黑山栀、川乌各一钱，水煎冷服。如挟外邪，发热恶寒，头痛者，本方加紫苏、前胡；如大便久闭结不通者，加酒制大黄；胀闭者，加枳实、厚朴；有瘀血者，加桃仁、红花；肾气注上，气闭如绝者，加沉香、枳实；四肢厥逆，自汗脉沉者，加制附子、人参、当归。○大凡疝气一病，有六种：肠中走气作声，或痛者，是盘肠气也，加青皮；阴囊手按作响声、痛者，是膀胱气也，加泽泻；脐旁一梗升上钓痛者，是小肠气也，加藁本；小腹下注、上奔，心腹急痛者，是肾气逆也，加吴茱萸；阴子偏大者，是偏坠也，加荔枝核，火烧，酒淬；阴子虽硬大而不痛者，是木肾气也，服前方，加灸；一切疝气，发于暑月者，多兼暑气入膀胱也，加香薷、滑石；一切疝气，年久不愈者，前方再加蓍、术、归、地。治阴囊皮漏出水。外用丁香、川楝子各等分，为极细末，掺之。

檀　香

　　味辛、苦，气温，无毒。阳中微阴，入手太阴，足少阴、阳明经。

　　<small>李氏曰：按《大明一统志》云：檀香，出占城、真腊、爪哇、渤泥、暹罗、三佛齐、回回等国。今广东、云南及岭南诸地亦有之。叶如荔枝，皮青色滑泽。又《香谱》云：皮实而色黄者，为黄檀；皮洁而色白者，为白檀；皮腐而色紫黑者，为紫檀。其木俱坚重清香，而白檀更良。藏者以绵纸封固不泄气。又《格古论》云：紫檀，诸溪峒出，性坚，新者色红，旧者色紫，有蟹爪纹，俱可作带围扇骨等物。白檀多供然爇，非上品沉水者，不得入药。</small>

　　白檀香：辟恶气，散结气，除冷气，陈藏器伏妖邪鬼气之药也。<small>梅高士稿</small>辛香开发，能升胃气。元素方通噎隔，进饮食，除心腹冷痛，散阴寒霍乱诸证。入调气药中，引芳香之物上至极高之分，胸膈之上，咽嗌之间，为理气之妙剂也。但辛香芳烈而窜，如阴虚火盛，有动血致嗽者，勿用之。

　　集方：《方脉正宗》共四首治噎隔饮食不入。用白檀香一钱五分，茯苓、橘红各二钱，俱为极细末，人参汤调下。○治心腹冷痛。用白檀香三钱，为极细末，干姜五钱，泡汤调下。○治阴寒霍乱。用白檀香、藿香梗、木香、肉桂各一钱五分,为极细末。每用一钱,炒姜五钱,泡汤调下。○治男妇为妖鬼所凭,如痴如醉,人事昏迷。以檀香末,卧床前烧熏,则邪魅自退。

紫檀:味苦、咸,气寒,无毒。

紫檀,散风毒,活瘀血之药也。陶氏方刮末傅金疮,止血定痛。又醋磨汁,傅一切卒肿,因血滞所伤者,立验。

李濒湖先生曰:白檀辛温,气分之药也。故能理卫气而调脾肺,利胸膈,却阴寒霍乱;紫檀咸寒,血分之药也,故能和营气而消肿毒,治金疮,止血定痛。

降真香

味辛、甘,气温,无毒。

李氏珣曰:降真香,出黔南山海中及大秦国。似苏方木,烧之不甚香,得诸香和之则特美。入药以番降紫而润者为良。**李濒湖**曰:今广东、广西、云南、安南、汉中、施州、永顺、保靖及占城、暹罗、渤泥、琉球诸番皆有之。又《溪蛮志》云:降真香,本出海南,今溪峒僻处所出者,似是而非,劲瘦如鸡骨,不甚香。又《真腊志》云:降真香,生深林,番人颇费砍伐之力,乃树心也。其外有白皮,厚五六寸,焚之气劲而远。又《草木状》云:降真香,长茎细叶,根极坚实,重重有皮,花白子黑。其茎锯截置烟焰中,经火成紫香,可降神。按此数说,前后似同而稍异,或中国者与番外来者有不同乎?

降真香:辟邪气,《别录》活瘀血之药也。周志含稿李氏方疗折伤,活血止痛;治金疮,止血生肌。内服外敷,俱有验也。又治天时疫疠,瘟瘴灾疾,并一切妖神怪异。宅舍中焚烧,尽皆屏迹。

集方:《医林集要》治折跌,并金疮血出不止,或溃烂不收。用真降香,以锋刀刮下细末,敷之,缚定。内服数钱,乳香汤调服。甚效。○《圣惠方》治上部有伤,瘀血停积,按之胸膈作痛,此吐血候也。急以降真香,锋刀刮末,白汤调服,立时消散。凡怒气伤肝,致吐血不止,用此功过郁金。

楠　木

味辛,气温,无毒。

李氏曰:楠木,生南方,而黔、滇、蜀、广诸山尤多。其树直上,枝叶叠叠,若幢盖之状。茂似樟,而大如牛耳,经岁不凋,新陈相换。其花赤黄色,实似丁香,色青。干甚端伟,高者十余丈,巨者数十围,气甚芬芳。为船,为梁栋,为器具,皆佳。色赤者坚,白者稍脆,居水久则中空,为蚁所穴。其近根年深向阳者,结成花草山水之状,俗呼为骰柏楠,可作器。

楠木:利水下气之药也。《别录》方治时行暑湿所伤,霍乱吐下,煮汁服之。又转筋脚气,肿痛不宁,煎汤淋洗。凡取木及枝、叶、根,四件主治同功。

乌　药

味辛、苦，气温，无毒。可升可降，气厚于味，阳也。入足阳明，少阴经。

陈氏曰：乌药，生岭南、邕州及容州及江南。**苏氏**曰：今台州、衡州、雷州亦有之。俗以天台者为胜，又不及海南者，坚实而力大。其木似樟而矮，根叶亦似樟气，高八九尺，吴楚山中极多，土人以为薪。一叶三桠，叶尖而微圆，面青背白，状类鳑鱼虫。四、五月开花，细碎，淡黄灰白色。六、七月结子，似冬青子，生青熟紫，核壳浮薄，仁苦而微香。根不甚大，形如芍药，嫩者肉白，老者色黑褐，中心有车毂纹，形如连珠者佳。八月采根用。

乌药：李、陈氏调气和血之药也。方吉人稿辛温香窜，能散诸气。故方氏方主风气周身，顽麻搔痒，或风寒湿热，四气所侵，或身重体疼，寒热交作，或风湿流注，肿毒破溃，或郁结胀满，表里壅塞，或胎前产后，血气不和，或血闭不行，癥瘕积聚。用此大温之剂，自能行气中之血，则诸证自除也。《局方》治中风中气，用乌药顺气散，以此则气顺而风散也；《济生方》治七情郁结，上气喘急。用四磨汤，以此降中兼升，泻中兼补也；补阴丸，以此下通少阴肾经，上通脾胃元气，故《丹溪方》中往往用之。又凌氏方谓此药治一切气，除一切寒，消一切食，调一切血，妇人温经，非此不行；小儿诸虫，非此不去；大人诸痛，谓痛痹、心胃之痛。非此不除。宜白汤磨汁服之，更胜于水煎服也。但辛香温燥，散气颇捷，凡属气虚内热者，忌之。

缪仲淳先生曰：世人多以乌药、香附同用，治女人一切气病。不知气有虚有实，有寒有热。冷气暴气，用之固宜。如气虚气热，用之能无贻误耶？以故妇人月事先期，小便短赤，及咳嗽内热，口干舌苦，不得眠，一切阴虚内热之病，皆不宜服。

集方：治风痰风气，不拘周身上下，头面四肢等处，顽痹麻木。用乌药二两，木香五钱，防风、白术、秦艽、天麻、当归、川芎、枸杞、黄檗、黄耆、白芥子各一两。俱用酒洗炒，研为末，炼蜜丸，梧子大。每早晚各服三钱，白汤下。○治中风中湿，遍身作疼，时发寒热。用乌药、防风、葳蕤、羌活各三钱。水煎服。○治风湿流注，遍身生毒，上下肿溃。用乌药二两，香附、白术、川芎、木瓜、牛膝、当归、黄耆各三钱，水煎服。如阳衰胃弱，血气虚冷者，本方可加人参、附子童便制，各一钱。○治七情郁结，胸膈胀满，表里壅塞。用乌药、川芎、香附俱酒炒，各三钱，枳壳、厚朴、半夏、陈皮、茯苓各二钱，水煎服。○治胎前产后，血气不和，腹胀腹痛。用乌药、香附、当归、川芎，俱酒炒，各三钱。水煎服。○治妇人女子，无故血闭不行，肚腹胀闷，或成癥瘕血块。用乌药、香附、三棱、莪术、玄胡索、炙甘草、广陈皮各五钱，俱酒洗炒，研为末。每早服三钱，白汤调下。○治中风中气。用乌药一两，白术八钱，白芷、陈皮、川芎、麻黄、干姜、桔梗、枳壳、僵蚕、甘草各一钱，俱炒燥，研为末。每服一钱，白汤调下。名乌药顺气散。○治七情郁结，上气喘急。用乌药、沉香、槟榔、人参，各磨浓汁，共七分。徐徐咽之。名四磨汤。○治阴虚气滞，脾胃不调，此药上达胃脾，下通肾经。用乌药、北五味子各一两,枸杞子、杜仲、牛膝、当归、白芍药、怀熟地、黄檗、知母、山茱萸肉,各二两,俱用盐酒拌炒,研为末,炼蜜丸,梧桐子大。每早服五钱,白汤下。名补阴丸。

续补集方:《卫生家宝》治一切气痛,不拘男妇,冷气,血气,肥气,痞气,息贲气,伏凉气,奔豚气,胃痛气,及脚气,疝气,一切抢心刺痛,冷汗,喘急欲绝。用天台乌药、小茴香、青皮、良姜各四两,俱酒拌炒,研为末。每遇此急,用白汤调服一钱。○《万病回春》治妇人经水将来作痛者,或乍作乍止,血滞气滞也。用乌药、当归、川芎、白芍药、川黄连、香附、桃仁去皮各一钱五分,红花、玄胡索、牡丹皮、莪术各一钱。俱用酒拌炒过,水二碗,煎一碗。食前服,十帖全愈。○同前治妇人经水多,行久不止者,将成血崩也。用乌药、当归、川芎、白芍药、生地黄、白术、黄芩、黑山栀、地榆、黑荆芥、香附、人参、白茯苓各一钱五分,甘草五分,俱用醋拌炒过,水二碗,煎八分。食前服,十剂愈。○同前治妇人经水久不行,发肿者,血瘀渗入脾经。用乌药、当归、川芎、白芍药、桃仁去皮、红花、牡丹皮、干姜、肉桂、干漆、枳壳、白术、香附、牛膝、玄胡索各一钱五分,俱用酒拌炒过,水二碗,煎八分。食前服,五剂愈。

乌药子:《斗门方》治阴毒伤寒,腹痛欲死。取一合,炒至黑烟起,投水中煎十余沸。服一大盏,汗出止。阳回即瘥。

枫香脂又名白胶香

味辛、苦,气平,无毒。气薄味厚,阳中之阴也。入足厥阴经。

苏氏曰:枫树,西南方及闽、陕甚多。树高大,枝干修耸,大者连抱数围,其木坚坚,有赤有白。叶圆而作岐,有三角。三月开花,白色,乃连着实,大如鸭卵,有柔刺。八九月熟时曝干,其取脂为枫香脂。五月斫为坎,烈日灼之,流聚而成。十一月采。又《解字》云:枫木叶厚枝高,善摇,汉宫殿中多植之。至霜后叶红可爱,故称枫宸。又《临川记》云:岭南枫树,岁久生瘤,遇雷雨渐长至三五尺,谓之枫人。雕刻鬼神,可极灵异。修治:凡用香脂,入滚水内煮百沸,再入冷水中,揉扯数十次,曝干用。近世人不识此,误以松脂明莹者,甚谬。

枫香脂:掺一切痛毒,排脓止痛,李时珍活血生肌之药也。杨月江稿其性疏通,故木易为蚌穴。入外科方,为痈疽要药。又治吐血、衄血不止;又治齿肿、齿痛、齿胀不消。究其味苦,能凉血热;辛平,能完毒疮;粘腻,能去风燥。为散、为膏、为丸,外敷内服,随证制宜可也。

集方:《直指方》治一切恶毒溃疡,并破烂不收诸疮。先以米泔温水洗净,用枫香脂、真铅粉各等分,为细末掺之。○治便痈脓血不干。用枫香脂一两,配轻粉二钱,麝香一分,共研细末,掺之。○《儒门事亲》治瘰疬软疖。用枫香脂一两,溶化,以蓖麻子肉六十四粒,研入,待成膏摊贴。○《直指方》治诸疮不合口。用枫香脂、真轻粉各二钱,用猪脂和涂。○韦氏方治金疮断筋。用枫香脂为末敷之。○王璆《百一选方》治吐血、衄血不止。用枫香脂、蛤粉各等分，为细末，共和匀。每服一钱，柿饼煎汤调下。〇韦氏方共三首治齿痛，或肿痛，或胀，或蛀，年久不愈。用枫香脂六钱，香炉内细灰四钱，共研细末。每早晚以指头蘸药揩擦。〇治大风癞疮。用枫香木皮，烧存性，和轻粉各等分，为细末，麻油调搽，效。〇治水泻、水痢。用枫香木皮，煎饮立止。

熏陆　乳香

味辛、苦，气温，无毒。气厚味薄，阳也。入足太阴、手少阴，兼入足厥阴经。

陈承氏曰：熏陆香，西出天竺国，色黄白；南出波斯国，色紫赤。生沙碛中，树类古松，叶似棠梨。盛夏脂溢皮外，并皮甲剥取，为熏陆；脂流之处，垂滴成乳头者，为乳香；斫凿脂溢成块者，为拣香；流溢自上而下，用瓶接取者，为瓶香；淋漓根底，杂砂石者，为砂塌；色黑者，为土塌；受水浸、色败气变者，为水湿塌；斫削杂屑者，为杂末；播扬如尘者，为粉缠末。总是熏陆一种之分析也。得原采垂滴乳头，圆明润泽者为贵。如脂溢重叠，累累然，不成乳头者，亦即拣香也。修治：用酒浸，研如泥，如作末，用糯米数粒，或灯心草数茎，或人指甲二三片，共研之，即细如粉。

乳香：活血去风，李时珍舒筋止痛之药也。金山台抄陈氏《发明》云：香烈走窜，故入疡科方，用极多。又跌扑斗打，折伤筋骨；又产后血气攻刺，心腹疼痛，恒用此，咸取其香辛走散，散血排脓，通气化滞，为专功也。故痈疡可理，折伤可续，产后瘀血留滞可行，癥块瘕积，伏血冷瘕可去矣。但性燥气烈，去风活血，追毒定痛，除痈疡产后及折伤筋骨之外，皆不须用。

刘默斋《集要方》云：内托护心散，以乳香彻疮孔中，能使毒气外出，不内攻也。又凡病筋不伸者，敷药尝加乳香，极能伸筋。又妇人难产，服汤丸散中，尝用乳香，使胎滑易产。又治诸经卒痛，及心腹久疼，用乳香酒煎服，立时安定。又与诸香同用，能驱邪辟恶。与归、芎同用，能调血催生。并羌、独、秦、防，散风湿于血滞；并芎、术、芷、草，排脓溃以生肌。凡属血风寒湿痹痛诸疾，不可缺此。

集方：嵇圣水方共二首治跌扑，或斗打，折伤筋骨。用真乳香、真没药各一钱五分，当归尾、红花、桃仁各三钱，水煎服。〇治跌打溃烂疼痛。用乳香三钱，麻油熬化，冷凝。早晚搽疮上。〇《简要方》治难产催生。用乳香、没药各三钱，俱瓦上焙出油，冬葵子三钱，共为末，白汤调服，即产。〇李念先手集治产后瘀滞不清，攻刺心腹作痛。用乳香、没药，俱瓦上焙出油，各三钱；五灵脂、延胡索、牡丹皮、桂枝各五钱，俱炒黄；黑豆一两，炒成烟炭，共为末，每服三钱，生姜泡汤调下。〇《外科全书》治痈疽肿毒，未成可消，已成排脓定痛。用乳香、没药、白芷、连翘、赤芍药、当归尾、皂角刺，俱炒；穿山甲，火烧焦，各一钱二分，金银花二钱，酒水各一碗，煎八分服。〇苟完美传治一切癥块瘕积，伏血冷瘕。用乳香、没药，俱瓦上焙出油，各五钱，草乌一钱酒洗炒黄，三棱、莪术各一两，酒炒，于白术一两五钱炒，共为末。阿魏五钱，酒顿化、和为细丸,如黍米大。每早服二钱,酒下。○《方脉正宗》治心胃痛。用乳香、没药各一两,俱瓦上焙出油,拌水研为细末;玄胡索、木香、白牵牛各五钱,俱焙燥,共为细末,与乳、没和匀。每服二钱,白汤调下。○《证治要诀》治中风口眼㖞斜。用乳香烧烟熏之,以顺其血脉。○王氏《博济方》治小儿急慢惊风。用乳香瓦上焙出油,甘遂微炒,各五钱,共为极细末。每用五分,薄荷汤调服。○阮氏方治小儿内钓腹痛。用乳香、没药,俱瓦上焙出油,木香各八分,为细末。用五分,白汤调服。○《梅师方》共三首治风虫牙痛。用乳香安孔中,烧银簪头烙化即止。○治诸般漏疮,脓血不止。用乳香、没药各五钱,瓦上焙出油,牡蛎烧炭三钱共为末,黄蜡五钱,香油五钱,共熬匀,和丸如黍米大。每服一钱,白汤下。

没 药

味苦、辛,气温,无毒。气薄味厚,阴也,降也。入足厥阴经。

马氏曰:没药,生波斯国。苏氏曰:今海南诸国及广州亦有之。其木之根株酷似橄榄,叶青茂密,岁久者,则有脂液,流滴下地,凝结成块,色黑微香,状似安息,或大或小,断碎光莹可爱。采无时。○或云:采时掘树下为坎,用斧伐其皮,脂流于坎,一月方取。如入药,修治、制同乳香。

没药:破血行瘀,化积聚,李时珍止腹痛之药也。江鲁陶稿凡金刃木石,或跌扑斗打,堕压等伤,瘀血内冰,筋骨疼痛。并宜研细,热酒调服数钱,能推陈致新,活死血,和新血也。如产后恶血,宿垢不行,变态诸患,咸宜服之。此药大概其功长于通滞血,血滞则气亦壅,血滞气壅,则经络满急,经络满急故发肿作痛也。如金刃伤,木石伤,斗打堕压伤,产后血结伤,痈疡肿痛伤,咸需之耳。然乳香行血活血,没药行血散血,皆能止痛消肿,故二药每相兼用。

缪仲淳先生曰:没药,善通壅滞之血,治一切伤损。腹中血结作痛要药,而不主诸虚也。凡骨节间,与夫胸腹、胁肋、背胂、腰脊之痛,非属瘀血停留,而因于血虚者;胎前血虚血热,腹中痛者;产后恶露去多,腹中虚痛者;痈疽溃久,脓水清稀者,皆不宜用。

集方:主治诸证,与乳香同。

麒麟竭

味咸、甘,气平,无毒。气薄味厚,阴也,降也。入足厥阴、手少阴经。

苏氏曰:麒麟竭,生西胡、大食诸国。今广州亦有之。树名渴留,高数丈,似没药树,婆娑可爱。叶似樱桃叶,有三角,色黄赤。树中有脂液流出如胶饴状,久而坚凝成块,色赤如血者,故名。以火烧之,赤汁涌出成灰,不变本色者为真。一说敲断而有镜面,光彩能映人影,或取磨指甲弦间,红透甲方妙。外有一种海母血,真相似,只是味咸气腥。麒麟竭,味咸微甘,臭似栀子气为别也。雷氏曰:修治:另研作粉,筛过,入丸散中。若同众药捣，则化作尘飞散也。

麒麟竭：活血瘀，散血聚，破血结，李时珍行血死之药也。须四可稿凡跌扑斗打，及堕压损伤，伤之轻者，曰血瘀，曰血聚；伤之重者，曰血结，曰血死，皆血脉留滞于腹中，及经络骨节之处，与肌肉俱腐败者。非活血行血之药，不能治。然欲保其生全，舍乳、没、麒麟竭之类，谁能起其危困乎？倘有断骨损筋，或伤及脏腑，血瘀血胀垂死者，此三种之外，更加山羊血，或猴经二三厘，酒调灌之，下咽即有生理，真活命之良方也。又疗痈疽恶毒，引脓生肌。

前贤刘河间曰：血竭除血痛，为和血之圣药。乳香、没药虽主血病而兼入气分，此药专于血分者也。

集方：治一切打扑损伤。用麒麟竭、乳香、没药二味，瓦上焙出油，自然铜，火煅酒淬，狗头骨火煅酒淬，麻皮灰、黄荆子、骨碎补各等分，俱酒炒，共为末。每服三钱，白汤下。○治产后血晕，不知人事及狂言者。用麒麟竭一两研末，每服二钱，温酒下。○治产后血冲心膈，喘满，命在须臾。用麒麟竭、没药各一钱五分，研细末，童便和酒调服。○治一切金疮及肿毒溃烂，不生肌肉。用麒麟竭、净发灰、乳香、没药、轻粉、象牙末各等分，冰片些少，共为末，掺之。○治金疮出血不止。用麒麟竭为末，敷之。右五方出《医林集要》并《广利方》中。

安息香

味辛苦，气平，无毒。气厚味薄，阳也。入手少阴经。

苏氏曰：安息香，生西戎及南海、波斯国。今安南、三佛齐诸番亦有之。树如苦楝，长二三丈，大而且直。皮色黄黑，叶似羊桃而长，有四角，经寒不凋。三月开花，黄色，花心微碧，不结实。刻其木皮，其脂如饴，又如松脂，黄黑色，能发众香，故人取以和香绝佳，然不宜于烧也。

安息香：通心窍，辟鬼邪，李珣除中恶魇寐之药也。韦心庵稿大氏方祛一切神鬼魑魅，妖魅精邪，及人身寒湿冷气，霍乱阴病。又治妇人产后血晕，血胀，口噤异疾，并老人气闭，痰厥失音等疾。缪仲淳盖此药入手少阴心经，心藏神，病由气闭痰厥，则神昏矣。神昏则邪恶鬼气，易于侵犯。藉此芳香清烈之气，通神明而开心窍，辟诸邪则前证自除也。但辛香行散之品，亦能走散真气，如中气不足，阳神自虚，非关恶气鬼邪侵犯者，宜斟酌用。

集方：已下四方出《方脉正宗》治鬼疰尸疰，魇魔暴亡，及大人小儿卒中恶气，一切神鬼精邪侵犯者。用安息香一钱，鬼臼二钱，犀角八分，牛黄五分，丹砂、乳香、雄黄各一钱二分，俱研极细末；石菖蒲、生姜各一钱，泡汤调服五分。○治寒湿冷气，中霍乱阴证者。用安息香一钱为末，人参、制附子各二钱，煎汤调服。○治妇人产后血晕、血胀，口噤垂死者。用安息香一钱，五灵脂水飞净末五钱，共和匀。每服一钱，炒姜汤调下。○治老人气闭痰厥，失音垂死。用苏合香丸，姜汤调服，立苏。此方推安息香为首用也。

苏合香

味甘，气温，无毒。

苏氏曰：苏合香，出西域及昆仑。紫赤色，与紫檀相似，坚实，体重如石。极芳香。烧之灰白者佳。又一说云：广州亦有苏合香，但类似苏木，无香气。煎汁如膏油者，极芳烈而香，色黑状如狮子矢也。又《梁书》云：中天竺国出苏合香，是诸香汁煎成，非自然一物也。又一说云：苏合香出安南、三佛齐诸番国。树生膏脂，以浓而无滓者为佳。又一说云：苏合香多叶子，如金色，按之即没，放之即起，良久不定，如虫动。气烈者佳。又一说：此香出苏合国，因以名之。然诸说聚讼不一，朱不敢孰是孰非，俱采集以俟后之博物君子鉴定云。

苏合香：通五藏六府，一切气窍。去风行痰，除痫定悸，李时珍镇惊安神之药也。门国士稿香烈气窜，能温散留滞。故《局方》主辟恶鬼精邪，蛊毒瘴气，中风中寒，及温疟寒热，梦魇魂迷，尸虫尸疰，并心腹卒痛，吐利、时气，一切暴疾，或牙关紧急，人事不清。服此使闭闷者疏通，昏乱者省觉，故命名曰苏合云。

集方：已下八方出《和剂局方》治五藏六府气窍不通。用苏合香一钱，石菖蒲焙三钱，姜制半夏焙二钱，共为末，以苏合香、酒，溶化为丸，如龙眼核大。每服一二丸，淡姜汤化下。○治五种痫证。用苏合香一钱五分，姜制半夏焙、胆制南星焙、天竺黄各三钱，共为末，以苏合香、酒和化为丸，龙眼核大。每早晚各食前服二钱，淡姜汤下。○治惊悸，神志不宁。用苏合香一钱二分，羚羊角、犀角俱镑末，各三钱，茯神、天竺黄、胆星俱微炒，各五钱，共为末，以苏合香、酒溶化为丸，龙眼核大。每早晚各服一丸，灯心汤化下。○治恶鬼精邪作祟。用苏合香，于卧床前煨之，或用分许，姜汤调服。○治温疟寒热，从山林草野，瘴疠之间，或从囹圄瘟瘴之气而成者。用苏合香一钱，紫苏叶五钱，川芎三钱，广陈皮二钱，共为末，每服五分，淡姜汤调下。○治心胆之气虚乏，多患梦魇魂迷之证。用苏合香二分，人参五分，生姜一钱，每临卧时泡汤饮之。○治尸虫传染，并尸疰异疾。用苏合香、安息香、乳香、沉香各五分，泡汤一碗，空腹饮之。此药可泡十余次，以药尽为度。○治心腹卒痛，吐利时气。用苏合香五分，藿香梗一钱，五灵脂二钱，共为末。每服五分，生姜泡汤调下。

倪朱谟曰：《局方》诸风痰药中，往往用此。以祛风行痰，顺气活血，于卒中痰风、郁闭不通者，极灵。

龙脑香

味辛、苦，气寒，性热，无毒。阳中之阳，升也，散也。

李氏曰：龙脑香，俗呼为冰片，又名梅花脑。因其白莹如冰及梅花片状，故名。出婆律、抹罗、短叱诸国。

今南海深山穷谷亦有之。其液为膏，其脂为香。**苏氏**曰：其树高六七丈，大四五围，形如老衫木状。其臭亦如衫木气。旁生劲枝，叶圆，面青背白，作花，结实如豆蔻仁。皮有甲错。**叶氏**曰：其木肥者，根下有清液，为婆律膏。断其树，液流根下；截其上，液溢木端。其枝干未经损动则有，否则气泄无之矣。无花实者，其木瘦。瘦者，生香，为龙脑香。多历年岁者，风清月朗时，喷香气，明若霏雪，缤纷木上。先其时，布帛缠树底，惊之令堕，形如蜂蝶翅，此属上品。顷则仍吸香入木理，不易得也。又**寇氏**曰：断其树，湿时无香，干之循理而析，状类云母，莹若冰雪。或解木作板，香溢缝间，劈而取之，大者成片如花瓣，小者成粒为米脑，为瑞脑，为金脚脑，为苍龙脑，因其形色为名。总不及如蜂巢成片者，气全力精也。湿者为脑油，清者为脑浆。《异闻录》云：南唐保大中，贡龙脑浆，贮之缣囊，悬琉璃瓶内，少顷滴沥成水，香气清烈，为世所珍也。**卢氏**曰：近时多用火煏成片，更以樟脑升打伪造，不可不辨。收贮，烧衫木炭合养之，或糯米炭共贮之，则不耗。修治：入旧瓷钵，轻展徐研，务令尘细。急展则捶钵生热，便随香窜耗。欲藉透肌走窍，用平底小铛，以青布剪如底式，一面喷润净水，拈贴铛底，置龙脑于布上，覆以碗，碗沿外余布数分，水搅麦面，固济碗布周沿，勿使气泄。隔铛底寸许，燃烧文火，候麦面色熟，略觉焦黄，即便住火，候冷开视。火法合宜。龙脑尽升碗上，轻莹洁白，香馥百倍于昔。○**李氏**曰：又按《宋史》，熙宁九年，英州雷震深山中，一梓树，木尽枯，中皆化为龙脑香。此虽怪异，可见龙脑亦有变化而成者也。

　　龙脑香：日华子开窍辟邪之药也。皮正东稿性善走窜，启发壅闭，开达诸窍，无往不通。然芳香之气，能辟一切邪恶；辛烈之性，能散一切风热。故《唐本草》主暴赤时眼，肿痛羞明；或喉痹痛胀，水浆不通；或脑风头痛，鼻瘜鼻渊；或外痔肿痛，血水淋漓；或交骨不分，胎产难下；或风毒入骨，麻痛拘挛；或痘毒内闭，烦闷不出。此药辛香芳烈，善散善通，为效极捷。一切卒暴气闭，痰结神昏之病，非此不能治也。然非常服之药，如大人小儿风涎闭塞，及暴得惊热者可用。如久病元虚，而成中风风痹之证；吐泻后成慢惊者，不可用也。眼目系暴热成翳障者可用。如肝肾精血不足成昏暗者，不可用也。风痛在骨髓者可用，在血脉肌肉者不可用也。世但知其凉而通利，未达其热而轻浮飞越；喜其香而贵重，动辄与麝香同为桂、附之助，然人身之阳易动，阴易亏，不可不慎也。

　　潘寿轩先生曰：一女子年十岁，病发热腰痛，手足厥逆，语言谵妄，神气昏迷，形证极恶。一医云阳毒伤寒，一医云阴证伤寒。予诊其脉，沉紧而数。询其家人云：尚未出痘。予疑是痘候。时暑月，急取屠家猪心血半盏，用冰片二分，研细和服，得睡。须臾，一身痘出而安。若非此方，则横夭矣。又昔廖莹中，以热酒服一握，九窍流血而死。此非冰片有毒，乃热酒引其辛香，散溢经络，气血沸乱而然尔。

　　集方：《寿世明言》治暴赤时眼。用冰片五分，硼砂一钱，薄荷二钱，共为极细末。频㗜两鼻。○李氏方治喉痹痛胀。用冰片二分，灯心三钱，黄檗二钱，二味烧存性，白矾七分煅，共为极细末。每以一二分吹患处，绝妙。○《圣惠方》治头风头痛。用冰片五分，天南星五钱，共为极细末，姜汁调敷痛处。○《集简方》治鼻生瘜肉垂出，胀塞不通。用冰片一味，点之自消。病头风脑漏之人多患此。○《简便方》治外痔胀疼。

用冰片三分，嫩滑石三钱，共为极细末，不时搽之。○治产难催生。用冰片三厘，温汤调服，立产。○方氏方治风毒入骨，将成废人。用冰片一钱，天南星、生半夏各五钱，凤仙花子三钱，共研极细末，葱汁调涂痛处。如干落，再以葱汁调湿涂之。○《启微论》治痘毒内闭不出，狂燥心烦，气喘妄语，或见鬼神，疮色赤，未透者。用冰片一钱细研，旋以猪心血，丸芡实子大。每服一丸，紫草煎汤调下。少顷心神便定，得睡发疮。○《永类方》治中风牙噤，无门下药。用冰片三分，天南星二钱，共为极细末。每以三分，揩齿二三十遍，其口自开。○《千金方》治下疳臭烂。用冰片五分，嫩炉甘石四钱，共研极细末，不时掺之。○求死不得。用冰片二钱，热汤吞下，气散立殂。

太医禁方抄：神宗太后患目疾，肿痛赤瘴，昼夜不寐，不肯服药，不肯点药。一医奏取大冰片一两，铺盘内，请太后细细观之，少顷，肿痛潜消，赤胀顿退。盖取冰片之气逼眼，清香，凉而散之，故目之肿痛赤瘴自退矣。亦巧法也。

《万病回春》牛黄膏：治妇人热入血室，发狂不认人者。用冰片二分，牛黄三分，甘草一钱，朱砂、姜黄、牡丹皮各三钱，共为极细末，炼蜜丸，如皂角大。每服一丸，灯心汤化下。此方兼可治男妇癫狂、风痫诸证。

紫铆

味甘、咸，气平，有小毒。

按《酉阳杂俎》云：紫铆树，出真腊国及波斯国，土人呼为渴廪，又名勒佉。树高一丈，枝叶繁盛，宛如橘柚。木与滋液俱赤色，经冬不凋。四月开花，白色，不结实。天有雾露及雨，花濡润则枝条出铆，状如糖霜，累累紫赤。破则鲜红，用造胭脂，作宫女面饰。与麒麟竭相类也，实非一种也。

紫铆：李时珍起痘行浆之药也。郑子来稿《唐本草》治痘不作浆，或皮薄欲损，血溢于外者用之。取其象形以从治也。

王绍隆先生曰：男女媾精，淫欲之毒，遂含胞胎，伏藏两肾。有生之后，发为痘疮。始发也，如春气之升；行浆也，如夏气之出；回合也，如秋气之降；剥落也，如冬气之入。举世但知始发之欲透，未知毒化之成浆，犹为切要。何也？如去滓纯水，必清必静，全赖此耳。否则仍含毒种，复归两肾，生死存亡，变生不测矣。紫铆固为解毒之要品，但可施于化毒之际，不可施于始发之期。更有毒未化而浆不行，反弃铆之横偏，预投保元之降藏，虽不顾淫毒之不攘，独不念六淫之未散乎？司业者，当留心而熟思之可也。

集方：卢氏方治痘疮皮破，浆水泛出；或手搔伤损。用紫铆研极细末，敷之即干，并不走泄元气。○同前治痘疮浆不丰满，或干枯，或水塌不透者。用紫铆一二分，为细末，糯米汤调灌，或人参汤调，或纯酒浆调亦可。

樟　脑

味辛，气热，无毒。

李氏曰：樟脑，出漳州、韶州，状如龙脑。白色如粉团，乃樟树脂膏也。又胡氏炼樟脑方云：用樟木新鲜者，切片，以井水浸三日，入锅煎之。柳木频搅，待汁减半，柳木上有白霜起，即滤去滓，倾汁入瓦盆内，经宿，自然结成块也。他处虽有樟木，不能取脑。又陈氏方升炼樟脑法：用铜盆一口，以陈壁土为极细末，掺盆底，却掺樟脑一重，又掺壁土一重，如此四五重，以薄荷叶放土面上，再用铜盆一口覆之，用细黄土，盐卤插水和如膏，封固，勿令走气。于文火上，款款炙之，须以意度，不可太过，不可不及。候冷取出，则脑皆升于上盆。如此升两三次，洁白如雪，可伪充片脑也。

樟脑：通窍杀虫，日华子除疥癣秃疮之药也。梅青子稿李氏方云：此药辛热香窜，禀龙火之气，去湿杀虫，此其所长。故烧烟熏衣，灭虱逐蚤，熏房室，并床帐枕簟，善辟臭虫，及一切蚁蜉蝇蝥等类。又《集要方》治脚气，止牙疼。总之去湿杀虫，尽在是矣。止堪敷涂，不堪服食。故外科方每需用耳。

集方：姚氏《玉函》治一切瘙痒虫疥，及一切顽癣有虫者。用樟脑一两，大枫子肉二两捣膏，大黄、硫黄、胡椒各五钱，三味俱微炒，为细末，和入大枫膏内，再入樟脑同捣匀，再入水银五钱，再研匀，再捣三百下，为丸，弹子大。每临卧时，被内以药，周身摸之，不过二三次，愈。如治顽癣，本方再加斑猫末五分，信石末一分。如药干燥，谅加香油些须亦可。○同前治小儿秃疮。用樟脑三钱，花椒末、沥青末各二钱，生芝麻一两，先以退猪汤洗净患上，以香油少许调搽。○《普济方》治虫牙疼痛。用樟脑、黄丹各一钱，胡椒五分，共研细，炼蜜丸，如黍米大，塞患孔中。○治脚气肿痛。用樟脑三钱，草乌头二钱，为极细末，醋糊丸，弹子大。每置一丸于足心，踏之，下微火烘之，衣被围覆，汗出如涎，即效。

阿　魏

味辛，气平，无毒。

苏氏曰：阿魏，生西番及昆仑国。苗、叶、根、茎，酷似白芷。捣根汁煎成为上，截根曝干为次。稽氏又言：阿魏生昆仑国。是木津液，如桃胶状。其色黄者为上，色黑者次之。陈氏又言：阿魏，云南长河中亦有，今广州亦有。是木膏液，钻之汁出，渐滴凝结，与苏氏所说不同。又《酉阳杂俎》云：阿魏出波斯国及北天竺。其树长八九尺，其色青黄。三月生叶似鼠耳，无花实。其枝汁出如水，久乃坚凝。又言取其汁和米豆粉合酿而成。诸说虽不同，而气体极臭，而又能止臭，亦为奇物也。戎人则常唊，谓能止臭，犹闽、广嗜槟榔，中州贵胡椒，胡人重负釜也。又《元纪》云：阿魏，元人用充食料。根名稳展，又名熏渠。用淹牛羊肉，转更香美，盛暑亦不色变。○**李濒湖**曰：阿魏有草木二种。草者出西域，可煎可晒，苏氏所说是也；木者出南番，取其脂汁凝结，稽氏、陈氏所说是也。又按《一统志》所载，有此二种。云出火州及沙鹿、海牙诸国。草高尺许，根株独立。枝叶如盖，臭气逼人。生取其汁熬膏，名阿魏。又言出三佛齐及暹罗国。树不甚高，土人纳竹筒于树内，脂满其中,冬月破筒取之。又云:其树最高,其脂最毒,其气逼人,最臭,不敢近。每采时,以羊系于树下,自远射之,脂液着羊,羊毙,即为阿魏。观此则其有二种明矣。然系羊射脂之说,俗语相传,但无实据。修治:以热酒溶化,和入药用。俗云"阿魏无真",言多伪也。今市家捣蒜肉,杂以他物伪充,不可不辨。**雷氏**曰:验阿魏真假有三法。一法,以半铢安熟铜器中,一昼夜,着处色白如银,永不变色。二法,以一铢置五斗草自然汁内,次早尽变鲜红色。三法,以一铢置橘柚树上,其树立干。验此三法,真伪判然矣。

阿魏:化积,堕胎,《唐本草》杀虫疗蛊之药也。赵天生稿其气辛烈而臭,元人入食料中,能辟一切禽兽、鱼鳖、腥荤诸毒。凡水果、蔬菜、米麦、谷豆之类,停留成积者,服此立消。故汪氏方治瘴疠瘟疫、霍乱、疟痢、尸虫、痞结等候,咸取其气息极辛极臭之物,以除此不正之气以致疾耳。气味虽有秽恶,然不大损胃气,故方脉科每需用而不弃也。

缪仲淳先生曰:按人血气,闻香则顺,闻臭则逆,虽有病积,不可轻用。当先养胃气,胃强则坚疾渐消矣。书曰:大积大聚,其可犯也,衰其半而止。盖兢兢于根本者乎?

集方:何日中手集治一切痞块癥瘕,食饮血气成积者。用阿魏五钱,白芥子四两,白术三两,三棱、莪术各二两,四味俱炒燥,研为细末,以阿魏热酒溶化,和入为丸,黍米大。每早晚各服二钱,白汤下。妇人病此,本方加当归、川芎、干漆,俱酒炒,各一两。○又贴痞膏:用阿魏、乳香、没药、芒硝各二两,俱研细听用。外用大黄二两,白芥子三两,木鳖子二十一个,去壳,穿山甲、肉桂、川独活各一两五钱,乱发二两,用香油四十两,煎黑、去渣,待油冷凝,入锅内,乘油冷时,加水飞净、细炒燥黄丹二十两,将油煎滚,用铁箸不住手搅,以黄丹黑熟,软硬得所,提起将凝,加入阿魏、乳、没、硝四味细末在内,搅匀即成膏矣。凡贴膏药时,先用芒硝研细,随患处铺半指厚,以纸盖定,用热熨斗熨良久。如硝耗再加,熨之二时许,方贴膏药。○《圣惠方》治尸疰中恶,近死尸恶气入腹,终年常发者。用阿魏二分,侵晨热酒吞下。并治瘟疫瘴疠,霍乱痃疟诸病。○《总微论》治小儿盘肠内吊,腹痛不止。用真阿魏一钱、为末,大蒜一榔,煨熟研烂,和丸,如麻子大。每服五丸,艾汤化下。○《经验方》治脾积结块。用阿魏五分,鸡子五个,去壳,汤内同阿魏煮,以汤干、鸡子黄白俱老,入石臼内同捣匀细,黄蜡一两溶化,入阿魏、鸡子膏,同熬数十沸,入香油五六茶匙,搅匀,再入石臼内捣百下。为丸如黍米大。每服一钱,白汤下。

卢 会

味苦,气寒,无毒。沉也,降也。入心、肝、脾三经。

李氏曰:卢会,出波斯国及爪哇、三佛齐诸国。今广州亦有之。生深山中,乃树脂滴凝而成,状如黑饧。又一说云:状似鲨尾,乃草属也。采取无时。**苏氏**曰:卢会原在草部,今移入木部。二说不同,何哉?岂是木质而草形,抑木形而草质者乎?

卢会:李与甄权合论凉肝杀虫之药也。桂汝薪稿宋《开宝》方主除心肺热烦,去胸膈郁火,大人痔瘘湿癣,小儿疳积虫痞,癫痫惊痰诸疾。又去三虫,消五脏。凡属肝藏为病、有热者,用之必无疑也。但味极苦,气极寒,诸苦寒药无出其右者。其功力主消不主补。以上数证,因内热气强者可用,如内虚泄泻、食少者禁之。

李濒湖先生曰:卢会,乃厥阴经药,其功专于杀虫清热,故治热疳成积有效。

卢不远先生曰:卢会,传说有草木二种,或国异形别亦有之。味极苦,气极寒,对治以热为因,为疳、为癣、为热聚所生之虫病,莫不精良。

集方:已下六方出方氏本草治痔瘘胀痛,血水淋漓。用卢会数分,白酒磨化,和冰片二三厘,调搽。○治湿疮浸淫,延蔓成癣,或在颈项,或在手足,或在腰腹。用卢会五钱,甘草二钱,共研末。先以温米泔水洗癣,拭净,敷之立干便瘥。○治小儿疳积、虫积。用卢会三钱,使君子肉一两,共研末。每服三分,白汤调下。○治大人小儿五种癫痫。用卢会三钱,生半夏一两切碎、姜汁拌炒,白术二两酒炒,甘草五钱炒,共为细末,水发为丸,如黍米大。每服一钱五分,姜汤送下。○治小儿急惊风。用卢会、胆星、天竺黄、雄黄各一钱,共为末,甘草汤和丸,如弹子大。每遇此证,用灯心汤化服一丸。○治蛔结心痛。用卢会一钱,剪碎如米粒大,用乌梅、花椒汤吞服。○治五种臌胀。用卢会、蟾酥各三钱,酒一盏,浸一日,蒸化如膏,以生半夏为末二两,巴霜三分和丸,如黍米大。每服十丸,淡姜汤早晚吞下。忌盐、糖百日。

孩儿茶

味苦涩,气平,无毒。

李氏曰:孩儿茶,出南番爪哇、暹罗诸国。今云南、老挝、暮云场地方造杂之。云是细茶末,入竹筒中,坚塞两头,埋污泥沟中,日久取出,捣汁熬制而成。其块小而润泽者为上,块大而焦枯者次之。

孩儿茶:解山岚瘴热,敛疮生肌之药也。张相如曰:服食方鲜有用者,惟入外科收敛疮口掺药中用此。能定痛止血,收湿生肌。又儿科牙疳方中,配川黄连,共为细末,掺牙根处,亦能敛溃收湿,定痛生肌。出李氏《纲目》。今吴门市中售香茶,以孩儿茶为主,食之果香甜甘爽。移时药味已过。转增燥渴,次番更觉口干苦涩,较前倍常,则前人所云解渴生津,未可深信。

本草汇言卷九

钱塘　倪朱谟纯宇甫选集　男倪洙龙冲之氏藏稿

沈公岐则施甫校正

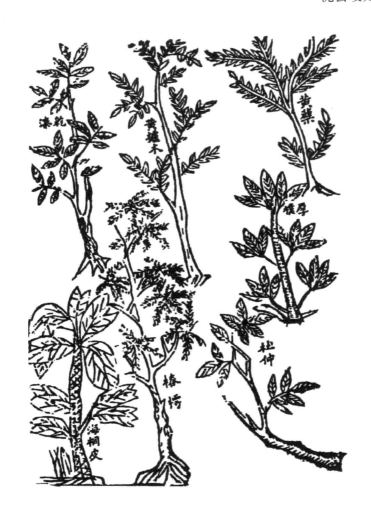

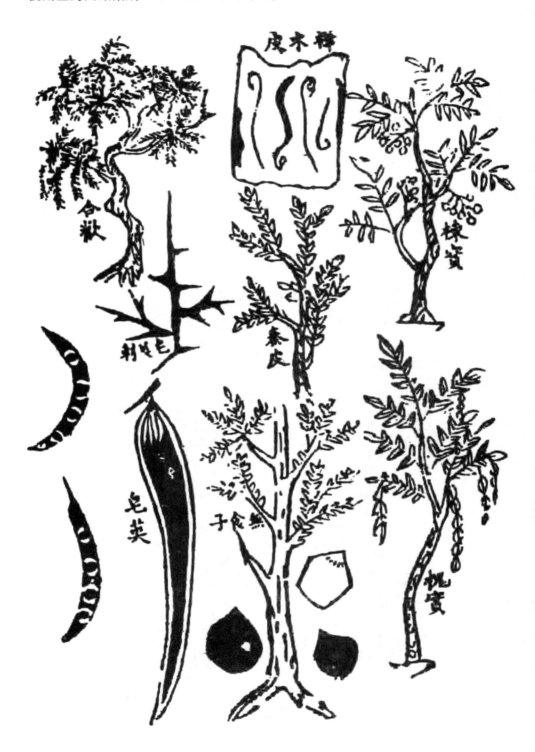

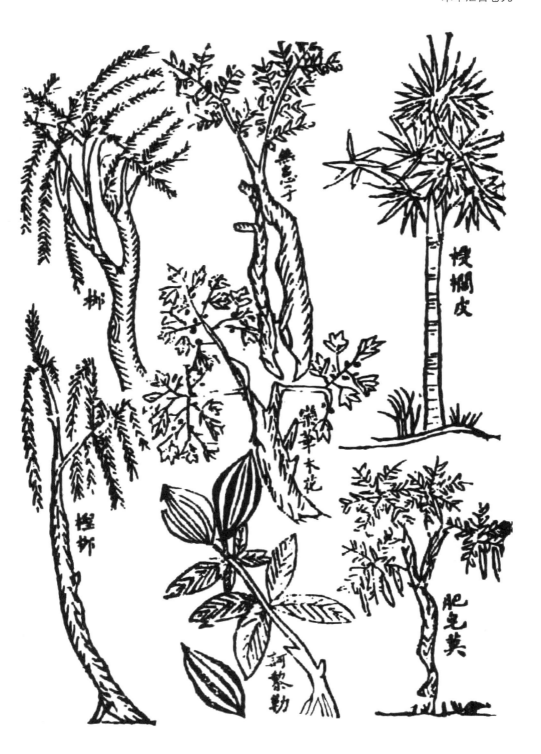

椰

无患子

棕榈皮

枳椇

檀香木花

何黎勒

肥皂荚

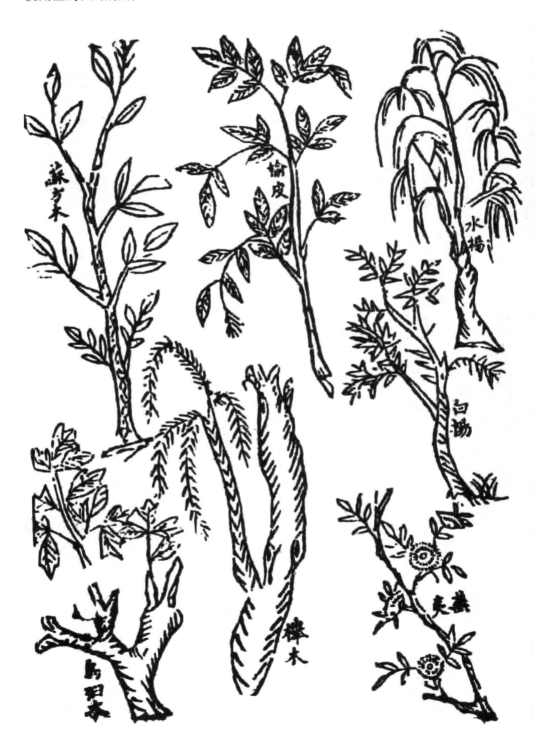

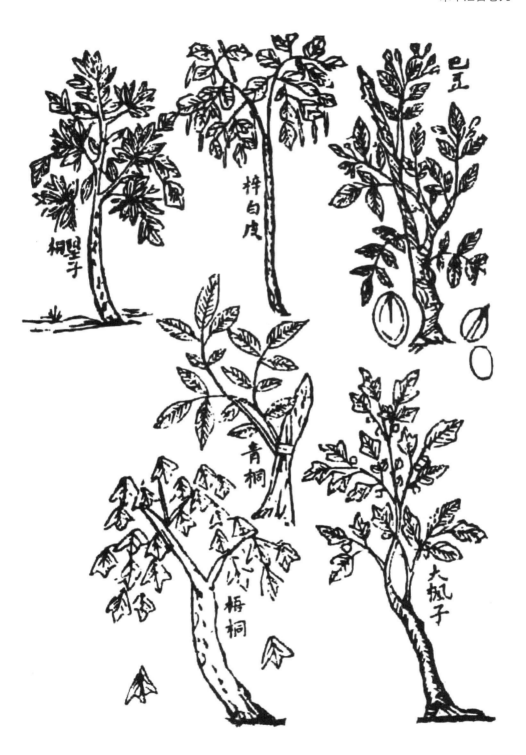

桐堅子

梓白皮

巴豆

青桐

梧桐

大枫子

木　部乔木类

黄　檗

味苦，气寒，无毒。气味俱厚，沉而降，阴也。入足太阴，为足太阳引经药。

《别录》曰：黄檗，出汉中山谷及永昌、邵陵、山东诸处。**苏氏**曰：今取蜀中皮紧厚、色深黄者为上。如永昌、邵陵、山东者，薄而色浅黄者稍次。树高数丈，叶似吴茱萸，又似紫椿，经冬不凋。外皮浅黄，其里深黄。其根名檀桓，结块如松下茯苓。**雷氏**曰：凡使削去粗皮，用生蜜水浸半日，晒干用。

黄檗：皇甫氏济坎降离之药也。方龙潭稿禀至阴之气，而得清寒之性，益阴清热，仗此专功。凡阴火攻冲，骨蒸郁热，小腹急疾，用此能抑阴中之火。湿热不清，膝胫疼痛，步履艰难，用此能清湿中之热。若夫上焦之火，攻发口舌，以致舌肿口破，或齿牙浮动，咽喉肿疼，是皆虚火之上浮也。下焦之火，蓄积大肠，以致下痢赤白，后重迫痛；或小便黄赤，淋沥浑浊；或癃闭不通，胀满阻塞；或脚气攻冲，呕逆恶心；或五疸壅塞，遍身发黄，是皆湿热之下侵也，俱用黄檗可以治之。设或阴分之疼，酒炒方效；骨间之痛，盐制乃神；至于湿热不清，酒炒可也；内火燔灼，生用可也；血弱阴虚，童便拌炒可也。此随证制度，又不可不详慎也。此药固能除热益阴，然阴阳两虚之人，病兼脾胃薄弱，饮食减少，或宿食不消，伤食泄泻；或肾虚天明溏泄，小腹时痛；或阳虚发热，津竭口干；或子宫虚冷，血寒不孕；或阳道衰微，精寒不嗣；或血虚发热，肌肤枯燥；或产后瘀血停滞，或金疮将溃发热，或痈疽溃后发热，或血虚不眠，阴虚烦燥等证，法咸忌用。

集方：陈月坡方治阴火攻冲，骨蒸郁热。用黄檗、知母、怀熟地、地骨皮、麦门冬、北沙参、白芍药各二两，茯苓、北五味、白术各一两，分作十剂，清水煎服。○东垣方治湿热下流，膝胫疼痛，步履艰难。用黄檗、苍术、石斛、茯苓、木瓜、牛膝、乌药、当归各一两，俱用盐水拌炒，防风、白术各八钱，分作十剂，清水煎服。○方龙潭方治火攻上焦，舌肿口破，或齿牙浮动，咽喉肿疼并治。用黄檗、薄荷、荆芥、连翘、半夏、陈皮、防风、桔梗、玄参、山豆根各一两，甘草四钱，分作十剂，清水煎服。○《小品》治口疮臭烂。用黄檗五钱，铜绿三钱，共为末，掺之。去涎愈。○《丹溪心法》治下痢赤白，后重急痛，昼夜无度。用黄檗、黄连、枳壳、厚朴各一钱五分，木通、茯苓、白芍各一钱，甘草、大黄各八分，清水煎服。○马瑞云方治小便淋沥不通，或成白浊。用黄檗、车前子、白芍药各二钱，甘草、泽泻各一钱，瞿麦、木通各三钱。水二大碗，煎七分，加白果肉三十个，取汁，冲入和服。○霍氏《晚香集》治脚气攻冲，呕逆寒热。用黄檗、苍术、厚朴、川独活、青皮、牛膝、木瓜、柴胡、茯苓各一钱,清水煎服。○《肘后方》治五疸遍体发黄。用黄檗、秦艽各二钱,茵陈五钱,生姜五片,水煎服。

厚 朴

味苦辛,气温,性燥。气味俱厚,阳中之阴,降也。入足太阴、手足阳明经。

陶隐居曰:厚朴,出交趾、宛句,及陕西、洛阳、江淮、湖南、蜀川山谷中。今滑氏抄以建平、宜都及梓州、龙州者为最。木高三四丈,径一二尺,木皮鳞皱,叶似槲叶,四季不凋。李氏曰:五六月开细花,红色,结实如冬青子,生青熟赤,有细核,嚼之味甘美。寇氏曰:采朴以肉厚色紫、多润者,入药最良。今伊阳县及商州亦有,肉薄而枯,色淡白不紫者不堪用。雷氏曰:修治:刮去粗皮,每一斤,用生姜四两,捣烂,拌,微炒,方可入药。如不制,则棘人喉舌。

厚朴:宽中化滞,李时珍平胃气之药也。伍少山稿凡气滞于中,郁而不散,食积于胃,羁而不行;或湿郁积而不去,湿痰聚而不清,用厚朴之温,可以燥湿,辛可以清痰,苦可以下气也。故前古主中风伤寒,头痛寒热,呕逆泻利,虫积痞积;或肺气胀满,痰涎喘嗽;或胃气壅滞,水谷不行,用此消食化痰,去湿散胀,平土金二藏,以致于中和也。时人有云:厚朴益气厚肠胃者,盖亦指邪气去,正气自益之谓。积滞消,肠胃自厚之意耳。非消导之外,复有补益之功也。用者详之。

缪仲淳先生曰:厚朴气味辛温,性复大燥,其功长于泄结散满,去湿逐饮,温暖脾胃。凡一切饮食停积,气壅暴胀,与夫冷气逆气,肠鸣虚吼,痰饮吐沫,胃冷呕逆,腹痛泄泻,及元气壮实之人,偶感风寒,寒热饱胀;气实之人慎服参、耆,致成喘满,以上诸证,诚为要药。然而性专消导,散而不收,略无补益之功,实有消导之势。故凡呕吐不因寒痰冷积,而由于胃虚火气炎上者;腹痛因于血虚脾阴不足,而非停滞所致者;泄泻因于火热暴注,而非积寒伤冷者;腹满因于中气不足,气不归元,而非气实壅滞者;中风由于阴虚火炎,猝致僵仆,而非西北真中寒邪者;伤寒发热头疼,而无痞塞胀满之候者;小儿吐泻乳食,发热神昏,将成慢惊者;大人气虚血槁,见发膈证者;老人脾虚,不能运化,偶有停积者;产后血虚腹痛,产后气虚作喘,产后吐逆泄泻者,以上诸证,法所咸忌。世人不究其原,一概滥用,虽或一时未见其害,而清纯之气,默为之伤耗矣,可不慎哉!

沈孔庭先生曰:厚朴,辛苦温燥,入脾胃二经,散滞调中,推为首剂。然配他药,无往不可:与枳实、大黄同用,则泄实满,故大柴胡汤用之;与陈皮、苍术同用,则除湿满,故平胃散用之;与人参、白术、麦糵同用,则治虚满,故调中汤用之;又同半夏、胆星,能燥湿清痰;同甘草、白术,能和中健胃;同枳壳、莱菔子,能下气宽肠;同紫苏、前胡,能发散风寒;同山查、枳实,能疏气消食;同吴萸、肉桂,能行湿燥阴。实有理气行气之功,但气之盛者,用无不验。气之弱者,宜少与之。

集方：治气滞中焦，郁而不散，或成胀满痞痛。用厚朴一钱五分，木香一钱，陈皮、白术各二钱，制半夏、茯苓各一钱二分，甘草七分。水煎服。○治食积胃脘，羁而不行，致成胀闷痞结。用厚朴一钱五分，草果仁、砂仁各三钱，红曲、枳实、白术各二钱，山查肉、茯苓各一钱二分，甘草五分，加生姜三片，大枣四枚，水煎服。○汪石山方治湿郁成胀。用厚朴一钱五分，苍术、陈皮各二钱，甘草五分，防风、泽泻各一钱，加生姜五片，水煎服。○汪石山方治湿痰成饱，或呕吐。用厚朴一钱五分，苍术、制半夏各二钱，陈皮、茯苓、白芥子各一钱，加生姜三片，黑枣二个，水煎服。○汪石山方治中风心膈饱胀，饮食不入。用厚朴一钱五分，制半夏、秦艽、防风、胆星、白术、茯苓各一钱二分，水煎服。○《刘草窗医案》治伤寒头痛，寒热不清。用厚朴、柴胡、黄芩、制半夏各一钱，甘草五分，加生姜三片，水煎服。有食加枳实、山查各二钱；呕逆泻利加藿香、木香、黄连姜水炒，各八分。○《保赤全书》治虫积，用厚朴、槟榔各二钱，乌梅二个，水煎服。或虫积甚，加使君子肉二十个，去壳，研成末，配前药共为细末，饧糖丸弹子大。每早晚各服一丸，灯心汤下。○《全幼心鉴》治痞积年久不愈。用厚朴姜水炒、晒干，于白术土拌炒、枳实麸拌炒、三棱、莪术、红曲俱酒拌炒，各一两。作丸。每食前服三钱，米汤下。○《小品》治风湿寒邪，肺气胀满，痰涎喘嗽。用厚朴一钱五分，陈皮、制半夏、杏仁、桔梗、枳壳、桑皮各一钱二分，苏子、白芥子、茯苓各一钱，甘草七分，生姜三片，水煎服。○《小品》治胃气壅滞，水谷不行。用厚朴一钱五分，红曲、猪苓、麦芽、谷芽，俱酒炒，各三钱，甘草七分，生姜三片，水煎服。

杜 仲

味辛、甘，气平，无毒。气味俱薄，沉而降，阳中阴也。入足少阴，兼入足厥阴经，乃肝经气分之药。

《别录》曰：杜仲，生上虞山谷，及上党、汉中。上虞在豫州，虞虢之虞，非会稽之上虞也。今出建平、宜都，而韩氏、苏氏又言出商州、成州、峡州诸山大谷中。树高数丈，叶似辛夷，又类柘叶。嫩叶初生可食，谓之棉芽花。木皮状似厚朴，折之白丝相连。江南亦呼曰棉花。实皆苦涩，亦堪入药。木又可作履，以益脚也。雷氏曰：修治：削去粗皮，每一斤，用蜜四两和涂，火炙黄，以透为度。

杜仲：达下焦，王好古补肝肾，本经壮腰膝之药也。倪九阳稿盖肝主筋，肾主骨，肝充则筋强，肾充则骨健，屈伸利用。故前古主坚筋骨，除痿痹，定腰膝痛，并肝藏风湿成虚，脊背强直，俯仰不利，屈伸不便，及小便余沥，阴汗湿痒者，宜加用之。故方氏《直指》云：凡下焦之虚，非杜仲不补；下焦之湿，非杜仲不利；腰膝之疼，非杜仲不除；足胫之酸，非杜仲不去。然色紫而燥，质绵而韧，气温而补，补肝益肾，诚为要剂。如肝肾阳虚，而有风湿病者，以盐酒浸炙，为效甚捷。如肝肾阴虚而无风湿病，乃因精乏髓枯，血燥液干而成痿痹，成伛偻，以致俯仰屈伸不用者，又忌用之。

卢不远先生曰：杜仲，从土从中，其色褐，为土克水象，肾之用药也。腰本肾府，湿土为害，必侵肾水，而腰先受之。据名据色，可以疗也。若象形，如络如绵，能使筋骨相着，又一义矣。

集方：治肝肾两虚，筋骨不相荣养，以致腰脊酸疼，足膝无力，将成痿躄者。用川杜仲八两，切片，盐酒浸一日，晒干炒焦，以牛膝、枸杞子、川续断、山萸肉、菟丝子、玉竹、黄檗、当归身，俱酒洗炒，各四两，怀熟地酒煮烂，捣膏，为丸梧桐子大。每早服五钱，白汤下。○包氏方治小便余沥，阴下湿痒。用川杜仲四两，小茴香二两，俱盐酒浸炒，车前子一两五钱，山茱萸肉三两，俱炒，共为末，炼蜜丸梧桐子大。每早服五钱，白汤下。○杨氏《简便方》治频年堕胎。用川杜仲、川续断各五两、切片，盐酒浸一宿，炒燥为末，炼蜜丸梧桐子大。每早服五钱，人参汤下。○《胜金方》治产后诸疾及胎藏不安。用川杜仲四两，盐、酒、醋总和浸一日，炒，磨为末，红枣煮烂，去皮核，取肉为丸，捣匀。丸如梧桐子大。每早服五钱，人参汤下。

黄栌木

味苦，气寒，无毒。

陈氏曰：黄栌，生商洛山谷，及蜀、黔地界亦有之。叶圆木黄，可作染黄色。

黄栌木：解酒疸，陈藏器除烦热之药也。费五星稿苦寒凉血，故濒湖方煮汁，治大风癞疾，及汤火漆疮。如入疗疸除热方剂，又当作饮服之更便也。

椿 樗气味详后

李氏曰：椿、樗二木，南北皆有。形干枝叶，大抵相类，实二种也。今据苏、寇两氏之说，细辨之，各有异焉。椿木，体干大而修长，皮赤叶香，味甘，气温，质实，无花子，性涩，有毒，升发之用也。樗木，体干小而迂矮，皮白，叶臭，味苦，气寒，质疏，有花子，性利，无毒，沉降之用也。以朱观之，二物其不同者如此。本草诸书，分析尚未明确，今辨别二种之异，以俟博物君子再行查验何如耳？

香椿：杀蛔虫，解蛊毒，陈藏器止疳痢之药也。金自恒陈氏方云：此药甘香温涩而燥。甘香能骤发新邪。谓发疮疥风痍，及疝气、脚气之类。涩燥能收敛陈气。谓除蛔虫、蛊毒、疳痢、胃噎、奔豚之类。故孟氏方治妇人血崩，或产后血行不止，并平常月信来多及赤白带下，取椿根煎汁服即止，则知性之止涩可知矣。

前贤孟氏曰：椿芽甘香而美，膳夫入诸蔬菜肉食中，大能省胃气。然多食亦动风发热，出疮疥，昏神气，发痼疾。

樗木根叶：主治相同。惟止痢疾，其功与罂粟壳、诃子肉相等。较其止涩治痢之功，更有倍于椿木根叶之力也。

前贤寇氏曰：洛阳一人，年四十余，素纵酒无度，更嗜煿炙，鱼蟹鸡鹅肥味，日久忽患泻痢，日夜二三十次，稀粪挟脓血而下，大便连肛门，疼极不堪忍。一医用止痢药，不效。一医以肠风药，势益甚。盖肠风则有血无脓。如此半载，气血渐亏，食减肌瘦，服热药则腹愈痛，脓血愈下；服寒药则注泻，饮食不进。如此期年，卧床待尽。一人教服樗皮散。其方治大肠风虚，酒食过度，挟热下痢脓血，痛甚，多日不瘥。用樗根白皮一两，川黄连五钱，俱炒黄，共为末。每服二钱，人参汤调下，半月愈。

干　漆

味辛，气温，有微毒。气味俱厚，降也，阳中阴也。通行肠胃，入厥阴肝经。

李氏曰：干漆，出汉中、金州、梁州者，最善。益州、广州、浙江亦有，次之。木高数丈，干如柿。叶如椿，花如槐，实如牛李子，木心色黄。夏至后，刻取坎限，以竹管承之，滴汁即成漆也。汉中、金州者，色极黑，广、浙者，色稍黄，入药以色黑自然干者，状如蜂房，孔孔间隔。但性急易燥，热则难干，天寒阴雨亦易燥。湿者不堪入药。修治：取干者，捣碎，微炒熟，不尔损人肠胃。若沾人肉及衣，以油涂之，再以肥皂擦之，热汤洗，即去迹。凡验以稀者为好，市家以桐油搅入乱真。《试诀》云：微扇光如镜，悬高急似丝。撼成琥珀色，打着有浮沤。《相感志》云：漆得蟹而化成水，盖物性相制然也。如误中其毒，以铁浆或黄栌木汤，或豆汤，或蟹汤并可。

干漆：化瘀血，消虫积，日华子断尸劳之药也。赵天民稿《别录》方主妇人经脉不通，疝瘕症结，心痛胃疼；或小腹奔豚，肠胃虫积；或传尸风劳虫劳，并大风癞疾，目烂鼻崩，手足拳挛，指节开裂，形容恶变，宜制熟服之。然性燥有毒，瘀血得之即化成水，其消铄之力可知。凡经闭不通等证，由于血虚而非瘀血结块阻塞者，切勿轻饵。

李濒湖先生曰：漆之为物，性毒而杀虫，气烈而行血，质坚而攻癖积。所主诸病虽多，总不外此三者而已。

王太和先生曰：漆，性燥铄而烈，急而有毒，治竹木、皮革、什用之物，能坚固不坏。续金石，补漏孔，绝无罅隙，因质沾凝而体坚也。着生物血肉皮毛之处，受之无不腐烂。入肠胃筋骨之间，溃败生灵，不可救药，因气悍劣而性有毒也。何前古本草主补中，续筋骨，填脑髓，久服轻身，耐老成仙之说？此荒谬不稽之言！愚者信而服饵，死不旋踵。后世好事之徒，妄为附会其说，云：血者，有形之物也。形质受病，惟辛温散结者，可入血分而消之，干漆是也。瘀血消则中藏自补，筋骨自续，而脑髓自充矣。瘀血消则骨蒸自退，虫劳自除，咳嗽自止矣。噫！斯言一出，明者相机而用，奏效于万中之一，庸或有之。倘粗工卤莽，信手投用，贻害生灵，夭枉之祸，宁有量哉？不仁之端，莫大于此。朱特采而录之，以昭后世云。

集方：《经验方》治妇人血气不和，不曾生长，将行经，腹中耕痛不可忍，及丈夫疝气、奔豚，或小肠弦急撮痛者。用湿漆一两，熬一食顷，入干漆末二两，和丸梧桐子大。每服六七丸，温酒下。〇《指南方》治妇人经闭不来，绕膝攒痛，寒热往来，或诸癥瘕等病,此药削年深坚急之积滞,破日久凝结之瘀血。用干漆一两,打碎,炒烟尽,川牛膝二两炒,共为末,以生地黄熬稠膏,和为丸,如梧桐子大。每服十丸,空心温酒送下。药完渐消,当以六君子汤加姜枣,日服一剂。○《简要方》治心胃疼不止。用干漆炒烟尽,玄胡索酒洗炒,各二钱,研为末。每服五分,醋汤送下。○《家抄》治肠胃诸虫攻痛,时有虫下者。用干漆炒烟尽,为末。每服三分,乌梅三个,花椒二钱,泡汤调服。○大氏方治传尸风劳虫劳。用干漆一两,醋洗,炒烟尽为末。每空心服三分,麦门冬汤调服。○《千金方》治大风癞疾,毫毛脱尽,或甚至目烂鼻崩,手足拳挛,指节开裂,形容恶变。用干漆为末一两,和活蟹二两,同捣成膏,皂角刺四两,胡麻子去壳六两,俱炒燥为末,总和匀,红曲打糊为丸,如黍米大。每服三钱,白汤侵晨送下。

续补方:《圣济总录》治喉痹欲绝,不可针药者。用干漆烧烟,以笔管吸之。○杜氏方治小儿虫病危恶,与痫相似者。用干漆捣、炒烟尽,白芜荑各等分,为末,米汤调服一字。○嵇氏家抄治紫云风。用干漆一两,炒烟尽,生地黄、半枝莲、胡麻、荆芥各五钱,何首乌、天门冬、苦参各六钱,分作十剂,清水煎服。○仲景方治五劳虚极,羸瘦腹满不能饮食,内有干血,肌肤甲错者。用干漆一两,炒烟尽,辰虫十个、去足、焙燥,共为细末,大黄一两,酒煮半日,捣膏为丸,如黍米大。每服十丸,白汤送下。

海桐皮

味苦、辛,气平,无毒。气薄味厚,阴中阳也。入足太阴、阳明经。

苏氏曰:海桐皮,生南海及雷州。凡近海州郡多有之。叶大如手掌,有三尖,皮若梓皮,白而坚韧,可作绳,入水不烂。又一种刺桐,生山谷中,文理细紧,而性喜折裂。体有巨刺,如欓树,其实如枫。又一种赪桐皮,青叶圆大而长,高三四丈,开花红色,成朵而繁,为夏秋奇观。

海桐皮:行经络,《别录》去血分风湿之药也。桂谷山稿《开宝》方主赤白痢疾,延绵日久;或风眼肿赤,暴发流行。又主血脉顽痹,臂膊酸疼,腰脚攻痛,动履不遂。凡风蹷痿痹之疾,特需用之。如痢疾、赤眼、痹蹷诸证,非关风湿者,不宜用。

集方:《内府禁方》治久痢赤白,止作不休。用海桐皮一两切碎,酒洗微炒,水煎服。○童玉峰方治时行赤毒眼疾,合家传染者。用海桐皮一两切碎,盐水洗,微炒,用滚汤泡,待温洗眼,去赤止痛消肿。○王氏《孤儿手识》治风毒攻走筋脉,臂膊酸疼,腿足麻痛,将成痿蹷者。用海桐皮二两切碎,川芎、羌活、五加皮、枸杞子各二两,牛膝、木瓜各三两,怀生地六两,俱入锅内,炒去水气,以麻布袋盛,入无灰酒三斗,磁瓶内浸之。春二、夏一、秋三、冬四日,将药酒瓶入锅内,隔汤煮二时许,取出渣,每早午晚,随量饮,常令醺醺。忌烧酒,鸡鹅羊狗肉,并海味、糟物。

楝　实

味苦，气寒，有小毒。气薄味厚，阴也，降也。入足阳明、手足太阴经。

《别录》曰：楝实，生荆山山谷及蜀。今所在亦有之，惟蜀者胜，故时人称为川楝子。**李氏**曰：木高数丈，生长甚速，三五年即可作椽。叶密如槐而稍长，三四月开花，红紫色，芬芳满庭。实如弹丸，生青熟黄。叶性滑利，可浣衣练白。蛟龙畏之，故时俗以糯米，用楝叶裹粽投江中，祭屈原，蛟龙不敢食也。**苏氏**曰：楝树有雌雄两种。雄者不结子，根赤有毒，服之令吐不止，时有一吐竟欲死者。雌者结子，根白，微有毒。入药用根，用实当用雌者。**雷氏**曰：凡采得晒干，用时以酒拌蒸熟，待皮软，刮去皮，取肉并核槌碎用。

楝实：散热结，王好古导小肠膀胱之气之药也。詹润寰稿故前古主伤寒瘟疫，大热烦狂，疝瘕攻心胀痛，及小肠水道不通，小腹急疾诸证。《经》曰：冬伤于寒，春必病温。其主伤寒大热，瘟疫烦狂者，总因寒邪郁久，至春变为温病，邪在阳明也。苦寒能散阳明之邪热，则瘟疫烦狂自除矣。又膀胱为州都之官，小肠为受盛之官，二经顺气化之令而使之出。今瘕疝攻筑，则气闭而小便不利，苦寒能散其邪热，热散气通则水道利矣。此剂但苦寒行散之物，以上诸证，非内热气结者勿用。如脾胃虚寒之人，亦勿用。

集方：《活法机要》治热厥心痛，乍痛乍止，身热足寒。用川楝实去皮，玄胡索各一两，俱醋炒为末，每服三钱，白汤下。○《澹寮方》治一切偏坠疝气，痛不可忍，或钓肾等疝。用川楝子肉五两，分作五分。一分用补骨脂五钱同炒；一分用小茴香三钱、食盐二钱同炒；一分用班蝥七枚去头足同炒；一分用吴茱萸二钱同炒；一分用牵牛子三钱同炒。炒完，捡去食盐、吴茱萸、班蝥，只留补骨脂、茴香，同研为末，以红曲打糊为丸，如梧桐子大。每服百丸，空心白汤下。○《全幼心鉴》治婴儿冷疝气痛，膆囊浮肿。用川楝子去皮核五钱，吴茱萸二钱五分，俱微炒，共为末。每服五分，白汤调下。

楝根皮：味苦，气寒，微毒。色赤者，有大毒，勿用。色白者，无毒，可用。陶隐居去虫杀疥之药也。王宁宇抄洪氏方治小儿消渴有虫。用楝根白皮一握切碎，水二碗，煎一碗，空心饮之，虽困顿不妨。下虫如蛔而红色，其渴自止。小儿消渴病，系有虫，人所不识也。

集方：治小儿腹中有虫。用楝根白皮一两切碎，白芜荑五钱，俱微炒，共为末。每以一二钱，量儿大小增减，白汤调服。次日虫下。○治小儿干疥湿癣，及秃疮、蠼螋疮、浸淫疮，并一切诸疮。用楝根白皮捣烂，和猪脂少许，搽之即愈。治大人疥癣亦可用。○《万病回春》治妇人诸病，因气滞血不调者。用川楝实一两，香附便煮，乌药、砂仁、当归、川芎、白芍药各二两，熟地黄四两、酒煮，共捣细为丸。每早服三钱，晚服二钱，白汤下。气痛加吴茱萸五钱；身盛有热加半夏、茯苓、陈皮各一两；脾胃不和，时作泄泻，加白术、补骨脂各二两。○《广笔记》治乳病溃烂，经年将穿膜者。用土楝实一两,经霜者佳,雄鼠粪七钱,露蜂房五钱,俱炒微焦,研细末。每用三钱,食后酒调服,间日一服,服药完,痛即止。不数日,脓血收敛。外贴长肉膏而愈。

槐 实

味苦,气寒,无毒。沉也,降也。入手足阳明,兼入足厥阴经。

《别录》曰:槐,生河南平泽。苏氏曰:今南北处处有之。陈氏曰:小枝攫攫,垂布如盖。其木不甚高,其叶青绿而细。有叶大而黑者,名櫰槐。叶昼合夜开者,名守宫槐。李氏曰:槐之初生,季春五日而兔目,浃旬而鼠耳,更旬而始规,再旬而叶成。四、五月开黄花,六、七月结实,黑褐,作荚如连珠,奇数者为胜。花未开时,状如粟粒,采取煎汁染黄色,甚鲜明而美。初生嫩芽,摘之晒干,可代茶。如煤熟水淘过,拌油酱可充蔬食,谓之槐糵,西人好食之。折之插园圃,亦可生活。《礼》《书》以世胄之家,门庭多植之。雷氏曰:入药用实,取荚中奇数者,以铜锤捶碎,微炒用。

槐实:凉大肠,李东垣润肝燥之药也。门吉氏稿故陈氏方主五痔下血,肠风泻血,赤痢毒血,小便尿血,崩淋下血,及吐血咯血、呕血唾血,或鼻衄齿衄、耳衄舌衄。又肝热风燥,赤眼肿痛。凡诸燥火动血为患,悉宜用之。此剂但苦寒纯阴,如脾胃虚寒之人,时有泄泻之证,或阴虚血热,而见以上诸证,而非实热者;或外象似同,内因实异者,切宜忌服。

吴梅坡先生曰:槐感天地阴寒之气,而兼木水之化,况昼合夜开,是得气于阴。槐字从鬼,鬼为阴之精。冬取其火,冬亦时之阴,故前古主五内邪热,气入血分,入隐僻之地,为凉血要品。血不热则阴自足,目疾与痔证交相愈矣。

集方:《外台秘要》治内外痔疮。用槐角子一斗,捣汁,晒稠,或慢火熬稠,以苦参数两切碎,微炒研为末,和为丸,梧子大。每服五十丸,白汤下。兼作挺子纳下部。○《和剂局方》治五种肠风泻血:粪前有血名外痔,粪后有血名内痔,大肠不收名脱肛,谷道四面努肉如碎奶头,名鼠奶痔,大者名牛奶痔;头上有孔名瘘疮,内有虫名虫痔。并皆治之。用槐角子去梗四两、炒,地榆、当归酒洗炒,枳壳麸拌炒,防风、黄芩炒,各一两,为末,酒糊丸,梧子大。每服百五十丸,米汤下。○家抄治赤痢毒血。用槐角子四两酒洗炒,白芍药二两醋炒,木香五钱焙,共为末。每早服三钱,白汤调下。○杨氏《简易方》治小便尿血。用槐角子三钱,车前、茯苓、木通各二钱,甘草七分,水煎服。○陈氏《产宝》治妇人崩淋下血。用槐角子八两、酒洗炒,丹参四两、醋拌炒,香附二两、童便浸炒,共为末,饴糖为丸,梧子大。每早服五钱,米汤下。○柳氏集治吐血、咯血、呕血、唾血,或鼻衄、齿衄、舌衄、耳衄。用槐角子八两,麦门冬去心五两,用净水五十大碗,煎汁十五碗,慢火熬膏。每早午晚,各服三大匙,白汤过下。○《圣济录》治赤眼肿痛昏暗。用槐角子二两,川黄连五钱,白芍药一两,俱酒洗炒。研为末,蜜丸梧子大。每晚服百丸,白汤下。○《外科摘要》治恶疮肿毒,一切痈疽,不问已成未成，但焮痛者。用槐花微炒，胡桃肉汤泡去皮、各一两，无灰酒二碗，煎十余沸。随量热服。未成者，一二服；已成者，二三服，即效。○刘氏《传信方》治痔疮如桃，或行役过劳，或乘驴马，有伤其痔，大作肿胀、突出，寒热，僵卧不能行动。以槐枝浓煎汤，洗净痔上，以艾壮如痔头大，炙二七，或二七壮，渐消。

槐　花

味苦，气寒，无毒。入手阳明、足厥阴经。

寇氏曰：未开时采收，贮陈久者良。入药宜微炒用。染家以水煮一沸，出之，其稠滓为饼，晒干，染色更鲜也。

槐花：凉大肠，李时珍清血热之药也。方吉人稿张元素方治肠风泻血，湿热便红，气痔、酒痔、虫痔、脉痔，总因湿热下干于大肠血分，必须用之。如濒湖方称治赤白痢疾，往往用此取效，亦其意耳。然苦寒下降，如脾弱胃寒之人，宜斟酌行之。

集方：普济方治肠风泻血。用槐花炒、研细末，每服三钱，早晚食前白汤调服。或用槐白皮煎汤亦可。○月坡《医集》治酒毒下血。用槐花炒微焦一两，黑山栀五钱，共为末。每早食前服二钱，白汤调服。○杜氏家抄治诸痔出血。用槐花二两，地榆、苍术各一两五钱，甘草一两，俱微炒，研为细末。每早晚各食前服二钱。气痔，因劳损中气而出血者，人参汤调服。酒痔，因酒积毒过多而出血者，陈皮干葛汤调服。虫痔，因痒而内有虫动出血者，乌梅汤调服。脉痔，因劳动有伤痔窍，血出远射如线者。阿胶汤调服。○治赤白痢疾。用槐花微炒三钱，白芍药炒二钱，枳壳麸炒一钱，甘草五分，水煎服。

槐叶：味苦，气平，无毒。孟氏方煎汤浴小儿疥癣。漱大人齿牙风痛。又浓煎汁饮，治产难气隔不下。

槐枝：味苦，气平，无毒。《别录》方疗大风痿痹，酿酒饮之；苏氏方治阴囊湿痒，痔疮脓血，煎汤洗之；圣惠方治崩漏暴下血，炒热腹上熨之；陈氏方治疥癣，定痒止痛，烧沥涂之；三丰方治齿牙，去风杀虫，止痛，煅灰揩之。

槐木皮、根白皮：俱味苦，气平，无毒。《别录》方煎汤洗一切烂疮，阴囊湿痒，阴疝核肿，诸般痔瘘及妇人产门痛痒。又煎汁饮，治中风身强不能屈伸，四肢痿痹、腰膝疼痛诸疾。

王太和先生曰：槐之一物，分类有六，而治病凡二十，总不外清火、散结、去风、收湿、活血，五事而矣。其花色黄五瓣，意在斯乎？

桦木皮

味苦，气寒，无毒。气味俱薄，降多升少，阴也。入足阳明经。

陈氏曰：桦木皮，形似山桃皮，生辽东及临洮、河州西北诸地。其木色黄，有小红斑点。其皮厚而轻浮柔软，皮匠家用衬靴里，及裹刀靶，或裹弓靶、鞍镫等物。胡人尤重之。以皮卷油蜡，可作烛点。

桦木皮：散风热，解痈毒，《开宝》消五疸，陈藏器清时行豌豆疮之药也。寇氏云：苦寒善降，能散郁热风毒。轻浮柔软，能消乳毒痈疡。但寒淡清脆之物，如脾胃冷弱，易于作泄者，勿多服久服。

集方：林氏家抄治五疸发黄。用桦木皮、铃儿茵陈各等分，煎汤作茶饮。○《和剂局方》治肺风毒疮，遍身疮疥如疠，及隐疹瘙痒，面上风刺，并妇人粉刺。用桦木皮、枳壳各四两，俱炒焦黑，荆芥穗二两，甘草八钱，共为末，以杏仁二两，水煮过，去皮研如泥，拌入末药内。每服二钱，食后白汤调下。○《灵苑方》治乳痈初发，肿痛结硬，欲破，一服即瘥。以北来真桦木皮烧存性，研末，每服三钱，无灰酒调下，一卧即瘥也。○治乳痈腐烂不收口。用旧桦木皮烧灰，酒服一钱，日一服。

秦　皮

味苦，气寒，性涩，无毒。沉也，降也。乃足厥阴、少阳经药。

苏氏曰：秦皮，出陕西州郡，今河阳亦有之。其木似檀，枝干皆青绿，叶细如匙，虚大不光，不作花实，皮上有白点，取皮渍水，色便青碧。作字色亦青碧者方真。

秦皮：敛精，《别录》收泪，王好古息崩，止痢之药也。苗天秀稿此药味苦性涩而坚，能收敛走散之精气。故仲景用白头翁汤，以此治下焦虚热而利者，取苦以涩之之意也。《别录》方止男子精虚，妇人崩带。甄氏方又治小儿惊痫身热，及肝热目暗，翳膜赤肿，风泪不止等疾。皆缘肝胆火郁，气散以致疾。以此澄寒清碧下降之物，使浊气分清，散气收敛，故治眼科，退翳膜，收泪出；治妇人科，定血崩，止白带；治大方科，止虚痢，敛遗精；治小儿科，安惊痫，退变蒸发热。奈时人仅知治目一节，几于废弃，良为可惋。朱采前贤曾存有之说，特表而录之，以俟后之君子，听其取用云。倘脾虚胃寒人，又宜少之。

集方：仲景方治伤寒热痢下重。用秦皮、白头翁、川黄连、黄檗各五钱。水煎服。○嵇氏家抄治男子精虚自遗。用秦皮、山茱萸各一两。水煎服。○周星垣口说治妇人赤白带下，及血崩不止。用秦皮三两，丹参二两，当归身一两，俱酒洗炒，研为末，炼蜜丸，梧桐子大。每早服五钱，白汤下。○《儿科撮要》治小儿惊痫发热，及变蒸发热。用秦皮、茯苓各一钱，甘草五分，灯心廿根，水煎服。○《外台秘要》治肝热目赤肿痛，翳膜胬障，或风泪不止。用秦皮一两，川黄连三钱，水一升，煮七合，澄清，日日温洗。○《千金方》治血痢连年不愈。用秦皮、蔷薇根各等分，水煎服。○寇氏《本草》治遍身无故生癞疮。用秦皮一两，煮汁饮之，服七日渐消。○《农皇本草》治风寒湿痹，寒热洗洗。用秦皮一味水煎饮。

无食子

味苦,气温,无毒。

苏氏曰:无食子,即没石子,生西戎沙碛间。树似柽。《酉阳杂俎》云:出波斯国,土人呼为摩泽树。高六七丈,围八九尺,叶似桃而长。三月开花,白色,花心微红。子如金弹。虫食成孔者,入药最佳。其树一年生无食子,次年生拔屡子,大如指,长三寸,中仁如栗。又《方舆志》云:大食国者,一年生蒲卢子,圆扁亦如栗,大寸许,中仁亦可食。次年生无食子,彼国呼为麻荼泽,间岁互生。一根异产如此。又《一统志》云:无食子,生大食诸番中,树如樟,结实如中国茅栗。**雷氏**曰:凡使,勿犯铁器,并火惊,用颗小无枕米者妙,以浆水砂盆研令尽,焙干,再研如乌犀色为度。

无食子:涩肠固泄,《别录》温中止痢之药也。陈一斋抄《唐本草》云:其味苦涩,其气温和,其性敛涩,故止久痢,气陷下也,暴泄,气欲脱也,肠滑不禁,用为要饵。推此收涩温敛之能,故又能乌须发,益精血,收阴汗也。如痢疾由湿热郁于肠胃,兼积滞未清者,不宜骤用。

集方:《普济方》治血痢不止。用没石子一两为末,米糊丸,小豆大。每食前米汤下百丸。○《圣惠方》治大人小儿无故暴泄。用没石子二两为末,每服二钱,人参汤调下。小儿减半。○治大人小儿口疮。用没石子三个,甘草五分,共研末,掺之。如小儿月内生者,以少许涂乳头上,令吮之,入口即活,不过三次愈。

合　欢

味甘,气平,无毒。入手少阴、足太阴经。

《农皇经》注曰:合欢,生豫州山谷。《别录》曰:生益州、汴雒山谷。今所在山谷亦有。状如狗骨树。**苏氏**曰:干似梧桐,光直而挺,枝甚柔弱,叶似皂荚,细而繁密,互相交结,每一风来,辄自相解,绝不相牵。五月开花,色红白,上有丝茸。秋月作荚子,极纤薄。收采皮叶用之,不拘时月。**寇氏**又言:合欢花,上半边白,下半边红,为花之异。其叶至夜即合。今东西两京人家,植之庭除园池之间。**雷氏**曰:修治:取皮,刮去粗皮用。其叶嫩时煤熟,水淘和油、酱,可充蔬食之。

合欢皮:蠲忿忘忧,安五藏,《本经》和心志之药也。王景云抄如前古云:久服轻身明目,令人欢乐无忧,得所欲。即孔子从心所欲之意。乃甘温平补,有开达五神,消除五志之妙应也。又观其花昼则开、夜则合,得天地阴阳启闭之常。不特安五藏,亦可安卫气,昼出于阳,夜入于阴,更可安营气之周行经隧,调和血气者也。如阴阳、营卫、血气,咸得安常,则五神之心神、肺魄、肝魂、脾意、肾智,亦咸得其和矣。五神既和,安有肝之怒,脾之悲,肺之忧,肾之恐也耶? 如是推之,始于天地阴阳开合之得其常,则营卫出入自和。营卫出入既和,则血气经隧自调。血气经隧既调,则五神自安。五神既安,则五情亦无复妄动。五情不复妄动,故令人欢乐无忧。得其所欲而翩翩自适,若神仙人矣,故云久服轻身。轻身非飞升之谓欤?

前贤**张洁古老人**曰：土为万物之母，心为君主之官。脾土虚则五藏不安，心气燥急，则神明内乱而遇事拂郁而多忧。此药味甘，气平，主益脾土，脾实则五藏自安。味甘气平，主和缓心气。心气和缓，则神明自畅而欢乐无忧。神明畅达，则觉照圆通，所欲咸遂矣。如俗语云：萱草忘忧，合欢蠲忿，正二药之谓欤？又大氏方主消痈疽、续筋骨者，皆取其能补心脾、生血脉之功耳。

前贤**朱丹溪老人**曰：合欢属土与火，补阴之功甚捷。古云散痈疽、长肌肉、续筋骨之功，概可见矣。又与白蜡同入膏药中用，极神效，而外科良工未曾录用，何也？

集方：夔山氏五则治心虚有热，天王补心丸。○治肺虚有热，四君子汤。○治脾虚有热，归脾丸。○治肝虚有热，鳖甲丸。○治肾虚有热，六味地黄丸。五方俱倍用合欢木皮，酒洗炒，加入。○《窦氏全书》治外科痈疡证，未溃可消，已溃可敛，随证随方，俱可加合欢木皮。作煎、作散、作丸、作药酒，咸宜用之。○韦氏《独行方》治肺痈唾浊，心胸甲错。取合欢皮一掌大，水二升，煎取一升。分作二服。○《百一选方》治扑损骨折。用合欢树皮去粗皮，炒黄色四两，芥菜子炒一两，共研为末。每服二钱，温酒卧时煎服。以滓敷患处，接骨神效。

合欢枝：治中风挛缩，和桑枝各等分，浸酒饮。

合欢子：治疝气，和橘核、茴香各等分，水煎服。

皂荚

味辛、咸，气温，有小毒。气味俱厚，浮而散，阳也。入足厥阴、手太阴、阳明经。《别录》曰：皂荚，生雍州山谷。苏氏曰：今所在皆有，以怀、孟为胜，树极高大。李氏曰：叶似槐，瘦长而尖，枝间多刺。夏开细花，黄色。结实有三种：一种短小，形似猪牙；一种细长，瘦薄枯燥而不粘手；一种长大，肥厚多脂而粘手。如入药，取猪牙者佳。其树多刺，难于采取。用竹篾箍树本，其荚过夜尽落，亦一异也。有不结实者，将树本凿一大孔，入生铁屑三五斤，外用泥封孔口，次年即结荚，且数倍。有人以铁砧槌皂荚，砧即自损。或以铁碾碾之，碾即成孔。或以铁锅爨之，锅即爆片自落。岂皂荚与铁有感召之情耶？雷氏曰：修治：取赤色肥厚如猪牙、不蛀者，新汲水浸一宿，铜刀刮去粗皮，槌去子并弦，晒干用。用者惟堪作末，或熬膏，切勿煎汁为饮也。

皂荚：利气透窍，驱风行痰，《别录》消谷食之药也。梅高士稿性惟猛急，故利气透窍，一吸而通。巢氏论治中风口噤，人事不明；或鬼魇卒死，癫痫痰结；或升降隔绝，气塞喘急；或头风头痛，泪出目胀。以上诸证，皆由气窍不通不利，为痰为结，为风为痈之故。此药宣壅导滞，有斩关夺路之功。如九窍不通，肠胃壅闭，痰涎垢腻，气结暴病，用之立时奏效。如中气虚弱，不能运痰，以致痰涎不利，或阴虚火炎，煎熬津液，以致结而为痰；或虚极生风，风虚内攻，以致猝然仆蹶，世人多以稀涎散吐之，损其中气，竭其津液。津液愈耗，则经络无以荣养，轻则为拘挛偏废之疾，重则苏而复蹶,终致不起者多矣。用者当斟酌可否以行之,贵乎得其宜耳。

　　集方：周恒宇《医方小品》治气道不利,升降不周,为胀为满。用猪牙皂荚一钱,去皮弦子,炒,于白术、茯苓各一两炒,木香五钱不见火,共为末,炼蜜丸。每服二钱,米汤下。○陈化雨方治诸窍不通,因气因痰,因风因火,暴病闭塞者。用猪牙皂荚制法如前为细末,吹入鼻内。即通。○马敬思《自得录》治风癣疥癞,或皮肤麻木死肌,风痹顽皮等证。用大皂荚二十条,去皮子弦,切碎,水十五碗,熬成稠膏。每日用少许搽患处,再以十茶匙枸杞子汤调服。内服外搽,药完即愈。○《圣惠方》治胸中一切痰结不行。用皂荚三十梃制法如前,清水五升,浸一夜,煎汁半升,如稠,滤出渣。用半夏八两,醋煮熟,晒干,生明矾三钱,共为细末,和入皂荚膏内,捣匀为丸,如梧桐子大。每服三钱,柿饼汤下。○莲池沈大师口说治大人小儿多食谷、麦、糖、豆诸物不消。用皂荚末三钱,枳实一两,白术五钱,俱炒研为末,生姜汤调服三钱。小儿减半。○《简要济众方》治中风口噤不开,涎潮壅上。用皂荚为极细末,每服一钱,白汤调下。气壮者二钱,以吐出风涎为度。或用数分,吹入鼻内取嚏亦可。○《外台秘要》治中风口㖞。用皂荚五两为极细末,用米醋和之,左㖞涂右,右㖞涂左。如干取落,再用米醋调湿,更上之。○《千金方》治鬼魇不省。用皂荚为细末,吹入鼻内即苏。○治自缢将绝。以皂荚末吹鼻中,取嚏即苏。○《普济方》治癫痫风痰,取痰如神。用大皂荚八两,去皮并子,以蜜四两涂之,慢火炙透,槌碎,以热水浸一时,慢火熬成膏,入麝香少许搅匀,摊在夹绵纸上晒干,剪作铜钱样片子。每用三四片,入白汤一盏淋洗,以笔管取膏汤,吸入鼻内。待痰涎流尽即愈。○余居士《选奇方》治升降隔绝,气逆喘急,有痰,唾浊不得卧。用长皂荚三条,去皮弦子。一荚用巴豆肉五颗,麻油浸一夜;一荚用生半夏十颗,生姜汁浸一夜;一荚用杏仁十颗,矾水浸一夜。俱各包藏皂荚内,用线扎住,一总再以蜜汤浸一夜,次日放大碗内,浮汤上,蒸三炷香,取起,出巴豆、半夏、杏仁,俱研极细,再将皂荚肉晒干,微炒,亦研极细,总和一处。每用末药一分五厘。临卧以生姜汤调下,立效。此方气实痰结不通者可用,元虚者,当斟酌行之。亦可治水肿臌胀。○治头风头痛,暴发欲死。用长皂荚一梃,去皮弦子切碎,蜜水拌,微炒,研为极细末。每用一二厘,吹入鼻内取嚏。再用一分,以当归、川芎各一钱,煎汤调下。○治杨梅结毒,蛀疳。用皂荚为末,配钟乳石、白僵蚕、真珠、象牙各五钱,加牛黄、冰片各八分,共研极细末。每服三分,人参汤调下。○《直指方》治痈疽便毒。用长皂角一条,醋熬膏,敷之屡效。○治二便关格不通。用皂荚烧、研为末,米汤调下三钱。○《千金方》治风虫牙痛。用猪牙皂荚角、烧盐各等分,为末,日揩之。○《袖珍方》治便毒肿痛。用皂荚炒焦,真铅粉炒,共为末,以热醋调,摊纸上,贴患处,频频以温汤润之。○《袖珍方》治妇人吹乳。用猪牙皂荚去皮为末,和蛤粉少许拌匀,用热酒调服一钱五分。○邓笔峰方治小儿头疮,粘肥臭秽,及白秃疮。用皂荚烧黑为末,洗去痂敷之,不过三次即愈。○孙用和方治中风昏昏如醉,形体不收,或倒或不倒,或口角流涎,斯须不治,便成危笃。此证风涎潮于上,胸痹不通,急宜吐之。用大皂荚、肥实不蛀者四梃,去黑皮,白矾明者一两,共为末,每用五分,重者八分,温汤调,灌下。不大呕吐,只是微微出稀冷涎,或出一升二升,当待醒,醒乃用他药调治。然不可大吐,恐过剂伤人。此方屡效。

皂荚子

味辛、甘,气温,无毒。

寇氏曰:皂荚子,略舂炒去赤皮,以汤泡软,煮熟,可拌糖食。

皂荚子:疏导五藏壅气,祛风润燥,寇氏利垢之药也。

集方:阮氏方治年久瘰疬。用皂荚子一百枚,米醋一升,煮干,再炒松酥。看瘰子多少,有一个,服一枚;十个,服十枚。细嚼,米汤下,酒浸、煮服亦可。○治腰脚痛风,不能履地。取皂荚子一千二百个,洗净,微炒燥,为末,蜜丸梧子大。每空心服百丸,白汤下。此方兼治风癫病人大便秘,脚气病人大便秘,咸宜服之。○《医方摘要》治下痢积滞不止,诸药不效者。用皂荚子炒燥为末,米糊丸,梧子大。每服百丸,茶下。用三服,宿垢去尽,即变黄色,屡效。○《圣惠方》治肠风下血。用皂荚子、槐实各一两,用糯米糠拌炒,俟焦,拣去糠,取皂荚子、槐实二件为末。每空心服二钱,白汤调下。○吴氏《扶寿方》治疮疖可预免,每年六月六日,照年岁,一岁一粒,吞皂荚子,白汤吞下。如年大者,以二十一粒为率。不拘大小人皆可用。

皂荚刺

味辛,气温,无毒。

沈氏曰:皂荚刺,宜用头刺,极尖锐者佳。刺下节,如枝硬者,力薄不及也。

皂荚刺:拔毒祛风,李东垣攻走血脉之药也。桂汝薪稿故丹溪翁言:能引诸药直达病所,至痈疽根处甚捷。凡痈疽未成者,能引之以消散;将破者,能引之以出头;已溃者,能引之以行脓。于疡毒药中为第一要剂。又泄血中风热风毒,故厉风药中,亦推此药为开导前锋也。

姚继元先生曰:皂荚刺性锐力利,治疠风癫疾,遍身疙瘩,甚则鼻塌眉落,指节折裂,筋痿骨摧,肉烂血凝,皮腐生虫之证,并一切风癣风疮,搔痒风屑。与苦参同用,其力更倍。

集方:《医鉴初集》治痈疽恶毒,外发内发,欲破未破,在四肢、肩背、肚腹之外者,则痛极大肿。在胸膈、腰胁、肚腹、肠胃之内者，则痛极大胀。用皂荚刺飞尖一两，乳香、没药、当归、川芎、甘草各二钱，白芷、花粉、金银花各五钱，水酒各二碗，煎一碗半。毒在上，食后服；毒在中，半饱服；毒在下，空心服。未成可消，已成即溃。在外者，脓血从皮肉出；在内者，脓血从大便出。三剂见效。○存斋孔氏方治大风疬疮，体废肢损，形残貌变者。用皂荚刺飞尖一斤，微炒，研为极细末，赤鲢蛇一条，切碎酒煮，去骨取肉焙，胡麻仁三两，生半夏二两，真铅粉一两，俱炒燥，研为末，和皂荚刺末，一总水发为丸，如绿豆大，晒干，入净磁瓶内。每早晚各服三钱，白汤下。○治小儿重舌。用皂荚刺灰，入朴硝减半，冰片少许，苦茶漱口，掺药舌下，涎出自消。○《袖珍方》治产后乳汁不行，乳房肿胀，或腋下肿胀，欲成痈毒者。用皂荚刺、蔓荆子各等分，炒焦为细末，每服三钱，白酒调服，三服立消。

棕榈皮

味苦涩，气平，无毒。其子主治同。

濒湖李氏曰：棕榈树，出岭南、川、广山谷中。今江南、两浙、八闽亦有之。最难长。初生叶如白及，叶高二三尺，大如扇，其尖上耸，四散歧裂。其茎三棱，四时不凋。其干正直无枝，近叶处有皮裹之。每长一层，即为一节。干身赤黑，其木皆筋络柔结而韧，宜为钟杵，亦可作盘碗器物。其皮有丝毛，错纵如织。剥取缕解，可织衣帽、荐褥、椅坐之属，大为时用。每岁必两三剥之，否则闭闷而死，或不长也。三月间于树顶茎中出数黄苞，苞中有细子，乃花之孕也，状如鱼子，谓之棕笋。渐长出苞，则成花穗，黄白色。结实累累，大如豆，生黄熟黑，甚坚实。其叶连茎剥取，俟干黄，水中浸一夜，丝丝直解如缕。其茎削去稜，执之如麈，夏月可逐蝇蚊。

棕榈皮：涩肠收痢，日华子止血定崩之药也。方吉人抄宋《嘉祐》方治崩中带下，肠风血痢血泄，或吐血鼻红，一时暴发不止。用此烧灰存性，为细末，白汤调服数钱。取其血得热则行，得黑灰则止之意。缪氏曰：凡失血过多，内无瘀滞者，以此止涩，切当其用。所谓涩可去脱是也。与发灰同入更良。如血病瘀滞方动，或崩中恶露未尽，或湿热下痢初起，肠风带下方炽，悉不宜遽用。即用之亦无效也。

肥皂荚

味辛，气温，无毒。

李氏曰：肥皂荚，生大山中。其树高大，叶如檀及皂荚叶。五六月开白花，结荚长三四寸，状如云实之荚而肥厚多肉，内有核数颗，大如指头，不圆正，其色黑如漆而甚坚，中有白仁如栗，煨熟可食。其核亦可种。十月采荚，煮熟捣烂，和白面及诸香作丸，澡身面擦之，去垢腻。《相感志》云：肥皂荚，泡水能死金鱼。又辟蛀蚁，此物性然耳。

肥皂荚：宋人言能滑肠去垢，消积止痢之药也。王宁宇稿其形与皂荚同类而肉皮肥厚，故曰肥皂荚也。观其澡浣身面，擦去油腻秽垢不洁之物，则知其滑而去滞，能消积止痢之意明然矣。但质性滑利,而气臭焦腐,闻之令人作呕,虽炒制得宜,终不免于损胃。如胃弱少食、不食之疾,宜忌用之。

　　陈六奇先生曰:治人不得已,虑祸轻生,卒饮盐卤。速宰活羊,以热血灌之。羊血下咽,卤尽收入血内。即以肥皂荚去核并弦皮,捣烂,以温汤调灌,少顷即吐,卤味并随羊血尽出,不损肠胃。

　　集方:《乾坤生意》治下痢噤口。用肥皂荚一枚,以盐实其内,烧存性,去盐为末,以少许入白米粥内,食之即效。○《卫生家宝》方治风虚牙肿,或因肾虚,或因凉药擦牙,致肿并痛者。用独核肥皂荚,以青盐实之,盐泥封固,火烧存性,共盐研末,轻擦齿间。○《摘玄方》治大人小儿,头耳诸疮,并眉疮痒癣,或燕窝等疮。用肥皂荚一个去核,生明矾一钱,内入盐泥固封,火煅存性,共矾研末,香油调搽。○《普济方》治辣梨头疮。用独核肥皂荚去核,填入砂糖令满,扎定,盐泥封固,火烧存性,去泥加轻粉、樟脑各二钱,研末。先以灰汤洗头,拭干,以香油调药搽之,不过二三次愈。○治便毒初起。以肥皂荚去核,捣成膏,敷之即消。○《摄生方》治玉茎湿痒。用肥皂荚火烧存性,研细末,香油调搽。○杨天水方治绵花疮毒不收。用肥皂荚连核,火烧存性为末,每服二钱,侵晨白汤调服。

无患子

　　味苦辛,气平,有小毒。

李氏曰:无患子,生深山中。树极高大,枝叶皆如椿,特其叶对生为异。五、六月开白花,结实大如弹丸,若川楝子,生青熟黄,老则文皱。实中核,黑如肥皂荚之核,正圆如珠;壳中有仁,如榛子仁,亦辛甘可炒食。十月采实,去核煮熟,捣和麦面,作涤垢药。澡洗身面,同于肥皂荚也。**寇氏**曰:今释子取核,贯眼穿作念珠。初用紫黑,用久则光黑如漆也。

　　无患子荚即核外肉也:捣烂滚汤调稠糊,搽面雀斑。捣汁黗和白汤服,治喉痹,开咽窍。

　　无患子核:烧之辟邪恶气,散瘟瘴,逐飞尸。俱出藏器陈氏方中。

栾华木花

　　味苦,气寒,无毒。叶主治同。

《别录》曰:栾华,生汉中川谷。此树叶似木槿而薄,花细黄,似槐而稍大,结子似酸浆,其壳中有仁,如熟豌豆,圆黑坚硬,堪为数珠。五、六月作花,可收以染黄色,甚鲜明。**苏氏**曰:今南方及汴、浙园圃间,或有植之。其用为念珠,未见入药。

　　栾华花:李时珍煎水可洗目热赤烂,或肿痛泪出。

诃黎勒

味苦、酸涩,气温,无毒。味厚,阴也,降也。

苏氏曰:诃黎勒,出波斯国,今岭南广州亦有之。树似木梶,开白色花,作实如栀子、橄榄状,色青黄,皮与肉相着。七、八月熟,具六棱,肉厚者佳。雷氏曰:入药勿用毗黎勒,个个毗头者是也。若诃黎勒,实只有六棱,或棱多棱少者,俱是杂路勒。圆而文露,或十二三棱,号榔精勒,味涩不堪用。修治:用酒浸半日,酒湿草纸,包煨片刻,入石臼内捣细。肉、核一总用。

诃黎勒:○萧炳涩肠止痢之药也。○周志含稿味本苦涩,苦能泄滞,涩能敛脱,故《唐本草》主心腹冷气,咳嗽胀满,此取苦以泄滞也。萧元亮止赤白下利,肠澼久泄,此取涩以敛脱也。如甄氏方用以止水道不禁。苏氏方用以疗肠风泻血,带下白淫,亦不外此收涩固脱之意耳。但其气性温而不凉,敛而不散,如泄泻痢疾,因于湿热;肠红带下,因于郁火;咳嗽,因于火逆冲上;小便不禁,因于肾热频数者,咸宜忌之。

集方:○陆氏《御院方》治心腹冷气,气逆胀满。用诃黎勒三个,酒润,草纸裹煨熟,肉与核共捣细,砂仁五钱,白芥子四钱,白豆仁三钱,共研末,水发为丸,黍米大。每早晚各服二钱,灯心汤下。○赵府《济急方》治咳嗽、气虚散不止者。用诃黎勒三个,制法同前,北五味子、川贝母各三钱,杏仁霜一钱,真阿胶五钱,蛤粉拌炒成珠,共为细末。每早晚各服二钱,白汤调下。○徐阿妈家传治赤白下痢久不止。用诃黎勒三个制法同前,白芍药五钱、醋炒,甘草炒,共为末。每早服三钱,白汤调下。○林汝南方治肠澼久泄血水。用诃黎勒五个制法同前,白米、莲肉、白芍药各五钱,甘草三钱,俱用米醋拌炒,共为末。每早食前服三钱,白汤下。○治小水频行不禁。用诃黎勒三个制法同前,益智子、山茱萸肉、山药、茯苓各五钱。分作十剂,水煎服。○治肠风泻血。用诃黎勒十个制法同前,白芷、防风、秦艽各一两,俱微炒,研为末,米糊丸,梧桐子大。每早晚各服三钱,白汤下。○《医林集要》治白带白淫,因虚寒者。用诃黎勒十个制法同前,白术、黄芪、当归、杜仲、蛇床子、北五味子、山茱萸肉各二两,俱炒,研为末,炼蜜丸,梧桐子大。每早服三钱,白汤下。○治口疮经久不愈。用诃黎勒五个制法同前,配好冰片一分,共研匀细,不时掺入少许口含,徐徐咽下。○治老人气虚,不能收摄,小水频行,缓放即自遗下;或涕泪频来,或口涎不收。用诃黎勒,不用煨制,取肉,时时干嚼化,徐徐含咽,诸证即止。

参苓白术散加减方治气虚泄泻。用诃黎勒、肉豆蔻,俱用面裹煨,人参、白术、茯苓、山药、砂仁、藿香、陈皮、干姜、莲肉、甘草各一钱,加生姜二片,黑枣二个。水煎服。○《方脉正宗》治大人小儿冷热不调,下痢赤白,或如脓血鱼脑,里急后重,脐腹疼痛,或脱肛下坠,酒毒便红,并皆治之。用诃黎勒煨去核,甘草、白芍药、枳壳、白术、肉豆蔻面裹煨、各一钱,肉桂八分,人参、当归各一钱二分,木香八分,水煎服。藏热者,加黄连一钱。寒者,加便制附子一钱。

柳

味苦,气寒,无毒。

李氏曰:柳与杨,一类二种也。杨叶圆润而青,枝条短硬。柳叶狭长而绿,枝条长软。杨枝硬而扬起,故谓之杨。柳枝弱而垂流,故谓之柳。《说文》云:杨从木易,柳从木丣。易者阳也,丣者酉也。观此则杨与柳各一种也,明矣!又一种蒲柳,乃水杨也。枝劲韧,可为箭杆,多生河北。杞柳生水旁,叶粗微白,木理微赤,可为车毂。今人取其细条,火逼令柔屈,作圈椅桶箍,即孟子所谓杯棬是也。鲁地及河朔尤多。又曰:杨与柳俱纵横顺倒,扦插皆生。长大高数丈,春初生柔荑,即开黄蕊花,至春暮叶长成后,花中结细黑子,柔漫而絮,如白绒,因风飘飞,着衣帛绒毼之类,能生蛀虫。入池沼即化为浮萍。陶朱公言:种柳荒圃中,可足柴炭。取其嫩芽,可作茶饮。其絮积多,可捍造毡片为茵褥,卧之柔软养体。昔赵通政以柳茵褥进阁太师,阁上进世庙。

柳华:主散风水,清黄疸,《本经》利小便。

柳絮:解恶疮,排溃痈,日华子逐脓血。

柳叶:解金石,净疮疥,李时珍化丹毒。

柳枝:下热痰,止淋浊,定齿痛。四种治各少差,以清凉解散为用。治诸证亦可互通。

集方:林氏方治风水面肿。用柳华煎汤饮之。○《河间三刻》治热郁黄疸。用柳华煎汤饮之。○《三刻》治热郁,小水不通。用柳华煎汤饮之。○《三刻》治一切热毒恶疮。用柳絮和铅粉,以麻油调涂。○《千金方》治灸疮疼极。用柳絮贴之。凡一切疮疼甚,亦可定。○《外科撮要》治一切恶毒,脓血胀痛,不溃化。用柳絮敷上,脓泄毒减。○《外台秘要》治金疮血出不止。用柳絮封之即止。○治金石毒发。以柳叶和黑豆、绿豆煎汤饮之。○《别录》方治恶疥痂疮,并驴马疥癞。以柳叶煎汤频洗,渐愈。○《子母秘录》治丹毒。用柳叶煎汤乘热揾洗,日五六次。○治小便白浊。以柳叶煎汤代茶饮之。○李楼方治痘烂生蛆。以嫩柳叶铺席上,卧之,蛆虫尽出叶上。○魏氏家传治风火热气,闭郁成痰。用柳枝煎汤饮之。○《肘后方》治小便淋浊不清。用柳枝一握,甘草三钱,煎汤饮之。○三丰《悬壶记》治齿牙浮痛。用柳枝一握,蛇床子五分,煎汤泔漱,顿止。

柽 柳

味苦、微咸,气温,无毒。浮而升,阳也。入足阳明、手太阴、少阴经。

马氏曰:柽柳,又名西河柳,南北所在俱有。喜生沙地水旁。**寇氏**曰:汴京甚多。取枝茎,春月雨中插之便生。**李氏**曰:树高丈余,干小枝弱,皮赤如绛,枝叶如松。至五月下垂如丝,一日三起三下。穗长三五寸,一岁三次作花,如蓼花微红,花气如烟雾,婀娜可爱。

柽柳:凉血分,发痧疹,汪机解痧毒之药也。○杨小江抄古云痧疹,即今之瘄疹也。

其毒起于肺胃之间,发于皮毛之分。外因风寒触胃之邪,内因风火血热之郁,相感为病,宜苦凉轻散之剂,则出而解。此药轻清升散,开发瘄毒。如瘄毒内闭不出,或出之甚多,难于解退;或解退后热发不止,或喘嗽不消,肌肉羸瘦,致成瘄疳、瘄劳者多有之。以此煎汤代茶,日饮,瘄疹诸疾渐自消减矣。与桔梗、甘草、牛蒡子同用更善。如《开宝》方去驴马血毒入人肉,以此煮汁饮之、浸之者,盖以驴马性热,驰后汗气沾人,有毒,即能为病,亦以此解之,即取轻扬凉散,解热毒,发瘄疹之意同义也。

集方:缪仲淳方治瘄疹发不出,或虽发不透。用西河柳一握,石膏、知母、薄荷、荆芥、玄参、牛蒡子、竹叶、连翘、黄连各一钱,甘草五分,水煎服。如热甚毒炽,舌生芒刺,大渴谵语,瘄色紫黑者,以西河柳加入三黄石膏汤内,亦效。○卫生易简方治酒毒致病。用西河柳,取嫩枝叶晒干为末,每服一钱,白汤调下。

水杨枝叶

味苦,气平,无毒。

苏氏曰:《尔雅》称杨为蒲柳,其枝劲韧,可为箭杆。《左传》所谓董泽之蒲,今河北沙地多生之。杨柳二种,其类亦多。崔氏云:白杨叶圆,青杨叶长,柳叶长而细,杨叶短而粗,水杨叶似青杨,粗茎亦可作矢。赤杨,霜后则叶赤。然今人鲜能分别。又曰:水杨,叶圆阔而尖,枝条短硬;柳叶狭长,枝条长软,杨与柳原各别也。

水杨枝叶:《唐本草》止久痢赤白之积,李时珍起痘疮不发之浆之药也。金山台稿此药生于涯涘之旁,得水土之阴气偏多,如赤白久痢,肠胃有湿热也。得苦凉之气,则湿热清散,痢自止矣。今人又用以治痈肿痘疮,多效。按魏直《心鉴》云:痘疮数日,顶陷,浆滞不行,或气滞血涩,或风寒外阻,腠理闭密者,宜用水杨枝叶五斤,流水一大釜,煎汤温浴之。如冷添汤,以软帛拭干儿身,良久照见累起,有晕丝者,浆行也。如不满,再浴之。力弱而不堪浴者,只洗头面手足亦可。但此药浴之令暖气透达,和畅郁蒸,气血通彻,每随暖气而发,行浆贯顶,功非浅也。若内服补气血药,藉此升之,其效更速。如风寒外阻者,自开;血气内郁者,自通,诚有燮理之妙也。如屡浴顶不起者,气血颓败,不必再浴。如始出即痒塌者,亦不必浴,浴之无益也。

根皮:消乳痈,《开宝》定金疮苦痛之药也。王大生抄按《永类钤方》云:一人治乳痈,以水杨根皮擂烂敷痛上,其热如火,再敷遂平。又《肘后方》用柳根皮敷乳痈亦效,则杨与柳性气不远,可通用也。又《千金方》治金疮大痛不可忍,用水杨木白皮,或根皮,切碎,焙燥为末,白汤调服方寸匕,日三次,兼敷之。

白 杨

味苦,气寒,无毒。枝叶主治同。

寇氏曰：白杨，木肌似杨而微白，故曰白杨。处处有之，西北尤多。植墟墓间，其枝插上即长，易于繁茂。木甚高大，叶圆如梨而肥厚有尖，面色青而光，背色白而边有锯齿。风微至，叶如大雨声。木肌细白，性坚直，用为梁拱，终不斜曲。嫩叶味甘可救荒，老叶亦可作酒曲料。

白杨木皮：去风痹，消脚气，日华子活瘀血之药也。梅青子稿《唐本草》治风毒脚气，四肢缓弱不随，并风毒游易在皮肤中，左右上下，痛无定处。又陈氏方治扑损瘀血，并折伤血沥在骨肉间，痛不可忍，及手足皮肤风痛，游走移易。每用六两，以好酒浸七日，早晚随量饮之。又独味水煎，止孕妇赤白痢疾。又醋煎漱牙痛，泪口疮。此凉降清虚之物，如胃寒者，宜少饵之。

续补方：姜用峰传治无病人，遍身风麻瘙痒，或结风块，时痒时痛，游走不常。用白杨叶八两，白术四两，黑枣四两。浸酒饮，自退。

芜 荑

味辛，气平，无毒。

《**别录**》曰：芜荑，生晋山川谷。陶氏曰：今出高丽及波斯诸夷。马氏又言：出河西、河东及太原，今近地亦有，以太原者佳。其气臭如狄状。如榆荚而稍大，如小者，是榆荚，非芜荑也。孟氏言：可作酱，甚香美。此指榆荚而言。芜荑，气极狄臭，安可作酱食乎？

芜荑：杀三虫，散五疳，李珣治小儿百病之药也。王嘉生稿前古诸书，主诸积冷气，肠胃虫癖，食癥血痞，及皮肤骨节中风毒诸疾。缘其气臭辛难闻，性专走逐，故诸滞成疾，食积虫血，皆可荡化。凡诸疳羸瘦，结气发热，疳劳疳胀，疳痢疳积，嗜食与不能食，咸宜服之。中病即止，如久服多服，不免有伤胃气。司业者，当自量之。

集方：巢氏方治诸积冷气。用芜荑一两炒，大茴香、木香各五钱，共为末，红曲打糊为丸，梧桐子大。每早服三钱，白汤下。○仁斋《直指方》治肠胃有虫癖，食癥血痞。因平时嗜食肥甘酒饮，以致败血留痰，结成虫类，为鳖瘕。其发作时，或上行咽胃，下行脐腹；或附胁背，或隐胸次。大则如鳖，小则如钱，攻作耕痛，必垂死。惟用芜荑一两酒炒，当归、砂仁、人参各一钱。水煎服，乃可杀灭。若徒事雷丸、锡灰、史君子之类，无益也。○普济方治结阴下血。用臭芜荑二两，捣烂，纸压去油，甘草五钱炒，共为末，雄猪胆汁少许调湿，晒干，大麦面打糊丸，梧桐子大。每早服三钱，白汤下。○杜氏方治小儿虫积上攻，势状危恶，与痫相似。用臭芜荑炒、干漆烧存性，各等分为末。每服五分，米汤调下。

榆 皮

味甘，气寒，性滑利，无毒。入手足太阳、手阳明经。

《**别录**》曰：榆树，生颍川山谷。李氏曰：今处处有之。有十数种，不能尽别，惟知荚榆、白榆、刺榆、榔榆数者而已。荚榆、白榆皆大榆也,有赤白二种。白者名枌,其木甚高大,未生叶时,枝条间先生榆荚,形状似钱而小,色白成串,俗呼榆钱。后方生叶,似山茱萸叶而长,尖峭润泽。嫩叶煤浸淘过,和油酱食,可作蔬。故《内则》云:堇、苣、枌、榆、免、蘵藁、滫、瀡以滑之。三月采榆钱,亦可作羹。或渝过晒干,可为酱;或生收晒干,收贮,至冬可酿酒。又山榆之荚,名芜荑,与此相近,但味稍苦。诸榆性皆扇地,故其地,下五谷者不植榆。今人采其白皮为榆面,荒岁煮糊可充饥。水调和香剂,极粘固,胜于胶漆。陶中人取榆皮湿捣如糊,用粘毁破瓦石器,极牢固有力。

榆皮:日华子利窍脉,《本经》通二便,甄权止五淋,时珍消痈肿之药也。须四可抄《十剂》云:滑可去着,冬葵子、榆白皮是也。如二便秘结不通,小便淋浊涩痛,或肿满喘嗽,或妬乳肿痈,或丹石留毒,或胎滞难生诸证,以此通利流滑下降之性,一切肠胃中火滞、气滞、痰滞,诸有形之物,咸可奏功。《别录》、大氏两书,言之详矣。若胃寒而虚弱者,非渗利滑降所宜。如前古谓久服轻身不饥、多食能益胃者,恐非确论也。

集方:《古今录验》治大小二便不通。用榆白皮,煮浓汁饮之。○《普济方》治五淋涩痛,白浊、白淫。用榆白皮阴干、焙,研细末。每用以水五合,煮如稠糊,日二服。○《救急方》治一切痈肿诸毒,发背。用榆白皮切细,捣极烂,以香油调敷毒上,留顶。一日一换,即消散。○《备急方》治身体暴肿。用榆白皮捣末,同米作和食之良。○《古今录验》治久嗽欲死。用厚榆白皮,削如指大,长寸许,纳喉中,吸其味,频用,当吐脓血而愈。或煮浓汁饮亦可。○《千金方》治丹石毒发。用榆白皮和绿豆各半,煮水饮之。○《千金方》治五色游风红肿,犯者多死。以榆白皮为末,鸡子白和涂之。○陈氏《本草》治胎孕月足不产。用榆白皮焙,为细末。临月白汤调服,日三次,临盆易产。○《子母秘录》治大人小儿,身首生疮有虫者。用榆白皮为末,和白糖、猪脂调涂帛上,覆疮上,虫出立愈。○《产乳方》治小儿秃疮。用榆白皮末,和糖醋调涂,虫出自愈。

榉　木

味苦,气寒,无毒。

苏氏曰:榉,榆类,所在皆有,多生溪涧水旁。叶似樗而狭长,似柳非柳,似槐非槐。皮极粗厚,木高有数仞,连抱二三人。湖南北甚多。然亦不材也,不堪为器。其嫩皮取以缘栲栳,及箕箩篮筐口。又郑樵《通志》云:榉似榆,其结实亦如榆钱。乡人采其叶,焙干作饮,为甜茶。

榉木:《别录》解热毒,净痢疾,苏恭散水气,日华子安胎妊腹痛之药也。陈五石抄缘此木生发易大,得春升清阳之气,其性寒平,故《别录》方治时行头痛,热结在肠胃。隐居方夏月煎饮,辟暑去热。大氏方治风熠热毒肿痛等证,悉属热病,宜此木煎饮之。如胃寒脾冷不食者,勿用也。

苏方木

味甘、咸，气平，无毒。可升，可降，阳中阴也。入足厥阴，兼入手少阴、足阳明经。

苏氏曰：苏方木，自南海、昆仑来，今交州、爱州亦有之。树似青槐，材似赤降，中心有横纹，似紫角者，名木中尊，功力倍常有效。夏月作花，黄色，结子生青熟黑。取木锉细，捣烂，水煎汁，加白矾些须，用染红色，名木红。如见铁器，则色暗不鲜，见天雨水，则色淡白不红。暹罗国人贱弃如薪。

苏方木：活瘀血，日华子逐死血之药也。韦心庵稿大氏方主妇人血气阻滞，心腹搅痛；或恶露不行，上攻欲呕；或月水不调，适来适断；或血风内壅，口噤不言。凡产后血闭不通，血胀血晕，闷绝欲死，水煮五两，服之立安。故《唐本草》着之详矣。又跌扑内损，瘀血痛胀，或痈毒酿脓，疼痛不止，凡属形伤血败之证，故《海上方》必资其为首务焉。但入血分，行瘀逐滞，每称捷药，实为血中损剂，善行而不能止者也。如产后恶露已尽，诸痛由血虚者，不宜加用。

集方：刘氏《产宝》治妇人血气阻滞，心腹搅痛，恶露不行，上攻欲呕。用苏方木五钱捣细，当归、川芎、白术、干姜、玄胡索、五灵脂、木香、香附、乌药俱酒炒，桃仁研、乳香、没药各一钱，益母草三钱。水煎服。○治妇人月水不调，适来适断，寒热腹胀，恶心烦闷。用苏方木五钱捣细，柴胡、牡丹皮、续断、半夏、当归、川芎、厚朴、丹参、黄芩、白芷、三棱、陈皮、香附、泽兰，俱酒炒。水煎服。○治血风口噤，不能言语。用苏方木五钱捣细，防风、玉竹各三钱，当归、川芎、秦艽各一钱五分。水煎服。○治产后血晕血胀。用苏方木三两捣细，水五升，煎取二升。徐徐服。○治产后气喘、面黑欲死，乃血入肺也。用苏方木二两捣细，桃仁研、防风各一两，人参五钱，水三碗，煎一碗。徐徐服。○《普济方》治破伤风，牙关紧闭，身体反张。用苏方木为极细末。每服三钱，酒调服。○《集简方》治偏坠疝气肿痛。用苏方木二两，捣细。好酒一壶，蒸减小半。频频饮。○《摄生方》治金疮指断折及刀斧伤。用苏方木为极细末，敷之。外用羊绒条包缚完固，数日复旧。

乌桕木

味苦，气温，有毒。性沉而降，阳中阴也。入手足阳明经。

苏氏曰：乌桕木，生南方平泽，今江西、闽浙甚多。树高丈许，叶似杏，但微薄而绿，色少淡。五月开细花，色黄白。结子八、九月熟，初青后黑。采子蒸煮，取油浇烛，然灯极明。子上皮脂取油，胜于仁也。陈氏曰：叶可煎汁染皂。其木朽老，则根下黑烂成臼，故得此名。

乌桕木：《唐本》行水气积聚，日华子通大小二便之药也。门国士抄李氏曰：取根白皮能利水通肠，功胜大戟。故《唐本草》主水气停蓄，气促喘胀，遍身浮肿，二便不通诸证，势甚危笃者，以根皮二三寸，水二碗，煎半碗，服之立通二便。水气行而喘肿自消退矣。倘不因水蓄气聚，而因脾虚不能制化水源，以致泛滥者，当补脾实土为急。然必用苍白术、茯、半、陈、朴、香、砂、扁豆、泽泻之类。此药不可轻用，如果元气壮实，亦须暂用一二剂，病已即止。

巴　豆

味辛歊，气热，有大毒。味薄气厚，降也，阳中阴也。入手足阳明经。

《别录》曰：巴豆，生巴郡川谷。苏氏曰：今嘉州、眉州、戎州皆有之。木高一二丈，叶如樱桃而厚大。初生青色，后渐干黄。季冬渐凋，仲春即发。仲夏旧叶落尽，新叶复生，即开花成穗，色微黄，五、六月结实作房，七、八月成熟，渐渐自落。外壳如白豆蔻，一房二瓣，一瓣一子，或三子，子如海松子，子亦有壳。独戎州出者，壳上有纵纹，隐起如线，或一道二道三道不等，土人呼为金丝巴豆，最称上品，他处罕有。八月采，去内外壳，取仁，酒煮一次，研膏用。有去壳取肉，生研如膏，以纸包，压去油者，谓之巴豆霜。中其毒者，以冷水、黄连、大豆汁解之。

巴豆：推荡藏府，《本经》开通闭塞之药也。皮正东抄左氏曰：此剂味甚辛歊，气甚热烈，性甚刚猛，攻关拔固，功过牵、黄。摧滞逐实，力浮硝、戟。追逐一切有形留着久顽不逊之疾。如留饮痰癖，死血败脓，蛊毒、飞尸、鬼疰，休息结痢，寒痰哮喘，及一切生冷、鱼面、油腻、水果、积聚、虫积，或水肿大腹，寒疝、死胎，痞结、癥瘕诸证，下咽即行。苟非气壮力强之人，不可轻用。张氏曰：如不审而妄用，耗却天真，使人津液枯竭，胸热口燥，留毒不去，他病转生，则巴豆之为害昭昭矣。然而更有未尽者，此药禀火烈之气，沾人肌肉，无不灼烂。试以少许，轻擦完好之肤，须臾即发一泡，必至肿烂成疮。况肠胃柔脆之质，下咽则徐徐而走。且无论下后耗损天真，而府藏被其熏灼，能免无溃烂之患耶？凡一概汤散丸剂，切勿轻投。即有万不得已之急证，欲借其辛烈攻冲，开通道路之力，必须煮熟，压令油净，入厘许即止，不得多用。如前古有云：巴豆炼熟食之，能益血脉，悦颜色，通神仙。此无根怪谈，不可信从。明理之士，当自审之。

李濒湖先生曰：巴豆峻用，则有戡乱劫病之功。微用亦有抚绥调中之妙。譬之萧、曹、绛、灌，乃勇猛武夫，而用之为相，亦能辅治太平。王海藏言其可以通肠，可以止泻，此发千古之秘也。一老妇年六十余，病溏泄已五年，肉食油物生冷，犯之即作痛。服调脾、升提、止涩诸药，入腹则泄反甚。延余诊之，脉沉而滑，此乃脾胃久伤，冷积凝滞所致。王太仆所谓大寒凝内，久利溏泄，愈而复发，绵历岁年者。法当以热下之，则寒去利止。遂用蜡匮巴豆丸药五十丸，与服二日，大便不通亦不利，其泄遂愈。自是每用治泄痢积滞诸病，皆不泻而病愈者近百人。妙在配合得宜，药病相对耳。苟用所不当用，则犯轻用损阴之戒矣。

集方：《医学切问》治留饮痰癖，并一切积滞。用巴豆肉十粒，纸裹打去油，蛤粉一两，黄药子炒二两，共为细末，水发丸，绿豆大。每用温汤下五丸。〇《外科全书》治肠痈内疽，死血败脓，胀闷不出者。用巴豆肉三粒，制法如前，穿山甲五钱，烧焦，米糊丸，如绿豆大。每服三五丸，酒下。见下脓血即止。〇《外科精义》治痈疽溃后，腐肉不落。用巴豆肉捣膏，敷上即落。〇陈山奇家抄治一切蛊毒。用巴豆肉半粒，不去油研烂，用麻油半盏，调服，再随饮绿豆汤二碗。俟吐泻数行，蛊即出，旋饮冷绿豆汤止之。〇《经验方》治休息结痢，愈而频发。用巴豆肉五钱，制法如前，研末，用熟猪肝为丸，如绿豆大。空心白汤下三四五六丸，量人虚实多少为数。不过三服净止。〇张杲《医说》治寒痰气喘。用橘皮一大片，裹巴豆肉一粒，线扎紧，火内烧存性，研末，浓姜汤调服。〇《桂香堂医集》治一切生冷、鱼面、油腻、水果，诸物伤脾成积。用巴豆肉十粒，制法如前，红曲一两，草果仁五钱，共为末，米汤和丸，如黍米大。每早服十丸，白汤下。小儿减半。〇莲池沈大师口传治虫积肚胀，好食生米、壁土、桴炭等物。用巴豆肉十粒，制法如前，三棱、莪术、槟榔、白术各五钱，俱炒过，共为末，砂糖为丸，如黍米大。每服五丸，白汤吞下。弱者三丸。〇张文仲《备急方》治水臌腹大，动摇水声，皮肤黑色。用巴豆肉十粒，制法如前，杏仁二十粒，去皮、纸裹、打去油，和匀，红曲一钱，打稀糊为丸，如黄豆大。每早空心未食时，服一丸，以利为度。忌盐味、糖味百日。此方并治飞尸鬼疰，中恶心痛，腹胀，大小不通。用药二丸，敲碎，白汤泡化服，当下而愈。量大小老人强弱，增减用之。〇《百一方》治寒疝。用巴豆肉一分研细，吴茱萸、川楝子各一钱，甘草五分。水煎，温和服。〇《海上方》治死胎不下，危在顷刻。用巴豆肉半粒，制法如前，研细，滚水调服。〇《海上方》治痞结癥瘕。用巴豆肉五粒制法如前，红曲三两炒，小麦麸皮一两炒，俱研为细末，总和为丸，如黍米大。每空心服十丸，白汤下。

续集方：危氏《得效方》治夏月水泻不止。用巴豆一粒，针头烧存性，黄蜡溶化为丸，白汤吞下。〇《和剂局方》治干霍乱，心腹胀痛，不吐不泻，欲死。用巴豆肉一枚，研烂。温汤调服，得吐利即愈。〇龚氏《医鉴》治小儿痰喘。用巴豆肉一粒，纸包打去油，绵裹塞鼻，男左女右，痰即下。〇《急验方》治荷钱癣疮。用巴豆肉三粒研烂，以生绢包擦，日一二次。如神。〇《千金方》治急喉痹。用生矾为末五钱，巴豆肉三粒，同熬滚，去巴豆肉，单用枯矾，研细，吹入喉中。流出热毒涎，喉即宽。〇《千金方》治喉痹垂死，止有余气者。用巴豆线穿，内入喉中，即牵出，即苏。〇《普济方》治一切脓窠癞疮。用巴豆肉五十粒，麻油煎黑，去豆，以油调硫黄、轻粉末，频搽，即效。〇治中风痰厥，昏迷卒倒，不省人事，欲绝者。用巴豆去壳，纸包槌油，去豆不用，用纸捻作条，送入鼻内。或拌牙皂末尤良。或用前纸条烧烟，熏入鼻内亦可。

大枫子

味辛、甘，气热，有毒。

李氏曰：大枫子，出海南诸番国。按《真腊记》云：大枫乃大树之子，状如椰子而圆，其中有子数十枚，大如雷丸，子中有仁，白色，久则黄而油，不堪入药。修治：取大枫子油法，用大枫子三斤，去壳，除黄色油透者不用，研极烂，磁器盛之，封口，入滚汤中，文火蒸至一日，色黑如膏，名大枫油。可涂风癞疠风疮疾。

大枫子肉：李时珍捣膏，擦风癞疥癣诸疮之药也。王景明此物质润性燥。濒湖方治疮疥，仅供外涂，能润皮肤，杀虫止痒。不堪服食。粗工述庸人语，每治大风癞疾，与苦参同用，作丸服。殊不察此性燥、热劣，有损液闭痰之虞而伤血分。至有风癞未愈而先失明者。用之外涂，其功不可没也。

集方：单氏家抄共三则治疥癣瘙痒有虫。用大枫子去壳取肉四十枚，捣膏，大黄炒、蛇床子炒、樟脑、硫黄各五钱，共研极细末，和入大枫子肉内，水银五钱，研入，以不见星点为度。如干燥，再加入猪油数钱，共研为丸。先用热汤洗净疮，后用此药搽之。○治大风疮裂。用大枫子烧存性，和麻油、轻粉，研匀敷之。此方亦治杨梅恶疮。○治风刺鼻赤。用大枫子肉十个，木鳖子肉五个，轻粉、硫黄各一钱五分，共为末。夜夜唾调涂之。

梓白皮

味苦，气寒，无毒。叶主治同。

苏氏曰：按《埤雅》云：梓为百木长，故呼梓为木王。盖木类莫良于梓，故《书》以梓材名篇，《礼》以梓人名匠，朝庭以梓宫名棺也。**李氏**曰：梓有三种，当用朴素不腐者。今处处皆有之，宫寺、人家园亭，亦多植之。木似桐而叶小，花紫。虽有三种之分，实非一类也。木理白者为梓，赤者为楸，梓之美文者为椅，楸之小者为[木夏]。

梓白皮：去热毒，《本经》杀三虫之药也。方吉时抄大氏方治小儿一切疮疥瘙痒，取此煎汤洗之。濒湖方治温热时气，头痛壮热，取此煮汤饮之。又《别录》方捣梓树叶，和猪食中，饲养肥大三倍，且无瘟死之虞。

楸白皮

味苦，气寒，无毒。叶主治同。

李氏曰：楸叶大而早落，故谓之楸。榎叶小而早秀，故谓之榎。唐时立秋日，京师人取楸叶，剪花戴之，取秋意也。又曰：楸有行列，茎干直耸可爱，至秋垂条如线。其木湿时脆，燥则坚，宜作棋盘，即梓之赤者也。

楸白皮：杀诸虫，陈藏器解诸毒疮之药也。米振元稿陈氏方煎膏，涂敷一切恶毒诸疮，及痈肿疽瘘，疳疮痔疮，能除脓血，生肌肉。

李濒湖曰：楸乃外科要药，而时人少知。按古医葛常之云：有人患发背溃坏，肠胃可窥,百方不瘥。一医用太阳未生时,采楸树叶数十斤,熬膏,敷其外,内以云母膏作小丸,服尽四两,不累日而愈也。东晋《范氏方》亦称楸叶治疮肿,有拔毒排脓,止痛生肌之力。

集方:范汪东阳方治一切毒肿,不问硬软。取楸叶十重,敷肿上,用旧帛裹之,三日易。冬月取干叶,盐水浸软贴之。或取根皮捣烂敷之,皆效。○《箧中方》治瘰疬瘘疮。秋分前后,摘楸叶十五斤,以水一石,净釜中煎取三斗,又换锅煎取七八升,又换锅煎取二升,乃纳不津器中,用时涂疮上,以软帛裹之,日一拭,更上新药。不过五六上,已破者即便生肌,未破者即内消瘥。○《圣惠方》治灸疮不瘥,痒痛不止。用楸叶头及根皮为末,敷之。○《圣惠方》治小儿秃疮。用楸叶捣汁涂之。

青 桐

味甘、微苦,气寒,无毒。叶主治同。

李氏曰:桐有青白二种,与罂子桐、梧桐各别。罂子桐,子能作油,有毒。青桐、白桐同一种,无毒。梧桐子可作果食,亦无毒。三桐各自一种,实非同类。又一说云:白桐即泡桐也。叶大径尺,最易生长。皮色粗白,其木轻虚,不生虫,可作器物屋柱。二月开花,如牵牛花而白色,结实如巨枣,长寸余,壳内有子,轻虚如榆荚、葵实之状。老则壳裂,随风飘扬。青桐即梧桐之无实者。又按陈翥《桐谱》,分别白桐、冈桐甚明。白花桐,文理粗而体性慢,喜生朝阳之地。因子而出者,一年可起二三尺;由根而出者,可四五尺。其叶圆大而尖长,有角,光滑而毳,先花后叶。花白色,心微红。其实大二三寸,内为两房,房内有肉,肉上有薄片,即其子也。又紫花桐,文理细而体性坚。亦生朝阳之地,不如白桐易长。其叶三角而圆,大如白桐,色青,多毛而不光,且硬,微赤,亦先花后叶。花色紫,其实亦如白桐而稍尖,状如诃子,房中肉黄色。二桐皮色皆一,但花叶小异、体性坚慢不同尔。亦有冬月复花者。○**寇氏曰**:桐类有数种,《农皇经》不定指是何桐,是难执用。但数桐各有治疗,应病不同耳。

青桐木皮:《本经》化五痔,甄权净五淋,疗奔豚,《别录》散脚气,《本经》杀三虫之药也。汤济时抄治此数证,并宜煮汁饮之。出《别录》、甄氏、《肘后》三方书中。又《医林正宗》云:治痈疽发背大如盘,腐臭不可近者。用青桐叶醋浸半日,蒸,贴之。退热出脓,定痛生肉,此极验秘方也。究其青桐之性,清虚芳洁,散浊澄清,故淋、痔、奔豚、脚气、痈虫之疾,咸得奏其用焉。

梧 桐

味苦,气温,无毒。

李氏曰:梧桐处处有之。树似桐而皮青,不皱。其木无节直生,理细而性紧。叶似桐而稍小,光滑有尖。四月开嫩黄小花,如枣花,枝头出丝,结荚长二三寸,五片合成,老则裂开如箕,谓之囊鄂。其子缀于囊鄂上,多者五六,少则二三,形如胡椒。其皮皱。又《尔雅翼》云:梧桐多阴,青皮白骨,似青桐而多子。其木易生,晚春生叶,早秋即凋。古称“凤凰非梧桐不栖”,岂亦食其实乎?《诗》云:梧桐生矣,于彼朝阳。又《齐民要术》

云：梧桐生山石间，作为药器，更鸣响也。

梧桐子：捣汁，拔去白发根，涂之必生黑者。又煎汤泔口，治小儿口疮。李濒湖方。

梧桐叶：晒干为末，蜜调敷发背诸毒，能煞其势。《肘后方》。

梧桐木青皮：浸水抿妇人发鬓，黑润，不燥不蓬而光。苏氏方。

罂子桐油

味甘、微辛，有毒。即油桐也，因其实状如罂，故名。

陈氏曰：罂子桐，生江南北大山中，两浙尤多。树如梧桐，早春开淡红色花，状如鼓子花，成筒子。子打造油，即桐油也。李氏曰：冈桐，即白桐之紫花者。油桐，枝干花叶，酷类冈桐，而树长稍小。但其实大而圆，每一实中有二子，或四子，如大枫子。其肉白色，味甘，食之能发吐。吐不止，饮热酒即解也。人多种莳，收子打油，及造船诸器皿中用。为时所须，人多伪之。试以竹篾作圈，蘸起如鼓面者为真。

桐子油：吐风痰，李时珍解喉痹，去虫疮，陈藏器摩疥癣之药也。周志仁大氏方治风痰壅塞，喉胀不通。以油半和水，用鹅羽蘸扫喉中探吐。或以水研末，吹入喉中取吐亦可。但中病即止，不可多用频用，如多用，损耗中气，痰涎转多，为病变重者有之。

集方：《集简方》治腿足风疮如癞，有虫者。用桐子油，和人乳各等分，扫数次即愈。○《摘玄方》治酒皶鼻。用桐子油，调黄丹、雄黄末敷之。○杨氏方治女人血风臁疮，溃烂如掌大。用桐子油调真铅粉，作隔纸膏贴之。○《华佗方》治误食砒石。即刻用桐子油半升灌之，得吐，毒即解。

本草汇言卷十

钱塘　倪朱谟纯宇甫选集　男倪洙龙冲之氏藏稿

沈公岐则施甫校正

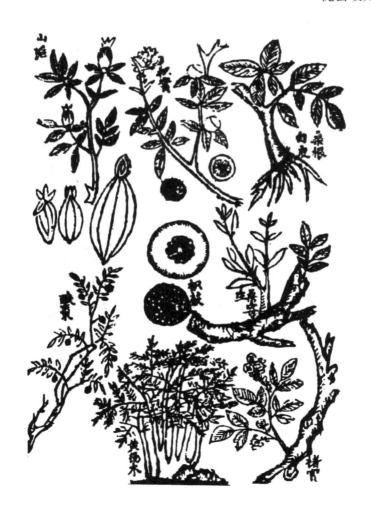

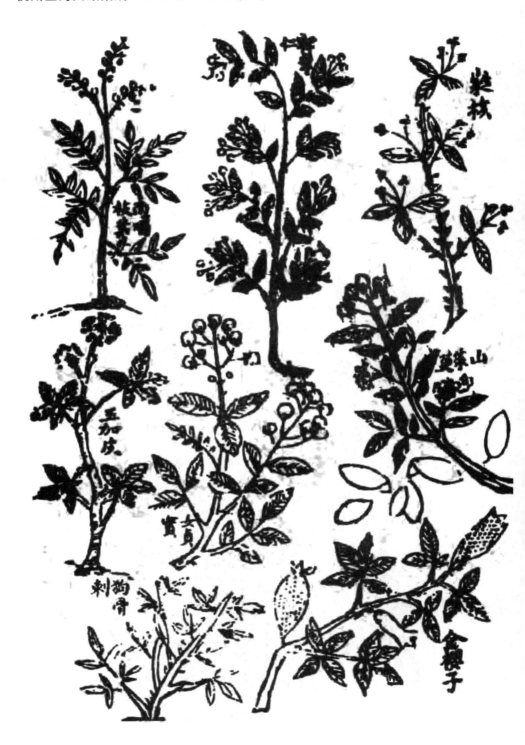

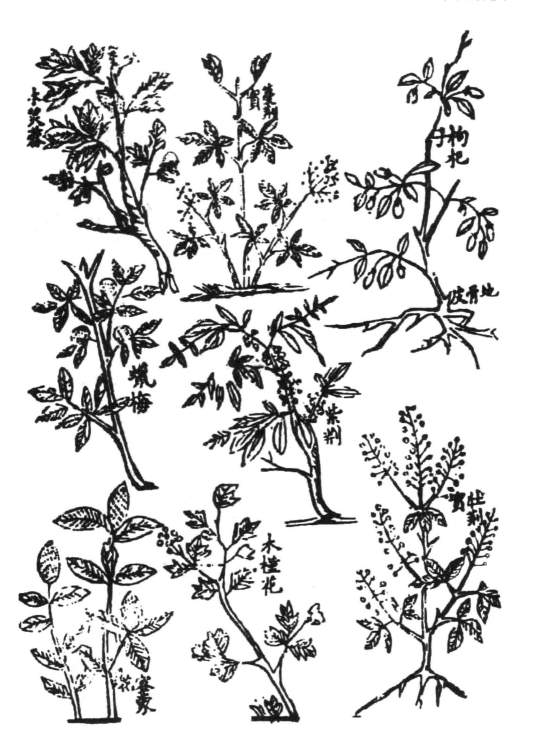

木芙蓉
蔓荆
枸杞子
地骨皮
蜡梅
紫荆
牡荆
蔓荆
木槿花

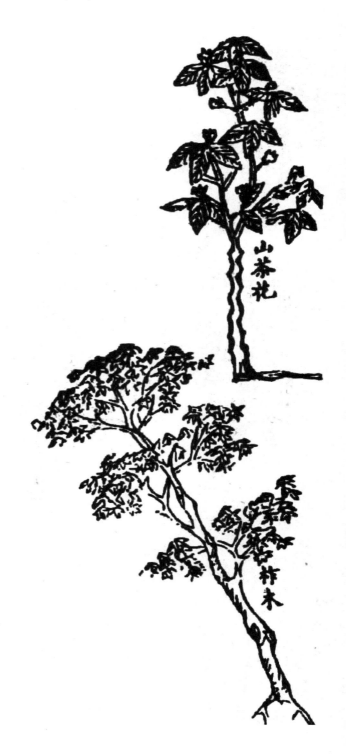

木　部灌木类

桑根白皮

味甘,气寒,无毒。升少降多,阳中阴也。入手太阴经。

王氏曰:桑类繁多,不可枚举,所在南北皆有。花、椹、枝、皮,功无差等。叶频摘频发,枝频剪频生。虽去枝纯干,干尤生枝。叶充蚕食,材多适用。全体专精,灌木易生之上品也。**苏氏**曰:方书称桑之功用最神。《尔雅》云:又有栀桑、女桑、棋桑、檿桑、山桑。**郭璞**云:半有椹、半无椹,曰栀;干小条长,曰女;叶细歧锐,皮理粗戾,曰棋;檿桑,丝中琴瑟;山桑,材中弓弩。皆材之美者也,他木鲜及之矣。**李氏**曰:桑有数种,檿条而分者,椹少干繁。白桑叶大而厚,山桑叶尖而长,鸡桑叶花而薄,子桑先椹后叶。岭外有望海桑,高数丈,枝干茂盛,亭亭如车盖。桑生黄衣,其本必将枯死。《种树书》云:桑树构接,则本大叶厚。桑根下埋龟甲,易茂盛而不蛀。《典术》曰:箕星之精,散而为桑。洪氏曰:箕,水星也。龟神在坎,故桑以龟为食焉。东坡曰:琴弦旧而声闇,桑叶揩之,发声如新。《本草》云:桑根见地上者,曰马额,有毒,能杀人;旁行出土者,曰伏蛇。亦有毒,但反能治心痛。修治:采嫩根,刮去青黄薄皮一重,取里白皮切,焙。皮中有涎,切勿去之。○桑上寄生,形状见寓木类。

桑根白皮:平肺气,日华子消痰嗽之药也。伍少山稿甄氏方主泄肺气,下喘逆。或肺火燔灼,痰嗽有红;或肺伤风热,暴嗽声哑;或水饮停肺,胀满气急,是皆肺气不清,为痰为火,为停水之证,惟桑根白皮可以治之。又钱氏泻白散,与甘草、地骨皮同用,能泻肺火,从小便中出,此泻肺诸方之准绳也。如前古有云:治崩中绝脉者何也?缘桑之苗、叶、枝、干、皮、根,纹理一缕,如人身之经脉联络,分析有条,若营血统络于心。故崩中绝脉,营血妄行之证,用桑根白皮可以止之也。盖桑之一物,如尽其材而论之,应用凡有八焉:桑虫,味甘。攻痘毒甚效。以酒浆调之。桑叶,味甘微苦。明目疾尤奇。煎汤早晚洗目。桑耳,味苦。破癥坚结聚。为末,酒调服一钱。桑葚,味甘。染须发转黑。晒干浸酒饮之。桑枝,味辛苦。去风气挛痛。切细浸酒饮之。桑汁,味苦。治哦口舌疮。以绢蘸涂口内。桑为流通气血之药,所以桑上寄生,味苦。又能利筋脉,调血气,治风寒湿痹浸酒饮之之圣剂也。再按:桑根白皮泻肺降气、清火下痰,是其专职。如肺虚无火,因风寒袭之而发咳嗽者,勿服。

集方:东垣方治肺气盛满,喘胀咳嗽,痰中有红。用桑根白皮二两,天麦二冬、款冬花、百部、沙参、川贝母各一钱五分,甘草七分,枇杷叶五片,刷去毛净,水煎服。○治肺热伤风,暴嗽声哑。用桑根白皮二钱,前胡、防风、薄荷、葛根各一钱五分,桔梗一钱,甘草七分,水煎服。○马氏方二则治水饮停肺,胀满喘急。用桑根白皮二钱,麻黄、桂枝各一钱五分,杏仁十四粒去皮,细辛、干姜各一钱五分,水煎服。○治水肿。用桑根白皮、白芍药、薏苡仁、木瓜、茯苓各一钱,陈皮一钱,赤小豆三钱,水煎服。○《肘后方》治产后下血不止。如非关产后,凡属血露不净俱可服。用桑根白皮四两,蜜水炒。每日用一两,水煎饮之。○《广利方》治金刃伤疮。用桑根白皮,日用一两,水煎服。外用马粪和桑白皮各等分,烧灰敷疮上,日一易。○《经验方》治坠马拗损筋骨。用桑根白皮五斤为末,煎膏敷之,日一换,药完即愈。亦无宿血。○苏氏方治刀刃伤腹肠出。用桑根白皮作线缝腹皮,更以热鸡血涂之。○《圣惠方》治小儿口流涎不止,此系胸膈有热痰故也。用新鲜桑根白皮捣自然汁,日逐饮之,并涂两口角,甚效。

桑叶:去风湿,利水气,_{朱丹溪}和血脉之药也。_{倪九阳稿}苏氏方煎汁服,能除脚气,散水肿,通大小肠之逆气。大氏方治一切风湿顽麻,自汗,并扑损瘀血作痛,又宜浸酒饮之。《普济方》治老幼久患眼目,昏涩不明,以桑叶经霜者煎汤,早晚洗目。治暴赤风眼,赤涩多泪。如一切目疾,惟久洗愈妙。《通玄方》治穿掌肿毒,以新鲜桑叶捣烂,罨敷即愈。又孟氏方取干桑叶,水洗净,晒干,搓碎,微炒,泡汤作茶饮,止烦渴,通畅一身逆气。盖至贱之物,而应病甚奇,故并录。

桑柴灰:味辛,有小毒。行水止血之药也。

集方:《梅师方》治身面水肿,坐卧不得。取桑柴烧灰淋汁,煮赤小豆,每饥时即食一二合,食时不得饮汤水。○苏氏方治金疮出血不止。以桑柴灰筛细,敷之,止血生肌。○《圣惠方》治破伤风,肿入腹即杀人。以桑柴灰淋汁,顿热浸之,冷再易。

柘根白皮

味甘,气温,无毒。

_{李氏}曰:柘木,处处山中有之。喜丛生,干疏而直,叶厚圆而有尖,亦可饲蚕。取丝作琴瑟,清响胜常。《尔雅》所谓棘茧,即此蚕也。又弓人取材,以柘为上品。其结实,状如桑子而稍圆,粒如椒。其木煎汁染黄,谓之柘黄,天子所服。一说柘木以米醋调矿灰涂之,一宿即作间道花鸟文。物性相伏如此。

柘根白皮:养胃固精,_{日华子}止血结崩中,_{陈藏器}去鬼交精泄之药也。

楮 实

味甘,气寒,无毒。气薄味厚,阴也,降也。入足太阴经。

《别录》曰:楮,生少室山中,湖、广、荥阳独多,今南北所在亦有。《诗》云:"爰有树檀,其下维榖"是尔。_{陆氏}曰:皮叶用之甚博,医方但贵楮实,余亦稀用。_{李氏}曰:楮与榖,乃一种也。有雌雄之分,雄者,皮有斑文,叶无叉桠。三月开花成穗,若柳絮状,遂谢而不结实;雌者,皮无斑文,叶有叉桠。四月开花成穗,若杨梅状,五月色青绿,六、七月渐深红乃熟也。水操去子,蜜煎充果食,甚精。叶苗花蕊,并堪作茹。皮膜为冠、造纸、练布、捻毡,咸有用也。修治:水浸三日,旋搅旋换水,浮者,即拣去之,漉出晒干,焙燥用。

楮实：健脾养肾，补虚劳，《别录》明目疾之药也。金自恒稿陈氏本草主阳亢阴痿，水涸目蒙，及脾热水肿，腰膝痿弱，筋骨乏力诸证。按古方入滋阴药中，用之甚广。但性虽平补而气稍清寒，如脾胃虚冷者，宜少用之。

陈廷采先生曰：按楮，又名縠桑。荆、杨、交、广，咸谓之构。一说叶有瓣曰楮，叶无瓣曰构。又一说，皮斑曰楮，皮白曰构。名虽有二，取用则同也。又《相感志》云：木中白汁如乳，名楮浆，可以丸丹砂。又楮胶，可作金石之漆。又秋月剥取其皮，可织为布，可捣为纸。则楮之专精在皮与浆矣。所入医方，惟用其实，赤者频服，不老不饥，行同奔马，载在《本草》，确有功效。奈时人于滋补药中，用之稀鲜，惜哉！

集方：_{武台山方}治脾肾肝三藏阴虚，吐血咳血，骨蒸夜汗，口苦烦渴，梦中遗精；或大便虚燥，小便淋涩；或眼目昏花，风泪不止等证。不拘老幼，咸宜服之。用楮实赤者一斗，取黑豆一斗煮汁，去豆取汁，浸楮实子一日，晒干再浸，再晒，以豆汁渗尽为度。再晒燥，配枸杞子三升，俱炒微焦，研为细末。每早用白汤调服五钱。功效不可尽述。○《活法机要》治水气蛊胀。用楮实子五升，水一斗，熬成膏。用茯苓三两，白丁香一两五钱，俱微炒，研为细末，楮膏和丸，梧子大。每空心用三钱，晚用二钱，俱白汤吞下。

楮叶：_{味甘，气凉，无毒。}凉血、_{李时珍}祛风、利水之药也。

集方：_{苏氏方}治鼻衄暴流数升不止。用楮叶捣汁二升，徐徐饮之。○《外台秘要》治虚肥水肿、气上促者。用楮叶煮白米粥食，勿绝，自愈。忌盐味百日。○《千金方》治蝮蛇螫伤。用楮叶捣取汁渍之。○_{杨氏方}治老幼瘴痢，日夜百余度。用干楮叶三两微炒，研为细末。每服二钱，白汤调下。○《圣惠方》治一切眼翳。三月收嫩楮叶，晒干，为细末，每以黍米大注眦内，其翳自落。

楮树白皮：_{味甘涩，气平，无毒。}顺气利水，_{李时珍}凉血止血之药也。_{门吉生抄}甄氏方治水肿气满，小水不通，因甘平能利水道也。李氏方治下血血崩，因甘涩能敛气以和营也。但性多燥而少润，如内热血燥之证，宜少与之。

楮树皮中白汁：_{味甘，气平，无毒。}利水消肿之药也。_{赵天民抄}《外台秘要》治天行时疫，病后胀满，两胁刺胀，脐下如水肿。以楮树汁，随取随意服之。水便清利，肿即消矣。其性最粘，古人用褙法帖、经书、扇画，以此汁和飞面、白汤调作糊，褙褙永不脱解，过于胶漆。又和丹砂块，成团不散。故《纲目》称为五金胶漆。

枳　实

味苦、酸，气寒，无毒。气味俱厚，沉也，阴也。入足阳明、太阴经。

《别录》曰：枳生河内川谷，及洛西、江湖州郡。马氏以商州产者更佳。**寇氏**言：旧说橘逾淮而枳，故江北有枳无橘。江南虽有枳，不及江北者气足力厚也。**苏氏**言：树如橘而大，叶如橙而有刺。春开白花，至夏结果，至秋成实。六、七月采者，名枳实，小则其性酷而速也。九、十月采者，名枳壳，大则其详而缓也。今医家以皮厚而紧小者为枳实，以皮松而宽大者为枳壳。俱切开，以翻肚如盆口者为胜。又陈久者愈妙。近道所出一种臭橘，酷似枳，不堪用。修治：用小麦麸拌炒，至麦麸黑色，去麸用。

枳实：破结实，下食积，张元素消胀满之药也。张相如抄缪氏曰：《别录》方主除胸胁痰癖痞满，腹胃停水停食等疾。此疾原由脾胃二经气滞，不能运化精微所致。此药虽经成果，瓤核未分，混然结实，性坚而速。其气味苦泄，有破散冲走之力。故丹溪氏言有推墙破壁之功。所以仲景下伤寒腹胀，实结不通者，有承气汤；胸中痞痛者，有陷胸汤。洁古疗心下痞满者，有枳术丸。使壅滞既去，则胃气自安，而诸证自止矣。如前古谓主大风在皮肤中，如麻豆苦痒；又云益气轻身，此属幻语，非世俗学所知，姑删之以俟后贤详用可也。但性专消导，泻痰下食，其为健悍之物可知。凡中气虚弱，劳倦伤脾，发为痞满者；脾胃气虚，不能运化，以致伤食停积者，俱宜补中益气汤，补其不足，少加枳实十分之一，则痞满自除，停食自行矣。如伤寒胀满，非实邪结于中下二焦，手不可按，七八日不更衣者，必不可用。如伤寒挟热下痢，非燥粪结实者，亦不可用。如元气壮实，有积滞者，不得已用一二剂，病已即去之。即洁古所制枳术丸，亦为脾胃有积滞者设也。积滞去则脾胃自健，故谓之益脾胃之药。非消导之外，复有补益之功也。用者当详审。

集方：《刘草窗医案》治食积结胀。用枳实、白术、厚朴各等分，俱用小麦麸炒，用黄连减半、酒炒，共为细末，红曲作糊丸，绿豆大。每早晚各服三钱，白汤下。小儿减半。○钱氏方治胸胁痰癖痞胀。用枳实四两，南星、海石、白芥子、萝卜子、紫苏子、白术、茯苓各一两，俱微炒，共为末，红曲作糊丸，绿豆大。每早晚各服三钱，白汤下。○稽明禅氏治腹胃停水。用枳实、苍术、厚朴各一两，猪苓、泽泻、茯苓各五钱，肉桂、木香各三钱，共为末。每早晚各服二钱，白汤调服。○王氏手集治腹胃停食不消。用枳实三两，白术二两，俱用小麦麸炒，厚朴、白蒺藜各一两，川黄连、红曲炒各三钱，共为末，水发为丸，如绿豆大。每早晚各服三钱，白汤下。○治坚积痰饮血食不消。用枳实、三棱、蓬术、青皮、槟榔、白术各一两，俱酒洗，微炒，研为末。每晚食后服三钱，酒送下。然须能食，脾胃健者宜之。○仲景方治伤寒热邪传里，发热，汗出，不恶寒，腹满而喘，大便不通，宜大小承气汤。大承气，用枳实一两，厚朴五钱，大黄、芒硝各八钱，水四大碗，煎一碗半服。小承气，用枳实八钱，厚朴四钱，大黄五钱，水三碗，煎一碗服。病急者用大小承气，量病缓急，临证当消息用之。

枳 壳

味苦、酸，气寒，无毒。气厚味薄，沉也，阴也。入手太阴、足阳明、手阳明经。

缪氏曰：气味主治，与枳实大略相同。但枳实形小，其气全，其性烈，故善下达。如少年猛悍之将，勇往直前，而一无回顾者也。枳壳形大，其气散，其性缓，故其行稍迟，是以能入胸膈肺胃之分，及入大肠也。

枳壳：行滞气，张元素开胸结之药也。费五星稿凡病中膈不清，隧道痞塞，痰涎壅盛，气食留中，至若癥癖有形之物，痰饮有形之气，用二陈以清之可也。然无枳壳则不获效。六郁气血饮食痰湿结而不散；五气风寒暑湿燥胀而不行，用二陈以理之可也，然无枳壳则不能通。大抵枳壳之性，专于平气。气平则痰喘止，气平则痞胀消，气平则刺痛安，气平则后重除。所以戴氏方谓枳壳能定痰喘，消胀满，止胁肋刺痛，除下痢后重急迫，正此意也。以上诸证，凡属形盛有余，气火、风痰、食饮为病者宜之。如关脾胃气虚，中气不运，而为痰，为喘，为痞胀者，勿用也；如肝肾阴亏，血损营虚，胁肋隐痛者，勿用也；下痢日久，中气虚陷，愈下愈坠，愈后重急迫者，勿用也。故前人有言，多服枳壳，有损胸中清纯之气，可不慎欤！

缪仲淳先生曰：一概胎前产后，枳壳咸不宜服。今世多用以治妇人胎气不安，或至八九月，为易产之剂，动辄资用。殊不知妇人怀孕，全赖气血以养胎。气血充足则胎自易产。且妊妇至八九月，精神困倦，四肢软弱，饮食减少，动息喘促，何莫非虚弱之证，而更用此耗散之药耶？《内经》所谓：损不足而虚其虚，岂不大谬哉？古方有瘦胎饮者，为湖阳公主而设，以彼奉养太过，其气必实，故用此以耗其有余之气，使胎易产。今人不知古人立方之意，一概滥施，误甚！误甚！

集方：王氏润川治气滞食饮痰火停结。用枳壳一两，厚朴八钱，俱用小麦麸皮拌炒，去麸。每用枳壳二钱，厚朴一钱六分，水煎服。○戴元礼方共四则治痰喘气火上逆不降者。用枳壳、苏子、桔梗、杏仁各一钱五分，茯苓一钱，木香五分，水煎服。○治中膈痞胀不宽。用枳壳、厚朴、白术各一两，俱用小麦麸皮拌炒，砂仁、木香、白豆仁、茯苓各五钱，共为末，水发丸，如绿豆大。每早服三钱，白汤下。○治胸胁刺痛。用枳壳一两，小麦麸皮拌炒，肉桂七钱，真芦荟三钱，俱研极细末，水发丸，绿豆大。每早服三钱，晚服二钱，淡盐汤下。○治下痢后重迫急。用枳壳九钱，白芍药六钱，川黄连三钱，干葛、滑石、槟榔各四钱，升麻、甘草各一钱五分，分作四剂，水煎服。○王氏《简易方》治老幼腹胀，气血凝滞，以此宽肠顺气。用商州枳壳去穰四两，分作四分：一分用苍术一两同炒，一分用萝卜子一两同炒，一分用干漆一两同炒，一分用大茴香一两同炒。仍去四味，只取枳壳为末，再以四味煎汁，打红曲糊为丸，如梧桐子大。每食后服百余丸，白汤下。○《直指方》治脚气肿胀。用枳壳三钱，木瓜、牛膝各二钱，水煎食前服。○缪氏方治气虚人，大便解时不快。用枳壳二钱，人参、麦门冬各一钱，水煎服。○危氏《得效方》治小儿软疖。用大枳壳一个去穰，磨口平，以麦面糊糊边，合疖上，脓血自出尽，更无痕也。

续补集方：人参败毒散加减方治伤寒头痛，壮热恶风，及风痰咳嗽，鼻塞声重，并四时瘟疫，热毒头面肿痛，痢疾发热，诸般疮毒。用枳壳、桔梗、羌活、川芎、前胡、柴胡、荆芥、薄荷各二钱，甘草八分，生姜三片，煎服。虚者可加人参一钱。○《万病回春》治痢疾不问赤白，肚痛，里急后重，浑身发热，口干发渴，用此通利即止。兼治伤寒传里，大便结实，口燥咽干，潮热自汗，怕热揭衣，谵语，阳厥等证。用枳壳、柴胡、黄芩、大黄、白芍、芒硝各一钱二分，甘草八分，水煎服。

黄杨木

味苦，气平，无毒。

李氏曰：黄杨木，生诸山野中，人家多栽植。枝叶攒簇上耸，叶似初生槐芽，绿而厚，不花不实，四时不凋。其性难长，俗说岁长一寸。其木坚腻，作梳掠、刻印，最佳。按《酉阳杂俎》云：世重黄杨，以其无火也。用水试之，沉则无火。凡取此木，必以阴晦夜无一星者，伐之，作器皿则不裂。

黄杨木叶：主难产，李时珍善催生之药也。詹润寰抄入达生散中屡效。又治暑月疖毒，捣末，水调敷之即消。

卮　子

味苦，气寒，无毒。气薄味厚，轻浮上行。气浮而味降，阳中阴也。入手太阴、手少阴、足阳明经。

《别录》曰：卮子，生南阳川谷。**苏氏**曰：今南方西蜀州郡皆有。木高七八尺，叶似李而厚硬，又如兔耳，色深绿。四五月开花，蕊黄瓣白，芬香六出。夏秋结实如诃子，生青熟黄，中仁色红，霜后采取。入药以山谷产者，又以七棱至九棱，圆小皮薄者为上。如家园栽者，形大皮厚而长，**雷氏**称为伏尸卮子，只堪染家，入药无力。治上焦、中焦火病连壳用，治下焦火病去壳用。**王氏**曰：去肌表中热，用皮去心。胸中热用仁。治血病，连皮炒黑，捣烂用。蜀中有一种卮子，其花红色，其实染物则赭红色。

卮子：清气凉血，朱丹溪散三焦火郁之药也。桂谷山抄方氏曰：盖卮之为性，可升可降，气味虽居苦寒，而气本轻清。故前古主五内邪气，胃中热气，酒风面赤鼻皶等证，专取此清空寒化之物，能解心肺之伏火，转炎歊为清肃者也。所以三焦浮游之火，六郁气结之火，皆可清也。若头皮疼而眉骨痛，白珠赤而腮颊肿，或喉闭牙疼，口舌肿烂；或热极妄行，暴吐衄血；或头肉耳筋，跳扯不时；或心烦郁闷，欲吐不吐；或湿热蕴蓄，五疸发黄；或气郁火郁，呕哕酸苦；或癃闭胀满，小腹急疾，以上诸证，总属气、火、湿、热，四端壅闭不通之所致病，惟山卮均可治之。又杨氏《简易方》云：山卮泻三焦之火，最清胃脘之血。其性屈曲下行，降火从小便中出。凡心胃痛，过服热耗之剂，愈痛不止，用卮子以清气导热，则痛自安。执此一论，则知山卮轻空寒化，发越郁遏不升不降之气，明矣。但苦寒沉降，解五内一切邪热，清有余之火，如过服,不免有损胃伐阳之弊。凡脾胃虚弱者,忌之;血虚发热者,忌之;心肺虚而无邪热者,忌之;吐血、衄血,非阳火暴发者,忌之;小便不通,由于膀胱虚而无气以化,而非热结小肠者,忌之。

皇甫云州先生曰:凡气郁动火,火郁动气,湿郁生热,痰郁生喘,热郁作烦,血郁作疼,舍山卮之轻扬六出,宛滕六之飞舞,孰能治之?

卢不远先生曰:卮子有色,故主色变。凡苦寒之物,能下能坚,惟卮子反使坚结者,解而上出,火空则发之义也,故并作涌泄之剂。如五内邪气,胃中热气,结而未实者,易于分解;已成燥坚者,非所宜矣。

沈则施先生曰:仲景治伤寒汗、吐、下后虚烦不得眠,若剧者,必反覆颠倒,心中懊恢,用卮子豉汤治之。卮子色赤,味苦入心而治烦;香豉色黑,味咸入肾而治躁。盖汗、吐、下后,胃中亡津液,藏府无润养,内生虚热,故不眠而甚至颠倒懊恢,非此不可止也。《本草》不言卮子能吐,仲景用为吐药。卮子本非吐药,为邪气在上,拒而不纳水谷,令其上吐,则邪因以出。所谓高者因而越之也。又用为利小便,实非利小便,乃清肺也。肺清则气化行,而膀胱津液之府,得此气化而出也。又治心经留热,小便赤涩,用去皮卮子、酒炒黄连、连翘、炙甘草等分,末之,水煎三钱服,无不利也。又《古今名医录》治发黄皆用卮子、茵陈、甘草、香豉,四味作汤饮之。观此诸论,则卮子之清气凉血,散三焦火郁之说,确然矣!

集方:以下十四方出方龙潭《家秘》治酒风面赤鼻皶。用山卮子炒黑三钱,桑白皮、桔梗、西河柳、麻黄、石膏各二钱,水煎临睡时服。○治头皮疼。用山卮子炒黑五钱,荆芥、薄荷、石膏各二钱,甘草八分。水煎食后服。○治眉骨疼。用山卮子炒黑、川羌活各二钱,水煎服。○治时眼白珠暴赤。用山卮子炒黑二钱,桑白皮、薄荷叶各一钱五分,桔梗、连翘各八分。水煎服。○治腮颊肿痛。用山卮子炒黑三钱,柴胡、半夏各二钱,黄芩、防风、羌活、白芷各一钱,水煎服。○治火郁喉闭不通。用山卮子生研五钱,荆芥穗二两,水煎,徐徐服。先用米醋半盏,以鹅羽搅,吐痰出,后服此药。立效。○治牙疼不止。用山卮子炒黑三钱,北细辛五分,石菖蒲、桂枝各一钱,水煎,泅漱牙间,缓缓咽下。○治口舌肿烂。用山卮子炒黑五钱,川黄连、黄檗各二钱,枯矾六分,甘草三钱,共为末,时时掺入口内。或加冰片一分。○治暴吐、衄血,因热极妄行者。用山卮子炒黑一两,怀生地二两,炮姜灰五钱,水三碗,煎一碗,徐徐服。○治头肉耳筋不时跳扯。用山卮子炒黑三钱,天花粉、半夏、白芥子、玉竹各二钱,川芎、甘草各一钱。水煎,食后服。一方加石膏三钱。如胃虚寒者不必。○治心烦郁闷,欲吐不吐。用山卮子炒黑,半夏姜制,各二钱,陈皮、白茯苓各一钱五分,甘草七分,厚朴姜水炒一钱。水煎服。○治湿热蕴蓄,五疸黄证。用山卮子炒黑四钱,茵陈五钱，白茯苓二钱，生姜皮三钱，水煎服。○治气郁火郁，呕哕酸苦。用山栀子炒黑一钱五分，川黄连姜水炒一钱，黄芩、天花粉、薄荷叶各二钱，紫苏叶八分，广陈皮、广木香、半夏姜制、厚朴姜水炒、木通各一钱二分，水煎服。○治小便癃闭，胀满不通，小腹急疾。用山栀子微炒五钱，车前子、牛膝、木通、白茯苓各一钱五分，甘草一钱，水二碗，煎半碗。临服时，用生韭子三钱，研水半盏，白果肉三十个，研汁半盏，冲入药内，食前服。○以下五方出仲景书治伤寒汗、吐、下后虚烦不得眠，及心中懊侬者。用山栀子十四枚，香豉二合，水煎服。○治伤寒湿热发黄，腹胀。用山栀子十四枚，茵陈二两，大黄一两，水三升，煎一升，徐徐服。服后小便当利，尿如皂角汁状。正赤者，一宿腹减，黄从小便出也。○治发黄身热。用山栀子十四枚，黄檗二钱，炙甘草一钱，水煎服。○治伤寒下后，心烦腹满，起卧不安者。用山栀子十四个，厚朴、枳实各二钱，水煎服，得吐即愈。○治大病后劳复，小便不利者。用山栀子十四枚，配鼠矢五钱，作汤饮。得小便利即愈。

续补杂方《丹溪方》治胃脘火痛。用山栀子七枚，炒黑，水二盏，煎七分，入生姜汁三四匙。饮之立止。○黎居士方治鼻中衄血。用山栀子烧灰，作细末，吹之立效。○《普济方》治小便不通。用山栀仁十四枚，食盐少许，韭菜十茎，捣烂，贴脐及毛际。良久即通。○《经验良方》治小便淋血涩痛。用山栀子、滑石等分，研细末，葱汤下。○《圣惠方》治酒毒下血。用山栀仁，焙，研为细末，白汤调服二钱。○《肘后方》治热毒血痢。用山栀仁十四枚，捣细，加白蜜五匙，水煎服。立效。○《胜金方》治产下痢。用山栀子炒黑，研细，空心白汤调服三匙。甚者不过五服。○《普济方》治小儿盘肠钓气。用山栀子五钱，草乌五分，切片，同炒黑，拣去草乌。每服五分，茴香、葱头汤下。○治闪肭折伤肿痛。用山栀子仁，生研末，和小麦面，水调涂之。甚效。

酸枣仁

味甘、苦、酸，气平，无毒。阳中阴也。入足少阳、厥阴，手少阴、太阴四经。

苏氏曰：酸枣，出汴、洛及西北州郡。今天下南北东西，处处皆有，但分土产厚与薄耳。多野生坡坂间及城垒之处。其木似枣而皮细，中心赤色，茎叶俱青。夏秋开花似枣，八月结实，红紫色，似枣而圆小，味极酸。当月采实，取核中仁。**孟子**曰：养其樲棘是也。又嵩阳子言酸枣县所出为真。今之货者，皆是棘实，用者尤宜详辨。此说未尽确然，盖不知小则为棘，大则为酸枣。平地则易长，崖堑则难大。故棘多生崖堑上，经久不樵，则成干，人亦呼为酸枣。更不言棘，实一本也。此物才及三尺，便开花结子，但科小者，气味俱薄；科大者，气味俱厚。今陕西临潼山野间所出更佳。此亦土地所宜也。○又据嵩阳子云：余家于滑台，今酸枣县，即滑之属邑也。其树高数丈，径围二三尺，木理极细，坚而且重，可为车轴及象棋、商陆、匙箸等。其木皮亦细而硬，文似蛇鳞。其枣圆小而味酸，其核微圆而仁稍扁，色赤如丹，此为医药所重。土人亦不易得。今市货者，皆棘子也。两说俱存之，以俟博学君子。○**李氏**又一说云：独生而高者为枣，列生而低者为棘。故重束为枣，平束为棘,二物观名,即可见矣。

酸枣仁：敛气安神,荣筋养髓,孙思邈和胃运脾之药也。汤济庵稿按《尔雅》云：大者谓之樲,小者谓之棘。其仁均补五藏,如心气不足,惊悸怔忡,神明失守；或腠理不密,自汗盗汗；肺气不足,气短神怯,干咳无痰；肝气不足,筋骨拳挛,爪甲枯折；肾气不足,遗精梦泄,小便淋沥；脾气不足,寒热结聚,肌肉羸瘦；胆气不足,振悸恐畏,虚烦不眠等证,是皆五藏偏失之病。得酸枣仁之酸甘而温,安平血气,敛而能运者也。如前古所云：主心腹寒热,邪结气聚,四肢湿痹酸痛；久服安五藏,轻身延年。《别录》之治久泄、虚汗、心烦、骨痹,此大哉至圣之言也。

方龙潭先生曰：酸枣性虽收敛而气味平淡,当佐以他药,方见其功。如佐归、参,可以敛心；佐归、芍,可以敛肝；佐归、术,可以敛脾；佐归、麦,可以敛肺；佐归、柏,可以敛肾；佐归、苓,可以敛肠胃、膀胱；佐归、耆,可以敛气而灌溉营卫；佐归、地,可以敛血而荣养真阴。又古方治胆气不和甚佳。如胆气空虚,心烦而不得眠,炒用可也。凡治肝胆心脾四藏不足之病,不可缺此。

卢不远先生曰：《别录》主烦心不得眠者,心腹邪结气聚使然耳。服之结散聚消,心定烦息,故得睡眠。又云：未有散邪结气聚之物,能使卫气入藏而就安寝者。世人见不得睡眠,便用枣仁,思之真堪绝倒。

集方：以下七方出方龙潭小按治心气不足,惊悸怔忡,神明失守。用酸枣仁二两炒,当归、茯苓、远志、石菖蒲、麦门冬、柏子仁、人参各一两,研末,蜜为丸,如梧桐子大,朱砂一两,水飞过,为衣。每服三钱,灯心汤下。〇治阳虚腠理不密,自汗盗汗。用酸枣仁一两炒,当归、人参、黄耆、白芍药、白术,俱酒拌炒,各八钱,干姜七钱,分作五剂,水煎服。〇治肺气不足,气短神怯,干咳无痰。用酸枣仁一两炒,当归、麦门冬、天门冬、百部、人参、茯苓、黄耆、款冬花各八钱,北五味三钱,甘草五钱,分作五剂,水煎服。〇治肝气不足,筋脉拳挛,爪甲枯折。用酸枣仁一两炒,当归、白芍药、葳蕤、麦门冬、枸杞子、川芎、牡丹皮各八钱,半夏、柴胡各五钱,分作五剂,水煎服。〇治肾气不足,遗精滑泄,或小便淋浊。用酸枣仁一两炒,当归、黄檗、怀生地、山茱萸肉、山药、地骨皮、枸杞子各八钱,俱盐水炒,分作五剂,水煎服。〇治脾气不足,寒热结聚,肌肉羸瘦。用酸枣仁一两炒,当归、白术、木香、砂仁、茯苓、石斛、白蒺藜、柴胡、广陈皮各八钱,用细陈壁土三钱拌炒,共为末,炼蜜丸。每服五钱,空心白汤送下。〇治胆气不足,振悸恐怖,烦心不眠。用酸枣仁一两炒,当归、茯苓、半夏、胆星、石斛、柴胡各八钱,分作五剂,水煎服。临服时,每钟加真天竹黄五分,研极细,调入服。

续补杂方：《简要济众方》治胆风沉睡多眠。用酸枣仁一两,生研末,蜡茶一两微炒,研末,二味和匀。每服二钱,午后白汤调服。○《和剂局方》治胆虚不眠,心多烦悸。用酸枣仁一两炒,人参五钱,辰砂三钱,俱研细末,炼蜜丸梧子大。每服十余丸,口内嚼化下。○胡洽居士方治振悸不眠。用酸枣仁二两炒,茯苓、白术、人参、甘草各一两,生姜五十片,分作十剂,水煎服。○《深师方》治虚烦不眠。用酸枣仁二两炒,干姜、半夏、茯苓、川芎各一两,炙甘草七钱,分作十剂,水煎服。○《太平圣惠方》治骨蒸不眠,心烦热甚。用酸枣仁二两炒,熟地黄二两五钱,鳖甲二两,汤泡洗,再用酒炙,研碎。分作十剂,水煎服。○《简便方》治大人小儿睡中汗出。用酸枣仁炒,人参、茯苓焙,各等分。大人每服二钱,小儿一钱,临睡米汤调服。

蕤 核

味甘,气温,微凉,无毒。气薄味厚,阳中阴也。入足厥阴经。

《别录》曰:蕤核,生函谷川谷及巴西。今彭城亦有。苏氏曰:今雍州、河东、并州亦有。木高五七尺,茎间有刺。叶细狭长,似枸杞叶。花白色,子附茎生,紫赤色,大如乌豆,形圆而扁,有文理。五、六月熟,采实干。修治:去壳取仁,用汤浸去皮尖,劈作两片,炒烂,作膏用。

蕤核:去肝经风热,为目病专科之药也。苗天秀抄刘禹锡《传信方》治风热乘肝,目赤痛肿,或泪出皆烂,或昏涩羞明,或翳障凝结,或努肉攀睛,种种目疾,系于风热所伤者,咸宜加用。如肝肾两虚,血亏髓少者,当斟酌用之。前古又主心腹邪热结气,痰结、痞结诸证。总之热则生痰,痰凝中焦,气为之痞。此剂甘凉除热,热邪去而痰自不生,痰结解而气自通畅,痞满亦无复留结矣。凉肝明目,亦推此意云。

集方:《和剂局方》治肝虚风热,上攻眼目,赤肿痒痛,昏暗不能远视,隐涩羞明,迎风出泪,时见黑花。用蕤仁去皮,压去油净、二两,冰片一钱,研匀,入净磁罐收贮。点眼,名春雪膏。○谭春台方治眼病生翳。用蕤仁去油净、五分,青盐一分,猪胰子五钱,共捣二千下如泥,磁罐收贮,点之。○又方,用蕤仁一两,去油净,入白硼砂一钱,麝香一分,捣匀,收之。点眼去翳,妙不可言。○《经验良方》治赤烂眼。用蕤仁、杏仁各一两,去皮,捣去油净,研匀,入真铅粉为丸,麻子大。每用热汤化,点大小眦上。

山茱萸

味酸涩、微甘,气温,性滑,无毒。阳中之阴,降也。入足厥阴、少阴经。

《别录》曰:山茱萸,生汉中山谷,及琅琊、冤句。苏氏曰:今海州、兖州、两浙、八闽,近道亦有之。木高一二丈,叶如梅而有刺。二月开花,白色,微红似杏花。四月结实如酸枣,深红色,五、六月采实,日干。皮甚薄。雷氏曰:外一种胡颓子,叶干花实俱相似,但核有八棱,又名雀儿苏。气味功用与山茱萸甚相远,不堪入药。宜细辨之。修治:以酒润,剥去核用。其核味涩,能耗精气,不可服食。

山茱萸：孙思邈固精暖肾之药也。陈一斋稿盖滑则气脱，涩剂所以收之。《本草》止小便，秘精气，取其酸涩以收之也。甄氏又主妇人月水不定，老人小水不节，男子阳道不兴，妇人阴器不振。能壮精强志，养髓荣筋，故起腰膝，扶痿弱，每称捷剂。仲景八味丸用之为君，其作用可知矣。但性味酸敛而热，如命门火炽，强阳不痿者，忌之；膀胱热结，小便不利者，忌之；阴虚血热，烦热骨蒸，并暴吐衄血者，忌之。即不得已，有当用者，须与知母同剂尤善。

集方：以下六方出方龙潭家秘治小水自遗不禁。用山茱萸肉三两炒，益智子一两，人参、北五味各五钱，牡蛎煅三钱，怀熟地三两酒煮，捣膏，丸梧桐子大。每早晚各服三钱，白汤下。如内热者，本方加川黄檗一两。○治精滑不固。用山茱萸肉三两炒，菟丝子、白术、白芍药、牛膝各二两，龙骨、牡蛎俱煅过各一两，怀熟地四两酒煮，捣膏。前药俱为细末，拌入熟地膏内，再加金樱子熬膏，和为丸，梧桐子大。每早晚各服三钱，白汤下。○治妇人月水不依期而来，或参前，或差后。用山萸肉、当归身各三两，川芎八钱，白芍药、怀生地、香附童便炒，各二两，黄芩、牡丹皮各八钱，丹参、川续断各二两五钱，白术、白薇各一两，俱酒炒，共为末，炼蜜丸。每服三钱，清晨白汤下。○治老人小水不节，或自遗不禁。用山茱萸肉二两，益智子一两，人参、白术各八钱，分作十剂，水煎服。○治男子阳道不兴而不嗣，妇人阴器不振而不育。用山茱萸肉、巴戟天、鹿茸、牛膝、白胶香、菟丝子、肉苁蓉、车前子、枸杞子、怀熟地、沙苑蒺藜各三两，牛膝一两五钱，共为末，炼蜜丸，梧子大。每早服十丸，白汤下。如妇人服此，加香附醋制，益母草酒浸蒸，各二两。○治腰膝无力。用山茱萸肉四两，牛膝、杜仲、枸杞子、白术、半夏曲、当归、川芎、木瓜各二两，真汉防己三两、酒浸炒，川黄檗盐水炒，苍术米泔浸，各一两五钱，共为末，炼蜜丸，梧子大。每服三钱，清晨温酒下。一方加虎骨三两，火炙、酒淬，为末，同用。○缪氏家抄治脑骨痛。脑为髓之海，髓足则脑痛自除。用山茱萸肉五两，沙苑蒺藜、熟地黄各四两，人参、麦门冬去心，牛膝、甘菊花各三两；熟地黄、麦门冬，以人乳和酒同煮，捣烂成膏；余药俱用酒拌炒，研为末；熟地黄、麦门冬膏，再炼蜜为丸，梧桐子大。每早晚各服三钱，白汤下。

金樱子

味酸涩，气温，无毒。气薄味厚，阴中阳也。入足太阳、少阴，手阳明经。

韩氏曰：金樱子，在处有之。苏氏曰：今南中、江浙州郡多有，惟以江西、剑南、岭外者最胜。丛生郊野，山林尤多。茎叶酷似蔷薇而多刺。四、五月开花，白色。夏秋结实，实亦有刺，形如橄榄，有嘴如石榴，生青熟黄，核似营实子而有白毛。《宜州本草》误为营实，今校之与营实殊别也。冬月采，日干用。用水煎汁作膏，其质如蜜，甘酸可口。涩精甚效。又酿酒饮，补肾养髓有功。

金樱子：止脾泄下痢，截虚嗽，《蜀本草》涩精滑，禁老人睡后遗尿，日华子乃大收敛之药也。王景云抄《十剂》云：涩可去脱。如脾虚滑泄不禁，非涩剂无以固之。膀胱虚寒则小便不禁，肾与膀胱为表里，敛肾气则精滑止，而小便自遗亦可止。因此药气味酸涩，入肾与膀胱、大肠三经，而收敛虚脱之气，故能主诸病也。但其气味既酸且涩，如泄泻由于虚脱者，可用；由于火热暴注，或有积滞者，不可用也；如小便不禁，及精气滑脱，由于阳虚肾冷，命门不足者，可用；由于阴虚内热，邪火妄炽者，不可用也。

卢子由先生曰：《经》云：涩可去脱。开肠洞泄，便溺遗失，精气溢泻，以及血液妄行，寝汗不禁，皆脱也。倘涩因涩用，亦莫之敢撄。

前贤李氏曰：夫经络隧道，以通利为和平。昧者取收涩涩之味以为养，此自作不善调摄也。若取纵欲而秘精，以为快乐，亦自速其祸也。如果精气不固，而自遗自泄者，服之稍可。

集方：孙真人方治精滑尿遗，并久痢不止。霜后用竹夹子摘取金樱子，不拘多少，入木臼内捣烂，入锅内水煎减半，滤出清汁，以渣再煎，仍滤出清汁，总和一处，缓火熬如饧糖，入净磁瓶内。每早服十余茶匙，白汤调服。又和鸡豆粉为丸，名水陆丹，秘精益元甚妙。

金樱花：气味与子同。大氏方研烂，和铁粉再研匀，拔白发涂之，即生黑者，亦可染须。

金樱叶：李氏方五月五日，同桑叶、苎叶，采取各等分，阴干研末，敷刀伤，能止血合口，名军中一捻金。

金樱子丸：治精浊。精浊与便浊不同。便浊是便溺浑浊，即白浊也；精浊是精随溺而出，此精道滑也。因相火动，心肾内虚，不能固守也。用金樱子、芡实粉、莲花须、白茯苓、石莲肉、熟地黄、枸杞子、当归身、山楂肉各四两，牡蛎煅、黄檗各二两，俱用醋拌炒，磨为末，炼蜜丸，梧子大。每早晚各服三钱，食前白汤下。〇治人心有所慕而梦与人交，而泄精者，谓之梦遗。系君心动而相火随也。用金樱子三钱，生地黄、天门冬、麦门冬、黄檗、知母各二钱，茯神、酸枣仁、远志、石菖蒲各一钱，甘草五分，灯心一团。水煎服。〇治梦遗日久，气下陷者，宜升提肾气以归原也。用金樱子、山茱萸、怀熟地、茯苓、石斛、萆薢、芡实、酸枣仁各四两，黄檗、知母、升麻、藁本、川芎各一两，龟板一斤，共煎汁熬膏，每早晚服。〇治湿热内盛而遗精者，无所思念而精遗，腰软酸疼，口中时吐白痰也。用金樱子八两醋拌炒，白术六两，苍术四两，苦参二两，俱用米泔水浸炒，牡蛎三两火煅，共为末，神曲糊为丸，梧桐子大。每早服三钱,白汤下。

郁　李

味甘、酸,气平,无毒。性润而降,阴也。入足太阴,手阳明,太阳经。

《别录》曰:郁李,即棠棣。生高山川谷及丘陵上,今南北山野,处处有之。韩氏曰:树高六七尺,花粉红色,叶与枝干并似李,惟子小若樱桃,味甘酸涩而臭香也。郭氏曰:按《诗·小雅》云:棠棣之华,偏其反尔。又棠棣之华,鄂不韡韡是也。又一种赤郁李,叶如刺榆,其子正赤而小,五月始熟。关西、天水、陇西多有之。苏氏曰:今汴洛一种,枝茎作长条,花极繁密而叶亦多,亦谓之郁李,不堪入药也。雷氏曰:修治:去外壳,再以汤浸去皮,取仁,阴干,研如膏,打去油用。

郁李仁:甄权利水消胀之药也。王景明稿按前古《农皇经》治大腹水肿,面目四肢浮肿。利小便,通水道,缘脾虚而湿热客之,则小肠不利,水气泛溢于大腹、四肢、面目。此药性专下降,善导大小二肠燥闭,通利周身水气。小便一利,则水气浮肿,悉从之而解散矣。如甄氏主肠中结气,关格不通。大氏之泄五藏中宿积、冷脓,膀胱中留垢恶涎,腰胯中瘀秽停水等疾,为胀、为满、为酸痛者,咸宜用之,亦推此意而扩充之也。此药宣行之性甚速,攻走之力独专,乃治标救急之药。如元虚、津液不足者,慎勿轻用。如不得已,必不可去者,宜少与之,见效即止。

集方:杨氏方治大腹肿满,气急不得卧。用郁李仁半撮,捣烂,以大麦面一撮,水和蒸熟,和入郁李仁作饼吃。入口即大便通行,泄水而愈。○张三丰方治老人小便不通,用郁李仁一钱,捣烂,放舌上,以白汤一口咽之,立刻大小俱通。○林完仲方治大肠气结不通,或关格,或肿胀,或有冷脓宿积,恶涎停水等疾。用郁李仁三钱,葶苈子一钱,共捣烂为丸,如梧桐子大。每早服八十丸,姜汤下。○钱乙《直诀》治小儿襁褓中大小便不通,并有惊热痰食结闭,欲得溏动者。用大黄酒浸炒,郁李仁去皮,各一钱,俱研细,滑石水飞过二钱,水发为丸,如绿豆大。一岁一丸,白汤化下。

郁李根:气味同仁。宣结气,破积聚,散风虫牙痛。前古治齿龈肿、龋齿,坚齿。大氏方入齿病诸方,屡用屡验。

续补方:治脚气暴发,红肿胀痛,发热恶寒,头疼呕吐,遍身骨节痛,状似伤寒者。用郁李仁一钱,前胡、紫苏、葛根、防风、独活、防己、苍术、木瓜、槟榔各二钱,加葱头三个,生姜二片,煎服。表证退,肿痛不退者,加大黄二钱。○两腿热痛如火燎者,湿热盛也。本方加黄檗、龟板、牛膝;皮肤作痒,加蝉蜕、牛蒡子;焮赤红肿疼痛,手不可扪按者,风热盛也,加薄荷、荆芥、秦艽、独活、黄檗;大便不通者,加大黄,倍郁李仁。○不肿而痛,谓之干脚气,筋脉踡缩挛痛枯细也,宜润燥养血。用郁李仁八钱,当归、白术、川芎、牛膝、白芍药、木瓜、黄檗、黄耆、枸杞子各四两,俱用酒炒,生熟地黄、麦门冬各六两,俱用酒煮,捣膏,共为丸,梧子大。每早服五钱。○两膝盖痛而肿大，脚胫渐枯细者，名鹤膝风也。用郁李仁一两，黄耆、白术、当归、枸杞子、生熟地黄各三两，秦艽、鳖甲、松节、五加皮、川牛膝、杜仲、萆薢、防风、羌活各二两，俱炒燥。虎胫骨一对，共入布囊内，浸好酒中，净磁罈内蒸半日。每日随量饮。

女贞实

味苦、甘，气平，无毒。气薄味厚，阴中之阴，降也。入足少阴经。

《别录》曰：女贞实，出武陵山谷，今诸处亦有。《山海经》云：泰山多贞木是也。**李氏**曰：木肌白腻，叶厚而柔，长者约四五寸，碧绿色，面深背淡。花极繁多，结子累累满树而色褐，冬月采子。即蜡树也。立夏前后，取蜡虫种子，置枝上，半月后，其虫化出，延引枝上，造成白蜡。民间大获其利。亦名冬青，其种与冬青实异。按冬青，即冻青，叶微圆，子黑色，虫不造蜡为别也。世俗尽用冬青实，女贞实不复识，二物功用迥别。采择者宜辨之。

女贞实：《本经》补肾养精之药也。梅高士稿濒湖方云：主强阴精，健腰膝，明目睛，久服须发变白为黑。此木凌冬不凋，得天地清阴之气最厚，故入肾养阴，生精益髓，屡服辄效。前古谓：安五藏，除百病，久服肥健，轻身不老。盖肾本寒藏，阴虚则热而软，此气味俱阴，正入肾除热补精之要品。肾得补则五藏自安，精神自足，百病去而身肥健矣。然气味俱阴，堪补肾经之阴，去肾经之热。如命门火衰，肾间阳气虚而脾胃薄弱，饮食不增，腹病泄泻者，又当禁用。又观缪氏云：变白家，当杂脾胃药及椒红温补之类同施，不则恐有滑肠动腹之患，盖可知矣。

卢不远先生曰：形生本缺金水之精者，需此贞实，坚固其形。然饵服者，亦须如女之贞，久而不变，乃获其益。

集方：陈月坡家抄治阳火煎熬，阴血亏损，或骨蒸内热，烦渴引饮，或吐血衄血，常愈常发，或小便时浊，小水赤涩，或大便久燥，结闭不利，一切阴虚火胜之证。用女贞实八两酒浸，晒干微炒，茯苓、山药各四两，牡丹皮、泽泻各二两，山茱萸肉三两，俱炒燥，研为末，配入怀熟地八两，酒煮捣膏，再加炼蜜为丸，如梧桐子大。每服三钱，早晚白汤下。

冻青子木皮同

味苦、微甘，无毒。阳中之阴，降也。入足厥阴经。

李氏曰：冻青，亦女贞实之别种也，南北诸山野及平泽俱有之。以叶微圆而子黑者为冻青，叶稍长而子赤者为女贞。按《救荒本草》言：冻青树高丈许，似枸骨子而极茂盛，叶似楂子树而小，微窄而颇圆。五月开细白花，结子如豆大，生青熟黑。

冻青子：去风虚，陈藏器皮肤痛痒之药也。桂汝薪稿曝干盐酒浸一夜，九蒸九晒，每日空心，酒吞百粒，善消痔疮。与枸杞子各等分，浸酒饮，大益老人。

叶：苏颂捣汁，灌误中砒毒，吐出立解。烧灰入胡粉，去面上瘢痕，并雀斑甚验。

乌须明目丸：用女贞实一斤，槐角子八两，何首乌二斤，切碎，桑叶晒干揉碎、苍术各一斤，乌饭子二斤。六味总和，蜜四两，酒六壶，入药浸三日，晒干，再浸再晒，以酒干上甑，蒸一日，再晒干，微炒，磨为细末听用。茯苓一斤，乳拌晒干，炒、牛膝、山茱萸肉、人参三味，各十二两，俱酒洗微炒，磨为细末听用。怀生地、麦门冬去心，各二斤，酒煮捣膏，和入前九味末子内，捣匀，再加炼蜜少许，再捣三百下，丸如梧桐子大。每早午晚，各食前服一次，每次服三钱，白汤送下。如脾胃不实者，去槐角子。〇治思虑伤脾，忧愁损志，遇事多忘，或怔忡不宁，惊悸不寐，发热盗汗，嗜卧少食。用茯苓、酸枣仁、人参、白术、黄耆、当归。

枸骨刺

味苦，气凉，无毒。气味俱阴。入足厥阴、少阴经。

李氏曰：枸骨，多生江浙间。《诗》言"南山有枸"是也。树如女贞，又如栌木，肌理甚白。叶长二三寸，青翠而厚硬，有五棱角，四时不凋。五月开细白花，结实如女贞及菝葜子。九月熟时红色，皮薄味甘，核有四瓣。采其木皮煎膏，以粘鸟雀，谓之鐇胶。取其木作盘盒器皿，甚佳。

枸骨刺：去风湿，活血气，利筋骨，孙思邈健腰脚之药也。周志含抄缪氏曰：盖肝为风木之位，藏血之藏也。血虚则发热，热甚则生风。此剂苦寒，能凉血清热，故宜主之。其活血气，利筋骨，健腰膝者，腰为肾之府，肾乃作强之官也，肾虚则湿热乘之，而筋骨不利，腰膝痿弱；味苦入肾，正遂其欲坚之性耳。风湿热去，而血气利，筋骨强，腰膝自健矣。如脾胃虚寒作泄，及阳虚阴痿者，忌之。

集方：杨氏《简便方》治痰火久不愈。用枸骨刺、叶煮汁饮，极验。盖痰火未有不因阴虚火炎，上烁乎肺，煎熬津液而成。此药直入足少阴经，补养阴气，则痰火自消，如釜底抽薪之意也。兼能散风毒恶疮。昔老妓患杨梅结毒二十年者，单服此药，煮汤作茶饮一年，疮愈而颜色转，筋骨强健，皆假其清热凉血之功耳。〇陈氏家抄治妇人血气阻痛，及产后恶血、积血、血块、儿枕、诸血蓄聚证。用枸骨、红花、玄胡索各一两，当归、川芎、白芍各八钱，俱用酒拌炒，研为末。每服五钱，空心白汤调下。〇治一切风湿，腰脚不利。用枸骨刺、枸杞子、五加皮、牛膝、木瓜、当归各等分，浸酒饮。

南天烛

枝，叶：味苦涩。子：味甘、酸。气俱凉，无毒。入手少阴，足少阴，足太阴经。

苏氏曰：南天烛，生嵩山，今江东州郡及吴、楚、闽、广诸山极多。其枝叶是木而似草，凌冬不凋，人家多植之庭除。本极难长。初生若菘菜，十年后渐长成株，高三四尺。庐山有盈丈者，茎如蒟蒻，枝节微紫，质极柔脆，易于摧折。叶似冬青而小，光泽圆厚，四季常青。其味少酸。七月开花，结子成穗，生青熟紫，得霜则赤如丹，酸美可食。《诗话》言：即杨桐也。寒食采其叶，渍水染米蒸饭，色青可爱，谓之乌饭。

南天烛：益气添精，<small>孙思邈</small>凉血养筋之药也。<small>方吉人稿</small>《开宝》方益颜色，坚筋骨，止热泄，益气力，久服轻身延年，变白为黑。取茎叶捣烂取汁，浸粳米，九浸，九蒸，九曝，米粒紧小，黑如瑿珠，布袋藏，可适远方，日进一合，不饥。其子味甘酸，功效尤胜，以酒浸，蒸曝，亦各九次，日服百粒，轻身却老，真仙方也。

缪仲淳先生曰：发者，血之余也。颜色者，血之华也。血热则鬓发早白，而颜色枯槁；脾弱则困倦嗜卧，而气力不长；肾虚则筋骨软疲，而行步不前。此药入心凉血，入脾益气，入肝养筋，入肾添髓。其云轻身延年，令人不饥，非虚语矣。凡变白之药，多是气味苦寒，有妨脾胃，惟南烛气味和平，兼能益脾，为修真家所须。

五加皮

味辛、苦，气温，无毒。气味俱厚，沉而阴也。入足少阴，厥阴经。

<small>《别录》曰：五加皮，生汉中及冤句。**苏氏**曰：今江淮、湖南州郡，及汴京北地亦有之。宿根再发，春苗丛生，茎赤叶青。茎类藤葛，高六七八尺，或丈余，枝叶交加，间有刺，旧名白刺。每叶五出，香如橄榄。或三出，五出者佳，三出者亦可用，惟四出者不堪用。叶类蔷薇，边有锯齿。四月开白花，随结青子，六月子转黑色，得霜则红紫。十月采根，皮黄黑色，肉白色，内骨坚劲。南产者，根类枸杞木皮，阔厚轻脆，芳香可人，入药造酒最良；北产者，类秦木、蘗木，树皮平直如板，其色白，无香气，仅疗风痛，余无所宜。今吴中剥野椿皮，亦有香气，伪充五加皮。柔韧无味，殊为垂失。**李氏**曰：春月于旧枝上抽茎，山人采为蔬茹，正如枸杞。生南方坚地者，如草类；生北方沙地者，如木类也。唐时惟取峡州者充贡。</small>

五加皮：活血祛风，舒筋定疝，<small>甄权</small>省四肢痹痿之药也。<small>方吉时稿</small>故大氏方主四肢拘挛，腰脊疼痛，或痹风脚气，肿痛难履；或小腹疝气，睾丸挺胀；或男子阳痿囊湿，小便余沥；或女人血室不调，瘀留胀痛。盖此药辛香温散，专疏厥阴，凡下部一切风寒湿热，结聚不散，如阴痒、阴疽、阴肿、阴痛、阴脂、阴挺，有关肝肾二经，湿滞血伤诸病，咸宜用之。如下部无风寒湿邪，而有火者，不宜用。肝肾阴虚，血少火炽者，亦须忌之。

方龙潭先生曰：五加皮配羌、独活，能散风清湿；配四物汤，能活血调血；配牛膝、杜仲，能健力腰肾；配青皮、白芍药，能泻肝气；配熟地黄、枸杞子，能补肾精。又云：凡风病饮药酒，多生痰火，惟五加皮一味浸酒，日饮数杯，最有益人。凡酿酒用五加皮，与酒相宜，且色味俱美也。

集方：以下八方俱出缪氏方治湿热痿痹，腰以下不能行动者。用五加皮、牛膝、木瓜、黄檗、麦门冬、生地黄、薏苡仁、虎胫骨、石斛、山药，各等分。○治肾虚，寒湿客之，作腰痛者。用五加皮、川续断、山茱萸、巴戟天、补骨脂、牛膝、杜仲、肉桂，各等分。○治风寒湿痹及脚气肿痛。用五加皮、白鲜皮、石菖蒲、薏苡仁、白蒺藜、川羌独活、白术、苍术、萆薢、牛膝、木瓜,各等分。○治小腹寒疝,睾丸挺胀。用五加皮、小茴香、胡卢巴、白术、青皮、肉桂、荔枝核、当归、乌药,各等分。○治男子阳痿,小便余沥,囊湿作痒,或溃烂者。用五加皮、益智子、赤石脂、车前子、小茴香、茯苓、巴戟天,各等分。○治妇人血室不调,瘀留胀痛。用五加皮、当归、川芎、玄胡索、白芍药、红花、牡丹皮、桃仁泥,各等分。○治下部湿疮久不愈,兼治周身脓窠疮。用五加皮、薏苡仁、金银花、石菖蒲、胡麻子、土茯苓、连翘、苍术、黄檗、黄耆、木瓜,各等分。以上数方各等分者,临证置方,或煎汁,或作丸,或早服、晚服,随病取法也。○治妇女阴中一切诸病,或疮、疽、肿、痛、痒、胀、脂、挺八种,只用五加皮一味,煎汁饮,并熏之洗之。○《全幼心鉴》治小儿三岁不能行。用五加皮五钱,牛膝、木瓜、白术各三钱,共为末,每服五分,米汤调,入酒二三滴和服。

枸杞子

味甘、微苦,气寒,性润,无毒。可升可降,阴中阳也。入足少阴,足厥阴经。

《别录》曰:枸杞,生常山平泽,及诸丘陵阪岸间。苏氏曰:春发苗,如榴叶状,软薄堪作茹食。茎干丛生,高三五尺。李氏曰:古取常山为上,后世惟取陕西、甘州者,称绝品。今陕之兰州、灵州及九原以西者,并是大树,其叶厚根粗。七月作花,紫色,随结红子,实形长如枣核,或圆如樱桃。曝干,紧小少核,色亦红润,甘美,味如甜葡萄,可作果食。凌冬不落,二月叶发,五月再发,其实乃谢。七月叶又发,花即随之,极易延蔓。根深者,一发三四尺。枝茎寸截,或分劈横埋土中,旬日便发,易生如此。冬采根,春采叶,夏采子,秋采茎,功用并同。《农皇经》名槐叶实根茎,后世始岐而二之。以根皮有清热滋补之异,而略言茎叶。更以根去骨存皮,则又不可详矣。别有一种名枸棘,相类,但实圆,枝节间有刺,不堪用。雷氏曰:修治:取子鲜明红润者,洗净曝干,临用以醇酒拌,微炒。取茎、叶、根,惟曝干用。

枸杞子:润肺生津,日华子补肾添精之药也。杨小江稿前古言:生血气,强阴阳,耐寒暑,坚筋骨,止消渴,去风湿周痹,有十全之功。故甄氏方治内损不足,精元失守,以致骨髓空虚,腰脊无力,血亏眼花,虚蒙昏涩。又治骨间风痛,肾藏风痒。滋阴不致阴衰,兴阳常使阳举。俗云枸杞善能治目,非治目也,能壮精益神,神满精足,故治目有效。又言治风,非治风也,能补血生营,血足风减,故治风有验也。世俗但知补气必用参、耆,补血必用归、地,补阳必用桂、附,补阴必用知、柏,降火必用芩、连,散湿必用苍、朴,祛风必用羌、独、防风。殊不知枸杞感天令至阳之气,而兼地之至阴之气,以生四气全备,五精俱存,能使气可充,血可补,阳可生,阴可长,火可降,风湿可去,有十全之妙用焉。缪氏曰:虽为益阴除热之上药,但质性甘滑而润,如脾胃有寒痰冷癖,时作泄泻者,勿入。如不得已,必须用者,当与苓、术,骨脂诸实肠药同用方稳。

前贤**苏氏**曰：淮南《枕中记》载西河女子服枸杞法。正月上寅日采苗，即修治，二月上卯日服之；三月上辰日采茎，即修治，四月上巳日服之；五月上午日采叶，即修治，六月上未日服之；七月上申日采花，即修治，八月上酉日服之；九月上戌日采子，即修治，十月上亥日服之；十一月上子日采根，即修治，十二月上丑日服之。修治者，以修炼须得法也。采苗、茎、叶、花、子、根，俱即用酒拌蒸一昼夜，晒干，或作丸服，或浸酒饮。以丸行阳，须早晨服三百丸，白汤下；以酒行阴，须黄昏临睡时饮之。此即修治法也。○又一方，不拘时日，采苗、茎、叶、花、子、根，随时收取，随时曝干，总藏布袋内，挂檐下有风日、无雨露处，俟苗、茎、叶、花、子、根俱齐，共捣碎，以好酒拌蒸一昼夜，晒干，研为末，或炼蜜丸服，或浸酒服。两用随便。

又按周《浩然斋日钞》云：宋徽宗时，顺州筑城，得枸杞根于土中，其形如獒状，驰献阙下，乃仙家所谓千岁枸杞，其根如犬者也。据此说则枸杞之滋益不独在子，而根亦不止于退热而已。又按李氏言，苗、茎、叶、花、子、根，气味有殊，而主治未必无别。盖其苗乃天精，苦甘而凉，上焦心肺客热者宜之；根乃地骨，甘淡而寒，下焦肝肾虚热者宜之。此皆三焦气分之药，所谓热淫于内，泻以甘寒也。至于子则甘平而润，性滋而补，不但退热，更能补肾生精，益气润肺。此乃平补之药，所谓精不足者，补之以味也。分而用之，则各有所主；兼而用之，则一举两得。善业者，当自审而行之。

集方：陆象山方治老幼及少年男妇，血气不足，精神短乏。用枸杞子一斤，酒浸半月，石臼内捣如泥，配当归、白术各四两，茯苓二两，人参一两，俱微炒燥，研为末，和入枸杞膏内，炼蜜少许，捣为丸，梧子大。每早服五钱，白汤下。如脾胃虚寒，多滑泻者，本方加补骨脂三两，木香、肉桂各一两；如肝肾阴虚，多夜热烦渴者，本方加龟胶、生地、知母各三两；如老人肠枯血燥，难大便者，本方加肉苁蓉捣膏，六两。○陈氏家抄治筋骨血气虚羸，腰膝乏力。用枸杞子，每早晨干嚼一两，或用温酒吞送亦可。○《千金方》治虚劳苦渴不止。用枸杞子八两、酒拌微炒，地骨皮十两微炒，共研为末，麦门冬去心、熟地黄各四两，酒煮捣膏，和前药共为丸，梧子大。每早晚各服四钱，白汤下。○《圣惠方》治痹证属风湿。用枸杞子一斤，真汉防己四两，俱用酒拌炒，真羌独活一两，川牛膝、木瓜各五钱，俱微炒，研为末，炼蜜丸，梧子大。每早服三钱，白汤下。○李东垣方治内损不足，精神失守，以致骨髓空虚，腰脊无力，或血亏眼晕，虚蒙昏涩。用枸杞子一斤，酒拌湿一昼夜，怀熟地八两，酒煮，俱放石臼内捣烂，配茯苓、白术、山药、沙参各二两，人参、北五味子各一两，龟胶、蛤粉炒三两，俱研为末，共捣为丸，如梧子大。每早晚各服四钱，白汤下。○朱心恒手集治骨间风病。用枸杞子四两，防风、秦艽、羌活、独活、海桐皮、白术、当归、枸骨刺各二两，桂枝五钱，俱炒燥，虎骨三两，火炙，酒淬，捣碎，共为末，炼蜜丸，梧子大。每早晚服三钱，白汤下。○方龙潭治肾藏风痒，血风皮注，黄水浸淫，腿足疮癣，延蔓不已。用枸杞子四两、白鲜皮、金银花、当归、生地、苍术、红花、真汉防己、木瓜、牛膝各二两，分作十五剂，水煎服。○《经验方》治眼目昏涩，泪出眵胀，常愈常发。用枸杞子四两，甘菊花二两，密蒙花三两，当归一两，川芎八钱，俱酒拌炒，研为末；用熟羊肝十个，捣烂为丸，如梧子大。每早服五钱，白汤下。○《经验方》治一切风气、风痹、风痛、风疮、风癣诸证。用枸杞子一斤，天麻、川芎、防风、当归、黄耆、白芍药、海桐皮、胆南星、川羌活、白术各四两，俱酒炒，僵蚕三两醋炒，白附子二两童便拌炒，共研为末，炼蜜丸，梧子大。每早晚各服三钱，白汤下。○《瑞竹堂》治肾经虚损，眼目昏花，或云翳遮睛。用枸杞子一斤，好酒浸透，晒干炒，川椒、小茴香、芝麻、川楝肉各一两，白术、茯苓各二两，俱炒燥，共研为末；怀熟地四两，酒煮捣膏，拌入药末内，和匀，再加炼蜜丸，梧子大。早晚各服五钱，俱用白汤下。○山西车经历传治血虚变生一切风证。每日早晚只取枸杞子一两，煎汤饮，并食其渣，服二两全愈。○《外科全书》治一切痈疽恶毒，溃烂不已，及瘰疬、结核、马刀、肉瘿，延结不休；或风毒流注，上愈下发，左消右起，延串不止；或便毒鱼口，杨梅破烂，日久不合。只用枸杞子一味，每早晚一两，干嚼，以川草薢五钱，煎汤传送，服百日全愈。

续补集方：《千金方》治肾虚腰痛。用枸杞子、地骨皮各一斤，川杜仲、川草薢各十两，俱晒燥，微炒，以好酒三斗，净罈内浸之，煮一日，滤出渣。早晚随量饮之。○《摄生方》治注夏虚病。每日用枸杞子一两，北五味子三钱，俱研细，入净磁壶内，白滚汤泡，代茶饮。一月即轻健。○缪氏方治虚劳内热，时发寒热，并肺热咳嗽之因阴虚者。用枸杞子一斤，怀熟地、麦门冬、天门冬、地骨皮、青蒿、百部、玉竹各八两，北五味一两，鳖甲滚汤泡去垢腻，枇杷叶刷去毛净，各十二两，清水煎汁三次，去渣净，将三次汁总和，入砂锅内，慢火熬成膏，量膏汁多少，加炼蜜减半，和入，再略熬数十滚，入净磁瓶内收之。早晚服数匙，白汤调下。

地骨皮

味甘淡，气大寒，性沉，无毒。入手足少阴，足厥阴经。

雷氏曰：地骨皮，即枸杞之根。掘取，以清流水洗净，刷去土，去心用。

地骨皮：日华子益阴凉血之药也。金山台稿甘寒纯阴，主泻肾热，去胞中之伏火，治虚劳，止有汗之骨蒸。陈氏方又治吐血、衄血、肠风便血、淋血诸疾。总不外滋阴凉血，去肝肾虚热之意。如虚劳火胜而脾胃薄弱，食少泄泻者，宜减之。

王绍隆先生曰：骨中火热为眚，煎耗真阴，以地中之骨皮，甘寒清润，不泥不滞，非地黄、麦门冬同流。

卢子由先生曰：其味甘得土令之正，其气寒，得寒水之化，故主夏气，病藏之邪，致骨蒸烦热也。

集方：《妇人良方》治男妇骨蒸夜热，不论有汗无汗。用地骨皮五两，当归身一两二钱，川芎六钱，牡丹皮、白芍药各二两，怀生地三两，分作十剂，水煎服。○以下三方出丹溪方治吐血衄血不止。用地骨皮三两，怀生地一两八钱，白芍药一两五钱，牡丹皮九钱，甘草六钱，分作三剂，水煎服。○治肠风便血。用地骨皮、牡丹皮、苍术米泔水浸，各一两。分作四剂，水煎服。○治男妇血淋不止。用地骨皮、白芍药、车前子、怀生地各三钱，甘草一钱。水煎服。○《兰梦秘方》治口舌糜烂，水谷难下。以地骨皮、柴胡各三钱，水煎服。

滋阴清化丸：清痰火，滋化源，养肺肾。用地骨皮、枸杞子、白茯苓、山药、知母、黄檗、白芍药、薏苡仁、沙参各二两，北五味一两，俱用盐水拌炒，研为末。天门冬、麦门冬、熟地黄各四两，俱用酒煮捣膏，炼蜜共和为丸，如梧桐子大。每早晚各食前服三钱，白汤下。元虚者，加人参一两。○**清心莲子饮**：治思虑忧愁抑郁，心中烦躁，以致小便赤浊，或成沙石血膏淋证，或夜梦遗精，淋沥涩痛，或黄赤白浊，色如米泔，或酒色过度，上盛下虚，心火炎上，口苦咽干，渐成消渴。用地骨皮、石莲子、车前子、生地黄、茯苓、黄耆、麦门冬、黄芩、知母、黄檗各二钱，人参、白芍各一钱，水煎服。

牡荆实

味苦，气温，无毒。可升可降，阳也。入足阳明、厥阴经。

苏氏曰：牡荆实，生眉州、蜀州及汴京、南阳、冤句，或平寿、都乡高岸上，及四野处处皆有。即黄荆也。古者刑杖用荆，故字从刑。荆楚之地独多，因此地名荆也。山人多有樵采为薪，年久未经樵采者，其树大如碗，其木心方，其枝对生而不蔓。一枝五叶，或七叶，叶如榆，长而尖，有锯齿。五月开花成穗，红紫色。其子大如胡荽子而有白膜裹之。**李氏**曰：荆有青赤二种，青者为荆，赤者为楉。嫩条皆可作莒囤。古者贫妇以荆为钗，即此二木也。又按《广州记》云：荆有三种：金荆可作枕，紫荆可作床，白荆可作履，与他处牡荆、蔓荆异。又《杜氏拾遗录》云：南海山中多金荆，大者广十围，盘屈棱突，文如美锦，色如真金。工人采用，贵如沉檀。此又荆之别类也。

牡荆实：散寒邪，李时珍下逆气之药也。王大生稿《别录》方止咳逆，下结气，止心胃卒痛，消脚气肿疼，散小肠疝气，除骨间寒热如疟诸证。此药善走阳明厥阴，寒湿之疾，用之立时解散，诚辅正驱散之剂也。如咳逆由于气虚，胃痛由于郁火，脚气由于脾弱不运诸证，不因寒湿外邪者，俱忌之。

集方：谈野翁方治咳逆结气，不能升降，因有寒郁者。用牡荆实三钱，紫苏子二钱,俱研细,生姜三片,水煎服。○朱氏方治心胃卒痛。用牡荆实三钱,微研细,白汤吞服。○《别录》方治脚气肿痛而胀。用牡荆实五钱,牛膝、木瓜、川独活各二钱,水煎服。○李濒湖方治小肠疝气作痛。用牡荆实五钱,小茴香炒,荔枝核火炙焦,酒淬,各三钱,共为细末,白汤调服三钱。○《别录》方治骨间寒热如疟。用牡荆实一两微炒、研,真银柴胡、半夏曲、黄芩各六钱,甘草二钱,分作四剂,水煎服。

牡荆茎叶:崔元亮方治腰脚风湿痛。用牡荆茎叶十数斤,煎汤淋洗腿足,自愈。又方,用牡荆茎叶晒干,罈内烧烟,熏涌泉穴及痛处,使汗出即愈。○谈埜翁方治毒蛇咬伤,满身红肿发泡。用黄荆嫩叶捣汁涂伤处,并将渣敷伤处即消。

荆 沥

味甘,气平,无毒。可升可降。入手少阴、太阴,足阳明、厥阴经。

李氏曰:取荆沥法:用新采牡荆茎,截长一尺五寸,两头架砖,中间用炭火烧炙,两头以碗承取,滴下沥汁。每沥汁一杯,加姜汁三匙,以汤顿热服。又法,以牡荆茎,截一尺长,束入瓶中,再以一瓶合住,两瓶对口处,以绵纸糊封,再以好滋泥搪固,埋糠火中煨烧,其沥汁入下瓶中更妙。

荆沥:李时珍活痰利气之药也。王嘉生稿善治中风昏危,痰迷气闭,语言不出,目睛不活;或痰厥头痛,头风旋晕;或小儿风痫痰搐,急慢惊风诸证。此药专除风热,导痰涎,开经络,行血气,称仙剂也。须元气充足,能食者宜加之。如中气虚而食少,大便不结者,宜少之。

集方:闽医韩仲白治中风昏危,痰迷气闭,语言不出,目睛不活。用荆沥一盏,和生姜汁五六匙,调匀。用半夏三钱,南星二钱,木香一钱,当归、白术各一钱五分,甘草五分,水二碗,煎七分,乘热和荆沥,徐徐服。○同上治痰厥头痛,头风旋晕。用荆沥一盏,和生姜汁五六匙,调匀。用半夏、天麻各三钱,胆星、白芥子各二钱,茯苓、陈皮各一钱,黄芩一钱二分,水二碗,煎七分,乘热和入荆沥,徐徐服。○同上治小儿风痫痰搐及急惊慢惊诸证。用荆沥半盏,和生姜汁三四匙,用半夏、天麻各一钱五分,陈皮七分,茯苓一钱,甘草五分,蝉蜕、僵蚕三钱,水碗半,煎五分,乘热和荆沥徐徐服。

蔓荆实

味苦,气温,无毒。气味轻薄,浮而升,阳也。入足太阳、阳明、厥阴经。

苏氏曰:蔓荆子,出汴京及秦、陇、明、越州郡。今江南、闽、浙亦有。多生近水处,苗茎蔓延,长丈许,茎中心方,对节生枝,枝小弱如蔓,故名。春时旧枝发小叶,类小楝,五月叶大如杏叶,六月作穗,便出青萼,将开则黄,开时花色红中杂白。九月结实有黑斑,大如梧子,极轻虚。实上近蒂处有白膜盖之。冬月叶凋,茎能耐寒,次年复发。修治:去蒂下白膜,晒干用。

蔓荆子:孙思邈主头面诸风疾之药也。梅青子稿前古主通利九窍,活利关节,明目坚齿,祛除风寒风热之邪。其辛温轻散,浮而上行,故所主面虚风诸证,推其通九窍、利关节而言。故后世治湿痹拘挛,寒疝脚气,入汤散中,屡用奏效,又不拘于头面上部也。凡头目风痛,不由风寒之邪,而由于血虚有火者,勿用也;痿痹拘挛,不由风湿之邪,而由于阳虚血涸筋衰者,勿用也;寒疝脚气,不由阴湿外感,而由于肝脾羸败者,亦勿用也。

缪仲淳先生曰:邪去则九窍通明,痹散则关节活利。

集方:陈秋水方治头面诸风疾。用蔓荆子五钱,枸杞子、白附子、甘菊花、玉竹、防风各二钱,俱酒拌炒,甘草八分,水煎服。○骆仁我方治九窍不通,目昏耳闭,鼻癠,口舌蹇涩,二便不通。用蔓荆子三钱研,川芎、北细辛、辛夷各一钱,茯苓、白术各二钱,车前子、牛膝、萆薢各二钱五分,生姜三片,水煎徐徐服。○蒋都闻传治关节不利,周身强痛。用蔓荆子三钱,川羌活、当归身、红花、牛膝、木瓜各二钱,川芎、黄檗、木通各一钱五分,水煎服。○杭州万太守传治风寒侵目,肿痛出泪,涩胀羞明。用蔓荆子三钱,荆芥、白蒺藜各二钱,柴胡、防风各一钱,甘草五分,水煎服。○《圣惠方》治齿牙攻痛,动摇不坚,因风、因火、因寒湿者。用蔓荆子三两,川芎、白芷各五钱,北细辛、辛夷各一钱五分,俱炒研为末。每早以手指蘸末药,擦齿。绝妙。○以下三方鲁当垣传治湿痹拘挛疼痛。用蔓荆子四两,酒拌炒,枸杞子、川萆薢、当归、白术、苍术、红花、牛膝、秦艽、杜仲、川羌活、川黄檗各二两,俱醋拌炒,共为末。每早午晚,各食前服一钱二分,白汤调下。○治寒疝钻痛。用蔓荆子一两,干姜、小茴香各五钱,吴茱萸三钱,木香一钱,甘草五分。服后不愈,倘加冷汗、呃逆、吐蛔虫者,本方加制附子四钱,人参、白术各五钱,水四大碗,煎一碗,冷服。○治脚气重痛难履。用蔓荆子三钱,牛膝、木瓜、青皮、陈皮、乌药、半夏、川独活、秦艽、藁本、黄檗各二钱,水三碗,煎八分服。○缪氏方治偏头风痛,目将损者。用蔓荆子一两,甘菊花、白蒺藜去刺、土茯苓、黄芩、荆芥、芽茶、川芎、羌活、黑豆各五钱,俱酒拌炒,研为末。每早午晚,各食后服一钱五分,白汤调下。○危氏《得效方》治乳痈初起可消。用蔓荆子一两二钱,炒研为末,酒水各一碗,煎一碗,半饱服,渣敷患上。

紫 荆

味苦,气平,无毒。入足厥阴经血分。

苏氏曰:紫荆,处处有之。**寇氏**曰:木似黄荆,叶小无桠。春开紫色花,甚细碎,联结作朵。花不附枝,生无常处,或生于木身之上,或生于纵曲两叉之间。花罢叶出,光簇微圆。人家园圃庭院多植之。即田氏之紫荆也。结子至秋熟而紫圆如小珠。取皮入药,以川中厚而紫色、味苦如胆者为胜。

紫荆木皮:破宿血,曰华子活新血,解痈肿,陈藏器散蛊毒之药也。江鲁陶抄《开宝》

方治妇人血气刺痛,经水凝涩。凡一切血分不和之疾,如瘀血为病,作癥瘕痞积,或蛊毒淋闭诸证,咸宜用之。然苦能泄结,寒能散热,紫色能入营分,故前人入外科诸方,外敷内服,屡奏功效。除痈毒方药外,他用甚鲜。

集方:治一切痈疽发背初生。单用紫荆皮为末,姜汁酒调,箍住,自然撮小,并内服之。乃救贫之良剂也。○朱氏《补遗方》治妇人血气诸病。用紫荆皮为末,红曲研细,醋煎滚,打糊为丸,如梧子大,每早晚各服五丸,白汤下。○林氏方治血蛊不散。用紫荆皮为末,每早未食时服二钱,白汤下。○林氏方治五淋闭证。用紫荆皮煎汤,每早饮一碗。○《直指方》治鹤膝风挛。用紫荆皮三钱,好酒煎服,日二次。○熊氏《补遗方》治产后诸淋。用紫荆皮五钱,酒水各一碗,煎服。

木槿花叶、皮、根同

味甘,气平,性滑,无毒。

寇氏曰:木槿花,南北随处即有。可种可扦。其木如李,其叶末尖而有桠齿。五月开花,其花小而艳,或白,或粉红。有单叶、千叶者。故《月令》云"仲夏之月,木槿荣"是也。结实轻虚,大如指头,秋深自裂,其子如榆荚、马兜铃之仁,圆形,种之易生。其嫩叶可作茹食,又可作茗。捣汁洗诸物,去垢腻,南方妇女以此洗发去垢,且使色黑。今疡医用皮治疮癣,多取川中来者,厚而色红也,他处不及也。

木槿:润燥活血,去痢逐积,李时珍消癣疥之药也。米振斯稿其花、叶性滑而利,善治赤白积痢,干涩不通,下坠欲解而不解,捣汁和生白酒温饮即止。其根皮性韧而涩,善治疥癣虫蚀诸疮,肿痛且痒。肿痛者,酒调敷之;搔痒者,米醋磨汁搽之即愈。又花叶捣烂,敷消痈毒暑疖,取其滑利而散也。又根皮止赤白带下,取其韧涩而收固也。分而论之,花、叶苦寒,能除诸热;滑利,能导积滞。根皮韧涩,能止带下,能化虫癣疮痍也。惟取川中所产,肉厚色红者良。

金台和尚传治五种淋证:气淋者,小便涩闭,常有余沥也;沙淋者,茎中痛,努力而出,如沙石也;血淋者,尿中带血,茎中抽痛也;膏淋者,尿出如膏糊白药也;劳淋者,劳倦即发,尿出而欲通不通,涩且胀痛也。五淋总属膀胱有热,清气不化而然。用槿树花叶捣汁一盏,配茯苓、黄芩、山栀、泽泻、木通、甘草、黄连各一钱,白果肉三十个,水煎,临服加槿树花叶汁。气淋,本方加灯心;沙淋,加海金沙;血淋,加生地;膏淋加白术;劳淋加人参、麦门冬、黄耆。已上五淋,加味俱各二钱。

木芙蓉花叶

味辛,气平,无毒。

李氏曰:木芙蓉,南北处处有之,插条即活。其干丛生如荆,高者丈许,或六七尺。其叶大如桐,有五尖及七尖者。冬凋夏茂,秋半始作花,类牡丹、芍药。有红者、白者、千叶者、单叶者,最耐寒而不落。不结子。花朝开，其色白，薄暮稍红，次日又深红矣。花叶俱霜后采，阴干入药用。

木芙蓉花叶：清肺凉血，李时珍散热解毒之药也。须四可抄丹溪方治一切大小痈疽、肿毒、恶疮，不拘未成已成，未破已破，并用木芙蓉，或叶或花，或皮或根，或生捣，或干研，加赤小豆水浸，捣烂和入，以蜜调涂于肿处四围，中间留孔，如干，即以姜汁润之。初起者，搭上即觉清凉，痛止，肿消；已成者，即脓聚毒出；已破者，即脓出易敛，妙不可言。又韦氏方治久咳不已，以花叶为末，蘸百合食之，屡效。赤眼肿痛，以花叶水捣，贴太阳穴，立止。

李濒湖先生曰：此药味辛，性滑，气平，不寒不热，质力涩粘，敷贴痈疽肿毒之功，殊有神效。即不全愈，亦减毒势十之五。司疡医者当早备，临病应用可也。

蜡 梅

味辛，气温，无毒。

李氏曰：蜡梅，色似黄蜡。虽腊月而开，故字从蜡。树小长者不满丈，丛枝尖叶。凡三种：以子种，不经接者，开小花，尖瓣而香淡，名狗蝇梅；经接而花大，开时含口者，名磬口梅；花密而香浓，色深黄，如紫檀者，名檀香梅，最佳。三种俱结实如垂铃，尖长近寸，内子下地，亦能生。其树皮及枝条浸水磨墨，写字有光采。

蜡梅花、叶：捣烂，敷贴疟痞，极神。出《虞氏方》。

密蒙花

味甘，气平，无毒。入足厥阴经。

苏氏曰：密蒙花，出蜀中州郡。树高丈余，叶似冬青，但柔而不光，洁而浅绿，背有白毛。其花细碎，数十房成一朵，繁密蒙茸如簇锦，故名。利州甚多。冬蕊春开，三月采花，日干用。形与芫花相似，但芫花狭小，而密蒙花差大为异。用者宜细辨之。

密蒙花：养目血，去目风，《开宝》解目热之药也。陈五占抄《王氏方》言：专入肝经，治眼目诸病，不拘久暴，或风热暴感而目赤肿痛，眵障泪流；或血气久虚而睛失所养，昏蒙不见；或青盲肤翳，或畏日羞明，或小儿痘疹成翳，疳气攻眼，浸淫湿烂诸证，密蒙花统能治之。盖肝开窍于目，肝气调和，目无病矣。此药治目之外，并无他用。

王绍隆先生曰：此药繁密蒙茸，巧如簇锦，此象形命名也。又《说文》云：瞳蒙曰蒙，有目无眸也。此药善治眼病，眵泪翳障以及青盲，此又以功用为名也。

集方：治风热湿热，眼赤肿痛。用密蒙花三钱，甘菊花、荆芥穗、龙胆草、川黄连、防风、白芷各一钱，甘草六分，水煎服。○治肝肾气血两虚，眼目昏暗，蒙昧不明。用密蒙花，枸杞子各四两，甘菊花、谷精草各二两，怀熟地、山萸萸各三两，明天麻、白茯苓、当归各二两五钱，沙苑蒺藜、葳蕤各五两，俱用酒洗炒，共为末；用羊肝三十个,先将羊胆汁拌药末,随用羊肝捣烂成膏,和入药内。如干,量加炼蜜少许,捣二千下,为丸梧子大。每早晚各服三钱,白汤下。○治眼目青盲翳障。用密蒙花三钱,木贼草、白蒺藜各一钱,决明子、谷精草各二钱,水煎服。○治目畏日羞明。用密蒙花三钱,生地黄、黄芩各二钱,水煎服。○治目胞湿烂,浸淫多泪。用密蒙花三钱,白术二钱,葳蕤五钱,水煎服。○治小儿痘后余毒不散,攻眼。用密蒙花一钱,黑豆、绿豆、赤小豆各四十九粒,水煎服。○治小儿疳积,攻眼不明,目将瞎者。用密蒙花一两,使君子肉三钱,白芜荑五钱,胡黄连二钱,芦荟一钱,共为末,饧糖为丸,如鸡豆大。每早晚各服一丸,白汤化下。○治一切目病,因积视、久视,专睛着视,有劳目睛,以致昏胀肿痛不明者。用密蒙花五钱,甘菊花二钱,麦门冬去心八钱,当归身一钱五分,玉竹四钱,水煎服。以上数方出江西杨刚宇《经验手集》。

山茶花

味苦涩,气平,无毒。

李氏曰:山茶,产南方。树生高者丈许,枝干交加。叶面深绿色,背淡,其形中阔头尖,厚硬有稜。初芽色味类茗,故得茶名。秋终作蕊,黄色,冬尽开花,红瓣。又《格古论》云:花有数种,宝珠者,花簇如珠,最胜。又海榴茶花,蒂青;石榴茶花,中有碎心;踯躅茶花,色如杜鹃;宫粉茶花,串珠茶花,皆粉红色。又一种一捻红、千叶红、千叶白等名,不可胜数,叶各小异。或云亦有黄色者。又《虞衡志》云:广中有南山茶花,大倍中州,色微淡,叶薄有毛,结实如梨,中有数核,如肥皂核大。又有取嫩芽煠熟,水淘可食,救荒。炒燥亦可作茗。

山茶花:日华子凉血止血之药也。皮正东抄丹溪方治吐血衄血,肠风下血。凡血因热而动者,并用红山茶花三两,鲜者捣烂,生姜汤调服。如无新鲜,以干者为末,每早晚各服二钱,白汤调下。

柞　木

味苦,气寒,无毒。

李氏曰:柞木,南北东西,在处山中有之。高丈余,叶小而有细齿,光滑而韧。其木及叶丫皆有针刺,终冬不凋。五月开白色花,细碎,不结子。其木心亦白色。陈氏曰:柞木,生南方居多,今之作梳者是也。此木坚硬,可为斧凿柄。又橡、栎之木,亦名柞木,非此木也。

柞木:活血利窍,治难产,李时珍解痈毒之药也。门国士稿其性专于下达。陈氏方以此木煎汁,治黄疸病者,何也?盖黄疸因湿热郁于肠胃而发。此药味苦气寒,苦能利湿,寒能除热,兼得下走利窍之性,则湿热皆从小便出,而黄自退矣。故濒湖方催生产、解痈疽肿毒之用,亦不外此意云。

集方:张不愚方治妇人难产,不拘横生倒养,及胎死腹中,用此屡效。用大柞木枝一尺、洗净,大甘草五寸,俱寸折,以新汲水四升,同入大砂锅内,以纸三重,紧封,文武火煎至一升，待腰腹重痛，欲坐草时，温饮一小盏，便觉下路开豁。如渴，再饮一盏，至三四盏，下重便生，更无诸苦。切不可坐草太早，及稳婆乱为也。〇《普济方》治诸般痈肿发背。用柞木、干荷叶中心蒂、干萱草根、甘草节、地榆各四两，细剉。每用五钱，水二碗，煎一碗，早晚各一服。未成者，其毒自渐消散；已成者，其脓血自渐干收也。

本草汇言卷十一

钱塘　倪朱谟纯宇甫选集　男倪洙龙冲之氏藏稿

沈公岐则施甫校正

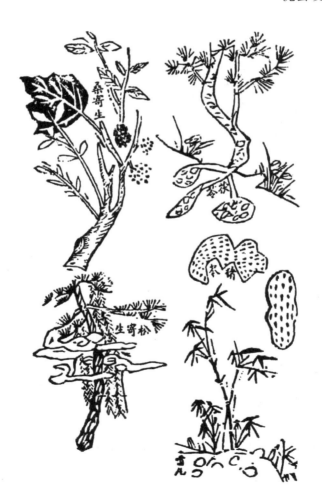

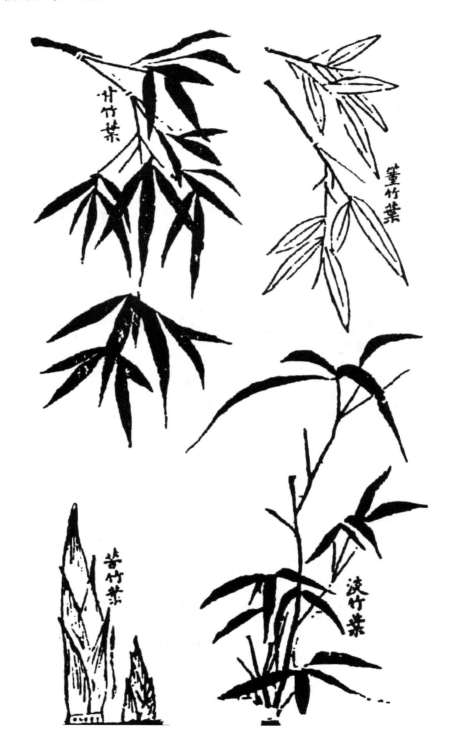

木　部 寓木类

茯　苓

味甘淡，气平，无毒。气味俱薄，浮而升，阳也。入手少阴、太阴、太阳、阳明，足少阴、太阴、太阳、阳明八经。

《别录》曰：茯苓，生大山山谷及华山、嵩山、郁州、雍州诸处古松根下。**李氏**曰：《龟策传》作伏灵，盖松之神灵之气，伏结而成，故谓之伏灵、伏神也。又曰：下有伏灵，则松顶盘结如盖。时有彤丝上荟，非新雨初霁，澄彻无风，不易现也。**陶氏**曰：此即古松灵气，沦结成形。如得气之全者，离其本体，故不抱根；如得气之微者，止能附结本根，故中心抱木。小者如拳，大者如斗，外皮皱黑，内质坚白。形如鸟兽龟鳖者良；虚软而色赤者，不堪用。**苏氏**曰：又一种，即百年大松。为人斩伐，枯折槎桩，虽枝叶不复上生，而精英之气，亦沦结成形，谓之茯苓拨。即于四面丈余地内，以铁锥刺地，有则锥固不可拔，无则作声如瓮者，谓之茯苓窠。中有白色蒙翳，蒸润其间，如蛛网然，尚属松气将结成形者也。亦可人力为之。就斫伐松树，根则听其自腐。取新苓之有白块者，名曰茯苓缆。截作寸许长，排种根旁，久之发香如马勃，则茯苓生矣。今浙江、温州、处州等处，山农以此法排种，四五年即有成。修治：去皮，切片，或捣末，水淘去浮末赤筋用。

茯苓：李东垣利水健脾，日华子定志镇惊，清气化痰，李时珍分理水谷之药也。伍少山稿此得松木余气而生，甘淡和平，甘能实脾，淡能利窍，温而不寒，利而不燥，补而不滞，解结热，散结风，而又无消伐之虞。至清至洁，至和至美之上珍也。凡五味之用，各有所偏。酸味束而收敛，苦味直行而泄，甘味上行而发，辛味横行而散，咸味涌上，复能润下。惟甘淡之味，最得中和之用。故《农皇》治胸胁逆气，忧恚惊邪，此肝气不和也，恐悸，心下结痛，此心气不和也，寒热烦满，此脾气不和也，咳逆口焦，此肺气不和也，舌干、小便不利，此肾气不和也。五气不和，为病甚众。用此甘淡平和之剂，五气咸和，诸病自已矣。若李氏方之治腹胀肢肿，肉浮如泥；朱氏方之治梦寐惊恐，神魂不宁；张氏方之治肺痿肺痈，咳嗽脓血；甄氏方之治膀胱湿热，水道不行；成氏方之治五痢五泄，飧泄、溏泄、惊泄、濡泄、滑泄。大肠不实。此又后世诸医，备详古人未发之旨也。而明初戴氏《直指方》云：茯苓甘淡纯阳，缓脾逐水，导气生津，平火止泄，此数字尽其用矣。善治者，当致意焉。

鲁当垣先生曰：质坚色白，类金；附生松下，类木，木体而金用也。凡金木互交为病，如咳逆喘嗽，胸胁胀满等证，盖可想见。又如膀胱不利为癃，不约为遗。癃与遗，病固各异，均属膀胱清气不顺使然，宜用茯苓之坚白甘淡，以化其气，气化自能出，气化自能止矣。有云：阴虚者勿用。谓其利小便，水液下行之力居多，下行恐亡阴，故云勿用。此说殊为乖谬！不知松枝岁寒不凋，原具坚骨，其精灵之气，旋伏根下,潜受阴阳吐纳之机,有阳长阴生之妙,何阴虚之不可用耶? 不知补阴之药,往往俱用茯苓,如六味丸,滋阴丸,养阴丸,益阴丸,未尝不用茯苓者也。

潘邓林先生曰:张三丰有"茯苓赞"云:形质块磊,芳香清洁。幽潜深遂,恬憺勿烈。体阳用阴,充气贯脉。能泄能收,勿寒勿热。通神摄魂,守志养魄。中空可实,中满可决。神化无方,真人之诀。

陈月坡先生曰:茯苓甘平温厚,淡渗利窍。观利窍二字,有无限功用。利窍则小便结闭可通,利窍则淋沥遗溺可止,利窍则外邪可出而汗可发矣,利窍则内神可收而汗可止矣。神而明之,晤心者得之。粗工执一之士勿语此。

集方:《圣济总录》治胸胁逆气,或胀或痛者。用白茯苓一两,人参三钱,陈皮三钱二分,木香一钱,分作四帖,清水煎服。○许继心方治忧恚惊邪,致成心志不宁,精神恍惚,怔忡健忘,甚至失魂丧志,颠狂痴醉。用白茯苓一两,酸枣仁、远志、半夏、当归各六钱,川芎四钱,分作四帖,水煎服。临服时,调朱砂末一分五厘。○《证治类方》治恐悸夜卧,交睫则梦斗争败负,恐怖之状,此属心血虚而有痰者。用白茯苓三钱,半夏曲二钱,水煎服。临服时,加鹿角胶五钱,白汤溶化冲入。○余居士《选奇方》治心常忪悸,行事惧往,或忘前失后。用白茯苓、白檀香各二钱,肉桂一钱五分,石菖蒲、天竺黄、犀角各六分,麦门冬、远志、酸枣仁、人参各八分,甘草一钱,共为细末,炼蜜丸,如弹子大。每服一丸,临睡米汤化下。○《局方》治心下结痛,因心气虚而有痰者。用白茯苓二钱,半夏曲一钱五分,当归身、广陈皮各一钱,甘草五分,水煎服。○《局方》治寒热烦满,因脾虚有停水积饮者。用白茯苓、半夏各二钱五分,广陈皮一钱五分,甘草五分,厚朴姜汁炒、前胡、干姜各二钱,生姜三片,水煎服。○龚云子方治咳逆,气急而咳,即今之顿呛也。口焦,燥渴也,肺气不顺。用白茯苓二钱,半夏一钱,陈皮八分,甘草五分,麦门冬、知母、黄芩各一钱二分,水煎服。○平氏《医林小学》治舌干,小便不利,心火亢甚,肾水衰微。用茯苓二钱,怀熟地三钱,川黄连、白芍药、黑山栀各一钱二分,甘草五分,灯心廿根。水煎服。○东垣方治腹胀肢肿,肉浮如泥,气息喘促。用白茯苓、生半夏切片,生姜汤泡、葶苈子各一钱,牵牛子一钱六分,微炒燥,共为末。每早服二钱,生姜汤调下。○丹溪方治梦寐惊恐,神魂不宁。用白茯苓一两,石菖蒲五钱,甘草三钱,朱砂二钱,共研极细末,炼蜜丸,如龙眼核大。每早晚各服一丸,灯心汤下。○洁古方治肺痿肺痈,咳嗽吐血。用白茯苓、百合、米仁各一两,白及五钱,川贝母八钱去心,共为末。每服三钱,不拘时,白汤调下。○云生方治膀胱湿热,水道不行,小腹胀闷。用白茯苓、海金沙各五钱,车前子、淡竹叶、茵陈叶各四钱,韭菜子三钱,共为末。每服三钱,早晚白汤调下。○吕再康方治五泄五利,大便不实。用白茯苓一两二钱,猪苓、泽泻、麦芽、谷芽、防风、陈皮、升麻各六钱,白芍药四钱,俱炒燥,分作六剂,水煎服。内热者,本方每剂加黄连八分,黄芩一钱,俱酒炒;内寒者,加补骨脂炒一钱,木香八分;内虚者,加人参二钱,白术炒一钱;内实者,加麸炒枳实二钱五分,红曲三钱。

续补集方:《百一选方》治心神不定,时复振跳,恍惚健忘,情绪不乐,水不上升,火不下降。常服消阴养火,保全心气。用白茯苓二两,沉香五钱,人参六钱,共为末,炼蜜丸,小豆大。每服五十丸,白汤下。○《证治要诀》治阴神虚耗,出心汗者,别处无汗,独心孔有汗一片,此由思虑劳心过多。用白茯苓、人参各等分,共为末。每服一钱,真蕲艾汤调下。○《直指方》治心虚梦泄,或白浊者。用白茯苓为细末,每服二钱,米汤调下。○抱朴子方治男子遗精白浊,小便后余沥常流,并梦寐多惊,频频遗泄,及妇人白淫白带,秽水不净,并皆治之。用白茯苓八两去皮切作块,如围棋子大,猪苓三两切片,用汤五碗,同煮二三十沸,取出,日干,拣去猪苓,以茯苓为末,用黄蜡溶化为丸,如弹子大。每早嚼一丸,空心津下,以小便清为度。忌米醋。○《三因方》治小便频多不禁,并五淋白浊诸证。用白茯苓八两为末,以新汲水挼洗去筋,日干;干山药十两,切碎,以白矾一钱,泡汤浸一昼夜,日干,共为末;以熟地黄八两,酒煮,捣烂成膏,为丸如弹子大。每早晚各食前嚼化一丸,米汤送下。○《普济方》治水肿尿涩。用白茯苓皮、花椒子煎汤,日日代茶饮。半月效。○姚僧《集验方》治面上雀斑。用白茯苓末,蜜和,夜夜敷之,一月全愈。○《广笔记》治一人病遗精,闻妇人声即泄,瘠甚欲死,医告术穷。仲淳以茯苓、远志、莲须、石莲子各二两,沙苑蒺藜三两炒,牡蛎一两火煅,鱼胶四两切碎,焙,共为末,炼蜜丸,梧桐子大。每早晚各食前服五钱,白汤下。

琥 珀

味甘,气平,无毒。阳中之阴,降也。入手少阴,太阳,足厥阴经。

《别录》曰:琥珀,生永昌舶上。寇氏曰:今西戎、高丽、海南、诸倭国皆有。即松木荣盛时,脂流入土,千岁沦结所成也。中有蜂蝇蚁虫之类,形色如生,此因炎日所灼,脂流出时,诸虫粘住,渐流渐结,内裹而成。雷氏曰:珀不一种,有象物珀,内有物形,即前蜂蝇之类;有血珀,深红如血色;有赤松珀,浊大而脆,文理皆横;有水珀,浅黄色,多皱文;有石珀,深黄色,重如石;有花珀,文如新马之尾,松心而黄白相间。凡诸木有脂者,入土千岁,皆能化珀。研末烧之,即有木气自知也。别有一种蜜蜡珀,臭之有蜜蜡香,色黄白,即深山野蜂蜜,入土所化。今闽南山中独多。又一种枫脂珀,烧之有枫木气,即枫木脂所化也。入药惟取松脂血珀,体轻者良。○江元之云:薛立斋入禁内视疾,穆宗赐桃珀簪,色红如霞,可知年久桃脂入土亦能成珀。纵使树虽枯,脂入地,自能成珀。惟东南海外诸木脂化珀者有之。西北方无有也。今市中有伪者,以鸡蛋黄煮炼成,或青鱼枕骨造成,皆伪珀也。宜细辨之。

琥珀:镇定心神,澄清浊气,《别录》行逐瘀之药也。方吉人稿此得松木清气所结,精英所聚,质坚如石,体轻如桴,原其清明莹洁之相。故大氏方治心气浮越,躁乱不宁,以致失神丧志,魂魄不定,或惊悸怔忡,癫痫昏塞,或睡寐阴邪,鬼魅凭附。他如瘀血败秽,留滞经络,或目珠翳障,或腹胃瘕蛊,或小便淋闭,结塞不通。此药如神明在躬,奠安神室,故惊狂可定。如晓霞秋露,清净无滓,故瘀血、蛊瘕、目翳、淋闭诸证可退矣。但体质轻清而性多燥,如血燥阴虚,肾亏髓乏,以致水涸火炎,小便不通者,服之反滋燥急之苦,用者审之。

李士材先生曰:琥珀,感土木之气,而兼火化者也。色赤味甘,有良止之义,故能安神而敛魂魄;体轻渗利,有下注之象,故能行血而利小便。

许继心先生曰:琥珀与茯苓皆自松出,而所禀所治各异。茯苓生于阴而成于阳;琥珀生于阳而成于阴。茯苓所生日浅,但可治气而安神;琥珀所禀日深,兼可治血,而又镇心神,化小肠气也。

集方:都督毛镇南传王经略治心虚有热,神志不宁,若癫若痫,如痴如醉,或似神鬼凭附,或似妖邪牵绊,此药并能治之。用血色琥珀三钱,以厚布包裹,以重斧锤击碎,布损,再易新布,再击成碎小块,用滚水泡蒸一时,入铁碾内,研为细末;茯苓、石菖蒲、川贝母、甘草、胆星、天竺黄各三钱,珍珠一钱,俱炒黄,缓缓研为细末;丹砂研细一钱五分,真牛黄七分,真冰片五分,俱研细,通共十一味,总和以乳钵内再研二千转,入净磁瓶内收贮。每有是患,五更早晚,一日三次,每次用一分,以灯心、生姜泡汤调服。或人参、生姜泡汤亦可。○陈荩斋方治产后恶血,内阻不行,胸腹胀满,危在旦夕。用琥珀一两,制法同前,火硝、硫黄各一两二钱。此二味俱研细,用米醋一碗,将硝、硫二味,入磁瓶内,隔汤蒸,以醋干为度,和琥珀末,再总研极细;五灵脂酒浸,淘去砂石,净脂晒干二两,乳香、没药各八钱,瓦上焙出油,同五灵脂共研细。恐粘乳钵,和火酒一钟共研则不粘。研匀,和入琥珀、硝、硫末子,再研匀,圆成丸药,如弹子大。每遇此患,用淡姜汤化服一丸,重者不过三丸即愈。此方不惟治产后瘀血,凡瘕痕蛊胀,及跌打损伤,内有瘀血者,亦并服。○《外台秘要》治跌扑损伤,及从高坠下,有瘀血在内。用琥珀末二钱,大黄末一钱,和匀,酒调服。○《鬼遗方》治金疮出血不止,闷绝不知人事。用琥珀末一钱,童便调服。外以琥珀末和赤石脂末,各等分,敷之血即止。○《直指方》治小儿胎惊。用琥珀末五分,丹砂二分五厘,共和匀,用乳汁调数匙,入口中。○《直指方》治小儿胎痫。用琥珀末、丹砂末,研极细,各五分,全蝎一个,研极细,和匀,麦门冬汤调服数匙,入口中。○姚氏《三因方》治目中翳。以琥珀末、珍珠末、嫩滑石各等分,研极细末,点眼数日,翳退。○《圣惠方》治小便砂石诸淋,并小便不通,转胞胀坠而痛者。用真琥珀六钱,制法如前,为末,葱白廿茎,水五碗,煎二碗,取葱汤调珀末二钱服之。重者不过三服效。○《海药本草》治产后血晕闷绝，或恶血凝胀，并癥瘕气块，及儿枕痛，并宜服之。用真血琥珀制法如前、鳖甲火烧、酒淬，京三棱、玄胡索，俱酒洗炒，各一两；真没药、真乳香，俱瓦上焙出油，各八钱；大黄酒煮六钱，俱研细为末。每服三钱，空心好酒调下。间日再服，神验莫及。一方不用大黄。○陈氏方宋高祖时，宁州贡琥珀枕，碎之，赐军士敷金疮，立时止血生肌。

猪 苓

味甘淡，微苦，气平，无毒。气味俱薄，降也，阳中阴也。入足太阳，足少阴经。

《别录》曰：猪苓，生衡山山谷，及济阴、冤句，大枫树下。今所在枫树亦有之。生块零落，形如猪屎，故名。皮黑内白，坚实者佳。修治：以铜刀刮去粗黑皮，净水浸一夜，取出切片，晒干用。李氏曰：猪苓亦是木之余气所结，如松之余气结茯苓之义。生于诸木根底，他木皆有，不定枫木始有，但枫木根生者为多耳。

猪苓：渗湿气，本经利水道，李时珍分解阴阳之的药也。金自恒稿此药味甘淡，微苦，苦虽下降，而甘淡又能渗利走散，升而能降，降而能升，故善开腠理，分理表阳里阴之气而利小便。故前古主痎疟，解蛊毒。甄氏方主伤寒温疫大热，能发汗逐邪，此分利表阳之气于外也。张氏方主腹满肿胀急痛，心中懊恼，疟痢瘴泻，此分利里阴之气于内也。张仲景治太阳病，脉浮，发热，消渴，而小便不利者，用五苓散以发其汗；病消渴，欲饮水而复吐水者，名为水逆，用五苓散以止其吐；冬时寒嗽，兼寒热如疟状者，名为痰风，用五苓散以定其嗽。此三法，俱重在猪苓，开达腠理，分利阴阳之妙用也。又缪氏方单重前古神农氏主痎疟立意，云疟必由暑，暑必兼湿，此药淡以利窍，引暑湿之气，上从腠理出，下从小便出，所以善解散而分消之也。又推淡渗之性而利水道，故小便癃闭可通，身面肿胀可退，湿热痞满可除。解利之用，无如此骏。但利水之功居多，分泄太甚，病人无水湿病者，忌之。肾虚津液燥乏者，亦忌之。

卢子由先生曰：苓曰猪苓，性相似耳。猪为水畜，苓即木令。自上而下者，使之自下而上；自下而上者，使之自上而下。痎疟则木郁，蛊疟则土郁，肿胀、癃闭则水郁。木郁则达之，土郁则夺之；水郁则折之。猪苓兼而有也。转气化之机衡故尔。张石峰曰：世知行水，未知折水并达木夺土。卢公之言，实发先秘。

集方：林完仲《方脉家宝》治痎疟，不分新久。用猪苓一两，茯苓五钱，柴胡四钱，半夏三钱，甘草一钱，生姜三片，大枣二枚，水三碗，煎一碗，未发前服。渣在煎，发后服。头疼，加羌活；热多，加知母；寒多，加桂枝、干姜；烦渴，加天花粉、滑石；渴甚，加麦门冬；腹胀，加槟榔、厚朴；无汗，加葛根；汗多，加白芍药；有食，加枳实、萝卜子；有痰，加苍术、白芥子；气喘，加杏仁、苏子；大便热闭，加蒌仁、酒制大黄；精神疲惫，元气虚乏，加人参、黄耆、白术、当归；呕吐，加砂仁；遍身骨节痛，加秦艽、红花；

发久不止，加木瓜、牛膝、人参、白术；腹中生疟母，加桃仁、鳖甲、花椒、莪术、附子、川黄连；肠中有停饮，加芫花、吴茱萸、木香、姜汁制南星。加减法，分两多寡，随病增用。○《医林小品》治蛊疰腹胀痛，面黄体瘦。用猪苓一两，灯心五十茎，水二碗，煎一碗服。○甄氏方治伤寒温疫，大热大渴，无汗而小便不利，或自利者。用猪苓一两，茯苓三钱，泽泻二钱，白术一钱，甘草五分，水煎服。○张元素方治腹满肿胀，急痛，心中懊恼。用猪苓一两，车前子去壳三钱，蒌仁二钱，枳实一钱，陈皮八分，水煎服。○张元素方治时行瘴疟，瘴痢，瘴泻。山谷风湿岚雾之气，人感之，不论伤寒疟痢与泄泻，兼发热头痛，胸满不食，大小同病，名曰瘴邪。病在太阴。用猪苓二两，茯苓、紫苏叶各五钱，苍术、厚朴各三钱，生姜五片，水六碗，煎三碗。有是患者，俱可服之。○《外台秘要》治小便癃闭不通。用猪苓一两，茯苓、泽泻各五钱，滑石二钱，真阿胶三钱，水煎服。○杨氏《产乳方》治通身肿满，小便不利。用猪苓四两为末，每用五钱，白汤调服，日三次。○林氏方治腹满内有痞结者。用猪苓二两，茯苓、白术、枳实、砂仁各一两五钱，为末。每用五钱，白汤调服，日三次。

治脾胃不和，水谷不化，阴阳不分，腹痛泄泻，名胃苓汤。用猪苓、泽泻、白术、茯苓各二钱，肉桂七分，苍术、厚朴、陈皮各一钱五分，甘草六分，加生姜三片，黑枣二个，水煎服。○如水泻，加滑石一钱。○暴痢赤白相杂，腹痛，里急后重，去桂，加木香、槟榔、黄连各一钱。○久泻不止，加升麻、人参各一钱。○湿胜，加防风、升麻各一钱。○食积，加枳实、麦芽、神曲。○口渴，加葛根一钱五分。

治腹中痛一阵，泻一阵，后去如汤，后重如滞。或泻下黄色，小水短赤，烦渴引饮，是火泻热泻也。以四苓散加味方：用猪苓二钱，泽泻、茯苓、白术各一钱，黄连、黄芩、黑山栀、白芍药各一钱二分，滑石、甘草各二钱。水煎服。○腹中作胀，加枳壳、厚朴各一钱。○腹痛，加砂仁、山楂各一钱。○呕逆恶心，加藿香、半夏各一钱。○小水短少，加木通、车前各一钱。泻多不止，加人参一钱，肉豆蔻、乌梅各二个。○泻多元气虚脱，加人参、黄耆、干姜，去芩、连、栀、滑石。

雷　丸

味苦、咸，气寒，有小毒。气薄味厚，阴也，降也。入手足阳明经。

《别录》曰：雷丸，生石城山谷及汉中。今建平、宜都、房州、金州诸处亦有。苏氏曰：生竹林土中，乃竹之余气，滋荫所成也。无苗蔓，状如栗，累累相结，不相连属。又如猪苓而圆，皮黑肉白，甚坚实。八月采。雷氏曰：修治：用甘草水浸一夜，铜刀刮去黑皮，切作四五片，以甘草水再浸一夜，日干用。如赤色者，能杀人，宜去之。

雷丸：《别录》去蛊毒，《本经》杀诸虫之药也。赵天民稿夫人肠胃有湿热之气，能令虫生，此药苦寒善逐，能去湿热，而破一切虫积。又研细作膏，敷腹上，治小儿百病。

观夫小儿百病,则知食物停滞,停滞必生湿热,湿热必致百病。此药破虫攻积,一理而已。前古言利丈夫不利女子。利乃疏利元气之利,非补养利益之利也。故《别录》有云:久服令人阴痿。正见其过于苦寒,偏至之气耳。除虫积蛊毒之外,亦无他用。如病虫积日久,脾胃衰惫者,亦禁用之。

集方:以下三方俱缪氏定治寸白虫。用雷丸水浸去皮,切,焙为末。五更初,先食炙肉少许,以稀粥汤调服一钱。须上半月服,虫乃下。○治小儿疳蛔。用雷丸、芜荑、使君子、五谷虫、芦荟、胡黄连各等分,为末。砂糖汤调服一钱。○治肠胃一切虫积。用雷丸、槟榔、鹤虱、楝根、贯众、锡灰、薏苡根,各等分。每服一钱,空心砂糖汤调下。

桑上寄生

味苦,微甘,气温,无毒。阳中之阴,可升,可降。通行手足阴阳十二经。

《别录》曰:桑上寄生,生弘农山谷桑树上。其他木,如松、枫、榆、柳、榉、槲、桃、梅等树上,间或亦有寄生。形类相似,气性不同,服之反有毒。求此药,须得自行亲督人采,或买取惟根间连桑木者,方真。朱氏曰:近海州邑及海外之境,地暖不蚕,桑无采剪之虞,气厚意浓,乘气而生。叶如橘而软厚,茎如槐而肥脆。三四月作黄白花,六七月结黄绿实,大如小豆,汁稠粘。或断茎视之,色深黄者佳。秋终采。雷氏曰:修治:根、茎、枝、叶,一揽用。用铜刀切细,阴干,不可见火。此药难得真者,若以他木寄生者充之,不惟气性不同,且反生毒害。○或一说:此药是鸟食他草子木实,零落桑上而生,而寇氏非之曰:如此则麦当生麦,谷当生谷,草子木实,当生草与木矣,不当生此一物也。○又按郑樵云:桑上寄生有二种。一种大者,叶如石榴叶;一种小者,叶如麻黄叶。其茎与子皆相似。

桑上寄生:益血脉,日华子养筋骨,《本经》安胎娠,《别录》去痹痛之药也。桂谷山稿此得桑木清英之气,附结而生,故功用比桑尤胜。桑能清气,而此药能养气之精;桑能益血,而此药能养血之精;桑能去风,润筋骨,而此药能苏风湿,健筋骨而利机关,补骨髓之精也。故《别录》主妇人崩中下血,胀满淋带,及产后一切腹内诸疾。治男子臂膊腰膝,流注疼痛,及一切痿痹不用诸疾。又小儿背强,难以俯仰;娠妇腹痛,坐卧不宁,统能治之。而薛氏诠注曰:桑寄生,益血脉,润经络,安胎娠,去风湿,不寒不燥,不滞不利,有和营卫、安内外之功焉。如他书又云:消痈肿,坚齿牙,润皮肤,长须发等语。此又是益血脉,润筋骨之余力耳。合滋补血气药用,取效最神。

缪仲淳先生曰:此药寄生桑上,故专主形骸寄生之胞胎,寄生之痈肿,寄生之齿牙须发。能安之、消之、坚之、长之,其功独着。若治腰痛,治背强,治臂膝上下筋骨流痛者,以形类薜萝,缠绊桑木,相似筋脉之循行连络,以类相应,故痛可止,强可柔。筋骨上下屈伸不利者,可疗之也。

集方:西医苟济川传治血脉衰槁,骨髓虚乏,后感风湿,乘虚侵于腠理;或先感风湿，以致留滞血脉，耗涸骨髓，渐成痿痹，手足不遂，臂膊、腰膝疼痛。用真桑上寄生、牛膝、木瓜各四两，俱酒炒；羌活、防风、川萆薢、川石斛、川芎、秦艽、苍术，各一两，俱盐水炒；白术、黄耆、当归各二两，俱酒炒；肉桂、黄檗、姜黄各一两五钱，海桐皮、石楠叶、五加皮各一两八钱，俱醋炒；虎骨二两、酒炙酥，香附子一两五钱，童便炒，白花蛇二条，干者，切碎，酒炒，依方制炒，俱研为末，炼蜜丸，梧子大。每早服五钱，晚服三钱，俱白汤下。一方加全蝎十五个，酒洗，炒，研入。○台僧明征方治妇人崩中下血，胀满淋带，及产后一切腹内诸疾。用真桑上寄生、怀熟地、丹参各三钱，当归身二钱，川芎、白芍药各一钱五分，真阿胶一钱，水二碗，煎八分，不拘时服，十剂愈。○《集简方》治男子风湿流注，臂膊、腰膝疼痛，及一切手足痿痹不用诸疾。用真桑上寄生四两，牛膝三两，俱酒洗，苍术米泔水浸一夜、炒，当归酒炒各二两，肉桂一两焙，川乌五钱、童便制过，草乌三钱、酒浸一夜，炒黄，共为末。每早饭后服二钱，白汤调服。○嵇氏方治小儿背强，难以俯仰，无他疾者。用真桑上寄生二两，白术、当归各三两，鳖甲一斤。用滚汤泡洗净，用水一斗，四味共煎至一升，其渣再用水七升，煎至七合。二次汁，总和一处，入砂锅内，慢火熬如饴，加炼蜜二两收之。每日不拘时，用米汤调服数茶匙。如兼有热疳者，加胡黄连五钱。○《产宝方》治妊娠腹痛，坐卧不宁。用真桑上寄生二钱，当归一钱五分，川芎、阿胶、杜仲、川续断、白芍药各一钱二分，砂仁壳、白术各一钱，黑枣三个，生姜二片。水煎服。

松上寄生即女萝

味苦，微甘，气平，无毒。

《别录》曰：松上寄生，名松萝，生熊耳山谷松树上。山东甚多，杂树上亦有，惟取松寄者入药。**李氏**曰：按毛苌《诗注》云：松萝即女萝，又名菟丝也。**陆氏**言：菟丝蔓生草上，非松萝也。松萝蔓延松上，枝叶似木，色正青，与菟丝蔓生草上，色赤黄殊异。然二物附物而生，然有时相结，故**《古乐府》**云：南山羃羃菟丝花，北陵青青女萝树。由来花叶同一心，今日枝条分两处。**《唐乐府》**云：菟丝故无情，随风任颠倒。谁使女萝枝，而来强萦抱。据此二说，则女萝之为松上蔓，菟丝为草上蔓，陆氏之说为的矣。

松上寄生：散头风头痛，风痰风癖之药也。《别录》方治时行温瘴、痰疟，寒热头眩诸疾。用松上寄生一两，半夏五钱，瓜蒂六枚，水煎，探吐。又《千金方》治胸膈痰癖积热。用松上寄生一两，瓜蒂十二枚，甘草五钱，酒水各三碗，煎一碗，分三服取吐。如中胃虚弱者勿服。

木　部_{苞木类}

竹　叶

类不一种。味有苦、有甘、有辛；气有温、有寒，俱无毒。

陶隐居曰：竹类繁多，入药仅用箽竹，次用淡、苦二竹。又一种薄壳者，名甘竹，其药最胜。苏氏曰：按《竹谱》箽竹坚而促节，体圆质劲，皮白如霜。大者宜刻船，细者可为笛。苦竹有白有紫。甘竹似篁而茂，亦名淡竹也。李氏曰：竹惟江河之南甚多。故曰：九河鲜有，五岭实繁。大抵皆土中苞笋，各以时出。旬日落箨成竹也。茎有节，节有枝，枝又有节，节有叶。叶必三之，枝必两之。枝下之枝，一为雄，二为雌。雌者孕笋成竹。根鞭喜行东南。六十年一花，花实则枯，枯曰筋，实曰蕧，小曰筱，大曰篠簜。按戴凯之《竹谱》云：植物之中，有名曰竹。不刚不柔，非草非木。小异实虚，大同节目。盖种类甚繁。○倪朱谟曰：按休宁方镜水、钱唐卢不远两先生集竹类，有名有用，与有名未用，及一切奇异笋竹，搜之海内外各书，共得一百二十种。曰篊龙竹，昔黄帝使伶伦伐于昆仑之墟，吹以应律者；曰员丘帝俊竹，节可为船；曰笁竹，肌薄而劲；曰箽竹，节促而坚；曰棘竹，十数茎丛生，大者有二尺围，肉至厚，中实。生交州诸郡，夷人破以为弓。其笋食之，落须发；曰麦竹，大者如腓，虚细长爽。南人取其笋未成竹者，灰煮，绩以为布；曰弓竹，出东垂诸山中，长十余丈，既长且软，不能挺直；曰苏麻竹，斑驳如玳瑁，长数丈，叶大如履，茎可以为弓。竹中可爱者，五岭左右遍有之；曰篥䉿竹，叶薄而广。《吴都赋》所谓竹则篥籁、篥䉿，即越女试剑竹是也。桃枝是其中最细者；曰笭竹，生昆仑之北，南岳岳之山。长百丈，断节可为大船；曰服伤竹，大者五六寸，其中实满；曰掣摩竹，大若茶碗，厚而空小，见桂、广皆有，见《岭表录》；曰箸竹，又名籫竹。长三丈许，围数寸，至坚利，可以为矛，可作弹弓弦。其笋未成竹时，堪为纠；曰篣竹，又名百叶竹，一枝百叶，生南垂界，甚有毒，触其锋，刺伤人必死；曰由笩竹，为茎丛生，见《吴郡赋》；曰篩竹，一丰二种，似苦竹而细软，肌薄；曰盖竹，甚大，肌薄色白，生江南深谷中；曰简篥竹，节疏而笋可食；曰鸡胫竹，似胫，大者不过如指，叶疏皮黄；曰芦竹，似芦，出扬州东垂，肌理净净，可以为篾；曰箭竹，高者不过一丈，节间三尺，坚劲中矢；曰箘箖一竹，亦皆中矢；曰箵竹，一尺数节，亦可作矢。叶大如扇，俗谓之箯笿，可以作篷；曰细竹，若箭，可作箭；曰篍竹，节疏；曰邻竹，中坚；曰簡竹，中空；曰仲竹，无笁。俱见《尔雅》；曰桃枝竹，皮滑而黄，可以为席；曰篔竹，实厚脆，孔小，几于实中。安成以南有之；曰桃竹，生江心磻石间，中实如木，可以为杖；曰利竹，蔓生若藤，中实而坚韧；曰汉竹，大者，一节容一斛，小者容数斗；曰菡篁竹，大如脚指头，笋皮未落，往往有细虫噬之，箨陨成赤文，似绣画可爱；曰木竹，出灵隐山，中坚，微通节脉；曰菰筑竹，生于海南，内实外泽；曰龙芽竹，其竹长四五尺，稀节。人取必有大风雨雷霆，人下山则止。出永嘉大罗山，有刺围绕之，芒刺华然，一豚不能入。出新州石城，宋绍兴中州守觅于某处，植之；曰涩勒竹，有芒，可以剉瓜。见《老学庵笔记》；曰由梧竹，长三四丈，围一尺八九寸，可作屋柱。出交趾；曰茸竹，头有文；曰狗竹，毛在竹间，见《临海异物志》；曰无筋竹，色如黄金，坚贞疏节。出岭南，见竺法真《罗山疏》；曰石麻竹，劲利可为刀，见裴渊《广州记》；曰苞竹，堪作布，见顾微《广州记》；曰实心竹，文采斑驳，可为器物；曰垂丝竹，枝弱下垂，见《云南记》；曰对青竹，黄而兼青。咸都所出，今两浙亦有之，惟读稽颇多，呼为黄金间碧；曰薄竹，如苦竹，长节而薄，可作屋橼；曰篥竹，皮青，内肉白如雪，软韧可为索；曰三稜竹，状若棕榈，叶、茎柄三脊；曰玉泉竹，叶有符，叶叶不同，佩之可以避患。出硖州玉泉鬼谷子洞前。见宋陈日华《琐碎录》；曰匾竹，出庐山，善辟蛇，行者常持此竹，笋出亦匾；曰相迷竹，内空生黄，堪作药；曰镛竹，内空，可容米三升，亦生黄。俱出广州；曰新妇竹，圆而直，可作笆，出武林；曰疏节竹，五六尺一节，出高潘州，见《通志》；曰通竹，空心直上，无节，出溱州，见《北户录》；曰筀竹，大者围二尺，出桂阳县；曰篥竹，中实，有毒以刺虎，中自即死。出交趾，见《山海经注》；曰龙丝竹，高盈尺，细如针。出辰州；曰野竹，叶纠结如虫状，又名虾蛸竹。见《语异录》；曰箫管竹，圆致异于他处，篁坚而促节，皮白如雪粉。出当涂县慈姥山；曰产月竹，每月生笋，出蜀嘉定；曰云母竹，出扶南；曰舜林竹，见《山海经》。此二竹颇大，每一节皆可为船；曰罗阳竹，若芭蕉状；曰黎母竹，每丈一节；曰人面竹，有节，一覆一仰，如画人面；曰雪竹，斑极大，红而有晕。出广西；曰相思竹，对抽并胤。出蜀涪州；曰苦竹，出安思县，有青白紫黄四色；曰天亲竹，末皆两歧。出浙中；曰龙头竹，生若龙头，出成都府彭县大隋山；曰双梢竹，又名合欢竹，初生枝叶，即分两梢。出九嶷山；曰荻芦竹，其竹似芦荻，冬天不凋；曰鹤膝竹，节下大小似鹤膝，闽人又呼为槌竹；曰石笁竹，似石竹而小，生闽中；曰古散竹，节似马鞭，叶似桐树而小，皮似棕榈；曰篠竹，长七十丈，上梢上有叶。出襄州，卧龙山诸葛亮祠中；曰笰竹，长百丈，围二丈五尺，厚一尺，可以为船。出南方荒中，见《神异经》；曰筛竹，又名太极竹，可以为船。出观音竹，如藤，长一丈七八尺，色黑如铁。出占城国；曰公孙竹，高不盈尺，出会稽县；曰越王竹，状若荻枝，可代酒筹，产越州；次有沙箸竹，欲采者轻步从之，闻人声则缩入沙中；曰龙公竹，大径七八尺，常有异鸟栖宿。出罗浮山；曰娑罗竹，围三四尺，性坚可为弓，产增城县倪山；曰奉化县新岭山生竹，高仅五寸，叶皆白色；曰清江县瑞筠山有竹，色如烂银。二说俱出《齐民要术》；曰芜竹，皮黑有文，茎节紫色，子如大珠；曰桂竹，上合防露，下疏来风，每日出，罗纨金翠，望若花闹。**郭璞**云：出始兴小桂县。又《山海经》云：云山有一种桂竹，状若甘竹而皮赤，甚毒，伤人必死；曰方竹，形方，葛仙植于定海灵峰者，见《宁波府志》。又方竹，体如削成，劲挺，堪为杖，产澄州，见《北户录》。又《益部方物志》有方竹赞。又沣州西游川铁冶辰山，产方竹。又隔州亦出方竹，长者数丈；曰黑竹，长二尺许，如指大，纯墨色，叶玄碧。出西山。见文徵明太史《墨竹铭》。又蕲水县凤栖山下，有墨色小竹，俗云王羲之洗笔池崖畔出也；曰丹竹，每节一丈，或八尺，茎不大，袅袅摇空，粉节，上似有赤色。产道州泷中，见《筍谱》。又红竹，大不过寸许，鲜明可爱，生宜都县飞鱼口；曰赤竹，产黔阳县，赤竹冈冈垒，纠盘而丛生者；曰凝波竹，紫枝绿叶，花如石榴，实如莲子。出区吴山。他如《广志》有种龙竹，橘竹；《吴越春秋》有晋竹；《齐民要术》有笏竹，**杜台卿《淮赋》**有槟榔竹；身毒国，有筇竹；《汉书》张骞至大宛得狭竹；《南方草木状》载汉阳有筱筀竹；又《异物志》云：南方思劳国，有篦篱竹；又某处冈峦，有麦竹；玄倭国，有篠干竹；少室山有黧器竹；又篷山有浮筠竹；又梧竹，可作屋柱。以山十四竹，搜之《名山书集》中，其形色未详。姑存此，以便博物学士采择用之。又有似竹非竹而异名者，曰楝、曰棕榈、曰夹竹桃等，盖别类也。

竹叶，淡竹叶，甘竹叶，苦竹叶：四种，味虽不同，气皆寒平，俱气薄味厚，阴中微阳，降也。俱入手少阴，足阳明经。

竹叶：肃清气分，孙思邈凉心胃邪热之药也。桂汝薪稿故仲景入白虎汤中，解伤寒内热，津液干枯，定虚热凌心，烦燥不寐，导膀胱火郁，淋闭赤涩。入药惟取甘竹、淡竹之叶。假此寒坚清肃之性，使热可降，液可生，痰可消，而大火烦渴之病可自已也。如胃寒有冷饮者、停食者，俱忌用之。

竹 茹

味甘，气寒，无毒。入足阳明胃经。

陈氏曰：取大竹削去面上青色皮，取向里黄皮是也。

竹茹：清热化痰、张仲景下气止呃之药也。费五星稿如前古治肺胃热甚，咳逆上气，呕哕寒热，及血溢崩中诸证，此药甘寒而降，善除阳明一切火热、痰气为疾。缘呕哕寒热，吐血崩中，皆火热客于阳明所致。用之立安。如诸病非因胃热者勿用。

竹 沥

味甘，气寒，无毒。可升，可降，通手足阴阳十二经，并奇经别络。

陈氏曰：取大竹，对劈开，留节居中。按无节处，横截段，竹片仰放，两头用砖石架起，中节间用猛火烘逼，沥从两头流出，以磁碗盛接，或冲入药内服，或纯用沥，少加生姜汁一二匙服，无寒胃之弊。

竹沥：利窍滑痰，朱丹溪通经走络之药也。门国士稿故古方主暴中风痰，猝然僵仆，人事昏塞，偏痹不仁，及伤寒大热，津液干枯，烦渴昏闷，或产后阴虚发热，口噤失音，并小儿惊风天吊，四肢搐搦，并皆治之。此药甘寒而润，性滑而利，开关窍，走经络，搜剔一切痰结、火结、气结为病，下咽即苏。如服用，必加姜汁数匙。凡诸病果属风火燥热者宜用之。若寒痰湿痰，及一切饮食停滞生痰，非所宜也。

《本草衍义》云：竹沥行痰，通达上下百骸毛窍诸处。如痰在颠顶，可降；痰在胸膈，可开；痰在四肢，可散；痰在藏府经络，可利；痰在皮里膜外，可行；又如癫痫狂乱，风热发痉者，可定；痰饮失音，人事昏迷者，可省。为痰家之圣剂也。

卢子由先生曰：冬半而孕，春半而生，夏半代叶，秋半引根。枝必偶，叶必三，中空直上，具木火之象，故笋可发疮，沥通经脉，茹主呕哕，叶清烦热，皆透达木火之所不及者也。

集方仲景方治伤寒阳明内热烦燥不寐，枯渴引饮。用竹叶五十片，石膏三钱，知母二钱，甘草一钱。水煎服。○《丹溪心法》治膀胱火郁，小便不通，及淋闭便浊。用竹叶五十片，甘草一钱，滑石一钱五分，车前子三钱，白茯苓二钱，小蓟根四钱，水煎服。○仲景方治伤寒阳明少阳，传邪热病，身热烦渴，自汗，作呕、或作呃者。用竹茹三钱，川黄连一钱，黄芩、知母、半夏各一钱五分，天花粉二钱。有食，加枳实；腹胀，加厚朴；泄泻，加猪苓、茯苓；元虚，加人参。俱各一钱，水煎服。○《经验良方》治暴中风痰，卒然僵仆，人事昏塞，偏痹不仁。用竹沥一钟，加生姜汁五匙，再用陈皮、半夏、茯苓各一钱，甘草五分、石菖蒲一钱五分，肉桂、胆星各二钱。水煎，冲入竹沥内服。○《五法方》治伤寒大热，津液干枯，烦渴昏闷。用竹沥一钟，加生姜汁五匙，再用柴胡、知母、天花粉、川黄连、白芥子、川贝母各一钱，甘草五分，水煎，冲入竹沥内服。○《妇人良方》治产后阴虚发热，口噤失音。用竹沥一钟，加生姜汁五匙，再用当归身、炮姜各三钱，川芎一钱五分，白芍药酒炒一钱二分，黑荆芥、益母叶各二钱，胆星一钱，茯苓八分。水煎，冲入竹沥内服。○《全幼心鉴》治小儿惊风天吊，四肢搐搦。用竹沥一盏，加生姜汁三匙，胆星末五分，牛黄二厘，调服。○《外台秘要》治破伤风，如发痉状，项强口噤，杀人甚速。急取竹沥二三升灌之。如卒难得，可取十数块，并烧取之。○《千金方》治小儿伤寒热病，发狂谵语。用竹沥半升，徐徐灌之。《肘后方》治消渴尿多。用竹沥恣饮，数日愈。○李纬手集治肺痿咳嗽，胸中吸吸，咳出涕唾痰涎，臭秽如脓。用竹沥日服一合，日三五次。○《古今录验》治丹石毒发，头眩，耳鸣，恐惧不安。用竹沥二三升，频频饮之。

天竹黄

味甘，气寒，无毒。入手少阴经。

李氏曰：按吴僧赞宁云：天竹黄，生天竺国及南海镛竹中。此竹极大，其肉有黄，如青土，着竹成片，系竹之津气结成。今广州筀竹、相述竹，亦有之。常见海南大竹内，往往多有。今市家取诸骨烧，伪造乱真，故宜细辨之。

天竹黄：豁痰利窍，日华子镇惊安神之药也。鲁润之抄**李氏曰**：其气味功用，与竹沥大同小异。第竹沥性速，直通经络而有寒滑之功；竹黄性缓，清空解热，而更有定惊安神之妙。故前古治小儿惊风天吊，夜啼不眠，客忤痫疟，及伤风痰闭，发热气促，入抱龙丸。治婴科惊痰要剂。如大人中风，失音不语，入风痰药中，亦屡奏效，此钱月坡独得之见也。

卢不远先生曰：植物之灵，凝结在中，故可入藏以治其结。性本空达，风火自平。

集方：钱乙《老人方》治小儿惊痫癫疾有痰者。用真天竹黄五钱，胆星、钩藤各一两，川贝母、茯苓、犀角、琥珀、丹砂各三钱，甘草一钱，牛黄一分。俱研极细末，每服三分。用竹沥半盏和姜汁一匙，调服。虚者，可用人参五分，泡汤同竹沥用。○同上治小儿惊热内实者。用天竹黄二钱，雄黄、牵牛末各一钱，川黄连五分，共研极细，神曲打糊丸，粟米大。每服三五丸，薄荷汤下。

木　部杂木部

古厕木

味咸，气寒，无毒。此系粪窖中腐烂板木也。

李氏曰：古厕木，主治金疮杖疮，跌磕扑损疮。取此木烧烟床下熏之，可令风邪不入。

古榇板

味辛、苦，气寒，无毒。

此系古冢中棺板也。得杉材最良。千岁者通神，可做琴底。

陈氏曰：古榇板，治中恶鬼气，痓忤，心腹痛，并多恶梦魇悸，及为鬼神作祟者。用树寸，劈薄片，和桃柳枝各三寸，水煮饮，当即吐下，愈。以鬼物而治鬼邪之病，此同类相应也。又《圣惠方》治小儿夜啼不止，用杉板棺木，燃灯照之即止。

雷震木

此系经雷所击之木也。方士取刻符印，以召鬼神，有验。又《博物志》云：用此木击鸟影，其鸟必自坠也。**陈氏**曰：雷震木，治暴惊失心，煮汁饮之立定。又挂门户，大厌火灾。

服器部 服帛类

故 锦

味苦、辛，气温，无毒。

李氏曰：锦以五色丝织成，故字从帛，从金。《禹贡·兖州》"厥篚织文"是也。

故锦：烧灰，能止血渗湿，故《圣惠方》主失血、吐血、下血、血崩。取锦灰一钱，白汤调服，立止。又金疮出血不止，取锦灰掩之，立住。又小儿脐湿生疮，取锦灰敷之，即收。

黄丝绢

味甘，气温，无毒。

李氏曰：绢，疏帛也。生曰绢，熟曰练。入药用黄丝绢，乃蚕吐黄丝织成，非染色也。

黄丝绢：能解消渴，善止血痢。故濒湖方治血虚消渴。用黄丝绢一尺，大黑枣三十个，共煮汁饮。《集简方》治血痢延久不愈，以黄丝绢一尺，烧灰研细，白汤调服。

布

李氏曰：布有麻布、丝布、木绵布。字从手从巾，会意也。

新麻布：岑氏方能逐瘀血，治妇人血闭腹痛，产后一切败血为患。烧灰存性，为末，好酒调服一钱。○陈氏方旧麻布，同旱莲草俱切碎，各等分，入小砂锅内填实，外用盐卤和泥，搪裹寸厚，阴干，炭火内煅通红，待冷取出，研末。日用擦牙，能坚固。○陈氏方青木绵布，治天行热毒，小儿丹疹毒，寒热头痛，煮汁温饮之；暑月绞肠痧腹痛，霍乱吐痢烦渴，煮汁冷饮之。又烧灰研末，敷一切恶疮经年不收口，并炙疮溃烂，出血不收，敷之立痊。邓笔峰方又臁疮溃烂，臭秽难近者。用青布一块，裹陈艾五钱，雄黄末二钱，卷作火炷，点火熏之。内有热水从疮内流出，数次渐愈。

绵

李氏曰：古之绵絮，乃茧丝缠延者。今之绵絮则多木绵也。入药仍用丝绵。

新丝绵：李氏方烧灰，治五野鸡病。酒调，每服二钱。○陈氏方衣中故丝绵絮：治吐血衄血，崩中下血，肠风泻血。以二两煮汁服。

裈　裆

李氏曰：裈，亦作裩，亵衣也。以浑复为之，故曰裈。其当隐处者，为裆；缝合者，为裤。

裈裆：陈氏方治阴阳易病。取裈裆里布近隐处，煮汁饮。男病用女，女病用男。李濒湖曰：按张仲景云：阴阳易病，身重少气，腹里急痛，或引阴中拘急，热气冲胸，头重不欲举眼，开眼时见黑花，膝胫拘急，用烧裩散主之。取中裩对隐处，前后二寸，烧灰，白汤调服，作三次进，小便即利乃愈。男用女，女用男，成无己解云：此以导阴气也。童女者尤良。

破漆器

李氏曰：乃故旧破损漆器，剥取用之。

李氏方治产后血晕，烧烟熏之，即苏。又，劳病垂危，放气之顷，床前取旧漆器，火缸内烧之，尸虫不敢出窍，则劳病必不再传人也。

本草汇言卷十二

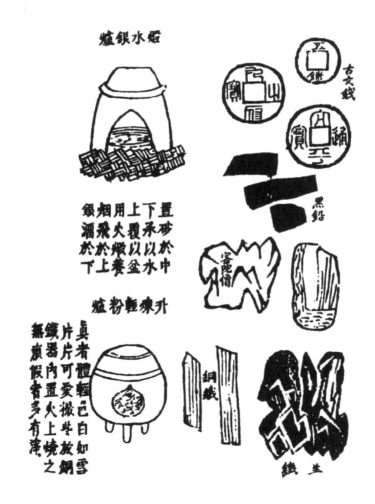

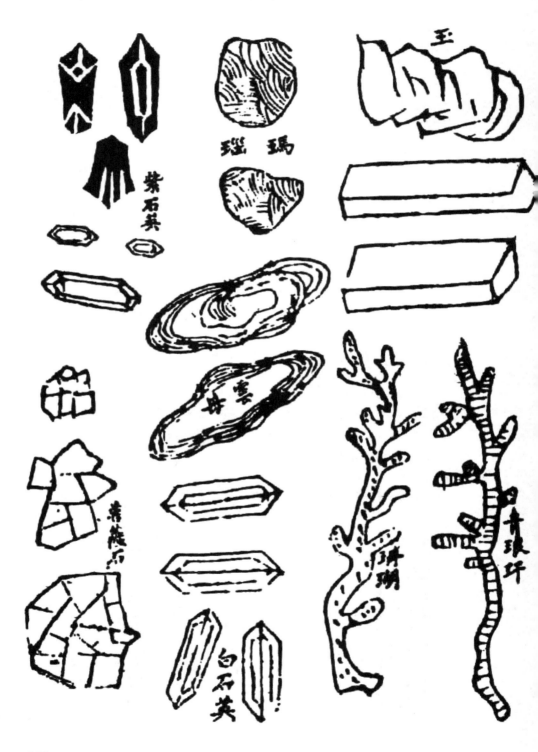

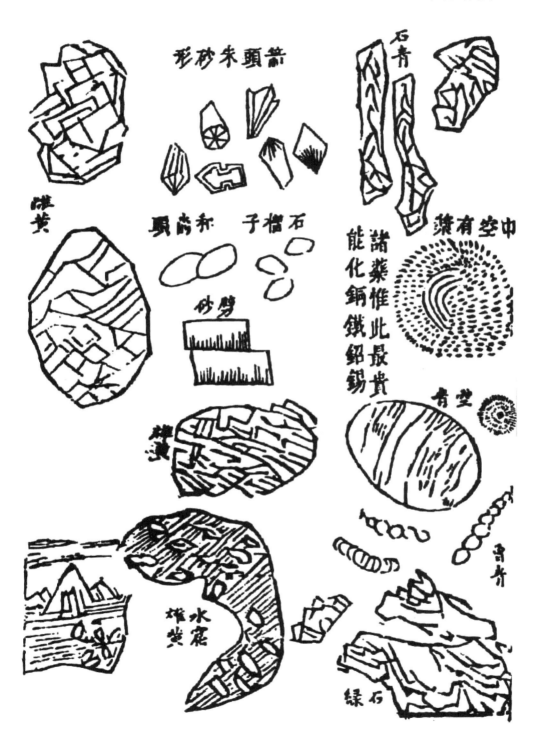

箭头朱砂形

石青

雄黄

和前眼

石榴子

劈砂

中空有漿

諸藥惟此最貴
能化銅鐵鉛錫

空青

雄黄

曾青

水宿雄黄

綠石

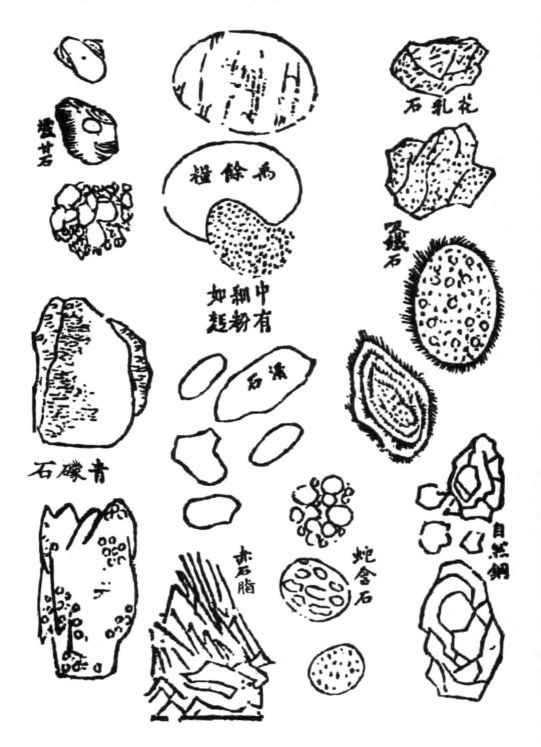

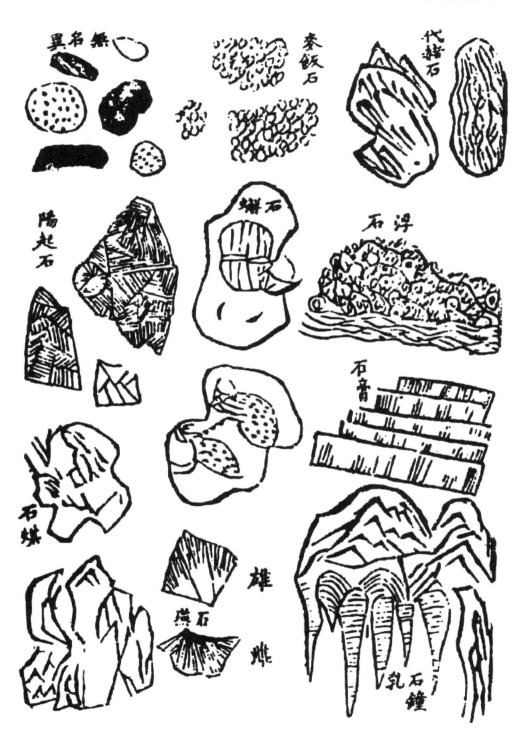

異名無

寮飯石

代赭石

陽起石

磷石

浮石

石膏

石媒

雄

燕石

雌

乳石鐘

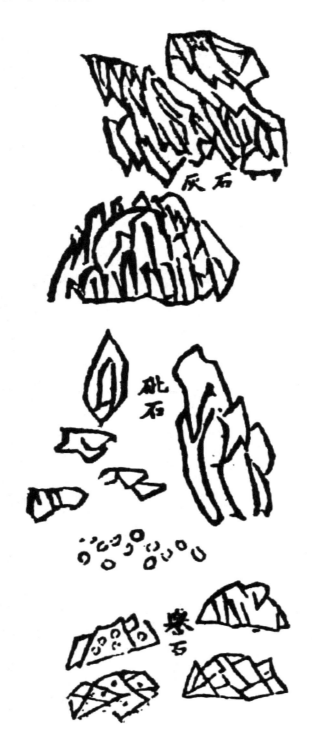

金石部<small>金类</small>

金　箔

味辛，气寒，有毒。入手少阴、足厥阴经。

按：**许慎《说文》**云：五金黄为之长。久埋不生衣，百炼不轻，从革不违。生于土，故字从土。金之所生，出产多方，具体不一。**陶氏**曰：有山金，沙金，土金，石金，水金，其色不一。有七青，八黄，九紫，十赤，以赤为足色。和银者性柔，试石则色青；和铜者性硬，试石则色红，暗而有声。岭南夷獠峒穴、山中，出生金，如赤黑碎石、铁屎之类。梁、益、宁三州，水沙中生金屑。建平、晋安生金沙，出石中。高丽、扶南及西域外国，出碎金沙。五岭内，富、宾、澄三州，及涪江、溪河中皆产金。居人多养鹅鸭，取屎以淘金沙。日得一钱或半钱，有终日不获一星者。又荆州、岭南，出马蹄金，象马蹄，最难得。又橄榄金，形似橄榄。二金俱有毒，须久炼熟，方可佩服。胯子金，象带胯，出湖南北。瓜子金，大如瓜子。麸金，如麸片。俱出湖南、高丽江沙水中，淘沃而得，其色浅黄。又五溪、汉江，亦产麸金，小者如麦。又沙金细如沙屑，出蜀中。叶子金，出云南。又颗块金，亦出云南或南夷。穴山至百十丈，始见拌金石，定见金也。其石褐色，一头如火烧黑之状。其金色赤黄，大者如指，小者如麻豆。咬时极软。又饶、信、南剑、登州所出，有若山石状者，若米豆粉者。又黔南、遂府、吉州水中亦产麸金。生金与黄金全别。然**《山海经》**所说诸山产金，极华夏荒夷，不能备录。又大食国、荷兰国，出金最多。夷人货易，并用金钱。又外国六种金：还丹金，出丹穴中，体含丹砂，色尤赤，此希世之宝也；又波斯国紫磨金，东夷青金，林邑赤金，西戎金，占城金也。**《地镜图》**云：黄金之气赤，夜月中有火光及白鼠。或云：山中有薤，下有金种。凡金在冢墓内，近尸气者，名辱金，不宜入药用。**《宝藏论》**云：金有二十类，五类真金，十五类假金。如水银金、丹砂金、雄黄金、雌黄金、硫黄金、曾青金、石绿金、石胆金、母砂金、白锡金、黑铅金，俱用药制成者。又铜金、生铁金、熟铁金、输石金，俱用药点成者。已上十五种，皆假金也。又东南金色浓，西南金色淡，亦土地所宜。大都以黄赤紫色为贵，余色少差也。生金未经煅炼者，有毒，能杀人，不可服食。须久炼熟，方可入药。有中金毒者，速寻鹧鸪鸟肉，食之乃解。金性恶锡，畏水银，得余甘子则体柔，亦物性相感也。洗金以盐屑，或骆驼、驴马脂，皆能柔亮，有宝色。遇铅则碎，遇翡翠石能屑，亦物性相制也。凡用金箔入药，惟宜纯赤者为良。方术家有久服致神仙之说，岂知血肉之躯，水谷为赖，可能堪此金石重坚坠下之物久在肠胃乎？又古代官家以黄金塞九窍，则尸肉不朽坏。此虽近于理，然亦多招盗矣。

金箔：安心志，平肝气，甄权镇癫狂，养魂魄，壮精神，《别录》除邪热，和五藏，宁六府，为至宝之神药也。沈孔庭稿如小儿初生有患惊风惊搐，惊痫惊哭，用此立效。盖婴孩初生，精神血气尚未安定，如遇少惊，则恐惕烦乱，或癫痫而搐搦。真金为天地间神足气满之物，使神安而心定，气壮而心和矣。何有于惊惕等证之不可已乎？

缪仲淳先生曰：按《太清法》云：金禀中宫阴已之气，性本坚刚而坠，服之伤肌损骨。予屡见今之以难欲求死者，服金屑一二分，则心腹剜痛、肠胃如裂而毙。其为损伤肌骨，概可见矣。惟作箔入药，可为镇心安神之用。如或止因心气虚，以致神魂不安，并无惊邪外入者，当以补心安神为急，而非金箔所能定矣。

集方：《和剂》至宝丹治中风不语，痰闭气绝，并尸疰暗风，中热瘟瘴，疫毒厉气，或山岚瘴蛊，中恶恶气，阴阳二毒；或产后血晕，恶血攻心，烦燥气喘；或口鼻出血，并难产吐逆闷乱；或胎死不下诸疾。又疗伤寒伏热，唇口干燥，谵妄发狂，并诸病神魂恍惚，头目昏眩，眠睡不宁等证。用金箔、银箔二分，天竺黄、朱砂、雄黄、琥珀各五钱，生乌犀角、生玳瑁各六钱，麝香、冰片各一钱，人参、天南星各七钱。已上十二味，俱研极细末，再用真安息香一两五钱，研为末，以无灰酒搅澄，飞过，滤去沙土，大约得净数一两。共十三味，总和一处，拌匀，炼蜜为丸，如梧桐子大。每遇前项诸证，用五丸至七丸，以人参汤化下。又疗小儿诸痫，急惊心热，卒中客忤，不得安睡而烦躁者。如风涎搐搦，每一岁儿服一丸，二岁、三岁服二丸、三丸，并用生姜汤化下。如四、五、六、七、八、九、十余岁，只以三丸为率。○《和剂》牛黄清心丸治诸风缓纵不随，语言蹇涩，心怔健忘，恍惚去来，头目眩冒、胸中烦郁，痰涎壅塞，精神昏愦。又治神志不定，惊恐畏怖，悲忧惨慽，虚烦少睡，喜怒不时，或发狂癫，神情昏乱等证。用金箔一千张，人参、麦门冬去心、白芍药、黄芩、当归身、防风、白术各二两，川芎、茯苓、杏仁去皮尖、蒲黄、山药、甘草、白敛、肉桂、柴胡、桔梗各一两，阿胶、蛤粉拌炒、大豆黄卷各一两五钱，牛黄八钱，羚羊角、乌犀角各一两六钱，神曲二两一钱，麝香、冰片各四钱。俱研为极细末，炼蜜丸，每丸重一钱。如遇前项诸证，每服一丸，白汤化下。小儿减半。○《和剂》紫雪治内外烦热，口舌生疮，狂呼叫走，瘴疫毒厉卒死，温疟热疟，五尸五疰，心腹疞刺切痛，蛊毒卒黄，小儿惊痫百日病，一切野道热毒。用黄金一百两，石膏、寒水石、磁石、滑石，四味各三斤，捣碎，水一斛，煮至四斗，去滓，入犀角屑、羚羊角屑、青木香捣碎、沉香捣碎各五两，玄参洗净捣碎、升麻各一斤，甘草炙八两，丁香捣碎一两。已上八味，入前药汁中，再煮取一斗五升，去滓，入朴硝精者十斤，消石四升，如阙芒硝亦得，每升重七两七钱半，已上二味入前药汁中，微火上煎，柳木蓖搅不住手，候有七升，投在木盆中，半日，欲凝，入麝香当门子一两二钱研，朱砂水飞、研，三两，已上二味入前药中搅，调令匀，寒之，二日，右件药成霜雪，紫色。每服一钱或二钱，用冷水调下，大人小儿临时以意加减，食后服。○幼科镇心丸治小儿风壅痰热，惊悸谵妄，心神不宁。用金银箔各四片，远志去心、姜汁拌、焙，雄黄、铁粉、琥珀各二钱，朱砂水飞、研一钱，麝香一分。共为细末，煮红枣，取肉为丸，如梧桐子大。每服三五丸，用麦门冬煎汤化下。○治疔疮拔根方：用金箔研细，挑开疔疮头上抹入，能拔疮根。作金针，针疔出。○《集简方》治风眼烂弦。用金簪头烧红，掠上下睑肉，日数次，甚妙。○同前治齿牙风痛。用金花扦，火烧，针痛处，立止。○《外台秘要》治梅疮服轻粉后，口疮龈烂。用金器煮汤，频频含漱，其结毒自解。○《本草拾遗》治水银入肉，令人筋挛。以金器焙热，熨之，水银自渐出，吸入金器中，候金色白是也。

辟邪丹：治冲恶怪疾，及家间山精水狐，一切怪类，凭人为患。用金箔二十片，人参、茯苓、远志、九节菖蒲、白术、苍术、当归、桃奴，即桃树上干枯不落者，十二月收者连核用五钱，人参，已下共十味，俱炒研为末，再配雄黄、朱砂各二钱，麝香五分，牛黄三分，和匀，四味另研极细末，和入药内，炼蜜丸，如弹子大，金箔为衣。临卧时，木香汤化下一丸。诸邪怪自退。

银　箔

味辛，气平，有毒。入手少阴、足厥阴经。

<small>**陶隐居**曰：银与金，生不同处，所在皆有，而以虢州者为胜。**苏氏**曰：银在矿中，与铜相杂。土人采得，以铅再三煎炼方成，故称为熟银。若生银，不自矿中出而特然生者，如丝状，土人谓之老翁须，极难得。方药中用生银，必得此乃真。今术家以朱砂而成，以铅汞而成者，以焦铜而成者，皆伪造也。**李氏**曰：闽、浙、荆、湖、饶、信、广、滇、贵州、交趾诸处，山中皆产银。有矿中炼出者，有沙土中炼出者，其生银俗称银笋、银芽。所谓铅坑中出者，色褐，形如石，或如笋，打破则白，名曰自然芽，亦曰生铅，此有变化之道也。《地镜图》云：山有野葱，下有生银。银之气，入夜色白，流散在地，其精变为白雄鸡。《宝藏论》云：银有十七种。又外国四种生银，生石矿中，成片块，大小不定，壮如硬锡；母砂银，生五溪丹砂穴中，色理红光；黑铅银，得母子之气。此四种为真银。外有水银、银草、砂银、曾青银、石绿银、雄黄银、雌黄银、硫黄银、胆矾银、灵草银，皆是以药制成者；丹阳银、铜银、铁银、白锡银，皆以药点化者。十三种皆假银也。外国有四种。新罗银、波斯银、林邑银、云南银，并精好。</small>

银箔：定心志，安神明，镇魂魄，甄权去惊痫，解妄火之药。张少怀按：白银禀西方辛阴之气，坚坠之物，善能清气下痰，解热镇惊。凡肝火为眚者，煎汁饮之立定。盖金、银原本无毒，前人每用硝、矾、水银，制炼服食，故有毒也。非金银之毒，乃诸物之毒也。今人用银器贮饮食，遇毒则银色变黑。中毒死者，以银物探入喉中试之，有毒即黑，则银之无毒可知矣。又按：**雷氏**曰：凡使金、银、铜、铁、铅、锡，只可浑放药汁中煎煮，不过借气助药力而已。勿炼粉入药服。误服，令人消脂坠胆，有暴亡之祸，戒之！慎之！

集方：治中风不语，中恶蛊毒，尸疰，难产，血晕等证，及怔忡惊悸，恍惚恐怖，癫痫狂乱，及小儿风壅痰热，惊悸不宁诸证。入丸散中，与金箔同功。〇《子母秘录》治妊娠腰痛如折者。用白银一两，水三碗，煎八分，饮之。〇《妇人良方》治胎动欲堕，痛不可忍。用白银四两，苎根二两，白酒一碗，水二碗，煎八分，服。〇《集简方》治风牙疼痛。用白银二两，烧红，淬白酒一碗，乘热漱饮，立止。〇《圣济录》治口鼻疳蚀，甚至有穿唇透颊者。用银屑一两，水三升，煎七八合。日洗三四次。〇《千金翼》治身面赤疵。常以银揩令热。久久自消。

赤铜屑

味苦,气平,微有毒。

李氏曰:铜为赤金,又有赤、白、青、黄四种之别。赤铜出川、广、云、贵,白铜出云南,青铜出南番,黄铜出闽、广。皆出深山中。土人穴山采矿,炼取之,惟赤铜为用最多,亦可入药。《山海经》言"出铜之山二百有奇",今则不知其几也。诸铜得东南紫阳之气而生,其气禀阳,故其质刚戾。若赤铜屑者,即打铜落下飞屑也,或以红铜火烧水淬,屑亦自落。以水淘净,用好酒拌入铁锅内炒,见火星即取起,研末用。

赤铜屑:日华子接骨坚齿,李时珍乌须发之药也。方益明稿《太清服炼》云:此药秉东南乙阴之气而生,承紫阳之气而长,性坚味苦,能涩能敛。故合五倍子,染须发即黑。火煅淬酒服,治跌扑筋骨断折。煎水洗目,去弦障。和醋水煎滚饮,治女子血气心胃疼。诸病皆取此收涩坚凝之用也。此乃金石之剂,中病即止,不可过服。

集方:《李氏手集》染白须发转黑。用红铜细末一两,研极细,听用,取五倍子十两敲碎,研成末,锅内炒成糊,初时黑烟出,将锅提起放地上,不住手炒;将冷,又上火炒,待黄烟出,又提起放地上,不住手炒;将冷,再上火炒,待青黄烟间出,即住火。先以真青布一大幅,浸湿,将五倍子倾在布上,捏成一团,用脚踏成饼,上用湿黄泥一担,盦一夜,色如乌鸦羽为妙。配胆矾、白矾各七钱,洁白盐一两四钱,和入红铜末内,再研匀,和入制过五倍子饼内,再总研匀。贮磁器内,临染须发时,取药末一钱,配小麦面二分,用酒调如稀糊,隔汤顿稠,黄昏时乘热刷须发上,待有二个时辰,用热汤洗去药,须发即黑矣。○王时中治跌扑折损筋骨。用赤铜末,每用三分,热酒调服。折伤在上,食后服;折伤在下,食前服。不过三五服愈。○费仲吾方治风烂眼弦,沿久不愈。用红铜末二钱,日逐煎汤频洗。半月寻愈。○大氏方治女人心胃作痛。用红铜末二钱,米醋半盏,和水一碗,煎滚,澄去铜末。取醋汤饮,立止。

铜　青

味酸涩,气寒,微有毒。入足少阳、足厥阴经。

陈氏曰:生熟铜皆有青,是铜之精华。遇湿热盐醋之气而生。刮取淘净,研细用之。李氏曰:近时以铜烧红,米醋浇之,数日即生青。亦可用。

铜青:拔风痰,吸脓毒,去翳障,日华子消齿疳之药也。时珍李氏曰:此药酸涩、镇重。酸涩能拔痰吸毒,镇重能去翳搜蠹。故陈氏《本草》主风痰闭结,喉咽不通,舌强不语。又《窦氏方》治痈疽肿毒,内溃胀痛,脓头不出。若风热外障,目涩肿疼;若牙疳溃烂,牙龈宣露,一切虫蠹牙蛀,咸可奏功。皆取此酸涩可通壅胀,镇重可去浮怯也。但金石之剂,中病即止,多服常服,有燥耗津液,枯损血气之患。司业者当审而用之。

集方：《证治准绳》治卒中急风，弦晕僵仆，痰涎壅塞，心神迷闷，牙关紧急，目睛上视，及五种痫病，涎潮搐搦等证。用铜青九钱研极细，附子尖、乌头尖、蝎稍各七个。后三味为末，入铜青，令匀，面糊为丸，如鸡豆肉大。每服急用薄荷汤化下一丸，更入酒半盏，温暖服之。须臾吐出痰涎。如牙关紧急，斡开灌之，立验。然后随证以调补药治之。○窦氏《外科》治痈疽肿毒，脓头不出。用铜青一钱为末，沥青一两，麻油二钱。先将油熬滚，入沥青熔化，再入铜青末搅匀。用单油纸摊贴毒上，脓头即出。后换长肉膏贴之。○《凌霄集》治风热外障，眼目不明。用铜青一分，川黄连三分，防风一钱，食盐一分。泡汤频洗。○《方脉正宗》治牙疳溃烂，牙龈宣露，一切虫蠹牙蛀。用铜青三分，北细辛一钱，独活、肉桂各一钱，共研极细末，再加芒硝一钱五分，冰片一分。总研匀，贮磁瓶内，封口，勿泄药气。每遇牙疳，先以发抿，蘸温茶洗净牙龈，用簪头挑药少许敷之。不过三次愈。○治诸般恶毒初起，疔疮发背，一切疔毒，遍身痒痛。又治小儿痘疮，黑陷不起，及喉闭肿痛，并蛊毒与破伤风。用铜青一分，朱砂、雄黄、片脑各三分，乳香、没药、轻粉各五分，血竭三钱，真蟾酥一钱，当门子二分。右共为极细末，用稀米粥一盏，和为丸，如扁豆大。每一丸噙化，用白汤下。

古文钱

味辛、涩，气平，无毒。

李氏曰：管子言：禹以历山之铜铸币以救人困，此钱之始也。至周太公立九府泉法，泉后转为钱。古铜钱，但得五百年外者即可用。而唐高祖所铸开元通宝，得轻重大小之中，尤古今所重。

古文钱：活滞血，疗跌扑，去翳障，藏器通淋闭之药也。朱正泉稿按：日华方又主妇人生产，横逆不顺，及月隔经事不来，心腹卒痛诸疾。盖古钱因时移世变，必年远零落，于地穴坑堑之中得之。历年既久，虽具金体，纯受水土至阴之气，能达下焦阴分，散凝滞之血气，开壅塞之道路，故善去翳障，通淋闭，活滞血而疗跌扑也。但性味辛涩而凉，治风热眼，佐以姜汁点之，即从治之意，借其热以拔出风火之毒也。如肝肾虚而内障生花不明者，又不宜用也。跌扑疼痛，月隔淋闭，心腹诸疾，因瘀血凝滞不行者，可用。如血枯髓虚，营弱经少者，亦不宜用也。

前贤寇氏曰：古铜钱治目中翳障及瘀腐努出脂膜，并时气风火肿痛目疾，数日不能闭者。用生姜一块，洗净土并去皮，以古铜钱刮姜汁点之。初甚苦痛，热泪一点，少顷即愈，更不必再点。如眼沿生疮者，不可用也。

集方：《青囊秘》治跌扑伤损筋骨。用古铜钱五个，火烧醋淬，计四十九次，甜瓜子五钱，共研末。每服三分，好酒调，随伤上下，食前后服。○《千金方》治赤目生翳。用古铜钱一文,洁白食盐五分,煎水点眼眦内。○《普济方》治沙石淋痛。用古铜钱十二文,煮汁饮。○大氏方治产理横逆不顺。用古铜钱五十文,酒一升,煮半升。随量饮。○《杨氏方》治心腹卒痛。用古铜钱二文,胡桃肉三个,同炒热,入米醋一钟,水一钟,冲服。○《肘后方》治时气温病,头痛发热,脉大,始得一日者。用古钱百文,煎汤饮之,即吐毒出也。

诸铜器:气味有毒。

李氏曰:诸铜器,藏饮食茶酒,过夜有毒。煎汤饮,损人声。锡器亦然。惟磁砂瓦器无毒也。

诸铜器:蔡心吾抄用滚汤煮热,熨霍乱转筋,及脐下肾堂疰痛,并奔豚、寒疝等疾。又三代古铜钟鼎彝器,藏家能辟邪祟。而李时珍言:山精水魅,多历年所,故能兴妖作祟,而钟鼎彝器历年又过之,所以能辟邪祟也。

黑 铅 名黑锡

味甘,气寒,有微毒。入手足厥阴经。

苏氏曰:铅生蜀地平泽。今产银处皆有之,烧矿而取也。李氏曰:生山穴石间。人携油灯,入进数里,随矿脉上下曲折斫取之。其气毒人,若一月不出,则皮肤痿黄,腹胀不食,多致疾而死。独孤滔云:嘉州、利州出草节铅,此生铅未经煅也。打破烧取之,气如硫黄。紫背铅,即熟铅之精华也。有变化,能碎金刚钻。雅州山涧砂石中出钓脚铅,形如皂子大,又如蝌蚪子,黑色。卢氏铅,粗恶力劣。信州铅,杂铜气。阴平铅,出剑州,是铜铁之苗,并不可用。外有波斯铅,坚白如锡,为大丹第一。衔银铅,产银坑中,内含五色,俱可入药。上饶、乐平铅、负版铅,外有倭铅,只可勾金,亦不入丹药。又土宿真君曰:铅乃五金之祖,能伏五金而死八石。雌黄乃金之苗,而中有铅气,是黄金之祖。银坑之铅,乃白金之祖。信州铅,杂铜气,是赤金之祖。铅又与锡同气,是青金之祖。又朱砂伏于铅而死于硫,硫恋于铅而死于硇,铁恋于磁而死于铅,雄恋于铅而死于五加,故铅变化最多。一变而成胡粉,再变而为黄丹,三变而密陀僧,四变而为白霜。

黑铅:日华子镇心安神,陈藏器化痰定痫之药也。时珍李氏曰:黑锡秉北方癸水之气,阴极之精,其体重坠,其性濡滑,其色青黑,内通于肾,故《局方》黑锡丹、《宣明》养正丹皆用之。得汞交感,能治一切阴阳混淆,上盛下虚,气升不降,发为呕吐眩晕,噎膈反胃,危笃诸疾。所谓镇坠之剂,有反正逐邪之功。其性又能入肉,故女子以铅珠纤耳坠,即自穿孔。实女无窍者,以铅作铤,逐日纤之,久久自开,此皆昔人所未知者也。但气带阴毒,不可多服,恐伤损心胃之气。

集方:《和剂局方》黑锡丹:治痰气壅塞,上盛下虚,心火炎盛,肾水枯竭,一应下虚之证,及妇人血海久冷无子,赤白带下等证。用黑锡、硫黄各二两,沉香、葫芦巴酒浸炒、附子童便制、阳起石研细水飞。各一两,肉桂五钱,补骨脂、舶茴香炒、肉豆蔻面裹煨、木香、金铃子蒸去皮核。各一两,右用新铁铫内,如常法结黑锡、硫黄砂子,地上出火毒,研令极细,余药俱为细末,和匀,自朝至暮,以研至黑光色为度,酒糊丸,如梧子大,阴干入布袋内,擦令光莹。每服四十丸,空心淡盐姜汤下,或枣汤下。女人陈蕲艾汤下。○《和剂局方》养正丹:治上盛下虚,气不升降,元阳亏损,气短身羸,及中风涎潮,不省人事,伤寒阴盛,自汗唇青,妇人血海久冷诸证。用黑锡、水银、硫黄细研、朱砂研细。各一两,右用新铁铫一只,火上熔黑锡,化汁,次下水银,以柳条搅匀,次下朱砂末,搅令不见星,放下少时,方入硫黄末,急搅成汁,和匀,如有焰起,以米醋洒之,候冷取出,研极细,糯米粥为丸,如绿豆大。每服三十丸,淡盐枣汤下。

　　集方:《圣济录》治肾藏气发攻心,面黑欲死,及奔豚诸气喘急,或妇人血气冷结,攻心腹作痛。用黑铅、石亭脂各二两,木香一两,麝香一钱。先将铅炒化,次入亭、硝急炒,焰起以米醋洒之,倾入地坑内,覆住,待冷取研,粥糊丸,如芡实大,每用二丸,热酒化服,取汗,或下,或通气即愈。○《普济方》治风痫吐沫,抽掣目反,久患不愈。用黑铅、水银结成砂子一两,南星炮一两二钱。共为末,粥糊为丸,绿豆大小。小儿一岁一丸,大人以十丸为率,乳汁下。○《千金翼》治水肿浮满。用黑锡五两,皂荚一挺炙,白酒一斗,浸二日,煮百余沸。频频饮,渐消。○《圣惠方》治小便不通。用黑锡挫末一两,生姜五钱,灯心五十枝,井水煎服。先以葱捣烂,炒热熨脐上。○治瘰疬结核。用黑锡三两铁器炒,取黑灰,醋调涂,上用故帛围裹,出恶汁黄水,频频换药。如此半月,不痛不破,内消而愈。○取轻粉毒。用黑锡五斤,打壶一把,盛好酒十五斤,纳土茯苓捣烂一斤,乳香五钱,封固,重汤煮一日夜,埋土中三日。每日早晚随量饮,后用瓦盆接小便,自有粉出。服至筋骨不痛乃止。○解硫黄毒。用黑锡煎汤饮即解。

胡　粉

　　味酸、辛,气寒,有微毒。

李氏曰:按墨子云》禹造粉。又张华《博物志》云:纣烧铅作粉供妲己。则粉之来亦远矣。今金陵、杭州、韶州、辰州皆造之。而辰州尤妙,其色带青。彼人言造法:每铅百斤,熔化,打成薄片,卷作筒,安木甑内。甑下甑中,各安米醋一瓶,外以盐泥固济,纸封甑缝,风炉安火,四面养之,一七,便扫入水缸内,依旧封养。次次如此,铅尽为度。不尽者,炒作黄丹。每粉一斤,入绿豆粉二两,蛤粉四两,水内搅匀,澄去清水,用细灰按成沟,纸隔数层,置粉于上,将干,截成方块,待干收起。而范氏《虞衡志》又言:桂林所造铅粉,以黑铅着槽瓮中,罨化成粉。而何孟春《余冬录》又言:嵩阳产铅造粉,其法用铅块悬酒缸内,封闭四十九日,开之则化为粉。化不尽者,炒为黄丹。黄丹滓又为密陀僧。三物收利甚溥。盖巧者时出新意,以速化为利故尔。其铅气有毒,工人必食肥猪犬肉,饮酒及铁浆以压之。枵腹中其毒辄病,竟至死者有之。毒发急,必筋抽腹痛,缓则身面痿黄,手足瘫痪,关节拘挛而毙者多矣。欲解其毒,时卧泥地上一二月,渐愈,而手足复旧。雌黄得胡粉失色,胡粉得雌黄色黑。入酒中去酸味,收蟹味不沙。

　　胡粉:李时珍坠痰涎,日华子化癥癖,《别录》下胎娠,甄权消积聚,《别录》杀三虫,甄权劫疳痢之药也。李氏珣曰：此药即铅之变异为白者也。其体用虽与铅及黄丹同，而无硝盐火烧之性。虽能坠痰化癖，消积杀虫，劫疳止痢，然金石之类，终能损胃克脾，泄气耗血，性冷而不守，体重而质坠。无故妄服，有溃藏府、坏膜络之咎。如脾胃虚弱，禀赋薄乏者，虽有已上诸病，不宜轻试，仅可作敷药，解毒收湿。入膏药，止痛护肌，外用之功，受益恒多。充服食剂中，余未敢轻投也。《集方》数首，因古人因病制用，可否当视证之缓急轻重，斟酌行之，毋滥也。

集方：晏然和尚方治脾伤食滞，痰涎壅胀，老痰凝结不化，羁碍胸胃，其人形实气壮者。宜用胡粉五分，水飞过，用豆腐浆调服。○《卫生方》治腹中鳖瘕，或癥癖不时作痛，痛极欲死。用胡粉五钱，米泔水调，澄清，取泔水煎滚，温饮之，即将胡粉取起，和食盐一撮，锅内炒热，布裹熨腹上。○《救急方》治死胎不下。用胡粉三钱，粥糊为丸，如绿豆大。每早服八分，白汤下。不过三服即下。○《方脉正宗》治大人小儿食积停滞，不论谷食血食，瓜果诸食，胀闷不通。用胡粉一分，温酒调浑，一气吞下。○陈氏家抄治诸虫积。用胡粉三钱，史君子肉六钱，俱研末，粥糊丸，绿豆大。每早服一分二厘，酒下。○孙真人方治疳积、下利赤白频数，肠内作痛。用胡粉三钱，鸡子白十个，调成糊，锅内炙熟，冷茶调食一钱。○张文仲《备急方》治寸白蛕虫，引动不止。用胡粉二钱炒燥，精猪肉煮烂，蘸食。再用乌梅花椒汤度之。○《子母秘录》治小儿无辜疳，下痢赤白。以胡粉炒黑，用白汤调服三分。○同前治小儿无故腹胀，唇青、腹皮青色，不速治即死。用胡粉、食盐各一两，炒微热，腹上轻轻熨之。○邵真人方治妇人心胃作疼急甚者。用胡粉一钱为末，葱汁和，如豆粒大，放舌上，白汤下立止。○《肘后方》治坠堕跌扑，瘀血抢心，面青气短垂死者。用胡粉一钱，温汤调服即安。○《救急方》治杖疮疼痛。用胡粉一两，赤石脂三钱，水银一钱，以麻油少许，调杵成膏，摊油纸，贴之。肉溃者，填满，用帛紧缚。○《集简方》治抓伤面皮。用胡粉少许，香油调敷，一夕愈。○邵真人方治黄水流脓疮。用胡粉、沥青各二钱，黄丹一钱，枯矾一钱五分。共研末，香油调搽。○《子母秘录》治小儿月蚀耳疮。用胡粉和黄土减半，共研末，猪胆汁调敷。○《集简方》治妒精阴疮。用胡粉三钱，白果肉九个，捣碎同炒，至白果肉焦黄，去白果，取粉敷疮。○《备急方》治人两腋下、两胯下常湿。用胡粉炒燥，研末掺之。○《圣惠方》治一切翻花恶疮。用胡粉、胭脂各一两，研匀，用盐汤洗敷之。

黄　丹

味辛、咸，气寒，无毒。

陶隐居曰：即黑铅炼粉未化尽之渣胚也。用消石、矾石炒成丹。若转丹为铅，用葱连根捣汁，拌丹，慢煎成金汁,倾出地上,即还铅矣。凡用以水漂去消咸,澄干,微火再炒紫色用。

黄丹:平肝镇惊,_{甄权}解毒护肌之药也。缪氏_{仲淳}曰:此药系熬铅所作,禀先天壬癸之气,得火成丹,有灵通变化之妙。其体重而降,质润而凉,故前古主吐逆胃反,惊痫癫疾,痰聚心胞膜络之内。以此阴沉下降之物,胃气上逆可平,心气浮怯可定也。《别录》又主脐挛。脐挛者,即小儿初生脐风是也。风热入肝,则筋自挛急。辛寒镇重,能散风热。金液之性,能平肝木,故主用专之。李氏曰:今世用以解毒散热,去瘀长肉,治一切恶疮肿毒,及入诸膏药中,为外科必用之物也。但金石火煅之性,燥寒有毒,如惊痫由于血虚,吐逆由于胃弱者,毋乱投也。

集方:《集验方》治吐逆不止。碧霞丹:用水飞过黄丹四两,米醋半升,煎干,倾在地上,用炭火就地上煅红,冷定,为末,粥糊丸,梧子大。每服七丸,醋汤下。○治小儿吐逆不止。用黄丹研末,枣肉和丸,如芡实大。每以一丸,用针签于灯上烧过,研细,乳汁调下。○治痰闭惊悸。用黄丹水飞过三钱,研末,粥糊丸,梧子大。每日临睡时服一丸,姜汤下。○王氏《博济方》《肘后方》同治风痫发止不常。用黄丹、白矾各二两,铁锅内炒,以矾枯丹黑为度,取起为细末,每服一钱二分,温酒下。○治小儿脐风撮口,并客忤中恶,又令人心腹刺痛,气冲心胸胀满。用真飞丹方寸匕,蜜汤调灌之。○治一切恶疮肿毒,溃烂疼痛。用真飞丹八两,麻油一斤,共熬成膏。贴之能拔脓长肉。

续补方:《普济方》治赤白痢。用水飞黄丹,炒紫色,川黄连炒,各等分为末,米糊丸,麻子大。每服五十丸,甘草汤下。○《方脉正宗》治寒热久疟不止体虚者。用飞过黄丹、百草霜各等分,为末,发日空心米饮服二钱。不过二服愈。○治小儿瘅疟,但热不寒。用飞过黄丹一钱,蜜汤调服。○《子母秘录》治小儿重舌。用飞过黄丹一豆粒大,安舌下。○《普济方》治小儿口疮糜烂。用飞过黄丹二钱,生蜜一两,调匀,蒸黑色。每以鸡毛蘸搽,甚效。○《集玄方》治金疮出血不止。以飞过黄丹、滑石各等分,研细末傅之。○陆平周方治血风臁疮。用黄丹一两,黄蜡一两,香油五钱,熬膏。先以葱椒汤洗净疮上,贴之。

先贤成氏曰:仲景龙骨牡蛎汤中用黄丹,乃收敛神气以镇惊也。

密陀僧

味咸、辛,气平,有小毒。

苏氏曰:密陀僧,出岭南、闽中,银铜冶处,是银、铅之脚。采矿时银铜相杂,以铅同煎炼,银随铅出。又采杉木叶烧灰,开地作炉,填灰其中,谓之灰池。置银、铜、铅于灰上,加以炭火烧煅,铅铜渗于灰下,银浮灰上,退火候冷,出银。其灰池感铅铜银气,积久成此物。形似黄龙齿而坚重,亦有白色作理石文者。今市中所货者,是小瓶实铅丹煅成,大块尚有瓶形。银冶所出最良而少有。**李氏**曰:此药原取银冶者。今银冶难得,取煎销银铺中炉底用之。造黄丹者，以脚滓炼成。密陀僧，其似瓶形者是也。

密陀僧：入服食方，下结痰，日华子定惊痫，止反胃，疗口疮，朱丹溪截疟疾，唐本禁久痢也。入外敷方，去面黚，退鼻齇，灭汗斑，愈臁疮，拔多骨，消痔瘘，散肿毒，唐本呼脓矦也。李濒湖曰：其体重坠而沉，直走下焦血肉之里，故能下结痰，去面黚等证云。如《夷坚志》云：惊气入心络，喑不能言者，用此药为末，一匙，茶调服，即能言。此乃惊则气乱，密陀僧之重，以镇怯而平肝也，其功用与黄丹同。今疡科入膏药方中，代黄丹、糊粉用之。又缪氏言：惟治黚黯，敷涂外疾诸证之外，少用于服食料中者。大都可外敷，不可内服。此药系销银炉底，乃铅铜之气所结，能溃烂一切生物，不宜轻用也。

集方：《圣惠方》治痰结胸中不散。用密陀僧一两，米醋和水各一盏，煎干，为末。每用二钱，以酒水各一盏，煎一盏，温服，少倾当吐出痰涎为妙。○治惊气失音，方见前论中。○周氏《小品》治反胃吐食。用密陀僧三钱，醋煮过。每用五分，米汤调服。○《圣济方》治口疮，不拘大人小儿。用密陀僧火烧，研为细末，用少许搽口内。○《方脉正宗》治痰疟久不愈。用密陀僧火烧，为细末，每服八分，生姜汤调服。○《圣惠方》治久痢，不拘赤白。用密陀僧一两火烧，研极细，每服八分，清晨白汤下。○《外台秘要》治面上黚黯斑点，并鼻齇赤疱。用密陀僧二两，银朱五钱，共研。人乳调，夜涂旦洗。○《活人心统》治夏月汗斑。用密陀僧一两，雄黄四钱，胡粉二钱，先以姜片擦斑上，仍以姜片蘸末擦之，次日即焦。○孙氏方治血风臁疮。用密陀僧研细末，鲜猪油调，摊薄油纸上，再以油纸夹住，两面反复贴之。○《寿域方》治骨疽疮，不时出细骨。用密陀僧研末，桐油调匀，摊油纸，贴之。○《济急方》治肠风痔瘘。用密陀僧、铜青各二钱，麝香少许，共为末，用津吐调涂患上。○《外科方》治痈疽肿毒，未溃可散，已溃呼脓。未溃，用姜汁和米醋调敷；已溃，用作细末，填敷毒内，或以麻油熬稠，密陀僧研末，收作膏药贴之。

铅　霜

味甘、酸，气冷，无毒。

苏氏曰：铅霜，用铅杂水银，十五分之一，合炼作片，置醋瓮中，密封，经久成霜。李氏曰：以铅打成钱，穿孔，铁条贯成串，瓦盆盛米醋，以铅钱串横阁盆中，离醋二寸，以瓦盆覆之，置阴处，候生霜刷下，乃合住，再刷取也。

铅霜：消实痰，日华子定惊悸，止吐逆，时珍去伏热，邵本开胸膈烦闷之药也。李氏时珍曰：此药系铅汞之气交感，英华所结。其坠痰去热，治婴孺惊闭诸证，盖有奇功。然性极冷，非久服常用之物，病稍已，即去之。如胃弱脾虚、食少肠滑者勿用。风寒咳嗽而生痰者，亦忌之。

集方：《圣济录》治小儿心肺积热，夜卧多惊。用铅霜、牛黄各二分，研匀，每服一分，竹沥调下。○《普济方》治惊风痫疾，喉闭牙紧。用铅霜三分，蟾酥五厘，共为末，用乌梅肉滚汤泡软，蘸药于齿龈上揩之，良久便开。○《圣济录》治喉闭肿痛。用铅霜三钱，甘草一两，共为末，醋糊丸，如芡子大。每含咽一丸，立效。○《宣明方》治口疳龈烂，气臭血出，不拘大人小儿。用铅霜、铜绿各二钱，白矾一钱。共研末，掺齿龈烂处。○《婴童百问》治痔疮肿痛。用铅霜、冰片各一分五厘，酒调涂痔上，立效。

铁

味辛，气微寒，无毒。

李氏曰：铁名黑金，于五金属水，皆取矿土炒成。秦、晋、淮、楚、湖南、闽、广诸山中皆有之，以广铁为最。甘肃土锭铁，色黑性坚，宜作刀剑。西番出宾铁，又胜甘肃者。《宝藏论》言：铁有五种：荆铁出当阳，色紫而坚利；上饶铁，性体相若而稍次之；宾铁，出波斯国，坚利，可切金玉；太原属山之铁，顽滞而钝；刚铁，生西南海中山石间，状如紫石英，水火不能坏，用之作钻，穿珠作刀，切金如土也。苏氏曰：铁初炼去矿、用之铸器物者，为生铁。再三销拍烧煅，日久者为熟铁。愈炼愈久，经火百余遍者，为钢铁。如锻家烧铁赤沸，砧上打下细皮屑，为铁落；炉灶中飞出如尘，轻虚紫色，可以磨莹铜器有光者，为铁精；作针家磨镟细末，谓之针砂；取诸铁于器中，水浸之，经久色青沫起，可以染皂者，为铁浆；以铁拍作片，置醋糟中，积久生衣，刮取之，谓之铁华粉；入火飞炼者，为铁粉。○铁内有硬处，不可打者，名铁核，以香油涂烧之，即散。

生铁：平肝气，安惊痫，解丹毒，散瘀血，陈藏器清耳聋之药也。李氏时珍曰：铁于五金，色黑属水，而其性则制木，而又降气清火也。《素问》治阳气大盛，病狂善怒者，用生铁落，酒煮饮之，正取伐木之意。日华子言其镇心、安五藏，岂其然哉？又《太清服食法》言：服铁至长生。其说荒谬，不可依从。

集方：《方脉正宗》治大人小儿惊痫频发，能食而力足者。用生铁煮汁饮。○陈氏《本草》治小儿丹毒。用生铁烧红，淬水三次，饮一合。○《肘后方》治打扑瘀血，在骨节及胁内外。以生铁二斤，酒三升，煮半升服。○《千金方》治热甚耳聋。用生铁烧红，投酒中饮之，再以慈石塞耳内，日用夜去之。

铁落：味辛，气寒平，无毒。

李氏曰：生铁打铸，皆有花出如兰、如蛾。今造烟火家用之。又铁末浸醋书字于纸，背后涂墨，如碑字也。

铁落：平肝气，时珍定狂怒，苏恭去贼风暴痉，安惊痫客忤，鬼击鬼疰之药也。日华子言：煎汁饮服，不留滞于藏府，借金虎之气，以制肝木，使不克脾土，土不受邪，诸疾咸消而瘳。治水肿溺胀，屡奏奇功，有自来矣。则惊狂暴怒，贼风鬼击诸病，一本于肝强木实，火盛气逆，用此一祛而下。倘肝虚内乏，中气虚寒者，不必需也。

集方：《方脉正宗》治暴怒发狂。用铁落三钱，甘草一钱，煎汤饮。○苏氏方治贼风流痛关节，不能转动。用铁落炒热，投酒中饮之，立解。○大氏方治小儿惊痫客忤，鬼击鬼疰。用铁落二钱炒热，滚水冲服。

铁精：味苦、辛，气温，无毒。

陶氏曰：铁精，铁之精华也。出锻铁灶中，如尘飞出。色紫而体轻者为佳。用之磨一切铜器，光亮可观。

铁精：疗惊痫，安心气，拔疗毒，日华子止小儿阴癀脱肛之药也。朱赛宇稿质虽重坠而体实飞腾，故能安心志惊痫之证，因火盛气怯而神情浮越不静者，服之立安。倘由劳倦神疲，气虚魄乱，神不守舍，以致惊痫烦愦者，非所宜用也。

集方：《至宝方》治火热燔心，暴发惊狂如痫者。用铁精一钱，甘草二钱，煎汁饮。〇《普济方》治疗肿拔根。用铁精研极细一钱，轻粉五分，麝香三厘，共研匀，以银针画十字于疗上，将药敷上，神效。〇《至宝方》治下痢脱肛。用铁精研极细如尘，敷之。

铁华粉：味咸，气平，无毒。

马氏曰：作铁华粉法：用钢锻作叶，如笏式，或团平面，磨错令光净，以盐水洒之，藏于醋瓮中，埋土一百日，铁上衣生，即成粉矣。刮取，乳钵内细研如面，合和诸药为丸散用。此铁之精华，功用胜如铁精也。

铁华粉：安心神，止惊悸，化痃癖癥结，推食积顽滞诸疾之药也。坚金之质，体重而降，急趋直下，少无留难，病非坚结，体非强壮能食之人，不可轻用。《开宝》方：去有余百病，随所冷热，和诸药以枣膏为丸服，每次用不过四五六分。据危氏《得效方》：治妇人阴挺。用铁华粉一二钱，冰片一分，研细，水调敷产门上。

铁锈：味辛、苦，气寒，无毒。

陈氏曰：此铁上自生赤衣也。以水磨落用。

铁锈：解疗毒，消恶疮，藏器退风癣，李时珍散脚气壅肿之药也。沈志所稿按陶氏言：铁锈水性沉重，和药服，最能坠热开结。《嘉祐》方治伤寒热实结胸，磨水入承气汤，服之极验。此必强实有力人方准此。

集方：《普济方》治疗肿恶疮初起。用多年土内锈铁器，火煅醋淬，不论遍次，落下锈末，收之研细，先用银针挑破，用铁锈少许，人乳调和傅之。〇同前治风癣作痒不止。先将癣疮抓破，用铁锈水涂之。〇同前治脚气红肿，热如火炙，俗名赤游风。用铁锈水涂，解之。〇《生生编》治重舌肿胀。用锈铁器烧红，打下锈末一钱，研细水调，噙咽。〇《集简方》治小儿口疮。用铁锈末，水调敷之。

针砂：味辛，气寒，无毒。

陈氏曰：针砂，是造针家，磨镞细末也。须真砸砂乃堪用。人多以柔铁砂杂和之，飞为粉，人莫能辨。

针砂：平肝气，散瘿核，消积聚，时珍疗黄疸肿满之药也。

集方：杨仁斋《直指方》治项下瘿核。用针砂八两，入水缸中浸之，饮食皆用此水，十日一换砂，半年自消散。〇陆颖山方治腹内一切积聚，久不消散。用针砂三合，每晚临睡时，炒热用布包熨之。〇《摘玄方》治脾劳黄病。用针砂二两研极细，醋炒七次，干漆烧存性，三钱，苍术、厚朴、陈皮、香附各五钱，甘草四钱，共为末，和针砂，蒸饼为丸,如绿豆大。每早食前服三丸,食后临睡服四丸,白汤下。〇刘德生方治水肿尿少。针砂五钱,醋煮干,甘遂末三钱,生蚯蚓三条,葱三枝连根叶,共捣作饼,用薄布衬傅脐上,用帛缚之,一日一换,以小便大通为度。〇顾仁存方治虚寒下利,或泄泻无度。用针砂一两,肉桂、枯矾各三钱,共为末,以米汤调,用薄布衬,摊脐上下,用帛缚之,当觉大热,即愈。〇同上染白须发:用针砂一两,米醋炒七次,百药煎六钱,呵子、白及各四钱,绿矾二钱,共为末,用热醋调,刷须发上,用软帛包住,次早热汤洗药,即黑。

铁浆:味咸,寒,无毒。

陈氏曰:铁浆,以生铁浸水中,日久色青沫出。若铁上浸出黄膏,更胜。

铁浆:解疗毒疮肿,及蛇犬虎狼,藏器毒气所伤。或内服,或外洗,两者皆可。

集方:《千金方》治一切疗肿,用铁浆,日饮一升。〇《外台秘要》治发背初起,用铁浆,连饮二升,取利。

铁蘱:味苦,有毒。

李氏曰:以竹、木、纸、草、树叶等,蘱火于刀斧剑一切铁器上,烧之津出如漆者是也。江东人多用之。

铁蘱:陈氏藏器方治一切恶疮蚀䘌,臭烂不收,及金刃伤损皮肉,或手足软折,或筋结瘰疬,或虫疥癣癫等疾。用此须乘热未凝时,取涂之,少顷干硬,无所用也。

铁秤锤:味辛,气温,无毒。

《开宝》方:主贼风关节不利,男子疝瘕奔豚,妇人产后瘀血胀痛,及横生逆产,胞衣不下等证。并烧赤,淬酒中,俟滚响声息,取饮之。铁杵、铁斧取用亦同。

水　银

味辛,气寒,有毒。

卢氏曰:水银,原名澒,又名汞。《纲目》又名灵液。《药性论》又名姹女。《别录》曰:水银生符陵平土。苏氏:今秦州、商州、道州、邵武军亦产,而秦州乃来自西羌界者。山中所生极多,山自折裂,土人取砂石皆大块如升斗,碎之乃可烧煅,故西来水银极多于南方者。《淮南子》曰:弱土之气,御于白天生白矾,白矾生白澒。陶弘景言:是出朱砂腹中者佳,亦有别出沙地,色青白者,为之生澒。或朱砂粗末,或山石折裂,采其砂石烧煅成者,色小白而浊,皆不及生澒之能化无方也。陈霆《墨谈》云:拂林国,当日没处有澒海,周匝七八十里。国人取之,近海十数里,掘坑堑数十方,乃使健夫骏马,遍体粘贴金箔,行近海隅,日光晃耀,澒则滚沸如潮,涌逐而至,若琥珀之遇芥,磁石之见铁。盖澒以金为食也。遂回马疾驰,俟涌逐之势渐缓,遇坑堑则溜积于中,否则人马亦为之裹没矣。取得此品,合香草煎制,便成白金,为丹家至宝。世用熟澒烧炼,经数十百世,曾未成丹者,以熟澒气去形存,名曰阴符,又曰死尸。徒连年岁,终不可得也。一种草澒法,用细叶马齿苋,先以槐木槌熟,向日东作架,暴二三日,经久更善,乃烧灰存性,置瓦瓮中,封固瓮口,埋土内四十九日,则澒成矣。每苋百斤,可得澒三两,或十两。胡氏《丹药秘诀》云:取朱砂澒法:用瓷瓶盛朱砂,不拘多寡,以纸封瓶口,香草汤煮一伏时,先于地上掘一土坑,置一铁盘于坑内,次以瓷瓶倒覆盘内,遂用盐泥封固近盘瓶口,更筑实以土,露瓶下节之半于土上，围以栗炭，煅二炷香，火息气冷，汞自流溢盘中矣。每朱砂末一斤，可得汞十两。旧坑明透好砂，可得汞十五两。邕州溪峒烧取极易，以百两为一铫，铫之制似猪脬，外糊厚纸数重，贮之即不走漏。若散失在地，以川椒末或茶末收之，或真金及输石引之即止。**陈氏**曰：去汞之砂壳，名曰天琉，丹灶家用之。**雷氏**曰：修事勿用草汞，并朱漆中烧出者，或经别药制过者，或死尸中流出者。误服为毒甚深，不可不辨。必取生汞，但不易得，惟砂末烧取者，乃可用之。用紫背天葵、夜交藤汁，用煮一伏时，以去其毒，修事十两，二汁合用七镒。**寇氏**曰：汞得铅则凝，得硫黄则结，铜得之则明，灌甲中则后腐，以五金置其上则浮，得紫背天葵、紫河车则伏，得川椒则收，可以勾金，可为涌泉匮，盖借死取汞之气也。并枣肉研乳则散，别法制之则成腻粉、粉霜。吐唾研之，可死虫虱虫。土宿真君曰：荷叶、松叶、松脂、谷精草、萱草、金星草、瓦松、夏枯草、忍冬叶、莨菪子、雁来红、马蹄香、独桄莲、水慈姑、万年青、苍耳草、陆六藤、白花莸蔚，皆能制汞。**程氏**曰：人服水银病拘挛，但炙金物熨之，则水银必出。

　　水银：时珍坠痰下食，落胎绝孕，杀虫灭疥，去魅辟邪，日华子点搽杨梅恶疮，《本经》化金银铜铁铅锡之毒之药也。东璞子曰：此药其味辛，其气寒，其体重，其质柔，其性流走而无停止，故前古主疥癣白秃，杀虫破胎，有死生僵腐之力焉。故陈藏器言：入耳能化人脑至尽，入肉令百节挛缩，倒阴绝阳。人患疮疥，多以水银涂之，性滑体重，直入肉里，宜谨慎之。头疮切不可用，恐毒气入脑故也。仅堪外敷，不宜内服。历观前人惑于方士，有久服致神仙不死之说，烹煮煅炼服食而至暴卒者，不可胜数。妇人误服，多致绝孕，其为毒害，昭昭不爽，可不戒哉！

　　卢子由先生曰：水银，似银如水也，原名汞。按周伯温曰：汞者，天地鸿洞，未分之象也。故汞含水而流，含风而动，含火而熔，含地而坚，显诸木而色华青，显诸火而还丹赤，显诸土而峭粉黄，显诸金而凝霜白，显诸水而结砂玄，随合仍分，随分仍合，遍周四大，攒簇五行，神仙不死药也。顾注留尸窍，死且不朽，益知其体性流活，善能变化五色、五行。汞炼为丹，丹还为汞，神仙不死之质，盖可见矣。有言气寒为阴金之属者，恐失体用相荡之为性欤？

　　集方：寇氏方治痰迷闭塞不通，此方坠涎立效。用水银五钱，生南星一两，麝香一分，共研匀，以水银不见星为度，入石脑油少许，同捣和丸，如绿豆大。每服一丸，薄荷汤下。○郭子千《救急方》治食结胸，胀闷不通。用水银一钱，陈粽一个，烧炭存性，入水银同研，少加黄米粥为丸，绿豆大。遇是患，每服一丸，生姜汤下。○《梅师方》治妇人难产。用水银一两，以白水一碗，煎半碗，饮之立出。○《妇人良方》治妇人多产，绝孕。用水银二两，麻油二两，煎一时，俟油耗半，取出水银，以麻油空心服三五匙，米汤调服。以油服完为度，永绝胎孕，不损人。○《外台秘要》治一切诸疮，生虫瘙痒，或痔上生虫，疥疮生虫。用水银五钱，红枣肉一两，煮膏，和水银捣为丸，绿豆大。于诸疮痒处，擦之渐消。○《外科全书》治一切恶疮，并杨梅时毒。用水银、胡粉、乳香、没药各一钱。共研细末，用香油少许调敷。○《经验方》治失心风疾。用水银一两,藕节四个,共捣极细,米糊丸,如芡实大。每用二丸,磨刀水化下。○治疥癣虫疮。用水银二钱,枯矾、雄黄、樟脑、芒硝、蛇床子各三钱,研细末,大风子肉二十个,捣膏,和入前末药内,总捣,以水银不见星为度,热汤洗净疮,用药少许擦之。

秘方:升炼灵药法:治痈疽恶疮,及杨梅诸疮,拔毒长肉,神验。用水银一两,黑铅七钱,朱砂、雄黄各三钱,研细末,白矾、火硝各二两五钱,研细末。其法:先将铅化开,投水银,凝成饼,入朱砂、雄黄末,总研极细,然后将硝、矾熔化,投前四味末入内,离火急搅令匀,用阳城罐盛之,用铁灯盏仰盖罐口,上加铁梁铁线扎紧,盐泥固济盏口,放神仙炉内,先以小炭火铺罐底四围,以水湿纸不住手在灯盏内擦,勿令间断,逐渐加火,以三分为卒,至罐中身,不必至罐颈,每焚官香一炷,则加一分火,如是,炼三炷官香为度。候冷取开,于盏底刮取灵药,研极细,用甘草汤飞过,入净绢上沥干,再晒燥,入冰片少许,点疮上,时时以指头蘸药按之,三日自脱。此神方也。

李时珍先生曰:水银乃至阴之精,禀沉着之性,得凡火煅炼则飞腾灵变,得人气熏蒸则入骨攒筋,溃血蚀脑。阴毒之物,无似之者。可恨《神农经》言其久服神仙。甄权言其还丹元母。大明言其无毒。《抱朴子》以为长生之药。六朝以下,贪生者服食、致成残废而丧厥躯者,不知几千人矣。方士之罪,固不足道,而先贤本草,其可妄言以惑世哉?则服水银之长生不老之说,不待删劈而昭然矣。而其治病之功,有不可掩者。同黑铅结砂,能镇坠痰涎;同硫黄结砂,则拯救危病,此乃应变之兵,在用者能得肯綮而执其枢机焉。又有一节之长也。余见铅白霜及灵砂下。

轻粉:味辛,气燥,有毒。升也,浮也。

李氏曰:升炼轻粉法:用水银一两,白矾二两,食盐一两,同研不见星,铺于铁器内,以小乌盆覆之,以滋泥盐卤和熟,封固盆口,以炭打二炷香,取开,则粉升于盆上矣。其白如雪,轻盈可爱。一两顷可升轻粉八钱。○又法:水银一两,皂矾七钱,白盐五钱,同研如上升炼。○《海客论》云:诸矾不与水银相合,而皂矾和盐能制水银成粉,何也? 盖水银者,金之魂魄;绿矾者,铁之精华,二气同根,是以暂制成粉,无盐则色不白。

轻粉:下痰涎,推积滞,李时珍利水肿臌胀之药也。缪氏仲淳曰:此系水银升炼而成,疗体与水银相似,第其性稍轻浮尔。李氏曰:观其轻飞灵变,化纯阴为燥烈,其性走而不守,善劫痰涎,消积滞,故水肿湿热,风痰惊痫,恶疮溃烂等疾,用此劫剂,去恶涎,从齿龈而出,邪郁为之暂开,而疮疾亦因之而愈。若服之过剂,或不得其法,则毒气被蒸,窜入经络筋骨藏府,莫之能出,涎毒虽去,血液耗亡,筋骨失养,营卫不从,变为筋挛骨痛,发为痈肿疳漏,或手足皲裂,虫癣顽痹,经年累月,遂成废人,其害无穷。尝观丹客,升炼水银、轻粉,鼎器稍失固济,铁石亦为之迸裂,况人身皮肉筋骨乎? 盖此物本成于澒,则澒之毒尚存,又得火炼,则火之毒气亦未出。《神农经》言其无毒,误也。凡闭结由于虚燥,血不润泽者;小儿惊风,痰涎壅上,由于内热者;疳积病,由于脾胃两虚者;杨梅结毒,发于气血两虚,久病之人者,临用尤须斟酌。

李时珍先生曰:陈氏方言:轻粉下痰而损心气,小儿常病,不可轻用。初生尤宜慎之。而演山氏又谓:小儿在胎,日受母之饮食血毒之气,畜在胸膈,故婴儿生下发惊痰,十有四五。初生三日之内,用黄连一分去热,轻粉五厘,散血毒,又配朱砂二分,蜜汤三匙,清解心肺积毒。积毒既化,可免惊痰搐搦之患。二说不同,各有所见。一谓即有胎毒者,不可轻服;一谓有胎毒者,宜预服之。朱附录于此,以便后之君子,量其证之缓急而取舍焉。庶不负前两人之用心矣。

集方:《幼科证治准绳》治小儿惊风痰热,四证壅盛。用轻粉一钱,巴霜五分,南星炮五钱、全蝎炒、真青黛、滑石各二钱。俱研极细末,稀糊丸,如麻子大。一岁儿五丸,二三岁七丸,五六岁至十岁,多则以十丸为率,薄荷汤化下,以通利为度。○同前治小儿天钓脐风,客忤卒死,撮口、鹅口、木舌、喉痹、痄腮、风壅吐涎后,以他药随证调理。用轻粉五分,蝎尾十四个,铜青、朱砂各二钱。共为末。每服五分,薄荷汤调下。○同前治小儿急惊,阳痫热证,面赤身热,发搐直视,牙关紧者。用轻粉、赤脚蜈蚣炙,蝎尾各五分,芦荟、胡黄连、白附子、甘草各一钱,麝香二分,共为末。二岁已上儿服五分,薄荷汤化下。○同前治急惊天钓、撮口,此方通利痰热。用轻粉五分,麝香、冰片各三分,全蝎七个,南星炮、白附子、青黛各二钱,朱砂水飞过一钱。共为极细末,粟米糊丸,如绿豆大。每用一丸,薄荷汤调下。先研半丸,吹入鼻中。○郑氏化金丸治急惊壮热,喘粗痰嗽,大小便不通。用轻粉、滑石、南星、青黛各等分。共为末,稀糊丸,如小豆大。一岁儿三丸,多则以七八丸为率。此方疏流蕴积涩热。○郑氏利惊方治急惊痰热潮搐。用轻粉、青黛各一钱,天竹黄二钱,牵牛末四钱。共为末,炼蜜丸,如小豆大。以薄荷汤化下。○演山《活幼口议》治小儿涎喘,服药不止者。用轻粉一钱,以鸡子清二个,拌和,银器盛置,隔汤蒸熟。三四岁者,食尽当吐痰,或泄而愈。一二岁者,减半。气实有力者,方可用。○《经验方》治小儿吃泥及臕肚。用轻粉一分,研细,砂糖汤调服。良久泄出泥土,瘥。○《圣惠方》治大小便闭,胀闷欲死,二三日则杀人。用轻粉一钱,生麻油一合,相和,空心服。○《方脉正宗》治水肿臌胀气促,大小二便不通。用轻粉三钱,韭菜子五钱。共捣作膏,姜汁调傅脐上,或作末药,每服八分,姜汤调服亦可。○《岭南卫生方》治杨梅疮癣。用轻粉三钱,大风子肉二十个。共捣为末,以鹅胆汁调涂。○万氏治下疳阴疮。用轻粉末,干掺之。即结靥而愈。○《永类钤方》治臁疮久不合。用轻粉一二钱,葱汁调傅。先以米泔水温洗。○《救急方》治抓破面皮。用轻粉末,调生姜自然汁,搽之,更无痕迹。○《普济方》治牙疳臭烂有脓血者。用轻粉二钱,川黄连五钱。共为细末,掺之。○《摘玄方》治大人小儿耳边烂疮。用轻粉一钱,配黑枣灰二钱。共研细,菜油调搽。○治耳底肿痛,脓水不绝。用轻粉、炉甘石各一钱,麝香七厘。共为末,掺之。○《圣惠方》治烂弦风眼。用轻粉末,口津和,以银簪脚蘸药,点大眦内,日一二次。

粉霜:味辛,气温,有毒。

李氏曰:以轻粉转升成霜,故名粉霜。○升粉霜法:用真轻粉一两,入瓦罐内,以铁灯盏仰盖罐口,盐卤和滋泥涂缝。先以小炭火铺罐底四围,以水湿纸不住手在灯盏内擦,勿令间断,逐渐加火,至罐颈住火,候冷定,取出即成霜,如白蜡状。

粉霜:下痰涎,推积滞,利水肿。治伤寒积热颠狂,谵妄见鬼,李时珍及小儿急惊等证之药也。张氏元素曰:粉霜系轻粉转升,得水银之清中之清者,大能洁净藏府,沉痰积滞,去膀胱中宿垢积腻之物。故下结痰,解结毒,去伤寒积热,小儿惊痫诸证,此亦无妄之药,必不得已而用之。用之得宜,可称应变之兵也。既毒而有损真气,岂可尝试?

集方:已上诸证,用他药不效者,独用此一味,不佐诸药。急病用一二分,小儿用四五厘,以白汤调服。

灵砂:味甘,气温,无毒。

李氏曰:按胡演《丹药秘诀》云:升灵砂法:用新铁锅,安逍遥炉上,以蜜糊锅底,文火下烧,入硫黄二两熔化,投水银八两,以铁箸急搅作青砂头,如有焰起,喷米醋解之。待水银不见星,取出细研,盛入水火鼎内。鼎口用铁灯盏仰盖,盐泥固济,下以自然火升之。灯盏内盛水,计水干十二盏为度,候冷,取开,砂结如束针纹者,成矣。○《庚辛玉册》云:灵砂者,至神之物也。硫、汞制而成形,谓之丹基。夺天地造化之功,窃阴阳不测之妙。可以变化五行,炼故九还。其未升鼎者,谓之青金丹头。以升鼎者,乃曰灵砂。灵砂有三:以一伏时周天火而成者,谓之金鼎灵砂;以九度抽添,用周天火而成者,谓之九转灵砂;以地数三十日,炒炼而成者,谓之老火灵砂。如入药用,并宜桑柴灰淋米醋煮伏过,方可入药。○茅氏曰:以灵砂拌饮食,饵胡孙、鹦鹉、猫、犬等,变其心,辄会人言。

灵砂:唐慎微益精神,安魂魄,和藏府,通血脉,下逆气,杀精魅鬼邪之药也。**李氏**时珍曰:硫黄,阳精也;水银,阴精也。以之相配,二体合璧,有夫妇之道焉。故能夺造化之功,而升降阴阳,既济水火,为扶危拯急之神丹也。主上盛下虚,痰涎壅盛,头旋吐逆,反胃膈噎,霍乱转筋,心腹冷痛,能升降阴阳,既济水火,调和五藏,补助元神。研末米糊为丸,如梧子大,阴阳水吞下七丸,最能镇坠虚怯。庞安常言:治久患反胃及一切吐逆之证,小儿惊吐,其效更神。但不可久服多服尔。**缪氏**曰:前贤虽称配合阴阳,既济水火,然而硫汞有毒,性亦下坠,止可借其坠阳交阴,却病于一时,安能资其养神益气,补助元神于平日哉?凡胃虚呕吐,伤暑霍乱,肺热生痰,心虚神魂不宁等证,病属于虚火,非关阴寒久病,阴寒骤发者,咸在所忌。如必不得已而用之,重配参、耆、归、术稍可。

集方:《证治准绳》治上盛下虚,气不升降,痰涎壅盛,及中风涎潮,不省人事;或伤寒阴盛阳衰,自汗唇青;或妇人血海久冷。用灵砂一钱,姜汁打米糊丸,如小豆大,每服七丸,急者九丸,姜汤送下。○头旋吐逆,人参白术汤下。○反胃膈噎,人参砂仁汤下。○霍乱转筋,淡盐汤顿冷下。○胃脘心腹冷痛,木香汤下。○疝瘕弦气,茴香汤下。○偶感暴惊而得诸病,用人参汤下。○产后血胀不行,腹痛上攻心胃,用五灵脂汤下。

银朱:味辛,气温,有毒。

李氏曰:按胡演《丹药秘诀》云:升炼银朱法:用石亭脂二斤,新铁锅熔化,次下水银一斤,炒作青砂头,如有焰起,以米醋喷之,炒不见星为度,研末,入阳城大罐内,石片盖住,外用铁丝缠定,盐泥固济,大火煅之,以三炷香为率。待冷,取出贴罐者为银朱,贴口者为丹砂。每石亭脂二斤,水银一斤,烧上银朱一十四两八钱,次银朱一二两五钱。

银朱:劫痰涎,破积滞,散结胸,杀虫虱,疗疥癣,时珍敛恶疮溃烂之药也。**李氏**曰:硫黄同颎升炼而成,其体重坠,其性燥劣,用之不当,亦能烂肉挛筋,其功过与轻粉同也。

集方:《全幼心鉴》治小儿惊痰,内钓多啼。用银朱五分,乳香一钱,瓦上焙出汗,共为末,生蒜肉一钱煨熟,和捣为丸,如黍米大。一岁服五丸,三四五六岁,服七八丸,薄荷汤化下。○曾氏《活幼全书》治痰气饮食结胸,不问阴阳虚实。用银朱五钱,明矾一两,同研细末,铁盏内熔化,调匀候冷,再为极细末,神曲糊为丸,如梧子大。每服二钱,姜汤吞下。心上隐隐有声,结胸自散。不动藏府,不伤真气。明矾化痰,银朱破积故也。○唐瑶《经验方》治男妇阴毒伤寒。用银朱二钱,轻粉一钱,生蒜肉三钱,煨熟,共捣和作饼,贴手心,男左女右,两手合定于阴下,顷间气回,微汗出,口中微有蒜气即活。○《医方摘要》治虫癣。用银朱一二钱,桐油调涂。○万氏方治头生虮虱。用银朱不拘多少,米醋调涂梳掠上,通发,用幅巾包头一夜,至旦尽死。○《救急方》治疽疮发背,溃烂。用银朱、白矾各三钱,煎汤温洗,外用桑柴火,远远焙之,日二次,甚效。○《普济方》治鱼脐疔疮,四围红,中央黑者。用银朱五分,水和丸,白汤下。○治杨梅毒疮。用银朱、轻粉各二钱,俱研细末,黄蜡、清油各一两,铁盏内煎油滚,投蜡熔化,取起将凝,入朱粉二末,搅匀。用油单纸摊贴疮上,痂自脱也。○《简便方》治血风臁疮。用银朱五钱,黄蜡一两,香油二钱。铁盏中熔化黄蜡,将凝,入银朱搅匀,摊单油纸上,再夹单油纸一层,贴之。○《纂要奇方》治男妇身染杨梅毒气,筋骨疼痛。用银朱三钱,枯矾四钱,作三纸捻。每旦以一捻蘸香油,点灯照脐,被覆卧之取汗。

玉石类

玉

味甘，气平，无毒。

陶氏曰：玉出蓝田及南阳徐善亭部界中。今西域于阗国、疏勒诸处出玉。晋鸿胪卿张匡邺使于阗，作《行程记》，载其国采玉之地，云玉河在阗国城外，其源出昆仑山，西流一千余里，至于阗界牛头山，乃疏为三河，一曰白玉河，在城东三十里；二曰绿玉河，在城西二十里；三曰乌玉河，在绿玉河西七里。其源虽一，而其玉随地而变，故其色不同。每岁五六月，大水暴发，则玉随流而至。玉之多寡，实由水之大小。七八月水退乃可取。又王逸民《玉经》载：玉之色曰：赤如鸡冠，黄如煮栗，白如截肪，黑如纯漆，而青玉独无说焉。今细查之，青白者尝有，黑者时有之，黄赤者绝无。虽礼之六器，亦不能得其全真者。今仪州出一种石，色如煮栗，彼人谓之栗玉。或云若黄玉之类，但少润泽，声不清亮，为不及也。然服食者，惟贵纯白，他色亦不取采。李氏曰：按《太平御览》云：交州出白玉，夫余出赤玉，挹娄出青玉，大秦出菜玉，西蜀出黑玉，蓝田出美玉。观此诸说，则玉出产之处亦多矣，而独以于阗玉为贵焉。古礼玄珪、苍璧、黄琮、赤璋、白珀、玄璜，以象天地四时而立名。《礼记》云：石蕴玉，则气如白虹，精神见于山川也。《博物志》云：山有野谷生，下有玉，玉之精，见如美女。《玉经》云：玉生山者，有山玄文；产水者，有水苍文。生于山而木润，产于水而流芳，藏于石而文采露于外。观此诸说，则玉有山产、水产，二种不同。细考之中国之玉，多在山；于阗之玉，多在河也。其石似玉者，如碔玞、琨珉、瓅璎等类也。北方有罐子玉，雪白有浮眼，乃土药烧成者，然无温润光明之气色，不可不辨。又《稗官》载火玉，色赤，可烹鼎。暖玉可辟寒，寒玉可辟暑，香玉气香，软玉质柔。又外国有观日玉，洞照日中山水宫阙。此皆稀世之宝，不易得也。

白玉：润心肺，助声音，日华子止烦渴，定虚喘，安神明，李珣滋养五藏六府清纯之气之药也。陆平林稿宜与金、银、人参、竹叶、麦门冬，同煎服有益。又按：《玉经》有青、黄、赤、白、黑、碧六种之色。凡入药惟取生玉纯白无瑕者佳，如他色者，性劣而燥，不可用也。

青琅玕

味辛，气平，无毒。

寇氏曰：《书》云：雍州厥贡球琳琅玕。又《西域记》言：天竺国亦有之。又按：许慎《说文》云：琅玕，石之似玉，生南海石崖间，状如笋，质似玉，体如石，感阴阳之气而成。又《列子》云：蓬莱之山，珠玕之树丛生。据此诸说，则琅玕生于西北山中，及海上山崖间。如生于海底，以铁网取者，是珊瑚，非琅玕也。产于山石崖者，为琅玕，青色；产于海底者，为珊瑚，红色。此说明甚。又回回地出一种青珠，与碧靛相似，恐是琅玕所作者也。

青琅玕：陶弘景方疗肝逆气阻，手足逆胪，神农热疮身痒，疥瘑死肌，藏器及石淋淋闭不通，产后恶血闷胀诸疾，俱宜火烧投酒中，淬之三次，取酒饮一二合，愈。

珊 瑚

味甘,气平,无毒。

李氏曰:珊瑚,生南海,及波斯国、师子国来,今广州亦有。生海底,作枝柯,五七株成林。居水中,直而软,见风则曲而硬。枝柯多者更难得。明润如赤玉,胭脂色,有细纵文者为上,淡红者次之,黑色者不堪用。按:《海中经》云:取珊瑚,先作铁网沉水底,珊瑚贯中而生。岁长一尺,因绞网得之,皆摧折在网中,故难得完好者,不知今之取者果尔否?按:《东明史记》言:汉积翠池中,有珊瑚树,高一丈二尺,本有三柯,上有四十六条。云是南越王赵佗所献,夜有光。晋石崇家有珊瑚树,高六七尺,并不闻有此高大者。

珊瑚:散瘀血,《唐本》去目翳之药也。缪氏仲淳曰:此得水中阴坚之气以生,体洁而气清,质坚而性坠。故《唐本草》善消瘀血而去翳障。大氏方又言:镇心志,止惊痫,皆取此坚洁清重之义云。

集方:彭氏家抄治心肺郁热,吐衄不止。用大红珊瑚以布包,铁锤徐徐击之,俟碎,入铁研中徐徐研极细如粉,每服二分,百合煮成糊,调服。○《眼科类方》治目中肤翳。用珊瑚、贝子、真珠、玛瑙、琥珀、石蟹各等分,为极细末,用米许,点入目中。○《方脉正宗》治心神昏冒,惊痫卒倒,或怔忡烦乱。用大红珊瑚、琥珀、真珠各一钱,研极细,人参、白术、当归、胆星各三钱,共研末,和珊瑚等末,每服一钱,灯心汤调下。

玛 瑙

味辛,气寒,无毒。

李氏曰:玛瑙,生南北东西、四野外国中。非玉非石,而又玉石之属,乃重宝也。有红、白、黑、花斑四种,有花文如缠丝者为上品,得自然灰即软,可刻字也。按:曹昭《格古论》云:多出南北东西四番外,非玉非石,坚而且脆,刀刮不动,其中有红、黄、白、黑、斑点。又顾氏《负暄录》言:玛瑙品类甚多,出产有南北。大者如斗,其质坚硬,碾造费工力。东南产者,出大食国,色正红,无瑕斑,可作杯斝。西北产者,色青暗,今宁夏、瓜沙、羌地砂碛中亦尝有之。外有柏枝瑙,花如柏枝;有夹胎瑙,正视莹白,侧视又若凝血,一物二色也;截子瑙,黑白相间;合子瑙,色如漆黑,中有一条白线间之;锦红瑙,其色赤如锦花;缠丝瑙,其色红白如丝之细。此皆贵重之品。又有浆水瑙,其色如淡水花;酱斑瑙,有紫红花点;曲蟮瑙,有粉红花条。皆其次者。又有紫云瑙,出和州;土石瑙,出沂州。此二瑙,亦有红色、云头、缠丝、胡桃等花者;又竹叶瑙,出淮右,花如竹叶,并可做桌面屏风。又金陵雨花台小玛瑙,止可充玩好。○试玛瑙法:以瑙研木,不热者为真。

玛瑙:陈藏器辟恶气,解客忤,李时珍去目障之药也。缪氏仲淳曰:此乃玉之属也,观《宝藏论》言:研木不热,其性寒可知;光洁明净,其体轻可知。故陈氏方辟恶气而解客忤,去目翳而熨赤烂,皆取此寒洁清净之气,而辟除卒暴郁结之疾也。

集方:杨水公方治卒暴恶邪鬼气,及小儿客忤,神乱气闭之证,用明净玛瑙,粗石上酒磨汁,姜汤冲和灌之。即苏。○治目生翳障。用玛瑙配珊瑚用。见珊瑚集方中。

云　母

味甘，气平，无毒。

《别录》曰：云母出泰山、齐山、庐山、琅琊、北定。苏氏曰：今云梦山、方台山及江州、淳州、杭越间亦有。生山石间，宜二月采。李氏曰：候云气所出之处，掘取，无不大获。但掘时忌人声也。小者长三五寸，大者长五七尺，作片成层可析。光莹如水，白泽清透者为上。以沙土养之，岁月生长，置千斤于一室中，云气尝起，向日观照，五采并具，阴地不见诸色也。多青色者名云英，春月宜服；赤色者名云珠，夏月宜服；多白色者名云液，秋月宜服；多黑色者名云母，冬月宜服；具青黄色者名云砂，季夏宜服；晶晶纯白色者名云磷，不拘四时宜服也；纯黑色者有毒，不宜服。误服令人病淋沥、疮疥，即阳起石也。雷氏曰：修治：设经妇人手，便失灵异。以白水煮一日夜，研细用。

云母：下痰饮，退疟疾，《别录》止久痢，甄权禁淋带之药也。韩氏保升曰：此药色白属金而主肺，石药中温良之品也。以其法金，故主肺胃痰饮；金能平木，故退疟疾而定寒热；甘平和胃以温中，故又止久痢，禁白带淋浊之疾焉。但味性虽居甘平，终属石类，与人体藏府气血，实非同器，只宜用以治病，取效则已。如前古所云：炼服益精明目、轻身延年之语，此后世妄诞之士，假神农之言，附会其说，以欺世愚俗，不可依从。

集方：《方脉正宗》治痰饮吐涎，或头痛者。用云母水煮过五钱，半夏姜汁制、南星姜汁制各一两，于白术土拌炒一两五钱，共为极细末。每早晚各服三钱，食后白汤调下。○《金匮》方治牝疟，寒多热少者。用云母烧半日，蜀漆烧去腥，龙骨烧红，各等分，为末，未发前服一钱，姜汤调下。○《千金方》治赤白痢，积年不愈。用云母经炼过，为细末，每早晚各服八分，姜汤调下。○同前治妇人带下白淫。用云母，炼过，为细末，每早晚各服一钱，黑枣泡汤调服。○何德杨治难产，《催生方》用云母经炼过五钱，为极细末。温酒调服。入口即产。不顺者即顺，万不失一。○《事林广记》治金疮出血不止。用云母经炼过，研极细末，傅患上即止。○治小儿惊风，大人癫痫，及男妇骨蒸劳热，咳嗽吐痰，如中风语涩，舌强久不瘥者。又伤寒大热不解，狂燥不宁，一切阳热火盛之证，悉皆治之。名安神丸，用上洁云母石研细、水煮过、五钱，乌犀角、朱砂各三钱，玄明粉一钱，冰片、牛黄、麝香各四分，共研极细，再配人参、白茯苓、胆星、地骨皮、甘草各四钱，微炒，为细末。麦门冬去心一两，酒煮烂，捣膏为丸，如鸡豆大，晒干，净磁器封藏。每遇是患，大人服三丸，小儿服一丸，生姜汤化下。○治小儿一切痰喘，名万金散。用上洁云母石水煮过五钱，全蝎、僵蚕、甘草、胆星、黄连、天麻各四钱，俱微炒，牛黄、巴霜、冰片各二分，共为末，每服一分，薄荷汤化下。○治小儿慢惊风，癫痫天吊，中恶客忤，脐风撮口，胎惊胎痫，牙关紧急，痰热搐搦，反躬窜视，昏迷不醒，一切惊怪危恶紧急之证，并皆治之，名大圣夺命丹。用上洁云母石水煮过，全蝎、僵蚕、乌梢蛇尾、乌犀角、羚羊角、赤足蜈蚣各五钱，石菖蒲、羌活、白附子、茯神、半夏、胆星、北细辛各四钱，沉香、川乌童便制、人参、甘草各三钱，琥珀、朱砂、珍珠、雄黄各二钱，天竺黄一两，川乌泡一个，金箔四十张，麝香一钱。姜汁打糊为丸，如芡实大。每用一丸，薄荷汤化下。

白石英

味甘，气微温，无毒。入手太阴、阳明二经气分。

苏氏曰：白石英，出泽州、虔州、洛州多有。今取泽州者为胜。《别录》曰：向出华阴山谷，大如指，长三四寸，六棱如削，白澈有光。长五六寸者更佳。黄端白棱者，名黄石英；赤端白棱者，名赤石英；青端赤棱者，名青石英；黑泽有光者，名黑石英。若细而长，大而不正，与多瑕疵者，俱不可用。**李氏**曰：泽州有英鸡，嗜石英而性补。

白石英：青霞子养阳气，滋阴藏之药也。**王氏嘉士**曰：色相莹洁如华萼，故名石英。以石质可入肾，白色可入肺，中含火光可散寒，故前古主肾气不周于胸而消渴，天癸枯竭于内而阴痿，肺气冲逆不平而咳逆，风湿留滞不行而痹结，或心阳失令而胸膈作寒，或脾胃衰弱而中气不运。此药体坚而气润，质重而性轻，味甘温而能补中逐冷，虽属石种，实无燥劣刚暴之性，大有资化育神之功。奈何前人以功用载之方册，而后人竟弃之不用，惜哉！然仅可暂用，应效即已，不可使人多服久服也。

集方：华佗《青囊秘》已下共五方治肾藏阳气衰微，津源不能上济于华池，频作渴者。用白石英四两，煎汤饮。一方：加枸杞子二两，同煎，亦通。〇治妇人年未五十，天癸久绝不行。用白石英四两，当归身二两，煮酒饮。〇治形寒饮冷，肺气冲逆，作咳作喘，或为哮呛，或为冷怯。用白石英二两，日煎汤饮，一月平复。〇治风湿留滞筋脉，四肢木强，不能举动而痹痿者。用白石英四两，用好酒十壶，重汤蒸三日夜，酒耗去半，白石英仍浸酒内，逐日随量饮，饮毕再加酒十壶，如法蒸饮。全愈。〇治心火失令，胸膈时作寒冷，阳气不运，渐成中满，减饮食者。用白石英八两，用好酒十壶，重汤蒸三日夜，与前风湿留滞方，同法制服。〇孙真人《千金翼》一方治虚寒百病。用白石英打碎如小豆大，取一合，每日煮粥食，次日取起水洗净，再和粥煮，如此粥食百日，即见颜色润泽，精神强健，百病全消。

紫石英

味甘，气温，无毒。味厚于气，阳中之阴，降也。入手少阴、足厥阴经血分药。

《别录》曰：紫石英，生泰山山谷。**吴氏**曰：今会稽山、诸暨山、阳山山、乌程山俱有之。**李氏**曰：今江夏矾山，永嘉固陶村小山亦有。其色淡紫，其质莹澈如水晶。不拘大小，皆具五棱如削，两头如箭镞。修治：凡入丸散，用火煅醋淬七次，研末水飞过用。

　　紫石英：《本经》温中暖藏之药也。_{李仁甫稿}如前古治咳逆上气,寒热邪气,妇人风寒在子宫,绝孕无子。盖取温以除寒,甘以补中也。如《别录》又言:定惊悸,安魂魄者,盖取重以去怯,明以达幽也。此药填补下焦而走肾藏,为妇人暖子宫,壮胎娠,治半产,诚为要药。然而止可暂用,不宜久服。凡系石类皆然,不独石英一物也。如妇人绝孕,由于阴虚火旺,不能摄受精气者,又忌用之。

　　集方:_{已下三方出华佗《青囊秘方》}治肺寒咳逆上气。用紫石英火煅醋淬七次,研细末,水飞过。每早用五分,花椒十粒泡汤下。十服全愈。○治时行寒瘴头痛,寒热如疟。用紫石英五分_{制法如前方},生姜五片,煎汤调服。三服愈。○治妇人胎胞虚冷,久不受孕,或受孕多小产者。用紫石英二两_{制法如前},配香附醋炒,当归、川芎俱酒炒,白术土拌炒各三两,枸杞子酒洗炒、熟地黄酒煮,捣膏炼蜜丸,梧子大。每早晚各服三钱,好酒送下。○_{郑子来家秘}治怔忡惊悸,魂魄不宁,或心虚不寐,精神烦乱。用紫石英一两,_{制法如前},配当归、远志、枣仁、川贝母、茯苓、柏子仁各二两,川黄连三钱,俱用盐水拌炒,研为末,炼蜜丸。每早晨服三钱,临睡服四钱,俱用黑枣汤下。○_{金阊方}治风热瘛疭,及惊痫瘛疭。用紫石英、白石英、寒水石、石膏,俱打碎,大黄、干姜、龙齿、牡蛎、滑石、甘草各五钱,水一升,煎半升。食后温呷,无不效者。

菩萨石

　　味甘,气平,无毒。

　　_{寇氏曰:菩萨石,出嘉州、蛾眉、五台诸山,及匡庐岩窦间。其质六棱,或大如栗枣,或小如樱桃。其色莹白明澈,如狼牙石、水晶之类也。日中照之,有五色光彩,映目可爱,亦石英之类也。}

　　菩萨石:解百药毒,化诸蛊毒之药也。宋人日华子,治药毒蛊毒及蛇虫蜂蝎、狼犬诸毒,并一切金石药毒,变动作痫疽渴疾。又伤寒热狂谵语,产后血闭,惊痫诸证,俱用白汤磨服。如蛇虫狼犬等伤,再为末并傅伤处。

金石类

石　青

　　味甘,气平,无毒。

　　《别录》曰:石青,生朱厓山谷,及武都、朱提、南海中。吴氏曰:生蜀地、朱厓已南,及林邑、扶南。舶上来者,块大如拳,其色甚青,腹中亦时有空者。武昌者,片块小而色更佳。今简州、梓州者,形扁作片而色稍浅。李氏曰:今绘画家用之,其色青翠不渝。楚、蜀、黔、滇诸处亦有之。而今货石青者,有天青、大青、西夷青、回回青、佛头青,种种不同,而回回尤贵。外有扁青、层青、碧青、白青,皆其类耳。

石青：下顽痰，去风痫，时珍定惊悸，神农明目疾，《别录》坚筋骨折伤之药也。苏氏水门曰：此药色青质细，光润莹澈，通东方甲胆乙肝之神，故善能明目退翳，镇惊定狂，下痰破结，立见奏功。然终属石药，但中病即已，不可多服久服也。如前古又主折伤，筋骨损坏，温酒调服数分，日渐完固。军医黄杏功，用救阵后伤残，屡见神应也。

集方：治顽痰阻塞不化，时发风痫。用上翠嫩石青五钱，石绿二钱，俱研极细末，以神曲打糊丸，绿豆大。每服十丸，温汤下，能吐痰一二碗，不损胃气。○治小儿急惊风。用石青一两，天竹黄五钱，牛黄一分，俱研极细末，每服一二分，生姜汤调下。○治目痛目痒，并翳膜不明。用石青三钱，珍珠一钱，研极细，用银簪脚点少许。已上三方出慕容道子《丹秘》。

空　青

味甘、酸，气寒，无毒。入足厥阴肝之用药。

陶氏曰：空青，生益州山谷，及越嶲山，有铜处则生。其腹中空。苏氏曰：今蔚、兰、宣、梓诸州亦有。宣州者腹中空，蔚州、兰州者成片，或成块，色青，无空腹者。大氏曰：空青，大者如鸡子，小者如相思子，其壳青厚如荔枝，其内有浆，味酸甘。又按：张果《玉洞要诀》云：空者言其质，青者言其色也。产上饶，似钟乳者佳，片片段段皆金紫色，有光彩。次产蜀、严道及北代山者，亦好。受庚辛赤金之精，甲乙阴灵之气，近泉多生，久而含润。初从坎中出者，其内有水如浆，味颇甘酸，经久即干，如连珠金星灿灿然。又按：《庚辛玉册》云：多生金坎中，生生不已，故青为之丹，有如拳大，及卵形者，乃得空中有浆如水。出铜坑者亦佳，止堪作画。又有石青、杨梅青，皆是一体，而质有精粗不同耳。点化以曾青为上，空青次之，杨梅青又次之。但圆实如珠者，乃白青，非空青也。修治：各随方制。酒浸醋拌，制过乃可变用。

空青：明目聪耳，神农利九窍之药也。振华叶氏曰：此药得金矿精英之气熏蒸而生，轻虚玲珑，力走空窍，故前古主目病一切诸证。凡肿赤翳泪，痛痒昏蒙，及目珠伤损破坏，咸得救全。目疾诸方首称之也。推此而外，如头风脑胀，中风口㖞，苏、甄两氏屡用奏功。色青主肝，取肝经风热为最，故为治目神药，此药中之珍贵妙品也，一时难构。除目疾之外，他用稀少。然治目病，其应甚捷。倘目珠死枯翳干，并伤损致瞳神走裂者，用之亦无益也。

王绍隆先生曰：空青，色青法木，故可入肝，功能明目。肝主开明于目故也。然瞳子神光，专司在肾，空青中空有浆，宛如骨中之髓，且金星灿灿然，象形从治，持易易耳。

集方：《圣济录》治雀目、赤目、青盲、内外翳障，及风眼、火眼、泪眼，并肤翳昏暗，一切目疾，咸可治之。用空青、胡黄连，俱用天落水洗净各三钱，晒干，为极细末，加大冰片一分，总研匀，用洁净瓷瓶收贮。每卧时，仰头用鹅管吹药一二分，入两鼻内,便觉目中有凉为验。○时珍方治中风口眼㖞斜。用空青豆粒许,干嚼,含咽甚效。○治头风脑痛,百药不效。用空青一钱,冰片一分,共研极细末,吹一分于两鼻孔中,或用一二分,白汤调服亦可。○治班疮入目不退者。用空青一钱,丹砂二钱,共研细末,蝤蟧五枚,捣汁和药点之。

曾青:味酸,气寒,无毒。

《别录》曰:曾青,出蜀中,及越嶲、蔚州、鄂州诸山谷中。**李氏**曰:其山有铜,曾青生其阳。曾青者,铜之精也。色理相类空青,累累如黄连相缀,又如蚯蚓屎而方棱,色深如波斯青黛,层层而生,故名曾青。叩之作金声者,始真。又《造化指南》云:空青多生金矿,曾青多生铜矿,乃石绿之得道者,禀东方之正色也。须酒醋渍煮,乃有神化。修治:勿用夹砂石及有铜青色者。每一两,取绿豆二合,莒荠二两,入瓷锅内,同煮一昼夜,勿令水火失时,取出,再用东流水浴过。研如粉用。

曾青:治目义同空青,兹不重录。

石绿:又名绿青。味苦涩,气平,有小毒。

李氏曰:绿青,即石绿,阴石也。生铜坑中,乃铜之祖气也。铜得紫阳之气而生绿,绿久则成石,谓之石绿,而铜生于中。与空青、曾青同一根源也。范成大《桂海志》云:石绿,铜之苗也。出广西古江有铜处。生石中,质如石,名石绿。一种脆烂如碎土石者,名泥绿,品最下。按《大明会典》云:青绿石矿一斤,淘净绿一十一两四钱;暗色绿,每矿一斤,淘净绿一十两八钱,硇砂一斤,烧造硇砂绿一十五两五钱。修治:拣上色深绿精好者,研筛,水飞过用。

石绿:吐风痰,消喉痹,杀疳蠿之药也。苏氏水门曰:此药酸涩,善能逐涎,化风痰眩闷。用一二钱,研末,白汤调服。偃卧须臾,涎自口角流出,即愈。其功更胜于他药,故著之。李氏时珍曰:痰在上宜吐之,在下宜利之。亦观人虚实强弱,更察其脉,如痰郁、火闭、气盛有余之人,乃可投之。如肺燥阴虚血少、胃弱之人,并六脉虚数,亦须斟酌行之。故初虞世有金虎、碧霞之戒,正此意也。

集方:《和剂局方》治风痰迷闷。用石绿一两,川乌头尖,蝎稍各七个,共研为末,米糊丸,茨实大。每服二丸,薄荷汤化下,须臾吐出痰涎。○《方脉正宗》治喉痹胀塞,水药不通。用石绿一钱研末,白汤调服,须臾吐出涎痰,立通。○《集玄方》治小儿疳热生疮,或头疮、鼻疮、耳沿疮、咽颈窝疮,久不瘥者。用石绿、白芷各等分,为细末,先以米泔温水洗疮,用猪胆汁调搽。数日愈。○治齿缝疳蠿臭烂。用前药少许,搽齿缝间即愈。○治急惊昏迷,不省人事。用石绿四分,轻粉三分,共研细末,每服二分,薄荷汤调下,取吐。

丹　砂

味甘,气微寒,有毒。可升,可降,阴中阳也。入手少阴经。

《别录》曰:丹砂,出符陵山谷。符陵,涪州也,接巴郡之南,今不复采矣。出武陵、西川诸蛮夷中者,通属巴地,谓之巴砂。**苏氏**曰:近出辰州、宜州、阶州,而辰州者为最。生深山石崖间,穴地数十丈,始见其苗,乃白石，曰朱砂床。砂生床上，大者如鸡卵，小者如榴子，状若芙蓉，头似箭镞，连床者色黯而光明莹彻，碎之嶒岩作墙壁，如云母石，成层可析者，辰砂也。过此以往，皆淘土石中得之。无石者弥佳。宜州者亦有大块，亦作墙壁，但罕类物状，色亦深赤，为用不及辰砂。盖出土石间，非生石床故也。宜之邻地，春州、融州亦有砂，故其水尽赤，每烟雾郁蒸之气，作赤黄色，土人谓之朱砂瘴，能作瘴疠，为人患也。阶州者但可作画，不堪入药。**雷氏**曰：砂凡百等，有妙流砂，如拳许大，或重一镒，具十四面，面如镜，遇阴沉烟雨，即有红浆溢出；有梅柏砂，如梅子许大，夜有光，照见一室；有白庭砂，如帝珠子许大，面有小星灿烂；有神座砂、金座砂、玉座砂，不经丹灶，服之自延寿命。次有白金砂、澄水砂、阴成砂、辰锦砂、芙蓉砂、平面砂、金星砂、马牙砂、神末砂、曹末砂、豆瓣砂、石砂、块砂、溪砂、土砂等，不可一一细述也。**寇氏**曰：出蛮洞锦州界獞獠峒老鸦井者，井深广数十丈，聚薪焚之，石壁迸裂处，即有小龛，中生石床如玉。床上结砂，光明可鉴。砂泊床大者，重七八两，或十余两。张果老人云：丹砂者，万灵之主，居南方，或赤龙建号，或朱鸟为名。上品生辰、锦，中品生交、桂，下品生衡、邵。清浊体异，真伪不同。辰、锦者，生白石床上，十二枚为一座。如未开莲花，光明耀日，座中大者为君，小者为臣，四面朝护。又有紫灵砂，圆长似笋，而红紫为上品。又有如马牙光明者，亦上品。白色若云母者，为中品。石片棱角生青光者，为下品。交桂所出，但是座上及打石得之，形似芙蓉者，亦入上品。颗粒通明者为中品，片段不明者为下品。衡、邵所出，虽是紫砂，得之砂石中者，亦下品也。**陈氏**曰：金州、商州，一种色微黄，作土气。信州一种，形极大，光芒墙壁，略类宜州所产，而有砒气，破之作生砒色。若入药用，见火杀人。《庚辛玉册》云：柳州一种，全似辰砂，块圆如皂角子，不入药用。出商、黔、宣、信四州者，内含毒气，及金、银、铜、铅之气，并不可用。设杂石末及铁屑与黑色，名阴砂者，亦不堪用。**李时珍**曰：色不染纸者，为旧坑；色鲜染纸者，为新坑。旧坑者佳，新坑者次之。**雷氏**曰：凡修治：朱砂，上品者，敲豆粒大，每用砂一斤，好酒二斤，米醋一斤，童便一斤，绿豆三合，再和清水一斤，同煮，以水干为度，斯毒解而无石发之患。此法是蜀医杨紫亭用之良。

丹砂：甄权镇定心气之药也。陈芝先抄龙潭方：主宁心定志，安魂魄，伏癫狂，散惊痫，苏卒忤，杀鬼邪狐魅，解郁热妄火等证。究其功用之所长，阴清镇重，安烦下热，故于心神、魂魄、志意不宁之证，每需用之而不弃也。至于杀鬼邪狐魅者，盖鬼魅妖狐系阴浮无定之邪物耳。丹砂，火赤镇重，得灵明之体，禀阳明离丽之光，使之重以镇之，明以耀之，则阴浮无定之邪而自灭矣。故道家书符咒水，借此为法宝也。何前人撰本草，遂托神农之名，而谬言治五藏百病，久服通神明，长生不老，能化为汞，岂理也哉？故唐·甄氏撰《药性论》，谓其有大毒，若经伏火，及一切烹炼，则毒等砒、硇，服之必毙。自唐以来，上而人主，下而缙绅，曾饵斯药杀身之祸，鲜克免者，戒之！戒之！朱又读本草，于苏氏《集解》中云：每有烟雾郁蒸，作赤黄瘴气，尤能作灾疠，为人疾患等语，洵非良善无毒之物也，可知矣！焉有久服能致长生之道乎？

方龙潭先生曰：姚和众《至宝方》小儿初生，用朱砂一二分研细，乳调涂口中，令儿吮之，能化胎毒。又不宜多服，多服反发毒也。此药生研服之，性凉而降火；炼熟服之，必乱气溃血，走泄精神，反致烦闷，或多生恶毒，损坏藏府，为害有不可胜言者。

集方：《方脉正宗》治心志不宁，或怔忡，或惊悸，或惊痫恍惚，或昏昏多寐，或烦燥不眠等证。用上品好朱砂三钱，用好酒、米醋、童便、绿豆各少许煮之。石菖蒲、当归、川贝母、陈胆星、茯神各五钱，俱微炒，研为末，琥珀、真珠各二钱，研极细末，炼蜜丸，如龙眼核大，朱砂为衣。不拘时服。虚烦，人参汤下；有痰，生姜汤下；内热，灯心汤下；内寒，桂附汤下。临证酌用，毋执也。○《百一选方》治一切惊忧思虑多忘，及心气不足，癫痫狂乱。用上品朱砂二两，打成豆粒如前法制，灯心二两，獖猪心二个，切开入灯心、朱砂在内，麻札住，磁锅内煮一伏时，取朱砂为极细末。外用茯苓二两为末，酒打米糊为丸，梧子大，每服十四丸，渐加至二十一丸，用麦门冬汤下。甚者，用乳香人参汤下。○治小儿惊热，夜卧多啼。用上品朱砂二钱制法同前，牛黄一分，共为极细末。每服二分。羚羊角磨白汤调下。○《圣济录》治小儿急惊搐搦。用上品朱砂五钱制法同前，天南星一个、重一两者，切片，酒炙黄全蝎三个，共为极细末。凡一岁儿病，每用一分，薄荷汤下。○《直指方》治大人小儿打扑惊忤，血入心窍，不能言语者。用上品朱砂三钱制法同前，为极细末。以雄猪心血为丸，如麻子大。每用三七丸，黑枣汤下。○《肘后方》治无故客忤卒死。用上品朱砂二钱制法同前，为极细末，用生蜜一合，和白汤少许，调灌之，即苏醒。○《外台秘要》治瘟疫可辟禳，不致传染。用上品朱砂一两，细研如粉，枣肉和为丸，如麻子大。当以太岁日平旦，一家大小勿进一切饮食，向东各吞三七丸，苦茶送下。永无瘟疫灾疠，并治鬼魅妖狐凭附人者。○冯天培《小品》治郁热妄火，浮游不定。用上品朱砂二钱制法同前，川贝母一两，共研极细末，用竹沥半盏，和胆星末三钱，打作稀糊为丸，如麻子大，每早晚各服五分，白汤下。○何氏方治产后败血，邪气入心，癫狂见祟。用上品朱砂二钱制法同前，研细，以紫颈蚯蚓一条，捣烂，拌入朱砂末内，入无灰热酒一盏，调服。○《外台秘要》治心腹卒得症积。用上品朱砂五钱制法同前，研极细，拌饭一碗，用雄鸡一只，饿二日，以饭饲之，收粪曝燥为末，温酒服一钱。日三服，服尽更作，愈乃止。○《摘玄方》治男妇心胃痛。用上品朱砂，明矾枯，各等分，为细末，白汤调服一钱二分。○《十全博救方》治胎死腹中不出。用上品朱砂五钱制法同前，白酒调服。即出。○《外台秘要》治面上奸黯。用鸡子一个，去黄，入上品朱砂末五钱，入鸡子内，绵纸封固，入雌伏鸡下，抱至鸡出，取汁涂面即去，不四五次愈。

通灵五实散：凡人病过杨梅、天泡、棉花等疮，致成一切难以名状之疾；或杨梅疮烂见骨，经年不收口者；或筋骨疼痛，举发无时；或通身疙瘩不消；或出足皴破出血，或遍身起皮发厴，好一层，起一层；或赤癜白癜，鹅掌风癣；或皮好骨烂，口臭难当，及年久臁疮不愈，一切顽疮恶毒，并皆治之。

大丹砂二分，钟乳粉三分，琥珀、冰片各五厘，珍珠二厘半，共为细末，每服五厘，另入飞白面一分五厘，炒过，合作一服，每一料分作十二帖，每一日用土茯苓一斤，用水煎作十二碗，去渣，清晨以一碗，入药一帖，搅匀温服。其茯苓汤须一日服尽，不可别用汤水并茶，日日如是。服尽一料，以十二日即愈。或有不终剂而愈者。如病重者，再服一料，无不愈也。百发百中。忌鸡鹅牛肉，房事，服药完，不忌。此方乃王范泉游宦广东传来，极真，治杨梅疮乃是古今第一仙方也。幸宝之宝之！出《万病回春》。

雄 黄

味苦，气寒平，有毒。气味俱厚，升也，阳也。入足阳明经。

吴氏曰：雄黄，生山之阳，是丹之雄，所以名雄黄也。《别录》曰：生武都山谷，炖煌山之阳。武都，氐羌也，是仇池。宕昌亦有之，但少劣耳。炖煌在凉州西北千里，近来流寇纷扰，货取不便。《抱朴子》云：今石门、始兴之好者，纯而不杂，色如鸡冠，光明晔晔者最胜。苏氏曰：阶州接西戎界，出一种水窟雄黄，生山岩中有水流处，其石名青烟石、白鲜石，黄出其中。其块大者如胡桃，小者如栗、如豆，有孔窍，色深红而微紫，体极轻虚，而功更胜。丹灶家尤贵重之。刘禹锡曰：按《水经注》云：零陵县西北，连巫山之溪，出一种名黄水雄黄，有神异，每冬月祭祀山神，鉴石深数丈，方采得之，故以溪水取名焉。但凡雄黄，色纯黄，似雌黄色而无光明者，外有黄、中带青黑而坚硬者，曰熏黄；气臭者曰臭黄，并不堪服食，只可疗疮疥，作熏涂药。修治：每雄黄三两，用甘草、绿豆各一两，以新汲水入坩埚中煮一伏时，取出，捣如粉，水飞澄去黑者，其内有劫铁石，能劫铁，并不入药用。

雄黄：《别录》杀百虫，疗疥癣，化涎痰，日华子止癫痫，消死肌，磨积聚，《别录》逐癖气，《本经》祛精邪鬼魅之药也。成氏治安曰：此药禀火金之性，得正阳之气以生，善辟阴凝留闭诸疾。故前古之杀百虫疥癣，王好古之化涎痰癫痫，《别录》之消死肌积癖，精魅鬼邪，疟疾寒热，悉属阴凝障痹之气。借此雄黄明正黄之令，转阳精纯健之力，则阴凝留闭诸疾，不驱而自消夷矣。缪氏曰：此药体属金石，性坠气悍，虽能杀百虫，及傅疥癣恶疮疔肿，辟鬼魅邪气，在所必用，然而燥烈有毒，外用易见其所长，内服难免其无害。凡在服饵，中病即已，毋尽剂也。前古称为炼食之，延年益寿，轻身神仙。此乃唐间方士，托伪神农之言。妄诞欺世之语，不可信从。

集方：《苏氏方》治虫毒，蛊毒。用雄黄、生明矾，各等分，端午日研，化蜡丸，梧子大。每服十丸，热水送下。○姜月峰家传方治遍身虫疥虫癣。用雄黄、蛇床子各等分，俱研细，水银减半，以猪油和捣匀，入水银再研，以不见星为度。早晚以汤洗净，搽药。○《方脉正宗》治顽痰涎结不散，胸满头眩，能饮食者。用雄黄研极细，水飞过，每服五分，米汤调服。○同前治癫痫卒倒，常愈常发。用雄黄水飞过、胆星，俱研细，蓖麻肉各等分，共研匀，米糊为丸，如绿豆大，每早饭后服一钱，白汤下。○《外科方》治死肌恶疮，瘘痔疽痓，秽烂久不收口。用雄黄研细，水飞过。以少许日敷之。○《集玄方》治积聚痞块。用雄黄、白矾各一两，俱研细末。用水粉一两，炒焦，米醋调和雄黄、白矾末作膏。用细密布摊贴患上，连贴三四个，即愈。○《保命集》治胁下痃癖，因伤食成者。用雄黄一两为末,巴豆肉一钱同研,入红曲二两为末,滴水跌成丸,梧子大,每服七丸,温汤下,以利为度。○《和剂局方》治饮酒多而成癖,头眩、恶心、呕吐,或酒积停于胃间,遇饮即吐,久而成癖。用雄黄一两为末,巴豆肉一钱,蝎稍十五个,同研匀,入红曲二两,为末,滴水跌成丸,如梧子大。每服七丸,温酒下,以利为度。○《集验方》治卒中邪魔。用雄黄研细末,吹鼻中,立苏。○《千金方》治鬼击成病,腹中烦满欲绝。用雄黄为细末,服一钱,酒调下。○《肘后方》治男妇病邪,为鬼物所凭,或梦与交通,独言独笑,悲思恍惚者。用雄黄一两,松指二两,溶化,以虎爪搅之,丸如弹子大,夜烧炉钵中,上架无板椅凳,令病人坐其上,以被通身蒙之,露头在外,不过三丸,自断。再以人参、白术、防风各二钱,雄黄一钱,共为末。每早服一钱,白汤调下。

续补集方:《直指方》治小儿诸痫。以雄黄、朱砂各等分,为极细末,每服一钱,猪心汤调下。七服愈。○《圣惠方》治伤寒狐惑,虫蚀下部,痛痒不止。用雄黄五钱,研细末,火盆内烧烟熏下部,即愈。○《博济方》治偏头风病。用雄黄、北细辛各等分,为细末,每以一字吹鼻,左痛吹右,右痛吹左。○万表方治杨梅恶疮。用雄黄一钱为细末,杏仁三十粒去皮,轻粉二钱,俱研细末,用米泔热水洗净疮,以雄猪胆汁,调搽疮上,一日二次,三日全消。○《续千金方》治缠喉风痹。用雄黄一钱为细末,白汤一盏调服,取吐下愈。○《全幼心鉴》治走马牙疳臭烂。用雄黄三钱,铜绿二钱,俱为细末,大黑枣去核十个,共雄黄、铜绿末,同捣成膏,丸如弹子大,大火内烧红,存性,为细末,掺少许,以去涎为度。○《圣济方》治耳烂出臭脓水,久不愈。用雄黄、雌黄、硫黄各等分,为极细末,吹少许。○治鼻准赤色。用雄黄、硫黄、铅粉各二钱,密陀僧五钱。共为极细末,每临睡时,以糯米汤加生蜜一二匙调傅,五次全退。

集方:《广笔记》治乳蛾肿胀。用雄黄一钱五分,胆矾、明矾各一钱,芒硝二钱。俱研极细,和匀吹入喉中。○又方:用雄黄二分,火硝一钱五分,硼砂五分,冰片三厘,共研细末。用芦管抄药一二匙,吹喉间,即吐痰涎,愈。○治坐版疮。用雄黄二钱,研极细,沥青六钱,研碎和匀,以绵纸包裹,捻成纸条。用猪油熬化,浸透,点火烧着,取滴下油,搽上立效。○治蛇咬伤。用雄黄五钱,研细末。以菜油半盏调,再以白芷一段在油内,和雄黄磨,以白芷磨去少许,蘸雄黄油,搽伤处,温火烘之,滴尽黄水为度。水出肿渐消。○治小儿癖疾积块,僻居两胁,生于皮里膜外也。又有痞结者,否塞中脘,坚硬可按也。二证总因饮食失调,停滞不化,邪气相搏而成,用药必先固胃气为主,使养正则癖积自除。若欲直攻其积,损其脾土,脾土一亏,必变证百出矣。以运脾消癖散,用雄黄五钱研细,白蒺藜、厚朴、白术、三棱、麦芽、甘草各一两,俱用醋拌炒,磨为末,每早晚各服一钱,米汤调下。外用磨癖膏,见硇砂下。

雌黄：味辛，气平，有毒。

陶氏曰：雌黄，出武都仇池者，谓之仇池黄，色小赤；出扶南、林邑者，谓之昆仑黄，色如金而似云母，有甲错，层层可拆，画家所重。**李氏**曰：今舶上来，如喫血者为上，湘南者次之，软如烂金者更佳。虽有雄雌二种，其实一处同生。山之阳产雄黄，山之阴产雌黄也。有夹石及色黑如铁者，俱不堪用。试法：以铜器烧热，以雌黄划之，有赤黄线一道者，更佳。一说，雄黄日久变铁，雌黄日久变银。**雷氏**曰：修治：勿令妇女鸡犬及犯房中事人，或刑狱臭秽之地，犯之色必变黑，不可用也。制法：每雌黄一斤，和绿豆一斤，瓷罐中同煮三伏时，其色如金花一朵，在锅底中，用净溪水，猛投于中，淘去绿豆，再用溪水浸一日，滤水干，石臼中捣细如尘用。

雌黄：主治功能与雄黄等。如镇邪辟鬼，杀百虫毒，力稍不及。**李氏**时珍曰：但同产一地，而以山阳、山阴，受气各异有别。故服食家，重雄，取其得纯阳之精也。若雌者，则兼有阴气故尔。咸属金精之所钟。若治病见功，亦仿佛不甚远矣。

花乳石

味酸涩，气平，无毒。入厥阴经血分。

苏氏曰：花乳石，出陕州阌乡。体坚重，色正黄，如硫黄色，间有淡白点。形块有极大者，有极小者。大者，可镌为器用。**李氏**曰：花乳石，阴石也，生代州山谷中。有五色者。蜀中汶山彭县亦有之。修治：以阳城罐，盐泥固济，顶火煅过，摊地上，出火毒，细研如尘，再水飞过，晒干用。

花乳石：止血生肌，《嘉祐》散血定晕之药也。瞿秉元稿善入厥阴血分，《嘉祐》方：治金疮伤损，出血不止，即刮末傅之随合，仍不作脓。又疗产后恶血血晕，其功专于散血止血，能使血化为水。故葛可久治吐血来升斗，有花乳石散。又《和剂局方》治诸血证，及金疮胎产，亦有花乳石散。此专治血之功可知矣。而又能下死胎，落胞衣，去恶血。恶血化，则胎与胞无阻滞之患也。东垣氏所谓胞衣不出，涩剂可以下之，故赤石脂亦能下胞胎，与此同义。

集方：《苏氏方》治金刃伤肌肉，出血不止。急研花乳石，合石硫黄各等分傅之，止血如神。○葛可久方治五内崩损，喷血出升斗。用花乳石一两，倾银罐盛，盐泥封固，栗炭火煅三炷香，取出研如粉，用二钱，以童子小便一钟，白汤一钟和匀，调服，能使瘀血化为黄水。后以独参汤补之。○《和剂局方》治一切金刃箭镞伤，及打扑跌损伤、狗咬伤至死者。急以花乳石研细末，掺伤处，其血花为黄水，再掺便活，更不疼痛。如内有损伤，血入藏府，急用热酒一钟，和童便一钟，调花乳石末二钱，服下立效。又治畜牲抵伤人体，或有肠出，急纳入以桑白皮丝缝之，外护花乳石末，内服花乳石末，依前法，药下血止立活。○同前又方：用硫黄四两，花乳石一两，并为粗末拌匀，以盐泥固济，烘干，用栗炭火五斤，煅三炷香，以泥赤为度，待冷取出药，为极细末，净磁瓶收贮。治妇人产后败血不尽，并晕血昏，恶血奔心，或胎死腹中，胞衣不下，至死，但得心头温暖者，即可治也。○出箭方：用花乳石一味，火煅半时，为极细末，掺在箭头四围，即出。

慈 石

味辛、咸，气温，有微毒。气味俱厚，沉而降，阳中阴也。入足少阴、厥阴经。

《别录》曰：慈石，生泰山山谷，及慈山山阴，有铁处则生其阳。苏氏曰：今徐州及南海傍山中亦有之。慈州者，岁贡最佳，能吸铁，虚连数十铁，或一二斤刀器，回转不落者尤良。采无时，石中有孔，孔中有黄赤色，其上有细毛，功用更胜。按《南州异物志》云：涨海崎头水浅而多慈石。徽外大舟，用铁叶固之者，至此皆不得过。以此言之，海南所出尤多也。雷氏曰：修治：慈石一斤，用新绵裹铁槌，打作二三十块，以净水煮二日夜，取出拭干，布裹再槌细，乃碾如尘，水飞过，再碾用。凡使勿误用玄中石，并中麻石，二石形俱似慈石，只是不吸铁耳。而中麻石更有赤皮且粗，是铁山石也，误食，令人生恶疮，不可疗。

慈石：养肾藏，强骨气，《别录》益精髓，去风湿周痹，《神农》肢节酸痛之药也。薛氏宜生曰：肾为水藏，慈石色黑而法水，故能养肾而强骨益髓。镇重以象金，故能平肝而主风湿痛痹，善通肢节者也。如古方之治耳聋，明目昏，安惊痫，消鼠瘘痈肿，亦莫非肝肾虚火之为眚耳。此药色黑味咸，体重而降，有润下以制阳光之意。但诸石药俱有毒，而不宜久服。独慈石，性禀冲和，无猛悍燥烈之气，实有补肾益精，明目生子之功。用以煮酒，优于丸散，缘体重达下故尔。

缪仲淳先生曰：风淫末疾，发于四肢，而肢节为之痛。慈石质属水而体类坚金，对待治之，风息而火安矣。

集方《养老方》治老人虚损，肾气衰微，兼风湿腰肢痹痛。用熁铁活慈石三十两，白石英二十两，俱用绿豆五升，同煮三伏时，取出，绵裹槌碎，洁净瓷瓮盛水二斗，浸于露地，每日取水煮粥饭食，经年气力强盛，颜如童子。○《千金方》治肾阳衰痿不起。用慈石五斤制法同前，清酒浸一七日，每饮三合，日三夜一。○《养玄方》治老人耳聋。用慈石一斤制法同前，和猪肾一副，以水煮熟，加盐、椒调和食之。煮粥亦可。○《原机启微集》慈珠丸治眼昏内障，或神水宽大渐散，昏如雾中，或睹空花，或视物成二体，久则光散不收，竟成内障，睛光淡绿色，或淡白色者。用真熁铁活慈石，要四面俱能吸铁者，用二两制法如前，绵裹槌碎，再碾为细末，朱砂一两，同慈石，再总研极细，水飞过，澄底者再研，以飞尽为度，用神曲一两为末，打糊丸，梧子大。每服三十丸，早晚各食前米汤下。服后仰视，微见星月，此其效也。久患目昏屡发者，永不再作。○又方：用慈石二两，朱砂一两二味制法同前，大怀熟地四两，酒煮捣膏，淮山药、山萸肉、茯苓各三两，牡丹皮一两五钱，泽泻一两盐水炒，俱研为末，和熟地膏，再加炼蜜少许和匀，拌入慈石、朱砂末研匀，为丸梧子大。每早晚各食前服五十丸，米汤下。治证同前。○治小儿惊痫暴发。用慈石制法如前研细末五钱，胆星、天竹黄、僵蚕、红曲各一两，俱研细末，总和一处，竹沥一碗煎滚，和为丸，如弹子大。每服一丸，薄荷汤化下。○《方脉正宗》治痈疽冷毒，并鼠瘘瘰疬。用慈石制法如前，为极细末。疮破者，干掺少许；干硬者，用慈石三钱，配红曲末一两，蜜醋调涂。○《乾坤秘韫》治诸般肿毒。用黄丹八两，豆油一斤，熬成膏药，单油纸，量毒大小摊膏，掺慈石末少许，贴毒上，即愈。○《千金方》治金疮出血不止。用慈石末，傅之立止。

自然铜

味辛，气平，无毒。

马氏曰：自然铜，石类也。其色青黄如铜，不从矿炼，故名。出信州铅山县。今医家所说，自然铜不一类。市中每以锚石乱真，烧之有青焰起、气臭如硫黄、顷刻消尽者，非真也。如真者，烧之无臭气，并不畏火。此药出近铜矿处，矿气结成，似铜非铜，似石非石也。陈氏曰：今辰州川泽中出一种自然铜，形圆似蛇含石，大者如胡桃，小者如栗。外皮黑色光润，破之与锚石无别，但比锚石不作臭气耳。入药用之殊验。再按《宝藏论》云：自然铜生曾青、石绿穴中，色红腻，光明有墙壁。又一类似丹砂，光明坚硬有棱，中含铜脉，尤佳。又一种如树根，不红腻，击之即碎，色精明，凡近铜之山则有之。今俗中所用自然铜，皆非真也。雷氏曰：采得真者，以火煅、酒淬七次，研细，水飞用。

自然铜：日华子接骨续筋之药也。程君安稿《开宝》方：主跌扑折伤筋骨。以此散血止痛，接骨续筋，以火煅酒淬，研末用。如中病即止。金石之类，火煅有毒，过用颇能损人。

李时珍先生曰：自然铜接骨之功，与铜屑同，不诬也。不可多服常服。如骨接之后，仍服火煅金石之剂，火毒、金毒相扇，又兼香燥热药，虽有接骨之功，燥散之祸，甚于刀剑，戒之！慎之！

集方：寇氏方治跌打损折筋骨。用煅过自然铜七分，当归、没药各一钱，共为末。酒调服。○《卫生方》治心气刺痛。用真正自然铜，火煅醋淬七次，研末，醋汤调三分服。立止。

蛇黄石 又名蛇含石

味□，气寒，无毒。

苏氏曰：蛇含石，出岭南深山中。圆重如锡，有黄、黑、赤、杂色。今越州、信州亦有之。李氏曰：今广西平南县有蛇黄冈，土人九月，掘下数尺，始得蛇黄石。大者如鸡子，小者如弹丸，圆重如锡团。其亦有相间黄、黑、赤、紫，杂色不一，击碎其色如锡。俗云：蛇黄是蛇腹中者。历见诸人剖蛇，腹中并无有黄，非出蛇腹，而出土中掘出可信矣。俗又云是蛇入蛰时，含土一块，起蛰时吐出，化为此石。有人掘蛇窟，并无此石，此言更无稽也。系土中掘取，盖可信矣。明系一石，曰蛇黄、蛇含者何？蛇黄者，指其冈之名而言也。蛇含者，黄字之讹音也。

蛇含石：魏景山抄《唐本草》主大人心胃攻疼，小儿惊痫客忤，妇人气逆胞阻、产难诸证。服之极验。

集方：治心胃攻疼，惊痫客忤，并宜火煅、醋淬七次，研末极细，大人服五六分，小儿服二三分，并宜白汤调下。○治气逆胞阻、难产者，不宜煅淬，仅宜水煮汁饮之。

土石类

禹余粮

味甘涩，气寒，无毒。入手足阳明经。

陶氏曰：禹余粮，生东海池泽及山岛中，池泽中亦有。今多出东阳，形如鹅卵，外有壳重叠，中有黄色细末如蒲黄，无沙者佳。近年茅山凿池得之，极精好，状如牛黄，重重甲错。其佳处乃紫色，靡靡如面，无复磕。**苏氏**曰：今南江平泽中一种藤，叶如菝葜，根作块有节，味似薯蓣，亦名禹余粮。又张华《博物志》言：海州有一种筛草，其实食之如大麦，名自然谷，亦名禹余粮。世传禹治水毕，弃其所余于江海中，则此二种，与此异物同名，抑与生于池泽者同种乎？**李氏**曰：禹余粮，乃石中黄粉，生于池泽。其生山谷者，为太乙余粮，本文参究甚明。苏氏引藤生、草生，虽名同而实不同，殊为迂远。**雷氏**曰：修治：见禹余粮一斤，用黑豆一斤，水煮，以黑豆烂，去豆，取禹余粮，用水漂净，晒干，研木杵，极细用。凡使勿用石中黄，并卵石黄。此二石真相似禹余粮也。其石中黄，里赤黑，味淡；卵石黄，味酸，个个如卵，内有子一块，不可用也。**沈氏**曰：万历朝戊申，岁大歉，江浙尤甚。会稽山中，土人掘取黄石末，研细如粉，滚水调食，味甘腻，可充饥。此亦名禹余粮也。

禹余粮：李时珍养肺金，固大肠之药也。卢氏不远曰：此得水土冲气所种。故前古主咳逆烦满、寒热，下血闭，赤白漏下。凡属水土不和，清浊混乱诸疾，用之奏效甚捷。但质性燥涩，如病髓虚血燥之证，勿用。

前贤李知先曰：下焦有病人难会，须用余粮赤石脂。推此，则陈廷采所云：主下焦前后诸病。

卢子由先生曰：绩平水土，有如神禹，故曰禹；炼饵服食，能止饥，故曰余粮。

集方：洁古方治咳嗽则大肠遗矢者。用禹余粮、赤石脂各等分，总和，以黑豆煮过，为极细末，每服二钱，白汤调服。○《仲景伤寒论要》治伤寒下痢不止，心下痞鞕，此痢在下焦也。用禹余粮、赤石脂制法如前各八两，水四碗，煮减半服，去渣，再煮服。○《经验方》治妇人产后烦燥。用禹余粮一味，用盐泥数层封固，炭火煅半日，待冷取出，研末。每服二钱，甘草汤调服。○《易简方》治妇人诸病，小腹胀痛。用禹余粮一味制法如前，为末。早服二钱，米汤调下。○《胜金方》治妇人赤白带漏。用禹余粮一味制法同前，和炮姜等分，为极细末，每服一钱，温酒调下。○张文仲《备急方》治妇人崩漏久不止，色兼青黄赤白、杂色者。有此病者，必无子。用禹余粮制法同前、赤石脂、牡蛎，俱火煅各一两，乌贼鱼骨三两，肉桂八钱，共研极细末。每服三钱，白汤调服。或用炼蜜作丸，亦可。○《方脉正宗》治老人多滑泄，气虚者，久愈不止。用禹余粮四两制法同前，白术八两，甘草一两，补骨脂三两，俱用酒拌炒，研为末，和入禹余粮末内。每服三钱，早晨参汤或米汤调下。或用饴糖作丸亦可。

太乙余粮

味甘，气平，无毒。

李氏曰：按陶氏言：禹余粮生东海池泽及山岛中。太乙余粮生太山山谷。又石中黄，生余粮处，乃壳中未成余粮，先生黄浊水，后凝结也。据此，则三者一物也。今世知有禹余粮，不复识太乙余粮矣。诸山久不见采，唯会稽、王屋、泽、潞，所在诸山时有之。外裹若甲，甲中有白，白中有黄，似鸡子黄，而重重如叶子雌黄，轻敲便碎如粉，霏雪先消者是也。设中无黄粉，但有黄浊水者，为石黄水；有凝结如石者，为石中黄，非太乙余粮也。其修治、制度，与禹余粮同。其主治功能，亦与禹余粮同。兹下不复赘。细考《登真隐诀》长生四镇丸云：太乙余粮，定六府，镇五藏，治久病，或卒暴致神志委顿不振者，服此立安。此又较禹余粮稍增一功也。识者当心晤何如耳？

滑 石

味甘淡，气寒，无毒。入足太阳经，兼入足阳明、手少阴、太阳、阳明经。

《别录》曰：滑石，出赭阳山谷及太山之阴，或掖县。**李氏**曰：今广之桂林各邑，及始安猺峒中皆有。又山东蓬莱县桂府村所出者亦佳。初取出，柔软如泥，久渐坚实，白如凝脂，滑而且腻。根即不灰木。中有光明黄子，即石脑芝也。**苏氏**曰：若理粗质硬，色青有黑点者，谓之斑石。或有褐色、绿色、黄色、苍色、五色者，质皆粗燥而不滑腻，仅可作器，不堪入药。初出时柔软未坚，土人就穴中制作，或琢或磨，或雕刻诸物，用力殊少也。修治：宜研极细，水飞过用。凡油腻污衣帛，用末研极细，以熨斗盛火，盖纸熨之能去。

滑石：朱震亨清暑解热，利水窍之药也。王宁宇抄王氏好古曰：此药味甘气寒，性坠质滑，甘能和胃气，寒能解热气，坠能推壅滞，滑能利诸窍，化垢腻也。故龙潭《本草》主小便癃闭不通，泄泻暴注，或时形中热，中暑发热、发渴，或山岚瘴气，水土不服，能泄上气，行下气，渗脾湿，清三焦，利六府，解燥渴，去妄火，莫可加也。观滑能利窍，不独利小便也。盖肺主皮毛，为水之上源，上通肌表，利毛腠之窍；下通水道，利精溺之窍。且甘淡之味，先入于胃，渗走经络，游溢精气，上输于肺，下通膀胱，故为荡热利窍之剂。夫热散则三焦宁而表里和；窍利则阑门通而阴阳顺矣。然利窍行水，消暑清热，去湿逐积，称为要剂。若病人因阴虚不足内热，以致小水赤涩短少，或不利而烦渴身热，由于阴虚水涸火炽者，皆禁用之。如作泄泻、因于脾肾俱虚者，亦勿服也。

前贤刘河间曰：益元散：通治表里上下诸病，其效甚多，不可殚述。**叶氏**正华曰：凡难产或死胎不下，皆由子宫风热燥涩，结滞紧敛，不能舒缓之故。用此药滑以利之，则结滞顿开而胎自立下矣。用嫩白滑石六两研细，水飞过，大甘草一两，共为细末，每服二钱，白汤下。○治中暑热渴，凉水下。○治伤寒疫疠传染。初起用葱头三个,生姜三片,煎汤下,取汗。汗后遗热不净,用白芍药二钱,煎汤下。日久不愈,用人参一钱,黑枣五个,煎汤下。劳复,用白术二钱,煎汤下。○治伤酒。用陈皮、葛根各一钱五分,煎汤下。○治伤食不消。用厚朴、枳实各一钱,煎汤下。○治百药邪热诸毒。用绿豆二合,煎汤下。○治癫痫。用青黛、天竹黄各一钱,研细,配益元散一钱,白汤下。○治瘰疬。用人参一钱,玉竹三钱,煎汤下。○治烦满短气。用生姜五片,煎汤下。○治腹胀闷痛。用木香一钱磨汁,调汤下。○治五淋闭涩作痛,或小便不通。用车前草、淡竹叶各三钱,煎汤下。○治胸中积聚蓄水。用猪苓、苍术各一钱,煎汤下。○治泄泻不止,不拘冷热。用茯苓、陈皮各一钱,煎汤下。如冷泻,用砂仁、补骨脂各二钱,煎汤下;热泻,用川黄连、黄芩各一钱,煎汤下。○治下痢,不拘赤白。用川黄连、广木香各一钱,煎汤下。○治肠澼泻血水。用白术炒三钱,猪苓二钱,煎汤下。○治五种黄疸。用龙胆草、灯心各二钱,煎汤下。○治脚气湿肿。用木瓜、杜仲、槟榔各二钱,煎汤下。○治生胎不下。用五灵脂,煎汤下。○治死胎不下。用生附子、芒硝各二钱,煎汤下。○治牙痛。用蛇床子三钱,煎汤下。○治齿䘌疳烂。用铜青一钱,配益元散一钱,研细,掺齿缝中。○治妇人转脬,因过忍小便而致者。用葱头五个,煎汤调下。○治两腋、两胯湿汗。本方散子,加枯矾末等分,研细,和入掺之。○治杖疮肿痛。本方散子一两,加赤石脂、大黄各五钱,为末,总研匀,用米泔温汤洗净,贴之。

王绍隆先生曰:滑,从水从骨,故能散精于骨,淫气于骨,以助髓液流通之用。

皇甫氏家制导水丸:主泄泻湿热,通利二便,必高燥之地,黑瘦之人,膏粱之家,热燥之病,服之切当。若下湿之地,肥白之人,淡食之家,寒湿之病,犹未当也。用大黄、黄芩各一两,牵牛子、滑石各四两,共为细末,米糊丸,如绿豆大,白汤下二十丸,日二服。

赤石脂

味甘,气平,无毒。气薄味厚,降而能收,阳中阴也。入手阳明、手足少阴经。

吴氏曰:五色石脂,名五色符。青色符,生南山或海涯;白色符,生少室、天娄山,或泰山;黄色符,生嵩山,色如豚脑、雁雏;黑色符,生洛西山;赤色符,生少室,或泰山、延州,色如绛,滑如脂。皆揭两石中取之。以理细粘舌缀唇者为上。修治:研如粉,新汲水飞过,沥干用。诸家本草虽有五色之分,今入药饵,为汤液丸散料中,惟用赤色石脂,余四种不复用矣。○李氏曰:膏之凝者曰脂。此物性粘,固济炉鼎甚良。盖兼体用而名也。

赤石脂:渗停水,去湿气,敛疮口,固滑脱,止泻利肠澼,《别录》禁崩中淋带之药也。鲁氏当垣曰:《经》云:涩可去脱。龙骨、赤石脂是也。故前古治泻痢肠澼,时珍方主渗水去湿,甄氏方主敛疮固脱,《别录》方禁女子崩中淋带诸证,因其甘温收涩,体重而降，于一身上下内外，并大小肠，虚泄虚闭诸疾，悉主之也。缪氏仲淳曰：泄痢肠澼，久则下焦虚脱，无以收藏。其他固涩之药，性多轻浮，不能下达，惟赤石脂体重而涩，直入下焦阴分，故为久痢泄澼之要药耳。如暴泻暴痢，积滞未清，法当用清利之药者。血崩白带，阴阳两亏，法当用补气血之药者，此剂定非所宜。操工者当慎择而取之也。

张卿子先生曰：此药味甘气温，体燥质润，性涩而收，故能益气生肌，调中固脱，而敛实肠胃。仲景桃花汤：治伤寒下痢便脓血，取此重涩，入下焦血分而固脱也。

集方《方脉正宗》治水饮停注心胃，漉漉有声，或两胁胀闷，或大便滑，小便闭。用赤石脂六钱火烧，干姜、半夏、陈皮、木香、白芍药各四钱二分，分作六帖，清水煎服。〇同前治诸湿为病。用赤石脂一两，火烧为极细末，每早服一钱，陈皮汤调下。〇《外科精义》治诸疮多脓水，久不干、不敛口。用赤石脂研细、水飞过，晒干，日日掺之。〇龙潭家抄治脾胃虚寒久泄，滑脱不固。用赤石脂一两火烧，白术、人参、补骨脂、北五味、茯苓各八钱，俱炒燥为细末，与石脂和匀。每服二钱，早晨米汤调送。〇《方脉正宗》治泻痢肠澼，或下白冻，或下紫血水，因热者。用赤石脂五钱火烧，黄芩、川黄连各三钱，甘草一钱，共为末，莲肉糊为丸，梧子大。每早服二钱，白汤下。〇寇氏《衍义》治泻痢肠澼，或下白冻，或下紫血水，因寒者。用赤石脂一两火烧，干姜炒一两二钱，花椒五钱，共为末，米醋打神曲末作糊为丸，梧子大，早晚各食前服二钱，米汤下。〇仲景方治伤寒下痢，便脓血不止。用赤石脂一两，生研极细末，干姜八钱，黄米二合，水一升，煎半升，徐徐饮，三服乃止。〇《普济方》治经水过多，将成崩漏。用赤石脂一两火烧，炮姜灰一两五钱，白芍药一两二钱，川黄连五钱，俱炒研末，炼蜜丸，梧子大。每服二钱，白汤下。〇治赤白淋带。用赤石脂、龙骨各一两，俱火烧过，山药四两炒，共研细末，炼蜜丸，梧子大。每早服四钱，白汤下。〇《千金翼》治痰饮吐水，发无时候。其原因饮冷过度，遂令脾胃气弱，不能消化饮食。饮食入胃，皆变成冷痰涎水。用赤石脂一斤，火烧，捣极细末，每早晚各服二钱，干姜汤调下。此方亦可治反胃吐食物者。

炉甘石

味甘，气温，无毒。阳明经药。

李氏曰：炉甘石，生川蜀、湘东，所在坑冶处皆有，而太原、泽州、阳城、高平、灵丘、融县，及云南诸处者更胜。其块大小不一，状似羊脑，松如石脂，亦粘舌不落。产金坑者，其色黄为上；产银坑者，其色白，或微青绿，或粉红色，乃金银之苗也。受金银之气，熏陶三十年方结成。此药系炉火所重，其味甘，故名。

炉甘石：李时珍去目翳，收湿烂之药也。顾汝琳抄《卫生方》治目病，诸般翳膜，眼风弦烂,冷泪时出。又耳聤湿烂,出水不收,及阴疮下疳哄烂,并两胯阴汗,湿疮诸疾,或点搽,或敷掺,或配诸药合用,随证施治。

集方:《宣明眼科方》治一切目疾,或暴赤肿痛,或骤生翳障,或眼风弦烂,冷泪时出。用嫩炉甘石五钱,研极细,以川黄连三钱,川花椒二钱,煎浓汁,调入炉甘石末内,晒干,再配沥净洁白玄明粉一钱,总研匀。凡遇目疾,用温汤洗目,以清水一点,取药米粞大,调之,点大小眦内。○《普济方》治耳聤湿烂,久不愈。用嫩炉甘石二钱,枯矾一钱,冰、麝各五厘,共研匀,先用软帛作捻缴净,吹之。○邵真人方治下疳阴疮。用嫩炉甘石三钱,孩儿茶一钱,研极细,加冰片一分,再总研,随时掺之。○《直指方》治两胯阴汗湿烂。用嫩炉甘石一两,研极细,随便敷之。

青礞石

味甘、咸,气平,无毒。其性下行,阴也,沉也。入厥阴经。

李氏曰:礞石,出江北诸山,有青、白、赭三色,以青色坚细,击开有白星点者佳。修治:以大坩埚一口,用礞石四两,杵碎,入消石四两,拌匀,用炭火十斤簇定,煅至消石尽,星黄如麸金为度,取出,研极细,水飞三次,晒干用。

礞石:消食积,化结痰,《嘉祐》镇惊痫风搐之药也。体重色明,乃石中之金剂也,故治厥阴风木为病。李氏时珍曰:风木太过,则脾土受制,气不运化,积滞生痰,壅塞上中二焦,变生风热诸病,宜此药使风平气顺,而痰积通利,诸证自除矣。然止可用之救急,如脾胃虚而气弱者,不宜久服也。王隐君谓:痰为百病根,不论虚实寒热,概用滚痰丸,通治百病,岂理也哉?○滚痰丸虽著《集方》之末,司工者当择而取之可也。

集方:《方脉正宗》治大人小儿食积成痰,胃实多弦晕者。用青礞石七钱,火硝七钱,同研炒,以火硝过性为度,配枳实、木香、白术各二两,共为末,红曲二两,为末,打糊丸,梧子大。每早服三钱,白汤下。○同前治痰结成癖积。用青礞石一两制法同前,海石烧、胆南星、橘红俱炒各二两,共为末,神曲二两,打糊为丸,梧子大。每早晚各服二钱,白汤下。○《儿科方》治痰厥转惊痫搐搦者。用青礞石一两制法同前,天竹黄、胆南星、石菖蒲、白术,俱炒各二两,共为末,竹沥和姜汁煎滚,打神曲末二两,作糊为丸,梧子大。每服三十丸,皂角汤调化下。○王隐君《养生主论》滚痰丸,治痰之为病,或偏头风,或雷头风,或太阳头痛、眩晕,如坐舟车,精神恍惚;或口眼瞤动,或眉棱耳轮俱痒;或额腮四肢游风肿硬,似疼非疼;或浑身燥痒,搔之则瘾疹随生,皮毛烘热,色如锦斑;或齿颊似痒似痛,而疼无定所,满口牙浮,痛痒不一;或嗳气吞酸,鼻闭焦臭,喉间豆腥气,心烦鼻塞,咽嗌不利,咯之不出,咽之不下;或因喷嚏而出,或因举动而唾。其痰如墨,又如破絮,或如桃胶,或如蚬肉。或心下如停冰铁,闭滞妨闷,嗳噫连声,状如膈气;或寝梦刑戮,刀兵剑戟;或梦入人家,四壁围绕,暂得一窦,百计得出,则不知何所;或梦在烧人地上,四面烟火,枯骨焦气扑鼻,无路可出;或不因触发,忿怒悲啼,雨泪交流;或时郊行,忽见天边两月交辉;或见金光数道,回头无有;或足膝酸软,或骨节腰肾疼痛,呼吸难任;或四肢肌骨间,痛如击戳,乍起乍止,并无常所;或不时手臂麻疼,状如风湿;或卧如芒刺不安,或如毛虫所螫;或四肢不举,或手足重滞,或眼如姜蜇,胶粘痒涩,开阖甚难;或阴晴交变之时,胸痞气结,闭而不发,则齿痒咽痛,口糜舌烂,及其奋然而发,则喷嚏连声,初则涕唾稠粘,次则清水如注,或眼前黑暗,脑后风声,耳内蝉鸣,眼眴肉惕。治之者,或曰腠理不密,风府受邪;或曰上盛下虚,或曰虚,或曰寒,或曰发邪。惟洞虚子备此疾苦,乃能治疗。病势之来,则胸腹间如有二气交纽,噎塞烦郁,有如烟火上冲,头面烘热,眼花耳鸣,痰涎涕泪,并从肺胃间涌起,凛然毛竖,喷嚏千百,然后遍身烦燥,则去衣冻体,稍止片时;或春秋乍凉之时,多加衣衾,亦得暂缓;或顿饮冰水而定,或痛饮一醉而宁,终不能逐去病根,乃得神秘沉香丸方,屡获大效,愈人数万,但不欲轻传匪人,故以隐语括之。诗曰:"甑里翻身甲带金,于今头戴草堂深。相逢二八求斤正,硝煅青礞倍若沉。十七两中零半两,水丸梧子意须斟。除驱怪病安心志,水泻双身却不任。"用大黄蒸少顷,翻过,再蒸少顷,即取出,不可过、黄芩各八两、青礞石硝煅如金色、沉香、百药煎。此用百药煎,乃得之方外秘传。盖此丸得此药,乃能收敛周身顽涎,聚于一处,然后利下,甚有奇功。曰"倍沉"者,言五倍子于沉香,非礞倍于沉之谓也。以上各五钱。右为末,水丸,如梧子大,白汤食后空心服。○一切新旧失心丧志,或癫或狂等证,每服一百丸。气盛能食狂甚者,加二十丸。临时加减消息之。○一切中风瘫痪,痰涎壅塞,大便或通或结者,每服八十丸,或加至百丸,永无闭结之患。○一切阳证,风毒脚气,遍身游走疼痛,每服八九十丸。未效,加至百丸。○一切无病之人,遍身筋骨疼痛,不能名者;或头疼牙痛,或摇或痒,风蛀等证,风寒鼻塞,身体或疼或不疼,非伤寒证者,服八九十丸。痰盛气实者加之。○一切吞酸嗳逆,膈气,及胸中疼闷,腹中气块冲上,呕沫吐涎,状如反胃,心下恍惚,如畏人捕,怵惕不安,阴阳关格,变生乖证,食饥伤饱,忧思过虑,心下嘈杂,或痛或哕,或昼夜虚饱,或饥不喜食,急慢喉闭,赤眼,每用加减服。○一切新旧痰气喘嗽,或呕吐,头运目眩,加减服之。○一切腮颔肿硬,若瘰疬者,及口糜舌烂,咽喉生疮者,每服六七十丸,加蜜少许,一处嚼碎,噙化,睡时徐徐咽之,曾有口疮者,服二三十丸,依前法噙之,二三夜瘥。○一切男妇大小虚实,心疼连腹,身体羸瘦,发时必呕绿水、黑汁、冷涎,乃至气绝,心下温暖者,量虚实加减服之。若事属不虞之际,至于百丸,即便回生,未至癫危者,虚弱疑似之间,只服二三十丸,或五十丸,立见生意。然后续续进之,以瘥为度。兼服生津化痰,温中理气之药。○一切恔菥疾病,凡男妇患非伤寒内外等证,或酒色过度,或吐血,或月事愆期,心烦志乱,或腹胀胁痛,劳倦痰眩,或暴行日中,因暑伏痰,口眼㖞邪,目痛耳愦,鼻塞,骨节酸疼,干呕恶心,诸般内外疼痛,百药无效,众医不识者,依前法加减服之效。大抵服药,须临卧在床,用热水一口许,咽下便卧,令药在喉膈间,徐徐而下。如日间病出不测,疼痛不可忍,必欲急除者,须是一依前卧法,服大半日,不可食汤水,及不可起身行坐、言语,直候药丸,除逐上焦痰滞恶物,过膈入腹,然后动作,方能中病。每夜须连进二次,次日痰物既下三五次者,乃服前数。下五七次,或直下二三次,而病势顿已者,次夜减二十丸。头夜所服,并不下恶物者,次夜加十丸。人壮病实者,多加至百丸。惟候虚实消息之。或服过,仰服,咽喉稠黏,壅塞不利者,痰气泛上,乃药病相攻之故也。少顷药力既胜,自然宁帖。往往病久,结实于肺胃之间,或只暴病,全无泛滥者,服药下咽,即仰卧,顿然百骸安静,五藏清宁。次早先去大便一次,其余遍数,皆是痰涕恶物,看甚么粪,用水搅之,尽是痰片黏涎。或稍稍腹痛,腰肾拘急者,盖有一种顽痰恶物,闭气滑肠,里急后重者,状如痢疾,片饷即已。若有痰涎易下者,快利不可胜言,顿然满口生津,百骸爽快。间有片时倦怠者,盖因连日病苦不安,一时为药力所胜,气体暂和,如醉得醒,如浴方出,如睡方起。此药并不洞泄、刮肠大泻,但取痰积恶物,自肠胃次第而下。腹中糟粕,并不相伤,其推下肠腹之粪,则药力所到之处,是故先去其粪。其余详悉,不能备述,服者当自知之。

代赭石

味苦涩,气温,无毒。入手足厥阴经血分。

苏氏曰:赭,赤土也。出代州山中,今灵州鸣沙县河北平地,入深四五尺,得赤土滑腻,中紫如鸡冠,大胜代州所出者。今医家所用,多取大块,其文有如浮沤丁者为上。李氏曰:赭石处处山中有之,以西北者为胜。宋时虔州岁贡万斤。崔氏《本草》云:代赭,阳石也。研之作朱色,可以点书。张华以赤土拭宝剑,倍益精明,即此也。修治:须研极细,以水飞过用。

代赭石;去蛊毒,杀鬼邪,《神农》止女子赤沃漏下,大明氏安小儿惊痫入腹,《别录》止大人血痢肠风,脱精遗溺之药也。陶九江曰:此药得土中纯正之气,体重色赤,故能去蛊毒而杀鬼邪、定惊痫也。味涩气温,故能禁赤沃漏下,血痢肠风,遗精遗溺也。乃肝与心包络,二经血分之剂,故所主用,皆二经血分之病也。成氏张仲景治伤寒发汗,若吐若下,外解后心下痞鞕,气满噫嘻,嗳不除者,固因痞鞕,亦属焦脘窒遏,失于宣发故也。以旋覆代赭汤主之,亦推此意耳。

集方:《直指方》治急慢惊风,眼吊口撮,搐搦不定。用代赭石,火烧醋淬三次,研细,水飞过,每服一钱或五分,金银汤调下。○《本草发明》治慢脾风,因泻后吊眼成慢惊。用代赭石，火烧研细，每服五分，冬瓜仁煎汤调下。○《方脉正宗》治肠风血痢久不愈。以代赭石二两，火烧醋淬二次，以柿饼一个煮烂，捣为丸，梧子大，每早服二钱，白汤下。○《方脉正宗》治遗精白浊，及老人小儿遗溺，或女人赤白带漏。用代赭石二两，牡蛎一两，俱火烧，研极细末，山茱萸肉、茯苓、山药各三两，泽泄一两，俱盐水炒，怀生地四两，切片，炒，俱研为末，炼蜜丸，梧子大，每早服三钱，白汤下。○仲景方治伤寒发汗，若吐若下，解后，心下痞鞕，噫气不除者。以旋覆代赭汤，用代赭石一两，旋覆花八钱，生姜二两，甘草、人参各七钱，半夏三两，用水三升，煮取一升五合，去滓换水，再煮一升，温服，日三次。○《伤寒蕴要》治伤寒无汗。用代赭石、干姜各一两五钱，为细末，热醋调涂两手心，合掌定，夹于大腿内侧，被覆汗出，乃愈。○《保幼大全》治婴儿疟疾，无计可施。用代赭石二钱，烧红醋淬二次，朱砂一钱，人言一分，麝香五厘，共研为末，以香油调一字，涂鼻尖上及眉心四肢，立效。○《普济方》治哮呷有声，不得睡卧。用代赭石二钱为末，每服一钱，醋汤调服。

水石类

浮 石

味咸，气寒，无毒。

李氏曰：浮石，乃江海间沙土，水沫凝聚，日久结成者。状似牛肺，有细孔，如蛀窠。有白色、紫色者，体虚而轻。今皮作家用磨皮垢甚妙。《抱朴子》云：烧泥为砖，燔木为炭，聚水沫为浮石。此皆反其柔脆，变为坚刚也。

浮石：止渴治淋，定咳嗽，朱震亨消积块之药也。李氏时珍曰：此石乃水沫结成，色白而体轻，其质玲珑，肺之象也。气味咸寒，润下之用也。故入肺，除上焦痰热，止咳嗽而软坚，清其上源也。又治诸淋涩胀、不通而痛者。盖以结而化结也。

集方：《肘后方》治咳嗽不止。用浮石一两，水三碗，煮减半，作茶饮。○《本事方》治消渴引饮。用浮石、白蛤壳各一两，煮水饮。○《直指方》治血淋、砂淋、石淋，涩痛不通。用黄壳浮石一两，甘草一钱，水三碗，煎减半，随时饮。每用甘草，逐日换煎，浮石可常煮不坏也。

石 膏

味辛、甘，气大寒，无毒。阴中之阳，可升可降。入足阳明，手太阴、少阳经气分。

陶氏曰：石膏，生青州、徐州、齐山、庐山、鲁蒙山，及剡州、彭城，今钱塘山中亦有之。生石中，大块作层，细文短密，宛若束针。其色莹白如水精，松软易碎者良。寇氏曰：按：石膏一种，诸书纷辨不决，未悉其义。然本草命药之名，实有意义。或以色，或以形，或以气，或以质，或以味，或以能，或以地，或以时也。用以火煅细研，醋调，固济丹炉，坚结甚密，苟非有膏，岂能为用？此兼质与能而得名，后人以方解石为石膏，误矣！苏氏曰：石膏、方解石，大体相似，今市家皆以方解代石膏。石膏生于石旁，其方解不因石而生，或生土中，或生溪水，其皮随土色及水苔色，端然独处，破之方解。大者方尺，小者方寸，或如豆粒，或如米粒，仍然方棱。今人以此为石膏，疗风去热虽同，而解肌发汗不如也。李氏曰：观石膏，有软硬二种。软者，大块生于石中，作层如压扁米糕形，每层厚数寸，白洁，细文短密如束针，若凝成白蜡状，松软易碎，烧之即白烂如粉。其如色白洁而微带青，文长而细密如束丝者，名理石也。与软石膏乃一物二种，碎之则形色如一，不可辨矣；硬者，作块而生地中，直理起棱如马齿，色坚白，击之则段段横解，光亮有墙壁，烧之亦易散，仍坚硬不作粉也。其如洁白成块，而大者如升，小者如拳，击之大而方尺，小而方寸，或如豆粒米粒，仍有方棱，烧之则姹散，亦不作粉，名方解石也。与硬石膏，乃一类二种，碎之则形色如一，不可辨矣。缪氏曰：自陶氏、大氏、雷氏、阎氏，皆以硬者为石膏，软者为寒水石。至朱氏、李氏始，断然以软者为石膏而今人遵用有验，千古之惑始明矣。盖昔人所谓寒水石者，即软石膏也；所谓长石膏，即硬石膏也。石膏、理石、长石、方解石四种，性气皆寒，俱能去大热结气，但石膏又能解肌发汗为异尔。再按：理石即石膏之类，长石即方解石之类，俱可通用。○今人以软石膏收豆腐，能止水，乃古人所不知。修治：以火煨，石臼中捣研成粉用。

石膏：张元素清内热，解燥渴，静暑邪，散阳明伏火，《别录》退三焦大热之药也。缪氏仲淳曰：此药禀金水之正，得天地至清至寒之气，方氏故前人治伤寒阳明病，内热，发热，恶热，燥热，天行暑热，疹痦内闷郁热，病见上气喘急，面垢齿燥，大汗烦渴，引饮无厌，小便短赤等证；或火盛气实，热劳骨蒸；或风火上升，头风头痛；或火热内结，齿牙胀痛，凡一切有余大热，甚有神效。虚则为人参使，实则为大黄使。古之人参白虎、三黄石膏，意可见矣。但金石之类，妄用多用，有伤胃气。如温热二病，若头痛，遍身骨痛，而不渴不引饮者，邪在太阳，未传阳明，勿用也；如病至八九日来，邪已结里，内有燥粪，往来寒热，宜下者，勿用也；如暑病兼湿作泻，脾胃弱甚者，勿用也；如内热燥热，由于阴极发燥，阳亡神乱者，勿用也；如产后寒热，由于恶露未净，或兼血虚者，勿用也；如骨蒸劳热，由于阴虚，精髓不足者，勿用也；如头风头痛，齿牙作痛，由于血虚营损者，勿用也。善治者，临证当细加斟酌行之，毋忽也。

张卿子先生曰：石膏，气寒性坠，质润体松，善解肌腠结热，欲清欲散者，用之却当。如胃府结热，欲攻欲下者，非其宜也。如前贤云：解肌发汗。解肌，解肌热也；发汗，发热汗也。若认作麻黄、桂枝、葛根之解肌发汗等，便失主治寒热之从逆也。

集方：仲景治内热燔灼，解燥渴，静暑邪，散阳明伏火，退三焦大热，以白虎汤：软石膏一两，知母五钱，甘草二钱，水煎服。○《全幼心鉴》治疹痦郁热，内闷不出，发热口渴唇焦，咳嗽，作泻。用软石膏二钱，荆芥、西河柳、蝉蜕、防风、花粉、黄芩各一钱，羌活、甘草、甘菊花各五分，水煎服。○仲景白虎汤治阳明邪热，其证头疼壮热，烦燥口渴，鼻干不得眠，或畏火光，或畏人声、木声。用软石膏一两，知母七钱，甘草五钱，麦冬一两二钱，竹叶五十片，粳米二百粒，水二升，煎半升服。若劳役人，元气先虚者，本方加人参三钱。有妊妇人病此证者，亦同。〇仲景方治伤寒汗后烦热，烦渴不解。用软石膏五钱，知母三钱，甘草八分，竹叶五十片，水煎服。〇《方脉正宗》治暑热内甚，及伤寒阳明热甚，上气喘急，面垢齿燥，大汗烦渴，引饮无厌，小便短赤等证。用软石膏一两，知母五钱，甘草一钱，川黄连一钱二分，北五味五分，水煎服。〇同前治火盛气实，骨蒸劳热。用软石膏、知母各三钱，甘草、川黄连各一钱，青蒿二钱，鳖甲五钱，香附子醋炒一钱五分，水煎服。〇同前治风火上升，头风头痛。用软石膏、知母各二钱，甘草八分，荆芥、蔓荆子、防风各二钱五分，水煎服。〇《保寿堂方》治火热内结，齿牙胀痛。用软石膏一两火煅，加防风、荆芥、细辛、白芷各一钱，共研末，日用揩牙，甚效。〇凌氏《小心集》又方用软石膏三钱，荆芥、桔梗各二钱，甘草八分，水煎服。

续补集方：《本事方》治伤寒热极发狂，逾垣上屋，裸露不避。用软石膏二钱，川黄连一钱，甘草八分，水煎服。名鹊石散。〇《圣济录》治乳石发渴。用软石膏五钱，为细末，甘草四钱，微炒热，共研。每服一钱，用绿豆汤调服。〇《保命集》治痰热喘嗽，痰涌如泉。用软石膏五钱，火烧，研极细。每服一钱，人参六分，泡汤下。〇《丹溪方》治食积痰火。用软石膏火煅一两，甘草三钱，共研细末，神曲为末，醋打糊丸，梧子大，每服一钱，姜汤送下。〇养老方治老人火郁生风，目赤头痛，视不见物。用软石膏二两，竹叶五十片，粳米三合，水二升，煮粥食。临食时加白糖数茶匙。〇眼科方治雀目，晚昏不见物，百治不效。用软石膏二两为细末，和猪肝煮熟，临食时去石膏。〇庞安常《伤寒论》治湿温妄言，烦渴自汗。用软石膏火烧、甘草各等分，为细末，每服二钱，米汤调服。〇《梅师方》治热油汤火伤，痛不可忍。用软石膏，研极细末，敷之。〇《方脉正宗》治胃家实热，或嘈杂，消渴善饥，或齿痛。用软石膏五钱，知母三钱，甘草一钱，竹叶五十片，白芍药一钱，水煎服。〇治肾火攻胃，齿牙作痛。用石膏五钱研细，大怀熟地一两，水二大碗，煎七八分服。〇治忧忿抑郁之人，痰涎沃心，以致心气不舒，渐成健忘惊悸，怔忡不寐，后成心风，语言错谬，人事不明。用高枕无忧散：用石膏、半夏各五钱，茯苓、陈皮、竹茹、龙眼肉、人参、麦冬各二钱，枳实、甘草各一钱，生姜三片，水煎服。〇治多睡及不睡。用石膏煅二钱，酸枣仁炒三钱，白术、茯苓各一钱，水煎。如要睡，冷服；如不要睡，热服。〇治齿牙疼痛不坚固。用石膏一斤生研，食盐十二两，入炭火煅红半日，白芷四两，北细辛八两，共为极细末，重罗筛过，每日擦牙，永无牙痖牙疼之患。〇治齿痛郁极，服凉药过多，转成寒牙疼者。用石膏三钱，附子童便制二钱，人参一钱，水煎，泪漱齿间，徐徐咽下。

石钟乳

味甘,气温,无毒。经火煅则有毒。入阳明经气分。

《别录》曰:石钟乳,生少室山谷及泰山中,惟出始兴者佳。今江陵及东境各山石洞中亦有。**李氏**曰:按范氏《桂海志》所说甚详,云:桂林,界接宜、融,山洞石穴中钟乳甚多。仰视石脉涌起处,即有乳床,白如玉雪,乃石液融结所成者,乳床下垂,如倒生山峰,峰端渐锐,且长若冰柱,柱端轻薄,中空如鹅翎,乳水滴沥不已,且滴且凝,此乳之最精者。以竹管仰承取之,而炼治家又以鹅管之端,尤轻明如云母爪甲者为胜。又孙氏曰:取乳石,必须土地清白,光润如罗纹,乌翩蝉翼,一切皆成白色者可用。其生土地者,慎勿服之,杀人甚于鸩毒。又《别本》注云:凡乳石生深洞幽穴者,皆龙蛇潜伏之处,或袭龙蛇毒气,或洞口阴阳不均,或通风气,或黄色赤色,乳无润泽,或煎炼火色不调,一煎已后,不复易水,服之令人发淋。又称乳有三种,一种石乳,其洞纯石,石津相滋,阴阳交媾,具蝉翼纹者,其性多温;一种竹乳,其洞遍生小竹,竹津相杂,石状如竹,其性多平;一种茅乳,出茅山,其山土石相杂,遍生茅草,茅津相滋,形质润滑,其性多寒。三种皆以光泽者为善,余处亦有,不可轻信。**雷氏**曰:凡使勿用头粗厚并尾大者,为孔公石,不可用也。如色黑及经火惊过,并久落在地上收者,与曾经药物制者,俱不可用。须要鲜明白亮、轻薄润泽,如鹅翎筒子者乃佳。修治:取石钟乳八两,用沉香、零陵香、藿香、甘松、白茅香各一两,和豆腐浆一斗煮之,以浆干取出五味香料,再以紫背天葵、甘草各一两,取新汲井华水一斗,同煮水干,漉出,拭干,缓火焙之,入白杵粉,筛过,入石钵中,令少壮有力二三人,不住手研三日夜,然后以清水飞澄,罩以绢笼,日中晒干,入钵再研三万转,乃以洁净磁器收之。又太清炼钟乳法:取细末,置金银器中,以密盖勿令泄气,隔汤蒸之,自然化作水也。○**《药性论》**云:石之津气钟聚成乳,滴溜成石,故名。又名鹅管石者,象其中空之状也。若蝉翅轻薄,色白光润,得此无问厚薄,并佳。倘如枯骨死灰色,及黄、赤二色,俱不堪用。

石钟乳:温肺气,《神农》主咳逆,壮元阳,甄氏健脚弱之药也。成氏治安曰:此药水煮则平,火炼则毒。前古主咳逆上气,以气虚寒则不得归原而上逆矣。石乳,温而镇坠,使气复丹田而病自愈。如《别录》之壮元阳,健脚弱;甄氏之通节窍,发声音,亦取此温中降下,达丹田之意耳。**缪氏**曰:虽能温中暖下焦,尚须审察投用,况病有涉温热者耶?世人病阴虚有热者,十有八九,阳虚内寒者,十无二三。自唐迄今,因服石乳而发病者,不可胜纪。服之而获效者,当今十无二三。《经》曰:石药之性悍,真良言也。尊生之士,无惑方士有长年益寿之说而擅服之,自取其咎也。

李时珍先生曰:《内经》云:石药之气悍。朱凡溪痛言其害,则乳可废耶?夫石钟乳,为慓悍之剂,令阳气暴充,饮食倍进,而形体壮盛,昧者得此自庆,盖肆淫洗,精神暗损,石气独存,孤阳愈炽,久之营卫不从,发为淋渴,变为痈疽,是果乳之咎耶?抑人之自取耶?凡阳明气衰,用此以救其衰,疾平则止,亦何不可?但不当久嗜以济欲耳。《种树书》云:凡果树中作一孔,纳钟乳末少许,固密,勿泄其气,则结果实多而味更美。纳少许于老树根皮间,则老树复茂。则钟乳益气,令人有子之说,亦可类推。又按:张杲《医说》载帅臣雷世贤,多侍妾,常饵砂母、钟乳,其妾父苦寒泄、不嗜食，求丹十粒，服之即觉脐腹如火，少顷狂发，投井中，急救出，即遍身发紫泡而死。又沈括《笔谈》载夏英公性豪侈，才睡即身冷，僵如死者，常服仙茅、硫黄，每日以钟乳粉入粥食之，无恙。有小吏窃食，遂发疽死。人之秉赋，万有不齐，不可一概论也。或云：服钟乳，当终身忌术，术能助钟乳也。然有药势不能发，须其动而激发者，正如火少必借风气鼓之而后发，火盛则鼓之，反为害矣。凡服诸药，皆仿此。

　　集方：《千金方》治肺气虚寒，咳逆上气，元阳不固，腰脚冷疼，关节不通，乳汁不行，音声不振等证。取韶州钟乳石，无问厚薄，但明净光泽者，即堪入药，惟黄赤者不用。置于金银器中，大铛着水煮之，令如鱼眼沸，水减即添，如乳石少，煮三日夜，乳石多，煮七日夜，候干，色变黄白即熟。取出去水，更以清水煮一日，其水色清不变即止，乳石无毒矣。入石臼中，着水，徐徐槌之，俟碎再研，觉干涩即添水，令如米泔水状，取出，入瓷钵中，徐徐研之，研至四五日，揩之光腻如书中白鱼，便以清水洗之，不随水落者即熟。如落者更研，乃澄取曝干，每用一钱，温酒空心调下。亦可作丸服。○《圣济录》治肺虚喘急，连绵不已。用钟乳石制炼如前五钱，黄蜡二两溶化，和钟乳粉，饭锅上蒸软，丸如梧子大，每温汤送下二丸。○《十便良方》治吐血损肺。用钟乳石制法如前，每服一钱，糯米汤调下，立止。○姚次先方治广疮结毒，烂坏鼻梁，及阴蚀阳物。用钟乳石制法如前一两，配乳香、没药，瓦上焙出油，象牙末各五钱，蛀竹屑八钱，枯白矾三钱，俱为细末，白蜡、用铁刀轻轻刮下浮衣四钱，总和匀，每早晚各服二钱，土茯苓煎汤调下。

麦饭石

　　味甘，气温，无毒。

　　李氏曰：麦饭石，随处山溪中有之。大小不等，或如拳，或如鹅卵，或如钱，或如饼状，似一团麦饭，有粒点，如豆如米，其色黄白。于溪间麻石中寻，有此状者即是。

　　麦饭石《图经》治一切痈疽发背之药也。苏氏水门曰：大凡石类多治痈疽。世传麦饭石膏，治发背疮甚效，乃山人吕子华秘方。其方取麦饭石，碎如棋子，炭火烧赤，投米醋中浸之，如此十次，研末筛细，再入乳钵内，用数人手力，更碾五六日，要细腻如面状，取四两，鹿角一具，要生取，连脑者更好，截成寸许，用炭火烧令烟尽存性，为末研极细，取二两，白敛生研末，取二两，三味总和匀，用三年陈米醋入铁锅内，煎令鱼目沸起，旋旋入药在内，用竹杖子不住手搅，熬一二时久，稀稠得所，倾在磁器内，待冷，以油纸盖收，勿令飞尘入，用时以鹅羽蘸膏于肿上，四围赤处尽涂之，中留钱大一孔泄气。如未有脓即内消，已作头即撮小，已溃即排脓。如病久肌肉烂落，见出筋骨者，即涂软帛上贴之，干即易，逐日疮口收敛。已溃者，先以猪蹄汤洗去脓血,软帛挹干后用药,初时一日一洗一换,十日后二日一洗一换。此药要研极细方有效。若不极细,涂之反作痛也。用此药时,切忌行经并有孕妇人及鸡犬见之,疮口切忌风吹及一切秽气。诚能守禁忌,无有不瘥。又按:北齐马嗣明治背疮方:取溪中粗黄石,如鹅卵大者,猛火烧赤,纳浓米醋中,当有屑落,再烧再淬,醋干再加,至石尽醋中,取屑日干,研细,筛极细末,和醋涂之,立愈。

石　蟹

味咸,气寒,无毒。

马氏曰:石蟹,生南海州土,云是海畔活蟹,年月深久,水沫相着,因而化成石,每遇海潮即飘出。李氏曰:按顾玠《海槎录》云:崖州榆林港内半里许,土极细腻,水最寒,但蟹入则不能动,年月深久,竟成石矣。外有石虾,似虾出海旁;石鱼似鱼,并出湘山县石鱼山,并不入药用。

石蟹:《开宝》方:主目淫肤翳,青盲,解天行热疾、烦渴,化蛊毒、丹毒、喉痹,并宜熟水磨服。

石　燕

味甘,气凉,无毒。

苏氏曰:石燕,出永州初阳县江畔,沙滩上有之。形如蚶而小,坚重如石也。李氏曰:石燕有二种,一种是此石,状类燕而有文,圆大者为雌,黄小者为雄;一种是钟乳穴中石燕,状似蝙蝠,食钟乳汁,能飞,乃禽类也。今俗人不察,往往以此石燕为助阳药,刊于方书,误矣。

集方:陆杏园抄石燕,《唐本草》主摩目翳,通淋闭,止消渴,催难产,止赤白浊带之药也。用以粗石器中,磨水服之,一月,诸疾悉平。

火石类

无名异

味甘,气平,无毒。

马氏曰:无名异,生大食国。李氏曰:今川广深山中,及宜州八星龙济山亦有,而桂林极多。一包数十枚,小黑石子也,似蛇黄而色黑。近处山中亦时有之。修治:火煅酒淬,研末用,以煮蟹杀腥气,煎桐油入少许,收水气。涂剪,剪灯,则灯自断。鸡血滴之,即便化水。

无名异:治金疮,长肌肉,补折伤,接筋骨,消痈疽,《开宝》解肿毒之药也。苏氏水门曰:用醋磨外敷,酒磨内服,散一切瘀血甚效。除折伤骨部痈毒外,无他用也。

集方:《集验方》治打伤肿痛。用无名异,火烧酒淬三次,为末,每服三钱,酒调服。

赶下四肢之末，血皆散矣。○《多能鄙事》治跌打损伤骨折者。用无名异法制如前，甜瓜子各一两，乳香、没药各二钱，俱为末，每服五钱，热酒调服。小儿二三钱，服毕，以黄米粥涂厚油纸上，掺左顾牡蛎末二三钱，用竹篦夹住。○谈野翁方治受刑杖。用无名异制法如前，临时温酒调服五钱，受杖不甚痛，亦不甚伤。○《简便方》治诸漏疮肿痛。用无名异制法如前，以温水洗疮，用绵裹箸头，填末入疮口，数次愈。

阳起石

味咸，气温，无毒。入右肾命门。

《别录》曰：阳起石，即云母根也。出齐山及云山、泰山、琅玡诸山谷中。苏氏曰：今唯齐州采取，他处不复见矣。惟一土山，石出其中，彼人谓之阳起山。其山当有暖气，虽盛冬大雪，独无积白，盖石气熏蒸使然也。山惟一穴，法禁不开。每岁初冬，州官遣夫监采，第岁月久，其穴益深，镵凿他石，得之甚难。以白色明莹、云头雨脚、轻松若狼牙者为上，黄色者亦佳。其中犹带云母者，称上品也。拣择上供，剩余者州人方货出，不尔无由得也。《玉册》云：齐州拣金出者为胜，其尖似箭镞者力强，如狗牙者力微。置雪中倏然没迹者为真，涂纸上，飘然飞举者，为真。

阳起石：壮元阳，暖子藏，甄权逐湿痹，健腰膝，王好古补养命门不足之药也。方龙潭曰：此禀纯阳之气以生。其山产石之处，冬不积雪，为壮阳暖肾，逐湿除寒之用可知矣。故前古主崩中漏下，癥瘕结气，寒积腹痛，阴痿无子。《别录》又主茎寒阴冷，阴汗湿痒，水肿腹胀。大氏又主妇人冷带宿血，男子五劳虚冷诸证。凡属阳衰气冷精寒，血中无阳者，服之立见神功。倘涉阴虚有火，营虚血热者，不宜服。

集方：燕医瞰玄生传治男子命门虚寒，精乏无子，妇人冲任不调，血虚不育，或有病腰膝冷疼，手臂麻木，水肿腹胀，奔豚疝瘕，茎寒囊冷，囊汗湿痒，大便溏泄，或癥瘕积聚，肚腹作痛，三阴久疟，休息久痢，血崩带漏，月水不定等疾。用阳起石四两，火烧酒淬三次，补骨脂、菟丝子、于白术、巴戟天、枸杞子、鹿茸、人参、黄耆、当归、茯苓各五两，俱酒拌炒，研为末，黑附子童便煮、肉苁蓉、怀熟地，俱酒煮，俱捣膏，炼蜜和丸，梧子大。每早服三钱，白汤下。服之能令阳道丰隆，使人有子。总治男妇虚冷百病。

石 煤

味苦、甘、辛，气温，有毒。可升，可降。

李氏曰：石煤，南北诸山生产亦多，昔人不用，故识之者少。今北方以代薪炊爨，煅炼铁器，大为民利。土人皆凿山为穴，横直十余丈取之。有大块如石而光者，有疏散如炭末者，俱有硫黄气，以酒喷之即解。昔人言夷陵有黑土为劫灰者，即此类也。《援神契》云：王者，德至山陵则出黑丹。《水经》言：石煤可书字，然之有焰。《夷坚志》云：彰德南郭村，井中产石墨；宜阳县有石墨山，汧阳县有石墨洞，燕京之西山，楚地之荆州、兴国州，江西之庐山、袁州、丰城、赣州，浙之嘉湖郡县，皆产石煤，可以炊爨，并此石也。人有中石煤气者，昏瞆至死，惟灌冷水即解。

石煤：李时珍主妇人血气刺痛欲死，薛氏小儿痰痫搐搦未苏，金疮跌扑，寇氏血出不止之药也。薛氏宜生曰：此得地之伏阳，天之玄灵之气以生，似土石而实含阳燧，遇火作焰，有水亦燔，此石药中之神品也。以其法火，如癥瘕血结，恶血血晕，刺痛如死状，痰痫搐搦，客忤卒死，金疮跌扑，肉破血泄，凡死厉之属，阴凝留碍，有妨生气者，伏此阳暄，为之救药，则血气可行，痰痫可定，血出可封。倘涉火胜血燥之疾，自当束置。

集方：《方脉正宗》治产后儿枕刺痛，及月经不行，恶血结滞疼痛。用石煤五钱，当归尾四钱，川芎三钱，玄胡索二钱，乌药一钱，俱为极细末，每服一钱五分，白汤调服。○《幼科全书》治小儿痰痫搐搦、客忤等疾，频发者。用石煤五钱，胆星三钱，天竺黄二钱，俱研极细，遇发每服五分，姜汤调服。○《医学集成》治金疮出血不止。急以石煤研极细末，厚敷之即止。如疮深不宜速合者，本方加滑石末，减半和用。

石　灰

味苦、辛，气温，有毒。

苏氏曰：石灰，南北皆有，取石山，不时采烧。李氏曰：今人作窑烧之。一层柴，或石煤，累青石一层，相间打叠，窑中自下发火，三昼夜，层层自焚而成灰。大块不夹生石者佳。可以风化，可以水化。风化者，取灰置风中，片片自解；水化者，以水洒之，即刻热蒸而解。入药惟取风化者多，或用水灌，即刻热蒸，滚化成糊。以此糊墙壁，极坚固。

石灰：止生血，日华散死血，堕胎娠，韩氏化积聚，消死肌，灭虫疥，《别录》去之药也。陶氏起凡曰：此药性燥至烈，古人用疗金疮止血大效。五月五日，采青蒿捣汁，和古石灰捣为团，阴干为末，傅跌扑破损出血立止，并不溃烂。李氏曰：但不可着水，着水不免烂肉。

集方：寇氏《衍义》治中风口㖞。用新石灰炒热，米醋调如泥涂之，左㖞涂右，右㖞涂左，立时牵正。○《集玄方》治痰厥气绝，心头尚温者。用千年古石灰三钱为末，和水煎滚，澄去滚水，再和水一盏煎滚，澄清灌之，痰降自愈。○《方脉正宗》治干霍乱转筋，腹痛欲死。用千年古石灰一钱，为细末，砂糖水调服。○《方脉正宗》治死胎不下。用千年古石灰为细末，滚酒调下一钱，空心服。○《丹溪心法》治腹胁积块。用新解风化石灰四两为末，铁锅炒极热，入大黄末一两，再同炒红，取起，入肉桂末五钱，和匀，米醋调成膏，摊厚帛上，贴之。○龚云林方治妇人血气刺痛。用千年古石灰为细末，拌猪血和成饼，晒干，再为细末，每服五分，醋汤调服。○同前治痈疽瘀肉不落。用新解风化石灰，荞麦秸灰各八两，和匀，用竹箩盛灰，以水二十碗，淋汁尽，复顷入灰箩内，如此淋五遍，熬成稠糊，取少许，涂瘀肉上，自落。○《千金方》治瘘疮久不合。用古冢中石灰，厚傅之。○《活法机要》治痔疮有虫。用千年古石灰、川乌炮各等分，为细末，取少许傅痔上，日一次，再以米糊为丸，梧子大，每服三十丸，白汤下。○孙真人方治疥疮有虫。用新解风化石灰淋汁，煎热洗之。○《活人心统》治痰核红肿发寒热。用新解风化石灰，为极细末，和白果肉同捣成膏，傅贴之。○《集玄方》治面靥疣痣。用新解风化石灰一盏，水调稠糊，用囫囵糯米数粒，半插石灰糊中，半露石灰糊外，经宿，米色变如水晶，先以针微拨疣痣，点少许，经半日，汁出，剔去药，不得着水，二日愈。○《普济方》治疣痣。用新解风化石灰、桑柴灰各二两，拌匀，用竹箩盛灰，水十碗，淋汁尽，复顷入灰箩内，如此淋七遍，熬膏，刺破疣痣，点之自落。

续补集方：兰氏方治血风寒湿疮。用千年古石灰，配白蛤粉各等分，研极细，敷疮上，痛止而愈。○《外台秘要》治卒发风疹。用新解风化石灰，为极细末，淡醋水调涂，随手灭去。○治夏月痱疮。用新解风化石灰一两，白蛤粉二两，甘草八钱，共研细，扑之。○《肘后方》治杖疮肿痛。用千年古石灰，麻油调擦，不哄，甚妙。○《千金方》治身面疣目。用新解风化石灰，米醋浸六七日，取汁频滴之，自落。○张三丰方治风虫牙痛。用千年古石灰为末四两，蜂蜜三两，拌匀成团，盐泥封固，火煅一日，研末，擦牙立效。兼治酒积下痢，每早服一钱，半日愈。○《摘玄方》治偏坠疝气作痛。用千年古石灰、五倍子、山厄子、各等分，俱炒燥，为极细末，白面少许，酒和稀糊，敷之，一夜即消。○《集玄方》治白带白淫不止。用千年古石灰一两，白茯苓三两，共为末，米糊丸，梧子大。每服五十丸，半月即愈。○同前治水泻不止。用千年古石灰为细末，白汤调服一钱，立止。○崔知悌方治血痢休息，二三年不止。用千年古石灰为末，取三钱，煎水一盏，澄清饮，日三服，次日再如法煎饮，十日愈。○《肘后方》治产后产门不闭，或阴挺脱。用新解风化石灰五合，和水十碗，煎滚，以瓦钵盛汤，腿下熏之，用被覆盖。○《肘后方》治刀刃金疮，并跌磕扑打，损伤出血。用千年古石灰，为极细末，敷之，以布帛紧裹，不可经风，立时止血定痛。○治杖疮。用隔年风化石灰五钱，研细末，用井水一碗，调用，银簪顺搅十余转，如膏，用鹅羽搽上，即佳。○治狗咬溃烂不收，并治刀斧伤损，及跌打伤损。用风化石灰一合，大黄一钱，炒燥，研末和匀，菜油调涂患处。○治杖打敷药方：用风化石灰、生半夏末、降香末、大黄末、黄芩末，各等分，麻油调敷患上。内有服药方，见隰草类苎根"集方"下。长肉生肌膏药方，见虫部卵生类白蜡"集方"下。○治痄腮肿痛。用矿石灰为末，不拘多少，炒七次，地上窨七次，米醋调敷肿处，立消。○治跌打损伤。用粪窖中砖瓦，多年者，火煅红，研极细，以好酒调服五分，立愈。

毒石类

砒石

味苦、酸，气大热，有大毒。

李氏曰：砒石，性猛如虎，故名。出信州近锡坑处有之。凿坑下取生砒，谓之砒黄。色如牛肉，或有淡白路，谓石非石，谓土非土。一种碎屑夹石者，乃烧炼，去夹石凝结者。大块色微黄，毒更甚。凡入药用，必须生者。中此毒，以绿豆粉、粪清、冷水皆可解。

砒石：日华祛时疟，时珍除齁喘，化瘀肉之药也。李氏时珍曰：砒乃大热大毒之药，其性猛烈，误食顷刻杀人。如时疟之药，少服一二厘，亦常奏效，故圣人亦存而不弃也。凡时行疟疾，因暑热外受，生冷内伤，寒热不均，相因病疟，内蓄痰涎，伏于营分，故发则寒热往来，头眩胸闷，少服一厘，冷水吞下，伏涎顷消，故疟疾可止。如齁喘之病，因肺有伏积冷涎，或触冒寒暑风湿之邪即发；或遇怒气劳伤即发，或值饥饱失度即发。少用一二厘，温汤调服，伏涎顿开，故齁喘可除。如化瘀肉一证，凡痈疽发背，诸溃疡证，脓血内闭不出，瘀肉坚硬不腐，以致脓溃日深，生肉日败，以砒石末数厘和入黄蜡条内，纳入痈毒疮中，则瘀腐自化，脓血自行。但见效即去，不可多用久用也；然大毒之性，又不可轻行妄试。如疟疾邪汗未出，表邪未清宜清解温散，或久疟阴虚阳乏宜大补气血，砒石不可用也。如齁喘肺热里虚，或兼阴虚劳损宜滋养正气，砒石不可用也。如瘀肉不化，由于阳气不充，胃虚不食，痈疡，见七恶而神气委弱者，砒石不可用也。何寇氏、陈氏不究药性如此酷烈有毒，撰本草方云解热毒、化热痰、治癖积，磨服数分，调水饮之。倘依方误服，此真杀人不待刃耳。两贤立方之意，朱不知其何如也？特书此痛言之，以为后人之戒云。

楼奇曰：一妇病心痛，数年间，月日常发，百药不愈。一医用砒石三厘，茶末一分，共为末，白汤调下，吐瘀血一块而愈。得日华子治妇人血气心痛之旨乎？○一童子遍身生云头癣，作圈如画，或大如钱，或小如笔管文印。一医用砒石一二分，研极细，以米汤五六匙，稀调，用新毫笔依癣圈涂之，三日灭迹。

今之藏瓶酒者，往往以砒烟熏瓶，藏酒数年不坏。今造烟火家，火药内用少许，则爆声更大。其急烈之性可知矣！

礜石

味辛、甘，性大热，有毒。

李氏曰：礜石有数种，白礜石、苍礜石、紫礜石、红皮礜石、桃花礜石、金星礜石、银星礜石、特生礜石，俱是一物。但以形色立名，其性皆热而有毒，并可毒鼠、制汞。惟苍白二色入药用。诸礜石生于山，则草木不生，霜雪不积；生于水，则水不冰冻，或有温泉。其气之热可知矣。

礜石：化腹内冷积癥瘕坚癖，除冷湿风痹，寒热邪气之药也。陆氏农师曰：礜石之力，十倍钟乳。温肺暖胃，无出其右。宜火炼百日可服。如生用，毒若砒石，损人藏府，为害莫救。

本草汇言卷十三

钱塘　倪朱谟纯宇甫选集　男倪洙龙冲之氏增补

郑元复子来甫校正

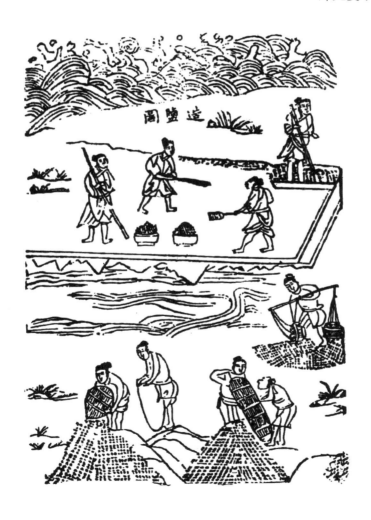

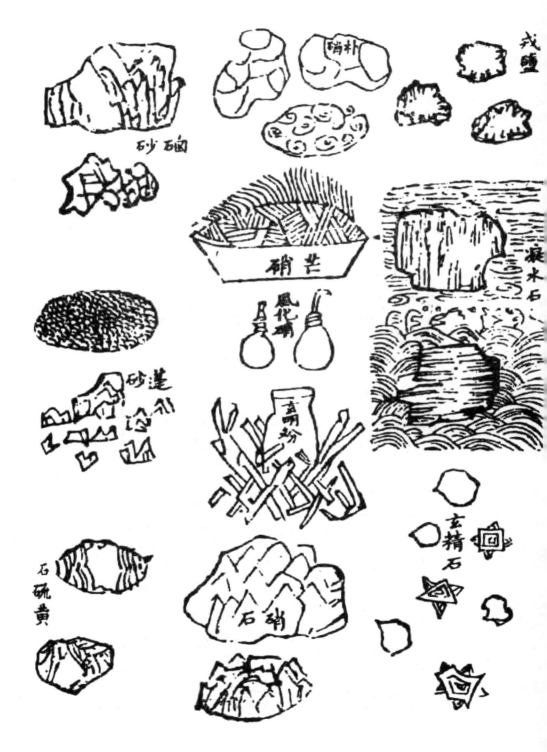

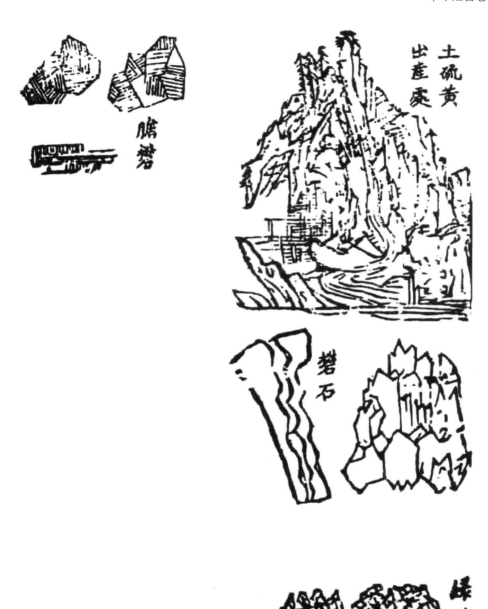

石 部_{卤石类}

盐

味咸,气寒,无毒。可升可降,阳中阴也。通行上下表里十五经。

沈氏曰:盐有五种,海盐、井盐、碱盐三者出于人,池盐、崖盐二者出于天。此外戎盐生于土,石盐生于石,木盐生于树,蓬盐生于草也。**李氏**曰:海盐,取海卤煎炼而成,今辽、冀、山东、两淮、两浙、八闽、广南所出是也。井盐取井卤煎炼而成,今四川、云南所出是也。碱盐,刮取碱土煎炼而成,今并州、河北所出是也。池盐,疏地为畦垄而堑围之,引清水注入,待夏秋南风大起,一夜结成,今河东安邑、西夏灵州,惟解州种之是也。崖盐生于土崖,状如白矾,又名生盐,今阶州、凤州所出是也。此五种皆食盐也。他如戎北戎盐,西羌石盐,胡中树盐,东林草盐,此造物生成之妙,诚难殚知也。然出处虽有多种,而主治功力亦不相远。**倪朱谟**曰:予生南地,且以南盐论之。据李时珍先生《纲目》云:南盐煮海水作之,谓之泽盐,又谓之海盐。海边掘坑,上布竹木,覆以蓬茅,积沙于上,每潮汐冲沙,则卤淋于坑中,水退则以火炬照之,卤气冲火即灭。因取海卤,贮盘中煎之,顷刻而就。其煎盐之器,或铸铁为之,或以编竹为之,上下周以蜃灰,其器横丈深尺,平底,置于灶口,谓之盐盘。○又山西一种卤盐,秋间生卤,远望如水,近观如积雪。土人刮取熬之为盐,微有黄色,即卤盐也。

食盐:_{日华}和阴回阳,_{藏器}引吐,化食消癖,_{《别录》}定疝,去风热,明目疾,_{时珍}开关格,_{朱震亨}利二便之药也。《经》曰:热淫于内,治以咸寒。正此之谓也。_{缪氏}且人之受命,非饮食不生,非蔬菜不养。蔬菜非五味不为羹,五味无盐则不能调剂以奉养生身。故《周礼》:盐人掌盐之政,以供祭祀,羞王公,上裕国计,下济民生,其用非浅小也。方药需用甚多,而奏效亦复不少,今发吐药用之者,咸引水聚而上逆也;化食药用之者,咸通停滞而润下也;消癖药用之者,咸能去垢而逐积也;定疝药用之者,咸能止暴而缓急也;和阴回阳用之者,咸能升清降浊,逐邪以辅正也;去风热用之者,咸为水母,水化而风热自降也;明目疾用之者,咸为水精,目为水神,精与神合而目自明也;利二便用之者,咸能润下而通结也;诸痈疽肿毒用之者,咸走血而解毒也;诸蛊毒及百虫咬伤用之者,咸能解蛊毒,咸能杀虫毒也;开关格用之者,咸气上升而咸味下降,升上而复降下,关格安有不通者乎?又论服补肾药而用盐汤者,咸归肾,引药气入本藏也;服补心药而用盐炒者,心苦虚,以咸补之也;服补脾药而用盐制者,虚则补其母也。《素问》曰:盐走血,血病无多食盐,多食则脉凝泣而变色。今西北人食不耐咸而多寿少病,东南人食必用盐而少寿多病,则食物中固不可缺,似宜少用为佳。凡喘嗽、水肿、消渴者,宜全禁之。或引痰吐,或泣血脉,助水邪故也。盐收豆腐,亦引水聚之意。然以浸鱼肉,则经久不败,以沾布帛则易致朽烂。物各有宜忌,识者当悟此理。

集方 《方脉正宗》治阳脱虚证,四肢厥冷,不省人事;或小腹紧痛,冷汗气喘。用盐炒热,熨脐下气海。用此方能和阴回阳取效。○《肘后方》治中恶腹痛,或中蛊吐血,或中痰眩晕,或中食腹胀。用盐二两炒热,泡汤二钟,乘热饮之,得吐而愈。○治食积不化。取盐生用泡汤,乘热饮。○《简便方》治食酒肉过多,胀满不快。用盐花擦牙,温水漱下二三次,即如汤沃雪也。○《方脉正宗》治痰饮成癖。用盐五钱炒,胆星、半夏各一两,干姜六钱,三味俱炒燥,研末,后和炒盐,神曲末打糊为丸,如梧子大。每早饭后服二钱,白汤下。○《药性论》治男子疝核痛,妇人疝瘕痛。用盐三两炒热,熨小腹,其痛立定。○唐瑶方治风热牙痛。用槐枝,煎浓汤二碗,入盐二两,搅清,澄去底脚,用槐枝汤煮干,取白盐,日用擦牙。○《永类钤方》治目昏生翳膜,大利老眼。用盐以百沸汤泡,澄去底脚,磁锅熬干,有白花起,人净磁瓶收贮。每早擦牙,或用清水一点,调盐花半米许,点两目眦内。○《方脉正宗》治关格不通。用盐炒微热,以布包,前后心揉熨,盐冷再微炒,不可太热。如此揉熨十数转,渐通。○同前治二便不通。用盐二两,和水一桶,作汤,倾入盆内,扶病人坐汤中,揉摸小腹,汤冷和入热汤,半时许,立通。

续补集方 《肘后方》治金疮中风。用盐半升炒热,取一二匙着疮上,冷即更着,一日勿住手,大效。○《本草发明》治干霍乱,上不得吐,下不得利,腹绞痛,大汗出,胀闷欲死。用盐一两炒黄色,白汤一升,童子小便一钟,乘热一气吞下,即吐下立愈。如不吐下,更作。○《梅师方》治心腹卒时胀坚,痛闷欲死。用盐一两,白汤一升,冲和,一气饮,得吐下即定,不吐更作。○《救急方》治一切脚气疼痛。用盐擂烂,每夜擦腿膝至足,半时许,以热汤淋洗,用五七次。○《外台秘要》治诸病两胁肋胀痛。用盐炒热,布包熨之。○孙真人方治卒中尸遁,其状霎时腹胀,急闷冲心,或有块起,或牵腰脊。取盐一撮,调白汤二碗,一气吞下,取吐立止。○《产宝》治妊妇心痛不可忍。取盐一块烧红,白汤调服。○《千金方》治胎孕逆生。用盐一撮,擂烂,擦妊妇两肋窝并儿足底,以一指搔之即顺。○《药性论》治小儿不尿。安盐一撮于脐中,以艾丸盐上,灸之三五壮。此方并治脐风撮口。○《直指方》治无故精漏不止。用盐一两,盐泥固济,火烧一日,用白茯苓、山药各一两五钱,炒燥,共为末,和烧盐、枣肉为丸,梧子大。每用百余丸,枣汤下。○《圣惠方》治喉中小舌,垂长半寸,名蒂钟喉风。用盐一块,火烧赤,用箸头频点之,即消。○《肘后方》治风病耳鸣。用盐一升炒热,以耳枕之,冷即易。○《外台秘要》治身体肌肉表里如虫行。用盐一斗,水一石,煎汤,入缸中,浴之三四次,亦疗一切风气。○邵真人传治蜈蚣、蛇蝎、蠼螋、蚯蚓、芫菁、斑蝥、蜂虿、蜘蛛、黄蝇、蚂蟥、鼠、犬、鼋、鳖等,并一切恶毒禽兽虫鱼诸物咬伤。先用盐汤洗,后用盐一撮,和风化石灰一撮,拌匀,掩伤处,用软帛缚住,不痛不哄,并无毒气内攻。倘有危急转重者，随用艾丸，量伤处大小，即于盐灰上，灸七八壮，永无他虑。○《外科精义》治溃痈作痒。以盐一撮，擂烂，蘸少许，摩其毒口四围，即止。

戎盐：味咸、甘，气寒，无毒。

卢氏曰：戎盐即青盐，亦赤盐也。**陶氏**曰：史书言虏中盐有九种，曰白盐、食盐、驳盐、胡盐、柔盐、黑盐、赤盐、臭盐、马齿盐，而胡盐即戎盐也。**大氏**曰：戎盐，生沙崖山坂之阴土石间，大小不常，形作块片，间有方棱。或如鸡卵，或如菱米，坚结如石，色玄紫白，味不甚咸，臭若毈鸡之气，烧之不鸣烢者是也。又《赞》云：盐山二色，赤丹黑漆。镂成龙虎，备之为吉。可以辟恶，可以疗疾。张果云：赤戎盐生西戎，禀自然水土之气，结而成质，不假人力煎炼。其地水土之气黄赤，故盐亦随土气黄赤也。味淡于石盐，力伏阳精，火中烧之，汁仍红赤。凝定时色益赤者为真。再烧之最久，赤转为青矣，故一名绛盐。《西京记》云：有青盐池出青盐，正方寸半，其形如石，味甚甘美。《真腊记》云：山间有石，味胜于盐，可琢为器。《梁杰公传》云：交河之间，掘碛下数尺有紫盐，色紫鲜而味甘，其下丈许，必有瑿珀。《北户录》云：张掖池中生桃花盐，色如桃花，随月盈缩。今宁夏近凉州，池盐所出青盐，四方皎洁如石，此二盐者，即戎盐之青、赤二盐也。今方书但用青盐，不用赤盐，并目赤盐为异物矣。《本草》云：北海产青盐，南海产赤盐，总从西戎来。所谓南北者，指西海之南北耳。岭南一种红盐，用色染成，非真赤盐也。烧之出白汁，凝定仍转白色矣。

戎盐：主治病能，与食盐同功。但出天成，不假人力煎炼，而味咸兼甘，似胜食盐一倍也。兹不复赘。

凝水石：味咸、辛，气寒，无毒。入足阳明胃经。

《别录》曰：凝水石，盐之精也。色如云母石，可拆者，出并州及河间、邯郸诸处。碎之似朴硝。**李氏**曰：生于卤地积盐之下，精液渗入土中，年久结而成石，有齿棱如马牙硝，清莹如水精，亦有带青黑色者，至暑月回润，入水浸久亦化。夏月研末，煮汤入瓶，倒悬井底，即成凌冰。**苏氏**曰：出同州、韩城及河东、汾隰州及德顺军，亦有色青文理横如云母者为良。出澄州者，文理斜而色白者，次也。修治：用姜汁和水煮干，研粉用。外有一种冷油石，与此酷相似，但投沸油铛中，油即冷者是也。此石性冷有毒，误服令人腰以下不能举。

凝水石：解胃火，《别录》去伏热之药也。闻人氏曰：《经》云：小热之气，凉以和之；大热之气，寒以取之。又曰：热淫于内，治以咸寒。此药味咸气寒，生于卤地，禀积阴之气而成，善治一切伏热，五藏六府积热，天行时气疫热，烦满消渴，《别录》小便淋闭，甄氏并丹石药毒诸疾。但阴寒沉降之性，能除有余邪热，如阴虚火炽，潮热骨蒸，咳嗽多痰，并脾胃作泄者，勿服。

集方：《方脉正宗》治五藏六府积热，天行时气疫热，以致烦满消渴。用凝水石、石膏、滑石各五钱，甘草三钱研末。每服一钱，白汤调服。○同前治丹石诸药毒。用凝水石一两，研极细，每用二钱，绿豆汤调服。○《永类方》治小便淋闭不通，并男女转脬，不得小便。用凝水石二两，滑石一两，冬葵子八钱，共为末，水五升，煮二升五合，时时服。○《经验方》治小儿丹毒，皮肤热赤。用凝水石五钱，水调和，猪胆汁涂之。○《卫生易简方》治汤火灼伤。用凝水石研末，傅之。

玄精石：味咸，气寒，无毒。

苏氏曰：玄精石出解州及通、泰州，所积盐仓地中多有之。**李氏**曰：是盐卤津液，流渗入土，年久成石。大者如杏叶，小者如鱼鳞，皆有六角，形如龟背，又如扁圆棋子。其色青白、有光者佳。叩之则直理而拆，浸水中亦能化解。今蜀中赤盐井之液所结者，色稍红，非若解池之色青白耳。今天下所用玄精石，多是绛州山中所生绛石，水浸不化，此系坊中伪充，非真玄精石也。

玄精石：宗奭消热痰，化积聚，荡目翳，《开宝》止头风头痛之药也。李氏濒湖曰：此药禀至阴之精，与盐同体。其味咸，其气寒，其性降，其形六出，象老阴之数也。同硫黄、硝石，治上盛下虚，升降不顺，有扶危拯逆之功。故申铁瓮入来复丹用之，取其寒以和硝、硫之热也。成氏之消热痰，《开宝》之化积聚，《普济》之去目翳，《千金》之止头风头痛者，皆本于结热为病之取用焉。倘属阳虚胃冷之疾，自当回避，如寇氏方之治阴证，四肢逆冷，狂言烦渴者，此指邪热传阴之证也。设属直中，安敢言此乎？

集方：《方脉正宗》治肺胃蕴热生痰。用玄精石研极细，每服三分，炼蜜一匙，和白汤调下。〇同前治心腹积聚因热结者。用玄精石一两，研极细，红曲三两，炒为末，山药糊为丸，梧子大。每服一钱，姜汤送下。〇眼科方治目生翳障。用玄精石五钱，研极细，用簪脚蘸点目中。〇《朱氏集验方》治赤目失明，并内外翳障。用玄精石、石决明各一两，研极细，蕤仁二两，共研匀，和羊肝并胆汁七个，捣烂为丸，梧子大。每服三十丸，甘菊花十朵，泡汤送下。〇同上治头风头痛。用玄精石一两，研极细，入羊胆中阴干，水调一字，食后服之。又《千金方》用一分吹入鼻中。〇《图经》本草治伤寒天行疫疾，三日，头痛壮热，四肢不利。用玄精石、硝石、硫黄各二两，蓬砂一两，俱研细，入土罐内，盐泥固济，以炭火一斤，于罐子周一寸，熻之，约近半日时候，候泥罐青紫色，住火，待冷，取出，入净磁瓶中，埋屋内地下二尺深，二七日取出，研末，面糊为丸，鸡豆实大。每服二丸，灯心汤送下。〇《和剂局方》来复丹治上盛下虚，里寒外热，伏暑泄泻，下注如水。用玄精石研细、硝石、硫黄各一两，二味入铁盏内，以米醋拌湿，微火炒，以竹箸不住手拌搅，火不可太过，研极细，五灵脂，水飞去沙石，晒干，青皮、陈皮各二两，三味俱微炒，共为末，次入玄精石末及前硝、硫末，拌匀，好米醋打大麦面糊为丸，梧子大。每服三十丸，温米汤下。

朴　硝 又名水硝

味苦、咸，气大寒，无毒。沉也，阴也，降也。通行肠胃十二经走药。

《别录》曰：水硝，生益州山谷，有咸水之处。**李氏**曰：此物见水即消，又能消化诸食，故谓之硝。生于盐卤之地，状似末盐，凡牛马诸皮，须此治熟。煎炼入盆，凝结在上，有锋芒者，谓之芒硝；有牙者，谓之马牙硝；凝结在下成块者，谓朴硝；以芒硝、牙硝，再四煮炼，凝如冰雪者，谓之玄明粉；以芒硝、牙硝，悬挂风处，吹去水气净，谓之风化硝也。濒湖再四考究，水硝有三品：生西蜀者，俗呼川硝，最胜。生河东者，俗呼盐硝，次之。生河北青、齐者，俗呼土硝，皆生于盐卤之地。土人刮扫煎汁，经宿结成，状如末盐，犹有沙土猥杂，其色黄赤，须再以水煎化，澄去渣脚，入萝卜数枚，同煮熟，去萝卜，倾入盆中，经宿则结成白硝，如冰如蜡，呼为盆硝。齐、卫之硝则底多，而上生细芒如锋，《别录》所谓芒硝是也。川、晋之硝则底少，而上生牙尖如圭角，作六棱，纵横玲珑，明白可爱，《嘉祐》所谓马牙硝是也。二硝之底则通名朴硝也。取二硝置之风日中，吹去水气，则轻白如粉，即为风化硝。取二硝同甘草再四煎炼，鼎罐升煅，则为玄明粉。陶弘景及唐宋诸人皆不知诸硝为一物，但分精粗之异，因名失实，谬度乱猜，殊无指归，互详在火硝下。

芒硝：化积聚，《神农》破留滞，皇甫氏消热胀，通利大小二便之药也。薛氏肤泉曰：此药禀天地至阴极寒之气所生，乃太阴之精，以消物为性，故能去积聚留滞胀满，行大小二便等证。成氏曰：《经》云：热淫于内，治以咸寒。气坚者，以咸软之；热盛者，以寒消之。故张仲景大陷胸、两承气汤皆用此，以取其咸寒润下而降，去实热固结不通之病耳。苟非里实燥热，秘结不通之证，当斟酌行之。

方龙潭先生曰：辛能润燥，咸能软坚。芒硝辛咸，化肠胃蕴热，燥隔秘结，又通络、行留血，堕胎破孕，通淋利浊，推陈致新，莫可加也。然虽堕胎，妊娠伤寒，有热盛邪坚，在所必下者，用此润燥软坚，热泻而母子俱安，所谓有故无殒是也。

缪仲淳先生曰：硝者消也。五金八石，其坚莫比，惟硝能消之。苟非大辛、至咸、极苦、最烈之味，其能消化之乎？究其芒硝功用，无坚不磨，与结不散，无热不荡，无积不推，可谓直往无前，性无留碍之物也。《别录》谓炼饵服之、轻身神仙，失其本矣！故仲景于诸承气汤用之。非邪结下焦、坚实不可按者不用，恐其误伐真阴故也。病不由于邪深固，闭结难通，断不可轻投。至于血涸津枯，以致大肠燥结；阴虚精乏，以致大热骨蒸；火炎于上，以致头痛目昏、口渴、耳聋、咽痛、吐血、衄血、咳嗽痰壅，虚极而似实等证，切戒勿施。至如唐玄宗所召道士刘玄真，谓取芒硝炼成玄明粉，服之遂无病长生，中所载有"益精壮气，助阳补阴，不拘丈夫妇人，幼稚襁褓，不问四时冷热俱治"之说，乃是荒唐不经之语，不识本草何缘载入。岂历代董修儒臣，本不知医，但广异闻，未暇和实而误收之耶？正所谓尽信书则不如无书也。

集方：《方脉正宗》治积聚久着不化。用水芒硝二两，每早服五分，白汤冲服，渐消。〇同前治胸膈并腹有积热内胀。用水芒硝一两，如治积聚同法。〇《百一方》治大小二便不通，闭胀欲死，两三日即杀人。用水芒硝一两，泡汤一升服，取吐即通。〇仲景方治伤寒表邪内陷，心下因鞕则为结胸，以大陷胸汤：用大黄六钱，水芒硝一合，甘遂一钱，以水二大碗，先煮大黄去滓，取七分，入水芒硝，煮一两沸，次入甘遂末，搅匀，温服，得快利，止后服。〇同前治伤寒七八日后，邪结下焦，少腹按之坚痛者，宜下之，大承气汤：用水芒硝一合，大黄一两酒洗，厚朴二钱，枳实一钱五分，以水二升，先煮朴、枳，去渣，取七分，后入大黄，煮十余沸，再入水芒硝，煮十余沸，倾出，温和服，得下，余勿服。本方去水芒硝，名小承气汤。本方去厚朴、枳实，加甘草四钱,名调胃承气汤。三承气汤统治邪热内结,大便不通。量病轻重择取。〇同前治伤寒邪热失汗,蓄血少腹,或先因内伤,留血下焦者,用桃仁承气汤下之:用桃仁十个去皮,大黄五钱,甘草三钱,桂枝二钱五分,水芒硝二钱,先四味,以水三升煮熟,去滓,取七合,再入水芒硝,更上火微沸,倾出,温和服。当微利。〇《信效方》治死胎不下。用水芒硝二钱,热汤冲服,立下。

续补集方:《千金方》治暴赤时眼。用水芒硝五钱,和铜青二分,泡汤,频洗。〇姚和众方治小儿重舌。用水芒硝研细末,涂舌上下,二日效。〇《简要济世方》治小儿鹅口。用水芒硝研末,搽舌上,日三次,效。〇《三因方》治风热喉痹及缠喉风。用水芒硝、火芒硝各五钱,铜杓内炒,待冷,配白硼砂三钱,共研极细,用米醋调,以鹅羽蘸药涂喉内,吐涎即通。

风化硝:味咸、甘。

李氏曰:以芒硝置于檐下无雨露处,风日中吹之,水气消尽,自成轻飘白粉,再装入黄牡牛胆壳内,待硝渗出皮外,临用收取,最妙。

风化硝治上焦心肺痰热之药也。何氏恒宇曰:此药体重降下,经风日吹荡,飘散陈气,则转重为轻,出沉为浮,主胸膈、心胃、肺府一切风火浮越之疾。如小儿痰热急惊,大人冒暑发晕,以白汤化服数分,立苏。

玄明粉:味咸、辛,气寒,无毒。沉而降,阴也。入手少阴,足厥阴、阳明经。

李氏曰:制玄明粉法:用净芒硝十斤,长流水一石,煎化,用白萝卜十斤,切片,同煮熟,滤净萝卜滓,再用甘草一斤同煎,滤去甘草滓,取出,将凝,装大沙罐内,筑实盛之,盐泥固济罐身,厚半寸,不盖口,置炉中,以炭火十斤,从文至武煅之,待沸定,以铁盏盖口,以盐泥固济,再以十五斤顶火煅之,放冷一伏时,取出,隔纸安地上,盆覆三日,出火气,研细末,净磁瓶收贮。

玄明粉开结润燥,日华子通利大肠之药也。方氏龙潭曰:此药治一切火热为病,凡心热烦躁,谵语狂言,肠热结燥,宿垢积滞,痰热壅塞,关隔不清,目热昏涩,肿赤痒痛,胃热牙疼,齿根浮胀,及喉痹乳蛾,胀闭不通等证,此咸寒之物,润燥而软坚,通闭滑滞,一切热毒悉能治之。凡三焦肠胃实火积滞者,服之速效。若脾胃虚寒及阴虚血虚,虚火妄动者,切禁用之。

硝 石 又名火硝

味苦,气温,有小毒。阴中阳也。

《别录》曰:火硝,生益州山谷,及武都、陇西、西羌等处。马氏曰:今南北东西,所在诸山泽有咸土处皆有。地上有霜,清晨扫取,以水淋汗,煎炼而成白雪。李氏曰:诸卤地皆产之,而河北庆阳、山东诸县及蜀中尤多。秋冬间遍地生白,扫取多有泥土,猥杂不洁,以水淋汗煎炼,结于盆底者,状似朴硝,在上者或有锋芒棱角,亦有芒硝、牙硝之名,与朴硝同称,而水火之性各异也。丹炉家用制五金八石,银工用化金银,兵家用作烽燧火药，得火即焰起。**陈氏曰**：二硝自晋唐以来，诸家都无定见，不知硝有水、火二种，形质虽同，性气迥别。今以前古朴硝、硝石为正。朴硝，水硝也，有二种：煎炼结出之细芒为芒硝，为牙硝；凝结盆底者，为朴硝也。硝石，火硝也，亦有二种：煎炼结出之细芒，亦名芒硝、牙硝。凝结盆底者，为硝石也。但二硝初生卤地时，消石色白易炼，朴硝色黄赤，须再三煎炼，方始成也。火硝煎熟入盆内，莹白如雪，上聚黄水，取出入锅，再煎成盐，名硝盐，腌鱼肉不坏，屠场家多收之。

硝石：《本草正义》治阴伏阳格，寒热两逆，甄权开结闭，破积聚之药也。土宿真君曰：此物感海卤之气所产，得火则焰，入地千年，其色不变，制七十二石，能化为水，伏草木，柔五金，炼八石，大丹不舍此也。兵家用作铳机，横冲百里，直入云汉，其性升达可知矣。此与朴硝形质虽同，性气迥别。水硝其性下走，阴中之阴也，故惟荡涤肠胃积滞，折抑三焦实火；火硝其性上升，水中之火也，故能破积散坚，升散三焦火郁，调和藏府虚寒。与硫黄同用，则有升降水火之功，治冷热缓急之病。煅制礞石，则除积聚痰饮。盖硫黄之气热而下行，礞石之性寒而下行，硝石之性热而上行，一升一降，一阴一阳，此制方之妙也。如入来复丹，疗寒暑不调，里寒外热，或腹痛如绞，泄泻如水，甚至六脉欲脱，四体如冰，服之回阳返阴，升降顺理，阻逆旋通，而卒病暴绝之证自苏矣。如病非阴逆阳阻，而属真阴虚，真阳脱，渐至脉绝肢冷者，急宜大剂参、附，佐以姜、归、甘、术等类，庶可回生，又非硝、硫开劫之力可夺也。

集方：《集玄方》治诸心腹卒痛。用火芒硝一钱，硫黄五分，研细末，醋煮过，每服三分，温汤调服。○《炮炙论》治头痛欲死。用火芒硝研细末，吹鼻内即愈。○《普济方》治重舌蛾口。用火芒硝研细，以竹沥调点肿处。○《三因方》治风热喉痹及缠喉风。用火芒硝五分研细，以米醋调，用鹅羽蘸醋拂喉间，吐涎即苏。○《方脉正宗》治伏暑泄泻。用火芒硝、舶上硫黄各一两，生明矾、滑石各五钱，俱研细，用米醋一碗，铁杓内煮干，研极细末，红曲二两，打糊丸，梧子大。每服五六十丸，温汤下。○《金匮方》治女劳黑疸，身黄额黑，膀胱急，小腹满，小便黄，大便黑，足下热。用火芒硝、枯白矾各等分，研为末，以大麦粥汁和丸，早晚各服三钱，白汤下。○陈氏《产宝》治产后瘀血不行，腹胀闷痛，如有物直筑心胸，甚至昏晕欲死，身热烦燥者。用火芒硝、舶上硫黄各十两，共研末，米醋十碗，煮干，滴乳香、真没药各四两，瓦上焙出油，研末，五灵脂五两，水澄去砂石净，晒干，木香二两研末，六味共研细末，以米醋打麦面稀薄糊为丸，如弹子大，每丸重一钱，临证白汤化下。○《和剂局方》治上盛下虚，里寒外热，中暑泄泻，或晕倒昏不知人，冷汗自出，手足微冷，或吐或泻，或喘或满，以来复丹，和苏合香丸各一丸，用温滚汤调灌。来复丹见玄精石条下。苏合香丸见条下。

硇　砂

味咸、苦、辛，气热，有毒。

苏氏曰：硇砂，出西凉夏国及火州，今河东、陕西近边州郡亦有之。然西戎来者，颗块光明，大者如拳，重三五两，小者如指头，入药最紧。边界者，杂碎如麻豆粒，颇夹砂石。虽可水飞澄去，入药则力稍减。李氏曰：硇砂乃卤液所结，亦硝石之类。出于青海，与月华相射而生，附盐而成质。狄人采取，淋炼成砂，状如盐块，以白净者为良。其性至透，五金借此以为先锋，用黝罐盛悬火上则常燥，若近冷及得湿，即化为水，或渗失而走也。张匡邺云：高昌北庭山中，常有烟气涌起而无云雾，至夕光照若炬，照见人形并禽鼠皆赤色，为火焰山。采硇砂者，着木屐取之，若履底皮革为者，即焦败矣。服之使人硇乱，故名。一说西土置盐肉，以代盐用，食之又无害，岂久与性习耶？寇氏曰：修治：用水飞三次，去尘土净，再用米醋煮干如霜，刮下用之。冬瓜、白萝卜、乌梅肉、牡蛎粉、海螵蛸五种，能伏硇毒。

硇砂：《唐本草》化积聚，攻癥癖，去死肌，日华子消肉食胀满之药也。李氏濒湖曰：此药大热有毒之物，唐人治噎膈反胃，积块内症之疾，用之则有神功，并除目翳努肉，痣黡疣赘，其性善烂金银铜锡，况人腹中有久积，岂不腐化？盖此疾皆起于七情饮食所致，痰气郁结，遂成有形，妨碍道路，痛胀吐食，非此物化消，岂能去之？观庖人煮硬肉，以硇砂浸水入少许即烂，可类推矣。多服能腐坏肠胃，生用能化人心为血，此系无妄之剂，非若良性草木，平常药石之比。司业者当慎择而取之，毋尝试也。如藏器方治咳嗽，疗瘦羸，补水藏，暖子宫。又《经验方》久服令人能食肥健，此真失心病狂之语，万勿信从！

集方：邓才方治噎膈反胃。用硇砂二钱研细，水飞三次，和荞麦面包之，烧焦，待冷，取出，入槟榔三钱，母丁香二个，研极细，每服五厘，烧酒调下，日二服。〇《普济方》治目翳不退，并努肉胀突。用杏仁百个，煮熟去皮尖，研细，入硇砂一钱制法如前，与杏仁一总研极细，临用时取水一点，以簪脚蘸杏仁末半米许，点目中，努翳尽落。〇《集效方》治面上疣目。用硇砂、硼砂、铁锈各等分，研细末，取少许，搽三次，自落。〇神化丹：消癖积，破血块，下鬼胎，通经脉及诸痞积气块。用硇砂、干漆炒、血竭各三钱，乳香、红娘子二十个去翅，斑猫二十个去翅足，共为细末，枣肉丸如豌豆大，每服一丸至三五丸，临卧时用淡姜汤吞下。〇磨癖膏：用硇砂、胡黄连、三棱、莪术各五钱，麝香二钱，俱研极细末听用，再用桃仁四两，乱头发四两，生猪脑子八两，桐油八两，香油四两，先将桐香油熬滚，入桃仁、乱发、猪脑子，文武火熬，以脑子尽，用麻布滤出渣，次下飞过黄丹十四两，白蜡五钱，熬成膏，待温，再下前硇砂、胡黄连等五项药末搅匀，收贮铁杓内，勿令泄气。如有积块，用绢帛摊药贴上，后用鞋底炙热，熨之四五十遍，觉内热烘烘方止，其癖即自消缩。

蓬　砂

味苦、辛、甘，气温，无毒。沉也，降也。入手太阴、足阳明经。

苏氏曰：蓬砂，出南番、西戎，状甚光莹，有黄白二种。南番者，其色褐，其味和，其效速；西戎者，其色白，其味焦，其效缓。皆是炼结所成。如矾石类，柔物去垢，制汞哑铜，杀五金八石，与硝石同功，今银工用作焊药，牢固不脱。

蓬砂：日华子化结痰，通喉闭，李时珍去目中翳障之药也。李氏濒湖曰：此属卤石之剂，其性能柔金石而去垢腻，体虽重坠而气质轻清，故本草散上焦胸膈之热，如通喉闭，噎膈，消瘰聚骨鲠，用此取其柔物也。如化结痰，退目眵翳障，用此取其去垢也。此剂淡渗清化，如诸病属气闭而呼吸不利、痰结火结者，用此立清。倘属阴虚津燥，髓竭营枯而成肺痿热胀，痹闷不通诸疾，劳咳将危，多见此证。法当禁用。

集方：《方脉正宗》治气闭痰结火结，喉胀不通。用蓬砂一钱，放口中噙化，立消。〇《普济方》治木舌肿强。用蓬砂一钱研细，以姜汁调，鹅羽蘸涂肿处。〇《经验方》治咽喉肿痛。用蓬砂一钱，白梅肉一个，捣丸芡实大，每噙化一丸。〇《直指方》治目翳并努肉遮睛。用南蓬砂一钱，片脑五厘研细，以灯草头蘸点之。〇《集玄方》治小儿阴癞肿大不消。用蓬砂一钱，研水涂之，即消。〇解一切毒食，并治一切恶疮疔毒。用蓬砂四两研细，真菜油一斤，瓶内浸之，遇有毒者，服油一小盏。

石硫黄

味酸，气热，有毒。气味俱厚，纯阳之物也。入手厥阴经。

《别录》曰：石硫黄，出东海牧羊山谷及太行河西山。陶氏曰：今南海诸番、岭外州郡亦有，不及昆仑、雅州、舶上来者。此火石之精，矾石之液也。李氏曰：所在之处必有温泉，作石硫黄气，以颗块莹净，光腻色黄，嚼之无声者佳。夹土及石者不堪入药。苏氏曰：一种赤色者，曰石亭脂；青色者，曰冬结石；鹅黄色者，曰昆仑黄；半白半黑者，曰神惊石，并不堪用。又有一种水硫黄，出广南及资州，从溪涧水中流出。以茅收取，熬出者，曰真珠黄。气极腥臭，堪入疮药。一种土硫黄，出闽漳，对海有山，名鸡笼头，刮取山边砂土，日中曝干，和牛脂煎，研去砂土，漉出清汁，干之，即土硫黄也，入药尤佳。修治：先以莱菔剜空，置硫黄于莱服空内，合定，用稻糠火煨熟，去其臭气，再以紫背浮萍同煮一日，煞其火毒，更以皂荚煎汤淘之，去其黑浆。

石硫黄：暖血壮阳之药也。李氏伯曰：此药秉纯阳火石之精气而成，质性通流，色赋中黄，故名。方氏龙潭曰：善治一切冷病。凡气血筋骨，藏府形骸中，阳神失令，阴气迷留，《神农》以致恶血血结，胀闷垂死，或腰肾久冷，甄权顽痹酸痛，或心腹积聚，《别录》冷饮痰癖，或老人寒秘，李珣大便不通，或命门久衰，时珍精寒不固，或白带淋涩，《方脉正宗》腰脊酸麻，或下元虚冷，《蒙筌》脾胃久泄，或阴阳交纽，霍乱绞痛，或雀疵汗斑，吴普皮肤虫疥，其气虽热而疏利大肠，与燥涩者不同，是亦救危要药也。寒证服之，固有速效，但中病即已，不可假此以常服多服也。

缪仲淳先生曰：硫黄，古方未有服饵者。农皇所用，止于治疮蚀疽痔等，而近世遂为常服丸散，如来复丹、半硫丸、金液丹、黑龙丹诸方。称其功用，亦未能殚述，然而人身之中，阳常有余，阴常不足；病寒者少，病热者多。苟非真病虚寒，胡可服此大热毒药？世人徒知其取效轻捷，而不知其有酷烈之害也。韩退之作文戒服食，晚年服硫黄而死，可不惧哉！

集方：《方脉正宗》治男子妇人血气久冷，阳道不振，遍体肉寒，四肢痿弱，脾胃不实，日多溏泄。用石硫黄四两，豆腐泔水煮三日夜，为细末，当归身八两，于白术八两，山药四两，砂仁二两，俱炒燥，研为末，配硫黄末和匀，神曲六两炒，研末，打糊为丸，如梧子大。每早服一钱，白汤下。男妇俱可用。○同前治妇人产后恶血血闭，胀闷垂死。用石硫黄、火硝各二两，醋炒结成砂，乳香、没药各一两，瓦上焙出汗，共研为末。每服一钱，白汤调下。○同前治腰肾虚冷，顽痹酸痛。用石硫黄二两，醋煮二日，附子一两，童便煮烂，捣膏，萆薢、牛膝各四两，俱酒拌炒，共研为末，炼蜜丸梧子大。每早服二钱，白汤下。○同前治心腹积聚，冷饮涎癖。用石硫黄二两，豆腐泔水煮二日，研末，生半夏三两，生姜二两，泡汤，浸二日，沥去水，连姜同捣千下如泥，和硫黄末为丸，如梧子大。每早服一钱，白汤下。○《和剂局方》治老人寒秘，大便不通。用石硫黄一两，豆腐泔水煮一日，研末，生半夏二两，切碎，生姜二两，取汁，拌炒熟，捣烂，和硫黄末为丸，梧子大。每服一钱五分，温酒下。○同前治命门久衰，精寒不固。用石硫黄二两，豆腐泔水煮二日，研末，鹿角胶四两，龟板胶二两，和酒一斤，顿化，山茱萸肉四两，山药三两，共炒燥，研细，和入硫黄末，以胶酒和为丸，梧子大。每早服二钱，白汤下。○《方脉正宗》治妇人脾胃虚寒，时多溏泄，及白带淋沥，腰脊酸疼。用石硫黄一两，豆腐泔水煮二日夜，白术四两，黄耆五两，当归三两，俱炒燥，为末，和硫黄一两捣匀，炼蜜丸，梧子大。每早服二钱，白汤下。○同前治下元虚冷，脾胃久泄。用石硫黄一两，豆腐泔水煮二日夜，人参、白术、补骨脂各二两，丁香一两，俱微炒，入硫黄末和匀，神曲三两，炒燥研末，打糊丸，梧子大。每早晚各服一钱二分，白汤下。○《济生方》治寒暑交纽，霍乱转筋，中脘痞结，或吐或泻，腹痛厥逆。二气丹：用石硫黄，豆腐泔水煮一日，火硝各等分，研细末，醋煮干，炒成砂，再研末。遇此患，每服一钱，阴阳水调服。此方又治久疟不止。○《直指方》治酒鳖、血鳖，气块攻痛，摇头掉尾，上窜喉间，下抵肠腹，或附胁背，此药俱用白汤调服。又治小儿一切吐泻，不拘冷、热、惊、食，用此药二三分，生姜一片，泡汤调服。又治头风头痛，百药不效，用苦茶调服五分。○《瑞竹堂方》治雀疵汗斑，并皮肤虫疥。以石硫黄一两生用，雄黄八钱，真铅粉六钱，三味同研极细，如雀斑汗斑，用茄蒂蘸擦；如虫疥，以臭椿皮蘸擦三四次，立效。○《宣明方》治酒皶赤鼻，并面紫风疙瘩。用生石硫黄五钱，黄丹三钱，轻粉二钱，枯白矾一钱五分，共研极细，每晚临睡时，用糯米粥汤调涂，早辰用热汤洗，涂一月效。○《圣惠方》治诸疮努肉突出，如田螺头，或如蛇头，出长至寸许者。用石硫黄生研末，掺之即缩。○孙氏《集效方》治顽癣不愈。用石硫黄生研末一两,配倾银过熟罐子一两,同研极细,每日搽之。○《外台秘要》治痈疽久不收口。用石硫黄,豆腐泔水煮半日,研细末,掺少许于疮口。○《医方摘要》治咳逆作呃。用石硫黄烧烟嗅之,立止。○《心传方》治玉门宽冷。用石硫黄煎水频洗。

石硫赤、青:味苦、酸,气热,有毒。

《别录》曰:石硫赤、石硫青俱生羌道山石间,理如石者。**李氏**曰:此二种,即石硫黄之多赤色、青色者。石硫赤,又名石亭脂;石硫青,又名冬结石,较之石硫黄,力稍不及。

石硫赤、青:主治功用与石硫黄同,兹不复赘。

续补集方《万病回春》治咳逆即呃忒,服药无效者。用石硫黄、滴乳香各二钱,共为末,以白酒半壶,煎滚,入长嘴壶内,以病呃人鼻中嗅之即止。○治自汗、盗汗。用石硫黄、五倍子一个,枯矾一钱,共为末,以酒调,填脐上,以绢帛系缚一宿,即止。

矾　石

味酸涩,气寒,无毒。

《别录》曰:矾石,出河西山谷及陇西、武都、石门、益州、晋州、青州、慈州、无为州诸处。**苏氏**云:初生皆石,烧碎煎炼,乃成矾也。凡五种,其色各异,白矾、黄矾、绿矾、黑矾、绛矾也。**李氏**云:折而辨之,不止五种。白矾,方土谓之白君,出晋州者上,青州、吴中者次之。洁白者为雪矾,光明者为明矾,亦名云母矾。文如束针,状如粉扑者,为波斯白矾,并入药为良。黑矾,铅矾也,出晋地。其状如黑泥者,为昆仑矾,其状如赤石脂。有金星者为铁矾,其状如紫石英。引之成金线,画刀上即紫赤色者,为波斯紫矾,并不入药饵,惟丹灶及疮家用之。线矾、绛矾、黄矾,俱见本品条下。其杂色者,则有鸡屎矾、鸭屎矾、鸡毛矾、粥矾,皆下品,亦入外丹家用也。**雷氏**曰:修治:凡使白矾石,贮瓷瓶内,置于火中,煅令内外通赤,钳揭起盖,旋安石蜂巢,入内烧之,每十两用巢六两,烧尽为度,取出放冷,研粉,以纸裹安五寸深土坑中,一宿取用。又法:取光明如水晶、酸咸涩味俱全者,研作细粉,以瓷瓶用六一泥固之。候泥干,入粉三升于瓶内,旋入五方草及紫背天葵,各取汁一镒,俟汁干,盖瓶口,更泥封,上下用火百斤煅之,从巳至未,去火取出,则色如银,研如轻粉用。**李氏**云:今人煅干,谓之枯矾。不煅者,为之生矾,入服食家。法用新桑合盘一具,于密室净地,以火烧地令热,洒水,或若流于上,乃布白矾于地上,以盘覆之,四面用灰壅定,俟一日夜,其石精皆飞于盘上,即扫了取之。更如前法,凡数遍乃止,名曰矾精。若欲作水,即以扫下矾精一斤,纳三年苦酒一斗中,澄清之,号曰矾华,百日弥佳。若急用之,七日亦可。

矾石:解诸毒,寇宗奭化痰涎之药也。**薛氏**字仁曰:《经》云:涩可止脱,白矾有之。前古主泄痢,白沃寒热等疾,盖指泄痢久不止,虚脱滑泄,因发寒热耳。此药味涩气寒,体质以澄湛坚明为用,故寇氏方主湿热染污,晦浊不清之疾。若痈疽疔毒,若喉痹痈胀,若毒蛇百虫诸蛊,若中风涎痰,语音浑浊,或癫痫卒暴,人事昏迷诸证,服此立安。能解毒消瘴,石药中之救急剂也。但性燥急而能劫水,如齿骨之疾,用之不利。岐伯有曰:久服伤人骨。因劫水故也。如阴虚内热,火炽水涸,发为涎痰,为咽喉痛者,不宜用。如泄痢日久,由于脾胃气虚,妇人白沃,由于中气下陷,营血不足,以致寒热者,亦不宜用。如前古炼饵服之,轻身不老增寿,此汉人伪托神农之言,诳世骇俗,不足信也。

集方:《生生方》治泄痢日久,内无积滞而滑脱者。用白明矾一两,铁杓内熬枯为末,醋打面糊为丸,如梧子大。每服五十丸,乌梅汤送下。○《金匮方》治妇人白沃,因经水不利,子藏坚癖,中有干血,时下白物者。用白明矾一两,如前法熬枯,枣肉和丸,如枣核大,纳入户内,日一易之。○李迅方治痈疽肿毒,疔疮发背,不问老少。用白明矾一两,生研末,以好黄蜡七钱熔化,拌矾末,众手急丸梧子大。每服十丸,渐加至二十丸,白汤送下。服至一两以上,无不作效。最止疼痛,不动藏府,不损元气,活人不可胜数。此药不惟止痛解毒,善防毒气内攻,护膜止泻,托里化脓,生肌收口,服至八两尤佳,今名蜡矾丸。○《圣惠方》治喉痹喉痈乳蛾。用白明矾三钱,铁杓内溶化,入劈开巴豆三粒,熬干,去豆取矾研极细,吹入喉中,立愈。甚者以矾末五分,以米醋调,噙喉间,少顷,吐涎愈。○《济生方》治中诸蛊毒。用白明矾、细茶叶各二钱,共为末,新汲水调服,吐泻即效。未吐泻,再服。○《瑞竹堂方》治毒蛇虫伤人,及射工沙虱等毒气入腹,口噤目黑,手足厥直。用白明矾二钱,为末,温汤调灌。○刘禹锡《传信方》治蛇咬蝎螫及虎犬等伤。用白明矾少许,熬化,乘热滴伤处,立安。○陈师古方治中风痰厥,四肢不收,气闭昏塞,人事不明者。用白明矾一两,猪牙皂角五钱,共为末,每服一钱,温汤调下,吐痰即苏。○邓笔峰治风痰痫病。用白明矾一两,细茶叶五钱,共为末,红曲打糊为丸,梧子大。一岁十丸,大人以五十丸为率,久服,痰自大便中出。

续补集方:《普济方》治风热喉痛。用新砖一块,浸粪厕中一月,取出洗净,晒干,用白明矾八两,研末化水,浸砖三日透,取出晒干,又浸又晒,以矾水干为度,放阴处,待霜出扫收。每服五分,白汤调服。○姚和众《至宝方》治初生小儿,舌生白膜,如皮裹舌,或遍舌根。用指甲刮破,令血出,以生白明矾烧枯为末,傅之即退。○《简要方》治齿牙肿痛。用白明矾一两烧枯,露天大蜂房一两微炙,每用二钱,水煎,含漱去涎。○《圣惠方》治舌木肿强。用生白矾、肉桂各等分为末,安舌上下。○《普济方》治小儿鹅口,满口白烂。用白明矾一钱烧枯,朱砂二分,共为末,每以少许傅之,日三次,神验。○《生生编》治口中气臭。用生白明矾二钱,入麝香数厘,为细末,擦牙上。○姚和众方治目翳胬肉。用生白明矾一钱,水一合,煎半合,入白蜜些须调之,以绵滤过,每日点三四次。○《集简方》治时行风热,目赤肿痛。用生白矾、铜青、食盐、川黄连各二分,泡汤,用软白绢蘸洗两眼泡上。○《圣济录》治聤耳出汁。用白明矾五钱,枯黄丹一钱,共为末,日吹一次。○《千金方》治脚气冲心。用白明矾三两,水一斗二升,煎沸,俟通和,浸洗。○《济急方》治黄肿水肿。用白明矾一两,绿矾二两,白面半斤,同炒令赤色,研为末,以辣醋打米糊为丸,梧子大,白汤下。〇《金匮方》治女劳黄疸,书云:黄家日晡发热,又恶寒,膀胱急,少腹满,目黄,额上黑,足下热,因作黑疸。其腹胀如水状,大便黑,时溏,此女劳之病,非水也。自大劳大热,交接后,入水所致。腹满者难治。用白明矾烧枯,火硝炒黄,各等分为末,每服二钱,以大麦粥汁调,日三服,病从大小便去。〇《经验方》治二便不通。以白明矾生用,研末,填满脐中,以温水滴之,十余点,半刻即通,如脐眼平而不深者,以麦面水和,作条围之。〇华佗方治卒时吐泻不止。用白明矾烧枯,研末,五分,白汤调服。〇《普济方》治反胃呕吐。用白明矾、硫黄各一两,研末,米醋煮干,再研细,用麦面打糊为丸,梧子大。每服三十丸,姜汤下。〇《救急方》治刀斧金疮。用白明矾烧枯,黄丹各等分,为细末傅之。〇《千金方》治漆疮作痒。用白明矾一块,泡汤拭之。〇《圣惠方》治小儿脐肿湿烂。用白明矾烧枯傅之。〇《生生编》治头上黄水脂疮。用白明矾烧枯,沥青各等分,为末,清油调涂。〇《肘后方》治足趾甲入肉作疮,不可履。用白明矾,烧枯傅之,去恶肉,生好肉。用修脚匠,细细割去甲角,旬日愈。〇《御药院方》治阴汗湿痒。用白明矾烧枯,扑之。又泡汤洗。

绿 矾

味酸,气寒,无毒。

李氏曰:绿矾,生晋地、河内、西安、沙州。苏氏曰:出隰州温泉县、池州铜陵县,初生皆石也,煎炼乃成。其形似朴硝而绿色。取置铁板上,聚炭烧之,矾沸流出如金汁者是真也。沸定时,汁尽则色如黄丹,名矾红,入圬墁、漆器家多用之。

绿矾:燥脾湿,消积聚,化湿痰,时珍除黄肿胀满之药也。李氏曰:此药酸涌涩收,有燥湿化涎之功,与白矾相似而功力稍有异者。如白矾长于解毒,而绿矾长于消积滞也。如黄肿黄胖、食劳疳黄之证,其人面目遍身通黄,能食而倦怠嗜卧,起居无力,经年累月久不愈者,多属田家辛苦之人,风雨饮食,劳后贪眠露卧,肝气内逆,脾蓄伏涎,久久不运,蕴积成黄,此宿病也。非仲景论暴病黄疸、十八日为期之比。又非杂病脾土虚寒,黄色外见,宜大温补之比。以此药配平胃散而黄病自退矣。日华子又治喉痹鼓胀,疟痢疳积,肠风泻血诸疾,亦取此燥湿热,化涎逐积之力也。然而诸治之外,又善消腹中坚结,肉食宿垢,诸药不能化者,以矾红同消食药为丸,投之即化。然性虽燥烈,而质又走滑,能令人作泻。如胃弱人,又不宜多服久服也。曾服此药过者,终身须忌荞麦,犯之有卒殀之虞。

集方:《方脉正宗》治米麦果菜肉食积滞。用绿矾二两炒红,肉豆蔻、红曲、山查、麦芽、陈皮、草果、槟榔、三棱、蓬术、木香各一两,共为末,神曲打糊丸,如梧子大。

每早服三钱,米汤下。○朱丹溪方治黄胖浮肿,能食而腹胀,怠惰无力者。用绿矾三两炒赤,香附八两,童便浸,厚朴姜汁拌炒,白芍药、山查肉、苍术米泔浸各三两,苦参、陈皮、茯苓、白术各二两炒,甘草、青皮各一两五钱,针砂四两炒红,醋淬三次,共为细末,醋打红曲末,作糊为丸,如梧子大。每早晚各服百丸,白汤下。人虚者,服五十丸,人参汤下。忌一切生冷、油腻、鸡、鹅、羊、鸭、生硬,并糙粽难化之物。服过七日后,便觉手掌心凉,口唇旁有红晕起,调理半月愈。○又方:治黄胖病。用绿矾炒红四两,苍术米泔浸,厚朴姜汁拌,陈皮酒洗,俱炒燥各三两,甘草六钱炒,共为末,醋打红曲末作糊为丸,梧子大。每早晚各服三钱,米汤下。○《救急方》治食劳黄病,身目俱黄。用绿矾二两,醋拌炒赤,研为末,枣肉和丸梧子大。每服二钱,食后白汤下。○《集效方》治癣疮作痒。用矾红五钱,槿树叶五十片,螺蛳肉二十个,同捣烂,用夏布裹擦之。○谈野翁方治走马牙疳。用绿矾一两,醋拌炒赤,为末,入雄黄、蓬砂、水芒硝各一钱,共研极细,用温茶漱洗净,渗之。○孙氏《集效方》治喉风肿闭。用绿矾四两,用好米醋四两拌湿,日下晒燥,研末吹之,少顷,用生姜一钱,茶叶一钱,泡汤泔漱,再吹再泔漱,半日愈。○陆氏方治重舌木舌。用绿矾,刀头上烧红,研末掺之。○《方脉正宗》治食积成鼓胀。用绿矾,刀上烧红一两,研末,入巴霜五分,共研匀,红曲打糊为丸如梧子大。每早服三丸或五丸,白汤下。○《圣济录》治疟疾多呕、吐涎者。用绿矾炒赤一钱,干姜三钱,生半夏二钱,甘草五分,水二碗,煎半服。○《方脉正宗》治久痢虚积不净。用矾红三钱,茯苓五钱,共研极细,水发为丸,如绿豆大。每早晚各服一钱,人参汤送下。○治小儿疳积,好食泥土、灰炭及生米、生肉等。用绿矾一两,醋拌炒红,研末,每服五分,米汤调下。○《永类方》治肠风下血,积年不止,虚弱甚者,一服取效。用绿矾四两,入砂锅内填实,瓦片盖定,外用盐泥固济,大炭火煅通赤,取出,入青盐、硫黄各一两,共研细匀,再入一新砂锅中,盐泥固济,如前法煅,取出研细,附子一两,童便煮烂,捣成膏,调入煅过药末内,和匀,再和稀粥糊为丸,梧子大。每空心白汤下五十丸。○治遍身癫癣,疼痒不常。用绿矾、芒硝各一两,煎汤,频洗浴,渐愈。○治床褥中生臭虫。用绿矾、樟脑各等分,包藏床四角,永无臭虫。造屋梁柱关眼中,用绿矾捣和石灰末,拌匀,藏纤,一切蚁蠹虫螫不生。葬厝棺木亦可用。○治小儿重舌,用胆矾,研细敷之。

胆　矾

味酸、涩、苦、辛,气寒,有毒。入足少阳胆经。

苏氏曰:胆矾,出蒲州虞乡县东亭谷窟中。有块如拳,或如栗,其色碧绿,如鸭嘴而有白文者为上。为末擦铁,即变铜色为真。味极酸苦涩辛。多生铜坑中石间,击之纵横解皆成垒。又《玉洞要诀》云:胆矾,阳石也,出嵩岳及蒲州中条山,禀灵石异气而生。○今市家以绿矾、醋拌揉伪充,不可不辨。

胆矾:吐风痰,_{苏颂}消喉痹,《别录》疗齿疳龈烂之药也。李氏曰:此药得铜气之精,相感而生,故色青、味涩,如铜味也。其性收敛上行,能涌风热痰涎,故治咽喉口齿诸毒,有奇功也。攻喉痹极速,垂死者,以鸭嘴胆矾一钱,为细末,温醋一钟调灌,大吐胶痰升许,即瘥也。但硝石之剂,多服有损津气,宜暂用,不宜久服也。

集方:谭氏方治大人小儿风痰。用鸭嘴胆矾七分,小儿二分,温醋汤调服,立吐出涎,便苏。○《济生方》治喉痹喉风,肿塞不通。用鸭嘴胆矾一钱,白僵蚕二钱炒,共研细末,每以少许吹之,吐涎。○《胜金方》治口舌生疮久不瘥。用鸭嘴胆矾五钱,入银锅内,火炒赤,取起细研,每以少许傅之,吐出酸涎水,愈。○杨氏《简便方》治走马疳。用大枣一个,去核,入鸭嘴胆矾,湿纸包,烧赤研末,傅之追涎。○《活幼口议》治小儿齿疳龈烂。用鸭嘴胆矾一钱,匙上烧红,研细末,加麝香五厘,再研匀,取少许傅龈上,立效。○《集简方》治小儿鼻疳蚀烂。用鸭嘴胆矾火烧红,研末掺之,一二日愈。○《眼科经验方》治风眼赤烂。用鸭嘴胆矾三钱,食盐一钱,纸裹,火烧赤,研匀。每日取五分,泡汤一碗,随时洗眼。○《经验方》治风犬咬毒。用鸭嘴胆矾,研末敷之。

土 部_{火土类}

伏龙肝_{即灶心土}

味辛、苦、微甘,气湿,性燥,无毒。

_{陶氏曰:}此乃灶心对釜月下黄土也。以十余年之灶,得火土之气,方可取用。研细水飞过,入药用。

伏龙肝:温脾渗湿,止大便秽血之药也。张相如曰:藏而不出曰伏,隐而不见曰龙,藏血而收摄吾身之纳气曰肝,故命名曰伏龙肝也。体虽土质,深得积年火气而成,性燥而平,气温而和,味甘而敛,以藏为用者也。故善主血失所藏,如《金匮》方之疗先便后血,《别录》方之止妇人血崩,漏带赤白,《蜀本草》之治便血血痢,污秽久延,《杂病方》之定心胃卒痛,及魇寐暴绝。凡阴幽伏隐之疾,一时卒难治者,温汤调服,七剂即定,有神奇变化之莫测也。他如藏寒下泄,脾胃因寒湿而致动血络,成一切失血诸疾,无用不宜尔。观结阴便血,当便之时,血随便下。《经》言结阴便血一升,再结二升,三结三升。若人节养失宜,以致阴血内结,渗入肠间,渗而即下则色鲜,渗而留滞而后下则色黯,治宜温补,惟用此药,加桂、术、参、耆最善。

集方:《金匮》方名黄土汤治结阴便血。用伏龙肝四两研细,水飞过,熟地、白术、黄芩、甘草,俱酒拌炒,阿胶、蛤粉拌炒各一两,附子童便制八钱,以水四升煮一升,温服。○治妇人血崩并白带，或延久血痢。用伏龙肝二两制法同前，白术、茯苓、当归各四两，白敛三两，桂枝一两，俱用酒拌炒，磨为末，炼蜜丸。每番服五钱，熟地煎汤下。○治卒中恶气，及魇寐暴绝，并心胃痛极。用伏龙肝为细末，白汤调服二钱。

百草霜

味苦，气温，无毒。

李氏曰：此乃灶额上积煤，及炉盖上墨烟皆是。以鹅羽扫之，其质轻细，故谓之霜。

百草霜：解三焦结热，化藏府瘀血之药也。车体和曰：焚百草积烟凝结，烟虽发于火之先，而烟之气系百草津气熏蒸，此得木之津，火之气也。如苏颂主化小儿食积症块，妇人气痞血瘕，取此得火气之轻扬，而散阴凝陈聚之物也。濒湖治黄疸疟胀，咽喉肿闭，口舌生疮取此，得火气之轻升，而发越湿热痰气搏结之疾也。又古人有黑奴丸，治伤寒阳毒发狂者，谓其清阳烟火之气，从治上焦心肺之火邪也。《杂病方》用治吐衄崩血不止者，谓其轻浮火化之质，且色之黑也，血见黑即止，亦从治热胜动血，而安营血之暴走也。如阴虚火燥，咳嗽肺损者，勿用也。

集方：《方脉正宗》共方五首治小儿食积疳臌。用百草霜三钱，巴豆霜一分，研匀，以飞箩面打糊为丸，如绿豆大。每服一丸，白汤化下。○治妇人气痞血瘕。用百草霜一两，三棱、莪术各二两，干漆五钱，俱用酒拌炒，红曲为粉，打糊丸，梧子大。每番服一钱，酒送下。○治黄疸，或疟疾作胀。用百草霜一两研极细。每服一钱，病疸者，茵陈汤下；病疟者，草果仁汤下。○治咽喉无故肿闭。用百草霜、白硼砂各二钱，研细末，吹入喉间。○治口舌生疮。用百草霜二钱，甘草一钱，肉桂五分，频频搽之。○黑奴丸治伤寒阳毒发狂。用百草霜、釜底煤各三钱，麻黄一钱，大黄一钱五分，水煎服。○刘氏方治吐血、衄血不止。用百草霜，白汤调服二钱，即止。○倪氏家传治妇人崩血大脱。用百草霜、炮姜末各三钱，用人参三钱煎汤饮，立止。○《圣惠方》治积热痢。用百草霜五钱，川黄连三钱微炒，共研极细，每服七分，米汤调服。○杜氏方治胎前产后，一切危证。用百草霜、香白芷各等分，为细末，每服二钱，童便调下，二服即安。

釜脐煤：味苦，气温，无毒。止吐血血晕，并解中恶蛊毒，小儿客忤之药也。临病以童便调服，大人数钱，小儿数分，其治病大略与百草霜同。

京墨：味苦，气温，无毒。以松木烧烟，宜远细者为佳，粗者不可入药。如以他物烧烟者，次之。其治病与百草霜、釜脐煤大同。

土　部_{水土类}

田中泥

_{李濒湖方}治误吞蚂蟥入腹者,取此泥,水飞去砂石,汤调数钱服,当利出。如入耳者,取泥一碗,枕耳边,闻气即出。

井底泥

疗妊娠热病,取此泥傅心下及丹田,可护胎气。

螺蛳泥

治暑毒痢,取螺一斗,水浸取泥,白汤调服二钱。

蚯蚓泥

_{沈氏曰}:系蚯蚓食土遗出,累累如珠,粒粒成块者。园圃墙脚间及道途阴干处多有之。

散火毒,解天行狂热之药也。《简便方》:治伤寒阳毒谵狂,及时行赤白热痢,取半升,调沸汤饮之,即止。如被狂犬毒蛇咬伤,和盐水调敷。

本草汇言卷十四

钱塘　倪朱谟纯宇甫选集　男倪洙龙冲之氏删补

金之赤振先甫校正

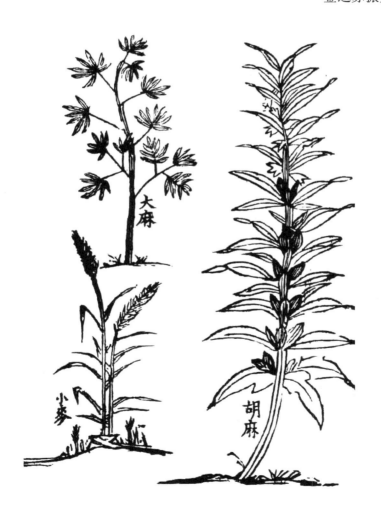

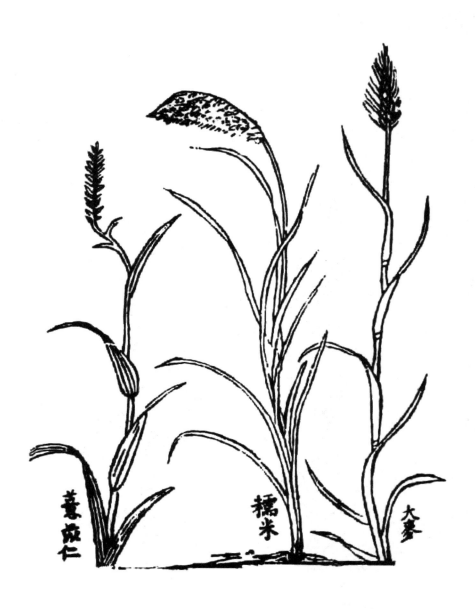

薏苡仁　　糯米　　大麦

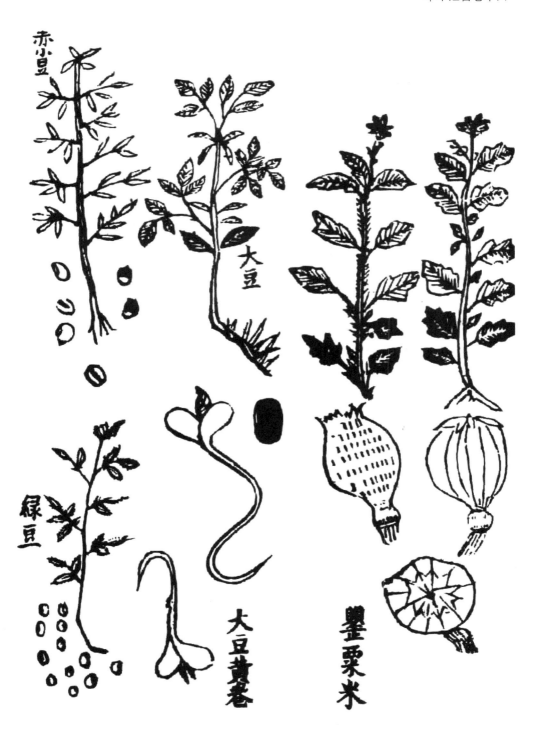

赤小豆

大豆

绿豆

大豆黄卷

罂粟米

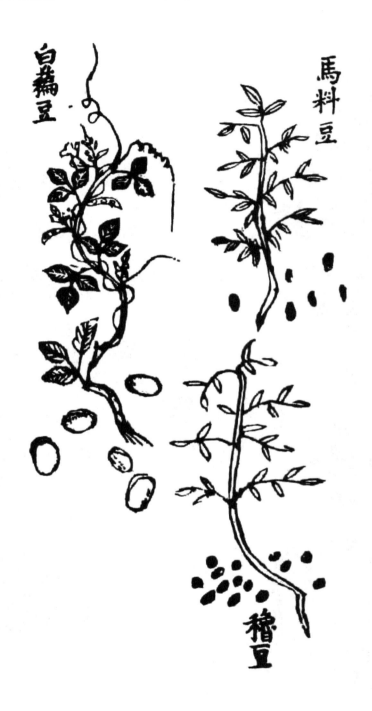

谷 部 麻麦稷粟类

胡 麻 又名脂麻，因石勒临天下，名胡，改名脂麻

味甘，气平，无毒。

李氏曰：胡麻，本生大宛，故名。今江南北俱种之，有早迟二种，有黑、白、赤三色。其茎皆方。秋开白花，亦有带紫色者，节节结角，长者寸许，有四棱六棱者，房小而子少；七棱八棱者，房大而子多，皆随土地肥瘠而然也。其茎高三四尺，有一茎独上者，角缠而子少，有开枝四散者，角繁而子多，皆因苗之稀稠而然也。其叶有本团而末锐者，有本团而末分三桠如鸭掌形者，葛洪谓一叶两尖也。盖不知乌麻、白麻，原有二种叶也。又贾思勰辨胡麻即脂麻，又名巨胜子者。后人因茎方有棱，又以茺蔚子为巨胜，以大麻子及大藜子伪为胡麻，以讹传讹，误而又误矣。按：茺蔚子，茎有三楞，子长一分许；大麻子，黑如细韭子，味极苦；大藜子，状如壁虱，味辛甘。三子并无油脂，不辨而明。又许氏言：俗传胡麻须夫妇同种，大茂盛。雷氏曰：修治：以水淘去浮者，晒干，白中舂去粗皮也。

胡麻：日华子润养五藏之药也。刘氏完素曰：胡麻，油谷也。甄氏言仙经所重，久服润五藏，填精髓，于男子有益。如患人神气虚而嘘嘘吸吸者，宜加用之。陶氏又言：病风人久食，则步履端正，语言清利，无蹇涩之虞，则知养元气，润筋脉，正骨力，可征矣。所以日华子又言：逐游风风湿，胎前催生落胞，及产后血滞诸虚之证，咸取用之。亦推陶氏养气润脉之意云。但多服令人肠滑，缘体质多油故也。宜蒸熟食之良。生食者，发痰生虫，脱发。炒食者，发热燥血。留心者，当斟酌行之，有不胜其用矣。

集方：《方脉正宗》治五藏虚损，补精髓，益气力，坚筋骨。用胡麻九蒸九暴，收贮，每用二合，清晨白汤送下。○同前治风痹痿软无力，行步艰辛，语言蹇涩。用胡麻蒸熟，曝干，每清晨干嚼五钱，白汤送下。○同前治一切风湿，腰脚疼重，并游风行止不定。用胡麻一斤，白术八两，威灵仙酒炒四两，共研为末。每早服五钱，白汤调下。○同前治胎孕足月，过期不产。用胡麻蒸熟，日服三合，干嚼化，白汤送下。不惟善能催生下胞，平速且无一切留难诸疾。

续补集方：《肘后方》治牙齿肿痛。用生胡麻五合，水一升，煮汁五合，含口中，泪漱，不过二三次愈。○治小儿下痢赤白。用生胡麻一合，捣烂，白汤滤出汁，入炼熟白蜜五钱，调匀，不时用重汤顿温，以大茶匙徐徐饮之。○《简便方》治小儿瘰疬。用胡麻炒，连翘微炒，共为末，早晚频频食之。○儿科方治胎毒，小儿初生。以生胡麻，滚汤泡熟，研烂，绵子包，与儿咂之，其胎毒自解。十日用一次，以三年为止。○谭氏方治小儿头上软疖。用胡麻炒微焦，擂碎，用酒少许，调涂。○《笔峰杂兴》治坐板疮

疥。以生胡麻，捣烂敷之。○唐氏方治乳疮肿痛。以生胡麻捣烂，以香油调涂即安。

胡麻油：味甘，气微寒，无毒。

李氏曰：胡麻油，入药以乌麻油为上，白麻油次之。须生榨者良，蒸炒榨出者，止堪饮食料中，不堪入药。若市肆者，不惟已经蒸炒，而又杂之以菜子油也。

胡麻油：许慎微解百药百虫、五金八石诸毒之药也。《纲目》曰：取油，以生胡麻生榨者良，时珍能解毒润燥。疡科用此，止痛消肿，去一切恶疮疥癣。以此煎膏，配铅粉，能生肌长肉，止痛，日华子补合皮裂。又主天行毒热，肠内结热，藏器及蛔结攻心作痛，如炒熟榨取出者，气虽香烈，入厨料中，充肴食用，甚美。不免能动痰发气，久食亦能损声。

集方：《易简方》治百药百虫及河豚诸毒。○《岭南方》治山岚瘴蛊诸毒，及中五金八石毒，及砒霜毒。并用生胡麻油一碗灌之，吐出毒物，立愈。○《方脉正宗》治天行酷热昏晕。用生胡麻油一盏，灌之。○同前治蛔结攻心作痛。用生胡麻油一盏灌之，随用乌梅五个，花椒三十粒，泡汤一钟，饮之。○《胎产须知》治难产不下，因血干涩也。用生胡麻油，和白蜜一钟，饮之，胎滑即下。一方：用生胡麻油，命稳婆手灌入产门内，收之即来，并治死胎立下。○《直指方》治痈疽发背初起，服之使毒气不内攻。以生胡麻油、无灰好酒各一斤，和匀，分五次饮。○赵葵方治打扑伤肿。用生胡麻油，和酒饮之，以火烧热地卧之，觉即疼，肿俱消，了无痕迹。○治误食银幼，渐烂肠胃，延日随死。每日用饴糖四两，捻成小丸，不时以胡麻油吞下。○胡麻汤：治一切腰痛。用胡麻仁、杜仲、当归、川芎、续断、白芍药、牛膝各二钱，水煎服。○腰痛，宜分新久。新痛宜疏逆气，利湿热；久则补肾，兼补气血。如痛由风寒，本方加羌活、防风；风湿，加苍术、半夏；气滞，加枳壳、木香；肾虚，加生熟地黄、枸杞子、补骨脂；气血两虚，人参、黄耆、白术，倍当归、白芍药；瘀血，加乳香、没药、桃仁、红花。

大　麻

味甘，气平，无毒。沉也，降也，入手阳明，足太阴经。

李氏曰：大麻，处处有之。剥皮可绩布，收子可压油。有雌雄二种，雌者结子，名枲麻、苴麻；雄者不结子，名牡麻、苎麻。故枲者，大麻之有子也。花名麻勃，子名麻蕡。麻仁则子中仁也。《尔雅翼》云：枲黄种麦，麦黄种枲。叶狭而长，状如益母草，一枝七叶或九叶，一叶又分五歧，五六月开细黄花，成穗，随结实，大如胡荽子，其色黑，其秸白而有棱，轻虚可为烛心。若子放勃时，须去雄者。设未放勃而先去之，则又不成子矣。寇氏曰：修治：大麻仁极难去壳，取仁帛包，置沸汤中浸至冷乃出之，留井中一夜，勿令着水，次日，日中曝干，就新瓦上挼去壳，簸扬取仁，粒粒皆完。张仲景方用麻仁丸，即此大麻子中仁也。先落地中者，食之有毒。

大麻仁：陈士良润大肠风热燥结之药也。刘氏完素曰：麻，木谷也，而治风去燥，同气相求也。如《伤寒论》阳明病，汗多、胃热便难者，属火燥而结也。仲景方用此以通润之。如老人气闭血燥,脾弱而大便难者;妇人产后血涩气结,营卫凝泣而大便难者,属血燥而结也。《证治》方用此以润养之。他如疠风癫疾,皮枯肢废,津衰毛落而营卫之气不通者,属风燥而结也。陈士良用此以转运风机。《圣惠方》用此酿酒,以通肌窍之风结耳。然质性滑利,多食有损血脉,滑精气,痿阳事。妇人多食,即发带疾,以其滑利下行,走而不守故也。

集方:仲景方治脾弱气不行,大便秘而小便数。用麻子仁二两,另研,杏仁四两,另研,白芍药、厚朴、枳实、大黄各五两,俱酒拌炒,研为末,入大麻子仁、杏仁,一总和匀,炼蜜丸梧子大。每服五十丸,以知为度。○《本事方》治妇人产后气结血燥,大便不通。用大麻子仁、紫苏子各二两,水洗净,研细,再以水研,滤取汁一盏,分二三次服。此方不惟治产后血燥,凡老人诸虚血燥,风秘气秘,大便不通,皆得力也。○《圣惠方》治大风癞疾,皮枯血燥,眉发脱落,将成败废。用大麻子仁五升,水淘净,晒燥水气,以酒一斗,浸一夜,研取白汁,用纱滤出,入瓶中,重汤煮数百沸,收之。每早晚以量饮之。

续补集方:治风水腹大,腰脐重痛,不可转侧。用大麻子仁四两,研碎,水滤汁,入白米一升,煮粥食。此方并治老人风痹疼痛,大便不通者。○《普济方》治妇人无故月经不通,或两三月,或六七月,或一年者。用大麻子仁二升,桃仁四两,研匀,熟酒三升,浸二夜,随量不拘时饮之。○《肘后方》治消渴饮水,日至数斗,小便赤涩。用大麻子仁一升,水三升,煮百沸,饮汤代茶,不过五升,愈。○《外台秘要》治血痢不止。用大麻子仁三合,水五碗,煮百沸,取汤再煮,绿豆三合,空心食,极效。○治跌打扑伤,瘀血在腹中。用大麻子仁二升,葱白二十枝,水六升,煮二升服。血散不尽再服。

大麻皮:味甘;**麻根:**味苦。气平,无毒。通血脉诸经络。

麻根皮:活瘀血,通小便之药也。朱寰宇抄苏氏方:治挝打内伤心腹,瘀血胀闷,及骨痛不可忍,或产难胎孕不落,或胞衣不出,或瘀血血淋,小便结闭不通者,并宜用麻皮,或麻根数两,煮汁饮,立效。

浮小麦

味甘、苦,气平寒,无毒。升也,浮也,入足太阴经。

李氏曰:浮麦,即小麦之有皮无肉而空壳也。水中淘即浮起者。

浮小麦:李时珍止自汗盗汗之药也。祝氏登山曰:此药系小麦之皮,枯浮无肉,体轻性燥,善除一切风湿在脾胃中。如湿胜多汗,以一二合,炒燥煎汤饮,立止。倘属阴阳两虚,以致自汗盗汗,非其宜也。

麦　粉 _{又名小粉}

味甘，气寒，无毒。沉也，降也。

<small>李氏</small>曰：麦粉，即小麦之麸皮，洗筋澄出浆粉气，白如蜡。今人浆衣帛多用之。

麦粉：解热毒，孟氏止酒积之药也。万氏都权曰：此药系小麦麸里翳膜，见水下澄，体重而洁，善解一切热毒。

集方：江月峰方治痈肿发背初起未破者，取效如神。用麦粉不拘多少，捏碎，锅内炒化如饴糖，久炒则干焦而黑色，乘热以米醋调成糊，磁罐收之。遇疡毒，以药敷毒上，留中孔以绵纸贴盖，少顷痛止肿消而愈。〇沈子敬方治酒毒成积。用麦粉炒黄五钱，白汤调服，不过一二次，立止。

麦面、面筋二件：详载《食物本草》。

大麦芽

味甘，气温，无毒。可升，可降，入足太阴、阳明、手阳明经。

<small>苏氏</small>曰：大麦南北皆有，形似小麦而大，色青有芒须，日以水浇湿，再以湿草盖之，数日即生芽，又名大麦蘖。晒干，去芒须用。凡粟、黍、谷、豆、麦五种，皆可水湿罨芽。

大麦芽：《别录》和中消食之药也。方氏龙潭曰：盖麦之萌芽已出，发生之机已萌，有伤于面食，阻而不行者，用已发之物，而发未发之物，则未发随已发腐也。李氏方谓其能解麦面、米谷、瓜果之积，良有意耳。此剂补而又能利，利而又能补，如腹之胀满，膈之郁结，或饮食之不纳，中气之不利，以此发生之物，而开关格之气，则效非常比也。如脾胃虚而中气滞者，大宜服之，与砂仁、归、半、茯、术同用，更善。

集方：陈子垣家传治诸病腹胀，不拘老幼男妇，初病久病，虚实寒热等候。用大麦芽微炒，磨为粉，去皮净，虚胀加参、耆、伏、术，实胀加厚朴、萝卜子，寒胀加干姜、木香，热胀加黑山栀、黄芩，以麦芽粉一斤，配所属佐用，每味十之一，或水发，或炼蜜丸，随证合用可也。配用佐使，随诸见证加入，不必拘泥。

大麦中仁：详载《食物本草》。

糯米泔

味甘，气温，无毒。

《说文》曰：糯，黏米也。杭，不黏米也。然杭、糯酷相似，以黏不黏为异。寇氏曰：糯米其性温，故可为酒。酒为阳，故多热。西域天竺土溽热。糯岁四熟，亦可验矣。

糯米泔：益气，止烦渴之药也。李氏时珍曰：此甘寒解热气，有人食鸭肉，膨胀不消者，炖熟，饮一盏即消。

糯稻秆：味甘，气热，无毒。活血解毒之药也。陈氏藏器方：治黄疸，身面如金色，煮汁饮之，并沐面浴身即退。又苏颂方烧灰治坠扑伤损，酒调服二三钱。又取糯稻穰，煮治作纸，取嫩心以为鞋，大为民利。纸不可贴疮，能烂肉。

糯米糠：味苦，气温。时珍治齿黄，烧取白灰，日日擦之。

糯米：主治功能详载《食物本草》。

粳米泔：味甘，气寒，无毒。

李氏曰：粳，乃谷稻之总名也，有早、中、晚三收，诸本草独以晚稻为粳者，误矣。与糯米不同。糯者懦也，其性黏；粳者硬也，其性不黏。两种各异。

粳米泔：清热凉血之药也。沈志所抄李时珍用此顿热作饮，能利小便，夏月入井浸冷，善解暑渴。戴元礼以此顿热，睡时洗目，善治风热赤眼。

稷、黍、粱、粟、秫、籼、稗及菰米：八种俱详载《食物本草》。

薏苡仁

味甘，气温，无毒。沉也，降也，入足阳明、手太阴经。

《别录》曰：薏苡仁，出真定平泽田野间，今所在皆有。苏氏曰：今多用梁、汉者，但气劣于真定耳。陶氏曰：出交趾者最良，彼土人呼为簳珠，故马援在彼饵之，载种还，人说以为携珍珠也。李氏曰：二、三月宿根自发，高四五尺，叶如初生芭蕉，五月抽茎，开红白花，六月结实重累，壳青绿，坚薄而锐，中仁如珠，味甘美，咬着粘齿，可以作粥饭食，可以和糯米酿酒。一种形圆壳厚者，名菩提子，但可穿作念佛珠，其仁少，且无味，即粳穖也。二种根并白色，大如槌柄糺结而味甘也。修治：以八、九月采实，晒干，去壳用。

薏苡仁：养胃健脾，清肺导肾之药也。缪氏仲淳曰：此药得天地冲和沉厚之气以生，色白体重，质凝味甜，为脾胃肺肾调和水火之剂，寒而不泄，温而不燥，补而不滞，利而不克，至和至美之品也。前古谓久服益气轻身，去风湿痹气痹，胀闭不行也，以致筋急拘挛不可屈伸者，作粥、酿酒，或为汤散丸剂。如久病虚人，老羸幼弱之疾，咸宜用之。方氏龙潭曰：凡风湿之证，或麻或痛而肢体拘挛，或胀或肿而脚膝难履，或痿或痹而腰脊酸疼，或胀或浮而皮肤水肿，或嗽或唾而痰涎壅盛，或泄或泻而大便不实，或壅或痿而咳唾脓血，或癃或闭而淋涩带浊，是皆脾、肺、肾经蕴湿郁火之证，惟此剂可以治之。其味甘入脾，气平和肺，微寒入肾，为养正去邪之神药。

集方：仲景方治周痹筋脉缓急，偏虚者。用薏苡仁一斤炒黄，大附子切片一两六钱，童便煮，晒干，分作十剂，水煎服。○《方脉正宗》治风湿痹气，肢体麻木，筋骨拘挛。用薏苡仁一斤炒，当归、白术、天麻、半夏各四两，真桑寄生八两，分作二十剂，水煎服。○姚和众方治风湿痹气，肢体肿胀，脚膝难行。用薏苡仁一斤，木瓜、牛膝各四两，桂枝二两，分作十六剂，水煎服。○《广济方》治风湿痹气，肢体痿痹，腰脊酸疼。用薏苡仁一斤，真桑寄生、当归身、川续断、苍术、米泔水浸炒各四两，分作十六剂，水煎服。〇《独行方》治风湿痹气侵脾，以致肌肉浮胀，皮肤水肿，成喘急者。用薏苡仁一斤炒，肉桂、干姜、砂仁、车前子、葶苈子、白芥子各二两四钱，郁李仁三两，研去油，分作十六剂，水煎服。〇范汪方治风湿痹气，妨碍胸胃，呕吐痰涎。用薏苡仁一斤炒，半夏、胆星各四两，干姜、陈广皮各二两，生姜、白芥子各一两六钱，分作十六剂，水煎服。〇《方脉正宗》治风湿痹气，时作泄泻，大便不实。用薏苡仁一斤、炒，砂仁三两二钱、研，木香二两、研，白术炒四两，甘草炙一两二钱，分作十六剂，水煎服。〇《梅师方》治风湿痹气，内成肺痈、肺痿，咳吐脓血。用薏苡仁一斤、炒，百合、百部、茯苓、紫菀各四两，川贝母、桔梗各二两，甘草炙一两，分作十六剂，水煎服。〇杨仁斋方治风湿痹气，小便癃闭不通，或成淋沥，或成白带白浊。用薏苡仁一斤、炒，淡竹叶、车前子、滑石研、茯苓各四两，白术炒二两，甘草炙一两二钱，分作十六剂，水煎服。

续补集方：《妇人良方补遗》治孕妇生内痈。用薏苡仁煮汁，频频食之。〇《经验方》治消渴饮水。用薏苡仁煮粥饮之。

罂粟米

味甘，气寒，无毒。

苏氏曰：罂粟花，处处有之。圃人隔年粪地，八月中秋布子，涉冬至春始生苗，极繁茂。嫩苗作蔬，油酱拌食甚佳。李氏曰：叶如白苣，三四月抽薹，结青苞，花开则苞脱。花凡四瓣，大如仰盏，亦有千叶、起楼子者，其色变态不常。有白者、红者、紫者、粉红者、杏黄者、半红者、半紫者、半白者，艳丽可爱，故又名丽春花。开三日即谢，而罂在茎头长一二寸，大如马兜铃。上有盖，下有蒂，宛如酒罂。中有子如白米，极细。一罂有数百粒，可煮粥食。取子水研烂如浆，同绿豆粉作腐食，尤佳。其壳入药，可止泻痢，原味涩也。

罂粟米：清热消痰，润燥结之药也。苏氏水门曰：体轻质浮，气寒性滑而下痰涎，润燥结，作粥食极美。如发丹石、金、银、铜、铁、铅、锡诸毒者，需此煎汤饮，立解。如无热疾痰疾者，勿多食也，否则有伤脾冷胃之咎。

罂粟壳：味酸涩，气寒，无毒。

李氏曰：凡用以水洗净，去蒂及筋膜，取外薄皮阴干，细切，以米醋拌炒，入药用。

罂粟壳：敛气涩肠，禁泻痢之药也。李氏时珍曰：凡泄泻下痢日久，则气散不固而肠滑肛脱者有之。凡咳嗽诸痛，日久则气散不收，而肺胀痛剧者有之，俱宜此涩之固之、收之敛之之药是矣。然泻痢必须腹中无积滞，咳嗽必须肺家无风寒客邪，方可用此。如积邪一有未尽，剧尔服此敛涩之剂，积邪得敛而愈甚，所以多有变证陡作，而淹延不已者亦有之。所以后人多疑畏而不敢用也。即有可用之际，必宜醋拌炒，或乌梅汤浸炒，或入佐四君子汤用之，不致闭胃妨食而获奇效也。

集方：《普济方》治久痢不止。用罂粟壳一两、去膜，醋浸，火烘三次，为末，每服三钱,乌梅汤调下。虚甚可加参、术;热甚可加芩、连。〇《经验方》治水泻不止。用罂粟壳一枚,去膜,大枣十枚,乌梅五个,水二盏,煎七分服。〇危氏方治久嗽不止。用罂粟壳一两,去膜火烘,蜜拌三次,水二盏,煎七分服。〇治小水不通,因热结者。用罂粟壳二钱,滑石、猪苓、泽泻、黄檗、瞿麦、扁蓄各一钱,车前子、川牛膝、甘草、黄连各一钱。〇治小水不通,因气血两虚而结者。用罂粟壳、人参、茯苓、麦门冬、当归、熟地黄、黄耆、白术、甘草各一钱五分,车前子三钱。〇治小水不通而渴者,是热在上焦气分。用罂粟壳、茯苓、升麻、泽泻、灯心各一钱,黄芩二钱。〇治小水不通而不渴者,是热在下焦血分。用罂粟壳一钱,黄檗、知母、当归、生地、车前、牛膝、丹皮各二钱,甘草五分。〇咳喘不利而小水不通者,是痰气阻塞也。用罂粟壳一钱,半夏、陈皮、茯苓、枳壳、桔梗、杏仁、白芥子、苏子、旋覆花各一钱五分。〇治大泻而小水不通者,后去多而前来自少也。用罂粟壳、赤石脂各二钱,枯矾一钱,猪苓、泽泻、白术、茯苓各一钱六分,肉桂八分。或问罂粟壳止涩之药,何以复通小便?膀胱之收摄,则气降化而能小便,气散而逆,则小便逆胀不通,取罂粟壳之敛涩,小便自行矣。

谷　部菽豆类

大　豆

味甘,气平,无毒。

李氏曰:大豆有黑、白、黄、褐、青斑数色。黑者可入药用及充食作豉,黄者可作腐,榨油造酱,余仅可作腐及炒食而已。皆以夏至前下种。苗高三四尺,叶团有尖。秋开小白花,成丛,憎见日,则黄烂而根枯焦矣。结荚长寸余,经霜乃枯。

黄黑大豆:解百毒,日华下热气之药也。缪氏仲淳曰:藏器善解五金八石、百草诸毒,及虫毒、蛊毒诸毒,宜水浸,生捣作膏,白汤调服一合。又去风、利水、散热,藏器故风痹瘫痪方中用之,唐本草黄疸水肿方中用之,丹溪烦渴热结方中用之。龙潭又煮熟食之则利肠,炒熟食之则闭气,窦氏水浸生捣食之解毒,敷之肉上《神农》方散痈肿。又黄豆煮汁饮,能润脾燥,故消积痢。黑豆煮汁饮,能润肾燥,故止盗汗。但性利而质坚滑,故多食令人腹胀而利下矣,故孙真人曰:如少食醒脾,多食又损脾也。于老人小儿,宜少食之。

集方:寇氏方治中风口㖞,及瘫痪不仁,或头风头痛诸证。又治产后百病,或烦热癥疾,身热呕逆,或背强口噤,或身头皆肿,或呵欠直视,头旋眼眩,手足顽痹,此皆虚热中风也。以豆淋酒治之。其法:用黄黑大豆各二升、炒焦,有微烟出,乘热入瓶中，以好酒六升沃之，半日许，倾出顿热，随量徐徐饮之，覆被令少汗出，又不可多出汗，以身润津津即愈。〇范汪方治新久水肿，身面虚浮，脐肚凸出。用黑豆五升，微炒熟，又清水五升，煮取二升，去豆，再加生白酒一升，煎取二升，日三服，水当从小便中出。〇《外台秘要》治乳石发热。用黑大豆三升，水九升，铁锅内煮至二升，取汁徐徐饮之。〇《普济方》治久病阴虚，夜热消渴。用黑大豆五升，微炒，天花粉、天门冬、麦门冬各四两，水一斗二升，煮至三升，滤出渣，再如法煮，去渣净，将二次汁总和，入砂锅内微火慢熬，用竹箸不住手搅，熬稠如饧，加炼白蜜八两滚匀，入磁器收之。每早午晚不拘时，白汤调服十余茶匙。〇《肘后方》治消渴饮水。用黑豆入乌牛胆中，悬挂无雨湿处，阴干百日。每次吞五十粒，早晚米汤下。

　　续补集方：《广利方》治脚气冲心，烦闷不知人事。以黑大豆一升，水三升，浓煮汁服，未散再服。〇《普济方》治热毒攻眼，赤痛脸浮。用黑豆一升，分作十袋，沸汤中蒸过，更互熨之，三次则愈。〇《心镜》治妊娠腰痛。用黑大豆一升，水三升，煮一升，频频饮之。〇《千金方》治堕坠折伤，有瘀血在腹，气短。用黑大豆五升，水一斗，煮汁二升，频频服。剧者不过三作。〇同前治打伤青肿。用黄大豆水浸，捣烂敷之。〇《肘后方》治解巴豆毒，下痢不止。用黑大豆或黄大豆一升，水三升，煮汁一升饮之。

　　黄黑大豆叶：《广利方》捣烂，敷蛇咬，频易取瘥。

大豆黄卷

　　味甘，气平，无毒。

　　陶氏曰：大豆黄卷，取黄黑大豆，以井华水浸三日，取出箩内，不时以水洒之。侯生糵芽，生长四五寸，晒干用。北人以油炒为日用蔬菜。

　　大豆黄卷：孟诜活血气，李时珍消水胀之药也。缪氏曰：豆，肾之谷也，有容物之量也。体质坚脆而性滑利，非米谷之柔纫壅滞之比。今水发为芽，启开通透发之机，所有陈故潜藏之气，以此沛然发露。若瘀血，若水胀，毋容负固而强恃矣。故蓐妇药中多用之，有行瘀血之妙也。水肿方中多用之，有行水之功也。仰思前古治湿痹久着，《神农本经》为筋挛膝痛，皆血与水气之所结也。其名曰卷，有卷舒发越之意，故《局方》牛黄清心丸，用此以去风痰，解烦郁，通心气，安神明昏乱，亦借此开通发越之意云。

　　集方：《宣明方》治周痹，邪在血脉之中，上下周身，痹闭不通，及胃中留滞，五藏结聚，或属风，或属水，或属血者。用大豆糵一斤，炒香为末。每服一钱，温汤调下。〇治水气肿满喘急，二便闭涩。用大豆黄卷醋炒，大黄酒炒各等分，为细末。每服八分，葱、姜、陈皮各二钱，泡汤服，以利为度。〇方脉正宗治老人痰火，咳嗽频发，胸胁满闷,百节攻痛,形羸气弱,饮食少进。用大豆黄卷一斤,晒干炒燥,为细末。每晚服一钱,黑枣汤调下。

赤小豆

味甘、苦、酸,气平,无毒。

苏氏曰:赤小豆,江淮间多种之。**寇氏**曰:今关西、河北、汴洛多食之。**李氏**曰:此豆以紧小而赤,兼有黑斑者,入药最良。稍大而鲜红及紫红色者,名赤大豆,仅可供食用,并不疗疾。俱于夏至后下种,苗科高尺许,枝叶似豇豆叶,微圆峭而小,至秋开花,亦似豇豆花,淡银褐色而有腐气。荚长二三寸,似绿豆荚而稍大,皮色微白带红,三青二黄时收之可食。入药用者,必须赤而老也。

赤小豆:士良解毒消肿,时珍利水实脾之药也。李氏时珍曰:此豆小而色赤,为肾之心药也。其性下行,通乎小肠,故《别录》称为行津液,利小便,消肿胀,治下痢肠澼,脚气肿痛,痈疽寒热。而《唐本草》又谓通乳汁,下产难胞衣。凡一切气血壅逆不通,作痛胀肿结,有形之疾,咸需用之。如久服则降令太过,津血渗泄,所以陈藏器有驴食足轻、人食身重之说也。

许长如先生曰:吹鼻瓜蒂散及辟瘟疫用之,取其通气除湿散热耳。又仲景方疗伤寒瘀热在里,身必发黄,用赤小豆汤,亦取此意也。

集方:《小品方》治痈疽初作。用赤小豆捣末,水调涂之,即消散。〇同前治痘后结毒。用赤小豆捣末,鸡子清调涂,其性甚粘,干即难揭,入苎根末即不粘。〇同前治痄腮热肿。用赤小豆、芙蓉叶各等分,为末,蜜水调涂。〇苏氏方治水气肿胀。用赤小豆五合,大蒜头二个,生姜五钱,商陆根一两,用水三升同煮豆熟,去姜、蒜、商陆,空心食豆,旋旋啜汁令尽,肿自消也。〇治水气从足起,入腹则杀人。以赤小豆五升,水一斗,煮极烂,取汁四升,温渍足膝,以豆日食代饭,勿杂食他物,自愈。〇《肘后方》治水蛊腹大,动摇有声,皮肤黑者。用赤小豆三升,白茅根二两,水煮食豆,以消为度。已上四方,俱忌盐味百日。〇《修真方》治小水不通,并热淋血淋,不拘男妇。用赤小豆三合、微炒,研为末。每用二钱,以葱汤调服。〇治水谷痢疾。用赤小豆二合,微炒为末,用黄蜡一两,熔化和丸。每空心服二钱,白汤过。〇苏氏方治脚气肿痛甚急。以赤小豆一升,煮汤饮。豆渣炒微热,布包熨腿上。〇《小品方》治丹毒如火。用赤小豆微炒为末,鸡子清调涂。〇《方脉正宗》治乳汁不通。用赤小豆,煮汁饮之。〇《产宝》方治妇人产难,日久气乏。用赤小豆一升,以水五升,煮汁二升,入黄明胶一两同煎,徐徐服,服完即产。〇救急方治胞衣不下。用赤小豆,男胎七枚,女胎二七枚,东流水吞服之。

续补集方:《食鉴本草》治中酒呕逆。用赤小豆一升,煮汁,徐徐饮之。〇《肘后方》治肠痔有血。用赤小豆二升,米醋五升,煮熟日干,再浸再晒,以醋尽乃止,研为末。

每服二钱，白汤下，日二。○治重舌鹅口。用赤小豆为末，醋和涂之。○《方脉正宗》治瘟疫时气人人传染。用赤小豆、黑大豆各一两，微炒黄，为极细末。每服一钱，葱头三个，生姜三片，煎汤调服。

绿　豆

味甘，气寒，无毒。可升可降，阳中阴也。入厥阴、阳明经。

李氏曰：绿豆处处有之。三月下种，苗高尺许，叶小而有毛，至秋开小花，荚如赤豆荚。粒粗而色鲜者为官绿，皮薄而粉多。粒小而色深者为油绿，皮厚而粉少。早种者呼为摘绿，可频摘也。迟种者呼为拔绿，一拔而已。北人用之甚广，可作豆粥、豆饭、豆酒。磨而为面，澄滤作粉，可以作饵、蒸糕、荡皮、搓索，为食中常用之物。以水浸湿，盦芽，又为菜中佳品。真济世之良谷也。

绿豆：《食物》清暑热，《开宝》静烦热，安常润燥热，时珍解毒热之药也。潘氏硕甫曰：绿豆色绿，青黄之间色也。所以李时珍称为通厥阴、阳明经，为肝脾之用药也。《开宝》方：主一切热毒、热气、燥热及金石丹火，药毒酒毒，煤毒烟毒，为病烦热燥热，口渴、胀闷、便闭及腹痛、头疼、水泻、血痢诸证，用此压热解毒，功必倍之。但气味甘寒，能治虚热，故孟诜方言补益元气，和调藏府，安养精神，去十二经血脉中风燥。此专为天行暑热，金石丹火诸毒热者设也。若夫老人，元虚气弱，脾胃不实，饮食减少，大宜温养者，此药虽良，终非所宜。多食久食，必有寒滞胃肠，致生满胀之患。

集方：《方脉正宗》治暑热霍乱。用绿豆五合，煮汤顿冷，调六一散三钱服。○同前治用力人，劳扰烦热。用绿豆五合，人参三钱，煮汤一升，徐徐饮之。○治风燥血热，大便结燥，小水赤涩。用绿豆一升，怀熟地四两，麦门冬五两，水五升煮汁，徐徐代茶饮之。○治金石丹火药毒，并酒毒、煤毒、烟毒为病。用绿豆一升，生捣末，豆腐浆二碗调服，一时无豆腐浆，用糯米泔顿温亦可。○解砒石毒。用绿豆五合，生捣末，取冬青叶一握，捣汁调服。

豆芽菜：味甘，气寒，无毒。李氏曰：解毒清暑，通利三焦，润达二便。但受湿热郁浥之气而生，故善发疮动气，与绿豆之性稍有不同，而古人未之知也。

豆叶：味苦，气寒，无毒。《开宝》方治疔毒癍疹，金石丹火诸毒，及霍乱吐下，并绞汁和温汤饮之。○治风癣干疥。用绿豆叶捣烂，和米醋少许，用旧帛擦之。○稀痘方：用绿豆、赤豆、黑豆、甘草各一两，共微炒为细末，用竹筒削去青皮，两头留节，一头凿一孔，以豆叶末入筒中，用杉木砧塞紧，黄蜡封固，外以小绳系之，投入腊月粪厕中，满一月即取出，洗净风干。每药一两，配腊月梅花瓣三钱，和匀，入纸封套内略烘干。儿大者用一钱，小者用五分，以霜后丝瓜藤上小藤丝煎汤调，空心服，一月服一次，永无痘患。《广笔记》。

零乌豆 又名马料豆

味甘、苦、咸，气寒，无毒。

陈氏曰：零乌豆，即黑豆之形扁者，非黑大豆之黑而粗。又非穞豆之黑而细也。

零乌豆：解内热消渴，《嘉祐本草》止阴虚盗汗之药也。杨氏仁斋曰：诸豆皆为肾谷，而零乌豆更补肾，缘气寒耳。故煮熟喂养驴马，而善行少疾。盖驴马性热，而零乌豆气寒故也。人多食又能滑肠动泄，脾胃虚乏者忌之。盗汗属阴虚，非内热者，用之亦无益也。

穞 豆

味甘，气温，无毒。

李氏曰：穞豆是野生，今收子种之。小科细粒，霜后乃熟，如黑大豆，黑而粗。此豆黑而细，又非马料豆黑而扁也。

穞豆：《嘉祐本草》活血暖血之药也。陈氏藏器曰：此豆主妇人经行血病，产后血虚、血寒、血胀、血痛、血滞、血淋，炒焦，浸酒饮之。

扁 豆

味甘，气温，无毒。可升可降，可敛可散，入手足太阴气分。

李氏曰：扁豆，二月下种，延缠篱垣间。叶大如杯，圆而有尖，花具紫白二色，状如小蛾，有翅尾，荚生花下。凡十余样，或长或圆，或如龙爪、虎爪，或如猪耳、刀镰，种种不同，皆累累成枝。白露后实更繁衍，秋热便不多生，故又名凉衍豆，俗讹为羊眼豆。亦形相似也。嫩时连壳蒸食甚美，可充蔬菜茶料。老则收子煮食。子有黑、白、赤、斑四色。一种荚壳厚硬，不堪食者，惟扁子粗圆而色白者，方可入药用。

白扁豆：健脾清暑，《别录》和中益气之药也。李氏时珍曰：此药通利三焦，和调五藏，能化清降浊，奠安中宫之病。故苏氏方止霍乱吐利，清瘴解毒，夏月香薷饮用之，六和汤亦用之。不惟消瘴解毒清暑，而尤能利水实脾。如病水火互攻，变乱挥霍，仓卒暴发之疾，出甄权方取扁豆生捣，调温汤饮之，立定。此属脾之谷，得天地中和之正气故也。

集方《方脉正宗》治老人脾胃不和，时作溏泄。用白扁豆、白术、山药、芡实、茯苓各四两，砂仁三两，俱炒燥，研细末。每早服六钱，加白糖一撮，滚水调服。○《澹寮》治霍乱吐利，气力软怯，或身热烦渴，阴阳不分，寒热交作，或伤食伤酒，或成疟痢。以六和汤：用白扁豆、厚朴、木瓜、茯苓、藿香各一钱，香薷二钱，砂仁、制半夏、杏仁、人参、甘草各五分，加生姜三片，红枣一枚，水二碗，煎七分，不拘时服。○《方脉正宗》治伤暑吐泻，身热烦渴者。用白扁豆六钱，香薷一两，厚朴四钱，陈皮五钱，木瓜、甘草各八钱，水五大碗，煎二碗，顿冷服。○治水肿，不拘大人小子。用扁豆三升炒黄，磨成粉。每早午晚各食前，大人用三钱，小儿用一钱，灯心汤调服。○《广笔记》治伤暑霍乱吐泻。取扁豆叶，捣汁一碗，凉饮立愈。

陈月坡云：夏月伤暑吐泻，身热烦渴，二三日不愈，吐利愈剧，卒变阴证，四肢厥冷，人多不识，往往错误。明智之士，就于香薷饮中，加入人参、白术、附子、干姜各五钱，并煎，亦可救似暑非暑之转属阴寒证者。

黄大豆、白大豆、豌豆、蚕豆、豇豆、刀豆、毛青豆：俱详载《食物本草》。

谷　部造酿类

淡豆豉

味苦、酸，气寒，无毒。可升可降。

李氏曰：《外台秘要》造豉法：诸大豆皆可造豉，以黑大豆者入药良。有咸豉、淡豉两种，入药只宜淡豉。其法：六月内用黑大豆二三斗，水淘净，浸一宿，沥干，蒸熟，取出摊席上，俟微温，即以蒿盖之。每三日一看，候黄衣上遍，即取曝干，筛簸极净，再以水拌，干湿得所，以汁出指间为准，即至瓮中筑极实，干桑叶覆盖，厚三寸许，泥封瓮口，勿令泄气。大烈日连瓮晒七日，取出，曝一时，又以水拌入瓮，仍筑实，如此晒曝，凡七次，取出甑上蒸过，摊去气，仍入瓮收之，封筑日久，则豉成矣。

淡豆豉：治天行时疾，《药性论》疫疠瘟瘴之药也。王氏绍隆曰：此药受水湿暑黦之郁积，腐浥酝酿。又气蒸日曝，周复七转，转沉重为轻浮，发腐臭为爽朗，去陈浊为新清，开幽闭为明畅，乃宣郁之上剂也。凡病一切有形无形，壅胀满闷，停结不化，不能发越致疾者，无不宜之。故统治阴阳互结，寒热迭侵，暑温交感，食饮不运，以致伤寒寒热头痛；或汗吐下后，虚烦不得眠，甚则反复颠倒，心中懊侬，一切时灾瘟瘴，疟痢斑毒，伏痧恶气，及杂病科，痰饮，寒热头痛，呕逆，胸结腹胀，逆气喘吸，蛊毒，脚气，黄疸，黄汗，一切沉滞浊气，搏聚胸胃者，咸能治之。卢氏倘非关气化寒热时瘴，而转属形藏实热而成痞满燥实坚者，此当却而谢之也。观仲景栀子豉汤，则知邪乘表尽，将里之胸而未成陷入之实，其证曰虚烦，心中懊侬，反复颠倒不得眠，身热不去者主之，则得之矣。

卢不远先生曰：豉者，水藏之主谷也，用蒸暑霉晒之法，使之变水作火，故可从治寒热温暑诸疾。原从寒本作始者，莫不驱除。

集方：《肘后方》治伤寒一二日，初觉发热头痛，脉洪紧，无汗者。用淡豆豉五合，葱白二十茎，葛根一两，麻黄五钱，水三碗，煎一碗服，覆被取汗，愈。○《伤寒论》治伤寒汗吐下后，虚烦不得眠，若剧者，必反复颠倒，心中懊侬。用栀子豉汤主之。用淡豆豉四合，大栀子十四枚，以水四碗，先煮栀子二碗半，入豉同煮，取药汁碗半，去滓，分作二服，温进一服，得吐，止后服。如气少者，本方加甘草五钱；如呕逆者，本方加生姜一两。〇《方脉正宗》治大头瘟瘴，头痛发热，胸胀气急者。用淡豆豉八钱，连翘一两，生姜五片，葱白五茎，水五大碗，煎二碗半，徐徐服。〇同前治寒热瘟瘴如疟，于山林深谷中，四五六月，有病此者。用淡豆豉三钱，槟榔二钱，草豆蔻一钱五分，柴胡、大腹皮各一钱，生姜五片，水二碗，煎一碗服。〇《肘后方》治时疟腹胀，寒热，遍身疼。用淡豆豉五合，槟榔五钱，水二碗，煎一碗，得吐即愈。〇王氏《博济方》治血痢久不止，并治藏毒下血。用淡豆豉二两，大蒜肉一两五钱，火煨熟，共捣成膏，丸梧子大。每早服百丸，白汤下。〇《方脉正宗》治斑毒伤寒。用淡豆豉五合，赤小豆三合，生姜十片，水数碗，煎汁频饮。〇治乌痧恶气，刺血后，仍腹痛未止。用淡豆豉五合，荞麦三合，水三碗，煎汁待冷，频饮。〇《方脉正宗》治痰饮头痛，寒热呕逆，如伤寒相似。用淡豆豉三合，制半夏五钱，茯苓三钱，生姜十片，水煎服。〇《千金方》治中酒成病。用淡豆豉五合，葱白十茎，水二升，煎一升服。〇同前治寒食气三邪，胸结腹胀。用淡豆豉五钱，厚朴、枳实姜水拌炒各四钱，木香一钱五分，川黄连一钱，水三碗，煎碗半，徐徐服。〇《别录》方治逆气喘吸，因寒邪食积者。用淡豆豉一两，杏仁去皮研八钱，真紫苏叶五钱，生姜五片，水二碗，煎一碗服。〇杨复方治诸般蛊毒。用淡豆豉五合，胆矾一钱研末，水三碗，煎二碗，温饮，随吐即愈。〇《肘后方》治脚气冷疼，肿胀。用淡豆豉五合，煮汁频饮，以渣敷足上。〇《方脉正宗》治黄疸黄汗。用淡豆豉五合，茵陈叶二两，生姜皮、猪苓各五钱，水五碗，煎二碗，徐徐服。

续补集方《食医心镜》治小儿偶触恶气，寒热昏闷。用淡豆豉捣成膏，团鸡子大，以摩腮上及手足心六七遍，又摩心胸脐腹六七遍，放地上，即瘥。〇《圣惠方》治小儿胎毒。用淡豆豉五钱，浓煎汁一钟，以小茶匙，徐徐与之。十日一制，周岁为期。〇《方脉正宗》治痰积齁喘。用淡豆豉一两，捣如泥，入砒石末三分，枯白矾末二钱，丸绿豆大。每用冷茶送下七丸，小儿三丸。服时忌食热汤饮食等物半日。〇《子母秘录》治妊娠胎动。用淡豆豉五钱，当归身三钱，白术二钱，水煎服。〇《药性论》治阴茎生疮。用淡豆豉捣烂如泥，和蚯蚓粪各等分，水调涂，干落即易。忌酒、蒜、椒、芥。〇《千金方》治殴伤，有瘀血凝聚，腹中满闷。用淡豆豉一升，水二升，煮十沸服。

豆黄：味甘，气温，无毒。

李氏曰：造豆黄法：夏月用黑豆一斗，蒸熟，铺竹席上，以蒿叶覆之，如盦酱法，待上黄衣生，取出晒干，捣末用。

豆黄：补五藏气力之药也。李氏时珍曰：此以豆蒸熟，霉黦出黄，得腐熟生化之令，故《食疗本草》主开胃气，壮骨力，润肌肤，益颜色，填精髓，补虚羸，服此使人能食、肥健。捣末以猪脂和丸，每服二百粒，白汤送下。

集方：治误食瘟牛、马、羊、猪肉，生出疔毒者。用豆黄一两为末，取柏油树叶一斤，捣烂，绞汁一二碗，和豆黄末在内，顿服。得大泻毒气乃愈。如冬月无叶，挖取嫩根，研水服之，以利二三次为度。○治胃脘痛属火证者。用豆黄三钱，橘红、黑山栀各二钱，甘草一钱，水煎服。○治胃脘痛属寒证者。用豆黄三钱，干姜、砂仁各二钱，甘草一钱，水煎服。○治胃脘痛属气滞者。豆黄三钱，香附、乌药、陈皮、木香各二钱，甘草一钱，水煎服。○治胃脘痛属血瘀者。豆黄三钱，干漆、川芎、玄胡索、乳香各二钱，甘草一钱，共为末，白汤调服三钱。○治胃脘痛属气血虚者。用豆黄三钱，人参、白术、当归、川芎各二钱，甘草一钱，黑枣十个，生姜三片，水煎服。

蒸　饼 即俗名馒头

味甘，气平，无毒。

李氏曰：造蒸饼，以小麦面水调，加以酵水和之，蒸熟成饼，其来最古。凡药所须，且能治疾，而《本草》不载，亦缺典也。取蒸饼悬挂，风干百日，其面已过性，临用以水浸胀，擂烂入药用。如裹荤、素、油、盐、葱、韭诸物作馅者，不堪入药。

蒸饼：消食化滞，痒脾胃，利三焦，时珍通水道之药也。郦氏鹿江曰：小麦之气，多湿热而性颇沉滞。今作饼，已受酵气蒸发，再加日受风日之气，湿热沉滞之体，已转化轻虚松燥之物矣，故李氏方：治宿食不消，腹胀满闷，脾胃不和，为隔，为噎，为臌，为淋，凡属脾胃二藏，虚羸壅闭成疾者，服此虚者能补，寒者能温，滞者能通，胀满者能消散矣。《本草纲目》再按李时珍述：《爱竹谈薮》云：宋宁宗为郡王时，忽病淋闭不通，数日后愈甚，日夜凡三四起，国医罔措。或举民医孙琳治之。琳用大蒜肉、淡豆豉、蒸饼三物各等分，捣烂，水和为丸梧子大，以温汤吞百丸，曰：今日进三服，病当减三之一，明日亦然，三日病除。已而果然，赐以千缗。或问其方，琳曰：小孩儿何缘有淋？只是水道不利故也。三物皆能通利故尔。若琳者，其可与语医矣。又戴元礼以此三物如法作丸，治隔噎病、臌胀病、小便淋闭不通病，皆得获效。见戴氏《类方》。予亦依法修合，试用屡效，特表而书之。

曲

味甘，气温，无毒。

李氏曰：曲有米、麦、豆三种，皆为酒醋所须，故《书》云：若作酒醴，尔惟曲蘖是矣。造大小麦曲法：用大麦或小麦，用井水带皮淘净，晒干，六月六日磨为末，水和成块，用楮叶包扎，悬当风处，七十日可用矣。造面曲法：三伏时用绿豆五升，以辣蓼草汁煮烂；又取干辣蓼叶为末五两，杏仁为末十两，小麦面五斤，和踏成饼，用楮叶包悬当风处五十日，生黄衣成矣。造白曲法：用小麦面五斤，糯米粉一斗，和匀，水拌湿，踏饼，用楮叶包，悬当风处五十日成矣。造米曲法：用糯米粉一斗，取辣蓼草，捣汁，和作圆丸，楮叶包悬当风处，五十日成矣。已上诸曲，俱要好日色晒干，再收，悬当风无雨湿处，藏之听用。入酒、入药俱可。又他处造曲，有用诸味辛烈草药拌入者，皆有毒，仅可造酒，不可入药。姚氏曰：凡诸造曲，惟三伏中作者良，入药用，须陈久者方妙。

小麦曲：《别录》消谷食，止痢疾，孟诜利胸膈，化痰逆，藏器调中开胃，前古止河鱼腹疾之药也。

大麦曲：《别录》消谷食，止痢疾，孟诜利胸膈，化痰逆，藏器调中开胃，时珍下胎气胀满之药也。

面曲、米曲：《千金》俱消食积、酒积之药也。沈志所稿三曲主治，俱健脾消积，利痰开胃，功用相同。稍有分别，亦不甚相远。如有辣蓼草，并有他辛烈有毒药者，惟胎前诸病不宜用也。

神曲：味甘、辛，气温，无毒。

李氏曰：按：叶氏《水云录》云：凡五月五日、六月六日，或三伏日，用白曲百斤，青蒿汁、苍耳汁、野蓼汁各三斤，赤小豆末、杏仁泥各三升，用汁和面、豆、杏末作饼，麻叶、楮叶包罨如造酱黄法，布帛密覆，俟冷，黄衣生，取出日晒燥，以陈久者良。

神曲：健脾消食之药也。方氏龙潭曰：此药藉小麦面为之，麦得木火之先机，佐以五色、五香、五味以和之，郁之成曲，颛之生黄，鼓中土之生阳，发未萌之宿滞。今被五谷之所伤者，用曲入煎，能化糟粕，行大肠，郁邑伸舒，善消善运者也。故元素方：治病脾胃虚乏，不能消化水谷，以致胸膈痞闷，腹胁膨胀，经年累月，嗜卧食减，口中无味，及老弱久泻，虚人久泻，产后食少作泻，小儿疳积泄泻等病，并宜用之。此消运之物，而又能开胃进食，有补益之妙也。

集方：《方脉正宗》治脾虚不能磨食。用神曲四两，白术三两，人参一两，俱炒，枳实麸拌炒五钱，砂仁炒四钱，共为末，饴糖为丸梧子大。每早晚各服三钱，白汤下。○《和剂局方》治脾肾俱虚，不能消化水谷，胸膈痞闷，腹胁膨胀，经年累月，嗜卧食减，口中无味。用神曲六两，大麦蘖五两，干姜三两，俱炒，用大乌梅肉二十个，滚汤泡去核，捣烂为丸梧子大。每早晚各食前服三钱，砂仁汤下。○治暴泄不止。用神曲二两，吴茱萸汤泡六钱，甘草四钱，俱炒燥研为末，醋调面糊为丸，梧子大。每服三钱，乌梅五个，泡汤下。○娄氏方治产后瘀血不运，肚腹胀闷，渐成臌胀。用陈久神曲一斤，捣碎微炒，磨为末。每早晚各服三钱，食前砂仁汤调服。亦可治小儿食臌胀。

红　曲

味甘，气温，无毒。

李氏曰：红曲，本草不载。法出近世，赤奇术也。其法用白粳米一斗五升，水淘净，浸一宿，蒸作饭，分作十五处，入曲母五两，搓揉令匀，并作一处，以帛密覆，热即去帛，摊开觉温，不可过冷，急堆起，又密覆。次日日午,又作三堆,过一时分作五堆,再一时又合作一堆。又过一时,又分作十五堆。稍温,又合作一堆。如此数次。第三日,用桶盛新汲水,以竹箩盛曲,作五六分蘸湿完,又合作一堆,如前法作一次。第四日如前法,用竹箩又蘸,若曲半浮半沉,再依前法作一次,又蘸。若俱浮,则成矣。取出日干收之。其米透心者,谓之生黄,入酒及醅中,鲜红可爱。未透心者不甚佳。入药以陈久而直透心者良。

红曲:《药性论》燥胃健脾,朱震亨下水谷,活血气之药也。许氏长如曰:此药受湿蒸热郁,颤发而成,能入血分。故吴瑞方以此酿酒饮,可破血行瘀,而治打扑伤损。又时珍方以此煎酒饮,疗血气刺痛,而治产后恶血不行,窃观人受水谷,入于胃中,得中焦湿热之气,熏蒸游溢,化为赤汁,散布藏府经络,是为营血。红曲,以白米作饭,入曲揉匀,密覆,旋分旋合,旋合旋分,令其湿热郁蒸,变而为赤,其色久亦不渝,与人身水谷酝酿,化赤为血之理相合,乃得造化自然之微妙也。故前人用此化宿食积滞、和脾胃、达营血之功,得同气相求之理。消食健脾,与神曲相同,而活血散伤,惟红曲为最,故治血痢方,丹溪翁尤为要药。

集方:《经验方》治停食作吐,手足心热,腹胀胸闷。用红曲炒五钱,白术麸炒四钱,甘草炙一钱,共为末。大人服二钱,小儿服五分,生姜汤下。○《摘玄方》治停食腹痛。用红曲、香附各等分,炒研为末。每服三钱,酒调下。此方亦可治妇人产后血闷腹痛及跌扑损伤,血瘀诸痛。○《丹溪心法》名青六丸治泄痢赤白。用滑石六钱,甘草一钱,红曲五钱炒,共研末,用蒸饼为丸梧子大。每服百丸,白汤下。

蘖　米　粟芽、谷芽、麦芽,三种通称

味苦、甘、甘,气温,无毒。通入脾胃二经。

李氏曰:凡粟、黍、谷、麦、豆诸蘖,其法俱用水浸,草罨生芽晒干,取其中米仁炒黄,入药用。

粟芽:消宿食,下结气之药也。

谷芽:消宿食,行滞气之药也。

麦芽:消宿食,和中气之药也。

按:皇甫心如稿三芽功用,皆主消宿食,化滞气,散时行湿热寒三气为瘴,心腹胀满,发痰发热,食饮不进者,三物并皆治之。凡一切米面食积,服此立消。为汤剂,为散子,为丸药,三物皆可充用。

王少宇曰:此三芽俱炒黄,磨细粉合用。每早晚和白糖少许,白汤调食数钱,于老人小儿脾胃不和者极相宜。胜如八珍散子。

饴　糖

味甘,气温,无毒。入足阳明、太阴经气分之药。

李氏曰:饴糖,用粟、黍、谷、麦同糯、粳诸米煎熬而成,柔稠如蜜,形怡怡然也,故名饴。若熬老能牵扯如

成白丝者,名曰饧糖。饧,锡也,白而坚硬成块也。拌脂麻只供茶食,不入药用。

饴糖 孟诜养胃温中,《蜀本草》益气止泄之药也。吴涵宇抄成无己曰:脾欲缓,急食甘以缓之。饴糖之甘,以缓中也。如眩晕,如消渴,如消中,如怔忡烦乱,如忍饥五内颠倒,四体欲倾;如产妇失血过多,卒时烦晕;如劳人呕血盈盆,上逆不止;如老人泄泻频仍,中气陷下;如暴受惊怖,失神丧志;如读书作文,劳心瘁思,神气无主,已上诸证,皆系中焦营气暴伤之故。急以饴糖之甘,滚水调和饮之,诸证立定,神气清明,即以甘缓之之验也。此一段出易思兰《大藏钞》。如伤寒阳脉涩,阴脉弦,法当腹中急痛,以小建中汤。用饴胶之甘温,爱稼穑之土德,更协甘草、大枣之甘平,桂枝、姜、芍之辛润,佐土德以培阳令,温里气以和营卫,建中缓急而腹中急痛自止。如阳脉之涩,阴脉之弦,安有不转缓滑之状乎?所以仲景用此,亦取甘以缓之之意也。然此药用米麦浸蒸煎炼而成于湿热,虽能补脾润肺,而过用之大发湿中之热,生痰动火最甚。凡中满吐逆,酒病病,秘结目赤等疾,咸忌用之。小儿多食损齿生虫。一切肾家受病,尤不可服。

集方: 仲景小建中汤治伤寒里气虚寒,腹中急痛。用饴糖三钱,桂枝、白芍药各一钱,甘草七分,生姜五片,大枣五枚。○《简便方》治误吞稻芒、骨鲠之类,隔拒喉间。用硬饧糖搓成弹丸,吞之即下。○《千金方》治服药过剂、闷乱者。用饧糖,食数片即安。○治胎坠不安。用饴糖五钱,以砂仁泡汤化服。○治大人小儿顿咳不止。用白萝卜捣汁一碗,饴糖五钱蒸化,乘热缓缓呷之。○治大便干结不通。用饴糖捻成指头大,用香油涂拌绿矾末,塞谷道内即通。

酱

味咸,气寒,无毒。

李氏曰:面酱有大麦、小麦之属。豆酱有大豆、小豆、豌豆、赤豆之属。南北风土俗性不同。制造:今江浙闽淮皆用黄豆一斗,煮极烂,拌小麦面十五包,用竹扁铺均,用布帛盖好,三日发蒸,至七八日热退,取出日下晒燥,每称黄子十斤,入盐七斤,井水四十斤,搅晒,一月成矣。取面上汁滤出,名酱油。每油十斤,加饴糖十二两,入锅煎百余沸,收入净磁坛内,入府中,调诸腥食甚鲜美。取酱亦入磁坛内,封藏一月,取出入厨充用。

酱: 解百药、百虫、《别录》百兽诸毒。海藏又祛时行暑热、疠毒瘴气之药也。陶氏隐居曰:用酱入药,当以黄大豆,小麦面合作者良,善解一切饮食诸毒。故圣人不得其酱不食,亦取其去饮食百味中之毒可知矣。

集方:《方脉正宗》治百药百虫百兽毒损人者。以豆酱水洗去汁,取豆瓣捣烂一盏,白汤调服。再取豆瓣捣烂,傅伤损处。○治天行暑热,瘴疬疫气,大热不解。以豆酱瓣水淘洗去咸味,取一盏捣烂,白汤调服。○《古今录验》治妊娠大便下血。用豆酱瓣洗去咸味,取一盏煎汤饮。○《千金方》治手损掣痛。以豆酱汁一碗,去豆瓣,和蜜半钟，温热浸手指即愈。○治人卒中烟火毒。用黄豆酱一块，调温汤一碗灌之，即苏。○治人遭火烧，身烂垂死者。用臭酱一两，取水白酒一二瓮，将酒顿温，不可过热，调酱于中，令患者浸酒中，烧极重不死。天启甲子秋八月，教场火药发，烧死药匠数百人，内十余人遍体赤烂未死者，襄城伯令行此方，浸活如数。

醋

味酸、辛，气寒，无毒。

李氏曰：造米醋以三伏时，用仓米一斗，淘净蒸饭，摊冷，盦黄晒干，用水淋过，再以仓米二斗蒸饭和匀，入瓮内，以水淹过，密封暖处，二七日成矣。造糯米醋：用糯米一斗，淘净蒸饭，用六月六日造成小麦曲和匀，用水二斗，入瓮封酿三七日成矣。造粟米醋：用陈粟米一斗，淘净，浸七日，蒸熟，入瓮密封，日夕用竹箸搅之，七日成矣。造小麦醋：用小麦水浸三日，蒸熟，盦黄入瓮，水淹七七日成矣。造大麦醋：用大麦米一斗，水浸，蒸饭，盦黄，晒干，水淋过，再以麦米一斗，蒸饭和匀，入瓮水淹封三七日成矣。造饧醋：用饧一斤，水三升煎化，入白曲末二两，瓶封晒成。已上诸醋，俱可入药。其余他方有糟糠诸米作醋，止堪供食噉，不可入药。

醋：《别录》解热毒，消痈肿，日华化一切鱼腥、水菜、诸积之药也。林氏介伯曰：酸主收，醋得酸味之正也，直入厥阴肝经，散邪敛正。故藏器方治产后血胀、血晕及一切中恶邪气，卒时昏冒者。以大炭火入熨斗内，以酽米醋沃之，酸气遍室中，血行、气通、痰下而神自清矣。凡诸药宜入肝者，须以醋拌炒制，应病如神。又仲景《金匮要略》治黄汗，有黄耆白芍桂枝苦酒汤。谭氏治风痰，有石胆散子，俱用米醋入剂，专取其敛正气、散一切恶水血痰之妙用也。

集方：《方脉正宗》治毒热烦渴不宁。用真乌犀角磨数分，醋汤调服。○同前治痈疽初起。用生附子以米醋磨稠汁，围四畔，一日上十余次，次日即消。○《肘后方》治痈疽已成不溃。用米醋调麻雀屎如小豆大，敷疮上即穿也。○日华子方治过食鱼腥生冷、水菜果实成积者。以生姜捣烂和米醋调，食之即化。○林氏家抄治疝气冲痛。用青皮、小茴香各五钱，以米醋一碗煮干，加水二碗，煎八分，温和服。○仲景《金匮要略》治黄汗身肿发热，汗出而渴，状如风水，汗沾衣，正黄如檗汁。用黄耆五两，白芍药、桂枝各三两，米醋一升，水七升，共煎取三升，徐徐温和作三日服。○《外台》方治白虎风毒。用陈米醋三升煎热，切葱头一斤，入煎数沸，滤出葱渣，以旧布蘸醋乘热熨之。○同前治霍乱，足上筋抽痛。用米醋煎热，以旧布蘸醋乘热熨之。○同前治一切毒蛇恶虫物咬伤，以米醋调胡粉敷之。○《千金方》治魇死不省。用米醋少许，以口噙，用细竹管吹入鼻中即苏。○《子母秘录》治胎死不下。用黄豆一升，以米醋煮食落。○《圣惠方》治胞衣不下，腹胀痛，多致杀人。以米醋一碗，和热汤一碗，噀产妇面上，胞衣立下。

续补方：治锁喉风，胀闷不通垂死者。用土牛膝捣汁半碗，加入真米醋半碗，用鹅毛翎尖桃少许入喉中，随吐涎痰，连挑十余次，吐痰碗许即通。

酒

味苦、甘、辛，气大热，有毒。通入周身藏府经络诸处。

《说文》云：酒，就也，所以就人之善恶也。《战国策》云：帝女仪狄造酒，进之于禹。《说文》又云：少康造酒。然《素问》亦有酒浆，则酒自黄帝始，非仪狄矣。古方造酒，品类极多，醇醨不一，惟糯米造者，入药乃良。又必为陈久者，醇缓无毒为佳。观陶氏云：大寒凝海，惟酒不冰。明其性热，独冠群物，制药多用之，以借其势。人饮多则体疲神昏，言躁志乱，是其有毒故也。《食货志》云：酒者，天之美禄。颐养天下，享祀祈福。扶衰疗疾，非酒不可。故《月令·仲冬》，命大酋秫稻必齐，曲蘗必时，湛炽必洁，水泉必香，陶器必良，火齐必得兼用六物，大酋监之，无有差忒。又《白孔六贴》云：凡造酒以糯米为上樽，稷米为中樽，粟米为下樽。《本草》云：葡萄、瓜、楮、杞、菊、芧、芭、林檎、橘、柚、李、梅、桃、杏、葱、豉、姜、椒、羊羔、鹿胎、虎胫、熊掌，凡生物果、谷、草、木之易酿者，皆可造酒，入药惟秫酒之清者，称为上品。夫祭祀必有酒，奉养必有酒，燕享必有酒，是不容一日废也。然甘酒有戒，湎酒有征，沉酒有誓，彝酒有诰，先王无不致敬于酒也。寇氏曰：造酒入药佐使，专以糯米蒸饭，清水和白面曲，所造为正。古人造酒，不加药味，所以气力醇和。今人造酒，以药肆中剩余杂药未捣细，和曲为酒药，其药性酷烈，所以饮者多有头痛口干之弊。

酒：皇甫心如稿能升发阳气，通行血脉，驱风雪之寒威，御暑湿之瘴气，遍行一身之表，至极高之分之药也。李氏时珍曰：夫酒为神仙美禄，少饮则和血行气，壮神御寒，消愁遣兴；痛饮则伤神耗血，损胃亡精，生痰动火，有损有益之物也。邵尧夫诗云"美酒饮教微醉后"，此得饮酒之妙，所谓醉中趣也。若沉湎无度，醉以为常者，轻则致疾失体，重则败行丧家而损伤身命，其害可胜言哉！此大禹所以疏仪狄，周公所以著《酒诰》为世范戒也。扁鹊谓：过饮则腐肠烂胃，溃髓蒸筋，伤神损寿。王海藏谓：古人以小麦面造曲，以为发热有毒。今之酝者，又加大热大毒之药，增其气味，岂不伤冲和、耗精神、涸营卫、竭天癸而夭人寿耶？朱丹溪谓：本草止言性热有毒，不言其能发湿中之热，醉后振寒战栗，可见矣。又性喜升，气必随之，痰郁于上，溺涩于下，恣饮寒凉，其热内郁于肺与大肠二经，其始病浅，为呕吐，为自汗，为疮疥，为鼻皶，为泄利及心脾痛等病，尚可散而去之。其久病深，为消渴，为内疽，为肺痿，为臌胀，为失明，为哮喘，为劳瘵，为癫痫，为痔漏，为诸难以名状之病矣。汪颖谓：人戒晨饮，而不知戒夜饮，醉后就枕，热拥伤心。夜气收敛，酒以发之，扰乱其清明，激薄其营卫，因而致病者多矣。又酒后食芥、蒜及诸辣物，缓人筋骨，昏人头目，醉卧当风成癜风，醉浴冷水成痛痹。好饮之人，多酒而得病者，用药宜寒，酒生湿热故也。不饮之人，强饮而伤脾者，用药宜温，温则酒气行也。

烧酒：味甘、辣，气大热，有毒。

李氏曰：烧酒非古法也，自元时始造之。用浓酒和糟入甑蒸，上用锅底受气，下用器具承接，滴取气露。凡酸坏之酒，皆可蒸烧。近时以糯米，或粳米，或黍，或秫，或大麦，蒸熟和曲酿瓮中七日，以甑蒸取，其清如水,味极浓烈,盖酒露也。**汪氏**曰:暹罗国以烧酒复烧二次,入珍宝异香,其坛以檀香十数斤,烧烟熏令如漆,然后入酒,以蜡封,埋土中二三年,绝去烧气,取出用之。曾有人携至中国,有积病者,饮一二杯即愈。且能杀虫。予亲见二人饮此酒,打下活虫长二寸许,谓之鱼蛊云。如过饮致昏闷不醒,以浓茶或绿豆汤灌之即解。

烧酒:时珍消冷气,化寒积,开郁结,通噎膈,止久疟,疗阴毒腹痛欲死,逐瘟辟瘴,洗赤目肿痛之药也。

本草汇言卷十五

钱塘　倪朱谟纯宇甫选集　男倪洙龙冲之氏藏稿

张世臣相如甫校正

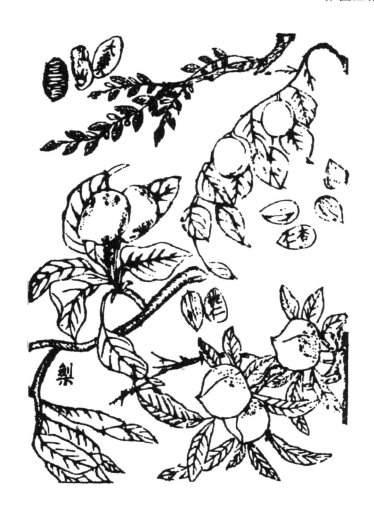

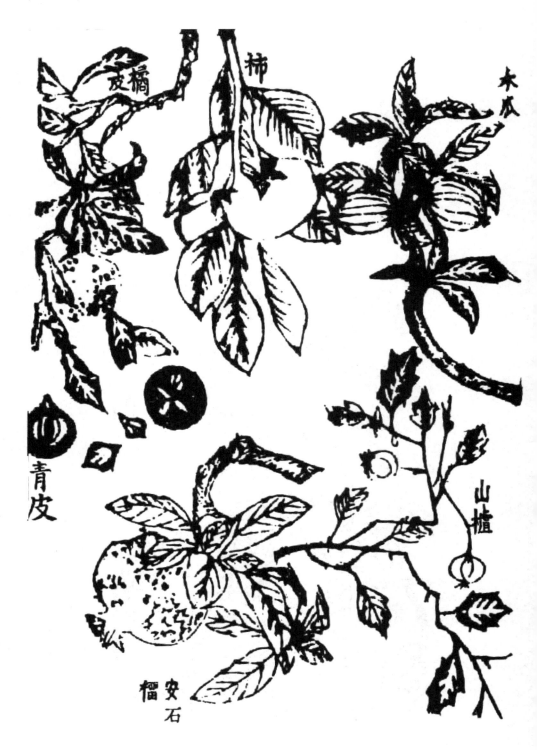

橘皮

柿

木瓜

青皮

山楂

安石榴

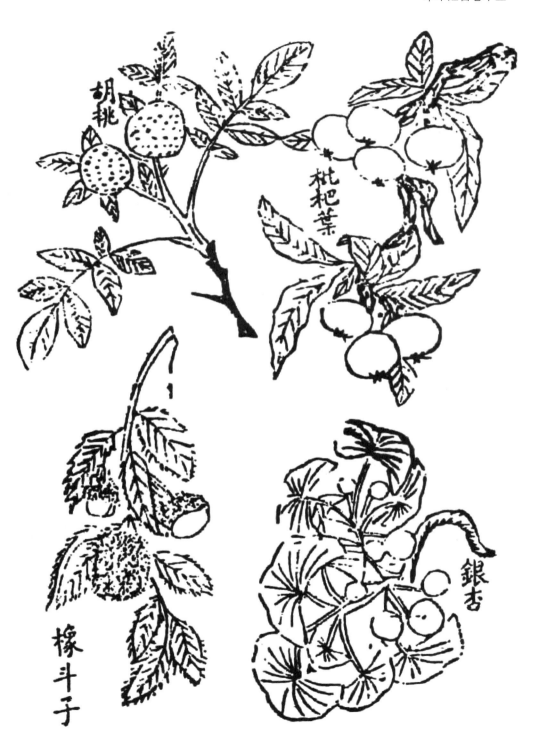

胡桃

枇杷葉

橡斗子

銀杏

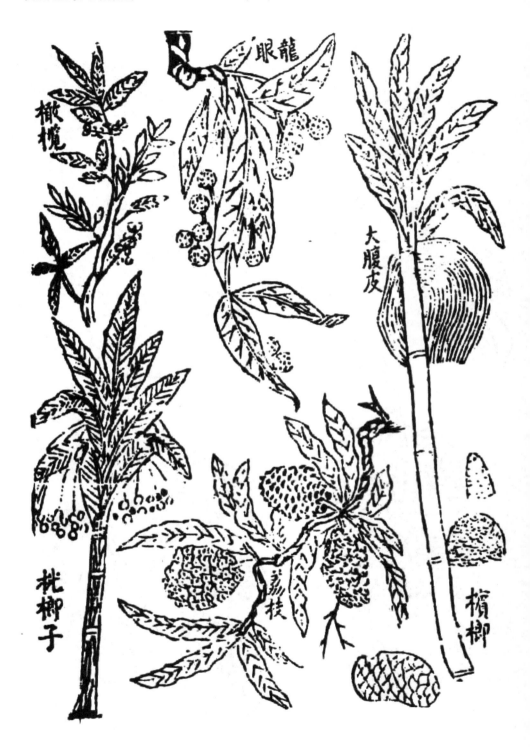

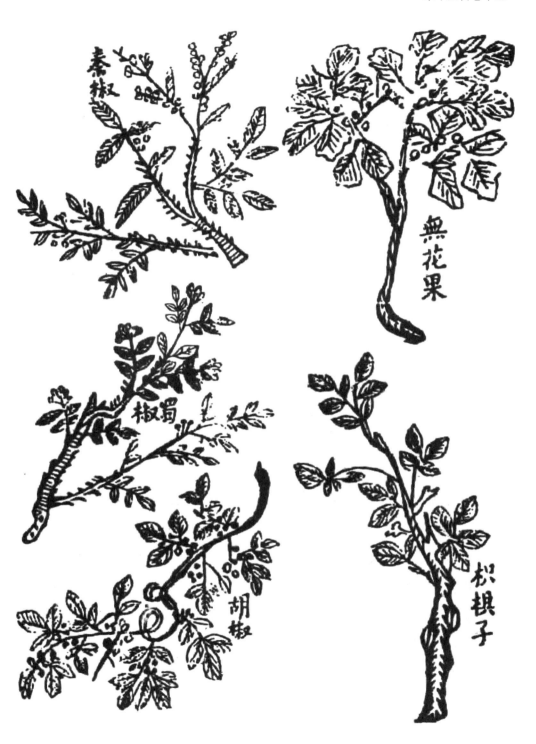

秦椒

無花果

椒蜀

胡椒

枳椇子

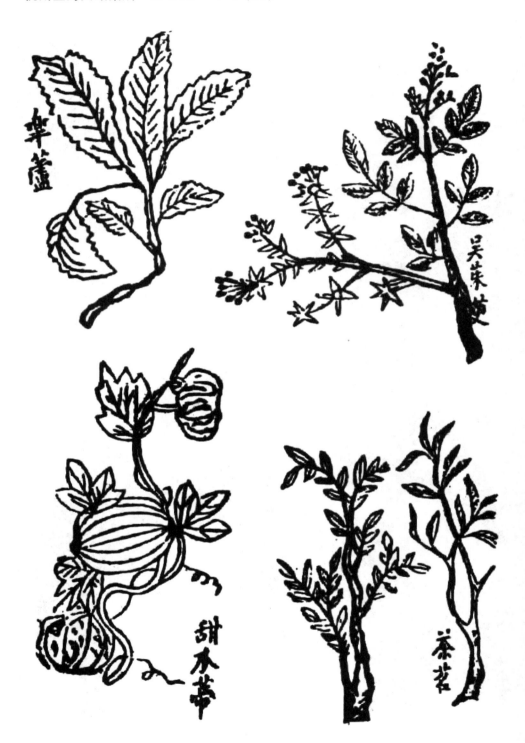

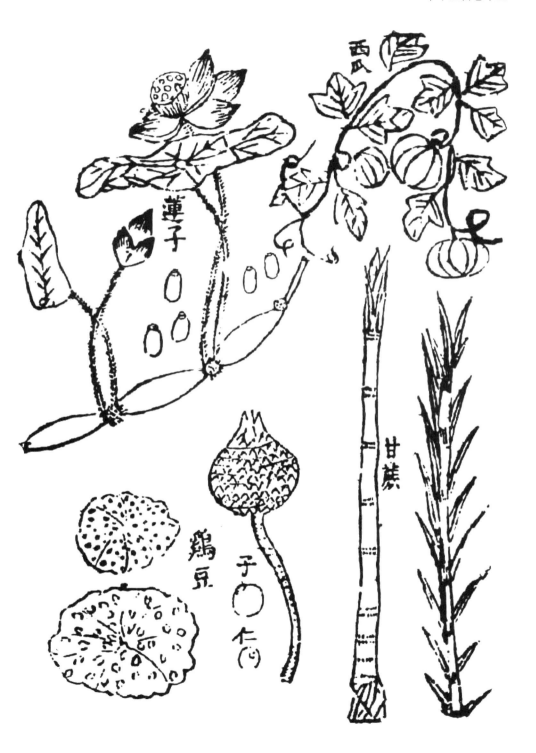

西瓜

蓮子

鷄豆

子

甘蔗

果　部果类

杏　仁

味甘、苦,气温,性利,有小毒。气薄味厚,浊而沉坠,降也,阴也。入手太阴经。

李氏曰:诸杏叶皆圆而端有尖。二、三月开淡红色花,妖娆艳丽,比桃花尤可爱也。故骚人咏物,与梅并言,则曰梅杏,盖取其叶之似也;与桃并言,则曰桃杏,盖取其花之近也。有叶多者,黄花者,千瓣者,单瓣者。结实实甘而沙,曰沙杏;黄而酢,曰梅杏;青而黄,曰㮈杏;金杏大如梨,黄如橘。《西京杂记》载:蓬莱杏花五色。又按王桢《农书》云:北方有肉杏,赤大而扁,曰金刚拳。有曰杏熟时色青白。入药宜山杏,收取仁用。修治:以沸汤浸去皮尖用。○凡杏、桃、梅诸花皆五出,若六出,必双仁,有毒不可食。

杏仁:温肺顺气,日华子润燥化痰之药也。张氏侍峰稿曰:杏为心果,仁为肺之用药也。气温而润,散寒结壅闭成疾。盖肺主气,若肺气不利,而咳逆喘急,肺受风寒而咳嗽有痰,肺气郁逆而大肠燥结,是皆气滞于肺之证也。用此有理气顺肺,开结润燥之功焉。然甘苦而温,又善能解肌,开达腠理,故仲景麻黄汤用之,亦取其通皮毛,有发散之效也。缪氏仲淳曰:此药性温,散肺经风寒滞气殊效。第阴虚咳嗽,肺家有虚热热痰者忌之。

前贤**东垣老人**曰:杏仁下喘治气,桃仁疗狂治血。杏仁、桃仁,俱治大肠燥结。如昼则便难,气病也,宜杏仁、陈皮。夜则便难,血病也,宜桃仁、陈皮。肺与大肠为表里,贲门主往来,魄门主收闭,俱为气之通道,故并用陈皮佐之耳。又左慈杏金丹,用杏仁水浸去皮晒干,每日五更细嚼七粒,能润藏府,去尘渣,驱风明目,治肝肾风燥。夫杏仁性热降气,亦非久服之药。此特咀嚼得法,吞纳津液,以消积秒耳。

集方:《方脉正宗》治肺气不利,或受风寒,或有痰滞,郁逆不通,以致咳嗽喘急。用杏仁汤泡去皮一两,桑皮一两,陈皮五钱,甘草二钱五分,分作五剂,每剂加生姜一片,煎服。○仲景方治冬月伤寒,太阳经分头痛发热,身疼腰痛,骨节疼痛,恶风无汗而喘者,宜麻黄汤。用杏仁三十粒去皮,麻黄一两去节,桂枝八钱,甘草三钱,以水三升,先煮麻黄减半,去浮沫,纳诸药,煮取半升,温和服。覆卧取汗。○《方脉正宗》治久病大肠燥结不利。用杏仁八两,桃仁六两,俱用汤泡去皮,蒌仁十两去壳净,三味总捣如泥,川贝母八两,陈胆星四两,经三制者,同贝母研极细,拌入杏、桃、蒌三仁,内神曲四两研末,打糊为丸梧子大。每早服三钱,淡姜汤下。

续补集方:《千金方》治风虚头痛如破。用杏仁八两去皮研末,水一斗,研滤汁,煎如腐状,取和粥食。食完,数日后大汗出,诸风渐减,永不再发。慎风冷、猪、鸡、鱼、面及一切发气食物。○《圣济总录》治目上生翳并努肉,或痒或痛,渐覆瞳人。用杏仁二钱去皮,真铅粉五分研匀,用水调稠,不时点之。

巴旦杏仁:详载《食物本草》。

桃 仁

味苦、微甘,气温,无毒。气薄味厚,沉而降,阴中之阳。入手足厥阴经血分。

李氏曰:桃品甚多,华艳称最,不培而蕃,且早结实,世遂以凡品目之。然有黄色者,绛色者,垂丝者,龙鳞者,饼子者,牡丹者,亦凡中之异卉矣。若汉上林苑之细桃、紫纹桃、金城桃、霜桃。常山巨核桃,凌霜花灼,后暑实蕡,是又仙凡迥别,不可得也。又《桃谱》云:其花有红、紫、黄、白、千叶、单叶之殊,其实有红桃、碧桃、细桃、白桃、乌桃、金桃、银桃、胭脂桃,皆以色名者也。有绵桃、御桃、方桃、匾桃、偏核桃,皆以形名者也。有五月早桃、十月冬桃、秋桃、霜桃,皆以时名者也。又汴中有油桃,小于众桃,光如涂油。太原有金桃,色深黄。洛中有昆仑桃,肉红紫色。又有饼子桃,状如香饼子,其味皆甘,并可供食用。惟山中毛桃,即《尔雅》所谓榹桃者,小而多毛,其仁充满多脂,可入药用。修治:以滚汤泡去皮,晒干用。

桃仁:日华子行血活血之药也。李氏濒湖曰:桃性早花,易植而子繁,长于发生,善行善逐,其仁多油而直行血分。故前古主瘀血血闭,血结血聚,积滞不行;或产妇恶露留难,心腹胀痛,或跌扑伤损,心腹瘀滞;或伤寒太阳随经瘀热在里,血蓄成狂;或风暑不调,饮食停结,寒热为疟;或妇人经行未尽,偶感寒热邪气,热入血室,谵语见鬼,皆从足厥阴肝经受病。肝为藏血之藏,此药苦能泄滞血,辛能散结血,甘温能行一身血络,凡一切血败血阻为病,专主之也。又桃为金木之精,故又能镇辟不祥,祛除邪魅恶气。缪氏仲淳曰:此剂性善破血,凡血结血秘,血瘀血燥,留血畜血,血痛血瘕等证,用此立通。第散而不收,利而无补,如过用之及用之不得其当,能使血行不止,损坏真阴,为害非细。故凡经闭不通,由于血枯而不由于血滞者,产后腹痛由于血虚而不由于留血结块者;大便不通由于津液不足,而不由于血燥血闭结者,并忌用之。

卢子由先生曰:世但知主留者行,不知主行者留,非留行安能好色有子? 非行留安能去瘀逐闭? 然则色之不好,子之无有,亦即瘀闭之为咎乎? 又云:欲尽物性,先察物情。如杏为心果,心主脉,杏有脉络,专精于脉矣。桃为肺果,肺主毛,桃有肤毛,专精于毛矣。顾精之所专,即情之所钟;情之所钟,即性之所生,人苦不知性耳。

沈孔庭先生曰:杏为心果,而又主肺气之咳逆,是心药而主肺用也。桃为肺果而又主血脉之瘀闭,是气药而主血用也。宋人庞安常,尝以二药相兼用,有理也。

集方:《方脉正宗》治产后恶露留难,心腹胀痛,或呕逆发热者。用桃仁二钱捣如泥,当归、干姜、川芎、玄胡索醋炒各一钱五分,麻黄、细辛各一钱,水煎服。○杨氏《保命集》治跌扑伤损,心腹瘀滞。用桃仁二钱捣如泥,当归尾、红花、苏木、大黄各一钱五分，白附子一钱，水煎服。○仲景方治伤寒太阳随经瘀热在里，血畜成狂，以抵当汤。用桃核仁去皮三十个，水蛭炒、虻虫去翅足炒各二十个，大黄一两酒洗，水二升，煮取一升，去渣温服。○仲景方治太阳外邪已解，热结膀胱，其人如狂，血自下，下者愈，以桃仁承气汤。用桃核仁十四个，捣如泥，桂枝、芒硝各五钱，甘草三钱，大黄六钱，水二升，煮取一升，去渣热服。得利下，止后服。○治风暑不调，饮食停结，寒热如疟，日久不愈，内有畜血，以桃术汤。用桃仁三钱捣如泥，柴胡、半夏、槟榔、鳖甲、干姜各二钱，白术四钱，水煎服。○《产宝方》治妇人经行未尽，或经将行而偶感寒热邪气，热入血室，谵语见鬼，以柴胡汤。用桃仁五钱捣如泥，柴胡三钱，半夏、黄芩各二钱，牡丹皮、红花、当归各一钱八分，水煎服。

续补集方《外台秘要》治偏风不遂及癖疾因瘀血者。用桃核仁千七百枚，去皮尖及双仁，以好酒一斗五升，浸二十一日，取出晒干杵细，神曲打糊作丸，梧子大。每服五十丸，以原酒吞下。○治疟疾寒热。用桃核仁百枚，汤泡去皮研如泥，入黄丹三钱，米糊和丸如龙眼核大。每服一丸，白汤送下。○《外台秘要》治无病人骨蒸夜热。用桃核仁三十枚，去皮及双仁，杵为膏，平旦白汤调，顿服之。间日一服，半月愈。○《肘后方》治尸疰鬼疰，乃五尸之一。其病变动，有数十种，大略使人寒热、淋涩，沉沉默默，不知所苦，累年积月，渐至于死，死后复传他人。急以桃核仁五十枚，连皮研如泥，煮水一升，取五合服之取吐。如吐不尽，三四日后再服。○同前治传尸鬼疰，痃癖咳嗽，血气不通，日渐消瘦。用桃核仁一百粒，连皮研如泥，煮水二升，取一升，去渣，入白米三合，煮粥饮之。○治人多魇寐。用桃核仁二十一个，去皮，研如泥，以白汤调服。○治卒然心胃痛。用桃核仁七个，去皮研烂，白汤调服。○《济生家宝》治风虫牙痛。用桃核仁针刺，灯上烧烟出，吹灭，乘热安痛牙齿上，咬定，不过五六次愈。

○**桃毛**：味辛，气平，无毒。入手足厥阴经。此系毛桃实上毛也。

桃毛：《产宝》破妇人血闭血瘕，《别录》积聚寒热之药也。

○**桃枭**：味苦，气平，有小毒。入手足厥阴经。此系桃实在树，干枯经久不落。

桃枭：《产宝》破妇人血闭血瘕，日华心腹血痛之药也。

○**桃叶**：味苦，气平，无毒。

桃叶：《产宝》破妇人血闭血瘕，日华定小儿客忤寒热，惊邪鬼气，《别录》去风杀虫之药也。

○**桃胶**：味苦，气平，无毒。桃树茂盛时，以刀划开树皮，久则胶溢出，收采，以热汤洗过用。

桃胶：《产宝》破妇人血闭血瘕，时珍产后下痢赤白，苏氏疗男子石淋溺涩之药也。

○**桃花**：味苦，气平，无毒。入手少阴，足厥阴经。

桃花：《产宝》破妇人血闭血瘕，血风癫狂之药也。李时珍曰：按苏氏云：一妇因丧夫悲哀，后遂发狂奔走，闭之室中，夜破窗棂，登桃树上，食桃花几尽，及旦遂愈。此亦属惊怒伤肝，痰夹瘀血，遂致发狂。偶得桃花利痰饮、散滞血之力，与张仲景治热证以致畜血发狂、用桃仁承气汤之意相同。

大　枣

味甘，气温，无毒。气味俱厚，可升可降，阳也。入手少阴、太阴经。

陶氏曰：世传河东猗氏县大枣特异。今青州出者形大而核细多膏，甚甜。郁州互市者亦佳，少不及耳。江东临沂金城枣，形大而虚，但少膏脂。苏氏曰：今近北州郡皆出枣，惟青州者特佳，木心绛赤，枝间有刺，四月生小叶尖泽，五月开花色青白，作兰香气，七八月果熟。南北皆有，不及青州肉厚多脂。种类甚多，如御枣、水菱枣，味虽美，不堪入药。按《齐民要术》云：凡枣全赤时，日日撼而收曝则红皱。若半赤收者，肉未充满，干即色黄，味亦不佳也。《食经》作干枣法，须用净地铺菰箔之类，取枣日曝夜露，择去胖烂，曝干收之。切而曝干者为枣脯。煮熟榨出者为枣膏。蒸熟者为胶饴，加以糖蜜拌蒸，味更甜。捣枣胶曝干者为枣油，其法：取红软干枣入釜，以水仅淹平，煮百余沸，漉出，砂盆研细，净布绞取汁，涂磁盘上，曝干，其形如油，以匙刮为膏收之。每以一匙，调滚汤一钟，酸甜味如美浆。用和麦面糯粉蒸食，止饥渴，益脾胃也。卢谌《祭法》云"春祀用枣油"即此。

大枣：补中益气，壮心神，助脾胃，养肝血，保肺气，调营卫，东垣生津液之药也。沈氏孔庭曰：此药得天地冲和之气，甘润膏凝，善补阴阳、气血、津液、脉络、筋俞、骨髓，一切虚损，无不宜之。如龙潭方治惊悸怔忡，健忘恍惚，志意昏迷，精神不守；或中气不和，饮食无味，四体懒重，肌肉羸瘦，此属心脾二藏元神亏损之证，必用大枣治之。如仲景治奔豚有奔豚汤，水饮胁痛有十枣汤。伤寒卫受风邪，自汗恶风，有桂枝汤，俱用大枣为君，益土气而制水，和营卫而去风邪也。配合生姜，主发脾胃升达之气，佐用陈皮，调畅中脘虚滞之痰。虽能补脾益气，然而味过于甘，如中满者，齿痛者，痰火者，胃疼气闭者，小儿热疳腹大者，蛔结腹痛及一切诸虫为病者，咸忌之。

王绍隆先生曰：味甘、气温而性平，中不足者，以温充之；形不足者，以甘辅之。后天生气，借此盈溢于内外矣。

集方：《方脉正宗》治心神虚怯。用大枣三十枚，带核槌碎，远志、酸枣仁、茯神、白术、人参各二钱，水四碗，煎二碗服。○治脾胃虚弱。用大枣二十枚，带核槌碎，生姜十片，人参、白术、茯苓、陈皮、半夏各一钱五分，甘草六分，水三碗，煎一碗服。○治肝虚血少。用大枣三十枚，带核槌碎，当归、白芍药、怀熟地各二钱，川芎一钱，枸杞子五钱，麦门冬三钱，石斛一钱五分，龟甲三片，汤泡，净水四碗，煎二碗，温和服。○治肺气虚耗。用大枣二十枚，带核槌碎，人参、黄耆、麦门冬各二钱，北五味子五分。○《济生》归脾汤治惊悸怔忡，健忘恍惚，志意昏迷，精神不守。用大枣十枚，带核槌碎，人参、茯苓、白术、当归身、远志肉、黄耆、酸枣仁炒各二钱五分，木香、甘草各五钱，龙眼肉七个去壳核，水煎服。一方，加制半夏一钱二分。○《局方》调中汤治中气不和，食饮无味，四体懒重，肌肉羸瘦。用大枣二十枚，带核槌碎，白术三钱土拌炒，当归、茯苓、半夏各二钱，陈皮、麦芽、谷芽、人参、白芍药各一钱五分，厚朴、陈皮各八分，水煎服。○《金匮要略》治小腹奔豚气上冲胸腹痛，往来寒热。用大枣十二枚，带核槌碎，甘草、当归、川芎、葛根、黄芩、白芍药、吴茱萸各二钱，半夏、生姜各五钱，甘李根白皮一合，共十一味，以水二升，煮取五合，温和服，渣再煎。○仲景方治伤寒表解、里未和，心下痞鞕而满，两胁下痛，干呕短气。用大枣十二枚，带核槌碎，芫花炒、甘遂、大戟三味各二钱，俱捣细，以水一升二合，先煮大枣取八合，取出枣，入三味末子，煮百余沸。强实人全服，羸弱人半服，得快下后，宜稀米汤饮之。○仲景方治太阳病，头痛发热，汗出恶风，鼻鸣干呕者，宜桂枝汤。用大枣十二枚，带核槌碎，桂枝、白芍药各一两，甘草二钱五分，生姜一两，右五味以水三升，微火煮至一升，徐徐服。

　　门人罗一经曰：方书用大枣入药者众，今特举归脾、调中、奔豚、桂枝四汤者，引前人立方用大枣，明其培土制水，去风木之意。经读本草《神农经》云：大枣安中和百药，则药药皆可入用。又不独归脾等四汤已也。

　　续补集方：《直指方》治小肠气痛。用大枣一枚去核，以斑毛一个，纳入枣内，湿纸包煨熟，去斑毛，以枣食之，以肉桂、荜澄茄各二钱煎汤下。○《千金方》治妊娠腹痛。用大红枣十四枚，烧焦为细末，白汤调下。○《眼科方》治风沿烂眼。用大黑枣二十个去核，明矾末五分，和枣肉捣成膏，湿纸包，火内煨二刻，取出去纸，水二碗，将枣膏煎汤去渣，将汤洗眼。○《直指方》治卒急心胃痛。用大枣二个，乌梅一个，俱去核，杏仁七粒去皮，共捣如泥，白汤调服。

梨

味甘、酸，气寒，无毒。阴也，沉也，降也。

李氏曰：梨树高二三丈，尖叶、光腻有细齿。二月开白花如雪，六出，上巳日无风则结实必佳。故古语云：上巳有风梨有蠹，中秋无月蚌无胎。梨核每颗有十余子，种之惟一二子生梨，余皆生杜，亦一异也。杜，即棠梨也。梨品甚多，必须棠梨、桑树接过，则结子佳。梨有青、黄、红三色，有雪梨、绵梨、消梨三种为上品，可以治病。第一雪梨，出苏州并嘉兴。其他青皮、早谷、半斤、沙糜诸梨，皆粗涩不堪，止可蒸煮及切烘为脯。一种醋梨，极酸，换水煮熟则甜美可食。昔人言梨皆以常山真定、山阳巨野、梁国睢阳、齐国临淄、巨鹿、弘农、京兆、邺都、洛阳诸处，然好梨多产北土，南方惟宣城者为胜。凡存梨，北人于树上包裹，过冬乃摘尤妙。司马迁《史记》云：淮北、荥南、河济之间，千株梨，其家与千户侯等也。又真定御梨，大如拳，甘如蜜，脆如鲜菱，食之可以解烦释悁。又《三秦记》云:汉武帝上苑含消梨,大如五升器,坠地则破,须以囊承取之,此又梨之奇品也。入药惟以雪梨、绵梨、消梨可用,余色梨则亦不能治病也。

雪梨:润肺凉心,时珍消痰降火之药也。《开宝》方:治积热中风不语,解伤寒里热枯燥,烦喘不宁,杂证热结,二便不利,捣汁饮之立验。如中酒病,及丹石、烟火、煤火,并一切热药作患者,啖之立解。此果中之甘露子,药中之圣醍醐也。李氏曰:《别录》著梨,止言其害,不言其功。医书有执法偏拗者,大都如此。盖古人论病,多主风寒,用药皆是桂附故尔。今人痰病、火病十居六七,梨能润肺凉心,消痰降火,大有解热毒之功,滋益于人,岂浅小哉?陶隐居弃之,竟不入药,此贤哲之一失也。朱氏东生曰:梨者,利也,其性下行流利也。如产妇、金疮、痢疾人,切不可食,食之多致危殆。如胃寒肠滑不实者,肺冷寒痰作嗽者,腹中有久病冷积气块者,小儿痘后患吐泻者,法咸忌之。

集方:《普济方》治心肺郁热,消渴饮水。用雪梨五十枚捣汁,慢火熬成膏,以炼白蜜减半收之,贮瓶中,不时以热汤调服十余茶匙。○《方脉正宗》治内热卒中不语。以雪梨汁半盏,和姜汁半盏调灌。○《食性本草》治火郁咳嗽。用雪梨生啖,一二个即止。又不可多食。○《圣济总录》治反胃吐食,药物不下。用大雪梨,以刓囵丁香七粒,刺入梨内,湿纸包四五重,火内煨熟,去丁香,只食梨。○《方脉正宗》治小儿内热,痰壅喉间吐不出,或因惊热生痰,或因风热生痰,取雪梨汁时时与之,或加牛黄数厘更妙。○治食梨过伤,以梨叶煎汁饮即解。

玄霜雪梨膏:治咯血吐血,咳血嗽血,及劳心动火,劳嗽吐痰久不愈者。此膏生津止渴,化痰止嗽,清血润燥。用甜雪梨六十个去心,味酸者勿用,白萝卜五斤,百合、茅根、嫩藕、鲜生地黄各二斤,鲜枇杷叶二百片刷去毛,白果肉一百个,共八味,俱入石臼内捣烂取汁,重滤去渣,将清汁入锅内,慢火煎炼将稠,十减去七,再入砂锅,慢火熬,十减去九,入炼过白蜜十二两,饴糖四两,再慢熬如稀糊,则成膏矣。每日不拘,挑数茶题,米汤调服。

木 瓜

味酸,气温,无毒。气薄味厚,降多于升,阳中阴也。入足太阴、阳明,兼入足厥阴经。

苏氏曰:木瓜处处有之。寇氏曰:西洛者其味甘酸而美,最有功效。宣城者亦佳,味稍淡耳。陶氏曰:今山阴兰亭尤多。李氏曰:此果可种、可接、可就,亦可枝压,木类之易生者。陈氏曰:其枝状如柰,花作房生子,形似栝楼,火干甚香,其材极坚。《广志》云:枝一尺有百余节,叶厚而光,春末开花深红色,入夏缀实如小瓜而有鼻,乃花脱处如脐蒂也。色黄赤,皮薄,如着脂粉,味甘酸不涩,实中之子向里,头锐而面方者,木瓜也;形圆而小,味不酸涩者,木桃也。大于木桃,似木瓜而无鼻,蒂粗、味苦涩者,木李,亦曰木梨,即榠楂及和圆子也。

一种颗小微长,味极涩者,曰蔓子。一种实中之子如大麻,味绝苦涩者,名木伏子,饵之令人目赤筋痛,不可不辨。**苏氏**曰:宣城人种莳尤谨,始成实时,剪镞纸花,粘贴其上,霜后摘取,花纹如生,以充土贡,因有花木瓜之称焉。修治:以铁刀削去硬皮并子,切片,晒干用。**李氏**曰:按《大明会典》宣城岁贡乌烂虫蛀木瓜,入御药局,或取陈久无木气耳。○一说:木瓜烧灰,散池中,可以毒鱼。

木瓜:柔筋脉,《别录》健腰膝,敛肾气,日华止滑泄之药也。寇氏**宗奭**曰:木瓜味虽酸涩,得木气之正,故酸能平木,而有柔养筋脉、健腰膝也。又酸能敛气,而有收摄津液、徐消渴而止滑泄也。所以滑氏**伯仁方**:治霍乱转筋及湿痹脚气,此木郁而筋为病也。腰肾虚弱,羸怯无力,此精衰而筋脉失所养也。观乎济阴汤用之以敛肾,羌活散用之以逐痹,香薷饮用之以解暑而止渴止泻,槟苏散用之以治脚气攻冲而散肿结、活步履也。此药平木养金,和土济水,故薛氏**新甫方**治夏月气虚内热,喘喝气短,呕吐作泻,筋骨挛痛等证,以木瓜、白术各一两,人参三钱,煎汤代茶饮之。

缪仲淳先生曰:木瓜味酸气温,得春生之气,禀曲直之化,为脾、胃、肝三经之体用药也。通行互敛,有并行不悖之功,故主诸痹脚气,湿伤于下者,取效甚捷。

集方:已下八方俱出《方脉正宗》治血气两虚,筋脉不柔转动,以致腰膝坚强作痛。用木瓜五两,当归、白术各三两,川芎二两,红花一两,甘草五钱,大枣三十个,带核槌碎,分作十剂,水煎服。○治肾气虚散,不时溏泄。用木瓜十两,杜仲八两,茯苓五两,补骨脂三两,吴茱萸二两汤泡过,北五味子一两,分作十剂,水煎服。○治肾气虚乏,精元不固。用木瓜五两,大怀熟地六两酒煮,北五味子一两二钱,酸枣仁二两炒,菟丝子二两四钱,白芍药醋炒、杜仲盐水炒各三两,黄檗酒炒一两,分作十剂,水煎服,名济阴汤。○治风寒湿三气合而为痹,筋骨疼痛,四肢不举。用木瓜三两,羌活、防风、汉防己、酸枣仁、川芎各二两,附子童便制过一两,天麻、牛膝、茯苓、白术、薏仁各三两,共为细末。每服三钱,早晚白汤调服,名羌活散子。○治感冒时行暑热,口干作泻,四肢无力。用木瓜三两,扁豆、陈皮、厚朴各一两五钱,甘草一两,香薷四两,加生姜、黑枣各一两,水三十大碗,煎减半,取出井中顿冷服,名香薷饮。○治脚气攻冲,头痛发热,呕逆,遍身筋骨作痛。用木瓜十两,槟榔四两,真紫苏叶三两,牛膝二两,木通一两,小茴香八钱,分作四剂,水煎服,名槟苏散。○治暑月寒热不调,霍乱转筋吐泻。用木瓜五钱,砂仁一钱,杏仁、半夏、茯苓、白扁豆、厚朴、藿香各一钱五分,香薷四钱,甘草五分,生姜二片,水煎冷服,名六和汤。治伤暑霍乱之兼有寒食者。○又方:用木瓜六钱,香薷五钱,甘草四钱,黄芩三钱,黄连二钱,滑石一钱五分,白水煎,冷服,名香薷芩连汤。治伤暑霍乱之有中热者。

续补集方:已下四方俱出王三阳《得心集》治阴寒吐泻转筋。用木瓜一两,白术土炒五钱,干姜四钱,人参三钱,附子童便制二钱,肉桂一钱,水煎冷服。○治绞肠痧瘴,腹痛转筋。用木瓜五钱,荞麦二两,滑石四钱,生明矾一钱,葱头十根,水煎冷服。以铁针刺足三里出血,或手十指甲边刺血出,愈。○治血虚转筋。用木瓜一两,当归、葳蕤、牛膝、白芍药、牡丹皮各四钱,川芎二钱,甘草一钱,水煎服。○治湿热转筋。用木瓜一两,薏苡仁、白术、茯苓、五加皮、石斛、草薢、黄檗、苍术各五钱,水煎服。○《千金方》治小儿洞痢。用木瓜一两,煎汁饮之。○《圣惠方》治发稿不泽。用木瓜浸油梳头。○同前治翻花痔疮。用木瓜为细末,以鳝鱼身上涎调涂之,以纸护住。

倪朱谟曰:木瓜养筋药也,脚气病方中多用此。脚病多属筋也,推而论之,如筋病若头项、若臂膊、若腰膝遍体之病,属筋者咸需之。又不专主脚气也。故前古本草药性俱称统治筋骨痿痹,挛掣作痛,可知不专主在脚也。

山　楂

味酸甘、微苦,气温,无毒。沉也,降也。入足阳明、太阴二经。

陈氏曰:山楂,出南山高原,所在亦有。树高数尺,古拙可爱。枝有丛刺,叶有五尖。三月开花五出,碎小色白。缀实似林檎而小,有黄赤二种,霜后乃熟。核似牵牛子,色褐而坚。一种实大而赤,甘酸可口,名曰棠球,唯供食料。修治:晒干用,或用水润湿,去核焙燥用。

山楂:疏脾气,消瘀血,化食积之药也。方氏龙潭曰:此药味酸甘而体质松利,气温平而性专宣达,故《唐本草》主化宿滞,一切食积为痞满、为癥瘕、为下痢,加平胃散中,奏效甚捷。而廖氏方又能消瘀血结血,妇人产后一切聚血,如儿枕作块,固结不行,惑恶露已行,旋止未尽,腹胀痛者,煎汁和砂糖服,实时化结行瘀,立见安定。然性虽化坚逐滞,而味兼甘酸,又能健运胃气,去陈生新,非若槟、青、枳、朴,苦利剥削,专一破气消克,有倒脾胃生发之气也。如蔡氏心吾方用山楂去核取肉,大麦肉、白秫米各一斤,微炒研为粉,每早用一两,入白糖少许,滚汤调食,大能开胃健脾,化痰进食,通利二便,于老人小儿更有益焉。

集方:方三则出《方脉正宗》治产后儿枕块痛及恶露不行。用山楂五钱,益母草三钱,当归、泽兰叶、三棱、川芎各一钱五分,炮姜、玄胡索、五灵脂、牛膝、陈皮各一钱,水煎服。○治男子、妇人、小儿,一切诸滞腹痛。以山楂一味煎汤饮。○治疝瘕痛坠作痛。用山楂、小茴香各一两为末。每早用三钱,白汤调服。

柿

味甘涩,气寒,无毒。沉也,降也。入手太阴、阳明经。

苏氏曰:柿子,南北皆有之。李氏曰:树极高大,亦有小株者。接则易茂,本生者果稀、味涩,唯堪造漆。叶圆光泽,花小,黄白色。五月缀实,八月果熟,生时青绿,熟则丹红。种类亦多,唯红柿所在皆有。黄柿出汴洛,朱柿出华山,珍椑柿色青可生啖,着盖柿,蒂下别有一重,如覆瓶之盖。卢氏曰:更有鹿心、牛奶、鸡卵、猴枣、蒸饼、镜面、丁香、福孙、多宝、团花及白柿、乌柿、绿柿、庄柿、碧柿、火柿、水柿之别。其蒂有方有圆,有薄有厚，有覆有仰。其核有正有侧，有圆有匾，有长有短，有软有坚；有本尖，有末锐；有有棱，有无棱；有有核，有无核。核少者佳，无核者食之至美而益人者也。初采颇涩，或灰或米，或温水养旬日，涩味去，甘滑可口矣。或置木瓜、酥梨、橘叶中，更易熟而臭香，唯水浸可以久藏，谓之醂柿，乘半熟去皮，先熏后暴，或悬有风处，俟干纳器中，久之遍体生霜，均名柿饼。更有柿片、柿心、柿锤，此造制随人力而赋形耳。《事类合璧》云：柿，朱果也。大者如楪，八棱稍匾。其次如拳、如卵、如心。一种小而如折二钱者，谓之猴枣。其根甚固，谓之柿盘。世传柿有七德，一多寿，二多阴，三无乌寠，四无虫蠹，五霜叶可玩，六嘉实，七落叶肥滑，可以临书也。

柿饼：润心肺，养血藏之药也。陈氏羽陵曰：此果味甘如蜜，质润如酥，肉凝如膏，裂之有脂膜脉络，味本酸涩而化甘，乃脾肺之用药也。故孟氏诜方：和胃健脾，治火炎土燥，血涩便难，产妇无乳，蒸熟和饭嚼，喂儿能充乳食，且善长养。又《日华》方：润肺补心，治吐血咯血，嗽血咳血及小便淋血，肠风泻血，痔热流血等证，大能益气凉血，化痰宁嗽，止渴生津。大人虚劳，宜煎膏食之。入儿科方，可代乳、术。入虚劳方，可代天麦二门冬、生熟两地黄也。但味甘性润而多滞气，如胃冷有寒痰者，脾冷常溏泄者，肺寒多冷嗽者，俱忌用之。同蟹食令人腹痛泄泻，同酒食令人易醉。

卢不远先生曰：厚肉多络，具经脉之形；味甘性滑，有养窍之利。晚熟禀秋金之化。又云：蒂有主义、吸义、降义、转输义、顺行义，故可对待逆上之气，呼出不能自主，亦非专主于降，力能专主于不逆也。

集方：黄崔冈方治内热血燥，大便尝艰。用柿饼，不时煮食。○陈子开方治吐血咯血，嗽血咳血及小便淋血，肠风泻血，痔热流血等证。用柿饼一斤青州出者，去蒂核，枇杷叶刷去毛、白果肉去衣、怀熟地各四两，生姜皮一两炒焦黑，百部五两，天门冬、麦门冬俱去心各六两，用水五十碗，熬至十碗，滤出渣，再如法煎共三次，取汁共三十碗，总和一处，入砂锅内，慢火熬至五碗，加炼蜜六两，收贮净磁瓶内。每早午晚各服十余茶匙，白汤调服。○同上治肠风泻血。用柿饼一斤切碎，生姜切片六两，同炒焦黑，研为末，饴糖为丸梧子大。每早服五钱，米汤下。○《食疗》治小儿秋痢。用柿饼和白粳米煮粥食。○《普济方》解桐油毒。以柿饼食之。

柿蒂：味苦涩，气温，无毒。入手太阴肺经。

卢子由先生曰：柿本涩而熟则甘，蒂则仍含本有之涩而不迁。涩者，酸收之甚耳，宜入太阴经。如肺所生病，为烦心胸满，上气咳逆，其不足则病踠哕诸气，寒则为丁香使，热则为黄连使，两得其用矣。

沈则施先生曰：按丹溪翁谓：人之阴气，依胃为养，土伤则木挟相火，直冲清道而作咳逆，宜竹茹黄连柿蒂汤主之。此言热呃也。《济生论》谓：阳竭于下，孤阴独存，阴气亦将旋脱，故逆上而作呃，宜丁附人参柿蒂汤主之。此言寒呃也。又按：《准绳》论呃逆之证，有伤寒吐下后，久病产后，阴血大亏，阳气暴逆，自下逆上而作呃者,非大温中补中之剂不能治。又有平人,饮食痰气抑遏而气自脐下,冲脉直上咽膈而作呃忒塞逆之声,用平胃二陈汤加柿蒂数枚煎服,亦可止也。观于柿蒂之苦涩,但可以散逆气,而因寒、因热、因虚、因滞者,则佐以丁、姜、茹、连、参、术、平胃、二陈辈,在司业者当仔细斟酌,毋轻视也。

柿霜:味甘、微涩,气平,无毒。入手少阴、太阴经。

李氏曰:取干柿生霜者,其法用大柿去皮,捻扁,日曝夜露至干,内磁器中待生白霜。入舌上见津唾自化无滓者佳。

柿霜:清上焦虚火之药也。朱宸宇抄李氏方:主心肺郁热燥热,肺痈肺痿,吐血咳血诸证。盖寒平滋润,于虚劳方止嗽生津,化痰凉血。如病久畏药味者,用此可作药中果珍。每日夙晚白汤调服数钱甚妙。○治伤酒内热人,多痰、多嗽、多喘,及老人痰火为患。用柿霜、黄芩酒炒、天门冬去心酒煮捣膏、橘红、瓜蒌霜各一两,海石煅、桔梗、真青黛各五钱,风化硝三钱,除天门冬捣膏外,余药俱为细末,和入天门冬膏,炼蜜丸弹子大。食后嚼化一丸,化痰定喘如神。

石榴皮

味酸涩,气温,性收敛,无毒。

苏氏曰:《博物志》云:石榴本生西域,汉张骞出使外夷,于安石国得种以归。今中国随地可植,木不甚高,枝柯作丛,叶如细柳,折其条插土中便生。五月开花,色大红或有黄白色者,单瓣者结实,千瓣者不结实。实如瘤,皮色紫黑有斑点,经霜自拆开,里如蜂巢,有黄膜隔之。子形如人齿,色淡红,如宝石有光,咬之有水,味甘酸。外有味酸苦不甘者,系野山积石中生,取皮亦可充药用。

石榴皮:涩肠止痢之药也。朱宸宇抄李氏方:能治久痢虚滑不禁,并妇人血崩带下诸疾。陈氏方又安蛔虫,盖取酸涩收敛下脱之意。与诃子肉、罂粟壳同义。

集方:《肘后方》治赤白下痢久不止。用石榴皮一两切碎,炒焦为末。每服一钱,人参汤下。此方兼治血崩并带下疾。○同上治小儿蛔虫不时下,或十数百数,急以石榴皮一两,煎汤饮之,五日即止。○同上治脚肚生疮作痒,初起如粟,搔之黄水浸淫,痒痛溃烂,遂致绕胫而成痼疾。用酸石榴皮煎汤,日日洗之,一月自愈。

续补集方:治痔疮肿痛出水。以石榴皮一两,黄檗五钱,煎汤洗过,以冰片一二厘,纴入痔疮破烂处,立效。○治冻疮久烂不愈。用石榴皮、冬瓜皮、甘蔗皮三味,烧灰存性研末,敷上即愈。

橘　皮

味甘、辛、酸、苦,气温,无毒。味薄气厚,降多升少,阳中阴也。入手足太阴,足阳明经。

《别录》曰：橘柚生江南及山南山谷。**苏氏**曰：今江浙、荆襄、湖岭皆有之。本高一二丈，枝茎间多生刺，其叶两头尖，色深绿，面背皆光，长寸许。四月开小白花，六七月成实，至冬黄熟。小者为橘，大者为柚。**李氏**曰：夫橘一也，而外有柑、柚、橙、枳四者，相类而种不同。橘实小，其瓣甘微酸，其皮薄而红，味辛而苦；柑大于橘，其瓣味甘，其皮厚而黄，味辛甘而不苦；柚大小皆如橙，其瓣味酸，其皮最厚而黄，味甘而不辛；橙大小皆如橘，其瓣味酸，其皮厚而有瘤，味甘辛酸而不苦；若枳者即橘种，逾淮而北为枳，其实大如橘，其瓣味酸苦，其皮厚，味酸辛而苦。如此分之，即不误矣。**卢氏**曰：橘柚通呼，以《本经》命名为正。类有橙、柑、圝、枳之异，树有高下小大，有刺无刺，有刻无刻之别。实有圆扁长锐，大小光㽔之殊。大都色象深绿，凌冬不凋则一也。实皮布窍，色深于皮。皮里有膜，囊上有脉，囊中裹瓤，瓤内裹汁以养核也。种数虽多，但以皮肉气味互为分析。橘皮苦不可食，肉甘可食；橙皮味甘可食，肉酸不可食；柑皮与肉，酸甘皆可食；圝枳皮肉味皆苦不可食；柚则形长，皮肉与橘同味。大段橘之美者皆接生，子种者不结实，纵结实亦形长而味不美。今人指此为柚子，误也。柚子不用接生，亦取本有色味，不从人力也。广中柚子极大可食，永嘉呼之为苞，此又似圝，名虽同柚，种则异矣。又韩彦直有《橘谱》，列十有四种，以温州者称为上品。今衢州航埠沿溪三十里，夹岸树橘，花朝香雪弥空，果熟金星缀碧，种有巨细，色有红赭，约二十余种，唯琭橘最美。仁和栖水产蜜橘，凡数十品，名金钱穿心者，秀色可观。又不如一种佛肚脐，形小皮癞，甘美如蜜也。霜降后采取，气足味足。密藏至春，剖皮抽脉，破囊吮汁，亦可振精醒神，为得句破疑之助。若欲取皮用充药饵，不若广中者，皮薄辛香，愈陈则愈善也。○再按《橘谱》：橘西出湖广荆襄，南出闽广抚州、衢州，皆不如浙西温州为上品也。黄橘扁小而多香雾；朱橘圆小而绿时绀碧可爱，霜后色赤如火；乳橘状如乳柑，皮坚瓤多，味绝甘芳；塌橘形大而扁，外绿心红，瓣巨多液，经春乃甘美；包橘外薄内盈，其脉瓣、隔皮可数；绵橘微小极软，香美可爱而不多结；沙橘细小甘美；油橘皮似油餙，中坚外黑，乃橘之下品也；早黄橘秋半已红；冻橘八月开花，冬结春采；穿心橘，实大皮光，而心虚可贯绳；荔枝橘出横阳，肤理皱密如荔枝也。俗传橘下埋鼠，则结实加倍。又《相感志》云：橘见尸而易繁。《涅槃经》言：橘见鼠，其果实多。《周礼》言：逾淮而北变为枳，地气使然也。**寇氏**曰：橘皮乃六陈之一，医家日用所需。今市家以乳柑皮乱之，不可不辨也。凡橘皮极苦，柑皮不甚苦。或以皮之紧皱分别，有方土不同，亦互有紧皱也。**李氏**曰：橘皮纹细、色红而薄，内多筋脉，其味苦辛；柑皮纹粗、色黄而厚，内多白膜，其味辛甘；柚皮最厚而虚，纹更粗、色黄，内多膜无筋，其味甘多辛少，以此别之，即不差矣。又按：橘皮性温，柑、柚皮性冷。今天下多以广中橘皮为胜，盖因香辛而烈故也。江西者次之，台、衢者又次之。若以柑皮、柚皮伪充，则又悬绝矣。

橘皮：理气散寒，宽中行滞，健运肠胃，畅利藏府，日华子为脾胃之圣药也。方龙潭抄顾朽匏曰：此药总属理气之珍，若霍乱呕吐，气之逆也；泄泻下利，气之寒也；关格中满，气之闭也；食积痰涎，气之滞也；风寒暑湿，气之搏也；七情六郁，气之结也。橘皮统能治之。其去白开痰，留白和脾，盖味辛善散，故能开气；味苦善泄，故能行痰。其气温平，善于通达，故能止呕止咳，健胃和脾者也。东垣曰：夫人以脾胃为主，而治病以调气为先。如欲调气健脾者，橘皮之功居其首焉。然君白术则益脾，单则利脾；佐甘草则和气，否则损气；同竹茹、芩、连，治呃逆因热也；同干姜、桂、附，治呃逆因寒也。补中用之以益气，二陈用之以除痰，干葛用之以清胃解酲，平胃用之以消食去湿。同补剂则补，同泻药则泻，同升药则升，同降药则降。脾乃元气之母，肺乃摄气之籥，故橘皮为二经气分之需，各随所配而建功也。翁文献而于他证有不宜用者,如亡液之证不可用,因其辛以散之也;自汗之证不可用,因其辛不能敛也;元虚之人不可用,因其辛不能守也;吐血之证不可用,因其辛散微燥,恐有错经妄行也。

沈则施先生曰:橘皮下气消痰,橘肉滞气生痰,一物之性,表里各异如此。又他药贵新,惟橘皮贵陈,入和中理胃药则留白,入下气消痰药则去白。

集方:治胃寒气滞,胸腹满胀,饮食少进者。用陈皮、干姜各二钱,半夏、茯苓各一钱五分,砂仁、厚朴、于白术各一钱,甘草五分,水煎服。○治霍乱呕吐。用陈皮三钱,藿香二钱,因寒者配干姜、砂仁各一钱五分,因热者配黄连、黄芩、滑石各一钱五分,水煎服。○治泄泻下痢。用陈皮三钱,藿香二钱,因虚者加白术土炒三钱,茯苓二钱,甘草一钱,因实者加枳实麸炒三钱,厚朴二钱,木香一钱,水煎服。○治关隔中满,病有寒、热、虚、实四端。治法与前二方加减同,有兼气证者加参、术。有兼血证者,加归、芎。○治食积痰涎。用陈皮三钱,配枳实、厚朴、麦芽、谷芽、红曲、半夏、胆星各一钱,此实证用也。配白术、人参、茯苓、当归、厚朴、麦芽、谷芽各一钱,甘草五分,此虚证用也。○治风寒外感表证,头痛发热。用陈皮二钱,配紫苏叶、干葛、防风、杏仁、白芷各一钱,葱头三个,生姜三片,水煎服。冬月感寒无汗,谅加桂枝、麻黄数分。○治七情六郁,中膈不和。用陈皮二钱,配半夏、胆星痰、黑山栀、黄芩火、香附、枳壳气、山楂、红曲食、当归、川芎血、苍术、厚朴湿各一钱,黑枣三个,生姜三片脾,水煎服。各随见证加入。已上七方出越医顾朽匏《畅心集》。

续补集方:丹溪方治湿痰停滞胸膈,咳唾稠粘。用陈橘皮八两,汤泡洗净,食盐五钱,水五碗,同煮干晒燥,甘草一两,俱炒燥研为末,蒸饼打糊为丸梧子大。每早晚各服二钱,白汤下。○《指迷方》治冷气客于中脘,壅遏不通,是为胀满。用陈橘皮四两,于白术二两,木香一两,共为末,酒糊丸梧子大。每食前吞二钱,白汤下,日三。○奇方治嘈杂吐水。用真陈广橘皮去白二两为末,每日五更,取末药五分,舐之即睡,三日必效。○孙十四方治诸气呃噫。用陈橘皮二两去白,水一升煎五合,顿服。加枳壳一两尤佳。○《肘后方》治卒然失声。用陈橘皮五钱,水煎徐呷。○《食医心镜》治胸中有热兼停食生痰者。用陈橘皮五钱炒,水煎代茶饮。○《食疗》治脚气冲心,或心下结硬,腹中虚冷。用陈橘皮一斤炒,杏仁五两去皮,俱研为末,炼蜜和丸,如梧子大。每食前米汤下三钱。○治风痰死血,手足十指麻木。用陈橘皮一斤,水十大碗,煮烂至二碗,滤出,再用水十碗,煮至一碗,总和,顿服取吐痰。如不吐痰,加瓜蒂末一钱。○《摘玄方》治脾寒诸疟,不拘老少孕妇。用陈橘皮三两,生姜自然汁浸透,再用水二碗,煮干晒燥研末。每服三钱,用黑枣汤调下。○赵氏方治小儿疳瘦。用陈橘皮二两炒,川黄连三钱酒炒,共研末,入麝香二分研匀,粟米糊和为丸,如绿豆大。每服一钱，米汤下。此药大能消食、和脾气。

　　○橘红：味苦、辛，气温，无毒。入手足太阳、太阴、阳明十二经。

　　刘氏曰：橘红即陈橘皮，刮去白膜，以广中者更胜。

　　橘红：下气化痰之药也。济南医黑天霞抄李东垣曰：橘皮留白，调胃和中。橘红去白，消痰降气，较之橘皮，性稍烈耳。

　　○橘核：味苦，气温，无毒。入足厥肝经气分。

　　李氏曰：橘核修治，须以新瓦焙燥，揉去壳，研碎入药用。

　　橘核：疏肝散逆气，下寒疝之药也。张侍峰稿此药外白内青，体具金木，而内含春气发陈之用。味苦而腥，又得降下疏泄之力，故《日华子》主膀胱浮气，阴疝肿疼，或囊子冷如冰、硬如石，下坠如数十斤之重。取橘核数两作末，每早午晚各服一次，每次用药末一钱，食前酒调下。盖取象以核而治核之意也。又妇人瘕疝，小腹攻疼，腰胯重滞，气逆淋带等疾，以一两白水煎服，立定。盖取苦温入肝，而疏逆气之功也。古方有橘核丸，治证颇多，详见《证治准绳》。

　　○橘叶：味苦、辛，气温，无毒。可升可散，阴中阳也。入足厥阴肝经气分。

　　李氏曰：取橘叶，以新嫩无破损、完片者佳。

　　橘叶：疏肝散逆气，《开宝》定胁痛之药也。沈志所抄按丹溪老人言：此药其味苦涩，其气辛香，其性温散。凡病血结气结，痰逆火逆，病为胁痛，为乳痈，为脚气，为肿毒，为胸膈逆气等疾，或捣汁饮，或取渣敷贴，无不应手获效。

　　○青橘皮：味苦、辛，气温，无毒。气味俱厚，沉而降，阴也。入手足厥阴、手足少阳经。

　　李氏曰：青橘皮乃橘之未黄，而外皮青色，内瓤坚实者。晒干坚硬如石子。其气芳烈，入药以汤泡软，剖开去瓤，切片醋拌炒用。今市家多以小柑、小橙、小柚，坚实未黄者伪充，不可不辨。

　　青橘皮：破滞气，削坚积之药也。张侍峰稿凡病郁怒气逆而胁肋刺痛，或疝气冲筑而小腹牵弦，二者乃肝气不和之病也。或温疟痞闷而寒热不清，或下痢痛甚而小腹胀满，或小儿食疳诸积而肚大肢瘦，三者乃脾气不和之病也。此剂苦能泄，辛能散，芳香能辟邪消瘴，运行水谷，诚专功也。所以东垣云：破滞气愈久愈效，去坚积愈深愈良。径行直达，立行无阻。制炒以醋，所谓肝欲散，急食辛以散之，苦以降之，酸以泄之也。陈橘皮，浮而升，入脾肺气分；青橘皮，沉而降，入肝胆气分。一体二性，物理之有不同如此。但有滞气则破滞气，有坚积则去坚积，否则大损正气。善治者当斟酌行之。

　　集方：已下五方出《方脉正宗》治肝气不和，胁肋刺痛，其痛如击如裂者。用青橘皮八两酒炒，白芥子、苏子各四两，龙胆草、当归尾各三两，共为末。每早晚各服三钱，韭菜煎汤调下。○治疝气冲筑，小便牵强作痛。用青橘皮八两醋炒，胡卢巴二两，当归、川芎、小茴香各一两，俱酒洗炒，研为末。每早服三钱，白汤调下。〇治温疟痞闷而寒热不清。用青橘皮、槟榔、厚朴、草果、柴胡各一钱五分，知母、半夏、白芍药、茯苓各一钱，生姜二片，水煎服。〇治痢疾痛甚，小腹胀满。用青橘皮、柴胡、干葛、当归、白芍药、木香、川黄连、枳壳各一钱二分，甘草七分，水煎服。〇治小儿食疳诸积，腹大肢瘦。用青橘皮、于白术、山楂肉、麦芽、谷芽各二两，半夏、升麻各八钱，俱微炒，研为末。每早服三钱，白汤调下。〇治心胃久痛不愈，得饮食米汤即痛极者。用青皮五钱，玄胡索三钱，俱醋拌炒，甘草一钱，大枣三个，水煎服。〇治黄病有积。用青皮、苍术、厚朴、麦芽、谷芽、槟榔、茯苓各二两，甘草六钱，俱炒燥，研细末，绿矾二两火煅红，研细，共和匀，红枣煮去皮、核，捣烂为丸，梧桐子大。每服一钱，白汤送下，每蚤午晚各食前服一次。〇治脚气久肿不消，或胀坠疼痛。用青皮一二两，红枣肉二两同煮。每日空心食枣肉十余枚，渐消。〇治妇人无故经水不行，腹胀如臌，非病非孕，饮食如常，精神亦平者，此名气分。用青皮四两，白术六两，砂仁一两，共为末，饴糖为丸梧桐子大。每早空心服五钱，酒送，服药完即愈。〇治老人停食腹胀。用青皮、生姜、紫苏各二两，煎汤，令病者乘热卧汤中，以帛揉心胃肚腹，胀消食自化。

枇杷叶

味苦、微辛，气温，无毒。气薄味厚，阳中之阴。入手太阴，足阳明经。

苏氏曰：枇杷出襄、汉、吴、蜀、闽、浙、江西、湖南诸处。木高丈许，枝肥叶长，形如驴耳，背有黄毛，阴密婆婆可爱，四时不凋。盛冬开白花，至三四月成实，缀结连枝，形如弹丸。生时色青绿味酸，熟时色黄白味甘，皮上微有毛，皮肉甚薄，核大如茅栗，色黄黑。修治：四月采叶，刷去毛净。治胃病，以姜汁涂炙。治肺病，以蜜水涂炙。

枇杷叶：安胃气，润心肺，养肝肾之药也。沈孔庭曰：主呕哕反胃而《别录》吐食不止安胃气也，或气逆痰滞而甄权咳嗽靡宁润肺气也，或虚火烦灼而《日华子》舌干口燥养肾气也，或瘟疫暑暍而孟诜热渴不解凉心气也。此果秋英冬花，春实夏熟，倍历四气，能使五藏咸调，六府清畅。他如《圣惠方》之治衄血不止，《本事方》之治酒齇赤鼻诸证，总不外润养气道，清解热血之疾也。李时珍又言：此药下气之功特异，气下则火降，痰顺而逆者不逆、呕者不呕、渴者不渴、咳者不咳矣，于劳嗽诸方，可称专剂。但性禀清肃而凉，如胃寒呕哕及肺感风寒而咳嗽者，两皆忌用。

集方：已下五方出《方脉正宗》治杂病呕哕，吐食不止。用枇杷叶十片刷去皮，姜汁涂炙，半夏、陈皮、茯苓各一钱五分，甘草五分，水煎服。〇治时病卒发呕哕因热者。用枇杷叶十片，刷去毛制法如前，黄芩、竹茹、半夏、陈皮各一钱五分，甘草五分，水煎服。〇治肺气抑逆，痰滞成咳，咳声连发，努气不转，痰逆不出，俗名顿呛。用枇杷叶十片，刷去毛制法如前，前胡、防风、薄荷、杏仁、桑皮、蒌仁、桔梗各一钱五分，甘草、升麻各七分，水煎服。○治阴虚内热，舌干口燥。用枇杷叶十片，刷去毛，蜜水炙、怀熟地、知母、白芍药、黄檗、花粉、玄参、白术、沙参各二钱，水煎服。○治时行热疫，烦渴躁乱，并中暑中喝，一切火证。用枇杷叶十片，刷去毛制法如前，川黄连、麦门冬、天花粉、玄参、黑山栀、黄芩、柴胡、干葛、连翘、薄荷各二钱，甘草七分，水煎服。○《圣惠方》治衄血不止。枇杷叶刷去毛，焙燥研末。每服一钱，苦茶调服。○《本事方》治酒齄鼻赤。用枇杷叶三十片刷去毛，焙燥，山巵子仁二两炒黑，共研末。每晚服三钱，白汤调服。○《广笔记》治痰饮，五更咳嗽，喉中有物，咽之不下。用枇杷叶，火上炙去毛，白茯苓、川贝母、半夏曲、广陈皮各三两，天花粉、苏子泥、山查肉、连翘、麦芽、麦门冬去心、薄荷叶各二两，白豆仁八钱，硼砂七钱研如飞面，共为极细末，以山药粉糊为丸，如麻子大。每早晚白汤吞服三四钱。

银　杏

　　味甘、微苦涩，气寒平，有毒。气薄味厚，性涩而收。入手太阴、太阳经。

　　李氏曰：银杏生江南，以宣城者为胜。树高四五丈，叶薄纵理，俨如鸭掌，形有刻缺，面绿背淡。三月开花成簇，青白色，二更开花，随即卸落，人罕见之。一枝结子百余枚，如楝子，经霜乃熟。烂去肉，取核为果，其核两头尖，三棱为雄，二棱为雌。其仁嫩绿色，久则色黄。须雌雄同种，其树相望乃结实倍多，阴阳相感之妙如此。其树耐久，肌理白腻，术家取刻符印，云能召使也。

　　银杏：润肺消痰，利小便，日华子解淋浊之药也。倪九阳曰：色白属金，肉柔而多汁液，寒滑而润，故李氏方治肺热燥咳，喘闷无痰者；或小便淋涩，塞闭带浊者；或好饮过多，昏醉如死者。又生捣烂，能浣油腻，则其去痰利浊之功可类推矣。其花夜开，人不得见，盖阴毒之物，故多食令人气壅，胪胀昏顿。又《相感志》言：银杏能醉人。而《延寿书》言：银杏食满千个者死。凶岁有饥者，以白果煮熟代饭，食饱，数日后皆死也。

　　集方：已下六方详见《方脉正宗》治肺热燥咳，喘闷无痰。用银杏五十个去壳并衣捣汁，天麦二冬、款冬花各三钱，水煎，临服时和银杏汁。○治小便淋涩，白带白浊，欲通不通者。用银杏五十个去壳，并衣捣汁，瞿麦、木通、滑石、车前、金沸草各一钱，茯苓三钱，水煎，临服时和银杏汁。○治酒醉昏闭不醒。用银杏肉百个捣汁，和童便少许，灌之立苏。○治手足皲裂。用银杏肉捣烂，夜夜裹之。○治下部疳疮。用银杏肉捣烂裹之。○治狗咬成疮。用银杏肉捣烂裹之。

胡　桃

　　味甘，气热，性滞，无毒。

苏氏曰：胡桃其形如桃。汉张骞出使西域得种还，植之秦中，渐及东土，故名。李氏曰：胡桃树高丈许，春初生叶长四五寸，微似大青叶，两两相对，颇作恶气。三月开花如粟，花穗苍黄色。结实至秋，如青桃状。熟时皮肉腐烂，取核为果。人多以榉柳接之。出陈仓者，皮薄肉多；出阴平者，大而皮厚，急捉则碎。汴州虽有，而实不佳，江表亦时有之。

胡桃肉：润肺活血，李时珍暖肾壮精之药也。邢公甫曰：此药质润多油，性味甘涩，滞而多热。李氏方称其补命门，益三焦，壮精髓，润肺消痰，发痘攻疮，凡一切虚寒为病，内藏寒结者，服之大有奇功。如肺家有痰热，命门有相火，一切阴虚吐衄，火燥诸证，误服取咎匪浅。今据缪氏仲淳云：前人多言其有害不可食，孙思邈云：多食动痰饮，令人恶心吐水。苏颂云：性热不可多食。马志云：多食动风，脱人眉。同酒食，令人咯血。汪颖曰：多食生痰动肾火。然而近世酒家，往往以之佐酒，则多食吐水、咯血、脱眉、动火，屡见其蒙祸也。但性本热，惟虚寒者宜之，故李氏有补命门、益三焦、壮精髓等句云。

梅青子曰：据《御药院方》，言胡桃益血补髓，强筋壮骨，故古方有治寒疝脚气，腰脊胁痛诸疾。虚而血冷有寒涎者，食之立见功效。如佐补骨脂，有温养命门、活血气、生精髓之妙。久食能明目清心，润肌黑发，延年益寿。然止宜少食、渐食为佳。如多食、顿食，未尝不取发燥动火生痰之咎也。

集方：《简便方》治血寒瘀滞不行，筋骨酸痛。以胡桃肉三十枚，浸酒饮之。如不饮酒者，以胡桃肉蚤晚各食二枚，白汤过下，七日愈。○同前治老人痰嗽不止，每卧时嚼胡桃肉二枚，呷白汤过下，七日愈。○同前治小儿痰喘。用胡桃肉一个去壳，不去皮捣碎煎汤，徐徐以匙挑入口内，半日即止。○谈氏方治感寒发热，头痛无汗。用胡桃肉三个，葱白五条，生姜五片，细茶贰钱，共捣烂，水二大钟，煎八分，热服，覆衣取汗。○《传信方》治食物醋心。用胡桃肉二个嚼烂，以生姜五片，泡汤过下，立止。○《日华子本草》治食酸齿䠥。用胡桃肉三个，细嚼即解。○赵氏《经验方》治血崩不止。用胡桃肉十五个，灯上烧存性，研作一处，空心白汤调服。○同前治急心痛。用胡桃肉一个，黑枣一枚去核，湿纸裹，火煨熟，细嚼，以生姜三片泡汤下，永久不发。○杨氏《经验方》治便毒鱼口毒，端午日取树上青胡桃阴干，烧存性为末。每服三钱，白酒调下。少行一二次，未成脓即消，有脓自大便出也，三四服即平。

胡桃青皮：味苦涩，气温，无毒。《开宝》方止水痢之药也。陈氏化雨曰：此药色青易黑，味涩性收，《圣济录》染须发而止水痢，其义一耳。

集方：《圣济总录》染须发即黑。用胡桃皮、蝌蚪各等分，共捣如泥，加白糖十分之一，再捣匀，涂须发即黑如漆。○《方脉正宗》治水痢不止。用青胡桃皮一两捣碎，铁锅内微炒，再捣细。每早服三钱，白汤下立止。

橡斗实

味苦，气温，无毒。

李氏曰：橡实，栎木子也。栎有二种，一种不结实者，其名曰棫，其木心赤。《诗》云"瑟彼柞棫"是也。一种结实者，其名曰栩，其实为橡。二者树小则耸枝，大则偃蹇。其叶如槠叶而文理皆斜向。四、五月开花黄色，结实如栗而圆，其蒂有斗，包其半截。其仁如老莲肉。山人俭岁采肉，浸去苦味，捣粉蒸食，可以充饥。丰年煮熟，可以肥猪。北人亦种植，其木高二三丈，坚实而重，有斑文点点。大者可以作栋柱，小者可以作薪炭。《周礼·职方氏》"山林宜皂物柞栗之属"即此也。霜后收采，其嫩叶泡汤，可以充茶。

橡斗实：厚肠胃，苏恭止下痢之药也。邢元璧曰：此药味涩而苦，能泄能收。大氏方煮熟食，能禁久痢久泻。歉岁又可代粮充饥。故孙思邈亦云：非果非谷而最益人服食也。

集方：《圣惠方》治水谷下利，日夜百余行者。橡斗实炒二两，楮叶炙一两，共为末。每服二钱，食前乌梅汤下。○《千金方》治石痈坚硬如石，不作脓。用橡斗实一枚，以米醋于青石上磨汁涂之，干即易，不过十次即平。○《方脉正宗》治肠风崩中带下。用橡斗实生捣为末，炒焦黑。每早服二钱，乌梅汤调服。

橡斗壳：味苦涩，气温，无毒。

集方：《全幼心鉴》治走马牙疳。用橡斗壳不拘多少，烧透存性，出火毒，研细末，入麝香少许，以苦茶漱口，搽之。○治风狗咬方：先用苎麻，扎住患处两头，以众人小便洗，拈捻去恶血水并齿垢，患上用橡斗壳半个，以热人粪填满壳内，盖患处，壳上用艾火灸八九壮。

槟 榔

味甘、辛涩，气温，无毒。味厚气轻，沉而降，阴中阳也。入手太阴、阳明，足阳明经。

《别录》曰：槟榔生南海。**苏氏**曰：今交州、爱州、广州及昆仑并岭外州郡皆有。**李氏**曰：子状非凡，木亦特异。初生似笋，渐积老成。引茎直上，旁无枝柯。茎干颇似桄榔、椰子，其中虚，其外坚，皮似青桐，节似菌竹。大者三围，高者九丈。叶生木端，似甘蕉，枰桐辈，条分歧破，风至则如羽扇扫天之状。三月叶中起房，猬刺若棘，遂自拆裂。发穗缀实凡数百枚，大似桃李，至夏乃熟。连壳收贮。入北者灰煮焙干，否则易于腐败。《真罗山疏》云：一种山槟榔，名蒳子，生日南，木似枰桐而小，与槟榔同状。一丛十余干，一干十余房，一房数百子。子长寸许，五月采之，味近甘苦。一种猪槟榔，大而味涩，核亦大，即大腹子也。修事：用白槟榔，其形正稳如鸡心，其中心坚，其色如锦文者佳。刮去底，细切之，经火则无力。**雷公**云：生用为良，熟使绝无用矣。**《南方草木状》**云：交广人凡贵胜族客，必先呈此果，用无留藤、古贲灰相合嚼之，吐去红水一口，方滑美不涩。言能去瘴也。

槟榔：主治诸气，祛瘴气，破滞气，开郁气，苏恭下痰气，去积气，解蛊气，甄权消谷气，逐水气,散脚气,杀蛊气,通上气,宽中气,李珣泄下气之药也。方龙潭曰:如巅顶至高之气不清而为头痛寒热,下焦后重之气不利而为积痢肠澼;或胸痛引背,两胁胠满而喘逆不通;或气痞痰结,水谷不运而关格填胀;或水壅皮浮,肢体肿胀而行动即喘。如奔豚脚气之下而上升,如五膈五噎之上而不下,或伏尸寸白,虫结于肠胃之中;或疮痍癣癞,流延于肌膜之外。种种病因,因于水谷不能以时消化,羁留而致疾者,此药宣行通达,使气可散,血可行,食可消,痰可流,水可化,积可解矣。如日华子谓:槟榔能散膜膈无形之气,能下肠胃有形之物。二句尽其用矣。然治气甚效,而多用大伤元气。缪氏曰:此药性能坠诸气,至于下病属气虚者,腹中有积滞而脾胃素虚者,下痢积滞而不后重者,心腹痛因无留结及非虫攻咬者,疟疾非山岚瘴气,或久病气血两虚者,凡胀满非肠胃宿食积滞,而关阴阳两虚、中气不足者,俱宜忌用。

集方:已下诸方俱出《方脉正宗》治疟疾寒热头痛,从山谷中受岚瘴,为一切病腹胀呕吐、不欲食等证。用槟榔如鸡心者切片五钱,苍术三钱,厚朴二钱,甘草一钱,俱姜汁炒,葱头三个,生姜五片,水煎服。○治心腹结滞,气逆不顺,饮食不进。用槟榔三钱,枳壳二钱,茯苓一钱,甘草五分,生姜三片,水煎服。○治五郁六结,气脉不舒。用槟榔三钱,枳壳二钱,川芎、黑山栀、广陈皮各一钱,甘草五分,俱用酒炒,水煎服。○治食积满闷,成痰涎呕吐者。用槟榔、半夏、砂仁、萝卜子、麦芽、干姜、白术各二钱,水煎服。○治脾虚中气不足,强食生冷、油腻、面食,成诸积聚,腹中或胀或痛或泻。用槟榔、砂仁、枳实、白术各五钱,俱用麸皮拌炒,山查肉、白牵牛、厚朴、干姜各四钱,甘草三钱,俱用姜汁拌炒,共为末,红曲为末,烧酒打糊为丸绿豆大。每空心服二钱,生姜泡汤吞下。○治蛊毒内攻。用槟榔一两,明雄黄五钱,共为极细末,菖蒲八两捣汁,打生半夏末五钱,作糊为丸如绿豆大。每早服三钱,生姜泡汤吞下。○治脾胃两虚,水谷不能以时消化,腹中为胀满痛者。用槟榔二两,白术三两,麦芽二两,砂仁一两,俱炒燥为末。每早服三钱,白汤调服。○治脾肺肾三藏受伤,水气不化,积为肿满,渐成喘急,不能偃卧者。用槟榔三钱,白芍药炒、茯苓、猪苓、泽泻、车前子各二钱,肉桂一钱,水煎服,十剂愈。○治脚气肿痛,或寒热头痛,呕逆胸胀,甚至冲心闷乱,不知人事。用槟榔一两,真紫苏叶、橘核、小茴香、吴茱萸各五钱,肉桂八钱,共为极细末。每服五钱,干姜泡汤调下。○治伏尸寸白诸虫,攻心咬痛;或呕吐涎水,汤药不入者。用槟榔五钱,花椒二钱,乌梅三个,葱头五茎,水煎服。

续补集方:《宣明方》治伤寒阴病,下早成痞,按之虚软而不痛。用槟榔、枳实各三钱,川黄连一钱,共为末。每服二钱,白汤下。○《直指方》治心脾作痛。用槟榔、高良姜各三钱,水煎服。○《海药本草》治膀胱诸气及瘕疝奔豚诸病。用槟榔十二枚切片,胡椒十二粒,共为末。每服二钱,白汤调服。○同上治遍身癣疮。用槟榔一个,硫黄一钱,米醋磨搽,三四次愈。

大腹子:味辛、苦涩,气温,无毒。李氏曰:主治与槟榔同功,兹不复赘。

治男妇脚气累发,渐成木肿不消。用大腹子滚汤磨汁半盏,食前服,日二次,服二月竟消。

防痘伤目方:用雌雄槟榔各一枚,用清水以粗碗上磨一百转,随将痘儿目闭者,以软绢温汤润开,用鸡毛蘸槟榔水拖两眼稍三四次,其痂即落,永不伤目。《广笔记》。

大腹皮

味辛、苦,气温,无毒。可升可降。入足阳明、太阴经。

缪氏曰:大腹皮即槟榔之皮也。鸩鸟多毒,常栖槟榔树上。凡用大腹皮,宜先洗去黑水,再以酒洗,晒干用。

大腹皮:《开宝》宽中利气之捷药也。方龙潭曰:主一切冷热之气,上攻心腹;消上下水肿之气,四体虚浮;下大肠壅滞之气,二便不利;开关格痰饮之气,阻塞不通。能疏通下泄,为畅达藏府之剂。按:宋人又有安胎之说,然此药既为利气之药,又何以安其胎乎?如气胜而胎不安者,使之气下则胎自宽矣。又谓此药有健胃之理,夫既为下气之药,又何以益其胃乎?如有余之气壅塞不通,使之气下则中气自宽、食饮可进矣。若损气,为大腹皮之常性也,元虚气少者,概勿施用。

朱正泉曰:大腹皮疏气之功,大略与槟榔、大腹子相同,第槟榔、大腹子性烈而下气最速,大腹皮性稍缓而下气稍迟,故《斗门方》配六君子汤,治中气虚滞而成腹胀者,服之即通。则安胎健胃之理,不外是矣。

集方:按大腹皮同人参、白术、茯苓各一钱,甘草五分,半夏、陈皮各八分。治逆气上攻心腹,加木香七分;治水肿气浮,加车前子一钱;治大肠气滞,二便不利,加玄胡索一钱;治痰饮关格、阻塞不通,加白芥子、胆星各二钱;治胎胀痛不安,加砂仁壳一钱;治胃口饮食不思,加白豆仁一钱,俱用水煎服。

果　部夷果类

龙　眼

味甘,气温,无毒。入足太阴,手少阴经。

《别录》曰：龙眼，别名益志，又名圆眼，以形相似也。生海南山谷。**苏氏**曰：今闽、广、蜀道出荔枝处皆有之。性畏寒，故与荔枝并生暖地。俗言"荔枝才过，龙眼即熟"。木高一二丈，似荔枝而枝叶微小，凌冬不凋。春末夏初，开花细白似林擒，生极繁衍。七月果熟，每枝三四十颗，作穗如葡萄，壳色青黄，纹如鳞甲，形如弹丸，核若木梡子而不坚。肉白有汁，味甘如蜜。白露采摘，晒焙令干，黄土拌染，色鲜黄可目也。

龙眼肉：补血气，壮精神之药也。**李时珍**曰：食品以荔枝为贵，而药品则龙眼为良。盖荔枝性热而龙眼性和平也。夫心为君主之官，藏神而主血，此药甘温而润，能补血气。补血气则君主强而精神壮，精神壮则神明可通。故前古有久服养魂魄，聪明智慧之说，而严用和《济生方》入归脾汤，治思虑伤心脾，为惊悸，为怔忡，为健忘，为失心丧志之疾者，屡用获效。特取甘味归脾，能安益心智之义耳。但甘温而润，恐有滞气，如胃热有痰、有火者，肺受风热，咳嗽有痰有血者，又非所宜也。

集方：《济生方》治思虑过度，劳伤心脾，为怔忡健忘，虚烦不寐，自汗惊悸。用龙眼肉、酸枣仁炒、黄芪、白术、茯神各一两，木香三钱，甘草五钱，分作五剂，每剂加生姜三片，大枣三枚，水煎服。

荔枝核

味甘，气温，性涩，无毒。入足厥阴经。

苏氏曰：荔枝出岭南及巴蜀，今闽之泉、福、漳州、兴化，蜀之嘉、渝、涪州，及二广州郡皆有之。其品以闽中为第一，蜀中次之，岭南又次之。其木高二三丈，自径尺至于合抱。类桂木、冬青之属。绿叶蓬蓬，四时荣茂不凋。其性至坚劲，土人取其根，作槽盆棋局最耐久用。其花色青白，状如冠之葳绶。其子喜双实，状如初生松球。壳有皱纹如罗。秋初青渐红，肉色淡白如肪玉，味甘而多汁，夏至后其子翕然俱赤，乃可食也。其核形如小茄子，其色紫。

荔枝核：寇宗奭疏肝郁，行滞气之药也。**钟春吾**曰：故时珍方治癫疝肿痛及小肠气痛，妇人血逆气刺痛等证，以一枚煨存性为末，酒调服立效。有述类象形之义云。

集方：《方脉正宗》治疝气一切坚痛。用荔枝核、牛膝、补骨脂、玄胡索、茴香、木瓜、杜仲、橘核、萆薢、黄檗、肉桂各一两，俱酒炒研末。每服二钱，空心白汤调服。

橄　榄

味甘涩，回味转甘，气温，无毒。入手太阴，足阳明经。

李氏曰：橄榄，生岭南闽、广诸郡，及缘海浦屿间皆有之。树高丈余，叶似榉柳。三月开花，八月成实，状如长枣，青色，两头尖。核亦相似而有棱。核内有三窍，窍中有仁可食。实熟时，以木钉钉之，或纳食盐少许于皮内，其实一夕自落。同栗子食则甚香美，生食甚佳，蜜浸、盐淹皆可久远。其木枝状如黑胶者，土人采取蒸之，清烈，谓之榄香。又有绿榄、黑榄，取肉槌碎，干藏自生霜，如白盐，谓之榄酱。黑榄核内有仁肥大，其文层叠如海螵蛸状而味甘美，谓之榄仁。又有一种方榄，出广西两江峒中，似橄榄而有三角或四角，与波斯榄同类也。

橄榄肉：《开宝》消酒毒，李珣解一切诸鱼鳖之毒之药也。**缪仲淳**曰：此药味苦涩而回味转甘。苦能下气,故消酒性之上升;涩能敛津,故能生津液而止渴;甘能和中,故能解鱼鳖毒而并化鱼骨作鲠也。又按:李氏言取其木作舟楫,拨鱼着之即浮起,故知物理有相畏如此。

集方:《方脉正宗》治食鱼骨鲠。用橄榄嚼汁咽之。如无橄榄,取核磨汁,白汤调服,亦效。○治手抓碎成疮。用橄榄磨汁涂之,能去瘢痕。○《直指方》治肠风下血。用橄榄带核烧存性研末。每服二钱,米汤调下。○《乾坤生意》治耳足冻疮。用橄榄核烧研末,油调涂之。○治酒伤昏闷。用橄榄肉十个,煎汤饮。○孙氏《集效方》治小儿胎毒。用橄榄一个烧存性,研末,朱砂水飞过五分,生芝麻一钱,俱研为细末,炼蜜丸如龙眼核大。俟儿落地时,即取此药,嚼儿口内,渐渐化下。药化完,方可与乳食。取下肠胃秽毒,令儿少疾。

余甘子:味苦涩,回味转甘,气寒无毒。

苏氏曰:余甘子,古名庵摩勒,与橄榄一物二种也。生岭南交、广、爱等州。今泉州山中亦有之。状如川楝子,味类橄榄,亦可蜜渍盐藏。其木可制器物,树叶如夜合及槐叶,其枝如柘,其花黄。其子圆大如弹丸,色微黄,有文理,初入口,味甚苦涩,良久转甘。其形较橄榄稍圆。其主治功用与橄榄同。如解金石毒,合铁粉捣熟,染白须发转黑。又特异于橄榄也。出寇氏、陈氏方。

桄榔子

味苦,气温,无毒。

李氏曰:桄榔,二广、交、蜀皆有之。木大者四五围,高五六丈,拱直无旁枝,有节如竹,巅顶生叶数十,破裂似棕榈叶。其木肌坚,斫入数寸,得粉黄赤色,可食。开花成穗,绿色。结子如青珠,每条不下百颗,一树近百余条,团团悬挂若伞,极可爱。其木最重,色类花梨而多纹,可作器皿棋局。番舶用代铁鎗,锋芒甚利。

桄榔子:《开宝》破宿食积血之药也。丘南旸曰:西人以此药磨汁,治妇人产后儿枕血瘕诸疼及心胃寒疼有验。

桄榔面作饼炙之,甘美可食,令人不饥。不惟可代谷食,更有补虚羸损乏,最健补腰脚无力者。出李珣方。

无花果

味甘,气平,无毒。入手足太阴,手阳明经。

李氏曰:无花果出扬州及云南,并吴、楚、闽、越间。可折枝扦插,亦成柯枝,如枇杷树。三月发叶,如蜀葵花叶。五月内枝桠中不花而实,状如木馒头,其内虚软。采以盐淹压扁,日干,充果食。熟则紫色,软烂味甘如柿而无核也。

无花果:开胃止泄之药也。

无花果叶:朱丹溪去湿热,解疮毒之药也。钟春吾曰:朱丹溪方主五痔肿痛,取叶煎汤,频频洗之渐效。

马槟榔

味甘,气平,无毒。

李氏曰:马槟榔,又名马金囊。生滇南金齿、沅江诸夷地。蔓生结实,大如葡萄,色紫味甘,内有核,颇似大枫子而壳稍薄,圆长、斜扁不等。核内有仁,味亦甘。夏月嚼化过凉水,味甘如蜜,解暑渴,不伤元气。

马槟榔: 汪机凉血热,降火郁之药也。钟春吾曰:按汪氏方治产难,临时以马槟榔数枚,细嚼化,白汤送下,须臾立产。产后再嚼数枚,温酒送下,恶水瘀秽亦自行也。又李氏方治恶疮肿毒,频食数枚,白汤送下,立时热散毒解。

枳椇子

味甘,气平,无毒。

沈氏曰:枳椇,谓之木蜜,以其子甘美如蜜也。《小雅》所谓南山有枸,楚人称鸡距,巴人称金钩,蜀人称棘枸,滇人称鸡橘子,广人称结留子,皆指枳椇也。李氏曰:木高三四丈,叶圆大如桑、柘。夏月开花,枝头结实,如鸡爪形,长寸许,扭曲,开作二三岐,俨若鸡之足距。嫩时青色,经霜乃黄,嚼之味甘如蜜。每开歧尽处,结一二小子,状如蔓荆子,内有扁核,赤色如酸枣仁形。飞鸟喜巢其上,故《宋玉赋》云:枳枸来巢。《曲礼》云"妇人之赘,椇榛脯修",即此也。盐藏可以备冬储。

枳椇子: 李时珍解酒毒,辟虫积之药也。张侍峰曰:按《东坡集》云:眉山揭颖臣病消渴,日饮水数斗,饭亦倍常,小便频数,服消渴药逾年,疾日甚,自度必死。予延蜀医张肱诊之,肱取麝香当门子,以酒濡湿,作十许丸,用棘枸子煎汤吞之,遂愈。问其故,肱曰:消渴消中,属脾弱肾败,土不制水而成,今诊得颖臣脾脉热极,肾脉不衰,当由果实酒物过度,积热在脾,所以倍食而多饮水也。水饮既多,溺不得不多也,非消非渴也。麝香能杀酒果花木,棘枸能散酒气,故以此二物专去酒果之毒也。吁! 古人重格物,肱殆庶几矣。医云乎哉!

果 部味果类

秦 椒

味辛,气热,有小毒。可升,可降。入手足太阴,足阳明经。

李氏曰:秦椒,花椒也。始产于秦,今处处可种,最易繁衍。其叶对生,尖而有刺。四月生细花,五月结青实,熟则红赤,大于蜀椒。其目不及蜀椒之光且黑也。

椒红: 温中暖肾,神农散痹明目,东垣利气逐寒之药也。韦芷生曰:椒性辛烈香散，故前古通治一切寒闭，一切热郁，一切气滞，一切血凝，一切痰风诸证，用此无不流通。如《别录》之治产后老血腹痛及疝瘕蛔结，孟诜之治上气咳嗽及齿浮肿痛，甄氏之治经年疟痢，腹中冷胀冷痛及寒湿痞满等疾，总不外辛香热散之用也。倘属内热血虚，阴火咳嗽者，咸宜忌之。

蜀　椒

味辛，气热，有毒。入手足太阴及右肾命门气分，兼入足厥阴血分。

《别录》曰：蜀椒，出武都山谷及巴郡。苏氏曰：近以全州西域者称最。今江夏及晋康、建平者次之。木高五六尺，似茱萸而小，有针刺，叶坚滑。无花结实，但生于枝叶间，颗如小豆而圆实，子光黑，宛如人瞳，谓之椒目。八月采实，肉肥皮皱，气味浓厚芳烈也。修治：去目及闭口者。其性能收水银，有中椒毒者，以凉水、麻仁浆解之。

椒红：暖五藏，通三焦，散瘀血，攻冷积，逐留饮，化癥癖，解蛔结，消宿食，龚云林杀鱼腥水毒之药也。顾朽匏曰：按李时珍言：椒乃纯阳之物，其味辛以麻，其气温以热，禀南方之阳精，受西方之阴气，故入肺散寒而治咳嗽，入肾暖水而治阳衰足冷，入肝通滞而治疝瘕奔豚，癥痞蛊毒，入脾温中而治泻利水肿、呕吐疝胀，入心壮气而通神明，发阳郁，开腠理，达九窍也。他如老人目昏膝软，泄泻少食，合参、耆、苓、术、归、杞辈同用，正取温阳气，生阴血，培后天调养之功也。又按吴猛《服椒诀》云：椒禀五行之气而生，叶青、皮红、花黄、膜白、子黑，其气馨香，其性下行，能使火热下达，不致上冲。凡病肾气上逆，须以蜀椒引之归经自安。芳草之中，皆不及椒。又按戴元礼云：凡呕吐服药不纳者，必有蛔在膈间。蛔闻药气则动，须于呕吐药中，加炒川椒二三十粒，蛔见椒则头伏。此仲景治蛔厥乌梅丸中用蜀椒，正此义也。又按张三丰诗云："椒肉应五行，椒仁通六义。欲知先有功，夜间无梦寐。四时去烦劳，五藏调元气。目明腰脊健，身轻心窍利。健忘惊悸宁，更奇精自秘。回老返婴童，康强不思睡。九虫顿消亡，三尸自逃避。若能久饵之，神仙应可冀。"窃谓椒红丸虽云补肾，不分水火，惟脾胃命门虚寒有湿热者相宜。若肺胃素有火热者，非所宜也。又吴猛方：取蜀椒去目一两、合口者，炒去汗，捣取红，以生地黄自然汁煎成膏，和椒红末为丸，空心酒下三十丸，其功不可尽述。○治心腹冷痛，囊冷入腹，呃噫不止，寒湿脚气，水气肿满，食泻不化，久冷下痢，老幼泄泻，食茶面黄，肾囊风汗，蛔结上攻等证。

外有蔓椒、崖椒、北椒等，味虽辛而微带苦，不甚香，仅堪煮鸡鸭鹅羊猪鱼肉等，杀诸腥气，不入药用。

胡　椒

味辛,气大热,有小毒。气味俱厚,可升,可降,阳也。入足太阴、少阴、厥阴经。

李氏曰:胡椒,生南番诸国,及交趾、滇南、海南诸地皆有之。蔓生附树及作棚引之,叶如扁豆、山药。二月开黄白花,结椒累累,缠藤而生,状如梧桐子,亦无核,生青熟红。青者味更辣。四月成实,五月采,曝干乃皱而黑,碎之内肉白色。今遍中国食品中,为日用必需物也。

胡椒:温中下气,去冷消食,化一切鱼腥、水果、菜蕈之药也。西医陈拜三抄朱丹溪曰:胡椒属火,性燥,禀纯阳之气,食之快膈。其去胃中寒痰,食已即吐水甚验。故《唐本草》主去寒痰,止呕逆,禁久痢,散寒疝水痕等证,盖本温中散寒之君剂也。然走气助火,能耗真气。又如脾、胃、肺、大肠有郁热者,不宜擅食也。又按:李濒湖云:一人自少嗜此,岁岁病目而不疑及,后绝之,目病亦止。后偶食一二粒,即便昏涩,此昔人所未试者。又按:张子和云:噎膈之病,或因酒得,或因气得,或因胃火。前人不察,屡投温燥之药,通经快膈,暂开一时,随后复噎。胡椒未已,豆蔻继之;丁香未已,荜茇继之。虽云和胃,胃本不寒;虽曰补胃,胃本不虚。况三阳既结,食必上潮,止宜温平润养汤丸治之,渐有进食之机。急投香燥,未有不速败者。然他书亦有食入复出无火之证,又有痰气郁结,得辛热始开之病,则胡椒、姜、桂、豆蔻、丁香,用所不废,在医者权变用之何如耳?

凡治已上诸证,每用胡椒五钱,绿豆五钱,共炒燥,磨末,每用一钱,米汤调服。或用神曲糊丸梧子大,每用一钱二分,米汤送下。

外有荜澄茄一味,与胡椒一类二种也,主治病证与胡椒同,兹不再赘。

吴茱萸

味辛,气温,有小毒。气味俱厚,阳中阴也。入足太阴经血分,少阴、厥阴经气分。

苏氏曰:吴茱萸处处有之,江淮蜀汉尤多,闽中最胜。吴地者亦佳,故名。木高丈许,皮色青绿,枝柔而肥,叶长而皱,似椿叶阔厚,色紫。三月梢头开红紫色花,七八月结实,累累成簇而无核,嫩时微黄,熟则深红。一种粒大,一种粒小,小者入药。雷氏曰:修治:以吴茱萸一斤,食盐一两,滚汤一釜,泡浸一日,洗去涎,晒干用。

吴茱萸:开郁化滞,日华子逐冷降气之药也。方龙潭曰:凡患小腹少腹阴寒之病,或呕逆恶心而吞酸吐酸,或关格痰聚而隔食隔气,或脾胃停寒而泄泻自利,或肝脾郁结而胀满逆食,或疝瘕弦气而攻引小腹,或脚气冲心而呕哕酸苦,是皆肝脾肾经之证也,吴茱萸皆可治之。

李时珍曰:盖此药纯阳之物,辛热能散能行,苦热能燥能下,为阴中之阳,善入阴中至阴之分，治寒痛最捷。故古方有云：中脘痛者非生姜不止，脐腹痛者非干姜不除，小腹少腹痛者，非吴茱萸不疗。专治寒在肝、脾、肾三经，取其散寒温中，燥湿解郁而已。倘三经之病，有因火热为者，又当斟酌用之。如中病即止，不可多服，多服则走气动火，发疮昏目耳。

集方：《方脉正宗》治阴毒伤寒，四脚厥冷，脐腹疼痛，呕逆吐蛔，寒战呃逆，时呕冷涎，自汗如水。用吴茱萸盐汤泡三次、五钱，白术炒、人参焙、附子童便制各六钱，甘草炙二钱，乌梅三个，花椒三十粒，水三大碗，煎一碗，放冷，徐徐服。○《兵部手集》治吞酸吐酸，醋气攻心。用吴茱萸三钱制法同前，川黄连五分，酒洗同炒，水煎服。○治隔食隔气，饮食不纳因胃寒者。用吴茱萸五钱制法同前，白术炒六钱，分作二剂，水煎饮。○《普济方》治藏寒频泄。用吴茱萸一两五钱制法同前，黄耆、白术各一两，北五味、人参、干姜各五钱，俱炒燥，研末，神曲糊为丸，梧子大。每早服五钱，乌梅汤下。○孟氏方治寒疝冲心，并脚气冲心，时作呕吐。并用吴茱萸五钱制法如前，生姜一两，青皮三钱，水煎，温和服。○杨氏方治冷气腹痛，脾元气痛，腹中痞痛，呕涎头痛四证。俱用吴茱萸六钱制法同前，玄胡索酒炒五钱，半夏三钱，水煎服。○《和剂局方》治赤白下痢腹痛者。用吴茱萸、川黄连各二两炒，白芍药一两五钱，木香一两，酒煮大黄六钱，共为末，炼蜜丸。每早晚各服二钱，白汤下。○《集简方》治口疮口疳及咽喉作痛。用吴茱萸一两为末，醋面糊，调涂两足心。○孟氏方治齿牙疼痛，不拘风火虫痛。用吴茱萸一撮，煎汤洉漱。○《外台秘要》治痈疽发背及发乳诸毒。用吴茱萸一两为末，热酒调涂。此方并治骨入肉中，涂之即腐出。治蛇咬涂之即安。

食茱萸：详载《食物本草》。

茶 茗

味苦、甘，气寒，无毒。可升可降，阳中阴也。入手足厥阴经。

苏氏曰：茶茗，产浙、闽、江、湖、淮南山中皆有。然有野生、种生。种者用子，二月下种，一坎须百颗乃生一株，盖空壳者多也。畏水与日，最宜坡地、阴处。春生嫩叶，采以谷雨前者为上，谷雨后者次之。初采为茶，晚采为茗。或言六经无茶字，杨升庵谓茶即古荼字。《诗》所云"谁谓荼苦，其甘如荠"是也。**李氏曰**：其子大如指头，圆而黑色。其仁入口，初甘后苦，最载人喉。闽人以榨油食用，采芽蒸焙，修造皆有法，详见《茶谱》。唐人尚茶，茶税始于唐德宗，以迄于今，且与西番互市易马。以其所食腥肉之膻，青稞之热，烟草之火，非茶不解。西戎得茶，不为我害。中国得马，则为我利。以摘山之利，关御戎之权，此国家之重务也。又按：陆羽《茶经》云：茶者，南方嘉木，自一尺二尺至数十尺。其巴蜀、川峡山谷中，有两人合抱者。伐而掇之，木如瓜芦，叶如卮子，花如白蔷薇，实如栟榈，蕊如丁香，根如胡桃。其名一曰茶，二曰槚，三曰蔎，四曰茗，五曰荈。山南以陕州上，襄州、荆州次，衡州下，全州、梁州又下。淮南以光州上，义阳郡、舒州次，寿州下，蕲州、黄州又下。浙西以湖州上，常州次，宣州、睦州、歙州下，润州、苏州又下。浙东以越州上，明州、婺州次，台州下。剑南以彭州上、绵州、蜀州、邛州次、雅州、泸州下、眉州、汉州又下。黔州生恩州、播州、费州、夷州，江南生鄂州、袁州、吉州，岭南生建州、福州、韶州、象州。其恩、播、费、夷、鄂、袁、吉、建、福、韶、象十一州未详，往往得之，其味极佳。又一说：其上者生烂石，中者生砾壤，下者生黄土。艺法如种瓜，三岁可采。又阳岸阴林，紫者上，绿者次；笋者上，芽者次；叶卷者上，舒者次。在二三四月之间，茶之笋者，生于烂石之间，长四五寸，若薇蕨之始抽，凌露采之。茶之芽者，发于丛薄之上，有三枝、四枝、五枝者，选其中枝颖拔者采之。采得蒸焙封干，有千类万状也。如胡人靴者，蹙缩然；犎牛臆者，廉襜然；浮云出山者，轮囷然；轻飙出水者，涵澹然。此皆茶之精好者也。有如竹箨者，枝干坚实，艰于蒸捣，故其形籭簁然。有如霜荷者，茎叶凋阻，易其状貌，故厥状萎萃然。此皆茶之瘠老者也。其别类而似茶者，有桑芽、石楠芽、枸杞芽、枇杷叶芽。又有槐芽、柳芽、皂荚芽，皆上春摘取，和茶拌之。故今南人输官茶，往往杂以众叶芽。如山中诸草木叶芽，皆可相合。椿、柿尤奇，惟茅、芦、竹笋、松芽之属，不能入和也。又杨起云：真茶性冷，杂茶性温。惟雅州蒙山顶出者，性气温平，专于治疾。

茶茗：方龙潭解五藏郁火，去痰热，《本经》利小便，止烦渴之药也。江麓平云：按缪氏言：茶得水中之清气，兼得春初生发之意，为清肃之用。凡病火郁气滞、痰结食停诸证，饮之立清。他如伤暑中热，烦渴不宁，宜凉饮之即安。伤酒，伤食，烦躁，呕逆，闷胀不安，宜热饮之即定。又按陆陆氏《茶传》云：若热渴凝闷，目涩脑痛，四肢烦倦，百节不舒，聊四五啜，与醍醐、甘露抗衡也。则茶为清肃之品，洵非虚语矣。凡种类极多，方宜大异，要皆以味甘不涩，气芬如兰，采于夏前者为良。盖生于山谷硗瘠沙土之中，不受纤毫秽滓灌养，专感云露之气，以为滋培，故能涤肠胃一切肥膻垢腻，宁非木中清贵之品哉？昔人多以其苦寒不利脾胃，及多食发黄消瘦之说，此皆语其粗恶苦涩，品类最下者言之耳。昔雅州蒙山茶，人服四两，百病皆消，岂有味甘气芬者，饮之反致疾耶？如他种苦涩草气，叶痿茎枯，非道地所产者，服之不利心脾，使人脂消血败，故不宜饮也。留心斯业者，当细心审辩可也。

《本草纲目·发明》曰：汪颖云：一人好食炙煿，久防其生痈毒，后卒不病。其人每夜必啜凉茶一碗，茶能解炙煿之毒也。又陶隐居谓人服茶能轻身换骨。壶公言苦茶久食羽化。此皆著茶之功者也。又唐母炅《茶序》云：释滞消壅，一日之利暂佳；瘠气损精，终身之累斯大。福近易知，祸远难见耳。又苏轼《茶说》云：空心饮茶，入盐直入肾经，且冷脾胃，乃引贼入室也。古人呼茶为酪奴，盖贱之也。李廷飞云：久饮茶令人腰脚膀胱冷痛，兼患水肿挛痹诸疾。陈藏器云：久饮消人脂，使人少睡。饮之宜热，冷则聚痰。此皆著茶之害者也。夫茶能降火，火为百病，火降则上清矣。然火有虚实之异，若少壮胃健之人，心、肺、脾、胃之火多盛，则与茶相宜。凉饮则火因寒气而下降，热饮则茶借火气而升散，兼解酒食之毒，使人神思闿爽，不昏不睡，茶洵有功于人矣。若气血虚寒之人饮之既久，则脾胃渐弱，精血潜虚，上不制水，成停饮泛溢，或为痞满呕恶，或为腹冷洞泄，或为痿痹瘫痪，或为疝瘕脚气，变病种种，茶亦岂无害哉？在人自当斟酌之耳。人有嗜茶成癖者，时时咀啜不止，久而伤营伤精，血不华色，尤可叹悼。惟饮食后浓茶漱口，既去烦腻而脾胃不伤，且苦能坚齿、消蠹，最有益而无损。又杨士行有茶姜治痢方，茶助阴，姜助阳，并能消暑解酒食毒，且一寒一热，平调阴阳，不问赤白青黄，不问虚实冷热，用之皆良。又浓茶能吐风热痰涎，乃酸苦涌泄为阴之义，非其性能升也。又治阴证，汤药内入之，以去格拒之寒，此寒因寒用之理也。

集方：《普济方》治一切下血，因食炙煿、醇酒、烟火、热药过度者。用细茶八两炒，五倍子五个烧存性，共为末，炼蜜丸梧子大。每早服二钱，白汤下。○《兵部手集》治久年心胃痛。用细茶五钱，水一大碗，煎四五分，和米醋二分饮之良。○《摘玄方》治风痰颠疾。用细茶、厄子各一两，煎浓汁一碗服，良久探吐。○鲍氏方治月水不通。以苦茶一碗，入砂糖五钱调匀，露一夜，温服亦可下胎。

皋　芦 —名苦蕒镭

味苦，气寒，无毒。

李氏曰：皋芦，出南越龙川县及新平县。叶大如手掌，深黄色，味极苦。搓碎泡汤饮，交、广最重。客至设此饮以供，乃加以香果诸品，泡之味苦而回味不甘，色浊而气不清香，不及茶茗远矣。

皋芦：清上膈郁火，止渴除烦，消痰利水之药也。刘连城曰：此药苦寒下泄，去暴火郁热有功。如久服常服，大泄胃气。

果　部 瓜果类

甜瓜蒂

味苦，气寒，无毒。可升，可降，阳中阴也。入手足阳明经。

《别录》曰：瓜蒂，生嵩高平泽。**苏氏**曰：今所在皆有。**李氏**曰：三月下种，延蔓而生，叶大数寸。五六月开花黄色，六七月瓜熟，有圆有长，有尖有扁。大或径尺，小或一捻。或有棱，或无棱，其色或青或绿，或黄而斑，或糁而斑，或白路或黄路，其瓤或白、或红，其子或黄、或赤、或白、或黑。又按王桢《农书》云：瓜品甚多，不可枚举。以状得名者，有龙肝、虎掌、兔头、狸首、羊髓、蜜筒之称。以色得名者，有乌瓜、白团、黄瓝、白瓝、小青、大斑之别，然其味不出乎浓淡甘香而已。《广志》云：以辽东、敦煌、庐江之瓜为胜。然瓜州之大瓜，扬州之御瓜，西蜀之温瓜，永嘉之寒瓜，未可以优劣论也。又甘肃甜瓜，皮瓤皆甘，甘胜糖蜜，取瓜皮曝干，犹甘美可口。浙中一种阴瓜，种植阴处，熟则色黄如金，肤皮稍厚，藏至来春，食之如新。此皆种艺之巧，不必拘以土地力也。**雷氏**曰：修治：切勿用白瓜蒂，取青绿色瓜，气足时其蒂自落在蔓上者，采得系屋东角有风处，吹干用。

瓜蒂：日华子吐痰食之药也。张仲垣抄《经》云：高者越之，在上者涌之。故古方越以瓜蒂、香豉之苦，涌以赤小豆之酸，酸苦涌泄为阴也。又按《纲目·发明》云：张仲景云：病如桂枝证，头不痛，项不强，寸脉微浮，胸中痞硬，气上冲咽喉不得息者，此为胸中有寒也，当吐之。太阳中暍，身热疼重而脉微衰，此夏月伤冷水，水行皮中也，当吐之。少阳病，头痛发寒热，脉紧小，是膈上有痰也，当吐之。病胸上诸实郁，郁而痛不能食，欲人手按之而反有浊唾，下利日十余行，寸口脉微弦者，当吐之。懊憹烦躁不得眠，未经汗下者，谓之实烦，当吐之。宿食在上脘者，当吐之。并宜瓜蒂散主之。惟诸亡血虚家，不可与瓜蒂散也。又按《难经》云：下部有脉，上部无脉，其人当吐，不吐者死。此饮食内伤填塞胸中，食伤太阴，风木生发之气伏于下，宜瓜蒂散吐之。《素问》所谓"木郁则达之"也。吐去上焦有形之物，则木得舒畅，天地交而万物通矣。若尺脉绝者不宜用。此则是瓜蒂之用，专主于吐矣。寇氏谓：瓜蒂吐涩，甚不损人，胜石绿、硇砂辈也。朱丹溪谓：瓜蒂性急，能损胃气。胃弱人及病后产后，宜以他药代之。夫瓜蒂乃阳明经除湿之药，故能引去胸脘痰涎，头目湿气，皮肤水气，黄疸湿热诸证。凡胃弱人及病后、产后，并不宜吐，何独瓜蒂耶？

集方：《伤寒论》治已上诸证当吐者，用瓜蒂二钱五分炒黄，赤小豆二钱五分，共为末。每用一钱，以香豉一合，热汤七合，煮糜去滓和服。少少加之，快吐乃止。

续补集方：《经验方》治风涎暴作，气塞倒仆，不能言语，或五般痫证。用瓜蒂研末，每用三分，白汤调灌，即吐涎涌沫。如吐多困甚者，以麝香五厘，泡汤一盏，饮之即止。○《伤寒论要》治急黄喘息不能卧，心上坚硬，欲得水饮者。以瓜蒂、赤小豆各一合，研末，白汤调服方寸匕，一炊久即吐。如不吐，再用末吹鼻，出水亦可。○《千金翼》治一切发黄。用瓜蒂为末，取以半茶匙吹鼻中，轻则半日，重者一日，流取黄水乃愈。○《瑞竹堂方》治十种蛊气。用瓜蒂为末，枣肉和丸梧子大。每服三十丸，生姜汤下，甚效。○《活人书》治风湿头痛不已。用瓜蒂为末，取二分，瓦入鼻内，口含凉水，取出黄水愈。○《千金方》治时疟寒热。用瓜蒂二枚打烂，清水半盏浸一宿，顿服取吐愈。

甜瓜肉：详见《食物本草》。

西　瓜

味甘淡，气寒，无毒。

李氏曰：按胡峤征回纥，得此种归，名曰西瓜。则西瓜自五代时始入中国，今则南北皆有，而北方者味更佳美。二月下种，蔓生，花叶皆如甜瓜。六、七月实熟，有周围径尺者，或有棱，或无棱。其色或青或绿，其瓤或白或红，红者味尤胜。其子或黄或红，或黑或白，白者味劣。其味有甘、有淡、有酸，酸者为下。

西瓜：解暑热，吴瑞消烦止渴之药也。门吉士曰：按《本草纲目·发明》，言西瓜性寒解热，下气止渴，有天生白虎汤之名。又按《松漠记闻》云：有人苦目病，或令以西瓜切片,曝干,日日服之遂愈。因其性冷降火故也。然亦不宜多食,世谓醍醐灌顶,甘露洒心,取一时之快,而不知有伤脾助湿之患也。真西山云"瓜桃生冷宜少飧,免致秋冬成疟痢"是也。

集方:治阳明热甚,舌燥烦渴者;或神情昏冒不寐,语言懒出者。用好红瓤西瓜,剖开取汁一碗,徐徐饮之即安。○《广笔记》治牙疼神方,用经霜西瓜皮,烧灰敷患处牙缝内,立效。

砂 糖

味甘,气温,无毒。

李氏曰:砂糖系甘蔗汁煎炼而成,色紫黑如酱。其法出西域,唐太宗遣人传其法,以蔗汁过樟木槽,取而煎成。清者为蔗饧,凝结有沙者为砂糖,瓮中造成如石、如霜、如冰块者,为石蜜,为糖霜,为冰糖也。糖霜亦可煎化,印成鸟兽果物之状,以充席献。今之货者,又多杂以米饧诸物,不可不知。

砂糖:方龙潭和中暖胃,活血行瘀之药也。梅青子曰:此系蔗汁煎炼至紫黑色而成,则寒质而转为热体矣。故方氏称为和中暖胃,则呕泄诸证,属虚寒者,往往与乌梅煎汤,饮之立安。又如产后恶露不尽,瘀滞攻痛,与山查、干姜煎汤饮之,立止。又如北方多食烟火,有中毒者,与绿豆、灯心煎汤饮之立消。但甘温发热,多食反致动火生痰,小儿多食,则病疳损齿、生虫发胀等害。如西北地高多燥,服此有益。东南地下多湿,食之有助热也。

甘 蔗

味甘、微涩,气寒,性热,无毒。入足阳明太阴经。

李氏曰:蔗皆畦种丛生,最困地力。茎似竹,内实,大者围数寸,长六七尺。根下节密,以渐而疏。抽叶如芦叶而大,长三四尺,扶疏四垂。八九月收采,茎可过春充果食。其皮有紫、绿、白三色。**苏氏**曰:江、浙、闽、广、湖南、蜀中俱有之。芦蔗茎细短而节疏,但堪生噉,煎糖稍稀。竹蔗茎粗而长,可榨汁煎砂糖甚稠,福、泉、吉、广诸州多作之。炼时和牛乳、猪脂者更佳,惟蜀中作之。南人贩至北地,芦蔗多、竹蔗少也。凡草皆正生嫡出,惟蔗横段侧生,故从庶也。

甘蔗:和中养胃,生津止渴之药也。陈一斋曰:按李氏"发明"云:蔗,脾之果也,其浆甘寒,能降火热,知其气寒明矣。日华子言:能消痰止渴,安烦解酒,此言一时烦热少安,多食未有不发湿中之火,为病痰胀、呕嗽之疾。诗言"饱食不须愁内热,大官还有蔗浆寒"者,此文人乐其甘寒爽口,为酒后一时止渴之需,作兴赋此。时人执此二句,信为寒凉之品。不知多食久食,善发湿火,为病痰胀、呕嗽之疾。司医者,可不深察乎?

果　部 水果类

莲　子

味甘,气平,性涩,无毒。入手少阴,足太阴经。

李氏曰:莲子生荆、扬、豫、益诸处,湖泽陂池皆有之。以莲子种者生迟,以藕芽种者生速。其芽穿泥成白蒻,即蔤也。长者至丈余,五、六月嫩时没水取之,可作蔬茹,俗呼藕丝菜即此。节生二茎,一为藕荷,其叶贴水,其下旁行生藕也。一为芰荷,其叶出水,其旁茎生花也,其叶清明后生。六、七月开花,花有红、白、粉红三色。花心有黄须,蕊长寸余,须内即莲也。花褪莲房成菂,菂在房如蜂子在窠之状。六、七月采嫩者,生食脆美。至秋房枯子黑,其坚如石,谓之石莲子。八、九月收之,破去黑壳,谓之莲肉。冬月至春,掘藕食之。藕白有孔、有丝,大者如臂,长六七尺,凡五六节。大抵野生及红花者,莲多藕劣;种植及白花者,莲少藕佳也。其花白者香,红者艳。千叶者不结子。别有蘽莲、并头莲、夜开昼卷莲,外国又有金莲、碧莲,皆是异种,故不多见。又《相感志》云:荷梗塞穴鼠自去。煎汤洗梳,槵垢自退,物性自然也。

莲子:《本经》补中益气,孟诜滋养五藏,陈廷采靖君相火邪之药也。李氏时珍曰:此药味甘性涩,禀清芳之气,得稼穑之味,脾之果也。脾者黄宫,所以交媾水火,会合木金者也。土为元气之母,母气既和,津液相成,神乃自生。故释氏用为引臂,妙理具存;医家取为服食,百病可却。故大氏方:生食补肾涩精,治男子赤白淋浊,女子带下崩中,又止久痢固脾泄也。熟食交心肾,止烦渴,益气力,令人强健无病,耐老延年,乃药中之清品也。

藕:凉血散血,方龙潭清热解暑之药也。李氏时珍曰:此药生于卑污之中,而洁白自若,质柔而穿坚,居下而有节。孔窍玲珑,丝纶内隐,可谓灵根矣。其所主皆心脾血分之疾,如陈氏藏器方治热渴烦闷,大氏日华子方治产后瘀血,孟氏方治霍乱水泄,皆属热邪为患者,取此清芳寒洁甘淡之味,以凉解之。如血热血滞之病,悉潜消而默化矣。第生食过多,不免有动冷气,不无腹痛肠滑之虞耳。如煮熟食,能养藏府,和脾胃,凶年亦可代粮食焉。

集方:《圣惠方》治时气烦渴。用生藕捣汁一盏饮之。〇庞安常方治伤寒阳明热病口干。用生藕捣汁,生地黄汁,童子小便各一盏,和饮。〇《梅师方》治产后血瘀闷乱,血气上冲,口干腹痛。用生藕捣汁二升饮之。〇《方脉正宗》治热极霍乱。以生藕捣汁一碗饮之,痛泄立安。〇《简便方》治小便热淋。用生藕、生地黄、生白萝卜,各捣汁一碗,和匀饮之。〇《千金方》治坠马血瘀,积在胸腹,唾血无数者。用生藕节捣烂,和酒绞汁饮,随量用。〇《圣惠方》治食蟹中毒。用生藕切碎,浸米醋食之。

〇藕蔤:又名藕丝菜。味甘,气平,无毒。

陶隐居曰：藕蔤，系五六月嫩时采为蔬茹，老则为藕。

藕蔤：解烦渴，散酒毒，李珣下瘀血之药也。孟氏曰：功用与藕同性也。

○**藕节**：味苦涩，气平，无毒。消瘀血，朱丹溪止血妄行之药也。邢元璧曰：日华子治产后血闷腹胀，捣汁和热童便饮，有效，盖止中有行散之意。又时珍方治咳血唾血，呕血吐血及便血溺血，血淋血崩等证，入四生饮、调营汤中，亦行止互通之妙用也。

集方：《圣惠方》治卒暴吐血。用藕节、荷叶蒂各七个，俱捣烂，以白蜜半盏，共二物煎滚，再入白水二碗，煎七分服，渣再加水煎。○同前治衄血不止。用藕节二十一个捣汁，热汤内顿服。○《全幼心鉴》治大便下血。用藕节晒干，每用七个，和白蜜七茶匙，水二碗，煎一碗服。

○**莲薏**即莲子中青心也：味苦，气寒，无毒。清心气，止逆血，固遗精，缩小便之药也。

集方：《百一方》治劳心吐血。用莲子心十四个，麦门冬去心三钱，糯米五十粒，煎汤服。

○**莲蕊须**：味甘涩，气温，无毒。入手足少阴经。

李氏曰：莲蕊须，系花开时采取花中黄须也。糖拌亦可充果食。此药本草不收，而《三因》诸方，如固真丸、巨胜子丸各补益方中，往往有之。其功大抵与莲子同也。

莲蕊须：李东垣清心养肾之药也。陈氏《蒙筌》曰：此药甘涩收敛，能止血调营，固精疗带。古方同黄檗、甘草、牡蛎、鱼胶、五味子、覆盆子、沙蒺藜各等分，合作丸服，治梦遗精滑良。

○**莲蓬壳**：味苦涩，气温，无毒。江氏曰：宜陈久者良。

莲蓬壳：止血崩血痢，日华子脾泄久痢之药也。薛肤泉曰：此药味涩固脱，妇人方中，每用此止血止淋，亦急则治标之意。

集方：《圣惠方》治血崩不止。用陈年莲蓬壳、荆芥穗各等分，各烧存性，总研末。每服二钱，米汤调服。○同前治天泡湿疮。用莲蓬壳切细，炒焦为末，猪胆汁调涂。○《方脉正宗》治久痢不止。用陈莲蓬壳一两，黑枣三十个，煎汤饮。

○**荷叶**：味苦，气寒蒸熟则温，无毒。

李氏曰：嫩者名荷钱，象形也。贴水者名藕荷，生藕也。出水者名芰荷，生花也。入药宜用糕铺中甑内蒸米面糖食者，晒干用之良。

荷叶：陈廷采涩肠止痢之药也。茹氏曰江曰：按《本草发明》云：张洁古授东垣老人枳术丸方，用荷叶烧饭为丸。东垣老年味之，始悟其理。夫震者，动也，人感之生少阳甲胆，是属风木，为生化万物之根蒂。人之饮食入胃，营气上行，即少阳甲胆之气，与手少阳三焦元气同为生发之气。《素问》云：履端于始，序则不愆。荷叶产于淤泥而不为泥染,居于水中而不为水没。其色青,其形仰,其中空,象震卦之体。食药感此气之化,胃气岂有不升者乎? 更以烧饭和药,与白术协力,滋养胃气,其利广矣,大矣。世之用巴豆、牵牛者,岂足语此? 李濒湖曰:震为雷,荷叶之体,仰而上承,乃述类象形之义。故闻人规言能升发阳气,散瘀血。戴元礼又谓单服,可以消阳水浮肿之气。如涩肠止痢,缘其性味苦涩以固脱耳。

集方:《方脉正宗》治血痢久不止。用糕甑上蒸烂荷叶,晒干,炒研末,米汤调服二钱。〇《普济方》治崩中下血。用生荷叶晒干、烧、五钱,蒲黄、黄芩俱炒各一两,共研末。每服三钱,空心白汤调下。〇治吐血衄血,阳乘于阴,血热妄行者,宜服四生丸。用生荷叶、生艾叶、生柏叶、生地黄各五钱,水煎服。〇又方:用糕甑上蒸烂熟荷叶煎汤饮。〇救急方治产后心痛、因恶血不尽者。用生荷叶炒香为末。每服三钱,白汤调下。

芡 实

味甘、性涩,气平,无毒。入足太阴、少阴经。

《别录》曰:芡实,出雷池池泽。今处处亦有,惟杭州者最胜。土人善纪孕实时日,如期采取,则壳柔肉糯;早则壳烂肉未凝,迟则壳坚、肉秏老矣。李氏曰:三月生苗,茎在水中,叶贴水面。茎叶多有芒刺,茎长丈余者,中必有孔有丝。软者剥皮可食。叶似荷而大,皱文如縠,面青背紫,五、六月作花,紫色,花开向日,向日结苞,外有青刺如猬,形如栗球。花出苞顶,形如鸡喙,剥之内有斑驳软肉,裹子累累如珠玑。壳内有白米,状如鱼目珠。根作三棱,煮食如芋。《尔雅翼》曰:枚食细嚼,能致上池之津,故主益人。犹如马啮短草则微悦。与小儿食不易长大,故主驻年。芡与菱皆水物而性异,芡花向日,菱花背日,其阴阳向背有不同,则损益阴阳亦别异矣。《埤雅》云:荷花日舒夜敛,芡花昼合宵炕,此亦阴阳之异也。孟氏曰:修治:先蒸熟,日中晒裂,取仁亦可,舂取粉用。《暇日记》云:芡实一斗,以防风四两,煎汤浸过,经久不坏。〇倪朱谟曰:年荒五谷之不登,曰歉。此物能济荒充食以疗饥,故曰芡也。

芡实:日华子补脾胃,涩精气之药也。朱东生曰:按李氏云:芡可济歉,故谓之芡。缪氏言:此得水土之气以生,故味甘质糯,和养脾胃,生化营液,称为上品。故前古主补中补肾,利腰脊膝痛,益精气,强志意,为脾肾补养之专剂。然质虽柔糯,而性极甘滞,如老人胃弱,小儿脾虚,不善克化者,宜少与之。故孙升子言:芡本不益人,而俗称为水流黄,何也? 盖人食此,必咀嚼之,终日嗳嗳,腴而不肥,能使华液流通,转相灌溉,其功胜于乳汁也。

集方:《方脉正宗》治精髓不固,时多滑泄。用芡实捣末,用金樱子煎膏和丸。每早晚服数钱,专补下元,谓之水陆丹。同前治思虑色欲过度,损伤精气,小便数涩,遗精淋带。用芡实四两,莲肉、茯苓俱炒各二两,真秋石一两,共研细,煮红枣肉为丸梧子大。每早服三钱,白汤下。同前治老幼脾肾虚热。用芡实、山药、茯苓、白术、莲肉、薏苡仁、白扁豆各四两，人参一两俱炒燥，为末，白汤调服。治久痢如神。○治思虑伤心，心无血养，心中惕然跳动不宁，如人将捕捉之貌，病名怔忡。以养心丸，用芡实一斤，川贝母四两，酸枣仁、当归身、人参、黄耆、白术、茯苓各二两，川芎、北五味子各一两，俱酒拌炒，研为细末，麦门冬、怀熟地各四两，乌梅肉一两，俱用酒煮捣膏，共和为丸，如弹子大。每早晚不拘时，干嚼一二丸，米汤过下。

　　○山果类有李子、梅子、桃子、栗子、棠梨、木桃、柰子、林檎、石榴子、橘子、柑子、橙子、柚子、香橼、金橘、枇杷、杨梅、樱桃、榛子。○夷果类有荔枝、榧子、海松子。○蓏果类有甜瓜、葡萄、甘蔗、菱实、乌芋、慈姑，不入药用。详载《食物本草》。

本草汇言卷十六

钱塘　倪朱谟纯宇甫选集　男倪洙龙冲之氏藏稿

沈公叶定白甫校正

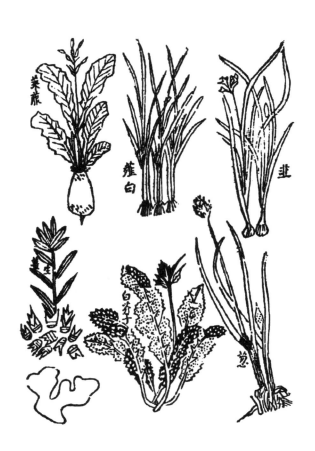

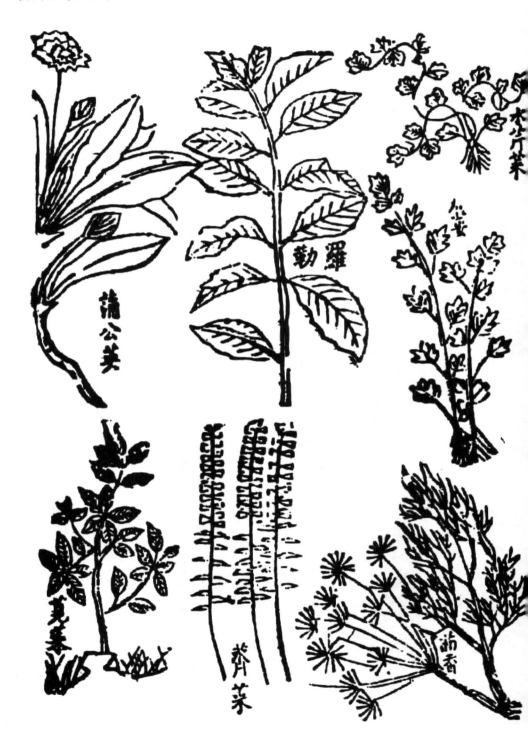

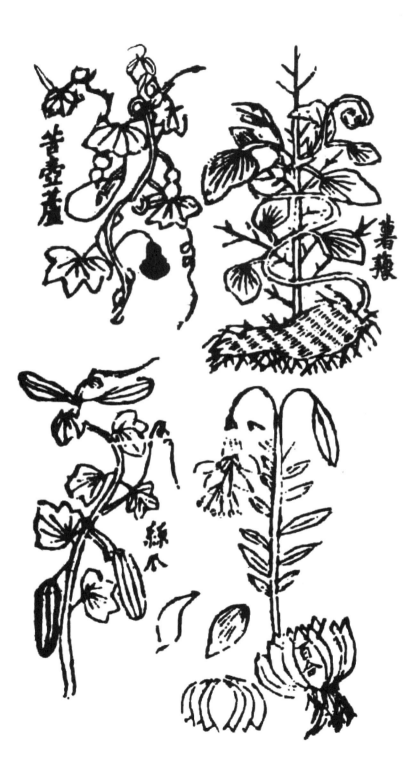

苦壺盧

薯蕷

絲瓜

菜　部荤菜类

韭　菜

味辛、甘、酸，气温，性涩，有毒。入手少阴、足厥阴经血分。

李氏曰：韭，丛生。丰本长叶，青翠。可以根分，可以子种。其性内生，不得外长。叶高三寸便剪，剪忌日中。一岁可五六剪。收子者，只可一剪。八月开花成丛，九月收子，其子黑色而扁，须风处阴干，勿令浥郁。北人至冬，移根于土窖中，培以马粪，暖则即长，高可尺许，不见风日，其叶黄嫩，谓之韭黄，豪贵家馔皆珍之。王氏曰：韭者久也，剪而复生，久而不乏也。可生可熟，可腌可菹，乃菜中最有益也。

韭菜：汪石山利气行血之药也。夏碧潭曰：生则辛而行血，如丹溪方治吐血唾血，呕血衄血，淋血尿血，妇人经脉逆行上冲之血；伤寒热蓄于里，内伤营分下行之血，打扑跌伤瘀结之血；或中恶卒死，人事昏迷；或胸痹急痛，锥刺欲死，或胁肋攒痛，难以转侧，并捣汁饮之。熟则甘而补中，如藏器方治阳虚肾冷，阳道不振，或腰膝冷疼，遗精梦泄，或久痢脓血，下腹胀坠，或膈噎不通，饮食少下，或痃癖积饮，否塞中宫，并宜炒熟食之。益人之气，抑郁者多，凡人气血，惟利通和，不利阻滞。韭性行而能补，故可久食而无损也。但性本通利而气味辛烈，前古虽称补益，然多食亦令人神昏，最为养性家所忌，能善发相火故也。肝、肾、胃家有火者勿服。疮毒食之，愈增痛痒，疔肿食之，令病转剧。

集方：已下四方俱出《方脉正宗》治吐血、唾血、呕血、衄血、淋血、尿血及一切血证。用韭菜十斤捣汁，生地黄五斤切碎，浸韭菜汁内，烈日下晒干，以生地黄黑烂，韭菜汁干为度，入石桩内捣数千下，如烂膏无渣者，为丸弹子大。每早晚各服二丸，白萝卜煎汤化下。○治妇女经脉逆行，血室上冲，或吐或呕。用韭菜三斤捣汁，当归、川芎、牡丹皮、丹参各二两，玄胡索、木香各一两，俱炒，大黄四两，酒浸三日晒干，炒焦黑，共为末，韭菜汁和丸弹子大。每服一丸，灯心汤化下。○治伤寒邪热，随经入里。用白茯苓二两为末，韭菜十两捣汁和熟，印成锭子，重三钱，人参汤调下。○治打扑伤损，瘀血内胀。用韭菜一斤捣汁，和热酒三分之一，徐徐饮之。○《心镜》治中恶卒死，人事昏迷，并疗卧魇不寤。用韭菜捣汁一碗，徐徐灌之。○《食疗本草》治胸痹急痛，锥刺欲死，不得俯仰，自汗出，或痛彻背胛，或胁肋攒痛，难以转侧，并取生韭菜三斤，捣汁饮。○以下五方俱出《方脉正宗》治阳虚肾冷，阳道不振，或腰膝冷疼，遗精梦泄。用韭菜白八两，和胡桃肉去皮二两，同脂麻油炒熟，日食之，一月愈。○治久痢脓血，下腹胀坠。用韭菜白八两，和黄牛肉四两切薄片，同脂麻油炒熟，日食之，一月愈。○治膈噎不通，饮食不下。用韭菜汁一碗，和茯苓末四两，作细丸绿豆大。每服一钱，白汤吞下。○治痃癖积饮，否塞胸腹。用韭菜白八两，和熟犬肉四两，脂麻油同炒熟，日食之，一月愈。○治抑郁忧闷之人，胃脘有痰饮恶血，或胀或痛者。用韭菜白一把，白滚汤略菹，不可过熟，和酱油、姜、醋拌，日食之，一月愈。○《袖珍方》治痔疮肿痛。用韭菜一把，泡滚汤中，以器盖之，留一孔，乘热坐孔上，先熏后洗，数次愈。○《四声本草》治小儿胎毒，初生时。以韭菜汁数匙灌之，即吐出恶水涎沫，永无诸病。○《集简方》治跌扑伤损出血，并金疮出血不止。以韭汁和风化石灰日干，每用为末，傅之立止。○《肘后方》治风犬咬伤。用冷水洗净伤处，用韭菜捣汁一碗饮之，渣随傅伤处，七日再如法捣汁饮，并渣换傅，以四十九日，共饮汁七碗，渣换七次。忌食鱼、猪、鸡、鹅、犬肉百日。

韭子：味辛、甘，气温，无毒。通淋浊，利小水之药也。白尚之抄李氏曰：肾主闭藏，肝主疏泄。韭乃肝之菜，臭气归肾，善疏泄闭藏抑郁之气，故淋浊可通，溺闭可利，又遗尿不禁可止。按《素问》曰：思想无穷，与入房太甚，发为筋痿，及为白淫，男随溲而出，女子绵绵而下，乃足厥阴肝病也。此药专治遗精漏泄、淋浊，小便不通、不禁，女子带下者，能入厥阴，甘温而补肝及命门之不足，故专治下焦诸证云。

韭黄：乃韭芽之未出者。味甘、辛，气温，有小毒。酒席中以此供馔，甚可口，官家常珍之。然食之滞气、发疮疥，以含抑郁未申之气故也。

葱

味辛、甘，气温，无毒。气厚味薄，可升可降，阳也。通行手足十二经。

韩氏曰：葱有四种，南北东西皆有之。山谷者曰茖葱，陆地者曰胡葱、冻葱、汉葱。汉葱又名大葱，其茎粗硬而味淡。春时开花，作子卒黑，味辛而三瓣。冻葱又名冬葱，或名大茖葱，其茎柔软而香，不结子，分茎栽莳，夏衰冬盛，上供多用之。胡葱茎叶俱粗大而硬，味辛烈。茖葱似胡葱而稍细。茖葱疗病相宜，冻葱入食料最美，辟腥气。外有一种五爪葱，荆楚人多种之，其皮微赤，每茎上出岐如角，角下生根，五月摘下种之，成丛，不结子，亦可充食料。今浙人亦种盆内，云能辟邪。

葱白：发散寒邪，疏通逆气，《宁氏本草》流散血郁之药也。方龙潭曰：味辛应金，中空象肺，前人主伤寒邪在太阳经，寒热头痛，无汗气促者。又治霍乱转筋，懊闷腹疼者。凡阴寒之证，惟此可攻。如喉痹不通，腮颐肿胀，或溲便阻闭，小腹急坠；或胎孕不安，腰腹疼痛；或心胃攻疼，寒热虫积；或奔豚瘕疝，走痛上下；或脚气内攻，腹胀厥逆，凡气闭之证，惟此可行。凡诸肉食之味，用葱调制，不但取其香烈辟腥，而亦可解百物之毒也，生则辛散而发越表里寒邪，热则甘补而通达上下阳气。气者血之帅也，气通则血活矣。故陈氏胜金丹方：每制乳香、没药，俱捣葱汁煮之，能使气行血和之意。大抵此剂，辛烈之性最甚，而发散之功最多。若多食则昏人头目，损人元气，盖因走散之力大也。分而论之，或谓葱白解表，葱实补中，葱叶去毒，葱根止头痛。极有理也。

卢子由先生曰：葱也，白根层理，绿茎空中。上达横遍、阳气前通之象也。方之奇方、急方，剂之宣剂、通剂也。故力能内开骨节，外达毫窍，上彻巅顶，下及跌踵，故主阳气闭塞，致寒风外侮。作汤荡涤之，前通阳气，扬液为汗也。其气开出，当入太阴；其性通明，当入阳明。倘阳明阖机不及者，投之宁免走泄之失。

集方：《活人书》治伤寒头痛如破，发热无汗、气促者。用连根葱白八两，生姜二两，水煮温服。初起一二日用此取汗。○《千金方》治伤寒因交接劳复者，腹痛卵肿。用葱白二两捣烂，和入米醋一钟，白滚汤一碗，调和饮之。○《深师方》治霍乱烦躁，坐卧不安者。用葱白二十茎，大枣十枚，水二升，煎一升，温和服。○同前治喉痹不通，腮颐肿胀。用桔梗五钱，甘草一钱，水煎，临服时和入葱汁半盏，徐徐饮之。○《本事方》治小便阻闭不通，小腹急坠。用葱白三斤，剉、炒，用帛盛二个，更互熨摸小腹，气透即通也。○治胎孕不安，腰腹疼痛，或胎上逼心，坐卧不得。用葱白一斤，煮浓汁饮之。未死即安，已死即出，未效再服。一方加当归、川芎各三钱同煮。○《瑞竹堂方》治心胃攻痛，不拘寒热、虫积，甚至牙关紧闭欲绝者。以老葱十茎捣烂，入滚汤数匙，帛裹，绞汁半盏，再和脂麻油廿余匙，灌入，但得下咽即苏，少顷，虫积皆化黄水而下，永不再发。○《方脉正宗》治奔豚瘕疝，走痛上下。用葱白一两，茯苓、生姜各五钱，胡卢巴三钱，水煎服。外再用葱白八两捣膏，炒热，用帛裹熨小腹脐间上下。○汤氏《宝鉴》治小儿盘肠内钓腹痛。用葱白二两煎汤，洗儿腹上，再以葱白连须者三两捣膏，炒微热，贴脐上。良久尿出痛自止。○《方脉正宗》治脚气内攻，腹胀厥逆。用葱白四两，枳壳、槟榔、牛膝各五钱，大黄酒制、附子童便制各三钱，水煎，徐徐灌之。

续补集方：《南阳活人书》治阴毒腹痛厥逆，唇青卵缩，六脉将绝者。用葱一大束，去根及青，取白二寸，用线扎成墩子，烘热安脐上，以熨斗盛火熨之，葱坏即止。良久热气透入，手足温而有汗即瘥。乃服四逆、理中、参附诸汤。若熨而手足不温，不可治。○《华佗救急方》治脱阳危证。凡人大吐大泄之后，四肢厥冷，不省人事；或与妇人交后，小腹绞痛，外肾收缩，冷汗出，先以葱白炒热熨脐上，再以葱白三七茎捣烂，用酒煮灌之，阳气即回。○崔氏方治大人小儿无故卒然死绝，名为中恶。急取葱白心一段，刺入鼻孔中，男左女右，鼻中血出即苏。○《圣济录》治水肿。用葱白一把，煮水二碗，徐徐服，当下水出病已。垂困者，取葱捣烂坐之。○《千金方》治诸般肿毒、疔毒。以葱汁煎稠，和炼熟蜜少许，乘热不时涂之。○《肘后方》治脑破骨折。用葱白捣膏，和生蜜少许，再加小麦粉和匀，厚封伤处，效。

薤　白

味辛、苦，气温，性滑，无毒。可升可降，阳也。入手阳明经。

李氏曰：薤，又名火葱，又名菜芝。生鲁山平泽，今所在亦有。八月栽根，九月分莳，宜肥壤之地。种法：一本率七八支，支多者科轷圆大，故以七八为率也。状似韭，但韭叶中实而扁，有剑脊，薤叶中空而稍圆，有棱线，嗅如葱。三月作花，细碎，紫白色，不结实。《尔雅翼》云：薤似韭而无实也，亦不甚荤。古礼脂用葱，膏用薤。膏，犬豕之属；脂，羊、牛、麋鹿之类。盖物各有所宜，故薤与牛肉同啖，令人癥瘕是矣。盖虽荤物，乃能去腥。第狼食之迷，虎啖之惯，鼠吞之毛落，狗嚼之反胃，独与兽不相宜也。今圃人种薤者，每用大蒜置硫黄其中，久则种分为薤。薤有赤、白二种，赤者苦无味，白者肥且美，可供食馔，充药用。闽人日作素蔬，饭僧供佛，交天祀神，非此不称敬。别有一种水晶葱、蒜根葱，叶与薤相似，其臭不臭，亦其类也。按王祯《农书》云：野薤，俗名天蒜，生麦原中，似薤而小，味益辛，亦可供食，但不多有。《尔雅》所谓山韭者是矣。

薤白：《别录》温阳暖胃，行滞气，王好古禁泄痢之药也。邵起寰曰：按李时珍言：道家以薤为五荤之一，其性温补，服食家皆须之。又按杜氏诗云："束比青刍色，圆如玉箸头。衰年关膈冷，味暖并无忧。"又按王祯《农书》云：生则辛疏，能引涕唾；熟则温补，能利阳道。植之不蠹，嚼之有益。老者怡之，少者怀之。学道人资之，疾病人赖之。如孟氏《本草》云：服之可通神明，安魂魄，益中气，续筋力。据此诸说，则薤之一物，补阳暖胃，非虚语矣。但温辛性热，如阴虚发热病，不宜食也。

集方：《食医心镜》治赤白久痢。用薤白和白米煮粥食之。此方又治产后诸痢。小儿疳痢同法。○仲景方治胸痹刺痛，喘息咳唾短气者。用薤白八两，栝楼实一枚，水二升，煮半升服。一方加半夏、生姜、枳实各五钱。○《肘后方》治卒中恶死。用薤白捣汁，灌入鼻中即省。○范汪方治产后诸痢。用薤白一把，同羊卵炒食。○《古今录验》治妊娠胎动腹痛。用薤白一两，当归五钱，水煎服。○《圣惠方》治咽喉肿痛。用薤根捣烂，热醋调涂肿处。○治血向口鼻中出如涌泉，诸药止之不效者。用生薤白、生韭白、生姜各五钱，生地黄、生荷叶、生藕节、生茅根各一两，俱捣汁，冷饮之。

薤白汤：治一切腹痛之总司。腹痛有寒、热、食、血、湿、痰、虫、实、虚，九般之别。用薤白三钱，香附、川芎、白芷、茯苓、黑山栀、陈皮、干姜各一钱五分，水煎服。○腹痛绵绵无增减者，寒也，本方加吴茱、木香、砂仁、肉桂；腹痛乍痛乍止，口渴而小便涩者，火也，加黄连、黄芩、白芍、天花粉；腹痛而泻，泻而痛减者，食积也，加山查、枳实、萝卜子、厚朴；腹痛着一处不移者，是死血也，加桃仁、归尾、玄胡索、川芎、肉桂、红花；腹痛而小便不利者，是湿痰也，加苍术、猪苓、泽泻、半夏；腹痛而钓引胁下有声者，是痰饮也，加苍术、南星、乌药、木香、半夏、厚朴；腹痛而时止时作，面白唇红者，是虫积也，加乌梅、花椒、槟榔、苦楝子、牵牛；头疼腹痛，以手按之，腹软而痛止者，虚也，加人参、白术、当归、黄耆、白芍药、熟地黄；腹痛手不可按者，是实痛也,加枳实、槟榔、瓜蒌仁、大黄。

白芥子

味辛,气温,无毒。

李氏曰:白芥,生太原河东,但处处可种。今人知莳者少。以八、九月下种,冬生苗叶可食,至春深茎高二三尺,其叶花而有桠如花芥。叶青白色,茎易起而中空性脆,最畏狂风大雪,须用竹枝谨护,乃免折损。三月开黄花,香郁。结角如芥角,其子大如粱米,黄白色。又有一种茎大而中实者尤高,其子亦大。此菜虽是芥类,迥然别种也。入药胜于芥辣子。

白芥子:孙思邈化痰消痞之药也。沈孔庭曰:按李氏方云:辛能利气,温能发散,故其功用专于豁痰平逆气,推为上剂。如痰在膜胁关节之间,胸膈藏府之内,非此不能通达。古方控涎丹用此,正此义也。又按《韩氏医通》云:凡老人苦于痰气喘嗽,胸满懒食,不可妄投燥利之药,宜三子养亲汤治之,随手获效。盖白芥子主痰而下气宽中,紫苏子主气而定喘止嗽,萝卜子主食而消滞降气,各微炒研末,每剂不过三四钱,煮汤饮之。如大便素实者,入白蜜二三匙,冬月加姜一二片尤良。如阴虚劳瘵,血虚生痰之证,禁用之。

集方:《摘玄方》治胸胁痰饮。用白芥子五钱,白术一两为末,枣肉和捣为丸梧子大。每清晨白汤下百丸。○《方脉正宗》治风湿涎痰结成痞块。外用白芥子为末,醋调敷患上,内用白芥子为末,神曲打糊丸梧子大。每服三钱,清晨参、枣汤下。○《普济方》治痰火烦运。用白芥子、黑芥子、大戟、甘遂、芒硝、朱砂各等分,为极细末,神曲打糊为丸如梧子大。每食后服一钱,生姜汤下。○同上治冷痰痞满。用白芥子、黑芥子、大戟,甘遂、胡椒、肉桂各等分为末,神曲打糊丸梧子大。每服一钱。生姜汤下。○濒湖《集简方》治肿毒初起。用白芥子研末,醋调涂之。治气膈臌胀名五子散。用白芥子、山查子、香附子、紫苏子、白萝卜子各五钱微炒,共研为细末。每早晚各食前服三钱。白汤调下。○治肺痈吐脓血,咳嗽面肿。用陈年芥菜卤、久埋地中者,每日取十数匙,温汤顿热饮之立愈。真仙方也。

莱菔子

味辛、甘,气平,无毒。可升可降,阴中阳也。入手足太阴经。

苏氏曰:莱菔南北皆有,北土尤多。有大小二种,小者肉坚宜蒸食,大者肉脆宜生啖。河朔有极大者,而江南安州、洪州、信阳者极大,重至五六斤,亦一时种莳之力也。**李氏**曰:性喜烧土,随地可植。夏末布种,秋末刈苗,冬末采根,春末抽薹,高五六尺,开细花紫碧色。夏初结角,其子如大麻子,紫赤色,圆长不等。其叶有大者如芜菁,细者如花芥,皆有细柔毛。其根色白,其状有大小、长短、圆扁、粗滑、上锐下尖、细腰巨腹、歧尾叉头、有须无须之别。大抵生沙壤者脆而甘淡,生肥土者坚而甘辣。可生可熟,可菹可酱,可豉可醋,可糖可盐,可饭可羹,乃蔬中之最有利益者。与地黄同食,令人发白。

莱菔子:消食化痰,李时珍下气定喘之药也。陆平林赞曰:莱菔味辛性劣,有姜之操,有芥之烈。散血消食,下气降痰,功效甚捷。其子味更辛利,故日华方研汁饮,吐风痰,利大小便,解积痢后重。又醋调敷,消肿毒,去胀满,散跌扑损伤,瘀血内结诸证,皆利气之效也。丹溪方谓:萝卜子治痰有推墙倒壁之功,然其治痰盖本于利气矣。如元虚气弱之人,有痰喘气闭者,当与补养药同用,庶几乎?

集方:治老人痰气喘嗽。用莱菔子,合白芥子、苏子,名三子养亲汤。方见前白芥子韩氏方中。○《胜金方》治一切痰嗽喘急。用莱菔子一两为极细末,甘草三钱为细末,炼蜜丸弹子大,黄昏或五更时噙口内,徐徐咽之,痰自消,食自化矣。○治气胀气蛊。用莱菔子四两,研水绞汁,浸砂仁二两,浸一夜,炒燥,再浸炒,凡三四次,为末,用一钱,米汤调服。○《卫生易简方》治疮疹欲出不出。用莱菔子生研末,米汤调服一二钱。○已下六方出《方脉正宗》治风痰壅闭,胀满昏塞。用莱菔子二两生研末,白汤调和,绞汁饮,一切痰结立时涌出。○治大小二便不通。用莱菔子二两煎汤,立通。○治痢疾有积,后重不通。用莱菔子五钱,白芍药三钱,大黄一钱,木香五分,水煎服。○治肿毒疼痛不消。用莱菔子一两,生研烂,和米醋调敷,消肿减毒气。○治痰蛊食臌。用莱菔子一两,生研烂,和米醋调敷脐腹上,渐消。○治跌打损伤,瘀血胀痛。用莱菔子二两,生研烂,热酒调敷,渐消。○治痢疾久不止。用莱菔子二两,白酒一钟浸一宿,取起捣汁,和酒滤出,加蜜一钟同煎滚,调匀温服立止。○六圣膏:治一切痞块积气,癖痰,肚大青筋,气喘上壅,或发热咳嗽,吐血衄血。用莱菔子、大黄、肥皂肉、生姜、生葱、大蒜头去衣各八两,右共捣烂,用水百碗,煎将干,滤去渣,再熬汁成膏,黑色为度,乘热摊绢帛上,贴患上。○治小儿脐风撮口。用莱菔子、生姜、葱白、田螺肉各等分,共捣烂,搭脐四旁一指厚,抱住,一时有屁下泄而愈。

论脐风:多因断脐之时,被风湿所侵。视按其脐必硬直,定有脐风,必自脐发出一道青筋,却分两岔,行至心必死。于青筋初发,急灯草蘸油燃青筋头并岔行尽处,燎之,使截住不致攻心。更以外灸中脘三壮,内服万亿丸一二粒,以泄其胎毒也。

论撮口:由胎气挟风热之邪入脐,毒流心脾,故令舌强唇青,聚口啼哭不得,当视其齿根之上有小泡子如粟米状,急以针挑破,即开口便安。或用牛黄五厘,将白汤调滴入口即愈。

生　姜

味辛、甘,气温,无毒。气味俱厚,浮而升,阳也。入肺、脾、肠、胃诸经。

李氏曰：姜，生汉、温、池州，江西、浙江诸处。宜原隰沙地。四月取母姜种之，五月生苗如初生嫩芦，又似竹叶而稍润，两叶对生，叶亦辛香，无花实。性恶湿洳而又畏日。如秋热则无姜。设一茎稍霉则根病矣。秋社前后新牙顿长如列指状。一种可生百指，皆分歧而上，即宜取出母姜，否则子母俱败。秋分采芽，脆嫩可口，霜降后则生筋而老矣。日干即为干姜。又《春秋运斗枢》云：璇星下散而为姜。

姜：能通神明，朱文公去秽恶，散风寒、张元素和脾胃之药也。邵起寰稿盖生用发散，干则温中。凡中风、中暑、中气、中毒、干呕、霍乱，一切卒暴之证，用姜汁与童便和服，立可解散。然姜能开痰下气，童便能降火也。又生姜性散，能驱肌表之风寒；干姜性守，能攻肠胃之寒湿。生姜止呕而治泄泻自利，干姜止痛而治脐腹攻疼。生姜佐大枣而厚肠胃，干姜君黄连而泻阴火。生姜配二陈而治痰尤捷，干姜配归、茱而治疝最良。然而血证不可用热药，以其血热则行也。又于吐血下血及崩漏迫血而妄行，反用炒黑干姜以佐之，可以止血，其故何也？盖物极则反，血去多而阴不复，使阳无所附，得炒姜之温，助阳之生，则阴复而归于阳矣，岂血有不止之理乎？又生姜为治寒之药，而治火尤佳。若芩、连之剂以姜拌炒，使苦寒之剂因其从而治其热也，何姜之不可用乎？大抵姜之一剂，从其性而用之可也。设使血证而遂用炒姜，必有误投；热证而妄用生姜，必有误治。而且病痔之人，兼酒立发痈疡之证，多食即生恶肉，岂曰姜能通神明、去秽恶而概用之乎？

沈则施先生曰：按前贤成无己云：姜、枣味辛甘，专行脾之津液而和营卫。药中用此，亦可逐邪出汗而解，而李时珍谓：去邪辟恶，生啖熟食，醋、酱、糟、盐、糖、蜜浸制，无所不宜。可蔬可茶，可果可药，其用博矣。凡早行山行，宜嚼一片，不犯雾露清湿之邪及山岚不正之气也。

金灵昭先生曰：按前贤朱丹溪云：姜本辛热，炒黑则苦而平矣，能由阳入阴，由阴出阳，所以引气药入血分而补血，引血药入血分而止血。如血虚发热，产后大热，必须用之。止血痢肠红，及唾血吐血、呕血、下血，血脱面色白而夭不泽，六脉濡弱，有阴无阳者，大宜加之。如古方有用四君子配当归、熟地，加炒黑干姜而治气虚血脱者，有用四物汤配人参、黄耆，加炒黑干姜而治血虚气弱者，有阳生阴长，阴和阳合之义云。

倪朱谟曰：生姜、干姜，统治百病，不拘寒热虚实，并外感内伤及不内外因诸证。寒则为桂、附使，热则为芩、连使，虚则为参、耆、归、芍使，实则为枳、朴、槟、陈使。从芒硝、大黄则攻下而行，从熟地、石斛则凝敛而止。从燥药则燥，从润药则润。应外用者，或捣汁涂，或捣渣熨。治病万种，应变无方，顾人用之何如耳？惟痈疡痔血之证，宜禁用之。

集方：已下十二方出《方脉正宗》治中风痰迷，人事不清。用生姜一两，半夏、人参、白术各五钱，水煎服。○治中暑热极烦渴。用生姜三片，黄连一钱，知母、石膏各五钱,甘草五分,水煎,临服时加童便一盏。〇治中气昏厥,亦有痰闭者。用生姜五钱,半夏、陈皮、木香各一钱五分,甘草八分,水煎,临服时加童便一盏。〇治中一切禽兽、虫鱼、草木诸毒。用生姜汁半盏,和粪清半盏,微温服。〇治霍乱转筋,不吐不泻。用生姜汁半盏,和童便半盏,食盐五分,调匀,冷服。〇治感冒风寒。用生姜五片,紫苏叶一两,水煎服。〇治泄泻自利。用生姜一两,乌梅五个,煎汤调砂糖五钱,饮之。〇治脐腹冷疼。用干姜一两,吴萸、砂仁各三钱,水煎服。〇治吐血逆涌盈盆。用炒姜炭一两,怀熟地、白芍药各五钱,茯苓、羚羊角屑各二钱,甘草一钱,水煎服。如四肢厥冷,脉细欲脱者,加制附子、人参各五钱。〇治呕吐久不止。用炒姜炭、白术各一两,水煎服。〇治时行寒疟。用生姜四两,白术二两,草果一两,水五大碗,煎二碗,于未发时早饮。〇治冷痰嗽。用生姜二两,饧糖一两,水三碗,煎至碗半,温和徐徐饮。

续补集方：寇氏方治暴逆气上。用生姜片嚼之立定。〇《千金方》治心下痞胀兼呕哕者。用生姜四两,半夏二两,水十碗,煮二碗,徐徐服。〇《外台秘要》方治霍乱转筋,入腹欲死。用生姜三两捣细,入白酒内煮滚,徐徐饮,以姜渣乘热敷痛处。〇陶氏《伤寒》方治胸胁满痛,结实硬胀者。以生姜一斤捣细炒热,布包于患处,款款熨之,冷再易。〇《外台》方治大便不通。用生姜酱内淹一日,削成尖条,纳入谷道中。〇陶氏《伤寒》方治湿热发黄。用生姜周身时时擦之,渐退。〇寇氏方治暴赤肿眼。用古铜钱刮姜取汁,于钱上点之,次日即愈。〇陶氏方治诸病舌上生胎,以生姜片蘸盐汤擦之自去。〇《方脉正宗》治满口烂疮。用生姜捣汁,频频泪漱,甚良。〇《普济方》治齿牙疼痛。用老生姜,切成碎米,用枯矾等分拌匀,时时擦之。〇《扶寿方》治刀斧金疮。用生姜,捣极烂敷上,扎定,次日即生肉。〇王千户方治闪肭手足并跌扑内伤。用生姜和葱白捣烂,和面炒热盦之。〇《海上方》治肿毒初起。用老姜一块磨汁,时时涂之,渐消。〇《千金方》治一切禽兽百虫,咬人中毒。用生姜捣汁,外敷内服,自解。〇《方脉正宗》治中一切草药食毒。用生姜捣汁半盏,徐徐饮之,即解。〇同上治血痢不止。用干姜炒成炭末五钱,真阿胶麦面拌炒成珠六钱,甘草、川黄连各三钱,共为末,和匀,每服一钱,米汤调服。

〇**姜皮**：味辛而散,去表寒,消浮肿,李时珍化痞满腹胀之药也。煎汤代茶饮,其效立见。

〇**姜叶**：味辛而温,散水结,张机杀鱼腥生冷诸积之药也。捣汁和酒饮,其验如神。

治阴毒伤寒,恶寒无热,呕吐泄泻,呃逆吐蛔,口鼻冷气,水浆不入,甚至大小便不禁,语言无声,目睛凝定,四肢厥逆,身冷如冰,先用葱捣烂炒,乘热熨脐上,如冷再炒,换熨;内服加味理中汤:干姜、大附子炮、人参、白术、肉桂各一两,甘草五钱,水煎,温和徐徐灌之。

蒝荽

味辛,气温,无毒。可升可降,阳中阴也。入手少阴,足太阴、厥阴经。

李氏曰:蒝荽,南北处处有之。八月下种,初生柔茎,圆叶有花歧,根软而白。冬春采之,香美可食。亦可作菹。立夏后开细花,淡紫色如芹菜花。五月收子,如大麻子,亦辛香。于蔬菜中,子叶俱可用,生熟俱可食。宜肥地种之。

蒝荽:通心气,《嘉祐本草》辟恶气,发痘疹之药也。吴养元曰:此药辛温香窜,内通心脾,外达肢体,能辟一切不正之邪,能发一切郁逆之气,故痘疮沙疹,发出不快透者,以此煎饮。又将根茎数枝,卧床上下左右悬挂。闻此香气,即百邪可祛,百病可出,和胃散风,开郁导闭。设有狐臭汗气,天癸秽血之气,用此大能辟除。若天令阴寒,儿体虚弱,用此最妙也。

集方:钱氏方治痘瘄出不快。用蒝荽三钱,煎汤饮之。如再不透,再用蒝荽二两切碎,入罐内,以酒一壶,煎滚沃之。以物盖定,勿令泄气。候冷去渣,微微含喷,从项背至足令遍,勿喷头面。○《经验方》治产后无乳。用蒝荽煎汤饮之。○《圣济总录》治小便不通。用蒝荽煎汤饮之。○《必效》治中蛊毒。用蒝荽根捣汁半升,和酒服立解。○《普济方》治肠风下血,或赤白痢。用蒝荽五钱、甘草二钱,煎汤频饮,未效再用。○治小儿盘肠气痛,则腰曲干啼,头上出汗者是也。此是感受风冷所致。急用蒝荽一把,葱白二十茎,煎汤熨洗其腹,良久尿自涌出,其痛自止。

芹 菜

味甘,气寒,无毒。沉也,降也。

李氏曰:芹有水旱二种。水芹生江湖陂泽之涯,旱芹生路园陆地。又有赤白二种。二月生苗,其茎有节。其叶对节而生,似芎䓖,茎有棱而中空。其气芬芳。五月开细白花,如蛇床花。楚人以济饥,其利溥哉。《诗》云:觱沸槛泉,言采其芹。

芹菜:解酒热丹石药毒,烟火煤火之毒之药也。黄正旸曰:《日华子》治五种热疽黄病,妇人血热暴崩,天行时火烦渴诸证。盖凉而清利之物也。调盐醋食可充蔬菜。如脾胃虚弱,中气寒乏者禁食之。二八月宜少食,恐蜥蜴虺蛇之精,常伏其中,误食多有病瘕者。

集方:治已上诸病,俱用芹菜、盐、醋调和食之,不配他药兼用者。如治五种疸黄病,仅用米醋一味调食,盐味咸,又不可加入也。

蘹 香 即茴香

味辛、甘,平,气温,臭香,无毒。可升可降,阳也。入手足太阴、少阴经。

李氏曰:蘹香,深冬宿根再发,茎丛生,似蒿,高三四尺,细叶,嫩绿似藻。五六月开花,花头如伞盖,又似蛇床花而色黄。结子似麦粒,有细棱而轻浮,俗呼小茴香。所在皆有,惟宁夏者称第一。番舶来者,子大如柏实,裂成八瓣,一瓣一核,核似豆,黄褐色,臭更芳馥,味更甜蜜,俗呼八角茴香。广西左右江峒中亦有之,形与中原者迥别,第气味相同。北人得之,咀嚼荐酒,入药最良。修治者,焙燥研细用。八角者,去梗及子。

蘹香:温中快气之药也。方龙潭曰:此药辛香发散,甘平和胃,故《唐本草》善主一切诸气,如心腹冷气,暴疼心气,呕逆胃气,腰肾虚气,寒湿脚气,小腹弦气,膀胱水气,阴癥疝气,阴汗湿气,阴子冷气,阴肿木气,阴胀滞气。其温中散寒,立行诸气,乃小腹少腹至阴之分之要品也。倘胃肾多火,得热即呕,得热即痛,得热即胀诸证,与阳道数举,精滑梦遗者,宜斟酌用也。

集方:治一切诸气为病。用小茴香一两,炒研为末。每服三钱不拘时,随证用药汤导引。○治心腹冷气。用木香,吴茱萸。○治暴疼心气。用玄胡索、香附。○治呕逆胃气。用砂仁、白术、干姜。○治腰肾虚气。用杜仲、补骨脂。○治寒湿脚气。用苍术、独活。○治小腹弦气。用荔枝核、橘核、川椒。○治膀胱水气。用猪苓、泽泻、木通、干姜。○治阴癥疝气。用荔枝核、橘核、吴茱萸。○治阴汗湿气。用苍术、蕲艾、木香。○治阴子冷气。用肉桂、吴茱萸、制附子。○治阴肿木气。用红花、桃仁、肉桂、玄胡索。○治阴胀滞气。用牛膝、木香、肉桂、龙胆草。○治卵核大痛欲死,厥阴冷寒之气。用肉桂、干姜、木香、制附子。已上俱用小茴香为主,随证配药一二钱,煎汤调服。出《方脉正宗》。

治痔疮痔漏方:痔者成瘤未破也,宜服开郁火、清大肠药。漏者,溃出脓血也,宜服解毒清火,调理气血药。○痔有五种,曰牡、曰牝、曰脉、曰肠、曰气也。牡痔者,肛门边发露肉珠,状如鼠奶,时时滴溃脓血也;牝痔者,肛门边生疮肿突,一见脓溃即散;脉痔者,肠口颗颗发瘤,且痛且痒,血出淋漓也;肠痔者,肛门内结核,有血,寒热往来,登厕脱肛也;气痔者,遇七情怒气即发,肛门肿痛,气散即消也。又有酒痔,每遇醉酒即发,即肿痛流血;血痔者,遇大便则血出不止。诸痔若久不愈,必至穿穴为漏矣。许玄窗口传治痔煎药方:用小茴香一钱,槐角子、玄参、黄檗、荆芥、苦参、白芍药、当归、生地、甘草、地榆、连翘各三钱,金银花五钱,水二碗,煎一碗,食前服。○又方:治痔疮脓血内溃者。用小茴香末一钱,黑白牵牛子取头末三钱,用貑猪腰子一个剖开,入药末在内,线扎纸裹,水湿,灰火内煨熟,去纸,空心嚼吃。忌饮食半日,至巳时,腹中打下先脓后血,毒气出尽,永不再发。○内托丸:用小茴香五钱,黄耆、白术、当归、白芍、茯苓、熟地黄、川芎各一两,人参、肉桂各五钱,炼蜜丸,空心服。外有熏洗方并生肌散，俱见马齿苋下。药线方见草乌下。治痔漏只有一孔者，用此药不过十日全愈。用小茴香一两，白芷三两，白矾一两，三味共为细末，铁杓内熔成饼，再炭火煅令烟尽，取出去火毒，为细末，用面糊和为锭，成条插入漏内。直透里痛处为止，每日用三次，七日为止，二十余日结痂而愈。

罗　勒

味辛，气温，微毒。可升可降，阳也。入手足太阴，手足阳明经。

刘氏曰：罗勒又名兰香菜。南北处处有之。有三种：一种似紫苏叶，一种似生菜叶，一种叶大者极香。三种俱于三月种之乃生，否则不生。常以鱼腥水、米泔水浇灌则香而茂，但不宜粪水也。宜沟旁水侧广种之，饥年亦可济用。其子褐色如蜜，七月收之。

罗勒：调中和胃，刘禹锡消食去恶气之药也。按《吴瑞本草》云：能辟飞尸鬼疰，蛊毒。而李东垣治牙疼口臭，神功丸用此，但取其去恶气而已。故《饮膳正要》云：与诸菜同食味辛香，能辟腥气，皆此意也。

其子去目中翳障极验。用罗勒子洗晒，每纳一粒入眦内，闭目少顷，连膜而出。李濒湖谓取子试之水中，亦胀大。盖此子得湿即胀，故能染惹眵障浮膜尔。然目中不可着一尘，而此子可纳三五颗亦不妨碍，此一异也。

集方：治汗出染衣，黄如柏汁，此名黄汗。其证发热汗出而渴，身体浮肿，此因出汗时，受风冷水寒之气，入于汗孔得之。宜服四仙散，用罗勒二钱，桂枝三钱，黄耆、白芍药各五钱，水酒各一碗，煎服。

菜　部　柔滑类

荠　菜

味甘，气温，无毒。

吴氏曰：荠生野中，处处有之。其类有大小二种，小者茎扁，花叶亦小，味美，其最细者名沙荠也；大者根茎皆大而味稍苦。《诗》云"谁谓荼苦，其甘如荠"者是也。冬至后生苗，正二月起茎五六寸，开细白花，整整如一。结荚如小萍而有三角，荚内细子如葶苈子，四月收之。李氏曰：释家取花茎作桃灯杖，可辟蚊蛾，谓之护生草。

荠菜：《别录》和中，利五藏之药也。蔡心吾曰：甄氏方取根叶烧灰，白汤调服二三钱，治赤白久痢极效。作羹食亦利肠胃，解酒积，去滞而又能收敛浮气也。花叶对生，整齐如一，故名荠，而又止齐一身之气，故治痢去积滞不行者可通，久痢多行者可止。盖取此齐之之义云。

蒲公英

味甘,气寒,无毒。沉也,降也,入足少阴经。

李氏曰:蒲公英,江之南北平泽地上,他处亦有,岭南绝无也。小科布地,四散而生。一茎直上,茎端开花,色黄如金,形如单菊而大。茎长三四寸,断之有白汁,嫩苗可充蔬食。二月采花,三月采根。有紫花者,名大丁草。又一种相类而无花者,名地胆草。治疗各别,三种俱能制汞伏砒。

蒲公英:化热毒,解疔肿痈疡之药也。周士和抄苏氏方治妇人乳痈结核,恶肿疔毒。同忍冬藤用生酒煎服,一睡即安,真仙方也。

集方:薛氏方治乳痈并一切恶毒未成,一服即消。用蒲公英一两,金银花八钱,当归三钱,瓜蒌一个连皮捣烂,乳香、没药各一钱五分,甘草二钱,酒水各二大碗,煎碗半,徐徐服。○《方脉正宗》治牙齿不坚固,取蒲公英晒干,烧灰擦牙妙。

苋　菜

味甘,气寒,性滑,无毒。

李氏曰:苋有数种,有赤、白、大、小、家种、野生之不同,并以三月发苗,四月刈其嫩叶作羹食。如六月以后,老则味苦不堪食也。开细花成穗,穗中细子,扁而光黑,与青葙子、鸡冠子各别,八、九月收之。茎老者长四五尺,野生者北人呼为糖苋,柔茎细叶,味比家苋更胜。水煮晒干,亦可疗饥。

苋菜:滑肠利结之药也。陆平林曰:云林方善治老人血枯气结,大便不行,取金华腌猪肉和苋菜煮食,即润泽可通。又妇人胎前食此,可令易产。产后大便闭涩不通,食此亦可润肠胃。如胃肠不实、大便溏泄者勿食。有蛊积胀满病者勿食。又不可与鳖肉同食,食之生鳖瘕。取鳖肉切豆大,以苋菜封裹,埋土内一宿,尽变成小鳖也。

马齿苋

味甘、酸,气寒,无毒。

李氏曰:马齿苋,处处园野生之。柔茎布地,细叶对生。六、七月开细黄花,结小尖荚,荚中细子如葶苈子。初夏采其苗煮晒干,可为蔬食。似苋而实非苋。今以苋名者,因其形类气味与苋同也。又名五行草,其叶青,梗赤,花黄,根白,子黑也。韩氏曰:此有二种,叶大者不堪用,叶小者节间有水银,每十斤有六两至八两者,故方士采取,别有法度。伏砒结汞,煮丹砂,伏硫黄,死雄黄,制雌黄。又种水马齿苋,生水中,形状相似,亦可汋食。

马齿苋:疗三十六种风毒,又散血消肿,解毒利大肠,滑胎气,通淋结之药也。朱正泉稿味本甘酸而性颇滑利,故孟氏方去风凉血,解毒利窍通淋。盖本于气寒而性利也。如脾胃虚寒与大便溏滑者,勿用可也。

集方:《海上方》治三十六种风毒结疮。用马齿苋百斤,水二百斤,煮烂取汁熬膏,不时涂之。○《永类方》治小便肿痛。用马齿苋捣烂傅之。○《产宝方》治产后血痢,小便不通,脐腹痛。用生马齿苋四两,捣汁三合,煎熬减半,和白蜜十余匙,再煎百沸,每早晚隔汤顿服。○杨氏方治痔疮初起。用马齿苋水煮,和油酱食之,以汤熏洗,一月即愈。○治老人、虚人、产后妇人大便闭涩不通。用马齿苋煮熟,和油酱味食之。○《圣惠方》治小便热淋。用马齿苋捣汁一碗,空心温和服。○《寿域方》治中蛊欲死。用马齿苋捣汁一升饮。○孟氏方治腹中有虫。用马齿苋一斤水煮熟,调醋酱味食之,少顷白虫尽出也。○治小儿脐烂不瘥。用马齿苋烧灰,研细傅之。并治牙疳臭烂。○《千金方》治诸疮久不瘥。用马齿苋晒干,烧灰掺之。○《肘后方》治毛虫蜂虿螫人,赤痛不止。用马齿苋捣烂,涂之妙。○《海上方》治筋骨疼痛,不拘风湿寒气及杨梅毒,并妇人月信病。用马齿苋二斤,五加皮半斤,苍术四两,俱捣烂,以水煎汤洗澡毕,随用葱头十个,生姜一两捣烂,泡汤二碗服之,用棉被盖取汗,立时痛止。○《食医心镜》治脚气浮肿,心腹胀满,小便涩少。用马齿苋煮粥食之。○洗痔漏神方:用马齿苋、茄根、葱头各十余茎,艾叶、五倍子、皮硝各三钱,花椒五十粒,右剉水煎,先熏后洗,当时痛止。○治痔疮溃烂,敷药可止烂收湿。用马齿苋晒干烧灰一两,轻粉二钱,寒水石煅、海螵蛸水煮过,各五钱,共为极细末,敷掺患处,外用单油粉膏药贴盖,可收口。

薯 蓣 又名山药

味甘,气寒平,无毒。入手足太阴经。

《别录》曰:薯蓣生嵩山山谷。吴氏曰:今临朐、钟山、南广、蜀道、北都、四明、山东、江南、怀庆诸处,春取宿根,以黄土和牛粪作畦种之。苗长以竹稍作引高一二尺,夏月频灌之。李氏曰:入药野生者为胜,供馔家种者为良。春生苗,蔓延篱落,紫茎绿叶,叶有三尖,似白牵牛叶更厚而光泽。五六月开花成穗,淡红色,结荚成簇,三棱合成,坚而无仁。其子别结叶旁,状似雷丸,大小不一,皮色土黄,内肉清白,煮食甘滑。春冬采根,生时掷地如粉,干则内实不虚,其色洁白如玉。青黑者不堪入药。种植甚易,截作薄片者亦生,随所杵之窍而像之也。南中一种,生山中,根细如指,极紧实,刮磨入汤煮之,作块不散,味更甘美,食之尤益于人,胜于家种者。江浙闽中一种,根如姜芋,皮紫,极大者重数斤,煮食虽美,但气寒于北地者。修制:勿用平田生二三纪者,须要山中生经十纪者。其皮赤,四面有须者良。采得以铜刀刮去赤皮,洗去涎,再蒸过,晒干用。

薯蓣:养脾胃,益心肺,滋肾阴之药也。邵起赛抄方龙潭言:甘能和脾,甘能补肝,甘能除大热,甘能益阴气,如六味丸所以用此以滋阴也。如脾弱泄泻,久痢肠滑养脾胃,如惊悸怔忡,健忘恍惚益心气,如皮肤憔悴,干咳无痰益肺气,如梦泄遗精,腰膝痿弱滋肾阴,必须此药治之。甘凉而补,为中正和平之用也。如东垣老人,君参、术以补脾,君参、麦以补肺,君参、归以补心,君参、地以补肝,君参、杞以补肾。无毒,可以常服,使之乳制尤妙。楼全善曰:肺为肾之上源,源既有滋,流岂无益? 如八味丸所以用此以强阴而养阳也。又《药性论》言：能补五劳七伤，作粉调食尤佳。

集方：已下方俱出《方脉正宗》治脾弱泄泻及久痢肠滑不禁。用山药四两，人参、白术各二两，三味用净土一钱，研细，拌炒，北五味子一两，诃子肉二两，俱炒燥研末。每服五钱，空心米汤调下。○治惊悸怔忡，健忘恍惚。用山药四两，人参一两，当归身三两，酸枣仁五两，俱炒燥研末，炼蜜丸梧子大。每服五钱，白汤送下。○治皮肤憔悴，干咳无痰。用山药四两，人参一两，麦门冬八两去心，知母三两，鳖甲二两，汤泡洗净，火烧醋淬，莲子百粒不去心，分作十剂，水煎服。○治梦泄遗精，腰膝痿弱。用山药四两，人参一两，枸杞六两，怀生地、牛膝、木瓜、杜仲、葳蕤各三两，俱炒燥，牡蛎二两火烧，共研末，炼蜜丸梧子大。每服四钱，白汤下。

续补集方：《简便单方》治胻眼臀疡。用山药、砂糖各等分同捣，涂上即消，先以干面水调，涂四围，乃上此药。○《急救良方》治项后结核或赤肿硬痛。用山药二两，蓖麻子肉十个同研，傅贴即消。○《儒门事亲》治手足冻疮。用山药一两研末，以猪肉汤调涂。○治肺痈脓血频唾，咽干口渴，面皮虚浮。用山药、百合、薏苡仁、杏仁、川贝母、桑白皮、地骨皮、黄耆各三钱，枳壳、瓜蒌仁、当归、桔梗、甘草各一钱，水煎服。喘急加苏子。

百 合

味甘、苦，气平，无毒。入手足太阴、手足厥阴、手足阳明经。

《别录》曰：百合，生荆州山谷者良，今近道处处亦有之。李氏曰：二月生苗，一干直起，叶如竹叶而短，众叶环列，无旁枝。茎端开花，长四五寸。有二种，一丹黄色，间紫黑斑点，初开内拱如掬，次早翻列如球，而不结子，别着叶蒂间，赤碧如贝。根微苦，顷亦转甜。一纯白如扈，连茎倾侧，花瓣六出，夜间发香，清蕴，叶蒂间不着子。根肥而甘，形如胡蒜，重叠十余瓣。二月、八月采根，阴干用。

百合：养肺气，润脾燥之药也。张仰垣曰：此药根色纯白属金，根形叠瓣似肺，故元素方治肺热咳嗽，吐脓血，骨蒸寒热。《别录》方治脾火燥结，大肠干涩，四肢浮肿，胸腹胪胀。仲景方治五藏神气内乱，惊骇颠狂，伤寒热邪百合，行住坐卧不宁。大氏方治心下急胀，脚气痛肿，相火暴发诸疾。已上众病，悉属气虚而火邪病藏之证，百合力能安定。倘如中虚胃寒，泄泻不食，为胀为咳，为阴躁阳溃，神散颠乱诸证，此药无与力也。

集方：缪氏《家珍》治肺热咳嗽吐脓血，兼骨蒸寒热者。用新鲜百合八两，配知母、川贝母、天门冬、麦门冬、怀生地、薏苡仁、北沙参各四两，熬膏炼蜜收。每早晚各服十余匙，人参汤调服。○《方脉正宗》治脾热便闭，火燥干结，大小俱不利者。用新鲜百合水煮烂，频食妙。○治脾热气滞，四肢浮肿，胸腹胪胀，大小不通利者，方同上法。○《金匮方》治五藏神气内乱，惊骇颠狂，及伤寒热邪百合，行住坐卧不宁，有四方:一方:百合知母汤,治伤寒百合病,行住坐卧不定,如有鬼附状,已发汗者,用百合七枚,知母三两,水八碗,煮取二碗服。一方:百合鸡子汤,治百合病已经吐后者。用百合七枚,水五碗,煮取三碗,入鸡子一个,青、黄皆挍入,煮数沸服。一方:百合代赭石汤,治百合病已经下后者。用百合七枚,代赭石一两,滑石三两,水五碗,煎取二碗服。一方:百合地黄汤,治百合病未经汗吐下者。用百合七枚,怀生地黄八两,水八碗,煮取三碗服。○陈延之《小品方》治伤寒百合病,或变渴,或变热,或变腹满。俱用百合四两,煎汤频频饮。○《方脉正宗》治相火暴发,心下急胀,或脚气肿痛,或痈疽肿痛。用新鲜百合四两捣汁,和生白酒少许,温和服,取渣,可傅肿痛处。○《外科方》治疡毒肿胀不穿。用百合捣烂,和食盐少许傅之,良。○李氏《集简方》治天泡湿疮。用新鲜百合捣烂涂之,一二日即安。○治诸燥结,大便不通。用百合一两,当归、生地黄、火麻仁去壳各五钱,桃仁、杏仁俱去皮,各三钱,枳壳、厚朴、黄芩各二钱,甘草八分水煎,早晨服。身热烦渴,大便不通者,是热闭也。本方酒煮大黄一钱;久病元虚,大便不通者,是虚闭也,加熟地黄、人参各二钱,羊肉二两。因汗出过多,大便不通者,是津液枯竭而闭也,加麦门冬一两,人参二钱。风证大便不通者,是风闭也,加防风二钱,葳蕤、天麻、枸杞子、蒌仁各五钱。老人大便不通者,是血气枯燥而闭也,加熟地、枸杞子各五钱,临服和人乳或牛乳一钟。虚弱人并产妇及失血,大便不通者,是血虚而闭也,加熟地黄一两。多食醇酒炙煿辛热之物,大便不通者,是实热火闭也,加黄连、天花粉各二钱,绿豆二合。

菜 部 瓜菜类

苦壶芦

味苦,气寒,有毒。

李氏曰:苦壶卢,即苦匏也,南北处处有之。《诗》云:匏有苦叶。《国语》云:苦匏不材,于人其济而已,皆指苦壶卢而言也。《风俗通》云:烧穰可以杀匏,或云:畜匏之家不烧穰,种瓜之家不焚漆。物性相畏也。苏氏言:服苦匏过分、吐利不止者,以黍穰灰汁解之。凡用苦匏,须文理莹净,无黡黶者乃佳。不尔有毒。

苦壶卢:寇宗奭:行水之劫剂也。张龙泉曰:前古治大水渍肌肉中,面目四肢浮肿,以此煎水饮立消。故时贤诸方书,用治黄疸、脚气及水胀不行之证,捷如桴鼓,如胃家实而能食者,投之却当。倘胃虚不能食,脾元亏损而成水胀者;久病脾阳不运而成肿满者,误服立见危败。

集方:《圣惠方》治大水胀满,头面四肢肿大。用莹净好苦匏白瓤,捻如豆粒,以面裹,汤煮数沸,空心服七枚,至午即出水一斗,二日水出尽,大瘦乃瘥。须忌咸味二年。○《千金方》治通身水肿。用苦匏膜二两,苦葶苈一两,俱炒燥,研为末,枣肉丸如小豆大。每服五丸,白汤下,日二次。水下止后服。○《伤寒类要》治黄疸肿满。用苦匏瓤如大枣许,以童子小便一合,浸一时许,取两枣核大,纳两鼻中,深吸气,待黄水出愈。○刘松石方治努肉血翳遮睛。用小苦壶卢阴干,于紧小处锯断,内挖一小孔如眼孔大,遇有此病,将眼皮上下用手挣开,将壶卢孔合定,初虽甚痛苦,然瘀肉血翳皆渐下,亦不伤睛。○《千金方》治九瘘有孔。用苦匏四枚、大如盏者,各穿一孔如指大,汤煮十数沸,取一竹筒,长五寸,一头插匏孔中,一头注疮孔上,冷即易之,用数遍乃止。○《肘后方》治卒中蛊毒,或吐血,或下血如烂肝者。用苦匏一枚,水二升,煮一升服,立吐即愈。

败旧瓢:味苦,气寒平,无毒。

李氏曰:瓢乃壶匏破开作器用之,以苦瓢为佳。年久尤妙。

集方:《方脉正宗》治中满臌胀。用三五年旧陈壶卢瓢一个,盛酒于炭火上炙热,浸之,如此炙、浸半日,倾出酒,将瓢烧存性研末,每服二钱,仍将瓢内原酒调下。○李濒湖方治腋下瘤瘿。用陈旧壶卢瓢一个,烧存性,研细末。未破者,茶蜜水调涂,即渐消去。已破烂者,干掺上,即出水尽而愈。

丝　瓜

味甘,气寒,性冷,无毒。沉也,降也。

李氏曰:丝瓜南北皆有。二月下种,生苗引蔓棚架,其叶大如蜀葵而多尖桠,有细毛刺,取汁可染绿色。其茎有棱,六、七月开黄花,五出。其结瓜长三寸许,或有长二三尺者,有棱路,深绿色,有皱点,瓜头如鳖首。嫩时去皮可充蔬,老则大如杵,筋络缠纽如织,经霜乃枯,惟可洁靴履,涤釜器。内有子,状如栝楼子,黑色而扁。

丝瓜:凉血解热,李时珍利大小便之药也。陈羽陵曰:色绿象木,味甘入脾,质柔入肾,性滑入大肠。故《本草》诸方,善止血痢,出癍疹,消热痰,通利二便,亦取其质性冷滑而下气降火耳。如脾胃寒弱之人,中年肾阳衰怯,命门无火之证,须禁食之。

集方:许叔微方治肠风血痢,并一切下血,危笃不可救者。用霜后丝瓜,烧存性,为细末,槐花一钱炒,人参八分,煎汤调服。○《经验良方》治酒痢下血腹痛如鱼脑,或五色者。用丝瓜一个烧存性,研末,空心白汤调服。○《直指方》治痘疮出不快,或初出,或未出,多者令少,少者令稀。用老丝瓜,近蒂三寸,连皮烧存性,研细末,淡砂糖汤调服。○《方脉正宗》治风热痰嗽。用老丝瓜一个煎汤,频频饮之。○《方脉正宗》治大小二便热结不通。用老丝瓜一个,甘草二钱,木通三钱,煎汤频频饮之。

续补集方:《摄生方》治坐板疮。用老丝瓜捣为末,烧酒调搽。○同上治天泡湿疮。

用丝瓜捣汁，调真铅粉搽之。○治手足冻疮。用老丝瓜捣末，腊猪油调搽。○《简便方》治乳汁不通。用丝瓜连子烧存性，研末，热酒调服三钱，被覆取汗，即通。○刘松石方治小肠气痛，绕脐冲心者。用老丝瓜连蒂烧存性，研末。每服三钱，热酒调下。甚者不过三服即消。○李氏方治癣疮。用丝瓜叶毛面擦之。○《惠生堂方》治牙宣露痛。用丝瓜藤一把，川椒五十粒，灯心百根，水煎浓汁泅漱，其痛立止。○邓氏方治腰痛不止。用丝瓜根捣烂五钱，酒煎服，立止

　　荤辛类：外有蒜头、芸薹、菘菜、芥菜、芜菁、莳萝、白花菜。

　　滑菜类：外有菠稜、蕹菜、生菜、莴苣、蕨菜、水蕨、薇、芋、甘露子、竹笋。

　　蓏菜类：外有茄、冬瓜、南瓜、菜瓜、黄瓜、苦瓜。

　　水菜类：外有紫菜、石莼、石花菜、鹿角菜、龙须菜。

　　芝菜类：外有木耳、杉菌、香蕈、葛花菜、蘑菇蕈、鸡㙡、地耳、石耳，共三十六种，俱详载《食物本草》中。

本草汇言卷十七

钱塘　倪朱谟纯宇甫选集　男倪洙龙冲之氏藏稿

沈公叶定白甫校正　内侄沈九谷克全氏参阅

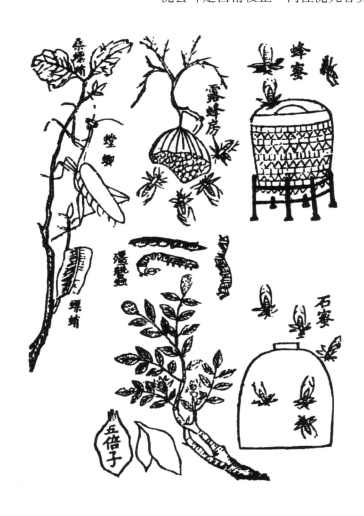

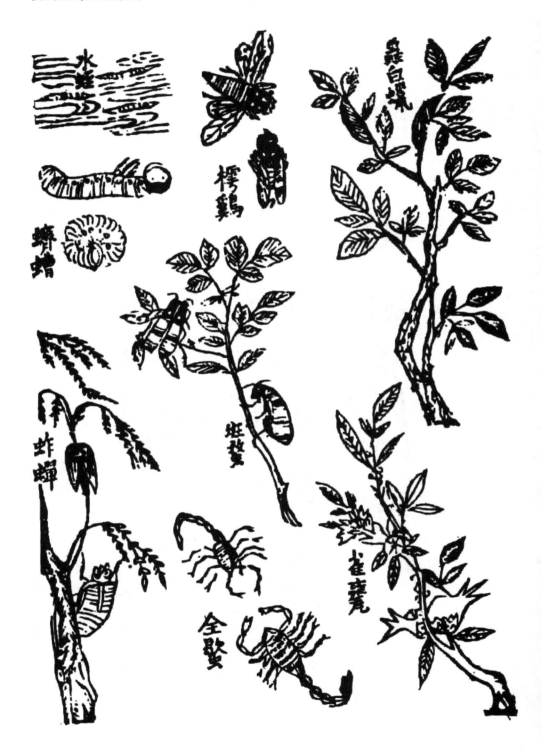

水蛭

樗鸡

蛴螬

蜻蛚

蚱蝉

蜣螂

雀甕

全蝎

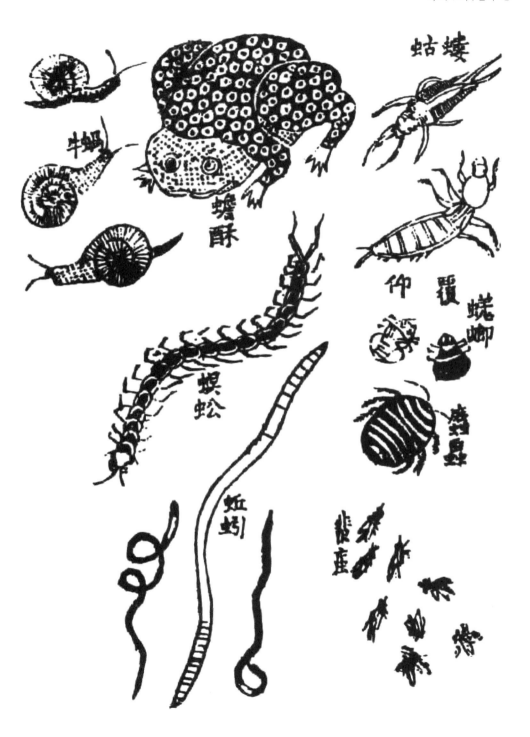

虫　部卵生类

蜂　蜜

味甘，气寒，性润，无毒。沉也，降也。入手足太阴、阳明经。

按：类书云：蜜蜂，一名蜜蠭。《尔雅翼》云：蜜蠭，似蠭而小，工作蜜也。《山海经》云：谷城之上，足蜂蜜之庐。今土木之蠭亦各有蜜。北方地燥，多在土中，故多土蜜。南方地湿，多在木中，故多木蜜。又如杭之于潜县，及金陵、怀安诸处山岩石壁中，有岩蜜、石蜜也。今人家所畜之蜂，小而微黄，大率腰腹相称如蝇、蝉也。喜事此者，以竅木容数斛，置蜂其中养之。开小孔，才容出入。《永嘉记》云：七、八月中，常有蜜蜂群过。有一二小蜂先飞觅止泊处，人知辄置一木桶，以蜜涂桶内，飞者闻蜜臭，便举群悉至矣。**卢氏**曰：今人家养蜂，或群逸以百千万数，中有大者为王，群蜂翼之，从其所往。人收养之，多在谷雨、春分时也。蜂采取百花，酝酿造蜜，其房谓之蜜脾。王之所居，叠积如亭。蜂无王则尽死，君臣之体，生死不移也。一日两出而聚鸣齐号，为两衙。其出采花者，取花须上粉置两髀，惟牡丹、芍药、兰蕙之粉，或负于背，或戴于首。如采无所得者，经宿花间，一不敢归。或螫毒人，蜂亦寻死，故古称蜂蚕有毒。近其房则群起攻人。寒冬无花，深藏房内，即以酿蜜为食。春暖花朝，复出卷采矣。**苏氏**曰：宛陵有黄连蜜，色黄而味小苦。雍、洛间有梨花蜜，色如凝脂。亳州太清宫有桧花蜜，色小赤。柏城县有何首乌蜜，色更赤。各随所采花色，性之温凉亦相近也。蜜脾之底为蜡。《埤雅》云：蜡生于蜜，而天下之味，莫甘于蜜，莫淡于蜡。盖厚于此者，必薄于彼，理之固然也。西方之书曰：味如嚼蜡。旧说蜂之化蜜，必取匽猪之水，注之蜡房，而后蜜成。故蜡者，蜜之踪也。《方言》云：其大而蜜谓之壶蜂，即今黑蜂也，盖亦酿蜜。《楚辞》所谓"赤蚁若象，玄蜂若壶"者是也。**李氏**曰：试蜜真伪，以烧红火箸插入蜜中，提出起气者为真，起烟者为伪。修治：每沙蜜一斤，用水四两，入银石器内，桑柴火慢煮，掠去浮沫，至滴水成珠不散乃用。又法：以器盛贮，重汤中煮一日，候滴水不散，取用方佳，且不伤火也。**孙思邈**曰：七月勿食生蜜，令人暴下霍乱。味酸、色青赤者，食之心烦。不可共葱及莴苣同食，令人下利。食蜜饱后，不可食鲊，令人暴泄。○**沈氏**曰：四方之蜜，气味当殊。闽广少霜雪，诸花多热，蜜性则热。川蜜性温，西蜜性凉也。

蜂蜜：润藏府，和营卫，李时珍通三焦燥火之药也。陆平林曰：蜜蜂，采百花精英，酝酿而成，得草木雨露清阴之气，故味甘，气寒，性润，质柔而利，久藏不坏。草木之华，水之精也。如前古主心腹邪结及惊痫烦闷。甄氏主赤白痢疾，涩滞不通。日华子主肾阴虚燥，二便不行诸证。凡和百药，治众病之因风、因火、因燥结者，用之甚佳。缪仲淳虽称甘平补益之剂，但寒滑润下之势居多。如胃寒食少者，脾寒作泄者，大肠气虚、完谷不化者，呕吐涎痰及中满腹胀者，俱不宜用。生者有毒，尤不宜食。与生葱、莴苣同食，令人利下，亦能损人。

集方：仲景方治伤寒阳明病，自汗，小便反利，大便硬者，津液内燥也。以蜜煎导之。用生蜜二合，铜器中微火煎之，候凝如饴状，入水内乘热捻作挺，令头锐大如指头，长寸半许，候硬，纳入谷道中，少顷即通也。○《方脉正宗》治心腹邪结及胃脘作痛者。用蜂蜜熬熟半盏,姜汤冲服。○同上治心虚内热,以致惊痫烦闷者。用生蜂蜜滚汤调服五钱。○同上治赤白痢疾,胀滞不通。用白芍药、川黄连、甘草、大黄各一钱五分,白蜜十匙,水煎服。○《海上方》治产后口渴。用蜂蜜炼熟,白汤调服三钱。○同上治横生难产。用蜂蜜、麻油各半碗,煎滚,白汤和服立下。○《济急仙方》治一切恶毒疔肿。用生蜜少许,同葱白捣膏,涂患上一时许则疔出,后以醋汤洗去。

蜜 蜡 俗名黄蜡

味甘淡,气温,无毒。气味俱薄,阳也。入手足阳明经。

陶隐居曰:蜡生蜜中,故谓蜜蜡。蜂先以此为蜜跖,取蜜时得之。炼过,滤入水中,候凝取之。初时极香软而白,久则转黄色矣。如烊化内水中,十余遍亦转白色。外有一种白蜡,系小虫延树吐白涎结成,与此蜂蜜蜡不同也。

蜜蜡:涩汤止痢,丹溪方托毒收脓之药也。范玉成抄李氏曰:蜡,蜜之凝结于底者也。与蜜同出一源,而万物之至味,莫甘于蜜,莫淡于蜡。蜜之气味俱厚,属乎阴也,故入脾。蜡之气味俱薄,属乎阳也,故入肠胃。蜜性缓而质柔,故润藏府而利大便,蜡性啬而质坚,故吸脓解毒而止泄痢。一类二物,有各异如此。古人俭岁以此度饥,但合大枣咀嚼即易烂也。仲景方治痢有调气饮,《千金方》治痢有调血汤,其效甚捷。但性本收涩,治虚寒久痢者宜之。倘暴痢火积不清者,不宜用也。

集方:《金匮》调气饮治赤白痢,小腹痛不可忍,下重,或面青手足俱变者。用黄蜡、阿胶各三钱,同溶化,入黄连末一钱,和热汤一盏搅匀,分三次服立验。○《千金》调血汤治热痢及妇人产后下痢。用黄蜡、阿胶各三钱,同溶化,入当归末二钱,和热汤一盏搅匀,分三次服立验。○《外科方》治诸疮毒久烂,脓血泄而疮口不敛。用黄蜡一两溶化,将凝,入枯矾细末三钱,熬熟香油数匙,搅匀,掐成细小丸子,每服二钱。毒在上,食后服;在下,食前服,俱用热酒送下。○同上治阴蚀疮。用黄蜡、猪油各一两,同溶化,加铅粉、真珠、冰片、蚛竹屑,俱研细末,葱白捣烂化,各三钱,同调入蜡油内,用鹅羽蘸药搽之。○治内外臁疮。用黄蜡一两,猪油五钱,同溶化,入孩儿茶、铅粉、龙骨、粉霜,共研极细末,调入蜡油内,作夹纸膏贴之。○姚氏方治脚上冻疮,风裂疼痛。用黄蜡溶化,涂入裂中。○葛氏方治犬咬疮发。用黄蜡溶化,灌入疮中。○《医林集要》治妊娠胎漏下血。用黄蜡五钱溶化,热汤一碗,冲入即服,立止。

○蜂子:味甘,气平,微有毒。

周子曰:乃蜜蜂子也。食之者,须用冬瓜、生姜、紫苏制其毒。○按:蜜蜂有土、石、木三种,俱能酿蜜,其子皆可食,以充馔用。外有胡蜂,较蜜蜂稍大,其色有黄黑二种,于人家屋角上结房小者如升,大者如斗。结山林大树间者,有大如巨钟,其房孔数百层。土人采时,着草衣蔽身,以捍其攒螫。复以烟火熏房,蜂母飞去,断其蒂持归。入甑蒸熟,取出蜂子,计五六斗,或一石者,取出形如蚕蛹、莹白者,以薄盐微淹,曝干,京洛以为方物。如翅足具者，不堪食矣。然胡蜂子皆可食。大抵治病功能以蜜蜂子，性味亦不相远也。外有一种七里蜂，黑头铁嘴，其窠如鹅卵皮厚，苍黄色，只有一个蜂，大如小燕子，其毒最猛，人马被螫立死也。又一种蝲蜂，出巴中，在蛇穴内，其毒倍常，中人手足辄断，中人心胸即圮裂而死，非药可疗，故元积诗云：巴蛇蟠窟穴，穴下有巢蜂。近树禽垂翅，依山兽绝踪。微遭断手足，厚毒裂心胸。昔有招魂客，应怜仓卒逢。此胡蜂之毒如此。

蜂子：李时珍去大风疠疾之药也。范玉成抄《圣济总录》方：治大风癞疾，用诸攻毒药，兼用蜂子，盖亦足阳明太阴引经之剂。古人充馔品以进宾客，而《本经》《别录》言能补虚羸，伤中诸证。

集方：治大风疠疾，须眉堕落，指节开裂，皮肉已烂成疮者。用蜜蜂子五钱炒，白花蛇、乌梢蛇俱酒浸去皮骨、炙干、全蝎、僵蚕、地龙去土、蝎虎、赤足蜈蚣各十五枚，俱炒，朱砂五钱，雄黄三钱，俱研极细末，冰片五分，共研匀，每服一钱，蜜汤调下，日二次。

露蜂房

味甘、苦、咸，性平，有毒。

苏氏曰：露蜂房，悬山林大树上，得风露者。其蜂黄黑色，长寸许，螫人及牛马皆至死，非人家屋下小蜂房也。小者如瓮、如斗，大者如巨钟。色淡黄，有层叠云头斑纹。其窍有数百及千眼者。修治：剪碎酒浸一宿，火上炙用。

露蜂房：驱风攻毒，散疔肿恶毒之药也。梁心如曰：蜂性有毒，螫人则痛极欲死，以其得火气之甚也。故蜂房系胡蜂吐沫结成，亦非良物。如《别录》方治风痹肿痛，及附骨恶疽，内痈疔肿，根在藏府，及历节风疼，痛如虎咬。盖取其以毒治毒之义云。若病属气血两虚，无风毒外邪者，与痈疽溃后元气虚乏者，皆不宜服。

集方：《乾坤秘韫》治风痹手足肿痛。用蜂房一两，炒焦为末，蒜肉五钱切片，醋浸七日，取出，同蜂房捣傅患上。○《袖珍方》治风虫牙痛。用蜂房一块，细辛一钱，煎汤漱之。○《圣惠方》治重舌肿痛。用蜂房、白僵蚕各等分，俱炒燥为末，酒调傅。○《方脉正宗》治疔肿恶毒。用蜂房、半枝连各等分，煎汤饮。○同上治附骨恶疽，及历节风痛。用蜂房数两，炒，捣末，酒调厚傅患上。○唐氏方治小儿头上软疖频作。用蜂房二两切碎捣末，巴豆肉二十粒，香油内煎滚，俟豆枯浮，滤出清油，调蜂房末敷之○《圣惠方》治头上癣疮。用蜂房捣末，腊猪油和涂之，立效。○《外科方》治乳痈内结肿硬，不散不溃。用蜂房五钱，炒，水煎服，三四次愈。

白僵蚕

味甘、咸、辛，气平，无毒。气味俱薄，浮而升，阳也。入足厥阴，手太阴、少阳经。

李氏曰:蚕虫属阳,喜燥恶湿,食而不饮,三眠三起,二十七日而老。自卵出而为蚋,自蚋脱而为蚕,蚕而茧,茧而蛹,蛹而蛾,蛾而卵,卵而复蚋,亦神虫也。其种东南居多,西方略少,北方则无矣。蚕病风死,其体直僵,其色自白,死且不朽也。今市肆多用中湿死蚕,或用石灰末淹拌令白,服之为害最深,不可不慎也。雷氏曰:修治:用米泔浸一日,俟桑涎吐出,浮水上者即掠去之,洗净,微火焙干,净布拭去黄皮毛,并黑口甲,捣细用。

白僵蚕:驱风痰,散风毒,日华子解疮肿之药也。夏碧潭曰:僵蚕,蚕之病风者也。挺直属木,色白属金,得金木坚清之化,故善治一切风痰相火之疾。如前古之治小儿惊痫搐搦,恍惚夜啼。李氏方之治大人中风,痰闭闷绝,人事不省,或喉痹肿塞,水谷不通,或头风齿痛,腮颊硬胀,或皮肤风痒,斑沙疙瘩,或天行痘疮,起发不透,或麻疹错逆,隐约不红,或痰痞癥块,寒热并作。凡诸风、痰、气、火、风毒、热毒,浊逆结滞不清之病,投之无有不应。盖假其风气相感而用之也。缪氏仲淳曰:此药性本清散,其功长于祛风化痰,攻走经络,散有余之邪。凡大人中风失音,小儿惊痫夜啼,由于心虚神怯不宁,血虚经络劲急所致,而无外邪为病者忌之。

卢子由先生曰:蚕,昆虫也。食而不饮,三十日乃化。三眠三起,起如卫气之出行阳道,眠如卫气之入行阴道。三十日大眠,则卫气已周,周则变而化,吐丝为经矣。不化者,风白为僵,故象形从治。内逆而为惊痫夜啼,伏匿而为痰风喉闭,齿痛颊硬,外湿痘疹之不明,及皮肤风痒之欲蜕者,此皆不能从蒸而变,顺之使出以从化也。《淮南子》云:蝉饮不食,蚕食不饮。饮滋经气,食益经隧。咸从任、督,四布经络,变化相同,功能亦一也。

集方:《胜金方》治一切风痰喘嗽。用白僵蚕七个、直白者,姜汁调服。○寇氏方治小儿惊风搐搦,并脐风口噤,气促而声不出者。用白僵蚕、蝎稍、天雄尖、附子尖各一钱,微炒为末。每服三分或五分,以生姜汤调灌。○钱氏方治小儿夜啼。用白僵蚕一钱,微炒为末。每服三分,浓煎灯心汤化下。○《方脉正宗》治大人中风,痰闭闷绝,人事不省。用白僵蚕一两,人参五钱,俱微炒研细末,生姜十片捣烂,泡汤调服。○《百一选方》治喉痹肿塞,水谷不通。用白僵蚕五钱,胆星一钱五分,共研极细末,每服三分,姜汁和白汤少许调灌。○《方脉正宗》治头风齿痛,腮颊硬胀。用白僵蚕一两,薄荷叶、生半夏姜汤泡三次、荆芥、白芷、甘草各五钱,北细辛一钱五分,共研末,白汤调服三钱。○同上治皮肤风痒,斑沙疙瘩。用白僵蚕一两,连翘、薄荷、荆芥、川芎各五钱,白芷、羌活、黄檗各三钱,共研末。每服三钱,灯心汤调服。○同上治天行痘疮,起发不透。用白僵蚕、蝉蜕、琐琐葡萄各二钱,红花八分,水煎服。○同上治麻疹错逆,隐约不红。用白僵蚕、蝉蜕各一钱,连翘、桔梗、黄芩、薄荷、天花粉、玄参、石膏、甘草各七分,水煎服。○同上治痰痞癥块不散,渐成寒热往来者。用白僵蚕、真紫苏叶各四两炒,生半夏二两切片,姜汁拌炒,玄胡索、木香各一两六钱,共研细末,真阿胶五钱,酒化成糊,拌入药内,再加煮红枣肉,为丸梧子大。每服二钱,酒下。○《外台秘方》治项上瘰疬。用白僵蚕二两炒,研末。每服一钱,白汤调服,日二次。○《普济方》治小儿龟病,胸腹凸硬如砖。用白僵蚕四两炒研末,用白马尿一碗,和拌晒燥,再用半夏曲一两研末,打糊为丸梧子大。每服一钱,白汤化下。○《保幼大全》治小儿鳞体,皮肤如蛇皮鳞甲之状,由气血否涩,亦属胎毒。用白僵蚕一斤,蛇蜕四两,共为末。夏月每日取一撮,煎汤浴之。

○**晚蚕沙**:味甘,气温,无毒。可升可降,可行可散。入手少阳、足太阴经。

苏氏曰:蚕沙即蚕屎也。以晚蚕者良。**李氏**曰:须晒燥,用清水淘净,再晒燥,可久收不坏。

晚蚕沙:祛风暖血之药也。陆杏园曰:藏器方治缓风皮肤麻木,手足不随,腰脚痿软,兼治妇人血闭不通,或癥结腹痛,以此浸酒饮极效。又按陶隐居云:蚕属火,其性阳,能胜风去湿,故蚕沙主疗风湿痹证,能活血舒筋,去瘀行滞,不但去风湿而已也。缪氏曰:如瘫缓筋骨不随,由于血虚不能荣养经络,而无风湿外邪侵犯者不服。

东乡老人曰:蚕,神虫也。卵育纸上,遇冬用食盐淹拌蚕纸一层,铺盐一层,置露屋上,一月收藏,而春后始能发生,亦奇物矣。蚕蛾性淫,出茧即媾,至于枯败乃已。《别录》方言强阳道,益精气,暖水藏,盖本于此意。

集方:陈藏器方治缓风皮肤麻木,手足不随,腰脚痿软。又治妇人血闭,经脉不通,或癥瘕血结腹痛。用晚蚕沙一斤炒黄,浸酒十壶,每日早、午、晚随量饮数杯,其渣滤干,再炒燥,用布包熨摸痛处,应效甚捷。

九香虫

味甘、咸,气温,无毒。

李氏曰:九香虫产贵州永宁卫赤水河中。大如小指头,身青黑色,至冬伏石下,取之。至惊蛰后即飞出,不可用。

九香虫:补脾肾,壮元阳,李时珍通膈脘滞气之药也。陆杏园曰:按《摄生方》乌龙丸,治上件诸证,久服益人,妙在此虫之力也。

五倍子

味苦、酸,性燥涩,气平,无毒。气薄味厚,敛也,阴也。入手太阴、足阳明经。

马氏曰:五倍子在处有之。**苏氏**曰:当以蜀中为胜。**李氏**曰:树名肤木,生丛林中,本末俱青。六、七月有小虫如蚁,食其树滋,老则遗种,结小球子于叶间,正如蚜螂之作雀瓮,蜡虫之作蜡子也。初起甚小,渐长如菱,或大如拳,形状圆长不等。嫩时青绿,老则黄褐色,缀子枝叶间,宛若结成。其壳中空,坚而且脆,内有细虫如蠛蠓。土人霜降前采取,蒸过货之,否则虫必穿破而壳薄且腐矣。染工造为百药煎,以染皂色,大为时用。他树亦有此虫球，不入药用，木性殊也。

五倍子：涩津收液，方龙潭敛气止血之药也。周忆斋曰：此药结球叶底，小则如黍、如粟，大则如菱、如栗，故名五倍子也。似虫卵而不属虫卵，似果实而不属果实，此属假木气以赋形者矣。如《开宝方》治齿宣疳𧏾，口舌生疮，是敛而去浮腐之气也。治湿癣瘙痒，脓水淫渍，是敛而去湿热之气也。时珍方去赤眼湿烂，水泪眵膜，是敛而去火郁之气也。治顽痰留滞，咳嗽频发，是敛而升其清、降其浊也。如寇氏方之消五痔下血，掺之即愈。藏器方之治肠虚泄利，投之即止。又如日华子之开喉痹，止自汗，化酒积，收脱肛，止咳嗽，生津液者，亦敛而收之，敛而降之，敛而止之，敛而聚之之意也。然而味之酸涩，质之坚脆，性之燥啬，如咳嗽由于风寒外感，宜散不宜敛也；咳嗽由于肺火壅闭，宜清不宜敛也；泻利由于食积停滞，宜导不宜敛也；泻利由于湿热痞满，宜运不宜敛也。若误服之，反致壅塞喘胀，以其酸敛太骤，火气无从发越故也。如劳损阴虚，咳嗽动血之证，亦不宜用。谓其性燥能烁肺系故也。观染家作皂色，必需此用。然丝布服之未久，必致碎裂可见。

集方：《集简方》治齿牙宣露，疳𧏾作臭烂者，或小儿走马牙疳者。用五倍子炒焦一两，枯白矾、铜青各一钱，为极细末，先以发篸用米泔温水漱净，掺之。○同上治湿癣瘙养，脓水淫渍。用五倍子炒焦，枯白矾各等分，研细末，猪油调搽。○《济急方》治赤眼湿烂，水泪多膜，或有努肉翻出。用五倍子二钱打碎，铜青三分研碎，川黄连五分同滚汤泡出药味，以软帛蘸洗，一日二次。○《方脉正宗》治顽痰留滞，咳嗽频发者。用五倍子三钱，川贝母二钱，五味子一钱，共研细末，炼蜜丸弹子大，夜卧时口中含化。○《圣惠方》治五痔及藏风下血。用五倍子一两，枯白矾三钱，共研极细末，炼蜜丸。每早服二钱，白汤下。如五痔下血，外用此药傅上，或煎汤熏洗亦可。○《方脉正宗》治肠虚泄利久不止。用五倍子、五味子各一两，白术、补骨脂、骨碎补各二两，丁香五钱，俱炒燥为末，饴糖丸梧子大。每早服三钱，米汤下。○同上治喉痹肿塞不通。用五倍子三钱，杏仁霜二钱，硼砂、胆矾各一钱，共为细末，吹入喉间，吐痰即通。○同上治自汗盗汗不止。用五倍子研末，米汤调，填脐中，缚定一夜即止○同上治酒积作痛作泄，多在食后发者。用五倍子、甘草、陈皮各一两，共为末。每早服二钱，用海蜇头一块，煎汤调服。○同上治肛脱不收。用五倍子煎汤温浸，用软帛轻轻托上即收。虚人用人参一钱，煎汤服。○同上治行路作劳之人，口渴少津。用五倍子、五味子、人参各三钱，为极细末，炼蜜和丸弹子大。随时噙口内，即生聚津液。

续补集方：宗氏方治暑月水泄。用五倍子研末，饭丸黄豆大。每服三十丸，荷叶煎汤送下。○朱氏方治孕妇漏胎。用五倍子炒研末，酒服二钱立效。○《海上方》治耳疮肿痛。用五倍子炒黄研末，冷水调涂，湿则干掺。○《卫生方》治牙缝出血不止。用五倍子炒焦,研末傅之。○庞氏方治天行口疮。用五倍子、黄檗各等分,研末掺之。○《杏林摘要》治鱼口便毒,初起未成脓者。用五倍子炒黄研末,以米醋调涂患处,一日夜即消。○《卫生方》治头上热疮及风湿诸毒。用五倍子、白芷各等分炒黄,研末掺之,脓水即干。如干者,以香油调涂。○同上治诸疮久不收口。用五倍子,焙燥研末,以米醋调涂疮口四围,离疮数分。○治乌须发。用五倍子制,方见金石部红铜条下。

　　○**百药煎**:味酸、咸、甘,气平,无毒。

　　陈氏曰:用五倍子鲜者十斤捣细,如干者亦可,配真茶叶一斤,甘草、桔梗各八两,俱焙燥,研为细末,和入五倍子末内,再捣匀,入真酵水五斤,和匀,装入缸,用石压实,七日后取出,再捣再压,计捣压共七次,计四十九日,捏作饼,晒干用。

　　百药煎:治病功能与五倍子同,但经酿造,其体轻虚,其性浮收,且味带甘,专治上焦心肺痰嗽热渴诸病,较之五倍子更精妙。炼蜜和丸,入口含化数分更善。

桑螵蛸

　　味甘,气平,无毒。气薄味厚,阴也。入足少阴、太阳经。

　　陶隐居曰:桑螵蛸,螳螂子也。**李氏**曰:螳螂马首,奋臂长颈,大腹,二手四足,两臂如斧,善缘而捷,以须代鼻,喜食人发,能翳桑捕蝉。深秋乳子,作房粘着枝上。房名螵蛸者,状轻飘如绡也。内重重有膈房,每房有子如蛆卵。至芒种节后,一齐俱出。故《月令》有云:仲夏螳螂生也。螳螂逢树便产,以桑上为妙,兼得桑皮之津气也。

　　桑螵蛸:通血闭,利五淋,《神农经》行小便,止遗溺之药也。**张盛吾**曰:此药得秋金之阴气而产,兼得桑木津气而成,又遇芒种火令当时而生,故前古主通血闭经阻腰痛,若五淋、便闭、遗溺,若疝瘕、遗精、白浊,凡属肝肾胞络相火郁逆,血气不和诸证,用之立应。

　　集方:《方脉正宗》治妇人血闭腰痛。用桑螵蛸三十枚,炒研末,酒调服。○同上治五淋涩痛不通。用桑螵蛸炒黄三十枚,研末,车前子煎汤服。○同上治小便不通。用桑螵蛸三十枚,炒黄研末,黄芩汤调服。○《千金翼》治妇人遗尿。用桑螵蛸酒洗、炒黄,龙骨各三钱,共为末,每服二钱,牡蛎煎汤调服。如妊娠遗尿,用米汤调服。如产后遗尿,用益母叶煎汤调服。○《圣惠方》治男妇疝瘕作痛。用桑螵蛸一两,小茴香一两二钱,共研末。每服二钱,花椒汤调服。○《方脉正宗》治遗精或白浊。用桑螵蛸一两,炒黄研末,每服二钱,空心白汤调服。

虫白蜡

　　味甘,气温,无毒。

李氏曰：虫白蜡，产四川、湖广、滇南、闽岭、吴越，东南诸郡皆有之。以川、滇、衡、永产者为胜。其树枝叶状类冬青，四时不凋。五月开白花成丛，结实累累，大如蔓荆子，生青熟紫，若冬青树子，则红色少异也。其虫大如虮虱，芒种后，则延缘树枝，食汁吐涎，粘着树之嫩茎，化为白脂，乃结成蜡，状如凝霜。处暑后即剥取之，谓之蜡渣。过白露即粘实虽刮矣。其渣炼化滤净，或甑中蒸化，沥下磁器中，待凝成块即为蜡也。其虫嫩时白色，吐涎作蜡，老则赤黑色，乃结苞于树枝，初若黍米大，入春渐长，大如鸡头子，紫赤色，累累抱枝，宛若树之结实也。盖虫有遗卵作房，正如雀瓮、桑螵蛸之类，俗呼为蜡子，白如细虮，一包数百。次年立夏日摘下，以箬叶包之，分系各树。芒种后，苞拆卵化，虫延出叶底，复上树吐蜡也。树下要洁净，最防蚁虫食其蜡虫。又有水蜡树，叶微似榆，亦可放虫生蜡。又有甜槠树，亦可产蜡。又按《类书》云：唐宋以前，浇烛入药，所用皆蜜蜂蜡也。此虫白蜡自元时人始制造用之，今则为日用物矣。

虫白蜡：止血生肌肉之药也。朱丹溪曰：此药色白属金，禀受收敛坚凝之质，为外科要药，与合欢皮同入膏药料中，为止痛生肌，长肉敛口之要剂。古方入丸散用，能杀瘵虫。

集方：杖丹长肉方：用白蜡、黄蜡各二两，黄连二两，以猪油一斤，熬黄转黑色，浮起去渣，入二蜡收之。每遇是患，用软帛摊贴，扎紧自愈。

雀　瓮

味甘，气平，有毒。

陶隐居曰：雀瓮名杨刺子。大小如蚕身，背上有五色斑，状如砗磲文，可爱也。通身四面皆有毛，能刺螫人。老者口中吐白汁，凝聚渐硬，结壳形如巴豆，牢结树上，惟石榴树上尤多。壳中成蛹，如蚕之在茧也。夏月羽化而出放子，如螫人，以毛刺人肉内，瘾痛，用新丝绵揩之，毛刺即出。

雀瓮子：治小儿急慢惊风并脐风撮口之药也。

集方：《圣惠方》治小儿急慢惊风，口眼㖞斜，搐搦痰盛。用雀瓮壳三枚，去壳取汁，全蝎五枚，朱砂研细一钱，再共研匀，饭丸粟米大。每服三四丸，姜汤下。○治小儿脐风口噤。用雀瓮子五枚取汁，蜈蚣一条烧存性，取汁和匀，每服二分，乳汁调服。一方加真铅粉一分。

樗　鸡 又名红娘子

味苦、辛，气平，有小毒。入足厥阴经。

苏氏曰：红娘子出岐州，今汴、洛尤多，形类蚕蛾。李氏曰：樗即臭椿也。此物初生，头方而扁，尖喙向下，六足，重翼黑色，及长则能飞。外翼灰黄有斑点，内翅五色相间。居樗树上，布置成行。秋深生子，六、七月取，曝干用。

红娘子：通血闭，行瘀血，寇宗奭破胎孕之药也。张少怀抄陶隐居曰：此药性味猛厉，为虫类之最酷者。方药稀用，惟通经堕胎，草泽医往往以此私利。戴氏曰：近世用治瘰疬结核及风狗咬伤，并一切秽污淫毒，用此见效。与芫菁、斑蝥同用，亦是活血散结之义也。何前人集《神农本经》谓为益精强志、生子补中之说,欺世害民,莫此为甚,岂仁人济世之书哉?

集方:《卫生易简方》治瘰疬结核。用红娘子十四枚,乳香一钱,黄丹一钱,砒霜、硇砂各六分,糯米粥和作饼贴之,不过一月其核自脱下,外贴长肉膏药。○谈氏方治风狗咬伤。用红娘子三个,斑蝥五个,并去翅足,乳香、沉香、桔梗各五分,共为末。十岁者作四服,十五岁作三服,二十岁作二服,三十岁作一服。用豆腐浆食前调下。○治横痃便毒。用红娘子六个去翅足,取鸡子一个,开小孔,入红娘子于内,饭锅上蒸熟,去红娘子,只食鸡子,以酒过下,小便淋沥、出脓血即愈。

斑 蝥

味辛,气平,有毒。

韩氏曰:斑蝥所在皆有之。**陶氏**曰:此一虫有四变:二、三月在芫花上,呼为芫菁;四、五、六月在葛花上,呼为葛上亭长;七、八、九月在豆花上,呼为斑蝥;十月、十一月,复还地蛰,呼为地胆。按:芫菁嘴尖、身青绿色,背上有一画黄;葛上亭长头赤身黑,额上有一点大红色;斑蝥形如巴豆,背上有一画黄、一画黑,又有黄黑斑点,嘴尖,尖处有一小赤点;地胆冬月入蛰在地中,或墙石内,状如大蚂蚁、头黑尾赤者。四虫乃是一类,但随时随寓变状耳,且治疗亦相同也。再以地界分之,芫菁处处皆有,惟宁州者上;葛上亭长处处皆有,出雍州者良;斑蝥处处皆有,出河东河内山谷者妙;地胆处处皆有,出汶山及梁州者佳。

斑蝥:化瘰疬,《本经》托鼠瘘,烂疥癣,《别录》堕胎娠,通淋闭,溃死肌,解狂犬咬,以毒攻毒之药也。李氏濒湖曰:此药专主走泄下窍而溃化筋膜死肌,故瘰疬、鼠瘘、癣疮、淋结不通诸证用之。且瘰疬有根使之拔出,疮癣使之攻溃,淋结使之直至精溺之处,或如鱼睛出,或如粉片出,或如翳膜出,或如血块出,或如烂肉出,或如胶脓出,皆其验也。但毒之在小便,必涩痛不可忍,当以木通、滑石、灯心、甘草、川黄连,煎汤导之。倘用之不善,如溃伤肌肉,攻害藏府,崩败血气,为祸有不可胜言者,宜详慎用之可也。

集方:瞿乘元方治瘰疬连串。用斑蝥一百个去翅足,巴豆肉三颗去壳、研去油,密陀僧一两火烧,郁李仁肉三两,共研极细末,面糊为丸如粟米大,每大人三分,童子二分,俱食后白汤吞下,日二次。未溃即消,已溃即收敛矣。治多年瘘疮服法同。○治多年顽癣。用斑蝥十个,微炒为末,蜜调敷一次即退。○《广利方》治经闭有娠,不欲生育者。用斑蝥三个,微炒研末,粥饮为丸,清晨白汤吞下即下。○《外科方》治秽毒内胀,小便淋闭不通。用斑蝥三个去翅足,微炒研末,白汤调服。○同上治痈毒内溃,外不破,或破而内脓不出。用斑蝥为末,以蒜肉一片捣膏,拌和如豆许,贴毒上,少顷脓出即去药。○同上治便毒不拘已成未成。用斑蝥三个去翅足炒,滑石三钱同研,分作三服,空心白汤下之。一服毒从小便出,即消散。如小便痛涩者,以车前、木通、泽泻、甘草各二钱,水煎服。○《卫生易简方》治风狗咬伤垂死者。用斑蝥三七个,去翅足,用糯米一勺,拌斑蝥七个,略炒微黄,去斑蝥;再以七个如前拌炒,复去之;再以七个,如前拌炒,炒至米焦青烟起为度,去斑蝥,只以焦米研细,用冷水调入清油五六匙,搅匀服之,以小便利下毒物为度。如不利,再如法制炒服。如利后肚疼者,用冷水调靛青一块服,即解其毒。或煎川黄连一钱冷服亦解,否则有伤人。一昼夜不宜饮热汤酒也。

全　蝎

味辛、甘,气平,有毒。入足厥阴经。

马氏曰:蝎出青州诸北路,山石中及人家屋舍板壁墙堵处,南地绝无。形如蚕蛹,两嵌有六足,尾长有节,其色青,生子色白如稻粒,多负于背。全用谓之全蝎,用尾谓之蝎稍,其力尤紧。被螫者以木碗合之即消。

全蝎:时珍攻风痰风毒之药也。陆平林曰:此物产于东方,色青尾长,乃肝木之属,为厥阴之用,故《开宝》方:主小儿惊风搐搦,痰涎壅盛,或牛、马、猪、羊、鸡五般痫证,或大人中风,口眼㖞斜,或头风眩痛,耳鸣耳聋,或便毒横痃,风毒痈疡,或遍身风癞,皮肤如鳞甲云斑诸证,咸宜用之。乃辛烈攻走之性,为能祛风逐邪,兼引诸风药入达病所。如气血两虚似中风证,及小儿慢惊慢脾风病,咸忌之。

集方:《全幼心鉴》治小儿初生断脐,洗浴冒风入脐,以致唇青口撮,出白沫,不乳者,名曰脐风。用全蝎三个,微炒研末,入麝香一厘,生姜汤调服一分。○同上治小儿惊风,或胎惊天钓,或五般痫证。用全蝎二十个,以石榴剜空,纳蝎于中,以顶盖纸糊,微火炙烧存性,取中间焦者,入朱砂五分,麝香、冰片各五厘,研匀,每遇发者,取一二分,或乳汁调,或生姜汤调服。如大人中风,口眼㖞斜,或头风眩痛,耳鸣暴聋,皆可医治,可用五分。○《外科方》治便毒横痃,或风毒痈疡,或遍身风癞,皮肤如鳞甲云斑,风癣诸证。用全蝎百枚,甘草五钱,俱微炒研末,每服七分,温酒调服,服半月即愈。○《方脉正宗》治小肠疝气。用全蝎十四枚,胡卢巴五钱,俱微炒研末,每服一钱,温酒调服。○《德生堂方》治偏正头风,痛不可忍。用全蝎二十一个,白颈蚯蚓六条,蝼蛄五个,俱捣烂,五倍子五钱为末,酒调贴痛处。○治久疟经年不愈。用全蝎四十九个,白术二两俱微炒,好黄土三钱炒红,共研末,饭丸梧子大。每服二钱,清晨生姜汤送下。

续补方:宝轩和尚传治男妇老幼,腹中虫积,岁时常发。用全蝎二十一枚,炒燥研末,配白牵牛末五钱,遇发时每服一钱,苦浓温茶调下。○同上治小儿吐泻不止,作慢惊风,疲困昏沉,默默不食。用全蝎二个,白附子、僵蚕、天麻、木香各五分,甘草、白茯苓、白芍药各一钱,人参、白术、黄耆各二钱,生姜三片,黑枣五个,炒黄米三钱,水煎服。○治小儿卒中恶毒，心腹刺痛，闷乱欲死，并惊风天吊。全蝎三钱，天麻、钩藤、犀角屑、羚羊角屑、甘草、降真香、沉香、鬼臼、茯苓各五钱，雄黄三钱，麝香五分，共为细末，炼蜜丸芡实大。每服一丸，生姜汤化下。

水　蛭

味咸苦，气平，有毒。入足厥阴经。

陶氏曰：水蛭，生河池田坂及溪涧阴湿之处，名蚂蟥也。色黄褐，间黑纹数道，腹微黄，背高腹平腰阔，两头尖、都有嘴呐者，可伸可缩，两头呞人及牛马胫股，不遂其欲，不易落也。虽热汤烈火，煅研成末，入水变生。有遗子种于腹中者，啖吮肠胃血气，渐至腹痛，黄瘦不食，速以田中泥一块，和水研化，饮一升，蛭种必尽下也。盖种类有三，曰山蛭、草蛭，入药宜水蛭也。修治：五、六月采取，用水浸一宿，曝干，江猪脂同煎，令焦黄用。

水蛭：《本经》逐恶血瘀血之药也。方龙潭曰：按《药性论》言：此药行畜血，血癥积聚，善治女子月闭无子而成干血劳者，此皆血留而滞，任脉不通，月事不以时下而无子，月事不以时下而为壅为瘀，渐成为热、为咳、为黄、为瘦，斯干血劳病成矣。盖此物系秽污湿物，挟土化生，喜吮人血肉，故逐恶血血瘀，血癥血积之证。畜而无子，畜而成劳者，调其冲任，辟而成娠，血通而劳去矣。故仲景方入大黄䗪虫丸而治干血骨蒸，皮肤甲错，咳嗽成劳者；入鳖甲煎丸而治久疟疟母，寒热面黄，腹胀而似劳者；入抵当汤丸而治伤寒小腹硬满，小便自利发狂而属畜血证者。前人立方固妙，后人引古示今，实遵先贤意也。噫！此治血瘀为病之恶药，且煅炼成灰，见水尚存生性，而复变为水蛭，能啮人肠胃血肉，为害匪细也。缪氏仲淳曰：破瘀消血之药尽多，足以选用，奚必用此难制之毒物而求效哉？如犯之，以净黄泥三钱为末，作丸白汤吞之，必与泥引而出。

集方：谈氏方乌须发方：用水蛭十条，真铅粉一两，为末拌之，再取白乌骨鸡血一碗，入瓶中，纳水蛭、铅粉在内，封固埋土内，两月取出，化成黑水，以猪胆皮包指蘸捻须发，中间根稍上下皆黑矣。

虫　部化生类

蛴　螬

味咸、微甘，气温，有毒。可升，可降，入足厥阴肝经。

《别录》曰：蛴螬，生人家堆积粪土腐草朽木中。大如趾，身短节促，背有毛筋，足长有毛，以背滚行，更捷如足。系湿热之气，熏蒸而化，所谓燥湿相育，不母而生也。从夏入秋，蜕而为蝉，飞空饮露，鸣声高洁，此气极则变也。

蛴螬：治恶血瘀血，《本经》血闭不通之药也。汤济庵曰：前古治血瘀痹气，如仲景方之大黄䗪虫丸用此，取其去胁下坚满而痛。《本事方》之养血地黄丸用此，取其活血痹不通。如《药性论》之取汁滴目中，而开翳障之复明，滴喉间而通喉痹之肿闭。又如鲁嗣伯之取蛴螬，捏其脊背，待口中吐出涎水，用抹诸溃疮成破伤风以致垂死者，觉身麻汗出，无不生活。又同猪蹄作羹食之，通血道而下乳汁。盖此药能行血分，散结行滞，即活血瘀痹气之意。如已上诸证，非关血瘀血痹不通为病者，勿与也。

集方：仲景方治恶血血瘀痹气，胁下坚满而痛，以大黄䗪虫汤。用蛴螬、䗪虫各一两俱微炒，水蛭十枚油煎燥，干漆、甘草各一两二钱，俱微炒，桃仁、杏仁各二两，俱去皮研，生地黄、白芍药各三两，黄芩、大黄各一两二钱，俱酒洗炒，共为末，炼蜜丸梧子大。每服七丸，早晚温酒下。○《本事方》治血痹不通，为月闭不行，为瘫痪，为挛掣，为脚气，为鹤膝风，以养血地黄丸。用蛴螬、黑狗脊、地肤子、白术、干漆、车前子、川草薢、山药、泽泻、牛膝、蔓荆子、山茱萸各一两二钱，俱酒洗炒，天雄、怀熟地黄各一两，俱切碎，童便和酒煮烂，捣成膏，和前药再加炼蜜少许，为丸梧子大。每早晚各服三钱，温酒下。○唐瑶方治诸恶兽伤人成疮。用蛴螬不拘多少，捣烂涂之。

蚱 蝉

味甘、咸，气寒，无毒。可升，可降，入手太阴、足厥阴经。

李氏曰：蝉，诸蜩总名。夏月始生，自蛴螬腹育，转相变化。昏夜出土中，拆裂壳背而出。亦有蜣螂转丸化生者，俱形大而黑，方首广额，两翼六足。五月始鸣，其鸣以胁。吸风饮露，溺而不粪，三十日而死也。古人多食之，夜以火取，谓之耀蝉。入药古人用身，今人用蜕，大抵脏腑经络宜用身，皮肤疮疡宜用蜕，物各从其类也。又按陶隐居曰：按《礼记》云：仲夏蝉始鸣，即此蚱蝉是也。蚱蝉多息杨柳树上。蚱者，蝉声也。蝉者，变化相禅也。其类甚多，惟蚱蝉一物入药用。其外有螇蚸、寒螿、蟪蛄、马蜩。寒螿之名，如形小而色青紫。七八月鸣者，螇蚸也；九十月鸣而声甚凄急者，寒螿也；二月中鸣，似寒螿而形更小者，蛁母也，俱不入药用。

蝉蜕：陶隐居祛肝经风热风毒之药也。门吉士曰：蝉禀水土之浊气，化而成形，又得风露之清气，动而飞鸣。所主所用，纯乎厥阴肝木之应兆，故《药性论》专主小儿惊痫夜啼，壮热风搐，或天吊口噤，疮疹不起，兼主大人头风眩运，目昏翳障，或皮肤疮疥，瘾疹痛痒。已上余证，皆属风火风痰为眚者，必假此清空轻达之剂，以解而散之，发之出之也。《别录》方又治妇人生子不下，或胎下而胞衣不落，借此清虚善脱之物，而治胎产血秽未离之疾，盖以已脱而治未脱之义也。

缪仲淳先生曰：蚱蝉禀水土之精，风露之气，其鸣清响，能发音声；其体轻浮，能出疮疹；其味咸寒，能解风热；其性善脱，能脱翳障及女子胎胞不下也。

集方：《方脉正宗》治小儿惊痫夜啼。用蚱蝉蜕四十九个，去前截，用后截，微炒为细末，每服五分，钩藤一钱，煎汤调下。如壮热发搐，薄荷一钱，煎汤调下。天钓口噤，全蝎一钱，煎汤调下。疮疹不起，葱头、麻黄一钱，煎汤调下。○治大人头风眩晕。用蚱蝉蜕一百二十个，去后截，用前截，微炒为细末。每服一钱二分，防风二钱，煎汤调下。目翳昏障，木贼二钱，煎汤调下。皮肤疮疹，瘢痹痛痒，用蚱蝉蜕前后截通用，微炒为细末，每服一钱二分，金银花三钱，煎汤调下。如妇人胎胞不下，用乳香、没药、川芎、当归、益母草各二钱，煎汤调下。

续补集方：《医学正传》治破伤风。用蚱蝉蜕一两炒研为细末，每早晚各服一钱，白酒调下。外用葱数株研烂，取涎调蝉蜕末，涂破伤处，实时出恶水立效。○《全幼心鉴》治痘疮作痒，取蚱蝉蜕，上身痒用上截，下身痒用下截，通身痒通身用，和甘草等分，微炒为细末，取梅树嫩叶，煎汤调搽。○钱氏方治痘后目翳。用蚱蝉蜕，通身用三钱，和羊肝煮熟，取羊肝食之。○危氏方治小儿无故阴肿。用蚱蝉蜕五钱，取下半截煎水洗，或微炒为细末，白酒调搽。○《清海方》治大人目盲翳障。用蚱蝉蜕上截一两，密蒙花、白蒺藜、草决明、谷精草、甘菊花、怀生地、女贞实各一两五钱，俱用酒洗，炒研为末，每服二钱。临卧饱肚，用熟羊肝蘸食。○安妈妈家传治小儿风热，卒时急惊痫病。取蚱蝉蜕，通身用一两，全蝎、伏神、僵蚕、钩藤各七钱，俱微炒，研为细末，配朱砂、天竺黄、犀角、琥珀各三钱，俱研极细末，真牛黄三分，同前药末，总研匀，用胆星二两研末，打糊为丸如龙眼核大，真金箔为衣，每服一丸，灯心、生姜泡汤调下。○《保婴家秘》治痘疮血热出不快。取蚱蝉蜕，通身用三钱，犀角、生地黄、紫草、连翘、金银花各二钱，甘草一钱，水煎服。○同上治小儿痧疹出不透。取蚱蝉蜕，通身用三钱，石膏、鼠粘子、西河柳、薄荷叶、玄参、甘草、干葛、桔梗、前胡各二钱，水煎服。

○**蝉花**：味甘，气寒，无毒。即蚱蝉之头上有一角，如花冠状，入药较之蜕更奇。《礼记》所谓"蝉而有绥"者是也。绥，冠缨也。苏氏曰：蝉花出蜀中。

治一切耳痛。用蝉脱、石菖蒲各三钱，水煎服。○耳者肾之窍，心气亦相通也。肾虚则耳鸣耳聋，加生熟地黄、当归、白术、酸枣仁、石菖蒲；耳暴聋者，肝热气闭也，加当归、白芍、石菖蒲、龙胆草、柴胡；耳聋而头眩目花者，色欲动相火也，加生熟地黄、枸杞子、黄檗、知母、山药；两耳肿痛者，肝肾有风热也，加荆芥、防风、连翘、柴胡、白芷、黄芩；两耳溃脓不干者，肝肾有火郁也，加黑山栀、白芍药、黄檗、白芷；久溃不敛，加桂枝、黄耆、白芍药，外用吹耳散，治两耳湿烂，方见龙骨条下。

蝼　蛄

味咸，气寒，有小毒。

李氏曰：蝼蛄处处有之。穴地居秽壤湿土而生。有短翅四足。立夏后，至夜则鸣，声如蚯蚓，《月令》"四月蟋蟀鸣",即此也。雄者善鸣而飞,雌者腹大羽小,不善飞翔,吸风食土,喜就灯火。或云:火烧地赤,置蝼蛄于上,任其跳死,覆者雄,仰者雌也。入药用雄更妙,去翅足。

蝼蛄:行水道,龚云林利大小便之药也。顾汝琳曰:此得湿土秽壤化生,性善钻利,故《本草》专主水藏壅逆,水道不通,二便闭胀欲死;或水气泛溢,致成水肿胀满,腹大如臌,面浮喘急不得卧者,服此停水大行,胀消喘定。但此物攻利甚急,虚人忌用,必不得已用此,中病即止。水行之后,宜大剂补养药投之,庶无后患也。

集方:《圣惠方》治十种水病,腹胀喘促不得卧。以蝼蛄五枚,焙干为末,食前白汤服一钱,小便利为效。杨氏加甘遂末一钱,商陆汁一匙,取下水为效,忌盐一百日。○《杨氏家藏》治齆鼻消水,面浮甚者。用蝼蛄一个,轻粉二分半为末,每嗍少许入鼻内,黄水出尽为妙。○葛洪方治小便不通。用大蝼蛄二枚,取下体者捣烂,以白汤一盏调饮,须臾即通。○《普济方》治大小便闭,经月欲死者。用蝼蛄五枚,瓦上焙焦为末,以白汤调饮,一服神效。○《延年方》治胞衣不下,困极腹胀,则杀人。用蝼蛄三枚,水煮二十沸,灌下喉即出也。○《方脉正宗》治妇人无病,经血周岁不行。用蝼蛄二个捣烂,绵子裹塞阴户内,一日即通。

蜣　螂

味咸,气寒,有毒。沉也,阴也,入手足阳明、足厥阴经。

《别录》曰:蜣螂生长沙池泽。其类有三四种:以大而鼻头高者,目深,背有玄甲者为真。李氏曰:以土包粪,转而成丸,雄曳雌推,置于坎中,覆之而去。数日后,小蜣螂孚乳于中也。腹翼下有小黄子,附母而飞,昼伏夜出,见灯光则来,狐喜食之。宜入药用。小者身黑而暗,昼飞夜伏者不堪用。修治:以五月五日收之良,临用去足,火炙干用。

蜣螂:《本经》去奔豚瘕积之药也。梁心如曰:此物禀水湿阴垢粪土之气而生,吐唾推弄成丸,化生之物也。故农皇主奔豚瘕积,缘血去留据而成病者,假此气化为形之物,而治气化搏结者,投之立解。如《别录》方之塞下部,引出痔虫;日华方之傅恶疮,拔呼疔毒;藏器方之行血堕隋胎;李时珍方之化鼻中息肉,小儿重舌诸证,皆取其咸能软坚,毒能攻毒,化生以成形,而治化生以成病者。如奔豚瘕积,痔虫疔毒,息肉重舌,自消解矣。缪氏仲淳曰:此药外用易臻厥功,内服非虚人所宜,有毒故也。非不得已,勿轻试。

集方:《方脉正宗》治奔豚瘕积,举发不常者。用蜣螂三枚,去翅足,火炙干为末,酒调服。○同上治五痔有虫者。用蜣螂捣烂,塞谷道痔旁,引虫尽出,痔永瘥。○《广利方》治一切恶疮疔毒,忽得人不识者。用蜣螂捣汁涂之。○刘氏方治疔疮欲死。用蜣螂心贴半日,再换贴,血散疔自出即愈。蜣螂心在腹下,度取之,其肉稍白是也。○同上治鼻中息肉,并小儿重舌。用蜣螂三个,炙干为末,入冰片五厘研细,傅之即消。○唐瑶方治肠漏出水。用蜣螂十枚阴干,入冰片少许研细末,用纸捻蘸末入孔内,渐渐生肉,药自退出即愈。不拘蜂瘘鼠瘘,亦可用此。○《千金方》治转胞、大小不通欲死。用蜣螂炙干为末,白汤调服,立通。○《万病回春》治气隔臌胀,并翻胃噎食。用土裘一个,即蜣螂所滚之弹丸,凡粪土之下皆有,用弹中有白虫者,如指大,如蛴螬一样,将弹丸少破一点,仍盖住,用火煅过大黄色,存性,不要烧焦,再配孩儿茶二分,金丝黄矾三分,麝香一分,朱砂四分,将土弹共四味药,一并总研为极细末,烧酒调,空心服。如觉饥,用稀烂薄米粥,渐渐少进。一日二三次,不可多吃。一日徐徐进一二碗足矣。俟五七日渐渐加进粥食。忌生冷煎炒,葱、蒜、酒、面,炙煿厚味,肥甘之物及气恼。五十岁后二服即效。

䗪 虫

味咸,气寒,有毒。

陶隐居曰:虫,又名地鳖,因形扁如鳖,故名。生人家墙壁下,土中湿处,无甲而有鳞,八足,圆如棋子。

䗪虫:破血积癥瘕,《本经》行血闭寒热之药也。梁心如曰:此物得湿土之阴,受幽暗之气,故其性有小毒。以刀断之,中有白汁如浆,凑接半日,即复联续而能行动。故今人以之治跌扑损伤、续筋骨,有奇效也。张仲景治杂病方及久病积结,有大黄䗪虫丸;治疟疾久发成疟母,有鳖甲丸并用此,以其有破坚下血之功也。又接骨科治折伤筋骨,先以手整定骨节原位,次用好酒研烂,调服二三枚即完固,亦不痛矣。如无瘀血留积者不宜用。

集方:张仲景治产后腹痛,有干血癥瘕者。用䗪虫二十枚、去足炒,桃仁二十枚、去皮研,大黄一两酒煮,捣烂成膏,总和为丸如弹子大,每早服一丸,酒下。○张仲景治久疟成疟癖。用䗪虫、蜣螂、蜂窠俱炒各二两,桃仁、白芍药、牡丹皮、厚朴各三两,桂枝、大黄、紫葳、干姜、人参、瞿麦、半夏俱炒各一两,赤硝一两五钱,共为末,以鳖甲二斤,酒一斗煮干,以鳖甲柔烂如胶,和丸梧子大,每日空心服百丸,米汤下。○杨拱《摘要方》治折伤筋骨。用䗪虫焙燥为末,每服三钱,酒下立效。一方:用生者和酒研汁服亦可。

蜚 虻

味苦,气微寒,有毒。沉也,降也。入足厥阴血分。

《别录》曰:蜚虻生江夏川谷。凡牛马所在都有之。寇氏曰:形类蜜蜂,腹凹褊,黄而微绿色,嘴锐而利,若锋钻然。春半后,秋半前出,暑月繁多。腹饱有血者良。入药去翅,炙干用。

蜚虻:《本经》破逐瘀血之药也。程君安曰:按此物性善,啮牛马及诸畜血,而用以治血瘀、血闭、血胀,除贼血在胸腹五藏者,因其性而为用也。故《别录》方治女子月水不通,积聚而成癥瘕痞块,寒热疼痛,投此立除。又伤寒畜血发狂,仲景用抵当汤丸;及干血劳证,用大黄䗪虫丸。二方中咸入之,以其散藏府宿血结积有神效也。又按:缪氏仲淳曰:䗪虻其用,大略与䗪虫相似,真毒物也。又按仲景云:如伤寒发黄,脉沉结,小腹鞭,如小便不利者,为无血、非畜血也,不宜用也。瘀血未审的确者,不宜用也。女子月水不通,由于脾胃薄弱,肝血枯竭,而非血结闭塞者,不宜用也。腹中有癥瘕积聚而兼有妊娠者,不宜用也。凡久病气血虚甚,形质瘦损者,不宜用也。

集方:治伤寒太阳病身黄,脉沉结,少腹鞭,小便自利,其人如狂者,用抵当汤丸。○治血瘀闭,干血虚劳羸瘦,肌肤甲错,两目黯黑者,用大黄䗪虫丸。二方俱见䗪虫条下。

虫　部湿生类

蟾　酥

味辛、苦烈,气热,有毒。可升,可降,通行十二经络,藏府膜原、溪谷关节诸处。

李氏曰:蟾蜍,锐头大腹,促眉浊声,皮上多癞瘤,生江湖陂泽及人家园囿阴湿处。五月五日取得,用绳缚倒悬干死,剉碎用。○古人取蟾酥,以油单纸裹蟾眉挤之,酥在纸上,阴干用。今人取蟾酥,用蒜肉及胡椒末纳蟾口内,则蟾身白汁出,以竹篦刮下,面和成块,干之亦可用。其汁不可入目,令人赤肿、盲。

蟾酥:疗疳积,消臌胀,解疔毒之药也。汤济庵曰:按李时珍言:蟾蜍,土之精也,上应月魄而性灵异,穴土食虫,辟伏山精,故能化解一切瘀郁壅滞诸疾,如积毒、积块、积胀,内疗痈肿之证,有攻毒拔毒之功也。然味辛辣而麻,入口舌,即瘷木,有毒之物耳,不可多用。

集方:《千金方》治疳积骨瘦面黄,腹大肢细,或好食泥土。用真蟾酥一钱,酒二三匙浸化,朱砂一钱,麝香五分,俱研细,和入蟾酥,研为丸如麻子大,空心服一丸,白汤吞下三十丸,全愈。○治一切臌胀方:见本部蜒蚰条下。○《古今医鉴》治一切疔毒垂死。用蟾酥一钱,取酒二三匙浸化,朱砂、铜青、乳香、没药各一钱二分,研极细,取大蜒蟒二十个,共研丸如麻子大。每遇此患,服五七丸,葱头汤吞下。

蝌　蚪

李氏曰:蝌蚪,虾蟆、青蛙之子也。二、三月,蟆、蛙肖子于水际草上,缠缴如索,有黑点,渐至春水时,鸣以聒之则蝌蚪皆出,大如匙背,状如河豚,头圆身黑。始出有尾无足,稍大则足生尾退。

蝌蚪：染须发之药也。赵天民曰：按韦氏方取蝌蚪千枚，和青胡桃皮八两研细，和捣如泥，染须发即黑，百日不变。又方：取蝌蚪、黑桑葚各半斤，和匀入磁瓶内，密封埋土百日，化泥取涂须发即黑如漆也。

蜈 蚣

味辛，气温，有毒。入手足厥阴经。

李氏曰：蜈蚣生南方，处处有之。生土石间及人家屋壁中。形如马陆而光黑绿色，足赤腹黄，双须、歧尾，节节有足。春出冬蛰。南方山谷中有极大长尺者，能制毒蛇。性畏蜘蛛、蜒蚰，遇之即死。修治：火炙去头足用。外有千足虫，真相似，只是头上有白肉，面并嘴尖，把着腥臭入顶，误用能致人死。

蜈蚣：治小儿惊痫风搐，李时珍脐风口噤之药也。金自恒曰：此药性烈有毒，能驱风攻毒。盖行而疾者，惟风与蛇。蜈蚣能制蛇，故亦能截风。如杨士行方治风痰风毒，若瘰疬便痈，小儿风痫痰厥，并脐风口噤等疾，咸需用之。《别录》又治心腹恶血积聚，血癥血癖，寒热面黄，又能去瘀血也。已上诸证，惟风气暴烈、血瘀血毒为患者，可以当之。如属血虚生风，血热成毒者，宜斟酌投之。

《圣济录》云：岭南蛮烟瘴雨之乡，多毒蛇气，人有触之，项肿连喉，水浆不利，寒热头胀。用赤足蜈蚣一条研细，白汤调服即愈。据此则蜈蚣之治蛇蛊、蛇毒、蛇瘕、蛇伤诸病，皆此意也。

集方：《直指方》治小儿急惊风痫，脐风天吊，眼反白睛，角弓反张，声不出者。用蜈蚣一条，炙干为末，朱砂、轻粉各一钱，麝香五分，共研匀，用乳汁调灌一分，再取一分，吹两鼻孔。〇《枕中方》治瘰疬溃烂不收。用蜈蚣一条，炙干为细末，每日用少许，傅之。〇《济生秘要》治便毒初起。用蜈蚣一条，炙干为末，酒调空心服。〇《卫生方》治腹内有恶血积聚，血瘕血癖，面黄寒热，腹胀不食。用蜈蚣三条，炙干为末，酒调，空心作三次服。〇同上治腹内蛇瘕，是误食菜中蛇精，或食蛇肉成瘕，腹内常饥，食物即吐。以蜈蚣三条，炙干研末，酒调，空心作三次服。〇《活人心统》治无故腹大如箕。用蜈蚣三条，炙干为末，入鸡子内搅匀，封固，蒸熟食之。

蚯 蚓

味咸，气寒，有毒。

李氏曰：蚯蚓，处处壤地多有之。孟夏始出，仲冬蛰结，雨则先出，晴则夜鸣。入药以白颈者良，或捣烂，或晒干用。

蚯蚓：《别录》疗伤寒阳明伏热狂谬之药也。须四可曰：此药得土中阴水之气，性大寒，善降而下行，善治一切风痰热痰诸疾。陈藏器治大人天行热狂，小儿热病癫痫，急惊风搐等证。大抵攻病有有毒之剂，中病即当止，勿过服也。性有小毒，如被其毒者,以盐水饮之即解。

集方:《肘后方》治伤寒阳明热结六七日,狂乱见鬼。以大白颈蚯蚓二两捣烂,童便一碗调和,绞汁饮。○《普济方》治小儿急惊,癫痫风搐。用大白颈蚯蚓三条捣烂,薄荷一两,煎汤调和,绞汁饮。○《斗门方》治小便不通,不拘老人、大人、小儿。用大白颈蚯蚓数条捣烂,白汤调和,绞汁一碗服,立通。

蜒蚰 又名蜗牛

味咸,气寒,有毒。

苏氏曰:蜒蚰,生人家墙垣石磁间。春夏间,阴雨即生,形如蚕,头有两角,背黑有花斑点,肚白,身多涎。涎能制蜈蚣。见盐即化为水。

蜒蚰:解一切热毒之药也。蔡心吾曰:此物禀地中阴湿之气而生,水土之精也。善治一切风热火燥为眚,一切风热火痰为病。如《本经》治贼风㖞僻,筋挛肠结;甄氏治丹毒疔肿,喉痹痈毒;李氏治溲秘消渴,痰胀蛊臌,研烂入诸丸药,效验甚速。然其气大寒,非真有风热火燥者,不宜服。

集方:《方脉正宗》治阳火躁扰,阴血亏竭,贼风乘虚入中经络,至成口㖞身僻,四肢挛缩者。用五加皮六两,当归身四两,共酒炒,研细末,蜒蚰百枚,研烂为丸梧子大。每服五钱,人参汤下。○同上治一切丹毒痈毒,疔肿喉痹。用生明矾二钱研细末,以蜒蚰十枚,研和为丸如芡实大,白汤吞下。○《简易方》治小便秘胀不通。用蜒蚰五个捣烂,加麝香五厘,贴脐上立通。○崔元亮方治消渴引饮。用蜒蚰十四粒,以温汤吞之。○《方脉正宗》治一切臌胀蛊胀。用蜒蚰五十枚,蓖麻子肉四两,巴豆肉一钱,俱研去油,生半夏一两研细,蟾酥三钱,真牛黄二钱,用酒半钟浸化,和入蓖麻、巴豆、半夏末内,拌匀,随将蜒蚰、蟾酥、牛黄和匀,总研成膏,为丸如麻子大,每早午晚各服十丸,以津唾咽下。

本草汇言卷十八

钱塘　倪朱谟纯宇甫选集　男倪洙龙冲之氏藏稿
张世臣相如甫校正

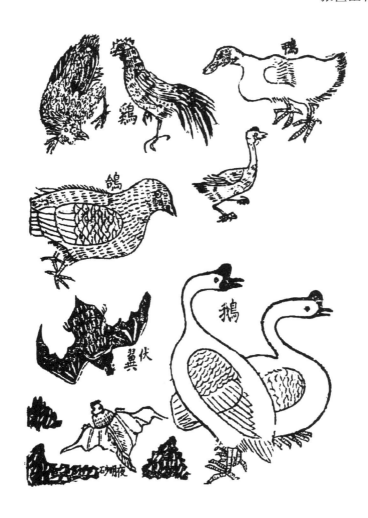

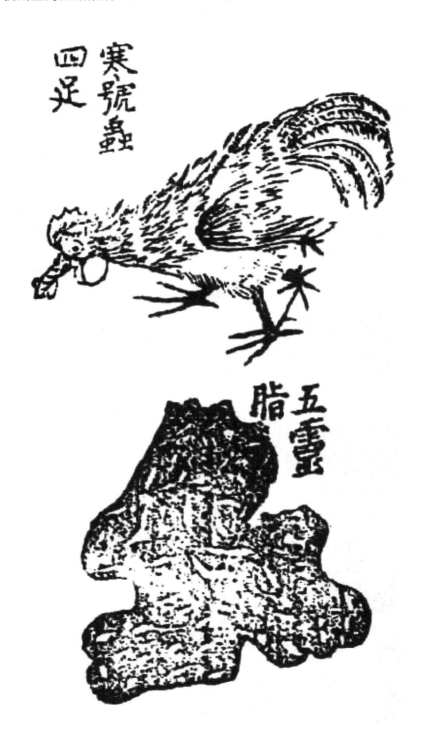

寒號蟲
四足

五靈
脂

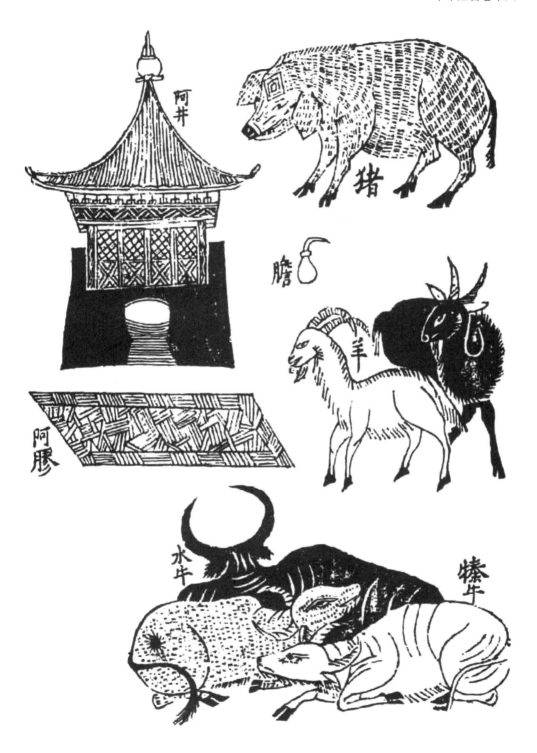

阿井

猪

膽

羊

阿膠

水牛

犙牛

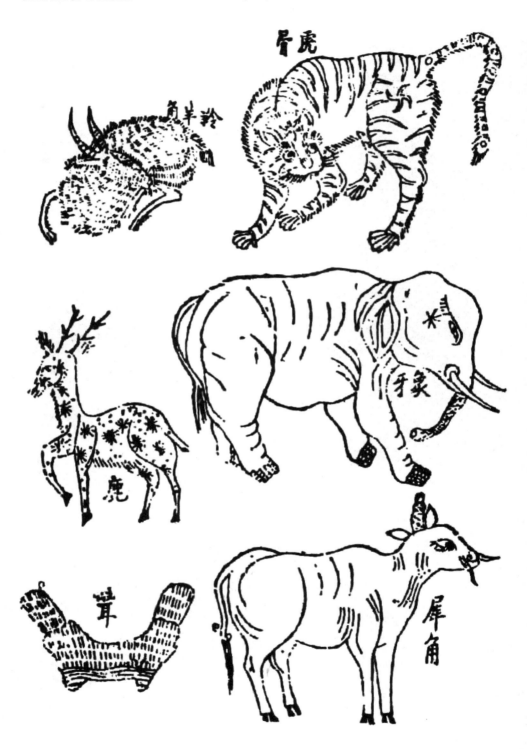

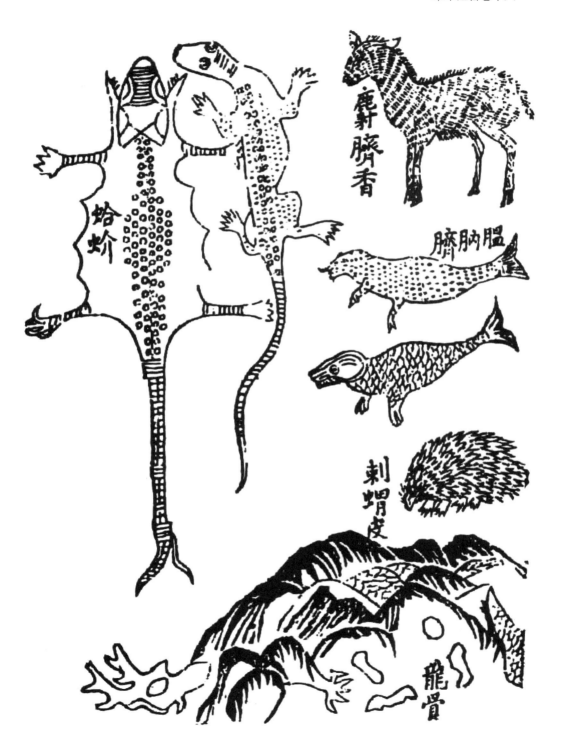

麝脐香

臍肭膃

蛤蚧

刺蝟皮

龍骨

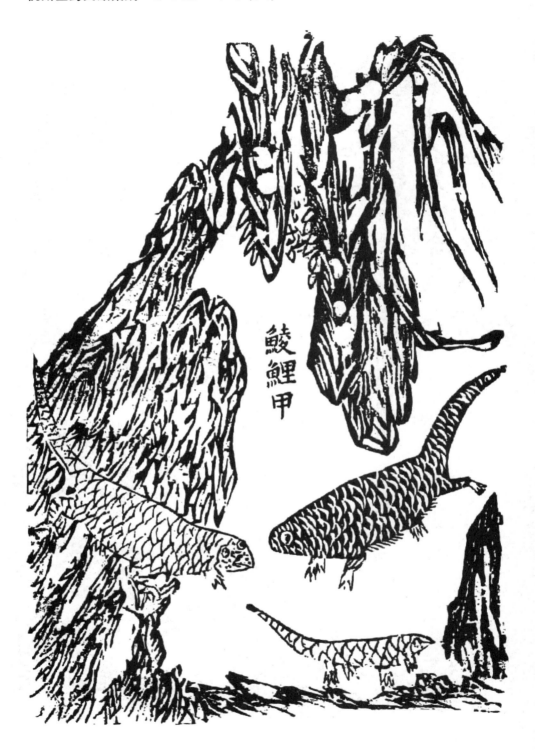

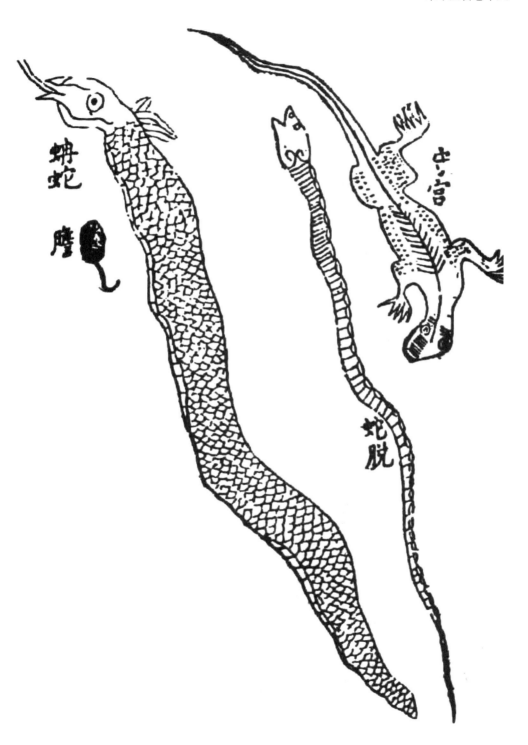

蚒蛇

蟰

蛇脱

虵公

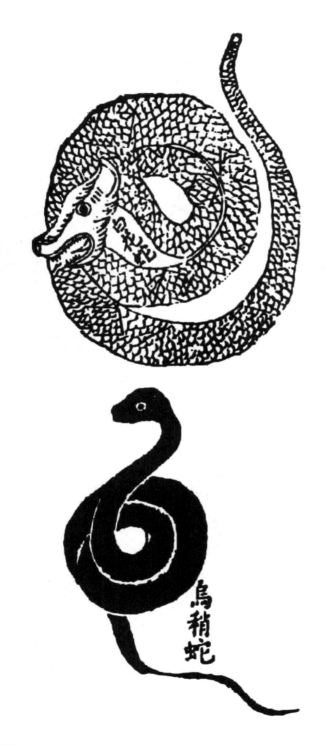

禽　部水禽类

鸭　血

味咸,气寒,无毒。

陈氏曰:野鸭为凫,家鸭为鹜。不能飞翔,如庶人守耕稼而已。又按《周礼》:庶人执鹜,因其性质木而无他心,故庶人以为贽。其鸣呷呷,以名自呼。又按《格物论》云:雄鸭绿头、文翅,雌鸭头黄、斑色,其身毛又有纯白、纯黑者。

鸭血:《别录》解诸毒之药也。赵天民曰:鸭血寒凝而复能行散,故李时珍方取血乘热饮,善解一切金、银、丹石、砒霜诸毒,及一切毒虫、毒草,如野葛、射工、百虫恶毒垂死者,灌入喉即能活。

鸭肉:味甘,气寒,无毒。葛可久补虚羸劳热骨蒸之药也。金山台曰:以五味调和,作羹食更佳,以白羽者绝效。如病痢疾人食之,病转剧,切戒。

鹅　胆

味苦,气寒,无毒。

李氏曰:鹅,淮以南多畜之。有苍白二色,绿眼、黄喙、红掌。夜鸣应更,性能唉蛇及蚓,能制射工。养之能辟一切毒虫毒虺。性喜食米秕、谷菜诸物。因禁坛瓮诸器物中,其身能亦随器方圆长短。

鹅胆:解热毒,刘河间消痔疮之药也。江鲁陶曰:按李时珍方:治痔疮有核,以鹅胆汁一个,入冰片五厘研匀,磁器密封,临用以指蘸搽,立效。

掌上黄皮:李时珍解湿毒烂疮之药也。王大生曰:按谈埜翁方:治脚趾缝湿烂,以鹅掌黄皮烧研成细灰,临用,湿者干糁足趾缝中,并治冻疮。

禽　部原禽类

诸　鸡

李氏曰:鸡类甚多,五方所产,大小形色,往往亦异。其在卦属巽,在星应昴,无外肾而缺小肠。其鸣也知时刻,其栖也知阴晴,乡人畜鸡无雄,以鸡卵告灶而伏出之。《太清外术》言:蓄蛊之家,鸡辄飞去。《万毕术》言:其羽焚之,可以致风。古人言鸡能辟邪鬼,则鸡亦灵禽也,不独充庖厨而已。

鸡冠血:味咸,气平,无毒。发痘点,解百虫,李珣定惊痫客忤之药也。祝多士曰:按李氏方云:鸡为阳禽,冠为阳分,冠血乃诸阳所聚,大能祛风活血,使阳气充溢,反阴为阳，从里出表。凡风中血脉而口角偏㖞，或中恶卒死而惊痫客忤，或痘疮初发而闭逆不出，或毒虫咬伤而疼痛不止，此乃咸能走血，以血治血。如风邪火邪，惊气毒气，壅遏营道而不清者，冠顶之血，至清至高，使风可散，痘可拔，中恶惊忤可回，毒虫伤痛可定。或取之敷涂，或和之酒饮，奏效颇奇捷也。如天行痘子虚寒者，用此可资起发，倘因血热而干枯焦黑者，用之亦无验也。

鸡肝：味甘、微苦，气温，无毒。孟诜补肾安胎，李时珍消疳明目之药也。王嘉生曰：目乃肝窍，疳本肝疾，小儿肝热致虚，故成疳疾目暗者，以鸡肝和药服，取其导引入肝，气类相感之用也。妇人胎妊虽系胞中，而实厥阴肝藏主之。今胎妊有不安而欲堕者，以鸡肝入养荣诸丸，取其保固胞蒂，养肝以安藏血之藏也。

集方：钱氏方治小儿一切疳疾，以致目生障翳者。用鸡肝二十个，生捣烂成膏，芜荑、草果仁、山查肉、使君子肉、谷精草、枳实、白术各四钱，白丑三钱，共微炒，研为细末，以鸡肝为丸如弹子大。每早晚各服一丸，米汤化下。○《方脉正宗》治妊妇胎气不安，欲小产者。用鸡肝四十个煮熟，捣烂成膏，川芎一两，当归、白芍药、生地黄、杜仲、白术各二两，俱酒拌炒研为末，鸡肝为丸梧子大。每早晚各服五钱，白汤下。

鸡屎白：味苦，气寒，无毒。腊月收之。白鸡乌骨者更佳。李时珍消臌胀，《别录》通石淋，藏器散风痹之药也。周志含曰：鸡属风木，阳禽也。屎出为白，又得阴金之化耳。故《素问》方主臌胀，且食不能暮食。《别录》方治石淋，闭塞涩痛，溲道欲通不通。藏器方治贼风偏痹，如咬如钻，如剥如裂，疼痛不已，俱用鸡屎白治之。此三证皆风木内甚，米谷不运，气不宣流，故令中满如臌，或溲道淋塞闭痛，或肢体偏痛不仁等证，盖此药能下气消积，通利膀胱，驱风活血也。故前人治此三证，且大有殊功。

集方：《医学正传》治臌胀。取腊月鸡屎白半斤炒焦，浸酒一日，每日取木香、槟榔各一钱为末，以酒调服。○《古今录验》治石淋涩痛难忍。用鸡屎白一两炒焦为末，每用一钱，以白萝卜捣汁一碗，调服。○《范汪方》治四肢偏痹，风疾疼痛，不能举动，并治白虎历节风痛。用鸡屎白一两，浸好酒一壶煮热，每日熏洗痛处。

鸡卵：味甘，气平，无毒。藏器益气养血，日华子清火解热毒之药也。邢元璧曰：按李氏"发明"云：鸡子禀生化最初之气，如混沌未分之形，白象天，其气清，其性寒；黄象地，其气浑，其性温。白能清气，故大氏方治咽痛咳逆，疮肿盗汗诸疾。黄能补血，故陈氏方治产后诸虚，力衰眩晕，久痢肠脱，疳积，瘰疬诸疾。兼黄白并用之，则调气生血，而与阿胶同功也。但性质凝滞，虽称补养之物，如胃中有冷痰积饮者，脾藏冷滑常泄泻者，胸中有宿食积滞未清者，俱勿宜用。

集方：仲景方治伤寒少阴病，咽中生疮，痛不能语言，声不出者。用生半夏十枚，鸡子一个去黄，内入半夏、苦酒令满，置刀环中，安火上，令三沸，去半夏，少少含咽之，三作即效。○治气虚咳逆。用鸡子三个，去黄取白，以酒微煮，温和食之。○《千金方》治痈疽发背，一切肿毒初作，或经十日以上，肿赤焮热，日夜疼痛，百药不效者。用鸡子五枚，倾出黄白在砂锅内，以箸打匀，取新狗屎四两，入鸡子黄白内搅匀，微火熬，以鸡子熟为度。待温和，取敷肿头上，以帛包扎，时时看视，热即易。经一宿后，如日多者，一日一易，至瘥乃止。此方秽恶，不可施之贵人。一切诸方皆不能及，但宜备择而已。○《方脉正宗》治阴虚盗汗夜热者。用鸡子五枚微击碎，入童便内浸一日，煮食。○同上治产后诸虚。用鸡子三个，白酒内浸一日，随用酒煮食。○同上治久痢肠脱不止。用鸡子十个，去黄取清，和姜汁、酱油各十茶匙搅匀，蒸熟食之。○同上治瘰疬延生，消长不已。用鸡子一个，用箸头将黄白搅匀，取斑猫二个去翅，装入鸡子内，饭锅蒸熟，去斑猫，取鸡子食，间日食一个，食三十个，全愈。○治疳积。用鸡子一个，用药制法，见木鳖子集方中。○张仲景方治少阴病得之二三日以上，心中烦、不得卧者。用黄连、黄芩、白芍药各二钱，煎汁一碗，去渣，入阿胶一钱五分，烊尽，再加鸡子清黄一个，搅匀服。○寇氏方治产后血晕发痉，身强直，目向上，四肢牵急，不知人。用鸡子清五个，取荆芥焙研细末二钱，取鸡子清调服即安。

膍胵里黄皮：味甘，气温，无毒。治小儿诸疳，又止久痢之药也。叶振华曰：鸡膍胵，鸡之脾也，乃消化谷食之所。鸡所食诸虫百物及砂石土屑，入此无不消化。其色黄，其质燥，其体坚而厚。如钱氏小儿方中，用此为消食积，化疳结也。如窦氏外科方中，用此作糁药，入痈疽疮口内，去脓长肌肉也。又安氏方治走马牙疳方中，用此止臭烂颇捷也。此三病，盖取其坚而能消，温而能长之义。

集方：钱仲阳方治小儿一切疳积，并伤食作泻。用鸡膍胵黄皮五个，水洗净晒干，于白术二两，枳实一两，砂仁一两，俱炒燥，研为末。每服一钱，米汤调服。○窦氏《外科方》治一切痈疽溃烂，久不收口。用鸡膍胵黄皮三个，水洗净晒干，芦甘石五钱，真铅粉三钱，共研极细，加冰片二分，再研匀，入磁罐收贮，密封。每早晚用温汤洗患处，用少许掺之。○治走马牙疳。用鸡膍胵黄皮二个，水洗净，晒干，研细末，铜青二钱，铅粉一钱，共研匀，冰片三分，再总研极细，入磁罐收贮，密封，凡遇是证，先用发帚蘸此汤洗净牙根，用小匙挑药掺。

鸽 肉

味甘、咸，气平，无毒。

李氏曰：鸽，处处人家畜之。有家鸽，亦有野鸽。名品虽多，其毛羽不过青、白、皂、绿、紫、花斑数色。其眼目亦有大、小、黄、赤、绿、花斑等色。凡诸禽，皆雄乘雌，此独雌乘雄。又与鸠为匹偶，其性淫而易合，故名。

其飞翔可远数十里,能呼引他处来集者。

鸽肉：孟诜补虚羸,益精气,《嘉祐》解诸药毒之药也。陈月坡曰：诸禽鸟属火者多,出缪氏方此独禀金水之气。其肉柔嫩鲜甘,其味美于诸禽之肉,故贾似道取充庖用以食美女,使之悦颜色,调血气也。又《嘉祐本草》疗久患疥癣,日取一只,调五味食之,半月立愈。又《瀹江方》预辟痘毒,用白鸽卵一对,入竹筒封置厕中,半月取出,以辰砂三钱研细,和卵白丸绿豆大,每服三十丸,黑豆汤送下,毒从大小便出也。又《嘉祐》方治人马疥癣及小儿头疮。用鸽粪炒、研,醋调敷之。又刘氏方治心气痛。用鸽粪三钱,炒焦研末,白汤调服立止。又张子和方治项上瘰疬。用鸽粪二两,炒焦研末,饭丸梧子大,每服百丸,米饮下,二月全消。

夜明砂 即蝙蝠屎

味辛,气寒,无毒。沉也,降也,入足厥阴经。

李氏曰：蝙蝠形似鼠,灰黑色,有薄肉翅,连合四足及尾。夏出冬蛰,昼伏夜飞,食蚊蚋,自能生育。生石穴者甚大,栖息古庙高屋梁间,常自倒悬。此物善伏气,故能寿。其屎名夜明砂。**陶氏**曰：方家不用者,世俗不识也。修治：凡采取,以水淘去灰土恶气,取细砂晒干焙用。其砂乃蚊蚋眼也。

夜明砂：日华消疳明目之药也。方吉人曰：蝙蝠昼伏夜出,喜食蚊蚋,屎中淘出细砂,乃未化蚊蚋眼也。专入肝经血分,故前古主破积聚,除寒热,消瘰疬。又唐氏方：治小儿无辜疳疾及大人血瘀气滞肝逆而成翳障目盲之证。此物坚寒明肃,能活瘀消积,故所治积聚瘰疬,惊疳盲障等疾,皆足厥阴血分病也,今方用甚鲜,因淘取不多得也。

集方：《方脉正宗》治腹中诸积聚寒热。用夜明砂三钱,阿魏四钱,花椒五钱,红曲六钱,俱研细末,每服二钱,清晨白汤调下。○同上治瘰疬延缠。用夜明砂三钱,白蛤壳五钱火煅,共研细末,米饭为丸如绿豆大,每晚服二钱,白汤下。○《全幼心鉴》治一切疳疾。用夜明砂五钱,入砂罐内,以精猪肉三两,切片入罐内,水煮熟,取肉与儿食,饮其汁,取下腹中胎毒即效。○《直指方》治大人小儿内外翳障及青盲雀目。用夜明砂二钱研化,同猪肝煮熟,食肝并饮汁尽,三次全效。○《圣惠方》治五疟不止。用夜明砂一钱,生姜三片,细茶一撮,煎汤调服即效。

五灵脂

味甘、酸,气平,无毒。气味俱厚,阴中之阴,降也。入足厥阴,手少阴经。

苏氏曰：五灵脂,乃寒号虫之粪也。出北地极寒处,今河东州郡皆有之。《说文》云：有足之谓虫,裸毛羽鳞介之总称,故曰五灵脂,则以形似也。又名鶡旦。五台山最多,状似小鸡,肉翅四足,夏月毛羽五采,自鸣曰"凤凰不如我"。初冬毛羽脱落,裸形如雏,忍冬而号,夜鸣曰"来朝造个窠"。旦鸣曰"得过且过,日出暖和"。

故《月令》之仲冬鹖鴠不鸣,冬至阳生渐暖故也。餐以柏实,先冬噙集。穴居南向,食已而遗,遗已而食。遗屎色黑如铁,形凝如脂,气甚臊恶。修治:用水和,捻去砂石,再用酒浸,飞去砂土,晒干收用。

五灵脂:散血行瘀,止痛化积,李时珍为妇科产后百证之要药也。沈孔庭曰:此虫畏寒喜暖,性专散血行瘀,故《开宝》方治妇人血闭胀闷,血瘀胀痛,血逆作呕,血痹成劳,或血滞作寒热等证。缪氏仲淳言:此药其功长于破血行瘀,如果属产后瘀血停滞作痛,产后少腹儿枕作痛,产后恶血攻心,血晕作痛,妇人经闭结滞,心胃腹间作痛,气郁脉滞,经血不行,攻刺作痛,瘀血挟痰,结成窠囊,瞳子不明,或瘀血凝结牙龈之间而成齿痛等证,在所必需用也。倘有血衰经闭,血虚腹痛,产后去血过多,心虚发晕而痛,病属血虚无瘀滞者,皆所当忌用也。又按前贤寇氏曰:盖诸痛皆属于肝,诸虫皆生于风,此药散血行血,和血止血而定诸痛。所主诸证皆肝经血分之病也。凡男妇老幼,一切心腹胁肋少腹痛,疝瘕痛,并胎前产后血气攻痛,俱能奏功。又古方谓五灵脂治崩中,实非止血之药,乃去风之剂。风,动物也。冲任经虚,被风伤袭营血,以致崩中暴下,与荆芥、防风治崩义同,此说是矣,而犹未尽也。又肝血虚滞,亦自生风,能使血动而崩,又不待外风伤袭也。如陈士良方用参、耆、熟地、炮姜,少和五灵脂而治血崩,盖谓肝虚生风而血脱也。善斯业者,当悟古人识见如此,不可执一论也。

集方:《方脉正宗》治产后一切瘀血为患,为胀、为痛、为呕、为寒热,或儿枕痛,或血晕痛,或卒暴心胃作痛,或男妇疝瘕,酒积作痛,或小儿疳积虫痛,俱能治之。用五灵脂一斤,水浸淘去砂石,再用酒飞晒干,取六两,泽兰叶、益母叶、牡丹皮、当归稍、延胡索、白芍药、白术、川芎,俱酒洗炒,木香、肉桂焙,各二两,共研为细末,配五灵脂末,以米醋打红曲末作糊丸绿豆大。每服三钱。妇人产后诸疾,酒下;疝气瘕气痛,茴香汤下;酒积痛,陈皮汤下;卒暴心胃痛,淡盐汤下;小儿疳积虫痛,花椒白明矾汤下。○同上治胎衣不下,并恶血冲心。用五灵脂水飞过四钱,温酒下。○《经验方》治经血不止。用五灵脂去砂土,炒烧尽,二钱,当归身一钱,水煎服。○《普济方》治伤食成疳。用五灵脂水飞过一两,木香五钱,巴豆肉四颗,去壳煨熟,去油,共为末,米糊丸绿豆大。每服五丸,白汤下。○《全幼心鉴》治小儿五疳潮热。用五灵脂水飞过一两,胡黄连五钱,于白术八钱,俱炒燥为末,饴糖为丸弹子大。每服一丸,米汤化下。○《普济方》治酒积黄肿。用五灵脂水飞过一两,入麝香二分,稀糊丸小豆大。每服十丸,米汤下。○《方脉正宗》治瘀血目翳。用五灵脂水飞过一两,桃仁去皮一两五钱,共研匀,饭捣为丸梧子大。每食后服五十丸,一月全愈。○《直指方》治瘀血齿痛。用五灵脂水飞过三钱,米醋一碗煎滚,候温和,含泔。○治小儿虫咬,心痛欲绝。用五灵脂末二钱,枯矾五分,共为细末。每服二钱,白汤调,不拘时服,当吐出虫即愈。

兽　部畜类

猪胆汁

味苦,气寒,无毒。沉也,降也,入手足阳明经。

李氏曰:猪,水畜也。土地生产,各有不同。生青、兖、徐、淮者耳大,生江南者耳小,生燕、冀者皮厚,生梁、雍者足短,生辽东者头白,生豫州者耳短,生岭南者白而极肥。孕四月而生。在畜属亥,在卦属坎,在畜应室星。其体骨重而少筋,性趋下,俯首,喜卑秽。天将雨,则进涉水中。牝曰豝,曰豟,牡曰豭。皮肤、血肉、筋骨、髓脑、藏府、膏膜、头颅、脬卵、悬蹄、耳垢、燔汤、毛、胆,咸归药用。如羯猪,其力转胜,故牡猪之胆并蹄皆倍大于牝者。

猪胆汁:主伤寒里热燥渴,润大便火结之药也。白尚之曰:按《经》曰:热淫于内,寒以胜之,苦以泄之。故仲景方以苇筒纳谷道二寸,以猪胆汁和醋少许灌之,治伤寒里热枯燥,大便不通,盖取苦酸寒滑而润燥通结也。又治少阴下利不止,厥逆无脉,干呕烦者,以白通汤加猪胆汁,以调寒热之逆者也。取人尿、猪胆咸苦之物于热剂之中,使其气相从而无拒格之患矣。又治霍乱病吐下已断,汗出而厥,脉微欲绝者,以通脉四逆汤加猪胆汁数匙主之者,盖阳气大虚,阴气独胜,纯与阳药,恐阴气拒格不得入,故加猪胆汁之苦寒,入心以通脉和肝,亦使其气相从,不致拒格也。此寒因热用、热因寒用之义耳。

集方:仲景治少阴下利不止,厥逆无脉,干呕烦者。以白通汤用葱白四茎、干姜一两、生附子一枚,水三升煮一升,入童尿三合,羯猪胆汁半合调服。○仲景治少阴病下利清谷,里寒外热,手足厥逆,脉微欲绝,身反不恶寒,其人面色赤,或腹痛,或干呕,或咽痛,或利止脉不出者,以通脉四逆汤主之。用甘草一两,生附子一枚,葱白七茎,干姜二两,以水三升,煮取一升、去渣,加羯猪胆汁五匙调服。如腹中痛甚者,加酒炒白芍药二两,呕者加生姜二两,咽痛加桔梗一两,利止脉不出者加人参二两。○邵真人方治喉风闭塞。冬至日取羯猪胆五六枚,用川黄连、薄荷、僵蚕、白矾、水朴硝各五钱,研极细末拌匀,分装胆内。将地掘深一尺,以竹干横悬此胆,以无隙缸盖定。至立春日取出,待风吹干,密收。每取少许吹入喉间立效。○梅师方治热病余蚀上下。用羯猪胆汁一枚,醋一合,顿温服,虫立死。

猪肤:味甘,气平,无毒。

吴氏曰:猪肤系焊猪时刮下毛里白屑是也。

猪肤:仲景治足少阴下利,咽痛,胸满心烦者,有猪肤汤。用猪肤八两,水五升,煮二升,取汁入白蜜五合,粳米粉三合,总熬令香,分作三服。卢氏子由曰:肤革外薄皮也。又曰肤浅也。足少阴下利,犹釜底抽薪而烹饪废,致水谷失济、失泌之所致也。盖少阴肾主水,已属从流而下矣。复心烦胸满咽痛者,转类奔豚之为疾,气从少腹上冲心,令人若死状者。肾属水藏,猪属水畜,为能充其类焉。取其沦肤殆尽而气微衰,乃得自外而内、以从上而下也。则下利止而咽痛、胸满、心烦自愈矣!又成氏言加白蜜亦通。

猪心血:味甘、咸,气平,无毒。治惊痫癫疾及中恶卒死之药也。翟秉元曰:惊痫癫疾,心气闭而痰也;中恶卒死,心气闭而有邪也。四证均属心君失令,血不归元而然,用此药以心归心、以血导血也。如沈存中用猪尾血以治痘疮黑陷,取半盏和好酒调服,须臾红活,亦取生血回元之义。

猪大肠:味甘,气寒,有微毒。润肠治燥,李时珍止血痢、藏毒之药也。

集方:《奇效良方》治肠风藏毒因热者。用猪大肠一条,去油垢净,酒煮极烂,捣膏,以白芍药四两,川黄连五钱,俱炒研末,和为丸梧子大,每服二钱,白汤下。○同上治藏寒泄泻,体倦食减,用猪大肠如前法制,以于白术四两,吴茱萸一两,俱炒研末,和为丸梧子大,每服三钱,白汤下。

猪脬:味甘,气平,无毒。治老幼男妇梦中遗溺不愈,并疗阴囊湿痒、日华子玉茎生疮诸病之药也。以五味调作羹食之。陆平林曰:猪脬,即尿胞也,吴人俗呼小肚。所治皆下焦病,亦以类从尔。按罗氏《卫生方》治蕲州一妇人病转脬、小便不通、腹胀如鼓,二旬垂死,一医用猪脬吹胀,以翎管安上,插入其孔,捻脬气即吹入,即大尿而愈。此法知者颇少,亦机巧妙术也。

按邵真人《延寿笺》曰:猪为食味中常用之物,藏府肠胃咸无弃焉。然其一身除肚膏外,余皆有毒发病,人习之而不察也。壮实者或暂食无害,有疾者不可不知。其忌特列其害于后。○肉多食令人虚肥生痰。大病后食之复发。与姜同食即发大风病。○头肉:有病者食之,生风发疾。○脑:食之损男子阳道,绝生育,酒后尤不可食。○血:能败血而耗心气。○肝:食之必伤人。猪临宰,惊气入心,绝气归肝故也。合诸鱼食生痈疽。○脾:一生莫食之。○肺:不可与白花菜合食,令人气滞发霍乱。○肾:食之伤肾少子。冬月尤不可食,损人真气。○胰:男子食之损阳。○肠:食之动冷气、发宿疾。○鼻唇:食之动风。○舌:食之损心气。

羊 肉

味甘,气热,有毒。入手足阳明经。自死者有大毒,误食发恶疾立死。

苏氏曰:羊四方皆有,种类极多。其色有黑、白、斑不同,其毛有长、短、刚、柔之别。**李氏**曰:生江南者为吴羊,头身相等而毛短。生秦晋者为夏羊,头小身大而毛长。土人二岁而剪其毛,以为毡物,谓之绵羊。广南英州一种乳羊，食仙茅极肥，食之甚补人。诸羊皆孕四月而生，其目无神，其肠薄而紫曲。在畜属火，故性热而易繁也。在卦属兑，故外柔而内刚也。其性恶湿喜燥，食钩吻而肥，食仙茅而肪，食仙灵脾而淫，食踯躅而死。物理之宜忌不可测也。胡人以骨占灼，谓之羊卜，亦有一灵耶？其皮极薄，南番以代纸书字。吴人以代纸画彩为灯，甚鲜明。

羊肉：补中益气，疗中风虚汗，《别录》治产后阴阳两亏之药也。魏景山曰：按东垣云：补可去弱，人参羊肉之属是也。凡一切诸病形气痿弱、脾胃虚羸不足者宜之。古方入补汤剂，有大羊肉汤；《金匮方》治寒劳虚羸及产后心腹疝痛，四肢厥逆，用肥羊肉一斤，水一斗，煮汁七升，入当归、生姜各三两，黄耆五两，煮取二升，分四服。然味甘、性热，如天行热病后，温疟积痢后，食之必致发热难疗。又痈肿疮疡，消渴吐血，膨胀肿满，脚气黄等疾，咸不宜服。

羊肝：味苦、微甘，气寒，无毒。补肝明目，藏器治风淫目暗之药也。计日闻曰：羊肝补肝，以类相从也。肝开窍于目，肝热则目赤，肝虚则目昏，或生翳障。羊肝苦寒甘补，肝病、目病药中捣和为丸服。明目诸方，无出于此。羊胆点目疾，见虫部卵生类蜂蜜集方下。

羊肾：味甘，气温，无毒。益精髓，补肾气，《别录》却虚劳之药也。陈象先曰：按《千金》《外台》《深师》诸方，治肾虚劳损、消渴脚气等疾，有肾沥汤方，有羊肾煮汤煎药，盖用为引向，各从其类也。肾沥汤方见□□部类□□集方下。

黄牛肉

味甘，气温，无毒。入手足阳明经。自死者有大毒，误食发疔毒恶疾。

苏氏曰：牛之牡者曰牯、曰特、曰㸬、曰犅；牝者曰𤚲、曰牸。南牛曰㹀，北牛曰𤙡。纯色曰牺，黑曰㸰，白曰㹒，赤曰㹲，驳色曰犁。去势曰犍。牛子一岁曰犊。李氏曰：牛有㹇牛、水牛二种。㹇牛小而水牛大。㹇牛有黄、黑、赤、白、驳、杂数色，水牛有青、苍、灰、黄、纯白数色。大腹锐头，其状类猪。角若担弓，能与虎斗。又广南有稷牛，形最卑小。《尔雅》谓之犪牛。牛齿有下无上，察其齿而知其年。三岁二齿，四岁四齿，五岁六齿，六岁以后每年接脊骨一节也。牛耳聋，其听以鼻。牛瞳竖而不横。其声曰牟。在畜属土，在卦属坤。土缓而和，其性顺也。《造化权舆》曰：乾阳为马，坤阴为牛，故马蹄圆、牛蹄坼。马病则卧，阴胜也；牛病则立，阳胜也。马起前足先，卧则后足先，从阳也；牛起后足先，卧则前足先，从阴也。

牛肉：养脾胃，《别录》益中气，陈藏器健筋骨之药也。王少宇曰：牛，土畜也；黄，土色。《经》曰：中央黄色，入通于脾。故《别录》称为养脾胃、益中气之要药。于老人、小子脾胃薄弱者，调五味作羹食甚美。昔丹溪翁有倒仓法，王纶言牛肉本补脾胃之物，非吐下药也。特饮之既满，或上涌下泄尔。此盖借其补以为泻，故积聚去而肠胃得所养，亦神法也。如病非关肠胃有积滞者，似难施之耳。

按"倒仓论"曰：肠胃为积谷之室。倒者，推陈以致新也。胃属土，受物而不能自运。七情五味，有伤中宫。停痰积血，互相纠缠，发为痈疽、为劳瘵、为膨胀，成形成质，为窠为臼，以生百病，而中宫愆和，非丸药所能去也。此方出自西域异人，其法用黄牯牛肉二十斤,长流水煮成糜,去渣滤出稠液,再熬至琥珀色收之。连饮至数十钟。寒月温饮。病在上则急饮令吐,病在下则缓饮令利,在中则令吐而利。吐利后口渴者,即饮自解小便一二碗,荡涤余垢,睡二日,乃食稀粥,养半月,精神强健,沉疴悉去也。须忌牛肉五年。盖牛,坤土也。黄,土色也。熟而为液,成无形之物也,故能由肠胃而透肌肤、毛窍、爪甲,无所不到。在表者因吐而得汗,在清道者自吐而去,在浊道者自利而除。有如洪水泛涨,陈莝顺流而去,盎然涣然,润泽枯槁而有精爽之乐也。

韩飞霞曰:治一切诸虚病,用小牛犊儿,未交感者一只,腊月杀之,去血焯毛洗净,并藏府不遗分寸,大铁锅煮之。用黄耆一斤,人参八两,茯苓、陈皮、甘草、蜀椒、食盐各三两,官桂、良姜各二两,醇好酒二斗同煮,水以八分为率。文火煮烂,取出骨,槌碎,同煮至烂如泥,滤取稠汁,再用绢再滤清汁,待冷,以净磁瓮盛之,埋土内七日。每用酒调,早晚任意食之。或用白汤调服亦可。如用肥黄犬及鹿,皆可依此法作之。

牛乳:味甘,气寒,无毒。补虚羸,《别录》养心肺,润燥结,日华子解热毒之药也。顾汝琳曰:牛,力强气健,乳亦禀气血之精阴。人食之润枯燥,养血气,降虚火,较之人乳更妙。非若人乳有饮食之毒、七情之火也。如脾胃虚冷作泄,并膈中有冷痰积饮者忌之。

集方:李时珍方治痢久不效,用牛乳八两,荜茇三钱,同煎减半,空腹顿服。

牛血:味咸,气平,无毒。解毒利肠,治金疮,下水蛭,并治血痢便血之药也。李东璧曰:《元史》:布智儿从太祖征回回,身中数矢,血流满体,闷仆几绝。太祖命取一牛,剖其腹,纳之牛腹中,浸热血中,移时遂苏。又李庭从伯颜攻郢州,炮伤左胁,矢贯于胸,几绝,伯颜命剖水牛腹,纳其中良久而苏。何孟春在职方,问各边将,无知此术者。非读《元史》弗知也。

集方:《肘后方》治误吞水蛭腹痛。用黄瘦牛血热饮二三次,次早化猪脂一升饮之,即下出也。○李时珍方治血痢便血,煮牛血拌醋食之。

牛胆:味苦,气大寒,无毒。除心腹热,益目精之药也。用腊月黄牛或青牛者,酿南星末,治惊风有奇功。酿槐子服,明目,治痔湿。

集方:《千金方》治谷疸、食黄。用牛胆汁一枚,苦参三两,龙胆草一两为末,和少蜜丸梧子大,每姜汤下五十丸。○《经验方》治痔瘘出水。用牛胆、猬胆各一枚,腻粉五十文,麝香二十文,以三味和入牛胆中,悬四十九日,取出为丸大麦大。以纸捻送入疮内,有恶物流出为验也。

○牛角䚡:味苦,气温,无毒。入少阴血分。

即角尖中坚骨也。水牛、黄䚡牛者可用,余皆不及。久在粪土中烂白者亦佳,烧灰用。

牛角䚡:烧之则性涩,故止血痢及妇人带下血崩诸病。

集方:治大肠冷痢。牸牛角䚡烧灰,饮服二钱,日二次。○《千金方》治小儿滞下,牸牛角䚡烧灰,水服方寸匕。○《近效方》治大便下血。黄牛角䚡一具,煅末,煮豉汁服二钱,日三,神效。○孙用和方治赤白带下。牛角䚡烧令烟断,附子以盐水浸七次,去皮,等分为末,每空心酒服二钱匕。

牛　黄

味苦,气凉,有小毒。入手少阴、足厥阴二经。

陶隐君曰:生陇西及晋地,特牛胆中得之即阴干。百日使燥,无令见日月光。○**苏颂**曰:今出登、莱州。凡牛有黄者,身上夜有光,眼如血色,时复鸣吼,恐惧人。又好照水,人以盆水承之,伺其吐出,乃喝迫,即堕下水中,取得如鸡子黄大。重叠可揭拆,轻虚而气香者佳。试法:但揩摩手甲上,透甲黄者为真。○**雷敩**曰:牛黄有四种:喝迫而得者名生黄,杀死在角中得者名角黄,牛病死后心中剥得者名心黄,初在心中如黄浆汁,取得便投水中,沾水乃硬,如碎蒺藜,肝胆中得者多肝黄。皆不及生黄为胜。○**寇宗奭**曰:西戎有牦牛黄,坚而不香。又骆驼黄极易得,亦能相乱,不可不审。○凡用,单捣细研如尘,绢裹定,以黄嫩牛皮裹悬井中一宿,去水三四尺,明早取之。

牛黄:驱风化痰,清热解毒之药也。主神志不守,颠狂妄动,或惊痫搐搦,忽作昏迷;或中风中恶,失音不语;或魂魄飞扬,触事丧志;或寒热交作,乍见神鬼,此是心虚不宁,痰迷心窍之症。不拘大人、小儿,牛黄皆可治之。但牛黄为治心之药,必酌佐使得宜而后可。故得丹砂而有宁镇之功,得参、苓而有补养之妙,得菖蒲、山药而有开达心孔之能,得枣仁、远志而有和平脏腑之理,得归、地而有凉血之功,得金、银而有安神之美。凡诸心疾皆牛黄所宜也。如小儿病伤乳食作泻,或脾胃虚寒者,亦非所宜也。

集方:《方脉正宗》治大人小儿痰热失音,或中风、中热、中气,小儿心热生惊,急惊搐搦诸证。用牛黄一钱另研细,配胆星、天竺黄各二钱,白术、天麻各三钱,俱研细,姜汁为丸如黄豆大。大人服二丸,姜汤化下;小儿服一丸,灯心汤化下。○同上治小儿惊痫百病。用牛黄一钱,胆星、钩藤、天竺黄、茯神各三钱,丹砂二钱,真珠、犀角、琥珀各一钱五分,俱设法研细,加冰片五分,姜汁打神曲糊为丸,如绿豆大,一岁儿一丸,大儿五丸为率,俱用姜汤调服。○《外科方》治杨梅结毒。用牛黄一钱,钟乳石火烧、丹砂各五钱,真珠微炒二钱,共研极细末,每服三分,土茯苓汤下。○王氏方治痘疮黑陷。用牛黄三厘,丹砂一分,同研细末,紫草泡汤调服,并搽痘上。○治一切臌胀。用牛黄一钱,蟾酥一钱,俱用酒润化,生半夏三钱研细末,巴豆肉去油取霜一分,蓖麻子肉去油取霜五钱,冰片五分,共研极细,和匀,调入牛黄、蟾酥拌匀,用蜒蚰五十个,共捣匀为丸如粟米大。每早服十四丸,放舌上,取津唾咽下。

阿 胶

味甘、微苦,气平,无毒。气味俱薄,浮而升,阳中阴也。入手少阴、足少阴、厥阴经。

《别录》曰:阿胶,出东平郡东阿县,有官舍禁之。郦氏《水经注》云:其井大如轮,深六七丈,岁常煮胶以贡天府。其井乃济水所注,取井水煮胶用。搅浊水即清,性下趋,质清且重。煮法:必取乌驴皮或乌牛皮,洗刮净,去毛,急流水中浸七日,入大锅内,渐增阿井水,煮三日夜则皮化,滤清,再煮稠。贮磁盆中乃成。冬月易干,其色深绿,且明亮轻燥而脆。味甘而淡乃佳。亦须陈久,方堪入药。古方取乌牛皮浸洗净,亦可煎胶。凡造阿胶,自十月至二月间,用乌驴皮,或犎牛、水牛皮为上。修治:凡用须小麦面拌炒成珠,或以蛤粉拌炒成珠,或以酒顿化,或以滚汤顿化,各从其制便也。但贵乌驴皮者,取乌色属水,以制热则生风之义。卢氏曰:或云济水所注,盖济为楚,隐则伏流,显则涌出,与阿水质之清重,性之下趋,似不相符,难考其所从来矣。驴力在胪。胪,腹前也。顾力在胪,色专者黑,精专者皮耳。

阿胶:清金养肺,滋木养肝,济水养肾,平火养心,润土养脾,叶氏《本草》培养五藏阴分不足之药也。李秋江曰:此得水气之阴,具补精之质,得甘平之味。故陈氏《本草》主衄血、吐血、咯血、唾血、溺血、便血、肠风粪血、崩中下血、经漏脱血、淋沥不止;或胎动不安,血虚腹痛;或两目昏眩,血虚头旋;或虚火喘促,咳嗽血痰,而成肺痿肺痈;或热伤营络,下痢纯红,而腹痛不止,惟此药补血益阴,调荣养液,故能疗如上诸证也。然其气味虽居和平而性质黏腻,如胃弱呕吐,有寒痰留饮者;脾寒饮食不消运者,又当忌之。

卢子由先生曰:缘水性之下趋,故润膈疏痰,降淤浊及上逆之血也。协皮革之外卫,故治内损脱血、崩淋血痢之下陷也。借火力之煎熬为胶,以成土化,如藏之五劳,形之六极,以及四肢经隧,或涸或污,为酸为痛;如胎孕不固之下坠等证,咸需用之,获效实无量也。

集方:以下十三方俱出《方脉正宗》治肺损呕血。用真阿胶三钱,滚汤泡化,麦门冬五钱,煎汤调和服。○治肝虚胁痛,目昏、筋脉痿弱。用真阿胶三钱,葳蕤一两,白芍药五钱,败龟板七钱,水煎服。○治肾虚腰脊痿软,遗精盗汗。用真阿胶三钱,人参一钱,北五味七分,枸杞子、麦门冬各五钱,怀熟地四钱,水煎服。○治心虚火盛,烦渴不宁。用真阿胶三钱,怀生地五钱,人参、枣仁、麦门冬各二钱,北五味七分,莲子四钱,水煎服。○治脾虚血燥,大便秘结。用真阿胶三钱,怀生地、麦门冬、肉苁蓉各五钱,知母四钱,水煎服。○治吐血衄血,咯血唾血。用真阿胶三钱,生蒲黄、怀生地各五钱,黄芩二钱,灯心五十根,水煎服。○治溺中血。用真阿胶三钱,茜草、怀生地、白芍药、地骨皮各二钱五分,车前子一钱,水煎服。○治粪前粪后便血,或肠风泻血。用真阿胶三钱,苍术米泔浸炒、赤石脂、炮姜灰各五钱,北五味子一钱,水煎服。○治妇人崩中下血，或经漏脱血，淋沥不止。用真阿胶四两，川续断、牡丹皮、丹参、当归身、怀生地各三两，白术二两，熬膏炼蜜收。每早午晚各服五钱，人参汤调服。○治血虚腹痛，或胎动不止。用真阿胶三钱，当归四钱，白芍药、怀熟地各五钱，砂仁壳、丹参、白术、黄芩各二钱，川芎一钱，水煎服。○治血虚头旋，两目昏眩。用真阿胶二两，蛤粉拌炒成珠，天麻、当归、白术、黄芩、密蒙花各二两五钱，川芎、牡丹皮各一两，俱用酒拌炒，研为末，炼蜜丸梧子大。每服三钱，临睡菊花汤送下。○治虚火喘促，咳嗽血痰，将成肺痿肺痈。用真阿胶三钱，桑白皮、怀生地、川贝母、紫苑、百部、百合、广陈皮、薏苡仁、牛膝、茯苓各二钱，水煎服。○治热伤营络，下痢纯红，腹痛不止。用真阿胶三钱，白芍药、川黄连、怀生地各二钱，甘草、炮姜灰各一钱，茯苓一钱五分，水煎服。○治妊娠下血，或痢血，或疟疾，或久咳嗽，或衄血、吐血。用真阿胶三钱，黄芩一钱五分，茯苓、甘草各一钱，水煎服。○杨士行治小儿惊风后瞳人不正者。以真阿胶、人参各二钱，水煎服。○治虚劳咳怯之人，患痢疾腹痛，下赤白者。用真阿胶二钱，白芍药三钱，甘草、白茯苓、桑皮各一钱，桔梗五分，水煎服。积毒甚者，加川黄连八分，黄芩一钱；腹痛下重不行者，加枳壳一钱，久炼大黄八分。○治虚劳咳怯之人，下纯血痢。用真阿胶三钱，怀生地五钱，白芍药四钱，白茯苓二钱，当归身一钱，川黄连八分，水煎服。○治吐血，先吐痰而后吐血者，是积热也。用阿胶、生地、白芍、桑皮、黄芩、天麦二冬、紫苑、玄参、知母各二钱，甘草七分，水煎服。○治吐血，先吐血而后吐痰者，是阴虚也。用阿胶、黄蘗、生熟二地、天麦二冬、白芍药、知母、黄芩、沙参、山药、玉竹各二钱，甘草七分，水煎服。

黄明胶

味甘，气平，无毒。可升，可降。入手阳明、太阴经。

李氏曰：黄明胶，即牛皮胶也。乃牛皮煮化，滤去渣屑，凝结者。其色黄明。今工作木器中，用以代漆，甚坚。入药功用与阿胶仿佛。阿胶古方亦用牛皮煎熬，但水系阿井所汲耳。

牛皮胶：龚云公止诸般失血之药也。梁心如曰：其性粘腻，其味甘涩。入服食药中，固气敛脱，大有神功。故《普济》诸方用治吐血、衄血、崩淋、痢血，于久患不愈之疾，与阿胶仿佛通用。但其性味平补，宜于虚热者也。如散痈肿，调脓止痛，护膜生肌，则黄明胶又迈于阿胶一筹也。善是业者，当留意于斯焉。

集方：治吐血、衄血、咯血、唾血、呕血、崩血、淋血、痢疾下血诸证。用牛皮胶一两剪碎，麦面拌炒成珠，研细末，配黑蒲黄、黑姜炭各五钱，俱研极细末，每服三钱，温米汤调下。○《外科精义》治痈疽未成、已成。用牛皮胶一两，酒溶化，厚敷毒上。

未成即消,已成即出脓。脓后再敷,即长肉生肌。每日再用一两,酒溶化,毒在上,食后服;在下,食前服。

兽 部野兽类

虎 骨

味甘、辛,微热,无毒。可升,可降。入手少阴,足厥阴经。

苏氏曰:虎,南北东西四方皆生。深山穷谷者多有之。为山兽之长也。状如猫而大如牛,色有黄、白、黑,或有斑驳、杂花诸色。其声吼如雷,其牙如锯,其爪如钩,其须健而有尖,其舌大而如掌,生倒刺。项短、鼻齆。夜视一目放光,一目看物。从风而行,百兽震恐,《易卦通验》云:立秋虎始啸,仲冬虎始交。又云:月晕时虎交;又云:虎孕七月而生,不再交;又云:虎噬物随月旬上下而啮其首尾。其持物三跃不中则舍之。食狗则醉,闻羊角烟则走,吞獢、鼠则死。见狮子、驺虞、渠搜则屈而伏。见水牛则斗,而力有怯有健者。又有海鱼变虎、老人变虎、虎变老人之异。

虎骨:去骨节风毒之药也。蔡心吾曰:虎乃西方之兽,毛虫之长也。属金而气最猛,性最有力。语云风从虎者,风,木也。虎,金也。木受金制,焉得不从? 故虎啸而风生,自然之道也。故甄氏《本草》治一切风病,筋骨挛急,屈伸不便,走注疼痛,及心风惊痫癫疾等证。然虎之一身气力,皆出前足,强悍皆赖于胫,故入药以胫骨为胜。而杨士行言:总而论之,虎骨驱风,遍体是可通用。今析而分之,凡辟邪恶,治惊痫癫疾及头风等病,当用头骨;治腰背诸风,当用脊骨;治手足诸风,脚膝无力,当用胫骨。各从其类也。虽称治风之剂,倘属血虚不能养筋而生风者,气虚不能摄涎而生风者,又当君以参、耆、归、术、芍、地辈同剂,方获全效。

集方:已下三方俱出《方脉正宗》治一切风毒疼痛,腰脚无力,筋骨拘挛,痿弱不能步履。用虎骨四两,白芍药、怀生地、刺蒺藜、川萆薢、枸杞子、干茄根、油松节、黄檗、苍术、白术、秦艽、当归、牛膝、木瓜、茜草各二两,乳香、没药各一两,好酒三十壶,浸蒸。每早晚随量饮。○治中邪恶鬼疰,及小儿惊痫,大人癫疾。用虎骨磨汁半盏,牛黄三分,天竺黄、胆星各一两五钱,俱研极细末,每晚服五分,用虎骨汁调服。○治休息痢疾,经岁不愈。取虎骨四两,酒炙脆,研末,每服三钱,米汤服。

象 牙

味甘,气寒,无毒。

李氏曰:象,出交、广、云南及西域诸国。野象多至成群,番人皆畜以负重,酋长出入乘之。有灰、白二色。形体雍肿,面目丑陋。大者身长丈余,高八九尺。肉倍数牛,目才若豕。四足如柱,无指而有爪甲。行则先移左足,卧则以臂着地。其头不能俯,其颈不能回。其耳大如扇,其鼻大如臂,下垂至地。鼻端甚深,可以开合。中有小肉爪,能拾针芥,食物饮水,皆鼻卷入口。一身之力,皆在于鼻,故伤之则死。耳后有穴,皮肉甚薄,刺之亦死。口内有食齿,两吻出两牙夹鼻,雄者长六七尺,雌者仅尺余牙。其胆随四时,春在前左足,夏在前右足,秋在后左足,冬在后右足。牡牝相交,则在水中,以胸相贴,与诸兽不同。**许氏**曰:三年一乳,五岁始产,六十年形体骨力方足。其性能久识。嗜刍豆、甘蔗、茶酒,而畏烟火、狮子、巴蛇。杀野象多设机阱以陷之。或埋象鞋于路,以贯其足。捕生象则以雌象为媒而诱获之。饲而狎之,久则渐解人言,使象奴牧之。制之以钩,左右前脚,罔不如命也。其肉甚肥,堪作炙,惟鼻肉炙食、糟食更美,彼土人捕得争食也。其皮可作甲鞑鼓。湿时切条,可贯器物。西域最重其牙,用饰床椅。中国贵之,取为朝笏。每脱牙自埋藏之。南番诸国人潜以白木作牙易取焉。又《真腊风土记》云:用象牙杀取者上也,自死者次之。脱于山中多年者下矣。

象牙:李时珍治惊痫迷惑之药也。陈赤葵曰:象性勇猛而牙善脱,虽属兽类而机巧神悟,灵慧若人。如《开宝》方以牙屑主惊痫惊搐、一切精物邪魅者,以神悟应之也。又敷诸铁器及杂物入肉者,以脱而治皮肉间有形之物也。又外科方以牙屑治恶疮,拔毒生肌、去漏管,亦同此义。

集方:《方脉正宗》治惊痫惊搐或风痫迷惑,人事昏聩,及一切精物邪魅作祟者。用象牙屑一两,天竺黄、雄黄、丹砂各五钱,俱为极细末,牛黄七分,麝香五分,总研匀,每服七分,白汤调服。○《永类方》治金银铜铁锡一切器物及杂样物入肉者。以象牙末、鸡子清调敷,立出。○《外科方》治通肠漏病,能去管者。以象牙屑一两,枯矾、金头蜈蚣各五钱,俱为极细末,黄蜡二两熔化,入香油二钱,待滚,即入前药末,搅匀,捻成丸,梧子大。每早晚各食前服三钱,白汤下。○治小便不通胀急者。以象牙屑五钱,生煎服。○治小便过多。用象牙屑五钱,烧灰米饮调服。

象胆:味苦、微甘,气寒,无毒。其胆阴干,皮上光腻有青竹纹斑,不与他胆同类也。日华子治痔明目之药也。苏水门曰:诸胆皆附肝生,独象胆随四时运行四足,可称神物矣。第苦寒明肃之性,故日华子言明目去翳障,与熊胆同功。净下痔疮烂,一切热毒诸证。

集方:《方脉正宗》治目疾翳障。用象胆分许,水润化,点两目眦内。○同上治下痔疮、破烂不收。用象胆一块,泡汤频洗,腐秽自去,肌肉生长矣。

象皮:味甘,气温,无毒。暖肌肉,时珍治金疮不合之药也。葛风寰曰:象皮坚实,以斧刃刺之,半日即合。因象体气壮力弘,皮坚肉暖。今内府有象皮膏,治一切刀斧伤疮,及经年疮毒,气冷血凝,溃水不收者。以膏药一块入疮口内,外以厚软油绵纸摊膏贴之。数日即收完,诚良法也!

犀　角

味苦、酸、咸,气寒,无毒。气薄味厚,阳中之阴,降也。入手太阴、少阴,足厥阴、少阴经。

陶隐居曰：犀出滇南山谷及武陵、交州、宁州、南海、西番、南番诸处。海南者为上，黔蜀者次之。花纹通透者为上，花纹隐混者次之。**李氏**曰：犀有山犀、水犀、兕犀三种。山犀、水犀并有二角。又有毛犀似之。山犀居山林间，人多得之。水犀出水中，最为难得。海南者为上。状似牛，猪首大腹，卑脚三蹄，前脚直而无膝，依木为息，木倒则仆，不易起也。舌有刺，喜啖竹木棘及毒物。饮浊水，不欲自见其影。皮孔三毛如豕。有一角、二角。三角者，一在顶上，一在额上，一在鼻上。鼻上者小而不堕，顶额者每岁一落，自埋山中。土人作木角潜易之，再三不离其处。若直取之，以后退落，必藏他处矣。二角者，鼻角长而额角短。一角者，有鼻无额、有额无鼻。鼻角者，胡帽犀；额角者，兕犀也。兕犀，牝犀也。毛色青、皮坚，可以为铠。又有毛犀，二角，所谓牯犀也。又有水犀，出入水中，最为难得。皮中有珠甲，山犀无之。按《异物志》云：东海水中有犀牛，乐闻丝竹之音。彼人动乐，则出而听之，因而采之。然犀角优劣，观犀纹粗细、通塞以为差等。纹如鱼子形者，谓之粟纹；纹中有眼者，谓之粟眼；黑中有黄花者，谓之正透；黄中有黑花者，谓之倒透。花中复有花者，谓之重透，并名通犀，乃上品也。又纹有倒插者，一半以下通；纹有正插者，一半以上通；纹有断股插者，中段不通，亦名通犀。又角上有一白缕直上至端，夜露不濡，谓之通天犀。《汉书》有骇鸡犀，置米饲鸡，惊骇不敢啄。置屋上，乌鸟不敢集。犀角有最大者，一枝重七八斤，名堕罗犀。云是牯犀额中之角。又有花纹，多如撒豆斑色。夜视有光者曰夜明犀，通神分水，禽兽见之皆惊，乃绝品也。又有理文盘结作百物形者，亦称上品。又有花如椒豆斑色者次之。乌犀纯黑、无花纹为下。兕角理纹细腻，斑白分明不混者，不可入药。如奴犀、牸犀、病水犀、孪子犀、无润犀，俱不可用，惟取肌皱拆裂光润者到屑。以薄纸裹，置怀中蒸燥，乘热捣之，应手成粉。故《归田录》云：翡翠销金，人气粉犀。此亦异也。○**陈氏**曰：又《山海经》有白犀。《开元遗事》交趾所贡有辟寒犀，色如金，冬月暖气袭人。《白孔六帖》有辟暑犀，色如玉，夏月藏室中，凉气袭人。又《岭表录》有辟尘犀，为簪梳佩用，尘不近身。又《杜阳编》有蠲忿犀，佩之令人蠲去忿怒。皆希世之奇珍也。又《淮南子》云：犀角置狐穴口，狐不敢出入。如温峤过武昌，牛渚几下多水怪，峤燃犀角照之，而水怪见形，则犀角之精灵辟邪可见矣。○牯犀纹大，牝犀纹细。又川犀、南犀纹细，乌犀有纹显露，黄犀纹绝少，皆不及西番者，纹高雨脚显也。既云通犀，必须纹头显著，黄黑分明，有雨脚润滑者为第一。

犀角：凉心镇肝，散瘀血，孟诜解热毒之药也。吴养元曰：犀食百草之毒及众木之棘，故能解毒。角乃犀之精灵所聚，胃为水谷之海，食饮药物，必先受之。风邪热毒，必先干之，故前古解一切百毒蛊证，瘴热邪恶，或伤寒瘟疫，邪热谵妄，或中风痰热，迷惑失音；或热极失血，吐衄上逆；或惊痫热疾，搐搦转加；或痘疮热极，稠密黑陷；或瘄疹热极，内闷不清；或肝热生翳，目睛蒙混不明等证，犀角并皆治之。此乃安心定志，凉血清神之剂。凡入蛊毒之乡，饮食以此搅之，有毒即生白沫，无毒则否。如痘疮气虚，干枯黑陷者；伤寒阳虚阴极发躁者；阴寒在内，浮阳在外，发热口渴，上冲咽嗌，面赤烦呕，喜饮凉物，食下良久，即复吐出，六脉数细，躁乱不寐者，此属阴寒之证，犀角慎勿投也。

集方：《方脉正宗》解一切百毒蛊证。用上好真乌犀角，白汤磨汁半碗，调真紫金锭二钱服，立解。○同上治瘴热中恶。用真乌犀角磨汁半盏，和灯心汤调服。○同上治伤寒瘟疫，语邪谵妄，因于热者。用真乌犀角磨汁半盏，和白虎汤调服。○姚心仲方治中风痰热，迷惑失音。用真乌犀角磨汁半盏，用防风、天麻、白术、羌活、当归、半夏各二钱,细辛八分,人参一钱五分,甘草七分,水煎半碗和服。○治热极失血,吐衄不止。用真乌犀角磨汁半盏,童便半盏,用生地黄、牡丹皮、川黄连、炮姜炭、白芍药各二钱,甘草七分,水煎和服。○治小儿惊痫热疾,搐搦不定。用真乌犀角磨汁半盏,用天竺黄、钩藤、胆星、茯苓各二钱,牛黄五厘,共研极细,每服五分,犀角汁调服。○小儿方治痘疮热极,稠密黑陷。用真乌犀角磨汁半盏,用升麻、干葛、紫草茸、桔梗、甘草各一钱,水煎汁半盏和服。○同上治瘄疹热极,内闷不出。用真乌犀角磨汁半盏,用西河柳五钱,牛蒡子二钱,桔梗、玄参、薄荷、升麻、甘草各一钱,水煎汁和服。○《科金镜》治肝肾虚热,目瘴不明。用真乌犀角磨汁十余匙,每晚食后灯心汤化服。

续补方:《婴儿全录》治痘疮血热,初见点红艳,壮热口渴,烦燥狂语。用真乌犀角磨汁十余匙,用生地黄、红花子、麦门冬、紫草、牛蒡子、黄芩各二钱,甘草一钱,水煎半盏和服。○同上治小儿恍惚惊悸,痰涎壅塞,或嚼舌仰目。用真乌犀角磨汁十余匙,调抱龙丸服。○《和剂局方》治中风不语,或中恶气绝,一切神魂恍惚,癫狂扰乱。用真乌犀角磨汁一盏,用天竺黄、丹砂、雄黄、天南星各一两,玳瑁屑、琥珀各一两二钱,人参八钱焙,俱研极细末,再加冰片、麝香、牛黄各一钱五分,金箔、银箔各三十张,再总研匀,以犀角汁和入,再加炼白蜜少许,和丸如梧子大。大人服五丸或七丸,小儿服二丸或一丸。俱用生姜泡汤化下。○《外科方》治中毒药箭。以真乌犀角末抹疮中,立愈。○《圣惠方》治下痢鲜血。用真乌犀角一两镑屑,地榆、怀生地各三两,共为末,炼蜜丸梧子大。每服三钱,白汤下。

羚羊角

味淡,气寒,无毒。气薄味厚,阳中之阴,降也。入手太阴、少阴,足厥阴经。

《别录》曰:羚羊出石城及华阴山谷,今出建平、宜都诸蛮山中及西域。形似羊,毛青而觕。夜宿独栖,常挂角树上。两角者多,一角者更佳。其角白亮如玉,长七八寸,细如人指,有节,蹙蹙圆绕,湾而深锐紧小,有挂痕者为真。其节亦密。内有天生木胎者,别有山羊、山马角,颇相似,不可不审。但山羊、山马角大而节疏,仅一边有节也。修治:以铁锉剉细,更研万转,捣筛极细,入药用,免刮人肠。

羚羊角:安神志,治惊惕,《药性论》却鬼魅不祥之药也。白尚之曰:羚羊,兽之至灵,而筋骨之精所注在角,其质至坚,其性至神。又角内有木胎,乃厥阴风木之剂焉。故前人治肝虚内热,惊惕梦魇,为狂怒,为搐搦。如大人中风,小儿惊风,是所必需者也。此四句出缪仲淳又如伤寒时气,温风注毒,留在肌肤;邪热厥气,伏在骨髓;或心惊狂动,烦乱不宁;或谵语无伦,人情颠倒,悉属厥阴风木为眚,投此即定,有以类相感之效也。已上诸病,若心肝二经虚而有热者宜之,倘虚而无热者勿用也。

《**本草发明**》曰:羊,火畜也,而羚羊则属木,故其角入厥阴肝经,同气相求也。

肝主木,开窍于目,其发病为障翳目暗,而羚羊角能清之。肝主风,在合为筋,其发病为小儿惊痫,妇人子痫,大人中风搐搦及筋脉挛急,历节掣痛,而羚羊角能舒之。魂者肝之神也,其发病为惊骇恐怖,狂越僻谬,魇寐卒死,而羚羊角能安之。血者肝之藏也,其发病为产后血气瘀滞下疰,毒痢积热,疮疹余毒,而羚羊角能散之。又相火寄于肝胆,在气为怒,病则烦懑气逆,食噎不通,及时气寒热,伤寒伏热,热蒸肌骨,时愈时发,而羚羊角能降之。羚之性灵而筋骨之精在角,故又能辟邪恶而解诸毒。碎金刚石而烧烟走蛇虺也。《农皇本经》与陶氏《别录》两著其功,而近俗罕能发扬,惜哉! 李时珍撰。

集方:《方脉正宗》治肝虚内热,时惊惕,时梦魇,时狂怒,时搐搦。或大人中风、小儿惊风,及五痫癫痴,人事狐惑,一切心神失灵,肝神昏乱诸证,用真羚羊角白汤磨汁半盏,以半夏、当归、防风、天麻、茯苓、枣仁、人参、白术、钩藤各三钱,水煎一钟,和角汁服立安。小儿减十分之七。〇同上治伤寒时气,寒热伏热,汗吐下后余热不退,或心惊狂动,烦乱不宁;或谵语无伦,人情颠倒,脉仍数急,迁延不愈。用羚羊角磨汁半盏,以甘草、灯心各一钱,煎汤和服。〇《续青囊》治肝经风热内盛,目昏翳障。用羚羊角磨汁半盏,以草决明、黑山栀、薄荷叶、防风、黄芩、葳蕤、甘菊花各二钱,煎汤和服。〇同上治血虚筋脉挛急,或历节掣痛。用羚羊角磨汁半盏,以金银花一两五钱,煎汤一碗和服。〇《济阴全书》治产后血气不和,或失血过多,形神憔悴,或淋沥不净,时止时来。用羚羊角磨汁半盏,以当归三钱,怀熟地二钱,白芍药一钱五分,川芎一钱,煎汤和服。〇治时行毒痢下血不止。用羚羊角磨汁半盏,以阿胶二钱,白芍药一钱五分,川黄连一钱,甘草五分,煎汤和服。〇张仲垣方治痘瘄后余毒未清,随处痛肿。用羚羊角磨汁半盏,以黄耆、金银花各二两,煎汤和服。〇《外台方》治肝热复为郁怒所触,渐致食噎不通。用羚羊角磨汁半盏,和白汤半盏,姜汁三茶匙,徐徐服。

山羊血

味甘,气温性热,无毒。通行藏府一十五经络,三百六十五关节诸处。

陶氏曰:山羊,出羌夷及西夏、广西。其形似獐,直角,其性善斗,虽力极不死。李氏曰:有二种,一种角大、盘环,体重百斤者,一种体稍小而角细者。出则二三群行,发力如箭,莫可色视。捕者张夹网罗之。取血凝成,色如干漆。

山羊血:行血活血,省暖周身血脉之灵药也。倪朱谟曰:此兽中最猛健而力善攫者。其血大能活血散血。如人苦受杖打,血凝垂死,跌扑内损,血胀垂绝;或内伤藏府、筋骨膜络,外损血脉,破裂皮肉,色变气将绝者,用一二厘温酒调化,灌入喉中即生。市者多以他物伪充，售受者惟以见效方真。戊午闱中一儒怀挟，受杖气绝，服二厘。邻家一仆，主命扫屋，失误堕地，跌伤头脑，血出不止，先用古石灰敷盖伤处，血虽止，人事昏晕，一日不苏，服一厘。一乡人偶触营卒，众卒攒打垂死，服二厘。俱用温酒调化，下咽即活。此三人，朱自试用见效，特纪以闻。

其肉大补虚劳，脱力内伤，筋骨痹弱，又治男子精寒髓乏，阳事不振；或妇人积年淋带，腰脊痿软，血冷不育等证。用酒煮烂，和椒、盐作脯食甚佳。

鹿　茸

味甘，气温，无毒。气薄味厚，阴中之阳也。入手足少阴、厥阴经。

抱朴子曰：深山多鹿，每一牡游，牝十数至。春羸瘦，入夏惟食菖蒲即肥。当解角之时，其茸甚痛，猎人得之，以索系住，取落茸，然后毙鹿。血气未散，盖其力尽在血中故也。色如紫茄，其实难得。取时不可太嫩，又不可太老，惟长二三寸，形如马鞍分歧，茸端似玛瑙，红玉色，破之肌如朽木者最善。今杀鹿后取茸、连顶骨者，力稍不及。

鹿茸：峻补元阳，充实血气，生长精髓，韩氏《延年录》健利筋骨，温养肾命之药也。茹日江曰：按沈存中《笔谈》云：凡含血之物，肉易长，筋次之，骨最难长。故人自胚胎以至成人，三十年骨髓方坚。惟麋鹿之角，自生至坚，无两月之久。大者至二十余斤，计一日夜即生数两。凡骨之生，无速于此。此所以能补骨血、坚阳道、益精髓也。况头为诸阳之会，鹿之精血上钟于茸角，岂可与凡物比哉！故治疗虚损之功，迈于参、耆、附、桂之上，较之鹿之角胶，而茸更十倍之力也。如龙潭《药性》云：治男子劳伤不足，真阳顿损，手足寒麻，脚膝无力；或遗精梦泄，小便不禁；治妇人久崩漏下，真阴日亏，头眩欲仆，腰脊冷疼；或梦与鬼交，白带时下；治小儿痘疮虚白，浆水不充；或大便泄泻，寒战咬牙；治老人脾肾衰寒，命门无火；或饮食减常，大便溏滑诸证。

集方：治已上诸证，与鹿角胶配用诸药同。惟小痘疮，浆清不浓，作泻而寒者，用鹿茸配入异攻散。〇治老人脾肾衰寒，食少大便泄者。用鹿茸配入桂附八味丸。

麝脐香

味辛，气温性散，无毒。气味俱厚，可升，可降。入足太阴、手少阴经。

苏氏曰：麝多生陕西、河东、益州、秦州、文州等处，诸蛮夷中尤多。蕲州、光州或时亦有。**陶氏**曰：形似獐、麇而小，色黑褐，常食柏叶。夏月多啖蛇虫，至冬满香。入春满甚，便自剔去。香生阴茎前，皮内别有膜袋盛之。性多忌，所遗粪常就一处，虽远逐，食必还走之，不敢遗迹他所，虑为人获。人反以是求得，必掩群而获之。《释兽》云：虎、豹之文来田，狸、麝之香来射。则其皮与脐之为累也。凡用须辨真伪。生香心结，虽不易得，但取香脐中之当门子，捻之如血线，揭之如桃花瓣，燥甚者始真。纵膜囊完固，尤多伪造。分三种：第一名生香,即自剔出之遗香也,但不易得。香聚之处,草木不生。带过园林,瓜果皆败,是其验也;其次名脐香,即捕得杀取者;其三名心结香,即麝遇山兽捕逐,惊畏失心、狂走坠死者。人得之,破心见血,流出脾上,作干血块者,不堪入药。又一种名水麝香,脐中惟水,即取其藏锡器中,不走香气。滴一点于斗水中,用洒衣服,经年香气不散。此物性惟爱脐,为人所急逐,即投岩举爪,剔裂其香,就絷而死,犹拱四足保其脐也。《酉阳杂俎》云:唐天宝初,虞人献活麝,养于圃中,以针刺其脐取香,捻以雄黄末,则脐复合。其香倍于肉麝。又有灵猫,似麝,生南海山谷。如猫身,亦曰铃狸。其脐香亦可充麝。其毛可以为笔,写书不钝。修治:向日开之,配他药微研用。

麝脐香:开经络,通诸窍,透肌骨,李时珍辟蛇蛊诸毒之药也。方益明曰:此药辛香走窜,能自内达外。凡毫毛肌肉、骨节诸窍,凡有风寒火气、痰涎血食、郁滞不通者,以此立开。故《农皇本经》主辟恶气,化虫积,散蛊毒,杀鬼精物血瘕鬼胎之类。如《圣惠方》入疡科用,彻脓血,去死肌;入眼科用,退翳障,散瘀血;入妇人科用,下难产,落胎孕;入婴儿科用,定镇痫,吐风痰。入方科用,通关窍,活痰结,解瓜果食积、酒积,痞块癥瘕诸证。盖取此辛香芳烈,借其气以达于病所,推陈而致新也。方氏曰:虽为清气散邪之药,如中恶邪气,心腹暴病,痛胀痞急,痰闭气滞诸疾,一时暂以开通,开通之后,不可复用。凡气血两虚似中风证,小儿慢脾惊风,与夫阴阳虚竭,发热吐血,气虚眩晕,气虚痰结,血虚痿痹,血虚目翳,心虚惊悸,肝虚痫痉,胎前气厥,产后血晕,中虚痞胀诸证;或痈疽脓血已泄,新肉将长之时,麝香概勿轻用。

集方:见诸证条下,此不复赘。

腽肭脐又名海狗肾

味咸,气热,无毒。可升,可降,阳也。入足太阴、少阴经。

寇氏曰:腽肭脐出突厥、新罗、女直及三佛齐国,今辽西营州,及登、莱州时或有之。毛色似狐、似鹿,头似狗,足似犬,尾似鱼而长。入药用外肾,而曰脐者,连脐取之也。试其脐,于冻月冲风处,置水盆中,浸之不冰者为真。或置睡犬头上,其犬忽惊跳狂走者亦真也。雷氏曰:修治:取外肾并脐切碎,酒浸一日,烘干捣细用。

腽肭脐:兴阳补肾,日华子壮精助房力之药也。陈赤葵曰:性热壮阳。如肾气衰弱,精寒髓冷,阳绝茎痿者,服此立振而起。如藏器方治积年心腹冷痛,或宿血结块,或癥瘕寒疝,或四肢冷麻无力,或腰脊肩背久疼等证,盖因阳气不充,血液衰少,故诸邪缠痓为病也。此药壮助元阳,暖血生精,温润筋骨,近世滋补丸料多用此者,精不足补之以味也。他如阴虚火炽,阳强不倒,或阳事易举,及骨蒸夜热、劳嗽吐痰等候,咸在所忌。

刺猬皮

味苦,气平,无毒。

《蜀图经》曰：刺猬生吴楚山谷，状如貓，大者如豚，小者如兔。毛刺踡缩，则形又如芡房。其头嘴似鼠，刺毛似豪猪。脚短尾长，色苍白，或灰色。干猬皮并刺作刷，治纸帛绝佳。土人有畜养者。

刺猬皮：止五痔下血，《农皇本经》阴蚀瘰疮血汁涓涓之药也。朱正泉曰：此物伸屈不时，千毛万刺，力通百络，攻透孔窍，故前古消五痔蚀瘰延生，以此酒浸、火炙干，研末，空心白汤调服三钱、七个，全愈。

鹿角胶

味甘，气温，无毒。气薄味厚，阴中之阳。入手足少阴、厥阴经。

缪氏曰：鹿者仙兽，自能乐性。游处山林，从事云泉。志无忌，性警防，善接其类。与麋为友。有角无齿者牡，曰麚；无角有齿者牝，曰麀。无齿谓无龂齿，若下龂，则牝牡咸有，与禽鸟之与角无齿似同而实异也。**李氏**曰：随处山中有之。马身羊尾，头侧而长，脚高而行速。牝小于牡，毛杂黄白；牡大于牝，毛间黄白。故云牡质斑斑，斑斑点点如星星也。行则同旅，食则相呼。性喜食龟，能别良草，不食诸毒。分背而食，食时则群长四顾相望，俟众饱，长乃食，群小互为巡视矣。集居必环角外向，卧眠必口接尾闾。性善决骤，故其迹速而不乱。《诗》云：町疃鹿场，言町畦村疃无人焉，故鹿以为场也。《物类考》云：鹿好群而相比，阳类也，故夏至感阴气而角解，从阳退之象尔；麋则冬至感阳气而角解，从阴退之象尔。麋孕子于仲春，而生于秋；鹿孕子于仲秋，而生于春。其子曰麑。子生得雨或水，乃行地耳。《格物论》云：鹿千年者色苍。又五百年者色白，再五百年者色玄。玄之又玄，仙化登乎天矣。《埤雅》云：鹿六十年怀璚于角下者，角有斑痕，紫色如点，行或有涎出于口，不复能急走也。故曰：鹿戴玉而角斑，鱼怀珠而鳞紫。故有诸中未有不形诸外矣。**陶隐居**云：今荆楚之地，其鹿大，绝似马。当解角时，望之无辨，土人谓之马鹿。以是知赵高指鹿为马，盖因似以作诳尔。角解之后，始生之角曰茸，色如茄紫者为上。修制鹿角胶法：用鹿角五十斤，寸截，用净水浸二日，入大锅内煎，以水二大担，煎十去其七，滤出汁，其渣再用净水煎，如前法。其角酥松，即成鹿角霜矣。其汁合初次汁入砂锅内慢火煎熬，以桃柳枝不住手搅，以凝为度，即成胶矣。用净铜杓，兜入盆内，冷凝，以刀划成块，每早晚用好酒一钟，顿胶三钱，溶化服。

鹿角胶：壮元阳，补血气，李时珍生精髓，暖筋骨之药也。陈月坡曰：鹿，阳兽也。卧则口接尾闾，以通督脉。性喜食龟，以交任脉。夏至其角自解者，有阳足阴生之象。然一身皮肉、筋骨、肠胃，皆能养人之阳，而角又阳质阴精之锐气在是焉。故前古主伤中劳绝，腰痛羸瘦，补血气、精髓、筋骨、肠胃。虚者补之，损者培之，绝者续之，怯者强之，寒者暖之，此系血属之精，较之草木无情，更增一筹之力矣。如薛氏方主妇人血冷阻闭，子嗣不育；或血溃崩流，淋沥作痛；又安胎元，止半产。阳虚多汗，阴虚遗精，血寒脱血诸证，能峻补肾命，通调营卫，功无匹矣！如肠胃有郁火者，阳有余阴不足者，诸病因血热者，俱忌用之。苟非精寒血冷，阳衰命门无火者，不可概用。

集方：《方脉正宗》治五藏阳虚气弱，精血内损，伤中劳绝，头眩目晕，耳鸣耳聋，四肢无力，腰脊酸疼，脚膝痿软；或小便下坠欲遗，或精水不时溢出，或久痢久疟，迁延不休;或久漏痈疡,脓水不净;或男子阳绝无子,妇人阴痿不育;或经岁久崩,淋沥不断;或频年白带,下脱不痊;或胃肠久虚,溏泻不实,凡一切虚寒痼冷,久顽不愈之证,并皆治之。用鹿角胶一斤剪碎、麦面拌炒,人参八两,白术、当归、白芍药、枸杞子、石斛、杜仲、茯苓、山药、补骨脂、女贞实、覆盆子、黄耆各四两,肉桂、木香、砂仁各二两,俱酒拌炒,共研为极细末,炼蜜丸弹子大,每服二丸,早晚米汤化下。○一方用鹿角胶二钱,龟板胶一钱,酒一盏浸过夜,清晨隔汤溶化,日日服之,悦颜色,养精神,补肾命,于老人为延年养生却病良药。

生鹿角:味咸,气温,有毒。散热行血、消肿辟毒之药也。释氏《临水集》以刀刮屑,白酒调服二三钱。

鹿角霜:味涩,气温,无毒。收湿止痢、去妇人白带之良方。每早晚白汤调服三钱。

鳞　部 龙类

龙　骨

味甘涩,气平,无毒。可升可降,阳中之阴。入手足少阴、厥阴经。

《别录》曰:龙骨出晋地。雷氏曰:太山、剡州、沧州、太原山岩水岸土穴中,此龙化解脱之处即有也。其骨细,其文广者雌;其骨粗,其文狭者雄。五色具者上,白黄色者中,纯黑者下矣。苏氏曰:各随五色合五藏。如五芝、五石脂、五石英之入五藏也。《尔雅翼》云:鳞虫三百六十,而龙为之长。《说文》云:龙春分登天,秋分潜渊,阴中之阳,故夏月龙举而云兴,物之至灵者也。卢氏曰:按《淮南子》云:羽毛鳞介,皆祖于龙。羽嘉生飞龙,飞龙生凤凰,而后鸾鹤庶鸟,凡羽族者,以次生焉。毛犊生应龙,应龙生建马,而后麒麟庶兽,凡毛族者以次生焉。鳞介生蛟龙,蛟龙生鲲鲠,而后建邪庶鱼,凡鳞族者以次生焉。介潭生先龙,先龙生玄鼋,而后灵龟庶龟,凡介族者以次生焉。《埤雅》云:龙鳞八十有一,具九九之数,阳之极也,故为辰而司水;鲤鳞三十有六,具六六之数,阴之极也,故变阳而化龙。又云:龙卵生而思抱,雄鸣上风,雌鸣下风,因风而化。《广雅》云:有鳞曰蛟龙,有翼曰应龙,有角曰虬龙,无角曰螭龙。未升天曰蟠龙。《玉符》称世俗书龙之状,马首、蛇尾,又有三停、九似之说。谓自首至膊、膊至腰、腰至尾,皆相停也。九似者,角似鹿,头似驼,眼似兔,项似蛇,腹似蜃,鳞似鱼,爪似鹰,掌似虎,耳似牛是也。或曰:龙无耳,故以角听。又云:骊龙之眸,见千里纤芥。《论衡》云:龙头上有骨,如博山形,名曰尺木。无尺木者,不能升天。其为性粗猛而畏铁,爱玉及空青而嗜燕。故食燕人不可渡海。又曰:蛟龙畏楝叶及五色线,故汉以来祭屈原者,以五色线合楝叶裹糯米,缚而掷之,则蛟龙不敢吞。故古之豢龙氏、御龙氏,以知其好恶而节制之。将雨则吟,其声如戛铜盘。其涎能发众香。其嘘气能成云,因云以藏其身,故其形不能全见。今江湖间时有见其爪与尾者。《岁时》云:五月后龙乃分方,各有区域,故两亩之间,雨旸异焉。又多暴雨,说者曰:细润者天雨,猛骤者龙雨也。又龙火与人火相反,得湿即焰,遇水而燔。以火逐之则息而灭矣。服食者所当知其如此。江氏曰:如修治龙骨,用火煨三时辰,研万匝,极细用。

龙骨:安心神,定魂魄,方龙潭敛虚汗、收脱泄之药也。周士和曰:龙,东方之神也。禀阳气以生，为神灵之物也。其骨虽系脱化之余，其体坚重，其质粘着，其性收涩，故本草主精物鬼魅为患，小儿惊痫，大人颠狂，神志浮越不宁之证，以此神以宁之，坚重以镇之，所以能安心神、定魂魄，而惊痫狂乱之证，宜其专用之也。如日华方言，能敛虚汗、止泄泻、渗水气者，总因收摄敛涩，涩以固脱之义。如《别录》又治遗精淋浊，崩漏带下，滑脱诸病者，亦归敛闭精气，收摄神藏之极功也。已上诸病，倘因血热积滞为患者，法当通利疏泄，不可便用此止涩之剂，恐积滞瘀血未清，反能为害也。惟久病虚脱者不在所忌。

集方：已下数方出《方脉正宗》治大人小儿一切癫狂、惊搐、风痫，神志不宁等疾。用龙骨一两，火煅，研极细末，犀角、丹砂、琥珀、天竺黄各五钱，俱研极细末，钩藤、怀生地、茯苓各一两五钱，俱微炒燥，为极细末，苏合香三钱，牛黄二钱，俱用酒溶化。共十味，总和一处，用胆星八钱研细末，竹沥一碗，打糊为丸如梧子大。大人服十丸，小儿服二三丸，俱用生姜汤调灌。○治心虚盗汗。用龙骨五钱火煅，茯苓一两，人参六钱，莲肉三两，俱微炒，共研为末，麦门冬去心四两，酒煮捣烂成膏，为丸梧子大。每早晚各服三钱，白汤下。○治泄泻不止。用龙骨、赤石脂各等分，俱火煅，研极细末，饭丸梧子大。大人用二钱，小儿用五分，用木瓜汤下。亦治休息久痢。○治遗精淋浊，血崩漏下，白带久痢诸疾。用龙骨一两火煅，当归身酒炒，酸枣仁各二两炒，白术三两土拌炒，车前子一两五钱炒，共为末，炼蜜丸梧子大。每早服四钱，乌梅汤下。○治小儿脐湿生疮，两胯湿烂成疮。用龙骨研极细末，掺之即愈。

倪朱谟曰：龙骨一品，《本经》谓死龙之骨，陶氏谓蜕化之骨。后之臆度者，辩讼纷纷，总之未尝亲见，此韩退之所以有"获麟解"也。窃以龙为神物，或飞或潜，或大或小，灵奇变化，莫可色相，是必无死理。即曰肉血生养，终须尸蜕。然外有爪、牙、鳞、鬣、须、角之形，内有筋、骨、府、藏吞吐之具。其骨虽经蜕化，宁非血肉所滋？自当有髓、有节、有窍、有络。一经火烧酒淬，中之津气油液，当必渗逗。虽积久土化，性或常存。今火烧则顽硬无烟，口嚼则冷淡无味，捣研则坚锐不糜，辗万匝方细，才以齿叩之，仍磣磣如石之屑。号曰龙骨，朱甚惑之！间尝过蜀山谷，为访所产龙骨之处，岩石棱峭，豁径坟衍，则有礌礌如龙鳞、隐隐如爪牙者。随地掘之，尽皆龙骨，岂真龙之骨，有若此之多，而又皆尽积于梁、益诸山也？要皆石燕、石蟹之伦，蒸气成形，石化而非龙化耳。朱实有见于此，不敢不为置辩。

续补集方：治两耳湿烂，久不收敛。用龙骨、赤石脂俱火煅，海螵蛸水煮过，各三钱，共研细末，先用绵纸条拭干脓水，后吹末药。

蛤蚧

味咸,气平,有小毒。可升,可降。入手太阴、厥阴经。

马氏曰:蛤蚧,生岭南山谷及城墙或大树间。形如守宫而大,首如虾蟆,背绿色,有细鳞如蚕子。身长四五寸,尾与身等,雌雄相随,且暮则鸣。近日广南及陕西亦有之,其状稍小,滋力一般。土人采之,开腹去肠肚,以竹条张开,曝干用。雷氏曰:雄为蛤,雌为蚧。雄者皮粗、口大、身小、尾粗,雌者皮细、口尖、身大、尾小。其声最大,多居木窍间。顾氏曰:广西横州甚多,雄雌上下相呼,累日情洽乃交,两相抱负,自堕于地。人往捕之,亦不知觉。以手分劈,虽死不开。雷氏曰:去头足鳞鬣,雌雄并用。以酒炙,研细用。试法:口含少许,奔走百步,不喘方真。

蛤蚧:清肺热,补肺虚,《开宝本草》定咳嗽、止传尸之药也。陆平林曰:此物居不独处,出必双行。鸣则牡牝相呼,得阴阳相合之义。故《海药本草》疗肺痿肺痈,咯血咳血,咳逆息急而喘者,投此立定。按"十剂"云:补可去弱,人参羊肉之属。蛤蚧补肺定喘,生津退热,功并人参;益阴血、扶赢弱、止传尸,功同羊肉。凡气液衰、阴血竭者,宜加用之。

集方:杨氏《鸣山集》治一切阴虚劳损,吐血咳嗽,及骨蒸夜热、盗汗诸证。用蛤蚧一对酒润,火上炙黄,研细末,配诸补剂,丸散膏丹,随方加入。

鲮 鲤 又名穿山甲

味咸,气寒,有毒。可升可降,阳中之阴。入足太阴、厥阴经。

苏氏曰:鲮鲤,生湖广、岭南及金、商、均、房诸州深山大谷中。陶氏曰:形似鼍而小,背似鲤而阔,首似鼠而大,胸腹有毛,口中无齿,尖喙长舌,四足五爪,尾与身等。府藏俱全,其胃独厚。穴陵而居,以蚁为食。日中张申若死状,漏气最腥,开甲诱蚁入其中,即闭甲入水,蚁浮水面,吸而啖之。肉里美好,闽人用此供馔。李氏曰:修治:或炒、或烧、或炙以酥、以醋、以酒、以童便、或煎以油、或炒以土,各随方制,取用尾甲三棱,力最胜也。

穿山甲:去风痰,推脓毒,陶隐居直穿经络,入达营分之药也。程君安曰:此物穿山而居,寓水而食,出阴入阳,能攻穿经络,入达病所,故时珍方主痈疽发背,疔毒、乳痈、便毒、肠肚内发阴疽,一切疡毒等证,形势已成,溃脓未出。用山甲之穿利,透脓解毒,定痛消肿,则无内陷之患矣。日华方又能散诸风,一身筋骨肢节不利,或颈项强痛,或臂胁攻痛,或足膝痹痛,或久疟寒热无时,延月不愈,或妇人乳汁不行,乳房肿痛,盖此药性能攻达走窜,故能如是取效也。凡病非关风湿、风毒及痈疡之证,不必用。

集方:治一切痈疽发背,疔毒、乳痈、便痈,肠肚内发痈疽,未溃可散,已溃排脓出毒。用十五味活命饮,用穿山甲为君。方见木部乳香集方内。○已下三方见《方脉正宗》治诸风一身筋骨肢节不利,或颈项强痛,或臂胁攻痛,或足膝痹痛。用穿山甲二两炒焦,当归、川芎俱酒炒,乳香、没药焙,川乌童便制、黄檗盐水炒、姜黄炒各一两,蕲蛇一条焙燥,俱为极细末,每早晚各服三钱,白汤下。○治久疟不愈。用穿山甲、牛膝、当归、川芎各六钱,白术土拌炒,何首乌和黑豆酒煮各一两二钱,肉桂三钱,分作三剂服。○治妇人乳汁不行,乳旁肿痛者。用穿山甲六钱,王不留行九钱,乳香、没药、麻黄、天花粉各四钱五分,蒲公英一两二钱,分作三剂服。

守　宫 又名蝎虎

味咸,气寒,有小毒。

李氏曰:蝎虎,生人家墙壁间,状如蛇医,灰黑色,扁首长颈,细鳞四足,长者五六寸,亦不闻噬人。南方有十二时虫,即蝎虎之状,但黄褐青赤四色,十二时中,更时变易,亦状守宫。○**李氏**曰:生山石间,曰石龙子,即蜥蜴。似蛇有四足,头扁尾长形细,大者长尺,小者五六七八寸。有细鳞金碧色。生草泽间者曰蛇医。头大尾短形粗,其色青黄,亦有白斑者。又能入水与鱼合,不入药用。主产壁间者曰守宫,即蝎虎也。似蛇医而短小,身褐色,尾亦短。三种并不螫人。又按《夷坚志》云:刘子见山中有蜥蜴百枚,长二三尺,色金碧光腻如脂,吐雹如弹丸者数十枚。行未数里,俄顷风雷雨雹大作。今道家取此祈雨,盖取此义。

守宫:治风痛急惊,李时珍瘰疬流注之药也。沈孔庭曰:守宫善食蝎虿,蝎虿乃治风要药,故李氏方言守宫所治风痉惊痫诸病,亦犹蜈、蝎之性,能透经络、化痰涎也。且入血分,如瘰疬流注,及疳积食痞,亦属血分凝结于经络,故延生不已。用此攻散凝结之血,所以兼主之也。倘病属血虚气弱,非关风痰风毒所感者,宜斟酌用之。

集方:邓笔峰方治小儿脐风。用蝎虎后半截焙为末,用人乳汁调匀,入雄鸡矢一分,搽舌根及牙关,再以热手轻摩病儿胸腹背间,取汗出,甚妙。○《奇效良方》治久年风痫。用蝎虎一个,剪去四足及尾,研烂,珍珠二分,和豆腐煮,研细,麝香、冰片各三分,共研匀。大人服三分,小儿服一分,用薄荷汤下。○《青囊》治瘰疬初起。用蝎虎一枚,焙燥研末,每日食后服五厘,酒调下。或乘活捣烂,敷疬渐消。○同上治男妇大小人血积成块。用蝎虎一枚研烂,白干面五钱,和丸梧子大。每早服三钱,白汤下,当下血块,不过一二次即愈。○《奇效良方》治小儿疳积羸瘦,面黄腹大,及无辜疳毒。用蝎虎一个微炙干,蜗牛壳三个,靛青二钱,雄黄一钱,俱研细,麝香、冰片各一分,再总研匀,米醋打神曲糊为丸,黍米大。每服五丸,白汤化下,早晚各一服。○《圣济录》治历节风痛不可忍。用蝎虎三个,白颈蚯蚓五条,俱生研烂,蛴螬虫三个纸包煨,研烂,草乌三个,酒煮一时辰,木香五钱,乳香出汗、没药出汗各二钱,麝香、冰片各五分,俱研细,再总研匀,酒打麦面作糊,为丸梧子大。每早晚各服二十丸,渐效。○《卫生宝鉴》治大麻风成癞。用蝎虎五个,生捣烂成膏,生半夏二两研细末,和入蝎虎膏内,丸梧子大。每服五十丸,浓煎绿豆汤吞下。○《医方摘要》治痈疮大痛。用蝎虎焙干研末,脂麻油调傅即止痛。

蛴螬:味咸,气寒,有小毒。利水道,通小便,《别录》下瘀血,破胎娠之药也。翟秉元曰:按寇、李二氏方云:蛴螬能聚雹致雨,故能治癃淋,利水道,下瘀血。其功长于利水,故《千金方》治血瘀癥结,血闭水肿,尸疰留饮诸疾。

治翻胃方:用蝎虎三五个,取公鸡一只,笼住,饿二日,只与水吃,或频灌水数十匙,换净肚肠。将蝎虎切碎,与鸡食之。取粪焙干为末,每服一钱,烧酒送下。○又方,只用活蝎虎一个,烧酒半壶,入蝎虎浸七日,将酒顿热,去蝎虎,只饮酒即愈。治蛊亦同。《万病回春》。

蛇 蜕

味咸、甘,气平,无毒。可升可降,阴中阳也。通行十二经。

陶氏曰:蛇生东南诸郡。在禽为翼火,在卦为巽风,在神为玄武,在物为毒虫。有水、火、草、木、土五种。青、黄、赤、白、黑、金翠、斑花诸色。毒虫也,而有无毒者;鳞虫也,而有生毛者;卵生也,而有胎产者;腹行也,而有四足者。又有冠者、角者、翼者、飞者、兽首者、人面者、两首者、歧尾者、钩尾者、熇尾者、柁形者、杵形者;又有青煓、白煓、苍虺、文蝮、白颈、黑甲、赤目、黄口之类。其出以春,其蛰以冬。其舌双,其耳聋。其听以目,其鳍向壬。其毒在涎,其珠在口。其行也纡,其食也吞。皮数解蜕,性晓方药。蛇交蛇则雄入雌腹,蛇交雉则生蜃与蟆。蛇以龟、鳖为雌,又与鳢、鳝通气。入水交石斑鱼,入山与孔雀匹。竹化蛇,蛇化雉。蝮怜蛇,蛇怜风。水蛇化鳝,蟒蛇化龙。螣蛇听孕,蟒蛇目圆。巴蛇吞象,蚺蛇吞鹿。玄蛇吞小麈,蛇吞鼠而有啮虎之鼠狼,蛇吞蛙而有制蛇之田父。蛇令豹止而有食蛇之貘,龟蛇同气而有呷蛇之龟。玄龟食蟒,蝍蛆食蛇。鸩步则蛇出,鸥鸣则蛇结。鹳、鹤、鹰、鹃、鹜,皆鸟之食蛇者也;虎、猴、鹿、麝、牛,皆兽之食蛇者也。蛇所食之虫,则蛙、鼠、燕、雀、蝙蝠、鸟雏;所食之草,则芹、茄、石楠、茱萸、蛇粟;所憎之物,则蘘荷、菴藺、蛇罔草、鹅粪;所畏之药,则雄黄、雌黄、羖羊角、蜈蚣;误触罔菜,则目不见物;炙以桑薪,则足可立出。蛇蟠人足,淋以热尿,或沃以热汤则自解;蛇入人窍,灸以艾炷,或辣以椒末则自出。内解蛇毒之药,则雄黄、贝母、大蒜、薤白、苍耳,外治蛇罗之药,则大青、鹤虱、苦苣、堇菜、射罔、姜黄、干姜、白矾、黑豆叶、黄荆叶、蛇含草、犬粪、鹅粪、蔡苴机粪是也。雷氏曰:凡用蛇蜕,只用白色如银者。于人家墙壁屋角间常退出。如青、黄、苍色者勿用。修治:刀切寸断,以醋浸一宿,火炙干用。

蛇蜕:神农散风毒,时珍解痈疡,甄权开喉痹之药也。李秋江曰:蛇蜕统一身之衣,从口退出。龙则脱骨,蛇则脱皮也。蛇以腹行而速,其性上窜,蜕则自里出表,退脱而解,专治风动为病。故前古主小儿百二十种风邪惊痫癫疾,四肢瘛疭,摇头弄舌,寒热等证,皆属厥阴肝经为病也。如日华方治大人喉痹不通,小儿重舌重腭,及目翳眵障,丁肿痈毒,亦取此属风、性窜,攻而善散,蜕而善解之义。须五月蜕之为佳。

集方:已下五方俱出《方脉正宗》治遍身一切风癣风癞,风核风毒,风麻风痛,风癍风痒,风痰流痛诸疾。用蛇蜕一条去头尾,酒浸炙黄为末。每早晚各服五分,和雄黄末二分,白汤调服。○治一切疔肿痈毒垂危者。用蛇蜕二条去头尾制法同前,俱研末，一条作五次用，真粪清一盏，调服一条。用新鲜人粪调涂患处四围，毒势渐减。○治喉痹肿痛。用蛇蜕一条去头尾制法同前，每服一钱，白汤调服。小儿减半。又一方，用蛇蜕揉烧烟，竹筒吸入喉间即通。○治小儿百种风邪，惊痫癫疾，或四肢瘈疭，或摇头弄舌，寒热往来诸证。用蛇蜕一条去头尾制法同前，研细末，配雄黄、胆星、天竺黄、黄连、甘草各三钱，俱研极细末，总和匀。每遇此患，服三分，薄荷汤调服。○《圣惠方》治小儿木舌、重舌、重腭。用蛇蜕制法同前研细末，米醋调敷。○《千金方》治小儿口紧不能开合饮食，不出声者即死。用蛇蜕烧灰傅之。○《圣惠方》治目中卒生翳膜，或小儿痘后目翳。用蛇蜕一条去头尾制法同前，研细末，以大羊肝二个，夹药缚定，米泔水煮熟羊肝，食之得效。○《千金方》治横生逆产，胞衣不下。用蛇蜕一条去头尾制法同前，研细末，酒调服三钱即顺。

蚺蛇胆

味苦、微甘，气寒，有小毒。气薄味厚，阴也，降也。入手少阴，足厥阴、阳明经。

刘氏曰：蚺蛇，长十丈，小者四五丈。行而纡徐，冉冉然，非若诸蛇行疾而速也。其蛇身有斑文如故绵缬。春夏于深山中伺鹿吞之，蛇遂羸瘦，待鹿消尽，乃复肥壮。或言一年食一鹿，鹿消尽，乃绕树，则腹中之骨穿鳞而出。又按王氏曰：横州山中多蚺蛇，大者长十余丈，围周一丈，食獐鹿及山兽，骨角随腐而出。土人采葛藤塞入穴中，蛇嗅之即靡，乃命多人发穴取之，肉极腴美，皮可冒鼓及饰刀剑乐器，甚精巧。《虞衡志》云：寨兵捕蚺蛇，满头插花，蛇即注视不动。或以妇人衣投之，则蟠而不起。乃逼而断其首，待其腾掷力竭乃毙，舁归食之，可供官馔。陶氏：蚺蛇胆如鸭子大，狭长通黑，皮膜极薄，舐之味苦微甜，剔取粟许，着清水中，浮游水上，回旋行走为真。如径沉而不走者，诸色胆也。然亦勿多着，多着亦沈也。市人以猪、牛、虎胆伪充，入水亦走散，但迟而不速耳。其胆上旬在头，中旬在心，下旬在尾。

蚺蛇胆：退目翳，定痫疾，日华子治小儿疳积成劳之药也。魏景山曰：蚺蛇禀火土之气，其胆为甲乙风木之化，故《别录》主目赤肿痛、翳障昏蒙，或五痫陡发，暴仆痰迷，或疳积久困，黄瘠成劳；或跌扑杖打，血闷垂死，或疬风疮癞、血溃肉崩、关节倾败、腐秽臭烂等证。用蚺蛇胆二三分，入口即安。功能化痰活血，护心止痛。受杖人服此，能使恶血流通，不上薄心，真救急之神丹也。

集方：已下五方出顾朽匏《医集》治目赤、目肿、目障、目昏不明。用蚺蛇胆半豆许，水化，点些须于两目眦内，立效。○治五痫痰厥，昏迷卒仆。用蚺蛇胆一分，酒化灌服立苏。每日服一次，连服五次，痫疾永不复发。○治小儿疳积成劳。用蚺蛇胆一钱，每日用一分，胡黄连一分，煎汤调服。服十次全愈。○治杖打血胀垂危，并跌扑极重者。用蚺蛇胆五钱，血竭、乳香、没药、狗头骨、蟅虫、天灵盖、麻皮灰、象牙末各一钱五分，共为末，炼蜜丸弹子大，每丸重三钱，临杖服一丸，护心止痛。○治疬风癫疮，皮肉崩溃者。用蚺蛇胆每日服二分，白汤化服，一月全安。○《医方摘要》治痔疮肿痛。用蚺蛇胆研烂,菜油调涂立效。

蚺蛇肉：味甘,气温,有小毒。四月勿食。治疠风,龚云林杀三虫,辟瘟瘴之药也。《本草发明》曰:按柳子厚云:岭南、永州山野多产异蛇,黑质白章,触草木尽死,无御之者。其肉腊之为饵,可已大风疠毒,挛踠,瘘漏诸疮,去死肌,杀三虫。又泉州卢元钦患疠风,遍身恶癞,惟鼻未损。五月五日取蚺蛇肉煮食,三五日顿可,百日平复。又《集简方》治诸风瘫痪,筋挛骨痛,痿痹麻木,及皮肉瘙痒,脓癞疥癣恶疮。用蚺蛇肉炙十两,皂角刺三两,好酒十五壶,浸蒸一日,随量饮。

白花蛇

味甘、咸,气温,有毒。

李氏曰:白花蛇,原出南地及蜀郡诸山中,今惟蕲蛇擅名,即蕲地亦不多得。市肆与官司所取,多以江南兴国州者伪充之。蕲产者,龙头虎口、黑质白花,胁有二十四方胜,腹有十点念珠子,口有四长牙,尾上有一小指甲。肠形如连珠。脊中有两肾。**寇氏**曰:诸蛇鼻向下,此独鼻向上。惟乌性善不噬物,白花者噬人,有大毒。元稹云:白花蛇毒人,毛发竖立。饮于溪涧,则泥沙尽沸。惟蕲州白花蛇性少善。故入药取蕲州者为贵。又按蛇户云:白花蛇喜嗜石楠花叶,常从藤上获之。先撒沙土一把,则蟠曲不动。以铁叉箝定其首,以绳系其首悬挂,劙刀破其腹,去肠肚,下置水一盂,则反尾自涤其腹,盖护创耳。乃以竹条随其蟠曲,签定盘扎,火上焙干。《尔雅翼》云:诸蛇死,目皆闭,惟蕲州者目开如生。舒、蕲两界者,则一开一闭。此理之不可晓者。又云:欲识真伪,悬蛇于瓮上或缸上,注酒数斗,酒即冉冉而动,如沸者,若磁石之磟铁,琥珀之拾芥然。否则形色虽备,亦无力也。土人仅饮此酒,亦获大益。得此真蕲蛇入药用,功力大倍。**雷氏**曰:修治去首尾,春秋酒浸三宿,夏一宿,冬五宿。炭火焙燥,去骨取肉研末用。

白花蛇：去风湿,利筋骨,苏颂扫疮疥,活血脉之药也。计日闻曰:此蛇生于深山土穴阴霾之处,禀幽暗毒厉之气。《经》言"风为百病之长,善行而数变",蛇性走窜,亦善行而数变。又喜食石楠枝叶,所以能透骨搜风,散疮消疥,舒筋利脉,为风痹要药。取其内通藏府,外彻皮肤,无处不到也。而《开宝》方治中风湿痹不仁,半身不遂,筋脉拘急,口面㖞斜,骨节疼麻,脚弱不能久立,及疠毒延洼,眉发脱落,一切疥癣疮癞,风毒痛痒诸疾。取蛇一条,和归、芎、耆、术、牛膝、木瓜、人参各二两,俱焙燥,好酒十壶浸蒸,早晚各随量饮之。一切风疾瘫痪、疮疥诸疾,一月奏平。此李濒湖《集简方》之良剂也。如风痹系阴虚血少内热而发,非关风湿者,非所宜也。

附:随病加减法:如头风头痛,本方加天麻、甘菊;如耳聋目昏,加苍耳子、密蒙花;如舌本木强,语言蹇涩,加制半夏、胆南星;如臂膊酸疼,不能举握,加姜黄、海桐皮;如遍身牵引疼痛,不能展动,加虎骨、葳蕤。已上加用诸药,俱各用一两。

乌梢蛇

味甘，气平，有小毒。

苏氏曰：乌梢蛇，生蕲州、黄州山中，今商洛诸山亦有之。背有三棱，色黑如漆，头圆尾尖，身黑而光，眼有赤色，至枯死眼窝不陷。性善，不噬生命，亦毒虫之难得者。多在芦丛中吸风及花气，常于芦枝上得之。小者身细长，能穿铜钱百余文。活时称之重七八钱，至一两者为上。重十两至一镒者为中。如粗大、重一二斤者为下矣。市肆伪作者，用他蛇熏黑，亦能乱真。但眼不光而又陷耳。**雷氏**曰：凡用此蛇，须辨雌雄。今蕲州乌蛇，头上有逆毛，二寸一路，头尾相对。腹下有白带子一条，长一寸者，雄也。捕得去头及皮鳞、带子，剉断，苦酒浸一宿，漉出，微火炙干用。只重一二两者，彼处珍重，得此多留进贡。

乌梢蛇：主治功用与白花蛇同，兹不赘。

本草汇言卷十九

钱塘　倪朱谟纯宇甫选集　男倪洙龙冲之氏藏稿

南赣　刘廷瑞连城甫校正

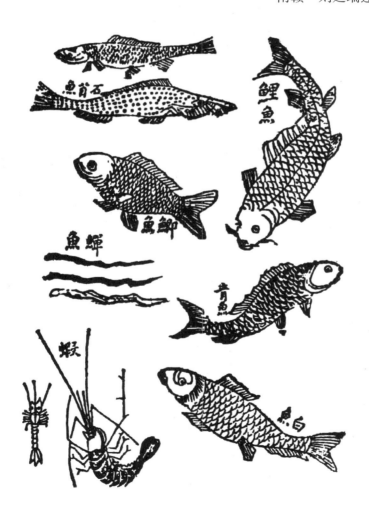

石首鱼　鲤鱼　鲫鱼　鱼鳔　青鱼　虾　白鱼

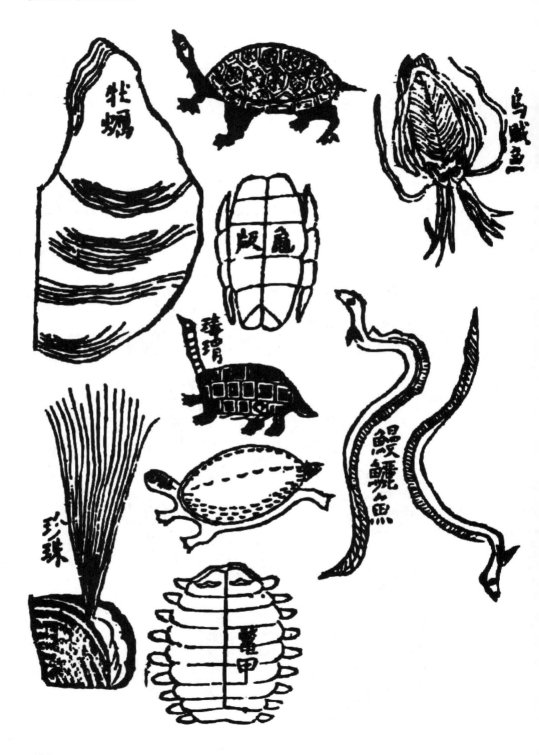

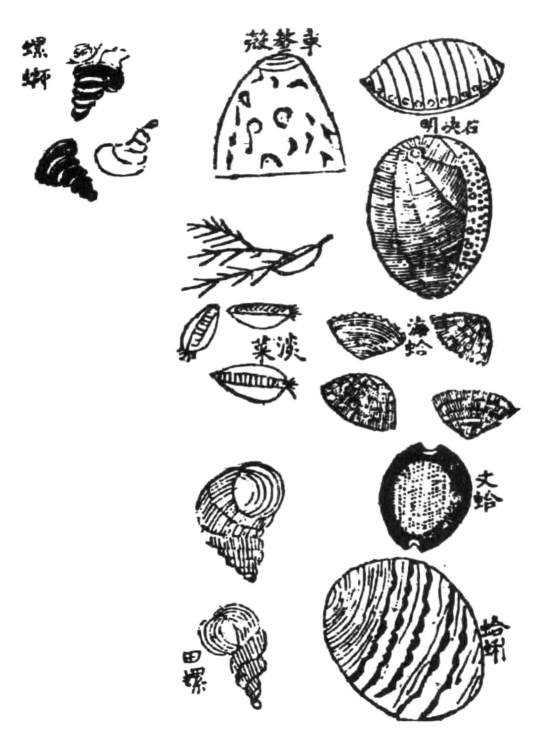

螺蛳

草螯蔻

明決石

菜淡

海蛤

文蛤

田螺

蛤蜊

萬曆庚申蒲月

蕭山庠士湯國華太素南繪圖

錢塘處士翁立賢恒玉甫勒像

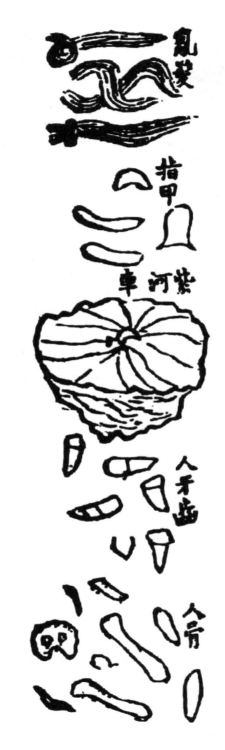

鳞　部 <small>鱼类</small>

鲤　鱼

味甘,气平,无毒。

苏氏曰:鲤鱼处处有之。其色红,从头至尾具三十六鳞,每鳞有黑小点。为诸鱼之长。形既可爱,又能飞升神变。

鲤鱼:《别录》治水肿,消脚气,日华散胎胀之药也。夏碧潭曰:鲤鳞三十有六,具六六之数,阴之极而阳生,阳生故能行水消胀、安胎妊而消脚气也。其功长于利小便,故《别录》方又能消黄疸,利湿热,俱宜煮汤饮之。李氏曰:按丹溪翁言:诸鱼在水无一息之停。体质虽寒,能滑肠胃,性又能动风发火,久食发湿中热。诸鱼皆然,不独鲤也。

集方:《外台方》治水肿水胀。用大鲤鱼一尾,去鳞翅肠肚,用赤小豆五合,水一斗,煮鲤食饮汁顿尽,利水即差。〇范汪方又方,用大鲤一尾,去鳞翅肠肚,水五升,煮干加酽醋少许蘸食,一日一作,五日愈。〇同上治妊娠胎动不安。用大鲤一尾,去鳞翅肠肚,煮熟,和酱油调羹汤饮之。如胎中兼患水肿者,煮鲤饮汤不可加盐味。〇《圣惠方》治妇人伤胎下血,及胎动不安。用大鲤一尾,治净,用糯米二合,黑枣十枚,水二升煮熟,和葱姜酱油调和食之。〇《肘后方》治积年骨疽有虫者。用饴糖敷一夜,次早以温汤洗净,用生鲤鱼肉切薄片贴之,少顷虫出取去,再如法贴之,虫尽疽愈。

鲤鱼胆:味苦,气寒,无毒。主目热赤痛,青盲翳障之药也。《圣济总录》方:治目病生翳,及赤脉飞血缠睛。用鲤鱼胆汁滴铜镜上,阴干,竹刀刮下,每点少许于目眦内。

青　鱼

味甘,气平,微有毒。沉也,降也。入足厥阴、阳明经。

苏氏曰:青鱼生江湖间,南方独多。北地时或有之。色正青,其头中骨蒸熟晒干,状如琥珀。荆楚人作酒器甚佳。

青鱼:利湿痹,《开宝》散脚气之药也。释医冷庵曰:此鱼色青,应东方木,入通肝胆。故《开宝》方治湿痹脚气者,盖取此东方青色,入通肝胆之义。而胆汁干收,点一切目赤翳障,三上即效。而头中骨,治心腹卒痛欲死,以白汤磨服。

白　鱼

味甘，气平，无毒。

刘氏曰：白鱼生江湖中。大者长六七尺，色白形窄，腹扁鳞细，内有细刺，头尾俱昂而向上。武王白鱼入舟，即此。

白鱼：开胃下气，调五藏，《开宝》令人肥健之药也。楼渠泉曰：按卢氏曰：白者金色，金者水之母，故仲景方治水亡泽上而消渴，水亡润下而小便不利。《开宝》推广开胃：开胃者，开发上焦，熏肤、充身、泽毛，若雾露之溉，令人润身而肥健，气无不下，水无不去矣！

大氏曰：此鱼多食，能使热中发疮，故患疮疖人不可食，食之发脓。灸疮不发者，作脍食之良。

石首鱼鲞 又名白鲞

味甘，气平，无毒。入手足太阴经。

李氏曰：石首鱼生东南海中。其形如白鱼。扁身弱骨，细鳞黄色。首有石二枚，莹洁如玉。腹中白鳔可作胶用。每岁四月初来自海洋，聚群延连数里。能鸣，其声如雷。海人以竹筒探水闻声，乃下纲截流取之。澄以淡水，皆圉圉无力。初水来者最佳，二水、三水来者，形渐小而味渐减矣。罗氏曰：诸鱼日曝干皆可为鲞，其味美不及石首。以白色者为佳，故俗呼白鲞。宜暴极燥收贮竹节中，以稻草叠裹，不露风者为妙。若露风则变红色，失味也。

石首鱼鲞：健养肠胃，清理积痢，《开宝》消化瓜果之药也。陈五占曰：石首鱼色黄，成鲞色白，得土金清和之化，有养脾理肺之功。故《开宝》方治久病胃虚食减，不能进厚味者，以此鲞，白水煮烂食之。其性不热不寒，不克不腻，能消故滞，能补新清，健利肠胃，为肠虚胃弱人必需用之，诚药食中之良品也。如生鲜者，用葱、蒜、香草和盐捣拌，压实一时，入锅蒸熟，食之味极鲜美，为食中佳肴。不免有动风发气、起痰助毒，有病人不宜食之。

石首骨：味咸，火灸性燥。研极细，能止久年脑漏。每晚临睡时服一钱，酒调下。

鱼　胶

味甘、咸，气平，无毒。

李氏曰：鱼胶，即石首鱼之白脬，雄者有之。中空如泡，故旧名曰鳔。可治为胶，粘物甚固。此乃工匠日用之物也。

鱼胶：龚云林暖子藏，益精道之药也。周士和曰：鱼胶系石首鱼之鳔，甘咸而寒，乘夏令而出，得水土和平之气。甘能养脾，咸能归肾，故方书用之。善种子安胎，生精补肾,治妇人临产艰涩不下,及产后一切血崩溃乱,血晕风搐。剪碎和麦面炒焦,研细末,白汤调服三钱。入十全大补丸料,大补阴阳两虚,血虚精少。

鲫　鱼

味甘,气温,无毒。

韩氏曰:鲫鱼,所在池泽俱有之。形似小鲤,色黑而体促,肚大而脊隆。惟食泥土,不食杂物。其性善窜,遇暴雨急流,此物逆流踊窜,能越池塘。大者有重至一二斤者。冬月肉厚子多,其味尤美。如江南之洞庭湖,蕲州之青林湖,皆产大鲫,长二尺,食之肥美,常充上供。观此则鲫为佳品,药食选用,自古尚矣。

鲫鱼:合五味、葱、椒煮食,陈藏器补虚赢,日华子和中下气,润肠胃,韩保升止热痢之药也。江春野曰:按丹溪翁言:诸鱼属火,独鲫鱼属土,有调胃养五藏之功。入食品中,亦称佳味。如配合他药治疗疾苦,奏验又非一端也。谨选诸家集方于左,以便临证取用。

集方:孟氏方治胃弱不食,并藏府不和,或痢疾不止。用鲫鱼和酱、醋、葱、椒调和食之。○《肘后方》治卒病水肿。用大鲫鱼一尾,去肠肚、留鳞,以商陆、赤小豆各二两填满,扎定,水二升煮极烂,去鱼、陆,食豆饮汁,二日一作。不过三次愈。○《集简方》治小儿齁喘。用活鲫鱼二个,养粪缸内半日,取出,清水养半日,淡水煮熟食之。○苏氏方治肿毒结核不散。用鲫鱼一个,以赤小豆一合,水浸软,和鲫鱼同捣烂,敷一二日即散。○同上治诸疮十年不瘥。以鲫鱼连肠肚,用滋泥裹固,火烧通赤,去泥,取鲫鱼研细末,日日掺之。一月平复。○《医林集要》治胯中便毒。用鲫鱼一个,连肠肚捣烂,再和山药一两同捣,敷之即消。

鳝鱼血

味咸、甘,气平,无毒。入足厥阴、少阴经。

韩氏曰:鳝鱼,生南北水岸泥窟中。李氏曰:黄质黑章,体多涎沫,似鳗鲡而细,似蛇而无鳞。大者长二三尺。夏出冬蛰。一种蛇变者名蛇鳝,有毒害人。南方鳝肆中以缸贮水,畜数百头。夜以灯照之,其蛇化者必项下有白点,通身浮水上,即弃之。

鳝鱼血:去风活血,龚云林治血燥筋挛之药也。李仁甫曰:按李氏时珍方疗口眼㖞斜,用血半盏,研麝香二三厘调匀,左㖞涂右,右㖞涂左。正即用热汤洗去。风中血脉,则口眼㖞斜,用血治之,从其类也。

虾

味甘鲜,气温,有小毒。

李氏曰:虾,出江湖者,大而色白;出溪池者,小而色青。须直爪长,背有断节,尾有硬鳞,多足而好跃。其肠近脑，其子在腹外。有米虾、糠虾，以精粗名也。青虾、白虾，以色名也。梅虾以梅雨时名也。泥虾、海虾以出产名也。岭南有虫，大如蚁，秋后群聚水中，化为虾，名曰天虾。凡虾之大者，蒸曝去壳，谓之虾米。以姜、醋拌食极鲜。

虾肉：孟诜《本草》生捣汁，和白汤饮，宣吐风痰。李时珍煮汤食之，托痘疮，下乳汁。外科方乘活捣膏，涂痈疽将溃，速出脓头。

乌贼鱼骨名海螵蛸

味咸，气温，无毒。

《别录》曰：乌贼鱼，生东海池泽，今近海州郡皆有之。**苏氏**曰：形若革囊，口在腹下，八足聚于口旁，无鳞，有须两根如带。黑皮白肉，背上有骨厚三四分，状如舟形，轻虚而白，重重有纹。腹中血及胆黑如墨，可书字，但逾年则灭迹，惟存空纸尔。《南越志》云：其性嗜乌，每自浮水上，飞乌见之似死物而啄之，乃卷乌入水而食之，故名乌贼。能吸波噀墨水，令水溷黑，自卫以防人害。《尔雅翼》云：九月寒乌入水，化为此鱼，故又名乌鲗，不知果否？**雷氏**曰：凡使勿用沙鱼骨，其形真似，但以文顺者是真，横者非也。水煮一伏时用。外有一种柔鱼，与乌贼相似，但无骨尔。越人食馔多用之。

乌贼鱼骨：陈藏器散血瘕，通血闭，《农皇本经》止赤白漏下之药也。张少怀曰：此药味咸走血，色黑归肾，体轻属肺，气臊入肝，实为厥阴之剂。故李氏方主血瘕血闭，赤白带下，乃厥阴本病也。寒热疟疾，阴中痛，疝瘕痛，乃厥阴经病也。目热流泪，翳障攀睛，乃厥阴窍病也。厥阴属肝，肝藏血，故诸血病皆宜用之。又吴瑞方治老人痰闭哮喘，呼吸不宁；妇人房事违理，小户肿痛；小儿重舌鹅口，及牙疳走马；或痘疮湿烂不收。如痰与气伤之病，风湿浓血之病，亦宜用之。《经验方》言：乌贼鱼骨专主血闭。然血闭有有余、不足二证。有余者血滞，不足者肝伤。此药所主血闭，肝伤不足之病也。正与《素问》相合。入药宜煮去咸味用。

集方：乌贼鱼骨研极细末，治已上诸病。入服食方，每用二钱，白汤调服。如重舌鹅口，牙疳口臭，痘疮湿烂诸证，俱宜作末掺搽。惟宜单行，不配他药更妙。

腹中墨：味甘、酸。陈藏器治血刺心胃作痛，醋磨服之。

鳗鲡鱼

味甘，气平，有毒。

李氏曰：鳗鲡鱼，随处有之，其状如蛇，背有肉鬣，色青黄。其身连尾，无鳞，有舌，腹白。大者长数尺，脂膏最多。背有黄脉者名黄丝鳗鲡。此鱼善穿深穴，如蛟蜃之属。善攻江岸，常与水蛇同穴，人酷畏之。**孟氏**曰：歙州溪潭中出一种，背有五色文者，头似蝮蛇，入药最胜。江河中难得五色文者。倘腹下有黑斑，背上有白点者，毒甚，不可食。

鳗鲡鱼：消痔治瘵，《别录》杀诸虫，日华子止传尸劳瘵之药也。方益明曰：此物其形类蛇，无鳞有舌，常与水蛇同穴，其性有毒可知矣！《别录》言性本杀诸虫，故日华方用治传尸虫劳,骨蒸夜热,往往推验。又如病疡瘘痔及风湿脚气痹痛,人常食之,渐渐获效。性虽有毒,以五味、葱、姜、椒、韭,烹制得宜,食之又能补肾藏、壮虚羸。谓其味甘而性禀水土之阴气故也。

《本草发明》云:鳗鲡所主诸病,其功专在杀虫去风耳。金山有人病瘵,相传死者数人,延及女子。家人弃于江滨,渔人引归,安置渔舍中。日以鳗鲡鱼食之,其病遂愈。又取骨烧烟熏蚊,令化为水。熏毡锹及屋舍竹木,断蛀虫。置骨于衣箱,断诸蠹。观此则《别录》谓杀诸虫之说,益可证矣。

倪朱谟曰:鳗鲡鱼,出《纲目》昔名蛇鱼。其形似蛇,头似蝮,身与尾连,无鳞有舌,穿土穴居,又与水蛇共处,其属蛇类而非鱼类也。因《本草》原附鳞部鱼类中,朱不敢外此另立他部。又因功能杀虫、治劳瘵,故不敢弃。今附鱼类之末,以俟后之好生者采择焉。

介　部甲虫类

龟　版

味咸、甘,气平,无毒。气味俱阴。入足少阴经。

《别录》曰:龟甲,生南海池泽及江湖中。韩氏曰:今取江州、湖州、交州者,骨白肉厚,其色分明,供卜入药最良。《论衡》云:春启冬蛰,食于清而游于浊,龟也。《尔雅翼》云:甲虫三百六十,龟为之长。《广雅》云:神龟者,玄文五色,神灵之精也。《说苑》云:灵龟千二百岁,文五色,似金似玉。背阳向阴,上隆象天,下平象地,磐衍象山。四足转运应四时,文着象二十八宿。蛇头龙翅,左睛象日,右睛象月。《博议》云:广肩巨腰,内肉外骨。雌雄尾交,卵生而思抱。转旋任脉,呼吸以耳。周人云:凡取龟用秋时,攻龟用春时。《类考》:蔡国君之守龟,蔡氏因以为名。长尺有二寸。《三正记》云:天子龟长一尺二寸,诸侯一尺,大夫八寸,士六寸。龟阴,故数偶也。阴之老也。以火灼之何? 以阳动阴也。《龟书》云:春占后右,寅卯木兆也;夏占前右,巳午火兆也。秋占前左,申酉金兆也;冬占后左,亥子水兆也。或云:龟闻铁声则伏,菜油抹眼,则入水不沉。老桑煮之则易烂。苏氏曰:头方脚短,壳圆版白者,阳龟也;头尖脚长,壳长版黄者,阴龟也。阴人用阳,阳人用阴。又云:龟甲勿令中湿。陶氏言:甯可供卜,壳可入药。古者上下甲皆通用。日华仅用其版,后世遂主之矣。李氏曰:按陶氏用生龟炙取,日华用灼过者,皆以其有生气神灵也。曰败者,谓钻灼陈久如败也。吴氏以自死枯败之壳取版用,反谓灼者失性,谬甚矣! 雷氏曰:修治:取版,锯去四边,石上磨净,或酥炙、酒炙、醋炙、猪脂炙,以黄色为度。如得神龟当版心透明如琥珀色者最佳。凡入丸散,须炙透研极细用,不然渣滓留滞肠胃,能致癥瘕腹痛,肠痈内溃诸疾。入煎剂无妨。

龟版:补肾滋阴之药也。程君安曰:龟性神灵,体静息伏,能变化吉凶,延年多寿,故古方于阴虚有火之证专主之。如《别录》方治虚劳骨蒸,发热恶寒,或痎疟久缠,阴气衰乏;或淋带赤白,漏下不收;朱丹溪或痢疾留连,滞痛不止,皆阴虚而邪热为病者。用龟版外刚内柔之具,借其气以相通,且得水火既济之义,而阴虚痎痢、淋带诸病自少矣。

集方:治虚劳骨蒸,发热恶寒。用龟版,童便浸炙,配沙参、知母、地骨皮、牡丹皮、银柴胡、怀熟地、白芍药。○治痎疟久缠,阴气衰乏,热多寒少。用龟版醋浸炙,配白术、半夏、牛膝、当归、何首乌、枸杞子。○治血淋白带,渗漏不止。用龟版酒浸炙,配当归、川芎、白术、茯苓、续断、杜仲、牡丹皮。○治痢疾留连不止,下后而积滞转生,疼痛转加,延久不愈者。用龟版醋浸炙,配川黄连、吴茱萸、白芍药、木香、甘草、芡实、陈皮、当归。已上集程松谷《家乘》。

龟胶:滋阴助水之药也。程君安曰:龟禀金水之气而生,得阴土之气而养,感北方玄武之精而成,乃阴中至阴之物也。大有补阴补血之功。如古方主阴虚不足而发热口干,或咳咯血痰而骨蒸劳热;或腰膝痿弱而筋骨酸疼;或寒热久发而疟疾不已;或妇人崩带淋漏而赤白频来。凡一切阴虚血虚之证,并皆治之。又按李氏方云:龟、鹿皆灵而有寿,龟首常藏向腹,能通任脉,故取其版煎胶,以补心、补肾、补血,用以养阴也。鹿鼻常反向尾,能通督脉,故取其角煎胶,以补命、补精、补气,用以养阳也。观龟甲所主诸病,皆属阴虚血弱成劳之证,自可心解矣。

集方:治已上诸虚不足之证。如阴虚不足,发热口干;或咳咯血痰,骨蒸劳热;或腰脊痿弱,筋骨酸疼等证。用龟胶四两切碎,麦面一两拌炒,北沙参、麦门冬、怀熟地、银柴胡、地骨皮、牛膝、木瓜、薏苡仁、知母、贝母、桑皮各二两,分作二十帖,煎服。○治寒热久发,疟疾不止。用龟胶一两,肉桂五钱,于白术土拌炒二两,分作五帖服。○治妇人淋带赤白不止。用龟胶三钱,酒溶化,每日清晨调服。○如病人阴虚者用龟胶,阳虚者用鹿胶。阴阳两虚者,龟鹿二胶合用。每蚤各用二钱,切碎,酒溶化服。不饮酒者白汤服。

治产后疟疾主方:用龟板、鳖甲俱用酒炙各五钱,当归、柴胡、茯苓、陈皮、生姜皮、炮姜各二钱,白术、白芍药各三钱,牛膝一两,水二碗,煎八分,五更服。如口渴,加麦门冬、竹叶各五钱;渴甚,加知母、天花粉各三钱;痰多,加川贝母、制半夏各二钱五分;元虚气弱,加人参五钱或至一两;肺热,去人参,加沙参、桑皮各二钱;汗多,加黄耆二钱,北五味八分;寒甚,加桂枝、干姜各一钱;热甚,加青蒿四钱;恶露未尽,加桂枝、桃仁、玄胡索各一钱五分。○治三阴疟,三日一发者。用龟板、鳖甲俱酒炙各五钱,白术一两,肉桂三钱,当归二钱,附子童便制一钱,乌梅三个,水二碗,煎一碗,五更温和服。渣再煎,天明服。

玳瑁甲

味甘,气寒,无毒。入手少阴、足厥阴经。

陈氏曰:玳瑁,生岭南海畔山水间。今海洋深处多有之。李氏曰:其首嘴如鹦鹉,其身似龟、鼋而壳稍长。背有甲十数片,黑、白、红、绿、斑文相错而成,明亮可爱。其裙边有花缺如锯齿。无足而有四鬣,前长后短,皆有细鳞斑文。海人养以盐水,饲以小鱼。大者如盘,小者如碗碟。大者难得,小者常有之。但老者甲厚而色明,小者甲薄而色暗。取时必倒悬,用滚醋泼之,则甲逐片应手自落。入药须用生剥者乃灵,若经汤煮,力即减少,与犀角义同。雌雄不交,相望而卵。其功解蛊、化毒甚灵。毒物之所媢嫉者,故名。

玳瑁:陈藏器解岭南百蛊、百药诸毒,陈士良安神定惊,解热化痰之药也。翟秉元曰:玳瑁,龟类也。得水中至阴之气,寒而无毒,善解一切百蛊百药热毒,及伤寒热烦狂言,小儿惊风客忤,胎毒痘毒,干枯火疔诸证,其功力与犀角相等。

缪仲淳先生曰:此物其性最灵,凡遇饮食有蛊毒者,必自摇动。须用生者乃灵,死者则不能矣。岭南人善以诸毒药造成蛊,人中之则昏愦闷乱,九窍流血而死,惟用活玳瑁刺其血饮,或用生甲磨浓汁,服之可解。其性禀纯阴,气味至寒。如诸病虚寒无火毒者勿用。

集方:杨氏方解一切蛊毒。用生玳瑁磨浓汁服一盏,即消。○《灵苑方》预解痘毒,遇时行痘疹服此,未发者内消,已发者稀少。用生玳瑁、生犀角,合磨浓汁一盏,和匀,作三四次温和服。○闻人规方治痘疹黑陷,乃心热血凝也。方同上,加入猪心血、紫草汁各五匙,温服。

鳖　甲

味咸,气平,无毒。沉也,降也。入足厥阴、少阴经。

《别录》曰:鳖甲,生池泽,今处处有之,以岳州沅江者、甲有九肋者胜。李氏曰:鳖甲,虫也。水居陆生,穿脊连胁,与龟同类。四缘有肉如裙,故曰龟甲裹肉,鳖肉裹甲。无耳以目为听。纯雌无雄。以蛇及鼋为匹。夏月孕乳,其抱以影。陆氏曰:鱼满三百六十,则蛟龙引之而飞。纳鳖守之则免。故一名守神。性畏蚊,遇蚊叮即死。又熏蚊者,复用鳖甲烧烟,蚊即遁迹。物理相报复如此。修治:以滚汤泡洗去油垢、虫蚁净,用醋炙、酒炙、童便浸炙,随病置宜可也。

鳖甲:除阴虚热疟,方龙潭解劳热骨蒸之药也。魏景山曰:鳖甲,虫也。与龟同类而异种,亦禀至阴之性。色青入肝,统主厥阴血分为病。如《农皇》治心腹癥瘕,坚积寒热;《别录》之治老疟疟母,寒热痞积;甄权之治骨蒸劳瘦,骨节烦热;濒湖之治妇人血闭,淋沥,经脉不通,或五色漏下,或产难不顺,产后寒热,癥瘕恶血诸证,悉属厥阴血闭,邪结渐至寒热,为癥瘕,为痞胀,为疟疾,为淋沥,为骨蒸者,咸得主之。倘阳虚胃弱,食饮不消,呕恶泄泻者;阴虚胃弱,吞咽不下,咳逆短气,升降不足息者,用此无益也。

集方:《甄氏家乘》心腹癥瘕血积。用鳖甲一两,汤泡洗净,米醋浸一宿,火上炙干,再淬再炙,以甲酥为度,琥珀三钱,俱研极细末,大黄五钱,酒拌炒,共研细作散。每早服二钱,白汤调下。〇《肘后方》治老疟疟母将成疟劳。用鳖甲二两,醋淬火炙同前,白术一两土拌炒,明雄黄五钱,共研极细末,每早晚各服二钱,白汤调下。〇《方脉正宗》治骨蒸夜热劳瘦,骨节烦热,或咳嗽有血者。用鳖甲一斤,滚汤泡洗,去油垢净,北沙参四两,怀熟地、麦门冬、天门冬各六两,白茯苓三两,陈广皮一两,水五十碗,煎十碗,渣再煎,滤出清汁,微火熬膏,炼蜜四两收。每蚤晚各服数匙,白汤调下。〇《产宝方》治妇人血闭不通,或淋沥不净,或临产艰难不顺,或产后恶血不行,留结成癥瘕痞积,渐发寒热,几成劳者。临产须豫服此,可免产后一切血患。用鳖甲一斤,制法同前,乳香、没药各二两,俱用瓦上焙出汗,白术、当归、川芎、白芍药、干姜、肉桂、川黄连、牡丹皮、玄胡索、木香、甘草各一两,俱用酒拌,晒干微炒,共十四味,俱研极细末,炼蜜丸弹子大,重三钱。妊娠九月,随宜服之。临产、产后俱可服。俱用白汤调下。

续补集方:《肘后方》治卒得腰痛,不可俯仰。用鳖甲三两,制法同前,研末,早晚各服二钱,白汤调下。〇《梅师方》治妇人五色淋带。用鳖甲二两,制法同前,每早服二钱,白汤调下。〇《传信方》治一切痈疽或肠痈内毒。用鳖甲一斤,制法同前,研细末,再重罗筛过,再研极细,疮口日掺少许,但不可多。内服二钱,白汤调。毒在上,食后服;在下,食前服。

治胁痛:和肝饮加减方:用鳖甲、柴胡、当归、川芎、半夏、白芍药、枳壳各二钱,水煎服。〇左胁痛者,怒伤血滞也。加青皮、桃仁;右胁痛者,气逆挟痰也。加桔梗、白芥子;左右胁俱痛者,肝火盛而痰气结也。加龙胆草、香附、贝母、白芥子;两胁走注痛而有声者,是痰饮也。加苍术、白芥子、胆星、瓜蒌仁;痛延日久,作块不移者,是死血留痰。如咳嗽气急而失治,必成胁痈。外有肝气极虚,真阴损乏成胁痛者,宜十全大补汤,加鳖甲、牛膝。

牡 蛎

味咸,气寒,无毒。气薄味厚,阴也,降也。入足少阴、厥阴、少阳经。

《别录》曰:牡蛎生东海池泽及南海、闽、广间。今永嘉海旁皆有之。苏氏曰:初生时假水沫、傍石砂,向日色,渐结成形。纯雄无雌,故得牡名。大如拳而四面渐长至数尺,块礓相连如房,房中有肉,大者如马蹄,小者如人指,名曰蛎黄。每潮来房开,潮去房阖。阖时吸小虫以充腹。海人取者,皆以烈火逼之,凿房挑取其肉,食之味美。以房层叠,可以砌墙。烧灰水和,可以粉壁。雷氏曰:一种形圆如龟壳,大小皆夹砂石。男子服之,令无髭也。温氏曰:修治:以童便浸七日,取出米醋浸一日,以盐泥固济,火煅红,研极细用。

牡蛎：涩精气，止崩带之药也。顾汝琳曰：此得海水浮沫附石结成，乃湿生也。本以水凝为质，应潮开阖，体类坚金，生则味咸，咸能软坚。《别录》所以化积去痞、消瘿散瘰疬也。煅则味涩，涩能止泄，农皇所以止妇人赤白带下；孟诜所以止男子遗精梦泄也。大抵此海水所化之物，实无情而致有情也。遗精淋带，感无情之气，致损有形之质也。如失精与失血者，投此旋定。但味咸气寒，凡病虚而有热者宜用，虚而有寒者忌之。肾虚无火，精寒自出者，亦非宜矣。

《本草发明》云：和杜仲服，可止盗汗；和黄耆服，可止自汗；和干姜服，可止阴汗；和麻黄根服，可止头汗。柴胡引之，能去胁下痞硬；茗茶引之，能消项上结核；大黄引之，能去股间肿痛；归、术、白薇引之，能止血淋白带。又通淋止浊，车前、瞿麦为使可也。涩肠去澼，防风、白芷为佐可也。

集方：《方脉正宗》治久年痞积及癥瘕坚块。用牡蛎八两，生捣极细，重罗筛过，配干姜十两、于白术一斤，俱用酒拌炒，共研极细末，饴糖为丸梧子大。每食前早晚各服二钱，好酒吞下。○初虞世治瘰疬瘿核，不拘已破、未破。用牡蛎四两，甘草一两研极细，每早饭后用一钱，茶汤调服。○《方脉正宗》治妇人赤白带下，男子遗精梦泄。用牡蛎、龙骨各二两，俱火煅通红，研极细末，配茨实、白术各五两，俱酒拌炒，研细末，总和匀，饴糖为丸梧子大。每早饭前用二钱，米汤吞下。○治心虚自汗，盗汗，经月不止。用牡蛎火煅五钱，麦门冬、黄耆、白术、石斛各三钱，半夏、陈皮各二钱，甘草、北五味各一钱，水二碗，煎八分，侵晨一服，临睡一服，半月即愈。○同上治痢疾窘急胀痛。用牡蛎生捣一两，大黄酒煮五钱，枳壳麸炒一两，三味共为极细末，红曲打糊为丸如黍米，每服一钱，白汤下。三四服即止。按：牡蛎火煅即涩而止积，生捣即行而消积，不可不知。○《方脉正宗》治阳虚自汗。用牡蛎火煅五钱，人参三钱，麦门冬五钱，北五味二钱，煎汤饮立止。外再用牡蛎火煅数两，捣细粉，布包扑身上，亦可收汗。

蚌壳粉

味咸，气寒，无毒。沉也，降也。入手太阴，足阳明经。

李氏曰：蚌类繁多，今处处江湖间有之，惟洞庭、汉、沔独多。与蛤同类而异形。长者通曰蚌，圆者通曰蛤。故蚌从丰，蛤从合，皆象形也。后世蛤、蚌浑称者非。蚌大者长七寸，状如牡蛎，小者长三四寸，状如石决明。其肉可食，老者内有真珠。其壳可为粉。湖、沔人水和印成锭子市货，谓之蚌粉。用以餙墙壁、闉墓圹，甚坚固。

蚌壳粉：化痰积，定咳嗽，解湿热，李时珍止白浊白带之药也。释医临水曰：蚌，水产也。壳研为粉，其体沉坠，其性寒润而滑。治病之要，只在行湿、清热、化痰而已。如宋医李防御治湿痰咳嗽，肺气壅闭，面浮喘肿者；而日华子治膀胱湿热不清，为淋、为癃、为浊、为带；或小儿脾热疳积，为痢、为胀诸证。膀胱为水府，此药味咸水化，气类相从，故兼用之。但性惟寒降，诸病属脾肺虚寒而无火者，须禁用之。

集方：《类编》方治湿痰发嗽，终夕不寐，喘促、面浮肿如盘。用蚌壳粉研极细一两，真青黛三钱，共研匀，每夜晚各食前服一钱五分，白汤调服。○《方脉正宗》治男妇小便淋沥、痛涩，或白浊白带。用蚌壳粉研极细一两，车前子六钱炒黄，同研细，每早晚各食前服二钱，灯心汤调下。

续补方：孙仁存方治痰涎积聚，结于胸膈心腹作疼、日夜不止；或干呕哕食者。用蚌壳细粉一两，巴豆仁十粒同炒，豆焦黑，去豆不用，以红曲六钱作末，醋打糊丸梧子大。每服三十丸，姜酒下。○《方脉正宗》治汤泡火烧疼痛。用蚌壳细粉，不拘多少，用香油调涂患上，不痛不痕而愈。

真　珠

味咸，气寒，无毒。可升，可降。入手少阴，足厥阴经。

沈氏曰：珠出海上池泽。按《岭表录异》云：廉州北海生珠母，乃老蚌也。海旁有洲岛，岛上有大珠池。每岁刺史亲监珠户入池，采老蚌取珠以充贡。池虽在海上，而池水味淡，亦一异也。即采小蚌肉作脯食，亦得细珠如米。则此池之蚌，大小皆有珠也。其他海旁亦有珠蚌，人取珠，不甚光莹，皆不及南海、北海池中之珠，多而且奇。但清水急流处，其色光白。若浊水及缓流处，其色多暗也。又按《廉州志》云：合浦县海中有梅、青、婴三池，池水亦不甚咸，蜑人每以长绳系腰，携筐篰入水取蚌母，得一二枚即振绳，令舟人急掣绳起。设有一条血色浮水上，则人葬鱼腹矣。又按《格古论》云：南珠色微红，西洋珠色纯白，北海珠色微青，各随方色也。南番珠色白、圆耀为上，广西者次之。北海珠色微青者为上，粉白油黄者下也。西番马价珠，色青如翠为上。其老色夹石、粉青油烟者下也。又龙珠在颌，蛇珠在目，鱼珠在眼，鲛珠在皮，鳖珠在足，鼋珠在肋，蚌珠在腹也。凡蚌闻雷则瘦，其生珠如怀孕，故谓之珠胎。中秋无月则蚌无胎矣。如入药用，以新珠未经钻缀者，以人乳浸三日，再入豆腐腹中煮一炷香，和灯心草研如粉，以二万碾方细，堪入服食。如妇人作首饰过者，或在死尸中者，皆不可入药。

真珠：镇心定志，安魂养魄，解结毒，龚云林化恶疮，收内溃破烂之药也。黄正旸曰：珠生于蚌，而得中秋明月映之乃孕，得中天太阴之精，水土至阴之清气也。故寇氏方用此治惊悸怔忡，癫狂恍惚，神志不宁，魂魄散乱，及小儿血气未定，精神不足，尝多惊恐，以此神光宝足之物，而惊乱可镇，神明自安矣。甄氏方用此治一切诸毒疽疮，穿筋溃络，烂肌损骨，破通关节，脓血淋漓，溃久不收之证。以此清明莹洁之物，而恶毒自解，溃脓自收，肌肉自长矣。又若目生翳障，研末点之即消；瞳仁反背，研浆点之即正。以此日受水精月华之气，含光内媚之物，而目可明矣。但体质坚硬，入药须裹豆腐煮熟，拌灯草研如飞面，方堪服食、敷点。倘研制不细，用之能伤人藏府，攻吸生肉，为害匪轻。

集方：《方脉正宗》治大人惊悸怔忡，癫狂恍惚，神志不宁，魂魄散乱；治小儿血气未定,遇触即惊;或急慢惊风,痫痉搐搦等证。用真珠一钱,以豆腐裹煮一时许,拌灯草同研,如飞面极细末,配丹砂、琥珀、犀角、玳瑁、天竺黄各五钱,以铁碾研极细末,再加茯苓、钩藤、半夏曲各一两,甘草、人参各六钱,同炒黄,研极细末。三末总和匀,炼蜜丸龙眼核大。每服一丸,生姜汤化下。○瓦氏秘传治一切诸毒疽疮,穿筋溃络,烂肌损骨,破通关节,脓血淋漓,溃久不收之证。方名油蜡膏:用真珠一钱,制法同前,研极细末,头生儿胞衣一具,以银簪穿孔数十,清水涤洗恶血净,火烘干燥、不可焦,研极细末。如不细,再烘再研,务宜细如飞面者佳。如内有筋皮坚韧、研不细者,去之。白蜡一两,猪脂油一两,火上共熔化,和入胞衣末,并真珠末调匀,磁器收贮。遇是患,以猪蹄汤淋洗毒疮净,将蜡油药以软抿子脚挑取,轻轻敷上,再以铅粉麻油膏药贴之。○谭春台方治目生翳障。用真珠三分,制法同前,研极细末,炉甘石、白硼砂各一钱,人手指甲五分,三味共研极细,和入真珠末内,小磁瓶封贮。每日点粞许于两眦内,闭眼半时许,点三四次,翳障自退。○牛御史方治痘疮有疔,或紫黑而大,或黑烂而臭,或中有紫血线,此证十死八九。用真珠一钱,制法同前,研极细末,豌豆四十九粒、烧存性,头发灰三分,再取好油胭脂二钱,同捣成膏。先以银簪挑破疔毒,咂去恶血,以少许点之,实时变红活色。真奇方也!○《广笔记》治痘后翻瘢,不拘上下部分,肿烂淋漓者俱效。用真珠末、象牙末、孩儿茶各三钱,白僵蚕二钱,总和为极细末,以济宁胭脂调敷,毒水如注,渐渐收口。○同上治下疳蛀梗。用珍珠生研细,象牙末、牛黄、冰片各一钱,牙皂二钱,滴乳石一两,研极细如飞面,共再研。每服一分,土茯苓汤调下。

石决明

味咸,气平,无毒。沉也,降也。入足厥阴肝经。

陶氏曰:石决明是鳆鱼甲,附石生,状如蛤,惟一片无对,七孔者良。今岭南州郡及登、莱州海边皆有之。李氏曰:形长如小蚌而匾,外皮甚粗,有细孔如粟泡,内有光耀如细之青红绿色。背侧一行有孔如钻成者。生于石崖之上。海人泅水,乘其不意即易得之,否则紧粘难脱也。陶言是鳆鱼甲,与石决明一种二类,功用两相通用。

石决明:日华去目翳赤障之药也。葛小溪曰:此药气味咸寒,得水石清阴之气而生,凝着石上,单片无偶合,又得一阳清贞之化。故《别录》、日华、李珣三家,皆言专疗肝肺风热,治目疾,磨翳障,内服、外点,无不相宜。须研极细、水飞过,方可入药用。

集方:《方脉正宗》治风热伤血,成翳障青盲。用石决明火烧通赤,研极细,水飞过三钱,羚羊角、人指甲切碎微炒各二钱,甘菊花、生地黄、木贼草、谷精草、蝉蜕、密蒙花、决明子俱微炒,各一两,研为细末。共十味,总和匀,用生羊肝七个,捣烂成膏,和为丸，梧子大。每早晚食后各服三钱，白汤下。○李时珍治目生翳障。用石决明火烧通赤，研细水飞过，晒干，再碾千匝，磁瓶收贮，点两目眦。○治锁喉风。用石决明火烧、醋淬三次，研细末，用米醋调，鹅羽蘸搽喉内，即吐痰立愈。汪玄通传。

海　蛤

味苦、咸，气寒，无毒。沉也、降也。入手足太阳、阳明经。

李氏曰：海蛤生登、莱、沧州，海沙湍处皆有。大者如棋子，小者如麻粒。其色黄白，或带赤色。乃诸蛤之壳，为海水磨荡日久，光莹明洁。其类至多，巨细不能分别，故通谓之海蛤。雷氏曰：以浆水煮一伏时，研细成粉，水飞过用。

海蛤粉：李时珍化痰饮，农皇下逆气，甄权定喘肿，消胸胁满胀之药也。马继高曰：此属海水沙沫结而成形，又随海水奔聚沙碛，日暴而肉消，仅存空壳也。其体坚洁，日随湍水奔荡不已，故《本草》专主积痰留饮，停滞经络、藏府、胸臆之间，遏逆气道不行，而为肿、为喘、为胀满、为大小不通。假此坚洁润下、汩荡通流之物，而治闭逆不通之证，则热可清，痰可化，湿可利矣。病因热邪痰结气闭者宜之，若气虚有寒、中阳不运而为此证者，切勿轻授。

集方：《圣济录》治痰饮停滞中焦，逆气不下，喘促成肿，以致胸胁满胀，甚则大小不通，坐卧不宁等证。用海蛤粉、汉防己、葶苈子各七钱，赤茯苓、桑白皮各一两，陈广皮、郁李仁各六钱，共为末，红曲、姜汁打糊丸梧子大。每早晚各服二钱，米汤下。○《传信方》治血痢因内热者。用海蛤粉，早晚各用二钱，蜜汤调服。○朱肱《活人书》治伤寒血结胸胀痛，手不可近。用海蛤粉、滑石各七钱，甘草三钱，芒硝五钱，共为末，每服三钱。白汤调服。盖膻中血聚，则小肠壅；小肠壅则血愈不行。服此则小肠通，血脉流行而胸膈利矣。

文　蛤

味咸，气平，无毒。

韩氏曰：文蛤生登、莱州海沙处。大者圆二三寸，小者圆七分，形如海蛤，有斑文。修治：用酒煮一时，乘热捣细用。

文蛤粉：止咳逆，《别录》消胸痹，时珍化痰软坚之药也。吴养元曰：按成无己云：文蛤之咸，走肾以胜水气。凡病水湿痰饮，胶结不化，致成中宫否隔，升降失调，滞于气而为咳逆，滞于血而为胸痹者，以此咸寒软坚之物，如气之逆而不下，痹而不通者，可迎刃而解矣。又如仲景书论伤寒病在阳，当以汗解，反以冷水噀之或灌之，其热被却不得出，弥更益烦，皮上粟起，意欲饮水、反不渴者，以文蛤散主之。此药生聚海湍急流，捣研成散，用沸汤调服数钱，能分利水湿之邪，壅遏阳道。昔仲景用之,为因寒郁热,假此分利表间水气故耳。则知此为清热消饮之轻剂,且必于欲饮水、反不渴者用之,则知能泄偶郁之热,而不能胜实结之热矣。

集方:《方脉正宗》治痰饮胶结不化,为咳逆,为胸痹者。以文蛤一两,烧存性,研极细末,配姜制半夏、胆星、厚朴、广陈皮、白芥子、于白术、枳实各一两,俱同麸皮拌炒,研为末,每蚤晚各服一钱,食后白汤调服。

蛤蜊粉

味咸,气寒,无毒。沉也,降也。入足少阴血分。

汪氏曰:蛤蜊,生东南海中。白壳紫唇,大二三寸。闽浙人以其肉充海错,亦可作酱酰。此蛤蜊粉系海中诸蛤之粉,以别江湖中之蛤蜊粉也。大抵海中蚌蛤蚶蛎之类,性味咸寒,不甚相远。功能大同小异,专化痰而软坚也。若江湖蚌蛤粉,无咸水浸渍,专能清热利湿而已。修治:火煅作粉用。

蛤蜊粉:主热痰、湿痰、老痰、顽痰之药也。蔡心吾曰:此药生成海滨,味咸气寒,体燥性润。按丹溪翁言:此药治顽痰,能降能消,能软能燥,寒制火而咸润下,故能降焉;寒散热而咸走血,故能消焉。坚者软之以咸,取其属水而性润也;湿者燥之以渗,取其经火煅而消水肿、利小便也。如阴虚火胜,肺燥叶伤而成咳嗽痰涩者勿用。

集方:《于氏家传》治一切顽痰老痰,如棉絮、如梅核、如桃胶、如蚬肉形者,其为病状,为咳呕、为痞塞、为胀满、为疼痛。用海上蛤蜊火烧赤,研极细粉,每早用指头蘸数分擦牙,用白汤汩口,随咽下。如此用半月,全愈。能日日用之,终身无痰患,能延寿。○古方治遗精白浊。用海上蛤蜊一斤,火烧赤,研极细粉,川黄檗十两,盐水炒,研细末,和匀,用米糊丸梧子大。每早服三钱,空心温酒送下。○《普济方》治气虚水肿垂危者。用海上蛤蜊三两,火烧赤,研极细粉,用大蒜肉火煨熟,去衣净,捣烂为丸如梧子大,每早晚各食前服百丸,白汤下。

车螯壳

味甘、咸,气寒,无毒。沉而降,阴中阴也。入足三阴经血分。

李氏曰:车螯,其壳色紫,璀璨如玉,斑点如花。海人以火炙之则壳开,取肉食之。似蛤蜊而坚硬。罗氏曰:其壳可饰器物,烧灰可封墙壁。罗细粉可饰面。苏氏曰:南海、北海皆有之。陈氏曰:车螯是海中大蛤,即蜃类也。壳广数尺,有径丈者。亦或生珠,亦能吐气为楼台。春夏依约岛溆,常有此景。

车螯壳:日华子解痈毒,化酒积之药也。蔡心吾曰:按日华方治痈疽肿毒,用此烧赤、米醋淬二次,研极细粉,米醋调敷,可止痛减毒。又治酒积癖块,以车螯粉每早用二钱,白汤调服。

淡 菜

味甘，气寒，无毒。沉也，降也。入足阳明、太阳经。

陈氏曰：生东南海中，似珠母。一头小，中喇细毛。虽形状不典，然味甘美，颇能益人。晒干收藏，食时以滚汤泡软，去须用。按阮氏云：淡菜生海藻上，故治瘿气，与海藻同功。

淡菜：补虚养肾之药也。蔡心吾曰：此物本属介类，原其气味甘美而淡，性本清凉，故藏器方善治肾虚有热，及热郁吐血、痢血、便血，及血郁成瘿，留结筋脉诸疾。惟堪和冬瓜、茭白、白萝卜同煮，调油、酱、葱、韭食之，足以疗已上诸疾。不和药料同用。

田螺肉

味微苦，气大寒，无毒。

陶氏曰：螺生水田中及湖塘岸侧。状类蜗牛而尖长，较蜗牛稍大。其色青黄，其文左旋。

田螺肉：去腹中结热，日华子利大小肠之药也。吴养元曰：按李时珍云：螺，蚌属也。其壳文旋左，其肉厴随月盈亏，月盈则肉厴满，月亏则肉厴陷，纯乎得太阴至阴之清气也。故诸家本草，统治一切热疾，《别录》如目痛肿赤，大便结闭，陈藏器小便不通，李时珍禁口痢疾，日华子黄疸湿热，陶隐居水气浮肿，消渴热中，孟诜丹石毒发，《千金翼》痔疮痛胀等证。或内服食，或外掩贴，一用即平。如病非关火闭气结者勿用。

集方：《药性论》治时行风火暴发赤眼，痛涩难忍。用大田螺七枚洗净，新汲水养去泥秽，再换水养，先取一个于净碗内，着少盐花于厴内，承取自然汁点目，逐个用了。随放水中。如治烂弦风眼，本方再加铜绿末数厘，和盐花内。○《食疗方》治老人大便秘结不通。以田螺数枚，水煮熟，去壳，以原汤少许，调和葱、椒、油、酱食之。○《类编方》治小便不通，腹胀如臌。用田螺一枚，连壳捣烂，和食盐三分、麝香五厘，烘热，敷脐下一寸即通。此法兼治禁口痢疾，能使积毒下行，即思食矣。○《寿域方》治黄疸湿热。用田螺二枚，水养一日，去泥，取出连壳生捣，入好酒一钟，布帛滤过，将汁饮之，三服效。○仇氏方治水气浮肿。用田螺二个，大蒜肉一个，去衣，芥辣子二钱，三味同捣匀，隔帛贴脐上一寸，一周时，水从小便旋旋而下。○《圣惠方》治上消渴饮不厌。用田螺十个，和糯米作粥，去螺，食粥尽，吐涎沫，乃收饮之。立效。○《方脉正宗》治丹石发毒。用田螺十个，和绿豆五合煮食，并汁尽作五制即解。○《小品方》治痔疮肿痛。用田螺一个，揭开厴，入冰片五厘，取水涂痔即消。○治大小便不通。用田螺三枚捣烂，入青盐三分，摊成膏，贴在脐下一寸即愈。用蜗牛亦可。此方治热闭者极效。

螺蛳肉

味甘、微苦,气寒,有毒。

李氏曰:螺蛳,处处湖河池泽皆有,惟江夏汉沔尤多。大如指头而壳厚于田螺,惟食泥水。春月采,置锅中煮熟,以针挑肉食之。清明后其中有虫,不堪食矣。

螺蛳:解酒热,消黄疸,李时珍清火眼,利大小肠之药也。顾汝琳曰:此物食土居水,体性大寒,善解一切热瘅,因风、因燥、因火者,服用见效甚速。惟堪煮熟,挑出壳,以油、酱、椒、韭调和食之,不杂药料剂中。但寒而有毒,如胃中有冷饮,腹中有久泄不实,并有冷瘕宿疝,或有久溃痈疮未敛,及痔漏、瘰疬破烂诸疾,不宜食之。食之恐生努肉。○治诸疮烂湿不收。用墙内白螺蛳壳,火烧存性,敲碎,去壳内泥土,研极细,掺之即收。

人　部

乱　发 又名血余

味苦,气温,无毒。入手足少阴经血分。

李氏曰:头上曰发,属足少阴、阳明。耳前曰鬓,属手足少阳。目上曰眉,属手足阳明。唇上曰髭,属手阳明。颏下曰须,属足少阴、太阳。两颊曰髯,属足少阴。其经气血俱盛则色润而长,气多血少则色润而短,血多气少则色悴而长,气血俱少则其处不生。气血俱热则色黄而燥,气血俱衰则色白而槁。又血气清者须稀,血气浊者须浑,心慈者须软,心坚者须硬。贵寿者须索,贫夭者须枯。《素问》云:肾之华在发。王冰注云:肾主髓,脑者髓之海,发者脑之华。脑减则发悴而少寿。又云:水出高原,故肾华在发,发者血之余,血者水之类也。又叶氏云:精之荣在须,气之荣在眉,血之荣在发。《类苑》云:发属心,禀火气而上生;须属肾,禀水气而下生。眉属肝,禀木气而横生。故男子肾气外行而有须,女子、宦人眉、发不异而无须者,无外肾故也。又有须、发之白有迟早之不同,此不系年寿修短、疾病之由,而由祖父遗体、随气感应而已。

乱发:苏恭解痈毒,补阴髓,《别录》利小便之药也。茹日江曰:发秉阳气而生,禀阴髓而长,为心之标、血之余也。丛生阳首而复倒垂,则炎上之用,即润下之体。故血盛之人则发润而黑,血少之人则发燥而黄。男子八岁肾气盛,齿更发长,是发因人之血气以为生长荣枯也。《圣惠方》治一切血病,凡上下诸窍出血,或吐血、衄血,舌上出血,齿缝出血,或内崩脱血,粪前后血,小便淋血等证,有关阳躁阴离,营阴失守而致走失者,能入心走肝,益血止血也。况心主血,发为血余,实为血之苗也。本属神化之精,以火煅之,复化而凝成,自还血质,非神化而何? 又苏氏方用乱发烧灰,或熬汁,治一切痈毒疮肿,能止痛散毒,长肉生肌者,发本心血之苗,而诸毒痈疽实由心气郁闭不通，血脉因之而凝涩为肿为痈矣。今以借心血生长之物，而治心郁血凝为毒之病，以类从治，所以痈毒炽盛之际，用此立解也。

集方：《方脉正宗》治一切血病，凡耳目口鼻上部诸窍出血，如吐血衄血，舌上出血，齿缝出血，内崩脱血，粪前后血，小便淋血等证。用乱发八两，滚汤洗去油垢，净水一斗，锅内煮，水干添汤，以发化为度。入砂锅内微火熬成膏，人参汤调服十茶匙。○同上治吐血衄血。用乱发一两，汤洗净，烘干，火烧灰存性，为末，细罗筛过。如有烧不化者不可用。取细末用。生地四两，生侧柏叶二两，水三大碗，煎一碗，和发灰一半与服。渣再用水如法煎，再和发灰一半与服，服完血立止。○《和剂局方》治肠风泻血。用乱发一两，汤洗同前，入锅内炒焦，再入荆芥三两，槐花、槐角各一两，俱入锅同乱发再炒，以焦黑为度，研极细末，每早服二钱，空心温酒调下。○《妇人良方》治妇人内崩脱血。用乱发二两，汤洗同前，入锅内炒焦，为细末，配当归身、丹参各三两，微炒为末，和入发灰，炼蜜丸梧子大。每早服三钱，白汤送下。○《玉泉家抄》治小便淋血。用乱发六钱，汤洗同前，车前子一两，茯苓五钱，生地二两，水五碗，煎一碗，食前服，二帖愈。兼治小便不通。○治一切诸毒。膏药油内熬，入乱发数两。未溃能消毒止痛，已溃能长肉生肌。○华佗《中藏经》治齿缝出血。乱发炒焦，研细末掺之。○《肘后方》治黄疸尿赤。用乱发烧灰，每服一钱，白汤调下。○同上治蜈蚣蝎咬。用乱发烧烟熏之。○邵真人方治大风疠疮。用新竹筒十个，内装黑豆一层，乱发一层，至满，以稻糠火盆内煨之，候有汁，倒倾滴出。以盏承接，以鹅羽扫疮上，数日即愈。亦治诸疮。

头垢：味苦、咸，气温，有微毒。梳上者名百齿霜。

头垢：《别录》主小便淋闭不通，《简便方》及妇人吹乳肿痛之药也。陆平林曰：头垢，头上垢腻也。其性滑润而下走，故陶氏《别录》方治淋闭不通，小便涩沥。而杨起《简便方》治妇人吹乳肿痛，并用白汤调服数分，咸取其滑润而下泄、滑润而肿消之意。

指 甲

味甘、咸，有微毒。

李氏曰：爪甲者，筋之余，肝胆之外候也。《灵枢经》云：肝胆应爪，爪厚色黄者胆厚，爪薄色红者胆薄，爪坚色青者胆急，爪软色淡紫者胆缓，爪直色白者胆直，爪恶色黑者胆结。

指甲：李时珍催生产，去目翳之药也。顾朽匏曰：指甲为肝之标、筋之余也。名为筋退，谓其积日渐长而能自脱也。李氏方用其催生产、去目翳，取其脱、以治不脱之意，与蛇蜕、蚕脱义同。而陈藏器又谓用怀妊妇人爪甲更佳者，何也？盖妇人气血充实，乃能受孕，取其有生长力紧之意，又兼有待日而脱之情。

集方：《圣惠方》治难产不下，并胞衣不落。取受孕本妇逐月剪取手足指甲，临产将近，炒焦研细末，临产坐草时，温酒调服，生产甚易。○同上治目生花翳。用众人手指甲炒焦，研极细末，乳汁调，以簪头蘸少许点入目内。

治面生疔毒肿胀，至目与鼻俱隐入肉，牙关紧急。用患者手足指甲，入茶匙内灯上炙之，研细，和入患者耳垢、齿垢，和匀如豆大，将银簪桃开疔头。掐入其药，外用绵纸一层，津湿覆之，痛立止。半日肿半消，目可开。次日服仙方活命饮二剂愈。此法兼可治红丝疔，并一切诸疔皆效。《广笔记》。

人胞衣又名紫河车

味甘、微咸，气温，无毒。

吴氏曰：首胎者，胞蒂居中；次胎者，胞蒂偏倚。欲试男女胞衣，投水中频搅，俟水定，其胞覆者男、仰者女也。董氏曰：人胞衣，古方不分男女，不论首生、次生，惟健壮无病妇人者可用，以紫色者佳。用米泔或清水洗去秽恶血水，用银簪两面穿孔，使胞中秽水尽去，再用清水流净，或用酒煮捣膏，和入药中；或用火烘干燥存贮，临用磨为细末，配入药也。一方挑去筋膜用。缪氏言筋膜乃初结真气，不可剔去也。

方龙潭先生曰：紫河车，昔人未有用者。始于藏器陈氏《拾遗》，而丹溪确言其功，遂为时用。吴球老人创大造丸，治一切虚损劳极，谓有益气养血补精之功。故正、嘉、隆、万、泰、天六朝，时医治诸虚不足，五劳七伤，情欲斫丧，咳嗽无痰；或饮食少进，咳嗽有痰，自汗盗汗，形瘦无力，骨痿少气。凡精血不足之证，用此精血所化之物，而补精血所亏之地，则精血完足而诸虚之证自除矣。设男子精气虚寒，子嗣难成，女人血气有亏，胎孕不育，以此修制服之，则精血充足，自能子矣。

缪仲淳先生曰：按丹书云：紫河车系天地之先，阴阳之祖，乾坤之橐籥，铅汞之括囊。胚胎将兆，我则乘而载之，故谓之河车。儿孕胎中，脐系于胞，胞系母脊，真元所钟。主吸呼胎息，辘轳任督，所谓龙虎两弦，嘘吹盈望，位育婴儿之一焉也。合而言之，实先天之郛廓，主培后天之形藏，非草木金石之比。盖本其所自出，以从其类也。如阴阳两虚者服之，有反本还元之功，诚为要药也。然得男女坎离之气而成，不热不寒，不润不燥，凡阴虚阳虚、有火无火，俱宜服之。或者不达此理，谬言性热，此未之思也。

集方：吴球方大造丸：治虚劳骨蒸，女人无子及多生女，月水不调，小产难产，服之必主有子。危疾将绝者，一二服，可更活数旬，其补气血之功力可见也。久服耳目聪明，须发乌黑，延年益寿，有夺造化之功，故名大造丸。用紫河车一具制法详见前注，龟板二两，童便浸三日，酒炙酥黄，黄檗、杜仲、牛膝俱盐酒拌炒各一两二钱，北五味子一两，茯苓三两，当归身二两，人参一两五钱，共八味，俱微炒研细末，天门冬、麦门冬俱去心、怀生地各五两，和砂仁末五钱，同酒煮烂捣膏，配入紫河车，或酒煮捣膏,或炙干为末,亦详见前注。共捣和,炼蜜为丸梧子大。每早晚各食前服三钱,白汤下。男子遗精梦泄,妇人赤白漏下,本方并加牡蛎粉一两五钱。○刘氏方治久癫失志,气血两亏,精神虚散者。用紫河车一具,治净,酒水煮烂,和油酱五味食之。

人牙齿

味甘咸,性热,有毒。入手足少阴、足阳明经。

李氏曰:两旁有尖曰牙,无尖而平曰齿。肾主骨,齿者骨之余也。女子七月齿生,七岁齿龀,三七肾气平而真牙生,七七肾气渐衰,齿渐槁,发渐白矣。男子八月齿生,八岁齿龆,三八肾气盛而真牙生,五八肾气渐衰,齿渐稿、发渐堕矣。钱乙曰:小儿变蒸齿长,不及三十六者,由变蒸之不及其数也。修治:以火烧、酒淬酥散,研细用。

人牙齿:陈藏器攻毒气,发痘疮倒靥之药也。周士和曰:按李氏《本草》"发明"云:近世用人牙齿,治痘疮陷伏,称为神品。夫齿者肾之标、骨之余也。凡痘疮,其毒自肾出,方长之际,外为风寒秽气所冒,腠理闭塞,血涩不行,毒不能出,或变黑倒靥,宜用此以酒浆和麝香达之,窜入肾经,发出毒气,使热令复行而疮自红活,盖劫剂也。若伏毒在心,昏冒不省人事,及气虚色白,痒塌不能起发作脓,或热沸紫泡之证,止宜解毒补虚。苟误用此,则郁闷声哑,反成不治之证。可不慎哉!

集方:○钱氏方治痘疮倒靥。用人牙烧存性,入麝香一厘,酒浆调五分服。或用獖猪血调服亦可。误服寒凉,而致黑靥者,此方亦宜。○治一切阴疽不起发,头凹陷,沉黯不疼,无热。内服温补亦不起者,用人牙二个烧过,川山甲三钱炒焦,共研极细末。分作二服,当归、黄耆各五钱,煎汤调下,或用酒调服亦可。○《直指方》治臭漏恶疮。用人牙齿,烧,乱发,烧,鸡内金,烧,三味各一钱五分,研极细,入轻粉五分。麝香一分,再研匀,油调敷之。

人 乳

味甘、咸,气寒,无毒。可升,可降,通行十二经。

李氏曰:人乳乃阴血所化,生于脾胃,摄于冲任。未受孕则下为月水,既受孕则留而养胎,已产则变赤为白,上为乳汁。此造化玄微自然之妙也。入药宜取无病妇人之乳,白而稠者佳。若色黄赤,清而腥秽如涎者,夏月久顿不吮有腺气者,并不可用。有孕之妇,其乳谓之忌奶,小儿吮之,吐泻成疳魃之病,最有毒也。

人乳:主充和藏府,荣华腠理,葛可久灌溉百骸,润泽枯燥,龚云林人身转运之神液,益寿延年之圣药也。江春野曰:此乃血气之精液,转赤为白,亦内丹也。凡治元神不足,精神衰乏,咳嗽无痰,日晡潮热,或阴虚火动而骨蒸盗汗,或久患劳嗽而时有红痰,或面赤口燥而烦渴引饮,或肌瘦皮黄而毛发焦槁,或筋挛骨痿而四体乏力,或血竭阴消而肠胃闭结,或三消渴燥而多食易饥,或目暗昏蒙而瞳仁干结,是皆元虚火胜之证,惟此濡润养荣之剂,统能治之。缪氏曰:但其性凉而滋润,血虚有热,燥渴枯涸者宜之。若藏气虚寒、滑泄不禁,及胃弱不思食,脾虚不磨食者,并不宜服。

集方:内府孙东瀛传治已上一切诸虚十证,统用茯苓、山药、沙参、地骨皮、紫苑、百部、黄耆、牛膝、酸枣仁各二两,陈皮一两,用好人乳五碗,拌匀晒燥,微炒研末,再配怀熟地四两,乳汁浸,和酒煮半日,再蒸半日,捣烂为膏,和前末药为丸梧子大。每早服五钱,白汤下。惟目病昏蒙,瞳仁干结无光,本方加密蒙花二两,枸杞六两,俱用人乳拌炒和入。○《摄生众妙方》治男妇气血衰弱,虚痰虚火上升,或兼咳嗽吐血者,凡一切阴虚火胜之证,又治中风瘫痪,手足疼痛,或麻木不仁,不能动履等证。用人乳二杯,香甜浓白者佳,好梨汁半盏,和匀,砂铫内顿滚,以五百沸为度。每日五更一服,能消痰补虚,生血止嗽。此以人补人之妙法也。如胃弱作泻者勿用。○《圣惠方》治风火时眼,赤肿疼痛。用人乳半盏,黄连五分,以饭锅上蒸熟,频点两目眦内即效。○陈氏养和方治一切阴阳两虚,形神衰顿,精血枯涸,饮食减餐,恹恹不振者,或劳损吐血,咳嗽,夜热骨蒸,津液内乏者。用无病乳妇数十人,每日取乳数十碗,用竹筛下铺桑柴灰一层,中铺粗纸数十张,上铺白绢一幅,将乳汁倾入,薄铺,烈日中晒干。如不燥,用微火再烘,以松燥为度,收贮净磁器中。每日用好酒调一钱服,或和龟鹿胶酒调服更妙。侍御陈自抑。

龚云林曰:一贵家子,年十八岁,患虚劳热嗽,痰喘面赤,自汗频发,昼夜不能倒卧,痰不绝口,如此旬日,命在须臾。一家彷徨,诸医束手,召予诊视。六脉微数,乃阴虚火动之证。予令其五更时,将壮盛妇人乳汁一钟,重汤顿温,作三四十口服之。至天明服麦门冬、怀熟地、知母、贝母汤,少顷,将白米三合,入莲肉、红枣数枚,稀粥食之,半晌又进前药,加竹沥、童便少许,姜汁数滴,频频服之。至午又进前粥碗许,又食粉糕二块,半晌又照前药频服至尽,将晚进白米粥碗许,又进前药一剂,夜间睡则药止,醒即服此。如此三昼夜,药不住口,火乃渐息,方卧倒。以后日服前药一剂,过半月病减十之七,调理二月而愈。此证危甚至急,非予用此法救之,几乎不起。今后患此证者,当照此服。医者当照此治,未有不愈者也。如已作泄泻者,不在此例。

人　屎

味苦,气寒,无毒。

李氏曰:人屎乃饮食糟粕所化,故字从米,会意也。

人屎:丹溪方解一切热毒之药也。释医临水曰:人食五谷入胃,津液上升而为气血,糟粕下降而成粪。酝酿变化,得脾土之气,故色黄也。味苦、气寒,故日华子主天行时疾,阳明热狂,疗痈疽发背,一切无名恶毒,及黄疸、身黄腹胀,或男妇一切心腹急痛,瘕疝攻痛,盘肠伏痞,一时攻发,连绵月余不止者,并皆治之。虽系污秽不洁之物,如此急病投用,较诸药独灵。好仁居士,当留意焉。

集方:寇氏《衍义》治伤寒大热狂渴。用人屎一块,以新汲水调,澄清,灌之即解。○《秘要》治一切火毒疔毒,并时气热病,口鼻出血者。用干人屎一大块,火烧赤,水调顿服。○寇氏《衍义》治发背危急,并一切痈肿恶毒未溃时。用干人屎三两,醋和,加麝香五分,擂匀,围毒四边。如干燥,以鹅羽蘸蜜水润之。围三日,大减毒势。○金君宝传治黄疸身黄腹胀。用干人粪一块,火烧赤,研末,大人服一钱,小儿服五分,白汤调服,三次即退。○《经验良方》治男妇积年心腹急痛,或疝瘕攻痛,或多年盘肠伏痞,一时攻发,米浆不入,连绵月余不止者。用干人屎三两,火烧赤,研细末,配乌药一两为细末,和匀,每蚤服二钱,白汤调服。○《千金方》治疔毒初起。刮破,以人屎乘热敷之,干即易。不过数十遍,疔根即出,立瘥。○《儒门事亲》治痘疮黑陷,腹胀危笃者。此为劫剂。用人粪、猪粪、猫粪、犬粪各等分,布包,腊月初旬收埋高燥土中,至次年腊月八日取出,炒燥,倾银大土罐盛之,盐泥固济,炭火煅令烟尽为度。取出为末,入麝香少许研匀,瓷器密封收之。一岁服三分,二岁六分,三岁一钱,蜜汤调下。须臾疮起,此以毒攻毒。用火煅者,从治之义也。

粪 清

味苦,气大寒,无毒。

陶氏曰:取粪清,以腊月截竹一段,两头留节隔,去外青皮,浸粪窖中。三年内积汁满,埋土中一月,取出,节中开孔,滤入净磁瓶中,仍埋土中,上覆以碗,临用时随取之。

粪清:化热毒,消热痰,方龙潭解痘毒热闷倒靥之药也。临水曰:此药性味大寒而苦,其色黑绿,较之人粪更寒也。故韦氏《集简方》亦治天行时疾,瘟疫热狂,烦渴,唇焦,舌裂垂毙者。饮一二杯,无有不活者。凡一切火毒疔毒,丹石药毒,野草毒,菌毒,百虫诸毒等,并皆疗之。

集方:《方脉正宗》治天行时疾,阳明燥热,烦渴谵妄之证,并治一切火毒疔毒,丹石药毒,野草毒,菌毒,百虫诸毒。用粪清一盏,真犀角磨汁一盏,合和服之,二剂即解。○陶隐居治毒药箭伤人立毙,急饮粪清一碗即解。

人中黄:味苦、微甘,气大寒,无毒。即多年厕坑中砖石上所凝结黄垩是也,药性、治疗,大略与人屎同,解胃家热毒有效。○治一人头麻,至心窝而死;或自足心麻,至膝盖而死者。用人屎烧灰,用豆腐浆调灌,即苏而愈。

童　便

味咸,气寒,无毒。沉也,降也。入足少阴、太阴经。

日华子曰:取童便,必择无病童子,先饮米汤数碗,去其浊秽,俟转清白,无臊臭者取用。自溺亦可服。

童便:既济阴阳,陈藏器清和血气之良药也。夏碧潭曰:此乃津液之浊者,渗入膀胱而出。其咸寒下降,降火甚速,降血甚神,故大氏为除劳热骨蒸,咳嗽吐血,及妇人临产血晕闷绝之圣剂。如褚氏《劳极论》有云:饮溲溺百不一死,服寒凉百不一生。极言功力之最优也。第其性气寒降,惟不利于脾胃虚寒,或大便溏泄、久不实者,及阳虚无火,食饮减少者;胃中有寒痰停饮者,咸在所忌。

李濒湖先生曰:按《经》云:饮入于胃,游溢精气,上输于脾,脾气散精,上归于肺。通调水道,下输膀胱。故人服溲,溲入胃,亦随脾之气,上归于肺,下通水道而入膀胱,乃循其旧路也。故能治肺病,引火下行,而骨蒸劳嗽、吐血上逆之所必须用也。

方龙潭先生曰:童便系真阳之精,真阴之质。血见则止,气见则和;阴见则存,阳见则守;水见则升,火见则降。屡治妇人血气有亏,阴无所附;男子真阴内损,阳有所乘。所以临产之时,恶心烦闷,血上抢心;或已产之后,头晕眼黑,血崩不止;或呵欠,或呕逆,或狂躁,或谵语失笑,一切临产危证,用此则阴与阳合,血气和平。设有冲逆于上者,得此咸寒之味可以顺下;或妄崩于下者,得此清阳之气可以旋上。故于妇人为胎产之圣药云。如男子阴虚不足者,可以滋阴;阳火有余者,可以抑阳。迨见呕吐、咯、唾、衄血者,用此止之。咳嗽肺痿,骨蒸夜热者,用此清之。血虚劳火者,用此养之。目赤肿痛者,用此散之。火盛水衰者,用此调之。伤寒阳极狂躁者,用此定之。陈氏方所云:童便"既济阴阳、清和血气",良有义焉。

集方:《方脉正宗》治一切呕吐衄血之证。用怀生地、麦门冬、沙参各三钱,茜草二钱,牡丹皮一钱,水二碗,煎七分,和新鲜童便一盏服。○同上治骨蒸夜热,咳嗽有痰,将成劳者。用本方加地骨皮、青蒿各二钱。○同上治妇人临产,血晕闷绝垂死,或呵欠,或呕逆,或狂躁,或谵语失笑,及一切危证见者。用炮姜、炮黑豆、当归身各五钱,真川芎、益母叶各一钱,玄胡索、牛膝各二钱,水二大碗,煎七分,和新鲜童便一盏服。如血崩不止,本方加黑荆芥、人参各二钱。○《普济方》治赤眼肿痛。以溲便时时取之。

续补杂方:高氏方治中暍昏倒。以热溲便灌下即苏。○《圣济录》治头痛至极。以童便时时饮之。○《千金方》治火烧闷绝,不省人事。用新鲜溲便,顿灌数碗即苏。○《外科发挥》治跌扑折伤疼痛。用童便和好酒饮之,能推陈致新,其功甚大。○《通变要法》治人咬手指。瓶中盛热尿,浸一夜即愈。○《圣惠方》治绞肠痧痛。用童便服之即止。○同上治三消消渴。以溲便频频饮之。○成无己治伤寒少阴证,下利不止,厥逆无脉,干呕而烦、欲饮水者。用溲便、猪胆汁,咸苦寒物于白通、姜、附药中,其气相从,可去格拒之患也。

倪朱谟曰:昔海昌刘默斋医张学师,三阴中寒,厥逆自汗,烦躁脉微,而用附子理中、倍加人参,临服和童便一钟与服,即得安睡,诸证霍然。思此则龙潭方公所谓:童便能使"阴与阳合,血气和平"可味。

人中白:又名溺白垽。味咸,气寒,无毒。入足厥阴、少阴、太阳经。

李氏曰:人中白,系人溺澄下白垽也。以清水搅澄,以烈日干者良。

人中白:疗心肺虚热,日华子止传尸劳热之药也。葛小溪曰:此系人溺积淀结成,咸寒润下之物耳。宋人治肺热劳嗽,肺痈肺痿,心膈虚热,羸瘦渴疾,及鼻衄屡发等证。昔张杲《医说》载李士常苦鼻衄垂危,仅存喘息,张思顺用人中白散,实时血止。又延陵镇官鲁棠病鼻血如倾,日计盆余,头空空然,思顺亦用人中白散治之即止,终身不再作。此皆咸寒润下、散血之验也。

集方:治诸窍出血不拘吐、衄、便、溺诸血证。用人中白每早服二钱,白汤调下,立验。○治小儿牙疳。用人中白、枯白矾、川黄连各等分,研细末,用发箒蘸盐汤,搅洗牙秽净,掺之屡效。

尿瓶碱:味咸,气寒,无毒。年久者,每日灌滚汤浸之。灌浸二十一次,候干燥,打破瓶,用铜刀刮取。功力与人中白同。

秋石:味咸,气温,无毒。

陈氏曰:秋石,须秋月取童子溺,每缸入石膏细末七钱,桑条搅、澄定,倾去清液,如此二次,乃入秋雨水一桶搅澄。如此数次,淀秽涤净,咸味减除。以重纸铺灰上,晒干完全取起,轻清在上者为秋石,重浊在下者刮去。古人立名实本此义。用溺惟取童男女。今人不取秋时,亦不取童男女溺,随便杂收众人之溺,但以皂荚水澄晒为阴炼,火熬为阳炼,失其本性,何合于名? 媒利败人,安能应病? 况经火炼,燥涸精血,久服令人成渴疾。

秋石:滋肾水,养丹田,润心肺,陈氏《蒙筌》消痰渴之药也。门吉士曰:此系人尿、人中白,王公大人,恶其不洁,方士遂以设法修制为秋石也。治病功力与人中白同,亦无大奇验处。

红铅:味咸,气温,有毒。门吉士曰:按李氏《纲目》"发明"云:女人入月,血液腥秽,故君子远之,为其不洁,能损清贞之气也。如煎膏炼药,养痘烧铅,出兵演武,持斋诵经,修心养性命者,咸避忌之。此属污秽,能坏人神气故也。今有妖妄邪术,鼓弄愚人。其法取童女初行经血,巧立名目,谓之先天红铅。多方配合,谓之《参同契》之金华,《悟真篇》之首经。愚人信之,吞咽淀秽,以为秘方,往往发出丹疹恶毒,一切难以为名之病。殊可叹惜！按萧了翁《真金丹诗》云：一等愚人性好淫，强阳复去采他阴。口含天癸称仙药，恁你泇沮枉用心。呜呼！愚人观此，可自悟矣！

口津唾

味甘、咸，无毒。

李氏曰：口津唾，乃人之精气所化也。舌下有四窍，两窍通心气，两窍通肾液。心气流注舌下为神水，肾液流注舌下为灵液，聚于华池，泛为津液，复使下咽，所以灌溉藏府，润泽肢体，濡养筋脉赖此也。故修养家咽津纳气，谓之返元。人能终日不唾，则精气常留，颜色不槁，若久唾则损精气、成肺病而寿夭。故患天时热疾人，则心肾不交，肾水不上，故真气耗而精液干，故渴也。《难经》云：肾主五液，入肝为泪，入肺为涕，入脾为涎，入心为汗，自主为唾也。

口津唾：濒湖消疮痍、疥癣、鼍疱肿毒之药也。门吉士曰：须于五更未语时，频涂擦之，极验。《眼科方》每旦漱口擦齿，以水洗目，及常时以舌舐拇指甲揩目，久久令目光明不昏，又能退翳。《杨氏方》又治毒蛇咬伤，急以小便洗去毒血，随取口中津唾，频频涂之即解。又治代指肿痛。以口津唾和硇砂数分，再加小麦面少许，搜和作碗子，盛唾令满，再着硇末数分，以指浸之，一日即瘥。

人　气

李氏濒湖曰：人气，医家所谓元气、真火也。天非此火，不能生长万物；人非此火，不能存养生命。故老人及久病虚弱人，与二七以下童男或童女同寝，借其熏蒸，最为有益。此真气，不热不寒，温润培养。元气衰弱之人，宜用此法。按谢承《续汉书》云：太医史循宿禁中，陡寒疝病发，求火不得，令众人以口更嘘其背，至旦遂愈。又《抱朴子》云：人在气中，气在人中。天地万物，无不须气以生。善行气者，内以养身，外以却邪。然行之有法，从子至巳为生气之时，从午至亥为死气之时。常以生气时鼻中引气，入多出少，闭而数之，从九九、八八、七七、六六、五五而止，乃微吐之，勿令耳闻。习之既熟，增至千数，此为胎息。或春食东方青气，夏食南方赤气，秋食西方白气，冬食北方黑气，四季月食中央黄气，亦大有效。故善行气者，可以耐饥渴，可以延年命，可以行水上，可以居水中，可以治百病，可以驱瘟疫。以气嘘水，可便逆流；以气嘘火，可使扑灭。嘘沸汤则手可探物，嘘金疮则血即自止，嘘兵刃则刺不能入，嘘箭矢则矢反逆回，嘘犬则不吠，嘘虎狼则退伏，嘘蛇蜂则不能伤我。昔张三丰善得行气之法，遇有大疫，可与同床不相传染。遇有精魅，或闻声，或现形，或掷石放火，以气禁之，皆自绝灭。若人在百里之外有难，以我手嘘气，男左女右，亦即可安。夫气出于无形，用之其效至此，而况绝谷延年乎？按此即吾内养浩然之灵气也。符篆家取祖气即此，但彼徒皆气馁，庸人依法行此，安能得其验哉？

按：《养真方》治下元虚冷，日令童男女以时隔衣嘘气脐中，甚良。如身体骨节痹痛，令人更互呵痛处，久久经络通透。又治鼻衄不止，令病人仰卧，于眉中间嘘气数十口即止。

初生脐带

味甘、咸，气温，无毒。

李氏曰：胎在母腹，脐连于胞。脐带既分，一点真元，属之命门丹田。脐干自落，如瓜脱蒂，故脐者，人之命蒂也。其当心肾之中，前直神阙，后直命门，故谓之脐。

初生脐带：补肾命，解胎毒，化痘毒之药也。周士和曰：脐者，命蒂也。当心肾之中，为真元归缩之处。胎在母腹，脐连于胞。喘息吸呼，滋养之妙，由此而通。胎出母腹，脐带剪断，则一点真元之气，从此而归入命门丹田。故脐为命蒂，而脐带亦真气之所结也。韩氏《保婴方》以此治痘疮灰白，寒陷不起发者，用脐带炙燥为末，乳汁调服，能使痘毒外发，浆水充足。虚寒之甚，借此真阳之气，以培不足也。如前古以此治三阴久疟，取脐带九枚，烧存性，于白术二两，人参五钱焙干，俱为末，入童便煮附子一两，捣膏和丸梧子大。每早服三钱，酒送下。亦取其补益真元，消靡阴瘴耳。

人 血

味咸，有毒。

李濒湖曰：血犹水也。水谷入于中焦，泌别熏蒸，化其精微上注于肺，流溢于中，布散于外。中焦受汁，变化而赤。行于隧道，以奉生身，是谓之血，命曰营气。血之与气，异名同类。清者为营，浊者为卫。营行于阴，卫行于阳。气主呴之，血主濡之。血体属水，以火为用，火活则红，火死则黑，故曰气者血之帅。气升则升，气降则降，气热则行，气寒则凝。邪犯阳经则上逆，邪犯阴经则下流。盖人身之血，生长于脾，统摄于心，藏受于肝，宣布于肺，而施化由于肾也。修养家炼之，化为白汁。阴尽阳纯也。苌弘死，一腔热血，化为碧云，积精灵之所致也。凡人血入土，年久化为磷灯，阴魄之所化也。

集方：吴球《诸证辨疑》治吐血不止，随用吐出血块，炒黑为末，每服三分，以麦门冬汤调服。盖血不归元，则积而上逆。以血导血，归元则止矣。治衄血不止，亦同法。○《圣惠方》治产后血晕。随取本妇血一块，炒焦，醋汤调服。

人 骨

许氏曰：肾主骨。骨者，肉之核也。《灵枢经》有"骨度篇"，论骨之大小、长短、广狭甚详。

人骨：接骨折，疗扑打跌伤之药也。计日闻曰：按《医林集要》云：治杖打伤损，用火烧过人骨五钱为末，乳香三钱，瓦上焙出汗，共研匀，酒调服三钱。受杖者服此,不痛不肿。如扑打跌伤之人服此,先以杉木片,以软绢扎定伤处,立效。

简遗杂方_{六首}

治坠损扑疼痛,能散血止痛,重阳日收老茄子百枚,去蒂,四破切之,用消石十二两,捣细,以不津器,先铺茄子一重,乃下消石一重,如此间铺令尽,以绵纸十层密封,安置净处。正月后取出,去纸三层,日中曝之,逐日如此。至二三月,茄已烂,开瓶倾出,滤去渣,取汁别入新磁器中。以薄绵纸三层盖口,又曝至成膏乃可用。每以酒调一匙,空腹饮之,日再服。数次后,恶血散则痛止而愈矣。若膏久干硬,即以饭汤化软用之。

《直指方》治走马牙疳,出血作臭。用铜绿五分,麝香二分,研极细,用屋角大蜘蛛一枚,再同研,用少许搽之。

《永类方》治吹奶疼痛。用小麦面水和作皮,取屋角上大蜘蛛一枚,烧存性为末,酒服即止。

倪氏家传《介繁方》治臌胀方。用石菖蒲一斤为末,每服二钱。白汤下。

《医林集要》治颏下结核。用好酒半盏,浸大蜘蛛一个,浸半日,研烂,澄去渣,取清酒服十数个,即效。凡一切肿毒初起,服之即消。

治痘疮倒黡色黑,唇口冰冷,诸药不效。用酒浆一钟,取狗蝇七枚擂细,调酒浆服。

治娠妇恶阻不进食。用大麦米煮粥食,即进食也。

汪元通家抄治小儿急慢惊风。用茨菇根捣汁一盏,加白蜜半盏调匀,以茶匙挑入口内,立刻行痰,惊病立定。

本草汇言卷二十

钱塘　倪朱谟纯宇甫选集　男倪洙龙冲之氏藏稿

山阴　茹之宪引东甫校正

摘《灵》《素》两经要句以为用药纲领
气味阴阳

会稽张景岳介宾甫注

《素问·六节藏象论》岐伯曰：天食人以五气，地食人以五味。天以五气食人者，臊气入肝，焦气入心，香气入脾，腥气入肺，腐气入肾也。地以五味食人者，酸味入肝，苦味入心，甘味入脾，辛味入肺，咸味入肾也。五气入鼻，藏于心肺。上使五色修明，音声能彰。五气入鼻，由喉而藏于心肺，以达五藏。心气充则五色修明，肺气充则声音彰着。盖心主血，故华于面；肺主气，故发于声。五味入口，藏于肠胃。味有所藏，以养五气。气和而生，津液相成，神乃自生。五味入口，由咽而藏于肠胃。胃藏五味，以养五藏之气，而化生津液以成精。精气充而神自生，人生之道，止于是耳。而其所以成之者，则在于天之气、地之味。气味之切于用者，则在乎药食之间而已。

《灵枢·五味篇》伯高曰：胃者，五藏六府之海也。胃者，水谷气血之所聚也。水谷皆入于胃，五藏六府皆禀气于胃。气味之正者，莫如水谷。水谷入胃，以养五藏，故藏府者，皆禀气于胃，而胃为五藏六府之本。五味各走其所喜。谷味酸，先走肝；谷味苦，先走心；谷味甘，先走脾；谷味辛，先走肺；谷味咸，先走肾。五藏嗜欲不同，各有所喜，故五味之走，亦各有先。然既有所先，必有所后，而生克佐使，五藏皆有相涉矣。谷气津液已行，营卫大通，乃化糟粕，以次传下。人受气于谷，故谷气入于营卫，其糟粕之质，降为便溺，以次下传，而出于大肠膀胱之窍。○又曰：谷始入于胃，其精微者，先出于胃之两焦，以溉五藏。别出两行营卫之道。谷之精气，先出于胃，即中焦也。而后至上下两焦，以溉五藏。之，至也。溉，灌注也。两行，言清者入营，营行脉中；浊者入卫，卫行脉外。故营主血而濡于内，卫主气而布于外。以分营卫之道。其大气之抟而不行者，积于胸中，命曰气海。出于肺，循喉咽，故呼则出，吸则入。大气，宗气也。抟，聚也。循，由也。气海，即上气海，一名膻中，居于膈上。盖人有三气，营气出于中焦，卫气出于下焦，宗气积于上焦。出于肺，由喉咙而为呼吸出入，故曰气海。**天地之精气其大数，常出三入一，故谷不入，半日则气衰，一日则气少矣。**人之呼吸，通天地之精气，以为吾身之真气。故真气者，所受于天，与谷气并而充身也。然天地之气，从吸而入；谷食之气，从呼而出。总计出入大数，则出者三分，入止一分。惟其出多入少，故半日不食，则谷化之气衰；一日不食，则谷化之气少矣。知气为吾身之宝而得养气之玄者，可以语道矣。

《灵枢·五味论》黄帝问曰：五味入于口也，各有所走，各有所病。酸走筋，多食之令人癃；咸走血，多食之令人渴；辛走气，多食之令人洞心；苦走骨，多食之令人变呕；甘走肉，多食之令人悗心。愿闻其故。少俞答曰：酸入于胃，其气涩以收，上之两焦，弗能出入也。谓上中二焦涩结不舒也。**不出即留于胃中。胃中和温，则下注膀胱。膀胱之胞薄以懦，得酸则缩，绻约而不通，水道不行故癃。**绻，不分也。约，束也。癃，小水不利也。味过于酸，则上之两焦，弗能出入。若留于胃中，则为吞酸等疾。若胃中温和，不留则下注膀胱。膀胱得酸则缩，故为癃也。○愚按：《阴阳别论》有云"女子胞"者，《气厥论》有云"胞移热于膀胱"者，《五音五味篇》有云"冲脉、任脉皆起于胞中"者，凡此"胞"字，乃以子宫为言也。此节云膀胱之胞者，其音"抛"，以溲脬为言也。故在本篇特加膀胱二字，以明此非子宫，正欲辩其疑似耳。奈何后人不解其意，遂认膀胱与胞为二物。夫脬即膀胱，膀胱即脬也。焉得复有一物耶？知者当详察之。**阴者，积筋之所终也，故酸入而走筋矣。**阴者，阴器也。积筋者，宗筋所聚也。肝主筋，其味酸，故内为膀胱之癃，而外走肝经之筋也。又《宣明五气篇》曰：酸走筋，筋病无多食酸。**黄帝曰：咸走血，多食之令人渴，何也？少俞曰：咸入于胃，其气上走中焦，注于脉，则血气走之。血与咸相得则凝，凝则胃中汁注之。注之则胃中竭，竭则咽路焦，故舌本干而善渴。血脉者，中焦之道也。故咸入而走血矣。**血为水，化咸亦属水，碱与血相得，故走注血脉。若味过于咸，则血凝而结，水液注之，则津竭而渴。然血脉必化于中焦，故咸入中焦而走血。又《宣明五气篇》曰：咸走血，血病无多食咸。**黄帝曰：辛走气，多食之令人洞心，何也？少俞曰：辛入于胃，其气走于上焦。上焦者，受气而营诸阳者也。姜、韭之气熏之，营卫之气不时受之，久留心下，故洞心。辛与气俱行，故辛入而与汗俱出。**洞心，透心若空也。营诸阳，营养阳分也。辛味属阳，故走上焦之气分。过于辛，则开窍而散，故为洞心、为汗出。又《宣明五气篇》曰：辛走气，气病无多食辛。**黄帝曰：苦走骨，多食之令人变呕，何也？少俞曰：苦入于胃，五谷之气皆不能胜苦。苦入下脘，三焦之道皆闭而不通，故变呕。齿者骨之所终也，故苦入而走骨，故入而复出，知其走骨也。**苦味性坚而沉，故走骨。味过于苦，则抑遏胃中阳气，不能运化，故五谷之气不能胜之，三焦之道闭而不通，所以入而复出，其变为呕。又如齿为骨之所终，苦通于骨，内不能受其气，复从口齿而出，正因其走骨也。又《宣明五气篇》曰：苦走骨，骨病无多食苦。**黄帝曰：甘走肉，多食之令人悗心，何也？少俞曰：甘入于胃，其气弱小，不能上至于上焦，而与谷留于胃中者，令人柔润者也。胃柔则缓，缓则虫动，虫动则令人悗心。其气外通于肉，故甘走肉。**甘性柔缓，故其气弱小，不能至于上焦。味过于甘，则与谷气留于胃中，令人柔润而缓，久则甘从湿化，致生诸虫。虫动于胃，甘缓于中，心当悗矣。悗，闷也。甘入脾，脾主肉，故甘走肉。《宣明五气篇》曰：甘走肉，肉病无多食甘。

《阴阳应象大论》黄帝曰：清阳为天，浊阴为地。地气上为云，天气下为雨。雨出地气，云出天气。此下言阴阳精气之升降，以见天人一理也。天地者，阴阳之形体也。云雨者，天地之精气也。阴在下者为精，精者水也。精升则化为气，云因雨而出也。阳在上者为气，气者云也。气降则化为精，雨由云而生也。自下而上者，地交于天也，故地气上为云。又曰：云出天气，自上而下者，天交于地也。故天气下为雨。又曰：雨出地气。《六微旨大论》曰：升已而降，降者谓天；降已而升，升者谓地。天气下降，气流于地；地气上升，气腾于天。可见天地之升降者，谓之云雨；人身之升降者，谓之精气。天人一理，此其为最也。○气水同类，详见后章。故清阳出上窍，浊阴出下窍。本乎天者亲上，本乎地者亲下也。上窍七，谓耳、目、口、鼻；下窍二，谓前后二阴。清阳发腠理，浊阴走五藏。腠理，肌表也。阳发散于皮肤，故清阳归之；阴受气于五藏，故浊阴走之。清阳实四支，浊阴归六府。四支为诸阳之本，故清阳实之。六府传化水谷，故浊阴归之。水为阴，火为阳。水润下而寒，故为阴；火炎上而热，故为阳。凡天地万物之气，无往而非水火之运用。故天以日月为水火，《易》以坎离为水火，医以心肾为水火，丹以精炁为水火。夫肾者水也，水中生气，即真火也。心者火也，火中生液，即真水也。水火互藏，乃至道之所在，医家首宜省察。阳为气，阴为味。气无形而升，故为阳；味有质而降，故为阴。此以药石气味言也。味归形，形归气。归，依投也。五味生精血以成形，故味归于形。形之存亡，由气之聚散，故形归于气。气归精，气者，真气也。所受于天，与谷气并而充身者也。人身精血，由气而化，故气归于精。精归化，精者，坎水也。天一生水，为五行之最先，故物之初生，其形皆水。由精以化气，由气以化神。是水为万化之原，故精归于化。精食气，形食味。食，如子食母乳之义。气归精，故精食气；味归形，故形食味。化生精，万物化生，必从精始，故化生精。前言精归化者，言未化之前，由精为化也。此言化生精者，言既化之后，由化生精也。气生形，气聚则形生，气散则形死也。味伤形，气伤精。味既归形，而味有不节，必反伤形。气既归精，而气有失调，必反伤精。精化为气，精化为气，谓元气由精而化也。然上文既云"气归精"，是气生精也。而此又曰"精化气"，是精生气也。二者似乎相反，而不知此正精气互根之妙，以应上文天地、云雨之义也。夫阳化气，既云之类；阴成形，即雨之类。雨乃不生于地，而降于天之云，气归精也。云乃不出于天，而升于地之气，精化为气也。人身精气，全是如此。故气聚则精盈，精盈则气盛。精气充而形自强矣。帝所以先举云雨为言者，正欲示人以精气升降之如此耳。气伤于味。上文曰"味伤形"，则未有形伤而气不伤者。如云"味过于酸，肝气以津，脾气乃绝"之类，是皆味伤气也。阴味出下窍，阳气出上窍。味为阴故降，气为阳故升。味厚者为阴，薄为阴之阳；气厚者为阳，薄为阳之阴。此言气味之阴阳，而阴阳之中，复各有阴阳也。味为阴矣，而厚者为纯阴，薄者为阴中之阳；气为阳矣，而厚者为纯阳，薄者为阳中之阴。味厚则泄，薄则通；气薄则发泄，厚则发热。阴味下行，故味厚者能泄于下，薄者能通利；阳气上行，故气薄者能泄于表，厚者能发热也。壮火之气衰，少火之气壮。壮火食气，少火生气。火，天地之阳气也。天非此火不能生物，人非此火不能有生。故万物之生，皆由阳气。但阳和之火则生物，亢烈之火反害物。故火太过则气反衰，火和平则气乃壮。壮火食气，犹言火食此气也。少火生气，犹言气食此火也。此虽承气味而言，然造化之道，少则壮，壮则衰，自是如此，不特专言气味者。

《至真要大论》岐伯曰：辛甘发散为阳，酸苦涌泄为阴。咸味涌泄为阴，淡味渗泄为阳。六者或收、或散、或缓、或急、或燥、或润、或软、或坚，以所利而行之，调其气，使其平也。涌，吐也。泄，泻也。渗泄，利小便及通窍也。辛、甘、酸、苦、咸、淡，六者之性，辛主散，主润，甘主缓，酸主收、主急，苦主燥、主坚，咸主软，淡主渗泄。《藏气法时论》曰：辛散、酸收、甘缓、苦坚、咸软。故五味之用，升而轻者为阳，降而重者为阴。各因其利而行之，则气可调而平矣。

寇宗奭曰：生物者气也，成之者味也。以奇生则成而偶，以偶生则成而奇。寒气坚，其味可用以软。热气软，其味可用以坚。风气散，其味可用以收。燥气收，其味可用以散。土者，冲气之所生，冲气则无所不和，故其味可用以缓。气坚则壮，故苦可以养气。脉软则和，故咸可以养脉。骨收则强，故酸可以养骨。筋散则不挛，故辛可以养筋。肉缓则不壅，故甘可以养肉。

李东垣曰：一阴一阳之谓道，偏阴偏阳之谓疾。阳剂刚胜，积若燎原，为消狂、痈疽之属，则天癸竭而荣涸。阴剂柔胜，积若凝冰，为洞泄、寒中之病，则真火微而卫散。故大寒大热之药，当从权用之，气平而止。

升降浮沉

李东垣曰：药有升降浮沉化，生长收藏成，以配四时。春升、夏浮、秋收、冬藏，土居中化。是以味薄者，升而生；气薄者，降而收；气厚者，浮而长；味厚者，沉而藏。气味平者，化而成。但言补之以辛、甘、温、热，及气之厚、味之薄者，即助春夏之升浮，便是泻秋冬收藏之药也。但言补之以酸、苦、咸、寒，及气之薄、味之厚者，即助秋冬之降沉，便是泻春夏生长之药也。淡味之药，渗即为升，泄则为降，佐使诸药者也。

王海藏曰：温热天之阳，寒凉天之阴。阳则升，阴则降。辛、甘、淡，地之阳；酸、苦、碱，地之阴。阳则浮，阴则沉。或温多而成热，或凉多而成寒。或寒热各半而成温，或热多寒少，寒不为之寒；或寒多热少，热不为之热。或寒热各半，昼服则从热之属而升，夜服则从寒之属而降。或晴则从热，阴则从寒，不可一涂而取也。

王海藏曰：升而使之降，须知抑也；沉而使之浮，须知载也。辛散也，而行之也横；甘发也，而行之也上。苦泄也，而行之也下；酸收也，其性缩；咸软也，其性舒。鼓掌成声，沃火成沸。二物相合，象在其间矣。

李濒湖曰：酸咸无升，甘辛无降。寒无浮，热无沉。其性然也。而升者引之以咸，则沉而直达下焦；沉者引之以酒，则浮而上至巅顶。一物之中，有根升稍降，生升熟降，是升降在物亦在人也。

五运六淫用药主治

会稽张景岳介宾甫注

《素问·至真要大论》岐伯曰：厥阴司天，其化以风。厥阴属木，其化以风。凡和气升阳，发生万物，皆风之化。**少阴司天，其化以热。**少阴属君火，其化以热。凡炎蒸郁燠，庶类蕃茂，皆火之化。**太阴司天，其化以湿。**太阴属土，其化以湿。凡云雨滋泽，津液充实，皆土之化。**少阳司天，其化以火。**少阳属相火，凡炎暑赫烈，阳气盛极，皆相火之化。**阳明司天，其化以燥。**阳明属金，其化以燥。凡清明干萧，万物坚刚，皆金之化。**太阳司天，其化以寒。**太阳属水，其化以寒。凡阴凝栗冽，万物闭藏，皆水之化。**又曰：厥阴司天为风化，**木气在天为风化而飘怒摇动，云物飞扬。如己亥岁，厥阴司天是也。**在泉为酸化。**木气在地则味为酸化。如寅申岁，厥阴在泉是也。**少阴司天为热化，**君火在天为热化，而为阳光明耀，温养万物。如子午岁，少阴司天是也。**在泉为苦化。**火气在地则味为苦化。如卯酉岁，少阴在泉是也。**太阴司天为湿化，**土气在天为湿化，而为埃郁蒙昧，云雨润湿。如丑未岁，太阴司天是也。**在泉为甘化。**土气在地，则味为甘化。如辰戌岁，太阴在泉是也。**少阳司天为火化，**相火在天为火化，而为炎光赫烈，燔灼焦然，如寅申岁，少阳司天是也。**在泉为苦化。**火气在地，则味为苦化。如己亥岁，少阳在泉是也。**阳明司天为燥化，**金气在天为燥化，而为清凉劲肃，雾露萧飀，如卯酉岁，阳明司天是也。**在泉为辛化。**金气在地，则味为辛化。如子午岁，阳明在泉是也。**太阳司天为寒化，**水气在天为寒化，而为严冷凛冽，阴惨坚凝，如辰戌岁，太阳司天是也。**在泉为咸化。**水气在地，则味为咸化。如丑未岁，太阳在泉是也。

○**厥阴司天，风淫所胜，则太虚埃昏，云物以扰，寒生春气，流水不冰，蛰虫不出。**己亥岁也。风淫于上，故太虚埃昏，云物扰乱。风木主温，故寒生春气，而流水不冰。然风胜则金令承之，清肃气行，故蛰虫不出也。**民病胃脘当心而痛，上支两胁，鬲咽不通，饮食不下，舌本强，食则呕，冷泄，腹胀，溏泄，瘕，水闭，病本于脾。**胃脘当心而痛等证，病皆在脾。此以木邪乘土，故诸病皆本于脾也。**冲阳绝，死不治。**冲阳，足阳明胃脉也。在足附上，动脉应手，土不胜木，则脾胃气竭而冲阳绝，故死不治。**风淫所胜，平以辛凉，佐以甘苦，以甘缓之，以酸写之。**风淫于上，平以辛凉，佐以苦甘，以甘缓之，俱与下文在泉治同。以酸写之者，木之正味，其写以酸也。○**少阴司天，热淫所胜，怫热至，火行其政。大雨且至。**子午岁也。热淫于上，故火行其政。君火之下，阴精承之，故大雨且至。**民病胸中烦热，嗌干，右胠满，皮肤痛，寒热，咳喘，唾血，血泄，衄蔑，嚏呕，溺色变，甚则疮疡胕肿，肩背臂臑，及缺盆中痛，心痛，肺䐜，腹大满，膨膨而喘咳，病本于肺。**胸中烦热、嗌干等证，皆君火上炎，肺金受伤也。金气主右，故右胠满、皮肤痛，以致腹大满、膨膨而喘咳，为手太阴肺病。金被火伤，故诸病皆本于肺也。**尺泽绝，死不治。**尺泽，手太阴肺脉也。在肘内廉大文中，动脉应手。金不胜火，则肺气竭而尺泽绝，故死不治。**热淫所胜，平以**

咸寒，佐以苦甘。以酸收之。此与下文在泉同治。

○太阴司天，湿淫所胜，则沉阴旦布，雨变枯槁。丑未岁也。湿淫于上，故沉阴旦布。沉，深也。沉阴雨变，则浸渍为伤，故物多枯槁。民病胕肿，骨痛阴痹，按之不得，腰脊头项痛，时眩，大便难，阴气不用，饥不欲食，咳唾则有血，心如悬，病本于肾。胕肿骨痛，至心如悬，皆足少阴肾经病也。水为土克，故诸病皆本于肾也。太谿绝，死不治。太谿，足少阴肾脉也。在足内踝后跟骨上，动脉应手。水不胜土，则肾气竭而太谿绝，故死不治。湿淫所胜，平以苦热，佐以酸辛，以苦燥之，以淡泄之。与下文在泉治同，惟佐以酸辛，与彼酸淡少异。盖辛胜酸，所以防酸之过也。故当用以为佐。湿上甚而热，治以苦温，佐以甘辛，以汗为故而止。湿上甚而热者，湿郁于上而成热也。治以苦温，欲其燥也。佐以甘辛，欲其散也。以燥、以散，则湿热之在上者，以汗之故而止矣。

○少阴司天，火淫所胜，则温气流行，金政不平。寅申岁也。相火淫胜于上，则金受其制，故温气流行，金政不平。民病头痛发热，恶寒而疟，热上皮肤痛，色变黄赤，传而为水。身面胕肿，腹满仰息，泄注赤白，疮疡，咳、唾血，烦心，胞中热甚则鼽衄，病本于肺。相火用事，金气受邪，客热内燔，水不能制，故为此诸病。皆本于肺也。天府绝，死不治。天府，手太阴肺脉也。在臂臑内廉，腋下三寸，动脉应手。金不胜火，则肺气竭而天府绝，故死不治。火淫所胜，平以咸冷，佐以甘苦，以酸收之，以苦发之，以酸复之。此与在泉热淫同。盖水能胜火，故平以咸冷。苦能写火之实，甘能缓火之急，故佐以苦甘。火盛而散越者，以酸收之；火郁而伏留者，以苦发之。然以发去火，未免伤气，故又当以酸复之，而火热二气同治也。

○阳明司天，燥淫所胜，则木乃晚荣，草乃晚生。筋骨内变，大凉革候，名木敛，生菀于下，草焦上首，蛰虫来见。卯酉岁也。燥金淫胜于上，则木受其克，故草木生荣俱晚。其在于人，则肝血受伤，不能荣养筋骨，故生内变。且金气大凉，能革发生之候，故草木之应如此。然阳明金气在上，则少阴火气在下，故蛰虫来见也。民病左胠胁痛，寒清于中，感而疟咳，腹中鸣，注泄，鹜溏，心胁暴痛，不可反侧，嗌干，面尘，腰痛，丈夫癩疝，妇人少腹痛，目昧，眦疡，疮痤痈，病本于肝。左胠胁痛等证，皆肝经病。肝木主左也，心胁痛不能转侧，为足少阳胆病。腰痛不可俯仰，丈夫癩疝，嗌干，面尘，飧泄，为足厥阴肝病。此以肝与胆为表里。木被金伤，故诸病皆本于肝也。○寒清于中，感而疟咳，腹中鸣，注泄鹜溏，又属肝与脾之为病也。太冲绝，死不治。太冲，足厥阴肝脉也。在足大指本节后二寸，动脉应手。木不胜金，则肝气竭而太冲绝，故死不治。燥淫所胜，平以苦温，佐以酸辛，以苦下之。此与燥淫于内治同。但彼云佐以甘辛，此云酸辛为异也。

○太阳司天，寒淫所胜，则寒气反至，水且冰，运火炎烈，雨暴乃雹。辰戌岁也。寒淫于上，故寒反至。若乘火运，而火气炎烈，则水火相激，故雨暴乃雹。民病血变于中，发为痈疡，厥心痛，呕血血泄，鼽衄，善悲，时眩仆。胸腹满，手热，肘挛，腋肿，心澹澹大动，胸胁胃脘不安，面赤目黄，善噫，嗌干，甚则色炲，渴而欲饮，病本于心。寒水胜，则邪乘心，故为血变于中，发为痈疡等证。按《经脉篇》以手心热，臂肘挛急，腋肿，胸胁支满，心中澹澹大动，面赤目黄，为手厥阴心包络病。盖火受寒伤，故诸病皆本于心也。神门绝，死不治。神门，手少阴心脉也。在手掌后、锐骨之端，动脉应手。火不胜水，则心气竭而神门绝，故死不治。**寒淫所胜，平以辛热，佐以苦甘，以咸写之。**辛热足以散寒，苦甘可以胜水。以咸写之，水之正味，其写以咸也。

○**厥阴在泉，风淫所胜，则地气不明，平野昧，草乃蚤秀。**厥阴在泉，寅申岁也。风淫于地，则木胜土。风胜湿，尘埃飞扬，故地气不明，平野昏昧。木气有余，故草乃蚤秀。**民病洒洒振寒，善呻数欠，心痛，支满，两胁里急，饮食不下，鬲咽不通，食则呕，腹胀善噫，得后与气，则快然如衰。身体皆重。**按《经脉篇》自洒洒振寒，至数欠，为阳明胃病。自食则呕，至身体皆重，为太阴脾病。且厥阴肝脉，贯鬲、布胁肋，故又为心痛支满等证。皆木邪淫胜，脾胃受伤之为病。**风淫于内，治以辛凉，佐以苦甘，以甘缓之，以辛散之。**风为木气，金能胜之，故治以辛凉。过于辛，恐反伤其气，故佐以苦甘。苦胜辛，甘益气也。木性急，故以甘缓之。风邪胜，故以辛散之。《藏气法时论》曰：肝苦急，急食甘以缓之。肝欲散，急食辛以散之。此之谓也。

○**少阴在泉，热淫所胜，则焰浮川泽，阴处反明，蛰虫不藏。**少阴在泉，卯酉岁也。君火淫胜于下，故焰浮川泽，阴处反明，蛰虫不藏。**民病腹中常鸣，气上冲胸，喘不能久立，寒热，皮肤痛，目暝，齿痛，颊肿，恶寒发热如疟，少腹中痛，腹大。**腹中常鸣者，火气奔动也。气上冲胸者，火性炎上也。喘不能久立，寒热皮肤痛者，火邪乘肺也。目暝者，热甚阴虚，畏阳光也。齿痛颊肿，热乘阳明经也。恶寒发热，热如疟，金水受伤，阴阳争胜也。热在下焦，故少腹中痛。热在中焦，故腹大。**热淫于内，治以咸寒，佐以甘苦，以酸收之，以苦发之。**热为火气，水能胜之，故治宜咸寒，佐以甘苦。甘胜咸，所以防咸之过也。苦能泄，所以去热之实也。热盛于经而不敛者，以酸收之；热郁于内而不解者，以苦发之。

○**太阴在泉，草乃蚤荣。湿淫所胜，则埃昏岩谷，黄反见黑，至阴之交。**太阴在泉，辰戌岁也。土为草木之所资生，故草乃蚤荣。岩谷者，土厚之处。埃昏岩谷，黄，土色。黑，水色。土胜湿淫，故黄反见黑。《五常政大论》曰：太阴司天，湿气下临，肾气上从。黑起水变，即土临水应之义。至阴之交，当三气、四气之间，土之令也。**民病积饮，心痛，耳聋，浑浑焞焞，嗌肿喉痹，阴病血见，少腹痛肿，不得小便，病冲头痛，目似脱，项似拔，腰似折，髀不可以曲，腘如结，腨如别。**饮积心痛，寒湿乘心也。自耳聋至喉痹，按《经脉篇》为三焦经病。自阴病至不得小便，为邪湿下流为阴虚肾病。自冲头痛至腨如别，按《经脉篇》为膀胱经病。此以土邪淫胜克水，而肾合三焦、膀胱俱为水藏，故病及焉。**湿淫于内，治以苦热，佐以酸淡，以苦燥之，以淡泄之。**湿为土气，燥能除之，故治以苦热。酸从木化，制土者也，故佐以酸淡。以苦燥者，苦从火花也。以淡泄之者，淡能利窍也。《藏气法时论》曰：脾苦湿，急食苦以燥之，即此之谓也。

○**少阳在泉，火淫所胜，则焰明郊野，寒热更至。**少阳在泉，己亥岁也。相火淫胜于下，故焰明郊野。热极生寒，故寒热更至。**民病注泄赤白，少腹痛，溺赤，甚则血便。少阴同候。**热伤血分则注赤，热伤气分则注白。热在下焦，故少腹痛，溺赤、血便。其余诸病，皆与前少阴在前同候。**火淫于内，治以咸冷，佐以苦辛，以酸收之，以苦发之。**相火，畏火也。故治宜咸冷。苦能泄火，辛能散火，故用以为佐。以酸收之，以苦发之，义与上文热淫同治。

○**阳明在泉，燥淫所胜，则霧雾清暝。**阳明在泉，子午岁也。金气淫胜于下，故霧暗如雾，清冷晦暝也。民病喜呕,呕有苦,善太息,心胁痛,不能反侧,甚则嗌干,面尘,身无膏泽,足外反热。按《经脉篇》以口苦、善太息,心胁痛,不能转侧,甚则面微有尘,体无膏泽,足外反热,为足少阳胆经病。嗌干、面尘为厥阴肝经病。此以金邪淫胜,故肝胆受伤,而为病如此。燥淫于内,治以苦温,佐以甘辛,以苦下之。燥为金气,火能胜之。治以苦温,苦从火化也。佐以甘辛,木受金伤,以甘缓之;金之正味,以辛写之也。燥结不通,则邪实于内,故当以苦下之。按下文燥淫所胜,佐以酸辛,与此甘辛稍异。

○太阳在泉,寒淫所胜,则凝肃惨栗。太阳在泉,丑未岁也。水气淫胜于下,故凝肃惨栗。民病少腹控睾,引腰脊,上冲心痛,血见嗌痛,颔肿。寒淫于下,自伤其类,则膀胱与肾受之。膀胱居腹,故少腹痛。肾主阴丸,故控睾。太阳之脉,挟脊抵腰中,故引腰脊;肾脉络心,故上冲心痛。心主血属而寒逼之,故血见。按《经脉篇》以嗌痛、颔肿为小肠经病,亦水邪侮火而然也。寒淫于内,治以甘热,佐以苦辛,以咸写之,以辛润之,以苦坚之。寒为水气,土能胜水,热能胜寒,故治以甘热。甘从土化也,热从火化也。佐以苦辛等义,如《藏气法时论》曰:肾苦燥,急食辛以润之。肾欲坚,急食苦以坚之。用苦补之,咸写之也。

按司天主上半年,天气司之,故谓之所胜,上淫于下也。在泉主下半年,地气司之,故谓之于内,外淫于内也。当其时而反得胜己之气者,谓之反胜。六气之胜,何以征之?燥胜则地干,暑胜则地热,风胜则地动,湿胜则地泥,寒胜则地裂,火胜则地涸是也。

四时用药

李濒湖曰:按《五常政大论》曰:必先岁气,毋伐天和。河间曰:升降浮沉则顺之,寒热温凉则逆之。故春月宜加辛温之药,薄荷、荆芥之类,以顺春升之气;夏月宜加辛热之药,香薷、生姜之类,以顺夏浮之气;长夏宜加甘苦辛温之药,人参、白术、苍术、黄檗之类,以顺化成之气;秋月宜加酸温之药,芍药、乌梅之类,以顺秋降之气;冬月宜加苦寒之药,黄芩、知母之类,以顺冬沉之气。所谓顺时气而养天和也。又云:春省酸增甘,以养脾气;夏省苦增辛,以养肺气;长夏省甘增咸,以养肾气;秋省辛增酸,以养肝气;冬省咸增苦,以养心气。此则既不伐天和,又防其太过,所以体天地之大德也。昧者舍本从标,春用辛凉以伐木,夏用咸寒以抑火,秋用苦温以泄金,冬用辛热以涸水,谓之时药,殊背《素问》逆顺之理。以夏月伏阴、冬月伏阳,推之可知矣。

王海藏曰:四时总以芍药为脾剂,苍术为胃剂,柴胡为时剂。十一藏皆取决于少阳,为发生之始故也。

君臣佐使

《素问·至真要大论》云:岐伯曰:主病之谓君,佐君之谓臣,应臣之谓使。非上中下三品之谓也。为君者最多,为臣者次之,佐者又次之。药之于证,所主同者,则各等分。按主病者,对证之要药也。故为君味数少而分两重,赖之以为主也。臣则味数稍多,分两稍轻,使则分两更轻,所以备通行向导之使也。

上中下三品

李濒湖曰:按《经》言:上药一百二十种为君,主养命以应天,无毒,多服久服不伤人。欲轻身益气不老延年者,本上经。中药一百二十种为臣,主养性以应人,无毒、有毒,斟酌其宜。欲遏病补虚羸者,本中经。下药一百二十五种为佐使,主治病以应地,多毒,不可久服。欲除寒热邪气,破积聚、愈疾者,本下经。陶贞白曰:上品亦能遣疾,但势力和厚,不为速效。岁月常服,必获大益。中品疗病之辞渐深,轻身之说稍薄,祛患为速,延龄为缓。下品专主攻击,毒烈之气,倾损中和,不可常服,疾愈则止。

七方十剂顾朽匏选辑

一大方:岐伯云:君一、臣三、佐九,制之大也。君一、臣二、佐五,制之中也。君一、臣二、制之小也。此以品件之多寡为大小也。又云:远而奇偶,制大其服;近而奇偶,制小其服。大则数少,小则数多。多则九之,少则二之。此以分两之多寡为大小也。按品件多之大方,乃病有兼证而邪不一,不可以一二味治者宜之也。分两多之大方,及肝肾,及下部位远,数多则其气缓,不能速达于下,必数少而剂大,取其迅速下达也。

一小方:有品件少之小方,乃病无兼证,邪气专一,可一二味治者宜之也。有分两少之小方,乃心肺上部位近,数少则其气下走,不能升发于上,必数多而剂小,徐徐细呷,取其升散上行也。

一缓方:岐伯云:补上、治上制以缓,补下、治下制以急。急则气味厚,缓则气味薄。适其至所,病所远而中道气味之者,食而过之,无越其制度也。王冰注云:假如病在肾而心气不足,服药宜急过之,不以气味饲心。肾药凌心,心益衰矣。凡上下远近,其例皆同。按病有上下表里之异,治上必妨下,治表必连里。用黄芩以治肺必妨脾,用苁蓉以治肾必妨心。服干姜以治中必僭上,服附子以补火必涸水。用药之道,治上不犯下,治下不犯上,治中则上下俱不犯。惟在缓急合宜耳。有甘以缓之之方,甘草、糖蜜之类是也。病在胸膈,取其留恋也。有丸以缓之方,比之汤药,其行迟慢也。有品件众多之缓方,药众则递相拘制,不得各骋其性也。有无毒治病之缓方,无毒则性纯功缓也。有气味俱薄之缓方,气味薄则长于补上,比至其下，药力已衰矣。

一**急方**：有急病急攻之急方，中风关格病是也。有汤散荡涤之急方，下咽易散而行速也。有毒药之急方，毒性能上涌下泄，以夺病势也。有气味俱厚之急方，气味俱厚，直趋于下而力不衰也。

一**奇方**：独用一物，谓之奇方。一、三、五、七、九，药合阳数，亦谓之奇方。唐·许胤宗，治病多用单方。谓药与病合，惟用一物攻之，气纯而愈速。今人认病不真，多其物以幸有功。譬猎不知兔，广络原野，冀一人获之，术亦疏矣。一药偶得他药相制，弗能专力，而欲愈疾，不亦难乎？

一**偶方**：二物相配，二方相合，皆谓之偶方。二、四、六、八、十，药合阴数，亦谓之偶方。王太仆言：汗药不以偶，则气不足以外发；下药不以奇，则药毒攻而致过。盖下本易行，故单行则力孤而微；汗或难出，故并行则力齐而大乎！然仲景制方，桂枝汗药，五味为奇；大承气下药，四味为偶。则奇偶之数似不必拘也。

一**复方**：奇之不去，复以偶。偶之不去，复奇。所谓十补一泄，数泄一补也。又伤寒见风脉，伤风得寒脉，为脉证不相应，宜以复方主之。凡二方、三方及数方相合者，如桂枝二越婢一汤、五积散之属是也。

一**宣剂**：**徐之才**曰：宣可去壅，生姜、橘皮之属是也。**李东垣**曰：外感天淫之邪，欲传入里，三阴入而不受，逆于胸中。天分气分，窒塞不通，或哕、或呕，所谓壅也。故必破气药，如姜、橘、半夏、藿香之类，泻其壅塞也。**张子和**曰：宣剂即涌剂也。人以宣为泻，以宣为通，然"十剂"中已有泻与通矣。宣者升而上也。《经》曰：高者因而越之，木郁则达之是也。凡胸中诸实痰饮，寒结热郁，上而不下，久则嗽、喘、满胀、水肿之病生焉，非宣剂莫能愈也。如引涎、追泪、嚏鼻，凡上行者，皆吐法也。**李濒湖**曰：壅者塞也，宣者布也，散也。郁塞之病，不升不降，传化失常，或郁久生病，或病久生郁，必药以宣布敷散之，不独涌越为宣也。是以气郁则香附、川芎以开之，不足则补中益气以运之；火郁则山栀、青黛以散之，甚则升阳解肌以发之；湿郁则苍术、白术以燥之，甚则风药以胜之；痰郁则南星、橘皮以化之，甚则瓜蒂、黎芦以涌之；血郁则桃仁、红花以行之，甚则或吐或利以逐之；食郁则山查、神曲以消之，甚则上涌下利以去之。皆宣剂也。

一**通剂**：**徐之才**曰：通可去滞，通草、防己之属是也。**李濒湖**曰：滞，留滞也。湿热之邪，留于气分，而为痛痹癃闭者，宜淡渗之药以助肺气下降，通其小便而泄气中之滞，木通、猪苓之类是也。湿热之邪，留于血分，而为痹痛肿注，二便不通者，宜苦寒之药，通其前后而泄血中之滞，防己、大黄之类是也。

一**补剂**：**徐之才**曰：补可去弱，人参、羊肉之属是也。**张子和**曰：五藏各有补泻，五味各补其藏。有表虚里虚，上虚下虚，阴虚阳虚，气虚血虚。精不足者补之以味，形不足者补之以气。五谷、五菜、五果、五肉，皆补养之物也。**李濒湖**曰：生姜之辛，补肝；炒盐之咸，补心；甘草之甘，补脾；五味子之酸，补肺；黄檗之苦，补肾。又如茯苓补心气，生地黄补心血，人参补脾气，白芍药补脾血，黄芪补肺气，阿胶补肺血，杜仲补肾气，熟地黄补肾血，芎劳补肝气，当归补肝血之类，皆补剂也。

一泄剂：**徐之才**曰：泄可去闭，葶苈、大黄之属是也。**张子和**曰：实则泻之，诸痛为实。痛随利减，芒硝、大黄、牵牛、甘遂、巴豆之属，皆泻剂也。催生、下乳、磨积、逐水、破坚、泄气，凡下行者皆下法也。**李濒湖**曰：去闭当作去实。《经》云：实者泻之。又云：实则泻其子。五藏五味皆有泻，如肝实泻以芍药之酸，心实泻以甘草之甘，脾实泻以黄连之苦，肺实泻以石膏之辛，肾实泻以泽泻之咸是矣。

一轻剂：**徐之才**曰：轻可去实，麻黄、葛根之属是也。**张子和**曰：风寒之邪，始客皮肤，头痛身热，宜解其表。痛疮疥痤，亦宜解表。《内经》所谓"轻而扬之"，发汗是也。凡熏、洗、蒸、灸、熨、烙、刺、砭、导引、按摩皆汗法也。**李濒湖**曰：去实当作去闭。有表闭、里闭、上闭、下闭。表闭者，风寒伤营，腠理闭密，阳气怫郁，不能外出而为发热恶寒、头痛脊强诸病，宜轻扬之剂，发其汗而表自解也。里闭者，火热郁抑，津液不行，皮肤干闭而为肌热烦热，头痛目肿，昏瞀疮疡诸病，宜轻扬之剂，解其肌而火自散也。上闭有二，一则外寒内热，上焦气闭，发为咽喉肿痛之证，宜辛凉之剂扬散之，则闭自开；一则饮食寒冷，抑遏阳气，在下发为胸膈痞满、闭塞之证，宜扬其清而抑其浊，则痞自泰也。下闭亦有二：有阳气陷下，发为里急后重，数至圊而不行之证，但升其阳而大便自顺，所谓下者举之也；有燥热伤肺，金气膹郁，窍闭于上而膀胱闭于下，为小便不利之证，以升麻之类探而吐之，上窍通而下窍自利。所谓病在下、取之上也。

一重剂：**徐之才**曰：重可去怯，磁石、铁粉之属是也。**张子和**曰：重者，镇坠之谓也。怯则气浮，惊悸气上。朱砂、水银、沉香、黄丹、寒水石之伦，体皆沉重。久病咳嗽，涎潮于上，形羸不可攻者，以此坠之。《经》云：重者因而减之，贵其渐也。**李濒湖**曰：重剂凡四：有惊则气乱，魂气飞扬，如丧神守者；有怒则气逆，肝火激烈，病狂善怒者，并铁粉、雄黄之类，以平其肝。有神不守舍，多惊健忘，迷惑不宁者，宜朱砂、紫石英之类，以镇其心。有恐则气下，精志失守，如人将捕者。宜磁石、沉香之类，以安其肾。大抵重剂压浮火而坠痰涎，不独治怯也。故诸风掉眩，惊痫痰喘，吐逆反胃之病，皆浮火痰涎为害，俱宜重剂以坠之也。

一滑剂：**徐之才**曰：滑可去着，冬葵子、榆白皮之属是也。**刘守真**曰：涩则气着，必滑剂以利之。滑能养窍，故润利也。**张子和**曰：大便燥结，宜麻仁、郁李之类。小便淋沥，宜葵子、滑石之类。前后不通，两阴俱闭，名曰三焦约。约者，束也。宜先以滑剂润养其燥，然后攻之。**李濒湖**曰：著者，有形之邪留着于经络藏府间。如浊带痰涎，胞胎痈肿之类，皆宜滑药，以引去其留着之物。此与木通、猪苓通以去滞不同。木通、猪苓，淡泄之物，去湿热无形之邪；葵子、榆皮，甘滑之类，去湿热有形之邪。故彼曰滞，此曰着也。大便涩者，菠薐、牵牛之属；小便涩者，车前、榆皮之属；精窍涩者，黄蘗、葵花之属；胞胎涩者，黄葵子、王不留行之属。引痰涎自小便去者，则半夏、茯苓之属；引疮毒自小便去者，则五华藤、萱草根之属。皆滑剂也，半夏、南星，皆辛而涩滑，能泄湿气，通大便，盖辛能润、能走气、能化液也。

　　一涩剂：**徐之才**曰：涩可去脱，牡蛎、龙骨之属是也。**刘守真**曰：滑则气脱，如开肠洞泄，便溺遗失之类，必涩剂以收敛之。**张子和**曰：寝汗不禁，涩以麻黄根、防风；滑泄不已，涩以豆蔻、枯矾、木贼、罂粟壳；喘嗽上奔，涩以乌梅、诃子。凡酸味同于涩者，收敛之义也。然皆先攻其本而后收之可也。**李濒湖**曰：有气脱、血脱、精脱、神脱。脱则散而不收，故用酸涩之药，以敛其耗散。汗出亡阳，精滑不禁，泄痢不止，大便不固，小便自遗，久嗽亡津，皆气脱也。下血不已，崩中暴下，诸大亡血，皆血脱也。牡蛎、龙骨、海螵蛸、五倍子、五味子、乌梅、榴皮、诃黎勒、罂粟壳、莲房、棕灰、赤石脂、麻黄根之类，皆涩药也。气脱兼以气药，血脱兼以血药及气药。气者血之帅也。脱阳者见鬼，脱阴者目盲，此神脱也，非涩药所能收也。

　　一燥剂：**徐之才**曰：燥可去湿，桑白皮、赤小豆之属是也。按湿有在上、在中、在下、在皮、在经、在里之分，而不出于外感、内伤二种。外感之湿，雨露岚雾，地气水湿，袭于皮肉、筋骨、经络之间。内伤之湿，水饮、酒食、膏粱厚味，渍于肠胃之中。风药可以胜湿，燥药可以除湿，淡药可以渗湿，泄小便可以引湿，利大便可以逐湿，吐痰涎可以祛湿。湿之主药，苍术、白术、陈皮、木香之属。湿而有热，苦寒之剂燥之，黄连、黄蘗、厄子、大黄之属。湿而有寒，辛热之剂燥之，干姜、附子之属是也。

　　一湿剂：**徐之才**曰：湿可去枯，白石英、紫石英之属是也。按湿与滑类而实不同。人有枯涸皴揭之病，非独金化，盖有火以乘之。风热怫甚，则津液枯竭，营卫涸流，而为燥病。上燥则渴，下燥则结，筋燥则强，皮燥则揭，肉燥则裂，骨燥则枯，肺燥则痿，肾燥则消。凡麻仁、阿胶，膏润之属，皆润剂也。养血则当归、地黄之属，生津则麦门冬、栝楼根之属，益精则苁蓉、枸杞之属，皆湿剂也。

吐汗下三法

　　人身不过表里，气血不过虚实。良工先治其实，后治其虚。粗工或治实或治虚，谬工则实实虚虚，惟庸工能补其虚，不敢治其实。**张子和**《儒门事亲》一书，内称圣人止有三法,无第四法。夫病非人身本有之物,或自外入,或自内生,皆邪气也。邪气中人,轻则久而自尽,甚则久而不已,更甚则暴亡矣。若不去邪而先用补,是盗未出门而先固扃钥,有是理乎?惟脉脱下虚,无邪无积之人,始可议补。他病惟用汗吐下三法,攻去邪气而元气自复也。《素问》一书,言辛甘发散、淡渗泄为阳,酸苦涌泄为阴。发散归于汗,涌归于吐,泄归于下,渗为解表,同于汗;泄为利小便,同于下。殊不言补。所谓补者,辛补肝,咸补心,甘补脾,酸补肺,苦补肾,皆以发腠理、致津液、通气血而已。盖草木皆以治病,病去则谷、果、菜、肉皆补物也。是故三法犹刑罚也,粱肉犹德教也。治乱用刑,治治用德,理也。三法亦兼众法,如引涎、漉涎、取嚏、追泪,凡上行者,皆吐法也。熏蒸、渫洗、熨烙、针刺、砭射、导引、按摩,凡解表者,皆汗法也。催生、下乳、磨积、逐水、破经、泄气,凡下行者,皆下法也。天之六气,风寒暑湿燥火,发病多在上;地之六气,雾露雨雪水泥,发病多在下。人之六味,酸苦甘辛咸淡,发病多在中。发病者三,出病者亦三。风寒暑湿之邪,结搏于皮肤之间,滞于经络之内。或发痛注、麻痹、拘挛,莫如发汗,所以开玄府而逐邪气也。凡破伤风、小儿惊风、飧泄不止、酒病、火病,皆可汗之,所谓火郁则发之也。汗有数法:有温热发汗,寒凉发汗,熏渍发汗,导引发汗。善择者,当热而热,当寒而寒。不善择者,反此,则病有变也。凡痰饮宿食,病在胸膈中脘以上者,皆宜吐之。用法先宜少服,不涌渐加之,仍以鸡羽探之,不出以齑投之,且投且探,吐至瞑眩,慎勿惊疑,但饮新水立解。强者可一吐而安,弱者作三次吐之。吐之次日,有顿愈者,有转甚者,引之未尽也,越数日再吐之。吐后忌饱食酸咸硬物、干物、油肥之物。吐后心火既降,阴道必强,大禁房室、悲忧。病人既不自责,必归咎于吐也。不可吐者有六:性好怒、喜淫者,病势已危、老弱气衰者,自吐不止者,吐血、咯血、衄血、嗽血、崩血、溺血者,病人无正性、反复不定者,左右多嘈杂之言者,皆不可吐也。凡积聚陈莝于中,留结寒热于内,必用下之。陈莝去而肠胃洁,癥瘕尽而营卫通下之者,所以补之也。或苦寒下之,或辛热下之。庸工妄投,当寒反热,当热反寒,故谓下为害也。惟巴豆性热,非寒积不可轻用耳。不可下者凡四:洞泄寒中者,表里俱虚者,厥而唇青、手足冷者,小儿病后慢惊者。设下必致杀人。其余大积、大聚、大痞、大秘、大燥、大坚,非下不可也。

　　按仲景《伤寒论》用吐汗下三法,而张子和《儒门事亲》一书,发挥甚畅。盖谓治病之要,在于却邪,邪去则正自安。若非吐汗下,则邪无出路,何自而去?庸医用补,是关门养寇也。直谓圣人只有三法,无第四法,其论颇卓。李东垣谓饮食劳倦,内伤脾胃,亦能使人发热恶寒,此与外感风寒之证颇同而实异。外感风寒乃伤其形,内伤脾胃乃伤其气。伤其形为有余,伤其气为不足。有余者泻之,不足者补之。

其论主于升阳益胃，取洁古枳术丸之义，而立补中益气汤一方，以发脾胃之气，升腾而行春令。此发前人所未发也。**朱丹溪**谓：天不足西北，地不满东南。西北之人，阳气易降；东南之人，阴火易升。苟不知此而徒守升阳之法，将见下焦丹田之气，日渐虚乏。于是上盛下虚，有升无降之病作矣！其论主于滋补阴气，与刘守真之用凉剂以降心火、益肾水为主，大致相同。迨至明朝王宇泰辈，则谓气为阳，血为阴，人之一身，形骸精血皆阴也，而通体之温者，阳气也。一生之活者，阳气也。五官五藏之神明不测者，阳气也。及其既死，形固存而气则去，此以阳气为生死也。天之大宝，只此一轮红日；人之大宝，只此一息真阳。孰谓阳常有余，阴常不足，而欲以苦寒之物，伐阳而益阴乎？其论主于温补阳气。以上诸家，皆原本《内经》之旨，而各成其是者也。夫古今之运气不齐，南北之风土亦异。人之藏府，万有不同，人之疾病，亦万有不同。学者深维乎《内经》之理，而融会乎诸家之论，临证切脉，不执古法。实邪在表里者，当用吐汗下三法。阳气下陷者，则当升阳益胃。阴虚火炽者，则当滋养阴气。脾肾虚寒者，则当温补阳气。善法水者，以水为师；善治病者，以病为师。斯其庶几矣乎！

藏府虚实寒热主治之药<small>集《本草纲目》</small>

肝：藏血，属木，胆火寄于中。主血，主目，主筋，主呼，主怒。本病：诸风眩运，僵仆强直，惊痫，两胁肿痛，呕血，小腹疝痛，疝瘕，女人经病。标病：寒热疟，头痛，吐涎，目赤，面青，多怒，耳闭，颊肿，筋挛，卵缩，丈夫癞疝，女人少腹肿痛，阴病。有余泻之：甘草以泻子也；香附、芎䓖、瞿麦、牵牛、青皮，以行气也；红花、苏木、桃仁、丹皮、莪蒁、三棱、大黄、龟甲、穿山甲、水蛭、虻，以行血也；雄黄、真珠、龙骨、金簿、银簿、铁落、铅丹、胡粉、代赭石、夜明砂、石决明，以镇惊也；羌活、独活、防风、荆芥、薄荷、皂荚、槐子、蔓荆子、乌头、白附子、僵蚕、蝉蜕、白花蛇，以祛风也。不足补之：枸杞子、菟丝子、熟地、阿胶、萆薢、杜仲、苦参，以补母也；当归、白芍、芎䓖、牛膝、续断、血竭、没药，以补血也；天麻、白术、菊花、细辛、生姜、决明、柏子仁、谷精草、密蒙花，以补气也。本热寒之：芍药、乌梅、泽泻，以泻木也；黄连、黄芩、苦茶、猪胆、龙胆草，以泻火也；大黄，以攻里也。标热发之：柴胡、半夏，以和解也；麻黄、桂枝，以解肌也。

心：藏神，为君火。包络为相火，代君司令。主血，主言，主汗，主笑。本病：诸热瞀瘛，惊惑，谵妄，烦乱，啼笑，骂詈，怔忡，健忘，自汗，诸痛痒，疮疡。标病：肌热，畏寒，战栗，舌不能言，面赤，目黄，手心烦热，胸胁满痛，引腰、背、肩胛、胁、臂。火实泻之：黄连、大黄，以泻子也；甘草、人参、赤茯苓、木通、黄檗，以泻气也；生地、玄参、丹参、丹皮，以泻血也；朱砂、牛黄、紫石英，以镇惊也。神虚补之：细辛、乌梅、酸枣仁、生姜、陈皮，以补母也；远志、桂心、石菖蒲、白茯苓、茯神、泽泻，以补气也；当归、熟地、乳香、没药，以补血也。本热寒之：黄芩、竹叶、麦门冬、芒硝、炒盐，以泻火也；地黄、卮子、天竹黄，以凉血也。标热发之：甘草、独活、麻黄、柴胡、龙脑，以散火也。

脾：藏智，属土，为万物之母。主营卫，主味，主肌肉，主四肢。本病：诸湿肿胀，痞满噫气，大小便闭，黄疸，痰饮，吐泻霍乱，心腹痛，饮食不化。标病：身体胕肿，重困嗜卧，四肢不举，舌本强痛，足大趾不用，九窍不通，诸痉项强。土实泻之：诃子、防风、桑白皮，以泻子也；豆豉、卮子、常山、瓜蒂、郁金、虀汁、藜芦、苦参、盐汤、苦茶、葡萄子、赤小豆，以涌吐也；大黄、芒硝、青礞石、大戟、芫花、甘遂、续随子，以攻下也。土虚补之：桂心、茯苓，以补母也；人参、黄芪、甘草、升麻、葛根、陈皮、藿香、葳蕤、缩砂仁、木香、扁豆，以补气也；白术、苍术、白芍、胶饴、大枣、干姜、木瓜、乌梅、蜂蜜，以补血也。本湿除之：白术、苍术、橘皮、半夏、南星、吴茱萸、草豆蔻、白芥子，以燥中宫也；木通、赤茯苓、猪苓、藿香，以洁净府也。标湿渗之：葛根、苍术、麻黄、独活，以开鬼门也。

肺：藏魄，属金，总摄一身元气。主臭，主哭，主皮毛。本病：诸气膹郁，诸痿喘呕，气短，咳嗽上逆，咳唾脓血，不得卧，小便数而欠，遗失不禁。标病：洒淅寒热，伤风，自汗，肩背痛冷，臑臂前廉痛。气实泻之：泽泻、葶苈、桑白皮、地骨皮，以泻子也；半夏、白矾、白茯苓、薏苡仁、木瓜、橘皮，以除湿也；粳米、石膏、寒水石、知母、诃子，以泻火也；枳壳、薄荷、干生姜、木香、厚朴、杏仁、皂荚、桔梗、苏梗，以通滞也。气虚补之：甘草、人参、升麻、黄耆、山药，以补母也；蚧蛤、阿胶、麦冬、天冬、贝母、百合、天花粉，以润燥也；乌梅、粟壳、芍药、五味子、五倍子，以敛气也。本热清之：黄芩、知母、天冬、麦冬、卮子、沙参、紫菀，以凉血也。本寒温之：丁香、藿香、檀香、白豆蔻、益智仁、缩砂仁、款冬花、百部、糯米，以温气也。标寒散之：麻黄、葱白、紫苏，以解表也。

肾：藏志，属水，为天一之原。主听，主骨，主二阴。本病：诸寒厥逆，骨痿腰痛，腰冷如冰，足胻肿寒，少腹满急，疝瘕，大便闭泄，吐利腥秽，水液澄澈，清冷不禁，消渴引饮。标病：发热不恶热，头眩头痛，咽痛舌燥，脊股后廉痛。水强泻之：大戟、牵牛，以泻子也；泽泻、猪苓、车前子、防己、茯苓，以泻府也。水弱补之：人参、山药，以补母也；知母、玄参、苦参、砂仁、补骨脂，以补气也；黄檗、枸杞子、五味子、熟地、阿胶、山茱萸、肉苁蓉、琐阳，以补血也。本热攻之：大承气汤以攻下也。本寒温之：附子、干姜、肉桂、蜀椒、白术，以温里也。标寒解之：麻黄、细辛、独活、桂枝，以解表也。标热凉之：连翘、玄参、甘草、猪肤，以清热也。

命门：为相火之原，天地之始。藏精，生血，主三焦元气。本病：前后癃闭，气逆里急，疝痛，奔豚，消渴膏淋，精漏精寒，赤白浊，溺血，崩中带漏。火强泻之：黄檗、知母、生地、茯苓、玄参、丹皮、地骨皮、寒水石，以泻相火也。火弱补之：附子、川乌、天雄、肉桂、益智、补骨脂、胡桃、巴戟、当归、蛤蚧、覆盆子、沉香、乌药、茴香、丹砂、硫黄、阳起石，以益阳也。精脱固之：牡蛎、芡实、蛤粉、远志、金樱子、五味子、山茱萸，以涩精也。

三焦：为相火之用，分布命门元气。主升降出入，游行天地之间，总领五藏、六府、营卫、经络、内外、上下、左右之气，号中清之府。上主纳，中主化，下主出。本病：诸热瞀瘛，暴病暴死，暴瘖，躁扰狂越，谵妄惊骇，诸血溢血泄，诸气逆冲上，诸疮疡、痘疹、瘤核。上热则喘满，诸呕吐酸，胸痞胁痛，食饮不消，头上出汗；中热则善饥而瘦，解中满，诸胀腹大，诸病有声，鼓之如鼓，上下关格不通，霍乱吐利；下热则暴注下迫，水液浑浊，下部肿满，小便淋沥或不通，大便闭结，下利。上寒则吐饮食痰水，胸痹、前后引痛，食已还出；中寒则饮食不化，寒胀，反胃吐水，湿泻不渴；下寒则二便不禁，脐腹冷，疝痛。标病：恶寒战栗，如丧神守，耳鸣耳聋，嗌肿喉痹，胕肿，疼酸惊骇，手小指、次指不用。实火泻之：麻黄、柴胡、葛根、荆芥、升麻、羌活、石膏，以发汗也；瓜蒂、沧盐、虀汁，以涌吐也；大黄、芒硝，以攻下也。虚火补之：人参、天雄、桂心，以补上也；人参、黄耆、丁香、木香、草果，以补中也；人参、附子、硫黄、桂心、沉香、乌药、补骨脂，以补下也。本热寒之：黄芩、连翘、卮子、知母、玄参、石膏、生地，以清上也；黄连、连翘、生地、石膏，以清中也；黄檗、知母、生地、石膏、丹皮、地骨皮，以清下也。标热散之：柴胡、细辛、荆芥、羌活、葛根、石膏，以解表也。

胆：属木，为少阳相火，发生万物。为决断之官，十一藏之主。本病：口苦，呕苦汁，善太息，澹澹如人将捕状，目昏不眠。标病：寒热往来，痁疟，胸胁痛，头额痛，耳痛鸣聋，瘰疬、结核、马刀，足小指、次指不用。实火泻之：龙胆草、牛胆、猪胆、生蕤仁、生枣仁、黄连、苦茶，以泻胆也；虚火补之：人参、细辛、当归、地黄、半夏、炒蕤仁、炒枣仁，以温胆也。本热平之：黄芩、黄连、芍药、连翘、甘草，以降火也；黑铅、水银，以镇惊也。标热和之：柴胡、芍药、黄芩、半夏、甘草，以和解也。

胃：属土，主容受，为水谷之海。本病：噎膈反胃，中满肿胀，呕吐泻痢，霍乱腹痛，消中善饥，不消食，伤饮食，胃管当心痛，支两胁。标病：发热蒸蒸，身前热，身前寒，发狂谵语，咽痹，上齿痛，口眼㖞斜，鼻痛鼽衄，赤齇。胃实泻之：大黄、芒硝，以攻湿热也；巴豆、神曲、山查、阿魏、硇砂、郁金、三棱、轻粉，以消食积也。胃虚补之：苍术、白术、半夏、茯苓、生姜，以清湿热也；干姜、附子、草果、肉桂、丁香、肉果、人参、黄耆,以温寒湿也;石膏、生地、犀角、黄连,以降火也。标热解之:升麻、葛根、豆豉,以解肌也。

大肠:属金,主变化,为传送之官。本病:大便闭结,泄痢下血,里急后重,疮痔脱肛,肠鸣而痛。标病:齿痛,喉痹,颈肿,口干,咽中如核,鼽衄,目黄,手大指、次指痛,宿食发热寒栗。肠实泻之:大黄、芒硝、牵牛、巴豆、石膏、桃仁、郁李仁,以攻热也。枳壳、木香、橘皮、槟榔,以泻气也。肠虚补之:皂荚以理气也;桃仁、麻仁、杏仁、地黄、乳香、松子、当归、肉苁蓉,以润燥也;白术、苍术、半夏、硫黄,以渗湿也;升麻、葛根,以升陷也;龙骨、白垩、诃子、粟壳、乌梅、白矾、赤石脂、禹余粮、石榴皮,以固脱也。本热寒之:秦艽、槐角、生地、黄芩,以清热也。本寒温之:干姜、附子、肉果,以温里也。标热散之:石膏、白芷、升麻、葛根,以解肌也。

小肠:主分泌水谷,为受盛之官。本病:大便水谷利,小便短,小便闭,小便血,小便自利,大便后血,小肠气痛,宿食夜热且止。标病:身热恶寒,嗌痛颔肿,口糜,耳聋。实热泻之:木通、猪苓、滑石、瞿麦、泽泻、灯草,以泻气也;生地、蒲黄、赤茯苓、厄子、丹皮,以泻血也。虚寒补之:白术、楝实、茴香、砂仁、神曲、扁豆,以补气也;桂心、玄胡索,以补血也。本热寒之:黄檗、黄芩、黄连、连翘、厄子,以降火也。标热散之:苍术、羌活、防风、蔓荆子,以解肌也。

膀胱:主津液,为胞之府,气化乃能出,号州都之官。诸病皆干之。本病:小便淋沥,或短数,或黄赤,或白,或遗失,或气痛。标病:发热恶寒,头痛,腰脊强,鼻室,足小指不用。实热泻之:滑石、茯苓、猪苓、泽泻,以泻火也。下虚补之:虚而热者,黄檗、知母,以寒补也;虚而寒者,升麻、桔梗、益智、乌药、山茱萸,以温补也。本热利之:生地、厄子、茵陈、黄檗、丹皮、地骨皮,以降火也。标寒发之:麻黄、桂枝、羌活、苍术、防己、黄耆、木贼,以发表也。

寒热虚实各有真假 集《类经》注

张介宾曰:愚按病名甚多,诊病之要,不出寒热虚实而已。纲目分列,病之标本,药之补泻,真如网之提纲,衣之挈领,大无不包,细无不举。学者熟读数行之简,胜千卷之繁矣。然而临证治病,动多乖舛者,非寒热虚实之难知,而真假之难辨也。既不辨其真假,则是以寒为热,以热为寒;以虚为实,以实为虚,未有不颠隮者矣!《经》曰:寒者热之,热者寒之;微者逆之,甚者从之;逆者正治,从者反治;从少从多,观其事也。若使病无真假。则只有正治之法耳,何以有反治之法哉?如寒热之真假者,真寒则脉沉而细,或弱而迟,为厥逆,为呕吐,为腹痛,为飧泄下利,为小便清频。即有发热,必欲得衣,此浮热在外而沉寒在内也。真热则脉数有力,滑大而实,为烦躁喘满,为声音壮厉,或大便秘结,或小水赤涩,或发热掀衣,或胀疼热渴,此皆真病。真寒者,宜温其寒;真热者,直解其热。是当正治者也。至若假寒者,阳证似阴,火极似水也。外虽寒而内则热,脉数而有力,或沉而鼓击,或身寒恶衣,或大便秘结,或烦渴引饮,或肠垢臭秽,此则恶寒非寒,明是热证,所谓热极反兼寒化也。假热者,阴证似阳,水极似火也。外虽热而内则寒,脉微而弱,或数而虚,或浮大无根,或弦芤断续。身虽炽热而神则静,语虽谵妄而声则微。或虚狂起倒,而禁之则止;或蚊迹假斑,而浅红细碎;或喜冷水,而所用不多;或舌胎面赤,而衣被不撤;或小水多利,或大便不结。此则恶热非热,明是寒证,所谓寒极反兼热化也。此皆假病。假寒者,清其内热,内清则浮阴退舍矣。假热者,温其真阳,中温则虚火归原矣,是当从治者也。又如虚实之治,实则泻之,虚则补之,此不易之法也。然至虚有盛候,则有假实矣。大实有赢状,则有假虚矣。盖虚者,正气虚也,为色惨形疲,为神衰气怯,或自汗不收,或二便失禁,或梦遗精滑,或呕吐隔塞,或病久攻多,或气短似喘,或劳伤过度,或暴困失志,虽外证似实而脉弱无神,皆虚证之当补也。实者,邪气实也。或外闭于经络,或内结于藏府,或气壅而不行,或血留而凝滞,此实证之当攻也。惟是虚实之间,最多疑似。有正已夺而邪方盛者,将顾其正而补之乎?抑先其邪而攻之乎?若正气既虚,则邪气虽盛,亦不可攻。恐呼吸变生,措手不及。故治虚邪者,当先顾正气,且补中有攻,补阴所以攻热,补阳所以攻寒。兼之酌量缓急,从少从多,寓战于守,斯可矣!此治虚之道也。若邪气内壅者,外虽尪赢,自不宜补,盖补之则正无与而邪反盛,适足藉寇兵而资盗粮。当直去其邪,邪去则身安。此治实之道也。要之,假虚之证少而假实之证多。假寒之证不难治而假热之证最易误也!真假之间,非智者,孰能与于此哉!

反治之法<small>集《类经》注</small>

《素问·至真要大论》云:岐伯曰:热因寒用,寒因热用。塞因塞用,通因通用。必伏其所主,而先其所因,可使气和,可使必已。张介宾曰:按热因寒用者,如大寒内结,当治以热。然寒甚格热,热不得前,则以热药冷服。下嗌之后,冷体既消,热性使发,此热因寒用之法也。寒因热用者,如大热在中,以寒攻治则不入,以热攻治则病增。乃以寒药热服,入腹之后,热气既消,寒性遂行,此寒因热用之法也。塞因塞用者,如下气虚乏,中气壅塞,欲散满则更虚其下,欲补下则满甚于中。治不知本,而先攻其满,药入或减,药过依然。气必更虚,痛必渐甚。不知少服则资壅,多服则宣通。峻补其下,以疏启其中,则下虚自实,中满自除。此塞因塞用之法也。通因通用者,如大热内蓄,或大寒内凝,积聚留滞,泻利不止。寒滞者,以热下之;热滞者,以寒下之。此通因通用之法也。以上四治,必伏其所主者,制病之本也;先其所因者,求病之由也。既得其本,而以真治真,以假治假,则能使气和而病必已也。

《素问·至真要大论》云:黄帝曰:服寒而反热,服热而反寒,其故何也? 岐伯曰:治其王气,是以反也。**张介宾**曰:愚按:治其王气者,如阴虚火旺之病,医者用苦寒以治火之王,岂知苦寒皆沉降,沉降则亡阴,阴愈亡则火愈盛,故服寒反热者,阴虚不宜降也。气弱生寒之病,医者用辛温以治阴之王,岂知辛温皆耗散,耗散则亡阳,阳愈亡则寒愈甚,故服热反寒者,阳虚不宜耗也。又如夏令本热,而伏阴在内,故多中寒;冬令本寒,而伏阳在内,故多内热。医不察此,而惟用寒于夏,用热于冬,则有中寒隔阳,服寒反热;中热隔阴,服热反寒者矣。

《素问·至真要大论》云:岐伯曰:寒热温凉,反从其病。**王太仆**曰:愚按微小之热,为寒所折;微小之冷,为热所消。甚大寒热,则必能与违性者争雄,异气者相格,声不同、不相应,气不同、不相合,则病气与药气抗衡,而闭关拒守矣! 是以圣人反其佐以同其气,借热以行寒,借寒以行热,使其始同终异,凌闰而败坚,是皆反佐变通之妙,所谓因其势而利导之也。

《素问·至真要大论》云:岐伯曰:诸寒之而热者取之阴,热之而寒者取之阳。所谓求其属也。**张介宾**曰:愚按:苦寒治热而热反增,非火之有余,乃真阴之不足也。当取之于阴,谓不宜治火也,宜补阴以配其阳,壮水之主,以制阳光,则阴气复而热自退矣。辛热治寒而寒愈甚,非寒之有余,乃真阳之不足也。当取之于阳,谓不宜攻寒也,宜补水中之火,益火之源,以消阴翳,则阳气复而寒自消矣。所谓益与壮者,温养阳气、填补真阴是也。

治气之法

《素问·阴阳应象大论》云:岐伯曰:气虚宜掣引之。**张介宾**曰:愚按:掣者,挽也,挽回其气而引之使复也。上气虚者,升而举之;中气虚者,温而补之;下气虚者,纳而归之。皆掣引之义也。

《素问·疏五过论》云:黄帝曰:治病之道,气内为宝。**张介宾**曰:愚按:气有外气,天地之六气也;有内气,人身之元气也。气失其和,则为邪气。气得其和,则为正气,亦曰真气。真气所在有三:上、中、下也。上者所受于天,以通呼吸者也;中者生于水谷,以养荣卫者也;下者气化于精,藏于命门,以为三焦之根本者也。故上有气海,曰膻中也,其治在肺;中有水谷气血之海,曰中气也,其治在脾胃;下有气海,曰丹田也,其治在肾。人之所赖,惟此气耳。气聚则生,气散则死。故曰"气内为宝",诚最重之词,医家最切之旨也。

治病从本

李濒湖曰：治病当知标本。以身论之，外为标，内为本；阳为标，阴为本；六府属阳为标，五藏属阴为本；十二经络在外为标，藏府在内为本。以病论之，先受为本，后传为标。故百病必先治其本，后治其标。纵先生轻病，后生重病，亦先治其轻，后治其重。惟中满及大小便不利，则无问先后标本，必先治满及大小便，为其急也。故曰：急则治其标也。

气味补泻

李濒湖曰：凡药补者，则于藏府皆补；泻者，则于藏府皆泻。分之则或补气，或补血；或泻气，或泻血。若昼夜之不同晷，水陆之不同涂也。细而分之，则气味之于藏府，各有补、各有泻。肝胆二经，温补凉泻，辛补酸泻。心、小肠、命门、三焦四经，热补寒泻，咸补甘泻。肺、大肠二经，凉补温泻，酸补辛泻。肾、膀胱二经，寒补热泻，苦补咸泻。脾、胃二经，温热补、寒凉泻，甘补苦泻。凡人之病，一经寒则一经热，一经实则一经虚。医者区别不精，混而施之，则有实实虚虚之患，而欲愈疾，难矣！

引经报使

李东垣曰：手少阴心经：黄连、细辛为使；手太阳小肠经：藁本、黄蘗为使；足少阴肾经：独活、肉桂、知母、细辛为使；足太阳膀胱经：羌活为使；手太阴肺经：桔梗、升麻、葱白、白芷为使；手阳明大肠经：白芷、升麻、石膏为使；足太阴脾经：升麻、苍术、葛根、白芍为使；足阳明胃经：白芷、升麻、石膏、葛根为使；手厥阴心包络经：柴胡、丹皮为使；手少阳胆经：柴胡、青皮为使；足少阳三焦经：柴胡、连翘为使；上焦：地骨皮为使；中焦：青皮为使；下焦：附子为使。此皆引经之药，剂中用为向导，则能接引众药直入本经，用力寡而获效捷也。

采药时候

陶贞白曰：凡根多二月八月采者，春初津润始萌，未充枝叶，势力淳浓也。至秋枝叶干枯，津润归于下也。春宁宜蚤，秋宁宜晚。花、实、茎、叶，各随其成熟可也。

陶贞白曰：狼毒、枳实、橘皮、半夏、麻黄、吴茱萸，并须陈久者良。其余皆贵新也。按：大黄、木贼、荆芥、芫花、槐花、木瓜之类，亦宜陈久，不独此六陈也。

辨药真伪

李濒湖云：医不识药，惟听市人。市人又不辨究，皆委采送之家。传习造作，真伪莫辨。钟乳醋煮令白，细辛水渍使直，黄耆蜜蒸为甜，当归酒洒取润，蜈蚣朱足令赤，螵蛸胶于桑枝。以蛇床当蘼芜，以荠苨乱人参；古圹灰云死龙骨，苜蓿根为土黄耆，盐松梢为肉苁蓉；捣荔核为麝香，采茄叶为藿香，染半夏为玄胡索，熬广胶入荞面，作阿胶煮鸡子。及鱼枕为琥珀，枇杷蕊代款冬，驴脚胫作虎骨。松脂混骐麟竭，番硝和龙脑香。巧诈百般，难以悉数。此皆乱伪作真，不可不察者也。

秤药分剂

陶隐居云：古秤惟有铢两，而无分名。今则以十黍为一铢，六铢为一分，四分成一两，十六两为一斤。按：蚕初吐丝曰忽，十忽曰丝，十丝曰厘，四厘曰絫，音垒，十厘曰分，六絫曰字，二分半也；十絫曰铢，四分也；四字曰钱，十分也；六铢曰一分，去声，二钱半也；四分曰两，二十四铢也；八两曰锱，二锱曰斤，二十四两曰镒，一斤半也。三十斤曰钧，四钧曰石，一百二十斤也。

丸散方：用刀圭者，十分方寸匕之一，准如梧桐子大也。方寸匕者，作匕正方一寸，钞散，取不落为度。一撮者，四刀圭也。

药以升合分者，谓药有虚实、轻重，不得用斤两，则以升平之。十撮为一勺，十勺为一合，十合为一升。升方，上径一寸，下径六分，深八分。十升为斗，五斗曰斛，二斛曰石。

凡方云㕮咀者，谓秤毕捣之如大豆，又吹去细末。药有易碎难碎、多末少末，今皆细切如㕮咀也。

凡蜜一斤有七合，猪膏一斤有一升二合。

凡去皮、除心之属，如远志、牡丹，才不收半；地黄、门冬，三分耗一。分两不应，不知取足，则于君臣之分，未能得当，而于配方之意相去远矣。

刘守真曰：蛇之性上窜而引药，蝉之性外脱而退翳。虻饮血而用以治血，鼠善穿而用以治漏，因其性而为用也。弩牙速产，以机发而不括也；杵糠下噎，以杵筑下也，因其用而为使也。浮萍不沉水，可以胜酒；独活不摇风，可以治风，因其所胜而为制也。麻，木谷而治风；豆，水谷而治水，因其气相同则相求也。牛，土畜，乳可以止渴疾；豕，水畜，心可以镇恍惚，因其气相克则相制也。熊肉振羸，兔肝明视，因其气有余补不足也。鲤之治水，鹜之利水，因其气相感则以意使也。

凡药根之在土中者，中半以上，气脉之上行也，以生苗者为根；中半已下，气脉之下行也,以入土者为梢。人之身半以上,天之阳也,用头;中焦,阴阳之间也,用身;身半已下,地之阴也,用梢。乃述类象形者也。

用药参伍

李濒湖曰:药有单行者,有相须者,有相使者,有相畏者,有相恶者,有相反者,有相杀者。按单行者独行,不用辅也;相须者,同类不可离也;相使者,我之佐使也;相恶者,夺我之能也;相畏者,受彼之制也;相反者,两不相合也;相杀者,制彼之毒也。凡此七情,合和视之。当用相须、相使者,勿用相恶、相反者。若有毒宜制,可用相畏、相杀者,不尔勿合用也。旧方用药,亦有相恶、相反者。如仙方甘草丸,有防己、细辛;俗方玉石散,用栝楼、干姜之类,然不如不用为良。半夏有毒,须用生姜,取其相畏、相制也。相反深于相恶,乃彼我交仇,必不和合。今书家用雌黄、胡粉,相近即便黯妒,可征矣!

丸散汤膏

陶隐居曰:凡药性有宜丸者,宜散者,宜水煮者,宜酒渍者,宜膏煎者。亦有一物兼宜者,亦有不可入汤酒者。并随药性,不得违越。按病亦有宜汤者,宜丸者,宜散者。汤可以荡涤藏府,开通经络;丸可以逐风冷,破坚积,进饮食;散可以去风寒湿热之邪,散五藏之结伏,开肠利胃;汤者,荡也,去大病用之;散者,散也,去急病用之;丸者,缓也,舒缓而治之也。昔宋南阳太守有疾,医用小柴胡汤为末,连进三服,胸满。朱奉议曰:小柴胡汤煎清汁服之,能入经络,攻病取快。今乃为散,滞在膈上,宜乎作满。因煮二剂,与之顿安。同一药也,而汤散之不同至此,微矣哉!

制药节度

陈嘉谟曰:制药贵在适中,不及则功效难求,太过则气反失。火制四:煅、炮、炙、炒也;水制三:渍、泡、洗也;水火共制二:蒸、煮也。酒制升提,姜制发散。入盐走肾而软坚,用醋注肝而住痛。童便制,除劣性而降下;米泔制,去燥性而和中;乳制润枯生血,蜜制甘缓益元。陈壁土制,窃真气以补中焦;麦麸皮制,抑酷性勿伤上膈;乌豆汤、甘草汤渍曝,并解毒、致令平和;羊酥、猪脂涂烧,咸渗骨,容易脆断;去穰者免胀,去心者除烦。

陶隐居曰:凡病在头面及皮肤者,药须酒炒。在咽下、脐上者,酒洗之。在下者生用。寒药酒浸曝干,恐伤胃也。

陶隐居曰:凡筛丸散,用重密捐各筛毕,合于臼中,捣数百遍,色理和同乃佳也。

陶隐居曰：凡丸药治下焦者，丸极大；治中焦者次之，治上焦者极小。水滴丸取其易化，炼蜜丸取其迟化而气循经络也。蜡丸取其难化，固护药之气力，以过关膈而作效也。

陶隐居曰：凡煮汤，欲微火令小沸。古法：二十两药，用水一斗，煮取四升为准。今之小汤剂，每一两用水二瓯为準。如剂多水少，则药味不出；剂少水多，又煎耗药力也。然利汤欲生，宜少水而多取汁；补汤用熟，宜多水而少取汁。若发汗药，宜紧火热服；攻下药，亦紧火煎熟，下芒硝、大黄再煎，温服。补中药，宜缓火温服。阴寒烦躁药，宜紧火煎熟，水中沉冷服。凡汤中用麝香、牛黄、犀角、羚羊角、蒲黄、丹砂、芒硝、阿胶之类，须细末如粉，临时纳汤中，搅和服之。

服药时候

陶隐居曰：病在胸膈已上者，先食而后服药；病在心腹已下者，先服药而后食。病在四肢、血脉者，宜空腹而在旦；病在骨髓者，宜饱满而在夜。病在上者，不厌频而少；病在下者，不厌频而多。少服则滋荣于上，多服则峻补于下。服汤宜小沸，热则易下，冷则呕涌故也。

药弗过剂

陶隐居曰：《经》云：大毒治病，十去其六；常毒治病，十去其七；小毒治病，十去其八；无毒治病，十去其九。谷、肉、果、菜，食养尽之。无使过之，伤其正也。盖谷食得气之正，药饵得气之偏。凡人病，气非偏胜，则偏不足。偏胜者以药攻之，偏不足者以药补之。迨疾已而气平，当以谷食平补之。若久服不辍，则药气有偏胜，必藏气有偏亏，故十分去其六七八九而止也。

图书在版编目(CIP)数据

杭州医药文献集成. 第 3 册, 本草. 上 / 王国平总主
编；白亚辉主编. —杭州:浙江古籍出版社，2023.1
（杭州全书. 杭州文献集成）
ISBN 978-7-5540-2516-1

Ⅰ.①杭… Ⅱ.①王… ②白… Ⅲ.①中国医药学－
医学文献－汇编－杭州 Ⅳ.①R2-5

中国国家版本馆 CIP 数据核字(2023)第 020869 号

杭州全书

杭州医药文献集成·第 3 册　本草(上)

王国平　总主编　　白亚辉　主编

出版发行	**浙江古籍出版社**
	（杭州市体育场路 347 号　邮编:310006)
网　　　址	https://zjgj. zjcbcm. com
责任编辑	郑雅来
责任校对	吴颖胤
责任印务	楼浩凯
照　　排	浙江大千时代文化传媒有限公司
印　　刷	浙江新华印刷技术有限公司
开　　本	710mm×1000mm　1/16
印　　张	42.75
字　　数	790 千
版　　次	2023 年 1 月第 1 版
印　　次	2023 年 1 月第 1 次印刷
书　　号	ISBN 978-7-5540-2516-1
定　　价	268.00 元

如发现印装质量问题,影响阅读,请与市场营销部联系调换。